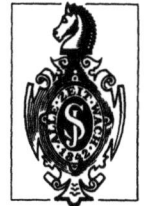

Hämatologie

Physiologie Pathologie Klinik

Herausgegeben von
E. Kleihauer

Unter Mitarbeit von
E. Kohne und D. Niethammer
Beiträge von
E. Kleihauer E. Kohne D. Niethammer R. Haas
H. Rasche A. Olischläger U. Bienzle

Mit 101 Abbildungen

Springer-Verlag
Berlin Heidelberg New York 1978

Professor Dr. med. Enno Kleihauer
Zentrum für Innere Medizin,
Kinderheilkunde und Dermatologie
Department für Kinderheilkunde
Prittwitzstraße 43, 7900 Ulm

ISBN-13: 978-3-642-66878-4   e-ISBN-13: 978-3-642-66877-7
DOI: 10.1007/978-3-642-66877-7

Library of Congress Cataloging in Publikation Data. Main entry under title: Hämatologie. Includes bibliographical references and index. 1. Pediatrie hematology. 2. Hematology. I. Kleihauer, Enno. II. Haas, Rainer. RJ1411.H33   618.9'21'5   77-28111

Das Werk ist urheberrechtlich geschützt. Die dadurch begründeten Rechte, insbesondere die der Übersetzung, des Nachdrucks, der Entnahme von Abbildungen, der Funksendung, der Wiedergabe auf photomechanischem oder ähnlichem Wege und der Speicherung in Datenverarbeitungsanlagen, bleiben, auch bei nur auszugsweiser Verwertung, vorbehalten. Bei Vervielfältigung für gewerbliche Zwecke ist gemäß § 54 UrhG eine Vergütung an den Verlag zu zahlen, deren Höhe mit dem Verlag zu vereinbaren ist.

© by Springer-Verlag Berlin Heidelberg 1978.
Softcover reprint of the hardcover 1st edition 1978

Die Wiedergabe von Gebrauchsnamen, Handelsnamen, Warenbezeichnungen usw. in diesem Werk berechtigt auch ohne besondere Kennzeichnung nicht zu der Annahme, daß solche Namen im Sinne der Warenzeichen- und Markenschutz-Gesetzgebung als frei zu betrachten wären und daher von jedermann benutzt werden dürfen.

*Dieses Buch ist allen gewidmet,
die immer wieder bereit sind, dazuzulernen.*

Vorwort

Die Hämatologie hat im vergangenen Jahrzehnt einen erheblichen Zuwachs an Wissen und Erkenntnissen erfahren. Dies gilt sowohl für die Physiologie und Pathologie der Zellsysteme auf molekularer Basis, als auch für die Identifizierung und Beschreibung klinischer Syndrome und definierter Krankheitsbilder. Die Erforschung der Zellkinetik hat wesentlich zum Verständnis der regulativen Vorgänge beigetragen.

Am aufregendsten ist zweifellos die Entwicklung im Bereich der Lymphozyten und Granulozyten mit der Aufdeckung von bisher nicht gekannten Funktionen und Funktionsdefekten. Der Erythrozyt hat weitere Geheimnisse preisgegeben, vor allem über die Membran, die Enzyme und das Hämoglobin, sowie über seine rheologischen Eigenschaften. Die Hämostaseologie hat die Methoden der Diagnostik erheblich verbessert und auf einigen Gebieten die therapeutischen Möglichkeiten entscheidend ausgebaut.

Die Mehrzahl der Autoren dieses Buches sind Pädiater und die Belange des Kindes werden entsprechend berücksichtigt. Die pädiatrische Hämatologie hat als Spezialdisziplin ihren festen und berechtigten Platz innerhalb der Pädiatrie und der Hämatologie. Von der Hämatologie des Erwachsenen unterscheidet sie sich in vielen Punkten. Das gilt sowohl für die Normwerte hämatologischer Daten, als auch für das Spektrum der Erkrankungen des hämatopoetischen Systems. Insbesondere bietet das Neugeborene viele hämatologische Eigentümlichkeiten, die hier in einem eigenen Kapitel zusammenfassend dargestellt werden. Auch hinsichtlich der Durchführung und Zumutbarkeit diagnostischer und therapeutischer Maßnahmen ergeben sich Unterschiede zwischen Kind und Erwachsenem.

Die Gemeinsamkeit ist aber die Identität der Grundlagen von Physiologie und Pathologie der Struktur, Regulation und Funktion hämatopoetischer Zellen und Organsysteme. Unter diesem Aspekt konnten wir bei der Auswahl der Krankheitsbilder gezielt Akzente setzen und der Schilderung neuerer Entwicklungen den Vorrang geben und auf die breite Darstellung bestimmter, besonders den Internisten geläufiger Krankheitsbilder verzichten. Das gilt u.a. für die perniziöse Anämie und die Eisenmangelanämie, sowie für chronische Leukämieformen und die Plasmazelldyskrasien, die überall in der Literatur der inneren Medizin gebührend berücksichtigt werden. Neben der praktischen Hämatologie messen wir den theoretischen Grundlagen besonderen Wert bei. Sie geben uns einen Einblick in das Zusammenspiel sinnvoller und unsinniger biologischer Reaktionen und decken jene pathophysiologischen Mechanismen auf, die eine wesentliche Basis für Überlegungen am Krankenbett sind. Diese Konzeption gibt dem Buch den Stellenwert einer allgemeinen Hämatologie, die dazu beitragen soll, die Gemeinsamkeiten der internistisch und pädiatrisch orientierten Hämatologen aufzudecken und zu fördern.

Jedes Kapitel ist zwar unterschiedlich, jedoch jeweils mit einem ausreichenden Literaturverzeichnis ausgestattet. Das Überwiegen der angloamerikanischen Literatur wird dem Anteil an wesentlichen Beiträgen zur Hämatologie gerecht. Auf Abbildungen der Morphologie der einzelnen Zellen und Zellsysteme wurde bewußt verzichtet, da es genügend hervorragende Bildbände gibt.

Die Autoren haben über viele Jahre zusammen in der Hämatologie gearbeitet. Jeder hat zu jenen Teilgebieten beigetragen, denen er in Forschung oder Klinik besonders zugetan ist. Diese Beiträge wurden vom Herausgeber so weitgehend überarbeitet, daß alle Kapitel in Form und Inhalt große Übereinstimmung zeigen. An der redaktionellen Arbeit der sachlichen und stilistischen Korrektur, sowie am Umfang der Beiträge, haben Rainer Haas, Elisabeth Kohne und Dietrich Niethammer wesentliche Anteile.

Es haben viele andere mitgearbeitet. Frau Gerhard und Frau Köhler haben die Manuskripte geschrieben und Korrekturen gelesen. Frau Krause hat großes Geschick bewiesen beim Entwurf und bei der Fertigung von Zeichnungen und Skizzen. Herr Dr. Abigt, Oberarzt der Klinik, hat Manuskripte gelesen und uns viel Anregungen gegeben. Der Verlag ist uns in vielerlei Hinsicht entgegengekommen. Allen sagen wir Dank, denn ohne diese Mitarbeit wäre viel mehr Zeit von der Idee bis zum Erscheinen verstrichen.

Dieses Buch muß sich nun bewähren. Es ist für den in Praxis und Klinik tätigen Arzt, insbesondere für den Pädiater und Internisten geschrieben, und es soll eine Hilfe sein bei der Diagnostik und Therapie. Wenn es außerdem zur Weiterbildung beiträgt und das Interesse für die Hämatologie weckt, dann ist der Zweck dieses Buches erfüllt.

Ulm, März 1978 E. KLEIHAUER

Inhaltsverzeichnis

Kapitel I. Das Knochenmark

1. Das Knochenmark als Organ der Blutzellbildung 3
2. Physiologie der Regulation, Struktur und Funktion 4
3. Pathologie der Regulation, Struktur und Funktion 7
4. Erkrankungen des Knochenmarkes 10
4.1. Die Panmyelopathie 10
4.2. Besondere Formen der Panmyelopathie 19
4.3. Panmyelopathie bei verschiedenen Grundkrankheiten 22
5. Die Knochenmarktransplantation (Stammzellentransfusion) 25
6. Die Transfusion von Blutzellen (Substitution) 29

Kapitel II. Der Erythrozyt

1. Die rote Blutzelle 39
2. Physiologie der Struktur, Regulation und Funktion 39
3. Pathophysiologie der Struktur, Regulation und Funktion 65
4. Erkrankungen des erythrozytären Systems 68
4.1. Störungen der Proliferation und Differenzierung der erythropoetischen Stammzelle 68
4.2. Störungen der DNA-Synthese 80
4.3. Störungen der quantitativen Synthese des Hämoglobins 95
4.4. Verkürzung der Lebensdauer der Erythrozyten 133
4.5. Störungen der Funktion des Hämoglobins 178
4.6. Verlust von Erythrozyten 188
4.7. Polyzythämien 191
5. Störungen des Porphyrinstoffwechsels 198

Kapitel III. Der Granulozyt

1. Die normale Zelle 210
2. Physiologie der Regulation, Struktur und Funktion 212
3. Pathologie der Regulation, Struktur und Funktion 219
4. Erkrankungen des Granulozytensystems 220
4.1. Granulozytopenie: Krankheitsbilder und Syndrome 222
4.2. Granulozytosen 236
4.3. Morphologische Abweichungen der Granulozyten 238
4.4. Qualitative Störungen der Granulozyten 239

Kapitel IV. Der Monozyt

1. Das Monozyten-Makrophagen-System 251
2. Physiologie der Regulation, Struktur und Funktion 251
3. Pathologie der Regulation, Struktur und Funktion 255
4. Erkrankungen des Monozyten-Makrophagen-Systems 255
4.1. Qualitative Veränderungen 255
4.2. Quantitative Veränderungen 263
4.3. Andere Erkrankungen mit Beteiligung des Monozyten-Makrophagen-Systems 263

Kapitel V. Das lymphatische System

Kapitel V. A. Der Lymphozyt

1. Der Lymphozyt 267
2. Physiologie der Regulation, Struktur und Funktion 268
3. Pathologie der Regulation, Struktur und Funktion 279
4. Erkrankungen der Lymphopoese 281
4.1. Klassifizierung der Immundefekte 281
4.2. B-Zellendefekte 282
4.3. T-Zellendefekte und kombinierte Defekte 285
4.4. T-Zellendefekte 286
4.5. Stammzellendefekte 287
4.6. Kombinierte Immundefekte ohne nachweisbaren Stammzellendefekt . . 288
4.7. Klinik der sekundären Immundefekte 289
5. Therapie der Immundefekte 292
6. Allergische Erkrankungen und Autoimmunkrankheiten 297
7. Die lymphozytäre Reaktion 298
8. Krankheiten mit Lymphknotenvergrößerung 300
9. Lymphknotenpunktion, Lymphknotenbiopsie 302

Kapitel V. B. Plasmazelldyskrasien

1. Pathophysiologie 306
2. Erkrankungen mit Plasmazelldyskrasien 307
2.1. „Benigne" monoklonale Gammopathie 307
2.2. Multiples Myelom 307
2.3. Morbus Waldenström 308
2.4. Schwer-Ketten-Krankheit 308
2.5. Leicht-Ketten-Krankheit 308

Kapitel V. C. Der Thymus

1. Ontogenese 310
2. Postnatale Entwicklung 310
3. Funktion des Thymus 310
4. Erkrankungen des Thymus 311

Kapitel V. D. Die Milz

1. Milz und Blutzellen 314
2. Physiologie der Regulation, Struktur und Funktion 314
3. Pathologie der Regulation, Struktur und Funktion 317
4. Erkrankungen der Milz 318
4.1. Hypersplenie-Syndrom 318
4.2. Beziehungen zwischen Hämatopoese und Splenomegalie 320
4.3. Milzagenesie, Milzhypoplasie und funktionelle Asplenie 320
4.4. Splenosis 321
4.5. Milzruptur 321
5. Erkrankungen mit Splenomegalie 321
6. Splenektomie 321

Kapitel VI. Das Komplementsystem

1. Übersicht 328
2. Physiologie der Regulation, Struktur und Funktion 328
3. Pathologie des Komplementsystems 331
3.1. Angeborene Komplementdefekte 331
3.2. Erkrankungen mit Beteiligung des Komplementsystems 332

Kapitel VII. Leukämien

1. Grundlagen ... 337
2. Pathophysiologie des leukämischen Zellsystems ... 340
3. Pathophysiologie der morphologisch intakten Blutzelle ... 340
4. Die akuten Leukämien ... 341
5. Therapie der Leukämie ... 348
5.1. Grundlagen und Prinzipien ... 348
5.2. Durchführung der Therapie ... 357
6. Seltene Leukämieformen ... 366

Kapitel VIII. Maligne Lymphome

1. Klassifizierung ... 382
2. Morbus Hodgkin ... 382
3. Maligne Nicht-Hodgkin-Lymphome ... 389
3.1. Klassifizierung ... 389
3.2. Allgemeine klinische Aspekte ... 391
3.3. Lymphoblastische Lymphome ... 392
3.4. Immunoblastische Lymphome ... 393
3.5. Therapie ... 393

Kapitel IX. Die Hämostase

1. Begriffsbestimmung und Zusammenhänge ... 399
2. Synopsis. Interaktion bei der Blutstillung ... 400

Kapitel IX. A. Das thrombozytäre System

1. Der Thrombozyt ... 402
2. Physiologie der Regulation, Struktur und Funktion ... 402
2.1. Die Thrombozytopoese ... 402
2.2. Funktionsmerkmale und Funktion ... 407
3. Pathologie der Regulation, Struktur und Funktion ... 410
3.1. Quantitative Defekte ... 411
3.2. Qualitative Defekte ... 424

Kapitel IX. B. Das plasmatische Gerinnungs- und Fibrinolysesystem

1. Zielsetzung und Definitionen des Systems ... 437
2. Physiologie der Blutgerinnung ... 440
2.1. Theorien über die Funktionen ... 440
2.2. Die Blutgerinnungsfaktoren ... 441
2.3. Ablauf der Blutgerinnung und die Beziehungen zu anderen Enzymsystemen 445
2.4. Regulation und Inaktivierung der Blutgerinnung ... 446
3. Physiologie der Fibrinolyse ... 447
3.1. Definition und Funktionsprinzip ... 447
3.2. Theorien über die Funktionen ... 448
3.3. Ablauf der Fibrinolyse ... 449
4. Pathologie der Funktion und Regulation ... 452
4.1. Hereditäre Defekt- oder Produktionskoagulopathien ... 453
4.2. Erworbene Defekt- oder Produktions-Koagulopathien ... 468
4.3. Immunkoagulopathien ... 470
4.4. Verbrauchskoagulopathie ... 472

Kapitel IX. C. Das Blutgefäßsystem

1. Übersicht ... 482
2. Physiologie der Struktur, Funktion und Interaktion ... 482

2.1. Permeabilität 482
2.2. Beteiligung an der Blutstillung 483
3. Pathologie der Struktur und Funktion 483
3.1. Erworbene vaskuläre hämorrhagische Diathesen 484
3.2. Hereditäre vaskuläre hämorrhagische Diathesen 488

Kapitel X. Hämatologie des Neugeborenen

Kapitel X. A. Das erythrozytäre System

1. Der fetale Erythrozyt 492
2. Erkrankungen des erythrozytären Systems 499
2.1. Die Anämien des Neugeborenen 499
2.2. Die pathologische Neugeborenen-Polyglobulie 520

Kapitel X. B. Das granulozytäre System

1. Der fetale Granulozyt 526
2. Erkrankungen des granulozytären Systems 528

Kapitel X. C. Das lymphatische System

1. Der fetale Lymphozyt 530
2. Erkrankungen des Immunsystems 530

Kapitel X. D. Hämostase

1. Das thrombozytäre System 534
2. Das plasmatische Gerinnungssystem 540

Kapitel XI. Hämatologische Störungen und Organkrankheiten

1. Gastrointestinaltrakt 550
2. Leber 551
3. Zystische Pankreasfibrose 552
4. Angeborene Herzfehler 552
5. Nieren 553
6. Zentralnervensystem 555
7. Lunge 556
8. Endokrines System 556
9. Defekte des Aminosäurenstoffwechsels 558
10. Defekte des Kohlenhydratstoffwechsels 559
11. Störungen des Fettstoffwechsels 559
12. Erkrankungen der Haut und des Bindegewebes 559
13. Mißbildungssyndrome 560
14. Spurenelemente 560
15. Anämien bei chronischen Erkrankungen 562
16. Infiltration des Knochenmarkes 564
17. Chromosomenanomalien 564

Sachverzeichnis 567

Verzeichnis der Autoren

Dr. med. Ulrich Bienzle, Bernhard-Nocht-Institut für Schiffs- und Tropenkrankheiten, 2000 Hamburg

Prof. Dr. med. Rainer J. Haas, Kinderklinik, v. Hauner'sches Spital, Abteilung Hämatologie der Universität, 8000 München

Prof. Dr. med. Enno Kleihauer, Department für Kinderheilkunde, Abteilung Hämatologie der Universität, 7900 Ulm

Doz. Dr. med. Elisabeth Kohne, Department für Kinderheilkunde, Abteilung Hämatologie der Universität, 7900 Ulm

Doz. Dr. med. Dietrich Niethammer, Department für Kinderheilkunde, Abteilung Hämatologie der Universität, 7900 Ulm

Dr. med. Adelheid Olischläger, Department für Kinderheilkunde, Abteilung Hämatologie der Universität, 7900 Ulm

Doz. Dr. med. Herbert Rasche, Department für Innere Medizin, Sektion Hämostaseologie der Universität, 7900 Ulm

Das Krankheitsbild des Morbus Hodgkin wurde von Frau *Dr. Gritta E. Janka* und Frau *Dr. Barbara M. Lau,* Kinderklinik (v. Hauner'sches Spital) der Universität München überarbeitet.

Hinweise zur Benutzung

Vor jedem der Kapitel I–XI ist die Gliederung dem Inhalt entsprechend spezifiziert, während das am Anfang des Buches gegebene Inhaltsverzeichnis mehr der allgemeinen Orientierung dienen soll.
Für die Kenntlichmachung der einzelnen Kapitel und Abschnitte sind Nummern und Buchstaben so verwendet worden, daß sie ausreichen, um die jeweiligen Hinweise auf Kapitel, z. B. (s. Kapitel III. 4.3.) oder (s. Kapitel V. A. 4.1.) ohne größere Mühe zu finden. Diese im Text zahlreich vorkommenden Hinweise sollen es erleichtern, die Beziehungen zwischen Physiologie, Pathologie und Erkrankungen herzustellen. Bei Orientierungsschwierigkeiten wird die Benutzung des Sachregisters empfohlen.

Die Nomenklatur von Maßeinheiten hat in den letzten Jahren viele Neuerungen erfahren, die unterschiedlich schnell Eingang in die Klinik gefunden haben. Um den Nachteil auszugleichen, sind in Tabelle 1 alte und neue Maßeinheiten einander gegenübergestellt. Eine ausführliche Darstellung zu diesem Thema findet sich u. a. bei Stamm, D.: SI-Einheiten in der Hämatologie. Blut **33**, 333 (1976).

Tabelle 1. Alte und neue Maßeinheiten für die Hämatologie

Bestandteil	Alte Einheit	SI-Einheit
Erythrozyten	Mill/mm^3 oder Mill/µl	Zahl × 10^{12}/l
Hämoglobin	g/100 ml	g/l
Hämatokrit	Vol %	l/l
MCV	µ^3 oder µm^3	fl[a]
MCH	µµg	pg[b]
MCHC	g/100 ml	g/l
Leukozyten	Zahl/mm^3	Zahl × 10^9/l
Thrombozyten	Zahl/mm^3	Zahl × 10^9/l
Retikulozyten	‰	Zahl × 10^9/l
Serum-Eisen	µg/100 ml	µMol/l
TEBK	µg/100 ml	µMol/l
Transferrin	mg/100 ml	g/l
Serum-Haptoglobin	mg/100 ml	g/l
Serum-Vitamin B$_{12}$	pg/ml	ng/l
Serum-Folsäure	ng/ml	µg/l
Serum-Bilirubin	mg/100 ml	µMol/l
Serum-Caeruloplasmin	mg/100 ml	mg/l
Serum-Kupfer	µg/100 ml	µMol/l

[a] fl = Femtoliter = 10^{-15} Liter.
[b] pg = Pikogramm = 10^{-12} g.

Das Literaturverzeichnis findet sich entweder am Schluß eines Kapitels oder am Ende größerer zusammenhängender Abschnitte. Im Text sind die Zitate durch arabische Ziffern in Klammern kenntlich gemacht. Wenn bei speziellen Krankheitsbildern, Syndromen oder theoretischen Überlegungen kein Zitat angegeben ist, dann wird zur weiteren Orientierung eine der aufgeführten Übersichtsarbeiten empfohlen.

Hinweise zur Therapie

Ein Buch veraltet nicht so schnell, wie das oft gesagt wird. Als Argument für eine solche Annahme können keineswegs die stetigen Änderungen oder Modifikationen der Therapie angeführt werden, die sich zwangsläufig aus Fortschritt und Erfahrung ergeben.

Die in diesem Buch angegebenen therapeutischen Maßnahmen und Richtlinien sind zwar nach sorgfältigem Literaturstudium zusammengestellt, doch gibt das noch keine Garantie für die unbedingte Fehlerlosigkeit. Das gilt für Dosierungen nach Kilogramm Körpergewicht oder Quadratmeter Körperoberfläche, für Einzel-, Tages- oder Gesamtdosen ebenso wie für die Applikationsart des Medikamentes.
Da sich Dosierungen ändern können und Medikamente mit anderen Wirkungsgruppen entwickelt werden, wird eine jeweilige Kontrolle der von uns angegebenen Dosen durch sorgfältige Beachtung der den Medikamenten beigefügten Begleitzetteln empfohlen.

Die Anregung zu diesem Hinweis haben wir „HEMATOLOGY", herausgegeben von W. J. Williams, E. Beutler, A. J. Erslev und R. W. Rundless, erschienen bei McGraw-Hill, Inc., 1972, entnommen.

Kapitel I

Das Knochenmark

1. Das Knochenmark als Organ der Blutzellbildung *3*
  Methoden zur Bewertung des Organ-und Zellsystems *4*

2. Physiologie der Regulation, Struktur und Funktion *4*
  Proliferation und Reifung hämatopoetischer Stammzellen *4*
    Die Stammzellen *4*
    Proliferation und Reifung *5*
    Regulation *5*
    Erythropoese *5*
    Myelopoese *6*
    Thrombopoese *6*
  Ontogenetische Entwicklung *6*

3. Pathologie der Regulation, Struktur und Funktion *7*
  Die Knochenmarkinsuffizienz *7*
    Überlegungen zur Ätiologie *7*
    Zellkinetische Grundlagen *9*
    Die Bedeutung der Mikroökologie *9*
    Die Bedeutung immunologischer Faktoren *9*
    Die Bedeutung humoraler Reglermechanismen *10*
    Ablauf der akuten Markschädigung *10*

4. Erkrankungen des Knochenmarkes *10*
  4.1. Die Panmyelopathie *10*
    Definition *10*
    Häufigkeit und Altersverteilung *10*
    Ätiologie und Klassifizierung *11*
    Panmyelopathie unbekannter Ätiologie *11*
    Panmyelopathie bekannter Ätiologie *11*
    Wirkungsmechanismen von Medikamenten *11*
    Panmyelopathie nach Hepatitis *13*
    Immunprozesse *13*
    Präleukämie *13*
  Klinik der Panmyelopathie *13*
    Untersuchungsprogramm bei Panmyelopathie *15*
  Therapie der Panmyelopathie *16*
    Prophylaktische Maßnahmen *16*
    Präventive Maßnahmen *16*
    Allgemeine Behandlungsrichtlinien *16*
    Spezielle Behandlung der Panmyelopathie *16*
      Supportive Therapie *16*
      Kortikosteroide, Androgene, Anabolika *17*
      Splenektomie *17*
      Knochenmarktransplantation *18*
  4.2. Besondere Formen der Panmyelopathie *19*
    Konstitutionelle familiäre Formen *19*
      Typ Estren-Dameshek *19*
      Typ Fanconi *19*

        Dyskeratosis congenita mit Panzytopenie *20*
        Amegakaryozytärer Typ *21*
    Panzytopenien mit hyperzellulärem Mark *21*
        Infantile Panzytopenie mit Pyruvatkinase- und
        Glutathionreductase-Mangel *21*
  4.3. Panmyelopathie bei verschiedenen Grundkrankheiten *22*
    Pankreasinsuffizienz *22*
    Knorpel-Haar-Dysplasie *22*
    Hereditäre Hyperphosphatasie *22*
    Chediak-Higashi-Syndrom *22*
    Anorexia nervosa *22*
    Osteomyelofibrose *22*
    Osteomyelofibrose und Niereninsuffizienz *23*
    Marmorknochenkrankheit *24*
    Speicherkrankheiten *24*

Differentialdiagnose der Panzytopenie *24*

5. Die Knochenmarktransplantation (Stammzellentransfusion) *25*
  Grundlagen *25*
    Die Histokompatibilität *25*
    Arten der Knochenmarktransplantation *26*
    Vermeidung der Graft-versus-Host-Reaktion *26*
  Technik der Knochenmarktransplantation *27*
  Risiken für den Spender *28*
  Risiken für den Empfänger *28*
  Verlauf nach der Knochenmarktransplantation *28*

6. Die Transfusion von Blutzellen (Substitution) *29*
  Allgemeines *29*
  Indikationen und Kriterien der Substitution *29*
  Risiken der Bluttransfusion *31*
    Weitere Hinweise zur Technologie der Transfusion *32*
    Therapie der Transfusionsreaktion *32*

Literatur *33*

1. Das Knochenmark als Organ der Blutzellbildung

Das Knochenmark ist postnatal unter physiologischen Bedingungen alleiniger Ort der Hämatopoese und steht hinsichtlich der Nachlieferung von Zellen mit der zu versorgenden Peripherie in enger Wechselbeziehung. Die hämatopoetischen Zellen sind in das Stroma (Matrix) eingebettet, wo sie bis zur Entlassung in das periphere Blut optimale Wachstums- und Reifungsbedingungen vorfinden. Über die Ökologie des Knochenmarkes und seine Störungen ist wenig bekannt. Dagegen hat sich unser Wissen über die Kinetik und regulativen Vorgänge in den letzten Jahren wesentlich erweitert. Viele Krankheitsbilder sind dadurch in den pathogenetischen Zusammenhängen verständlicher geworden.

Tabelle I.1. Methoden der Knochenmarkuntersuchung

Knochenmark-untersuchung/ Technik	Verwertbarkeit/ Kommentar	Knochenmark-untersuchung/ Technik	Verwertbarkeit/ Kommentar
Knochenmark-aspiration: Für Zytologie ist Bröckelpräparation unbedingt erforderlich. ***Färbung:*** Pappenheim, anschließend einbetten.	Qualitative Beurteilung an möglichst vielen verschiedenen Stellen des Präparates ist häufig sinnvoller als quantitative Beurteilung. Bei Auszählung müssen mindestens 500 kernhaltige Zellen differenziert werden. Altersspezifische Merkmale beachten.	4. Naphthol-AS-Chloracetat-Esterase	Nachweis von Gewebsmastzellen, Myelopoese
		5. Peroxydase	Nachweis von Myelopoese
		6. PAS (Perjodsäure-Schiff-Reaktion)	Nachweis lymphatischer Zellen
		7. Eisenfärbung	Nachweis von Nicht-Hämoglobineisen zur Bestimmung des Sideroblastenindex und zur Abschätzung des Eisengehaltes im RES
Punktionsort: (Altersangabe variabel): 0–12 Monate: Tibia 12–24 Monate: Crista iliaca > 24 Monate: Spina iliaca posterior superior		***Markhistologie:*** Stanze mit entsprechendem Besteck (Jamshidi-Nadel) oder offene Biopsie	Beurteilung von Zellularität und histotopographischer Beziehung der einzelnen Markelemente. Bessere Aussagen bei gleichzeitiger Zytologie. *Absolute Indikation:* Panzytopenie und Punctio sicca (z. B. Leukämie). *Nützlich bei:* Morbus Hodgkin, anderen malignen Erkrankungen des Knochenmarkes, bei Speicherkrankheiten
Zytochemische Verfahren:	Identifizierung nicht blutbildender Zellen im Knochenmark und Identifizierung atypischer Zellen bei Leukämien und Tumoren.		
1. Alkalische Phosphatase	Nachweis von Endothelien, Osteoblasten, reifen neutrophilen Granulozyten		
2. Saure Phosphatase	Nachweis von Makrophagen, Osteoblasten, Gaucherzellen, Plasmazellen beim Plasmozytom	***Knochenmarkkulturen***	Methoden zum Nachweis von Wachstum und Differenzierung unter verschiedenen Kulturbedingungen. Hat noch keinen Eingang in die Routine gefunden.
3. Naphthylacetat-Esterase	Nachweis von Makrophagen, Monozyten, Megakaryozyten		

Methoden zur Bewertung des Organ- und Zellsystems

Die zytologische und histologische Untersuchung des Knochenmarkes ist wesentlicher Bestandteil der Diagnostik hämatologischer Erkrankungen (Tabelle I.1). Das Material läßt sich leicht gewinnen; auch die Knochenstanze ist bei Kindern ein risikoarmer Eingriff. Die Präparation des Punktates ist einfach und rasch durchgeführt. Die Aufarbeitung der Stanzpräparate ist dagegen schon aufwendiger. Die qualitative Beurteilung des Punktates erfordert Erfahrung; das gilt insbesondere für die Histologie, die sich wesentlich von der Zytologie unterscheidet.

2. Physiologie der Regulation, Struktur und Funktion

Proliferation und Reifung hämatopoetischer Stammzellen

Die Stammzellen

Die Funktionszellen des peripheren Blutes haben eine begrenzte Lebensdauer und müssen daher ständig nachgebildet werden. Die Vorläuferzellen der Erythrozyten, der Granulozyten und Thrombozyten stammen von einer gemeinsamen Knochenmarkstammzelle ab (Abb. I.1). Die Zellbildung und der Zellabbau sind durch Rückkopplungsmechanismen aufeinander abgestimmt. Der Differenzierungsvorgang von der Stammzelle zur Funktionszelle benötigt einen Zeitraum, der für die Erythropoese in der Größenordnung von etwa 4 Tagen, für die Myelopoese von 10 Tagen und für die Thrombopoese von 5–10 Tagen liegt. Es werden zwei Arten von Knochenmarksstammzellen unterschieden: 1. die pluripotenten undeterminierten (ST-U) und 2. die determinierten Stammzellen (ST-D). Letztere sind eine Tochtergeneration der ersteren, die sich in Richtung Erythro- (CFU-E), Myelo- (CFU-C) oder Megakaryozytopoese (CFU-MEG) differenzieren können. Die Bezeichnung CFU-C etc. resultiert aus dem Nachweisverfahren für derartige Stammzellen – der sogenannten halbfesten Agar-Kulturmethode. Unter deren Bedingungen differenzieren sich *colony forming units-cells* zu Granulozyten aus (CFU-C). Unter anderen Kulturbedingungen entstehen auch erythropoetische Zellen oder Megakaryozyten aus solchen Kolonie bildenden Einheiten. Beide Stammzellpopulationen haben die Fähigkeit zur Zellteilung. Unter normalen Bedingungen wird aber der unterschiedliche Bedarf an hämopoetischen Zellen durch vermehrte oder verminderte Proliferation der determinierten Stammzellen gedeckt. Erst unter pathologischen Bedingungen, z.B. einer extremen Knochen-

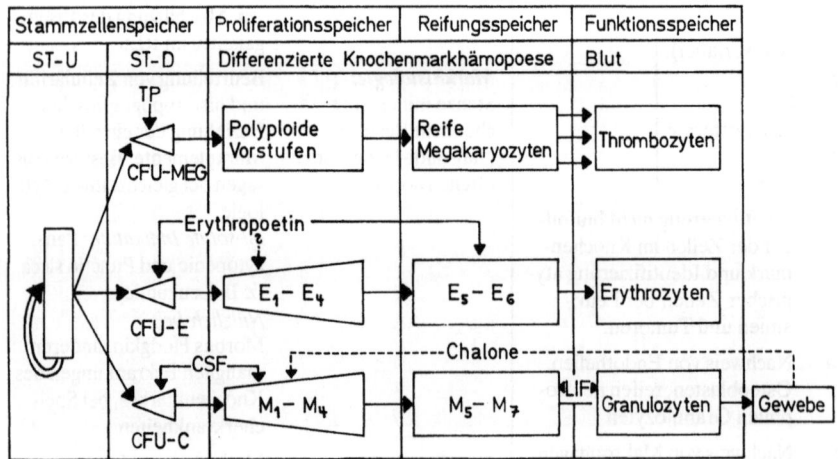

Abb. I.1. Schematische Darstellung von Proliferation und Reifung der Hämatopoese. Zeichenerklärung: ST-U = Undeterminierte Stammzelle; ST-D = Determinierte Stammzelle; CFU-MEG = Thrombopoetisch determinierte Stammzelle; CFU-E = Erythropoetisch determinierte Stammzelle; CFU-C = Myelopoetisch determinierte Stammzelle; TP = Thrombopoetin; E_1-E_4 = Pronormoblast bis polychromatischer Normoblast; E_5 = Orthochromatischer Normoblast; E_6 = Retikulozyt; M_1-M_4 = Myeloblast bis reifer Myelozyt; M_5-M_7 = Metamyelozyt bis stabkerniger Granulozyt. CSF und LIF siehe Text

markregeneration, wird der sonst zytokinetisch „ruhende" undeterminierte Stammzellspeicher zur Proliferation angeregt. Bei der Teilung undeterminierter Stammzellen kann sich, statistisch gesehen, nur die Hälfte der Tochterzellen differenzieren (heteromorphogene Teilung). Die andere Hälfte der Zellen bildet wiederum undeterminierte Stammzellen (homomorphogene Teilung [32]).

Morphologisch entspricht die undeterminierte Stammzelle einer kleinen lymphatischen mononukleären Zelle, die determinierte Stammzelle einem undifferenzierten „Blasten". Das Bemühen, andere morphologische Kriterien zu erarbeiten, mit denen eine exakte Differenzierung erfolgen kann, ist wenig sinnvoll, da die Unterschiede mehr im funktionellen Bereich liegen [15].

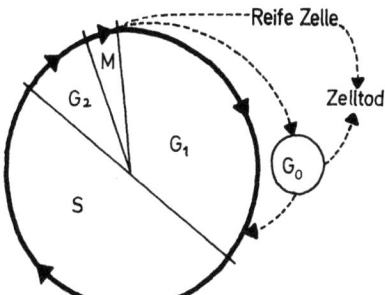

Abb. I.2. Generationsphasen einer teilungsfähigen Zelle. Zeichenerklärung: G_1 = Postmitotische Ruhephase; S = DNA-Synthesephase; G_2 = Prämitotische Ruhephase; M = Mitosephase; G_0 = Latente Ruhephase

Proliferation und Reifung

Im *Proliferationsspeicher* durchlaufen die Knochenmarkzellen verschiedene Phasen (Abb. I.2): Eine Zelle durchläuft nach erfolgter Teilung eine postmitotische Ruhepause (G_1), bevor sie erneut in die DNA-Synthese-Phase (S) eintritt. Vor der nächsten Zellteilung (M) wird eine prämitotische Ruhepause aus proliferationskinetischer Sicht bei der Zelle beobachtet (G_2). Als Zellgeneration (G) wird eine Gruppe von Zellen zwischen aufeinanderfolgenden Mitosen bezeichnet.

Teilungsfähige Zellen können aber auch vorübergehend oder für immer in eine zytokinetische Ruhephase (G_0) eintreten. Durch Stimulation können Zellen aus G_0 wieder in G_1 und damit in den Zellzyklus gebracht werden [31]. Typisches Beispiel für eine Zellpululation in G_0 sind die pluripotenten undeterminierten Stammzellen der Hämatopoese [43].

Aus der Proliferationsphase (Abb. I.1) treten Normoblasten, Metamyelozyten und reife Megakaryozyten nach der letzten Teilung in den *Reifungsspeicher* ein. Ohne Teilung reifen die Zellen hier aus und werden mit Beginn der Funktionsphase entweder in Zellreservaten gespeichert oder in die Blutbahn eingegeben.

Regulation

Der Stammzellspeicher wird über zwei Reglermechanismen gesteuert:
1. Ortsständige Faktoren („Milieu" oder Mikroökologie),
2. Humorale Faktoren.

Unter ortsständigen Faktoren bzw. Mikroökologie wird die Summe der nichthämatopoetischen Zellen des Knochenmarkes (Stroma) in ihrer räumlichen (Matrix) und ökologischen Beziehung (Milieu) zur Stammzelle verstanden. Die Regulation in diesem Bereich wird wahrscheinlich vorwiegend über Zell-zu-Zell-Kontakt ausgelöst [16, 45].

Für humorale Faktoren wurde nachgewiesen, daß sie an den determinierten Stammzellen angreifen. Für diese Regelmechanismen besteht folgendes Grundkonzept (Abb. I.1): Die Zellproliferation wird reguliert von jeweils einem Paar von Hormonen, die aller Wahrscheinlichkeit nach chemisch Glykoproteide sind. Ein Hormon fördert die Zellteilung (Poetin), ein anderes hemmt sie (Chalon). Die beiden Effekte sollen sich unter physiologischen Bedingungen etwa die Waage halten. Es ist möglich, daß die Zellen, die durch die stimulierenden Faktoren gebildet wurden, ihrerseits selber den Inhibitor (Chalon) erzeugen (Übersicht bei [28]).

Erythropoese

Letztes Glied in der Kette regulierender Faktoren ist das *Erythropoetin*. Seine Bildung oder Aktivierung erfolgt in der Niere, eventuell auch in der Leber oder der Glandula submandibularis und wird gesteuert durch den erniedrigten Sauerstoffpartialdruck im Gewebe. Erythropoetin veranlaßt die determinierten erythropoetischen Stammzellen zur weiteren Differenzierung und erhöht höchstwahrscheinlich auch deren Proliferationsrate. Darüber hinaus bewirkt Erythropoetin eine Steigerung der Hämoglobinsyntheserate in Erythroblasten des Proliferations- und Reifungsspeichers.

Der *Erythropoese-Inhibitions-Faktor* (EIF) kann im Urin von Normalpersonen (Erwachsene, Kinder, Neugeborene) nachgewiesen werden. Seine zum Erythropoetin antagonistische Funktion hat möglicherweise eine Bedeutung bei der Entwicklung der Trimenonreduktion (s. Kapitel II.2).
Ein Hemmfaktor in Form eines humoralen zellgerichteten Antikörpers (Antierythropoetin) kommt wahrscheinlich nur unter pathologischen Bedingungen bei aplastischen bzw. aregeneratorischen Anämien zur Wirkung [36].

Myelopoese

Die Existenz von *Granulopoetin* ist sehr wahrscheinlich, aber nicht bewiesen. Bisher ist ein „leukocytosis inducing factor" (LIF) nachgewiesen, der die Mobilisation von Granulozyten aus dem Knochenmark in das periphere Blut kontrolliert. Daneben wurde bei Knochenmarkkulturen ein „colony stimulating factor" (CSF) ermittelt, der die Differenzierung von Stammzellen der Granulopoese begünstigt. Dieser Faktor wird unter anderem von Monozyten und Makrophagen gebildet. Daneben werden Rückkopplungsmechanismen zwischen den verschiedenen Speichern angenommen (Abb. III.1). Dazu gehören außer stimulierenden Faktoren auch spezifisch die Granulopoese hemmende Substanzen oder Stoffgruppen, die als Chalone bezeichnet werden. Sie werden möglicherweise von reifen Granulozyten gebildet, was im Rahmen der Regulation unter physiologischen Bedingungen durchaus sinnvoll sein könnte.

Thrombopoese

Im Plasma thrombopenischer Patienten wurde ein humoraler Faktor mit Thrombopoese stimulierender Wirkung gefunden. Der Bildungsort dieses *Thrombopoetin* ist unbekannt.

Ontogenetische Entwicklung

Während der menschlichen embryonalen und fetalen Entwicklung [26] können drei Blutbildungsperioden unterschieden werden (Abb. I.3). Die erste, die **mesenchymale Periode** (megaloblastische Periode) beginnt am Ende der zweiten Entwicklungswoche beim 0,3 mm langen Embryo. Während dieser Phase entstehen im Mesenchym des Dottersackes sogenannte Blutinseln, die aus primitiven Erythroblasten bestehen.

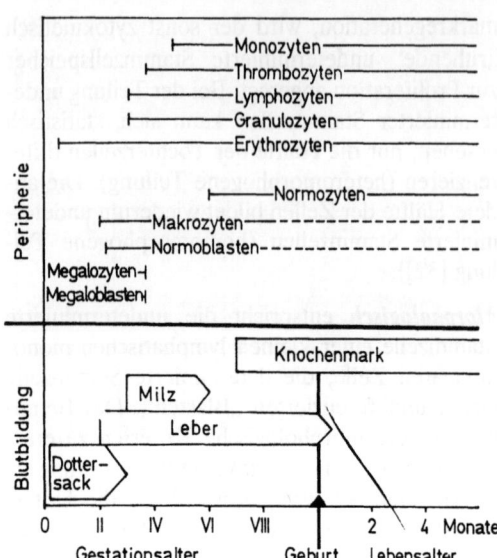

Abb. I.3. Ontogenese: Entwicklung der Hämatopoese und der peripheren Blutzellen

Im peripheren Blut finden sich zu dieser Zeit große kernhaltige Erythrozyten (Megaloblasten). Ihr Durchmesser beträgt 9–30 µm und liegt im Mittel zwischen 16–18 µm.
Im 2. Entwicklungsmonat finden sich erste Blutbildungsherde in der Leber und ab dem 3. Entwicklungsmonat in geringem Maße auch in der Milz. In dieser zweiten, der **hepatolienalen Periode,** werden erstmals neben Erythroblasten auch vereinzelt Vorläuferzellen der Granulo- und Thrombopoese beobachtet. Die hämatopoetische Funktion der Leber erreicht ihren Höhepunkt zwischen dem 3. und 4. fetalen Monat. Im peripheren Blut treten dann Makrozyten mit einem mittleren Durchmesser von 8,8 µm auf. Nur wenige erythropoetische Zellen haben zu dieser Zeit noch einen Kern. Anschließend kommt es zum allmählichen Erlöschen der extramedullären Blutbildung, so daß zur Zeit der Geburt kaum noch eine Hämatopoese in der Leber stattfindet.
Im Knochenmark **(medulläre Periode)** ist die erste differenzierte Hämatopoese mit Erythroblasten, Myeloblasten und Megakaryozyten nicht vor der 26. Schwangerschaftswoche erkennbar. Die einzelnen Zellpopulationen können in Ausstrichen fetalen Knochenmarks gut differenziert werden (Tabelle I.2).
Das Knochenmark wird schon ab der 14. Schwangerschaftswoche auf die Blutbildung vorbereitet, indem mesenchymale Zellen der Perichondralzone durch Öffnungen des kortikalen Osteoids in die spätere Knochenmarkhöhle ein-

Tabelle I.2. Quantitative zelluläre Zusammensetzung des Knochenmarkes während der ontogenetischen Entwicklung. Zahlenangaben in Prozent (Haas, unveröffentlichte Untersuchungen)

	Schwangerschaftswochen													
	16	19	20	21	22	24	25	26	27	28	29	30	32	33
Proerythroblasten	–	–	–	–	–	–	–	–	–	–	–	0,1	0,2	0,3
Erythroblasten (E)	–	–	–	–	–	–	–	0,1	0,1	0,1	0,4	0,3	0,3	0,4
Basophile E.	0,6	0,4	–	–	–	–	–	0,5	0,6	0,2	1,5	1,2	1,6	3,1
Polychromatische E.	0,8	1,4	0,4	0,7	1,6	1,7	2,0	3,7	3,1	2,2	3,6	3,8	3,4	6,0
Oxyphile E.	8,4	6,0	4,2	8,5	7,0	8,3	6,4	12,9	12,4	12,7	16,4	16,0	18,5	33,0
Myeloblasten	–	–	–	–	–	–	–	–	–	–	1,0	0,3	0,4	1,2
Promyelozyten	–	–	–	–	–	–	–	0,3	0,4	0,1	3,1	3,4	2,4	3,0
Myelozyten, unreif	–	–	–	–	–	–	–	–	0,1	0,1	1,2	2,7	2,2	2,5
Myelozyten, reif	–	–	–	–	–	–	–	–	0,2	0,1	1,4	3,3	2,6	3,2
Metamyelozyten	–	2,7	0,2	3,2	2,0	2,1	2,0	1,2	3,4	2,0	1,6	3,7	3,0	3,0
Stabkernige	0,8	4,4	1,8	6,0	4,4	2,7	3,4	2,3	3,5	3,0	1,6	3,8	2,4	2,7
Segmentkernige	1,2	6,2	4,8	3,2	3,6	1,9	1,6	2,5	3,2	3,9	2,4	3,5	1,6	1,2
Eosinophile	–	1,5	–	2,3	0,8	1,3	3,2	3,2	3,8	2,7	2,5	1,6	6,8	2,2
Monozyten	8,2	6,0	8,8	5,5	5,2	7,3	9,2	9,0	8,8	8,0	7,4	7,9	6,6	5,8
Lymphozyten	33,6	24,8	32,0	31,2	30,4	26,2	25,4	26,1	23,8	23,7	31,6	31,6	36,2	26,9
Plasmazellen	–	–	–	–	–	–	–	–	–	–	–	0,1	0,2	0,3
Retikulumzellen	34,8	30,0	33,0	27,4	27,2	29,4	32,2	16,7	19,6	19,3	13,5	12,4	9,6	3,8
Mastzellen	–	0,6	–	0,6	–	0,3	–	0,1	0,2	0,1	0,2	0,6	0,6	0,3
Osteoblasten/Osteoklasten	11,2	7,8	4,8	1,0	3,4	5,2	2,0	0,8	0,6	0,4	0,4	0,4	–	–
Megakaryozyten	–	–	–	–	–	–	–	0,1	0,1	–	–	0,1	0,2	0,1
„Blasten"	0,4	8,2	10,0	10,4	14,4	13,6	12,6	20,5	16,1	21,4	10,2	3,2	1,2	1,0

strömen. Sie bauen dort die eigentliche Knochenmarkmatrix auf. Frei zirkulierende Stammzellen siedeln sich darin an und sind der Ursprung der Blutbildung im Knochenmark. Stammzellen selber entstehen bei der Entwicklung der Hämatopoese nur einmalig im Dottersack aus Mesenchymzellen. Sie besiedeln in der 2. Phase der Entwicklung Leber und Milz. Von der Leber aus wandern die Stammzellen dann über das periphere Blut in die primitive Knochenmarkhöhle ein, um dort die medulläre Hämatopoese zu etablieren [17].

Die Besonderheit während der Organogenese des Knochenmarkes besteht darin, daß beide Stammzellspeicher proliferieren, d.h. es existiert noch kein ruhender Stammzellspeicher bis zur Geburt hin. Die fetalen Stammzellen entsprechen morphologisch nicht den adulten Stammzellen. Sie liegen größtenteils in Form von Übergangszellen, d. h. mittelgroßen „lymphozytenartigen" Zellen und „Blasten" vor [34].

Bei der Entwicklung der menschlichen Hämatopoese fällt auf, daß die Etablierung einer Myelopoese an das Knochenmark als Organ gebunden zu sein scheint. Die *postnatale Veränderung* der quantitativen Anteile von Myelopoese und Erythropoese im Säuglings- und Kindesalter sind einerseits Ausdruck des raschen Anwachsens des myelopoetischen Anteils. Andererseits müssen sie auch im Zusammenhang mit Anpassungsvorgängen an die Umwelt (z.B. Bakterienbesiedlung) gesehen werden. Der Index Granulopoese zu Erythropoese verschiebt sich laufend (Tabelle I.3). Er beträgt 1,5:1 bei der Geburt, 6:1 in der ersten Lebenswoche, 11:1 in der zweiten Lebenswoche, 3:1 nach dem 1. Jahr und 3–4:1 im Erwachsenenalter [35].

3. Pathologie der Regulation, Struktur und Funktion

Die Knochenmarkinsuffizienz

Überlegungen zur Ätiologie

Die Knochenmarkinsuffizienz ist charakterisiert durch das Versagen aller drei Systeme der Hämatopoese. Ätiologisch stellt sie ein heterogenes Syndrom mit dem klinisch einheitlichen Symptom der peripheren Panzytopenie dar.

Tabelle I.3. Quantitative Daten (Prozent) über Schwankungsbreiten des normalen Myelogramms bei Kindern verschiedenen Lebensalters im Vergleich zu Erwachsenen. Angaben nach Opitz und Weicker [35]

Zellart	1. Lebenstag		Ende der Neugeborenenperiode		Säuglingsalter		Kleinkindesalter		Schulalter		Erwachsenenalter	
Erythroblasten:												
Basophile	0,5–10,0	5,0	0,0–3,0	1,0	0,5–5,0	2,5	1,0–6,0	2,5	1,0–8,0	3,0	0,5–7,5	3,5
Polychromatische	7,5–30,0	15,0	0,0–10,0	3,0	5,0–20,0	10,0	3,0–10,0	5,0	3,0–10,0	6,0	2,0–15,0	7,0
Oxyphile	7,5–30,0	15,0	2,0–20,0	6,0	5,0–12,5	7,5	5,0–20,0	10,0	5,0–20,0	11,0	5,0–25,0	12,0
Insgesamt		35,0		10,0		20,0		17,5		20,0		22,5
Granulopoese:												
Myeloblasten	0,2–5,0	2,5	0,2–5,0	2,0	0,2–5,0	1,5	0,2–5,0	1,0	0,2–5,0	1,0	0,5–5,0	1,0
Promyelozyten	0,2–5,0	3,0	0,5–7,5	3,5	0,5–10,0	2,5	0,5–7,5	2,5	0,5–10,0	3,0	0–7,5	3,0
Myelozyten	2,0–20,0	6,0	5,0–20,0	10,0	5,0–15,0	10,0	5,0–20,0	12,5	5,0–25,0	15,0	5,0–25,0	15,0
Metamyelozyten	5,0–25,0	12,5	5,0–25,0	12,5	5,0–15,0	10,0	5,0–20,0	12,5	5,0–25,0	15,0	5,0–20,0	15,0
Stabkernige	5,0–25,0 bis 35,0	12,5	10,0–25,0 bis 35,0	15,0	5,0–15,0 bis 30,0	8,0	5,0–15,0 bis 25,0	10,0	5,0–20,0 bis 30,0	12,5	5,0–25,0 bis 35,0	15,0
Segmentkernige	10,0–30,0 (–45,0)	15,0	10,0–25,0 (–35,0)	15,0	1,0–15,0	7,0	1,0–15,0 (–20,0)	8,5	1,0–15,0 (–20,0)	8,0	0,5–15,0 (–25,0)	7,0
Eosinophile	0,0–5,0	1,0	0,5–7,5	2,5	1,0–7,5	4,0	2,5–7,5	5,0	1,0–7,0	4,0	1,5–7,5	4,0
Basophile	0,0–0,5	0,05	0,0–1,0	0,05	0–1,0	<0,05	0–7,5	<0,1	0–1,0	<0,2	0–1,0	<0,5
Insgesamt		52,5		60,0		43,0		52,0		58,5		60,5
Monozyten	3,0–15,0	7,5	2,0–10,0	5,0	0,5–5,0	2,0	1,0–5,0	3,0	0,5–4,0	1,5	0,5–3,0	2,0
Lymphozyten	0,0–10,0	5,0	10,0–40,0	25,0	15,0–50,0	35,0	15,0–40,0	27,5	10,0–35,0	20,0	2,5–15,0	7,5
Lymphoide Retikulumzellen }											1,5–20,0	6,5
Plasmozyten	0,0–1,0	0,1	0,0–1,5	0,1	0–2,0	<0,5	0–2,5	<0,5	0,2–2,5	0,5	0,5–3,0	1,0
Megakaryozyten		0,1		0,1		<0,5		<0,5		<0,5		<0,5

Zellkinetische Grundlagen

Von der Markmorphologie her gesehen kommen zwei Formen der Knochenmarkinsuffizienz vor: das hyperplastische Knochenmark und das hypoplastische oder leere Knochenmark.

Das *hyperplastische Mark* bei Panmyelopathie mit peripherer Panzytopenie wird als Störung der Weiterdifferenzierung der Knochenmarkzellen zu reiferen Formen gedeutet („frustrane kompensatorische Hyperplasie"). Diese Hämatopoese ist ineffektiv, d. h. die Zellen des Reifungsspeichers gehen bereits vor der Ausschwemmung in das periphere Blut zugrunde. Die Zuordnung zur Panmyelopathie im engeren Sinne ist nicht allgemein anerkannt [38].

Das *leere oder hypoplastische Mark* bei Knochenmarkinsuffizienz besitzt keine Fähigkeiten mehr zur kompensatorischen Hyperplasie. Für beide Formen werden folgende Faktoren als Ursache der Panmyelopathie diskutiert:
a) Eine Zerstörung der hämopoetischen Stammzellen durch chemische Agentien oder Virusinfektionen,
b) Ein defektes Knochenmarkstützgewebe, d. h. eine Erkrankung der Mikroökologie (Matrix, Milieu),
c) Eine Autoimmunerkrankung im Sinne einer Hemmung der Stammzelldifferenzierung durch Suppressorimmunozyten.

Für eine primäre Schädigung der Stammzellenspeicher sprechen u. a. erniedrigte Werte myeloisch determinierter Stammzellen, die in Kulturen des Knochenmarkes und peripheren Blutes bei Patienten mit Panmyelopathie gefunden wurden [21]. Für diese Arbeitshypothese spricht auch das Fehlen einer extramedullären Blutbildung bei Knochenmarkinsuffizienz im Gegensatz zur Osteomyelosklerose. Denkbar ist außerdem eine Verlängerung der Generationszeiten und damit der Mitosezeiten hämatopoetischer Knochenmarkzellen, die ein Absinken der Proliferationskapazität bedingen würden. Derartige Befunde wurden in Knochenmarkkurzzeitkulturen bei zusätzlicher Anwendung von ^{14}C-Thymidin-Markierung für Vorläufer der Erythropoese und Myelopoese bei Patienten mit Panmyelopathien ermittelt [9].

Die Bedeutung der Mikroökologie

Die Rolle des Knochenmarkstützgewebes einschließlich der sinusidalen Mikrozirkulation für die Regeneration des Knochenmarkes geht aus tierexperimentellen Untersuchungen hervor: Behandlung mit Busulfan bewirkt, daß transplantierte, normale Knochenmarkzellen sich im Empfänger nicht mehr in ausreichender Anzahl differenzieren können [33 a]. Ein aplastisches Knochenmark wird bei einer Zerstörung des Knochenmarkstroma durch Röntgenbestrahlung nicht durch intravenöse Gabe von Stammzellen regeneriert. Wird jedoch lokal Knochenmark mit Anteilen des Stroma instilliert, ist eine Regeneration möglich [27]. Klinische Hinweise für die Bedeutung des Stützgewebes ergeben sich aus dem mehrfach berichteten Versagen einer Knochenmarktransplantation bei Patienten mit Panmyelopathie. In diesen Fällen kommt es nicht zu einer aktiven, immunologisch bedingten Abstoßung.

Die Bedeutung immunologischer Faktoren

In jüngster Zeit mehren sich die Hinweise, daß bei einem Teil der Patienten mit Panmyelopathie Autoimmunmechanismen für das Vorliegen der Erkrankung verantwortlich sind.

Bei einigen Patienten, die zur Behandlung der Panmyelopathie eine Knochenmarktransplantation erhielten und bei denen das Transplantat nicht anwuchs, wurde dennoch eine erhebliche Verbesserung der hämatologischen Ausgangssituation beobachtet. Bei diesen Patienten war zur Konditionierung Antithymozytenglobulin vor der Transplantation verabreicht worden [22 a, 30 a, 42 a]. In einigen wenigen Fällen wurde der gleiche Effekt auch nach Cyclophosphamid gesehen [44 a].

Diese Befunde stützen die Hypothese von dem Wirken sogenannter Suppressorimmunozyten im Knochenmark bei bestimmten Patienten mit Panmyelopathie. Der Nachweis der Suppressorlymphozyten ist in vitro gelungen: Kulturen determinierter Stammzellen von etwa $^{1}/_{3}$ der Patienten mit Panmyelopathie zeigten einen dramatischen Anstieg der hämatologischen Kolonien, wenn entweder durch Antithymozytenglobulin oder Dichtegradientzentrifugation eine Entfernung der Suppressorimmunozyten erreicht wurde. Durch gleichzeitige Kultivierung von Patienten-Knochenmark mit normalem Knochenmark konnte ebenfalls die Anwesenheit von derartigen Suppressorimmunozyten wahrscheinlich gemacht werden [14 a].

Es ist denkbar, daß die immunologisch bedingte Zerstörung eines Knochenmarktransplantates durch die Graft-versus-Host-Reaktion ähnlichen Mechanismen unterliegt.

Die Bedeutung humoraler Reglermechanismen

Die Erhöhung der Poetine bei Panmyelopathie entspricht der Modellvorstellung (Abb. I.1 u. III.1) eines Rückkopplungsmechanismus zwischen peripherem Funktionsspeicher (Blut) und Proliferationsspeicher (Knochenmark). Bei Patienten mit Panmyelopathie kann die Erythropoetinausscheidung bis auf das Tausendfache gegenüber der Norm gesteigert sein. Auch der Thrombopoetinspiegel und der „colony stimulating factor" wurden bei diesen Patienten erhöht gemessen.

Bei isolierten Defekten der Erythro-, Myelo- und Thrombopoese kann dagegen offenbar eine primäre Bildungsstörung des jeweiligen Poetins, eine Verminderung der poetinsensiblen Zellen oder eine Vermehrung von Inhibitoren z. B. von Antierythropoetin oder Chalon in Frage kommen, wie das aus Einzelbeobachtungen hervorgeht.

Konsequenz. Aus den oben genannten Daten ergeben sich im Prinzip für die Entstehung einer Knochenmarkinsuffizienz folgende pathogenetische Möglichkeiten:

1. Es besteht auf der Ebene der pluripotenten Stammzelle entweder eine quantitative Verminderung oder ein qualitativer Defekt der Stammzelle. Die Folge ist eine unausgeglichene Bilanz entweder in der Differenzierung oder in der Selbstreplikation.
2. Es bestehen auf der Ebene der Mikroökologie strukturelle Defekte oder Störungen im Bereich chemischer bzw. humoraler Regulatoren. Schließlich ist an die Aktion von spezifischen Inhibitoren zu denken, die das Wachstum oder die Differenzierung von Zellen beeinträchtigen.
3. Es können Immunmechanismen wirksam werden, die sich gegen die Stromazellen richten und die Matrix zerstören. Angriffspunkt können aber auch die Stammzellen sein.

Ablauf der akuten Markschädigung

Am Modell der Belastung durch Zytostatika und Strahlen ist der Ablauf einer akuten Markschädigung beim Menschen recht gut dokumentiert. Je nach Wirkungsmechanismus kommt es zu einer Zerstörung der Stammzellen und/oder der sich teilenden Zellen im Proliferationsspeicher. Die Reduktion der Zellzahlen im Knochenmark tritt innerhalb von Stunden nach Exposition auf. Zu dieser Zeit findet man auch Zellanomalien der Erythro- und Myelopoese in Form von Riesenzellen, Karyomeren und mehrkernigen Zellen. Im Gegensatz zu der Schädigung im Knochenmark werden die Zellen des peripheren Blutes (Funktionsspeicher) nicht angegriffen. Somit wird eine Markschädigung erst nach einer gewissen Latenzzeit im peripheren Blut erkennbar. Diese Zeit ist identisch mit der Lebenszeit der Zellen im peripheren Blut, d. h. eine Störung der Myelopoese und Thrombozytopoese wird man nach wenigen Tagen, eine Störung der Erythropoese erst viel später sehen. Nach einer Bestrahlung des Knochenmarkes mit z. B. 250–450 rad erreicht die Zahl der Granulozyten und Thrombozyten ihren Tiefpunkt nach etwa 8–10 Tagen; dies kann bis zu 30 Tage dauern. Erst danach kommt es zu einer schnellen Erholung der Blutzellzahlen. In dieser regeneratorischen Phase findet sich im Knochenmark eine auffallende Häufung undifferenzierter Blasten und kleiner lymphozytärer Formen (Stammzellen?). Daneben können vor allem in der Erythropoese noch lange Zeit die gleichen Strukturanomalien gefunden werden, wie sie kurz nach der Exposition auftreten [13].

4. Erkrankungen des Knochenmarkes

4.1. Die Panmyelopathie

Definition

Panmyelopathie bedeutet Ausfall der gesamten Hämopoese, ohne daß die Lymphopoese betroffen ist. Diese Störung führt im peripheren Blut zur Panzytopenie. Eine „kompensatorische" extramedulläre Hämopoese, wie sie z. B. bei der Osteomyelosklerose vorkommt, fehlt. Das Knochenmark wird morphologisch durch Fettgewebe ersetzt. Inseln mit hyperzellulärem Markgewebe können vorhanden sein.

Die sogenannte „aplastische Anämie mit hyperzellulärem Mark" ist wahrscheinlich eine ätiologisch heterogene Krankheitsgruppe, die nicht zum eigentlichen Bild der Panmyelopathie gehört, oder zumindest eine Sonderform darstellt.

Synonyma. Panmyelophthise, aplastische Anämie

Häufigkeit und Altersverteilung

Exakte Angaben, insbesondere für das Kindesalter, fehlen. Die durchschnittliche Inzidenz in Europa beträgt 1%, bezogen auf alle stationär behandelten Patienten. Der Anteil erhöht sich auf 2%, wenn Autopsiematerial zugrundegelegt wird. Der Häufigkeitsgipfel der Erkrankung scheint zwischen dem 15. und 30. Lebensjahr zu liegen. Die Verteilung auf Geschlechter und Rassen ist gleich groß [23, 25].

Ätiologie und Klassifizierung

Etwa 40–60% der Fälle lassen sich nicht zuordnen („idiopathisch"). Der Rest kann auf Ursachen zurückgeführt werden (Tabelle I.4), ohne daß allerdings in den allermeisten Fällen der Wirkungsmechanismus bekannt ist [2].

Panmyelopathie unbekannter Ätiologie

Diese in der klinischen Praxis häufigste Form ist eine permanente Herausforderung hinsichtlich der ätiologischen Klärung. Sie sollte intensiv betrieben werden, nicht nur weil sich daraus wertvolle Daten für die Therapie ergeben. Es ist vielmehr auch zu erwarten, daß diese Gruppe von Panmyelopathien durch umfassende diagnostische Maßnahmen zunehmend kleiner wird. Dabei ist besonders von der Identifizierung der durch Immunprozesse bedingten Formen einiges zu erwarten, da entsprechende Nachweismethoden zur Verfügung stehen.

Panmyelopathie bekannter Ätiologie

Physikalische Noxen. Ionisierende Strahlen führen durch direkte Zellzerstörung dosisabhängig zu einer Panmyelopathie. Reversible Symptome werden bei einer Strahlenexposition von 125–250 rad beobachtet, irreversible Schäden treten zwischen 250–400 rad auf. Sie äußern sich in bleibenden Formanomalien der Knochenmarkzellen und Hypoplasie des Knochenmarkes. Die LD 50 liegt bei 500 rad, die LD 100 bei 700 rad. Über Späteffekte nach ionisierenden Strahlen sind Ergebnisse von Überlebenden der Atombombenexplosion von Hiroshima und Nagasaki bekannt [24]. Dazu kommen Berichte über aplastische Anämien nach therapeutischer Röntgenbestrahlung und nach Applikation von Radionukliden mit langer Halbwertzeit (Radium oder Thorium). Dieses Risiko ist Grund genug, diagnostische Radioisotopenstudien oder Röntgenuntersuchungen bei Kindern einzuschränken [30].

Tabelle I.4. Klassifizierung der Panmyelopathie und Panzytopenie

Panmyelopathien unbekannter Ätiologie
Panmyelopathien bekannter Ätiologie
  Physikalisch-chemische Noxen
    Bestrahlung
    Medikamente, Chemikalien
  Infektionen
    Viren, Bakterien,
    Postinfektiöse Faktoren (?)
  Immunologische Prozesse
    Antikörper (?)
    Suppressor-Lymphozyten (?)
    Graft-versus-Host-Reaction
  Paroxysmale nächtliche Hämoglobinurie
  Präleukämie
Besondere Formen der Panmyelopathie
  Konstitutionelle familiäre Formen
    Typ Estren-Dameshek
    Typ Fanconi
    Dyskeratosis congenita mit Panzytopenie
    Amegakaryozytärer Typ
  Panzytopenie mit hyperzellulärem Mark
    Infantile Panzytopenie mit Pyruvatkinase- und Glutathionreductase-Mangel
  Panmyelopathie bei verschiedenen Grundkrankheiten
    Pankreasinsuffizienz
    Knorpel-Haar-Dysplasie
    Hereditäre Hyperphosphatasie
    Chediak-Higashi-Syndrom
    Anorexia nervosa
    Osteomyelofibrose
    Marmorknochenkrankheit
    Speicherkrankheiten

Chemische Noxen. In Frage kommen Zytostatika (s. Kapitel VII.5.1) und Chemikalien, von denen die wichtigsten Benzol, Toluol und Xylol sind. Diese werden als Lösungsmittel für Farben und Lacke, als Zusatz zu manchen Bodenwachsen, Bodenreinigungsmitteln, Klebemitteln und Benzin verwendet. Bei diesen Substanzen besteht ein klares Dosiswirkungsprinzip.

Medikamente. Tabelle I.5 zeigt eine Auswahl der wichtigsten Medikamente hinsichtlich ihrer Wertigkeit für die Entstehung einer Knochenmarkinsuffizienz.

Wirkungsmechanismus von Medikamenten

Die Schädigung des Knochenmarkes erfolgt nach zwei Prinzipien [20]:
1. Dosisabhängige Schädigung. Diese trifft alle Probanden in gleicher Weise.
2. Dosisunabhängige Schädigung. Diese tritt nur bei einzelnen „empfindlichen" Individuen auf.

Tabelle I.5. Medikamente, bei denen ein Zusammenhang mit Panmyelopathie besteht (zusammengestellt nach Unterlagen bei Bithell u. Wintrobe [3])

Bei Gruppe I handelt es sich um Substanzen, die bis spätestens 6 Monate vor Beginn der Erkrankung gegeben wurden.

Gruppe I: Sicher toxisch

Chloramphenicol
Phenylbutazon (u. a. Butazolidin)
Aminophenazon (u. a. Pyramidon)
Mephenytoin (Mesantoin)
Goldverbindungen
Tolbutamid (u. a. Rastinon)
Mepazin (Pacatal)
Sulfamethoxypyridazin (u. a. Lederkyn)
Quinacrin (Atebrin)
Chlorpropamid (Diabetoral)
Colchizin
Trimethadion (Tridione)
Carbutamid (u. a. Nadisan)
Meprobamat (u. a. Miltaun)
Organische Arsenverbindungen
Carbimazol (u. a. Neo-Thyreostat)

Gruppe II: Eventuell toxisch

Kaliumperchlorat
Acetazolamid (Diamox)
Chlorpromazin (Megaphen)
Diphenylhydantoin (Zentropil)
Phenacetin
Sulfisoxazol (Gantrisin)
Pyrimethamin (Daraprim)
Chlordiazepoxid (Librium)
Primidon (u. a. Mylepsin)
Salicylamid (u. a. Salizell)
Sulfadimethoxin (Madribon)
Sulfathiazol
Streptomycin

Gruppe III: Toxizität sehr fraglich

Penicillin
Acetylsalizylsäure
Tetracycline

Am typischen Beispiel des *Chloramphenicols* soll das erörtert werden:
ad 1. Die dosisabhängige Wirkung beruht auf einer Hemmung der mitochondrialen und ribosomalen Proteinsynthese. Die Wirkung tritt unmittelbar nach Gabe des Medikamentes auf. Sie ist in der Regel reversibel und betrifft bevorzugt die Erythropoese.
ad 2. Bei der dosisunabhängigen Wirkung entwickelt sich die aplastische Anämie im Mittel 3,1 Monate nach Gabe von Chloramphenicol. Sie ist in der Regel nicht reversibel. Die Inzidenz einer chloramphenicolbedingten aplastischen Anämie ist 12mal höher als die einer idiopathischen Panmyelopathie.
Für die Entstehung der Panmyelopathie sind verschiedene Hypothesen diskutiert worden. So können einerseits immunologische Prozesse über eine Haptenwirkung dafür verantwortlich sein. Zum anderen kommt eine verzögerte Ausscheidung des Medikamentes auf der Basis eines hereditären „Entgiftungsdefektes" in Frage. Schließlich liegt auch ein genetischer Enzymdefekt der Stammzellen im Bereich der Möglichkeit. Die zuletzt genannte Vorstellung erklärt am besten die lange Latenzzeit zwischen Krankheit und Medikamentengabe. Durch die Chloramphenicolwirkung soll der Defekt „demaskiert" werden. Die so getroffenen Stammzellen erzeugen eine Zellpopulation, die nicht mehr zur Proliferation geeignet ist. Diese Hypothese wird unterstützt durch Beobachtungen bei eineiigen Zwillingen, sowie bei Mutter und Kind, die jeweils nach Gabe von Chloramphenicol eine aplastische Anämie entwickelten.

Praktische Konsequenzen. Das Risiko, an einer Chloramphenicol-Panmyelopathie zu erkranken, wird unterschiedlich bewertet [20]. Die Angaben schwanken zwischen 1:4000 und 1:20000 Behandlungen. Die Letalität der Chloramphenicolpanmyelopathie wird mit 77% angegeben. Eine Alternative zur Therapie mit Chloramphenicol ist die Anwendung von Thiamphenicol [1], das im Gegensatz zum Chloramphenicol nicht in der Leber glukuronisiert, sondern unverändert im Urin ausgeschieden wird. Thiamphenicol verursacht eine ausgeprägte unmittelbare Knochenmarksschädigung mit Bevorzugung der Erythropoese. Spätschäden in Form einer Panmyelopathie sind allerdings bei bisher über 20 Millionen behandelten Patienten nicht bekannt geworden. Die reversible Frühtoxizität tritt schon bei normalen therapeutischen Dosen auf und ist erheblich stärker als bei Chloramphenicol. Die biochemische Wirkung besteht wie bei Chloramphenicol in einer Hemmung der mitochondrialen und ribosomalen Proteinsynthese in praktisch allen Körperzellen. Außerdem besitzt Thiamphenicol eine stärkere immunsuppressive Wirkung als Chloramphenicol; diese Mechanismen sind allerdings bislang unzureichend definiert. Dies ist Grund genug, Chloramphenicol nur bei lebensbedrohlichen Infektionen anzuwenden.

Wichtiger Hinweis. Die laufende Kontrolle der Blutbildwerte unter Chloramphenicoltherapie ist nicht brauchbar als Test zur frühzeitigen Erkennung und Verhütung einer sich entwickelnden dosisunabhängigen Panmyelopathie [19, 23]. Dagegen kann die dosisabhängige Frühtoxizität anhand des raschen Retikulozytensturzes und des Anstieges des Serumeisens und der prozentualen Transferrinsättigung sowie des verminderten Einbaus von Eisen in die Erythrozyten (Störung der Hämsynthese) erkannt werden. Im Knochenmark sieht man eine feine Vakuolisierung der unreifen Erythroblasten und eine Zunahme der Sideroblasten.

Infektionen. Viruserkrankungen (Hepatitis infectiosa, Masern, Mumps, Röteln, Windpocken) haben Beziehungen zum Auftreten einer Panmyelopathie.

Panmyelopathie nach Hepatitis

Sie ist die häufigste Form aus der Gruppe der virusbedingten Panmyelopathien. Eine vorübergehende mäßige Verminderung zellulärer Bestandteile des peripheren Blutes kann man häufig während einer Hepatitis beobachten. Doch nur selten kommt es zu einer schweren Panmyelopathie. Wenn sie auftritt, entwickelt sie sich innerhalb weniger Wochen nach der Diagnosestellung der Hepatitis. Über ihre Häufigkeit in Bezug auf die Zahl der Hepatitiserkrankungen ist nichts bekannt, doch sind seit den ersten Beobachtungen 1955 über 100 Fälle publiziert worden. Dabei muß auch bedacht werden, daß in manchem Fall von Panmyelopathie die vorausgegangene Hepatitis subklinisch verläuft. Man kann davon ausgehen, daß 75% der Patienten unter 20 Jahre alt sind [18, 41]. Es ist nicht untersucht worden, welchen Anteil die verschiedenen Hepatitisformen an der Entstehung der Panmyelopathie haben.

Klinik. Bei Feststellung der Panmyelopathie ist die Hepatitis, deren Verlauf nicht besonders ernst sein muß, oft im Abklingen.

Prognose. Die Prognose der Panmyelopathie nach Hepatitis ist als besonders ernst anzusehen. Von 80 aus der Literatur zusammengefaßten Patienten starben 70 und nur 6 hatten eine Vollremission der Panmyelopathie, die während der ersten zwei Monate nach Diagnosestellung eintrat. Wenn also ein Spender für die Knochenmarktransplantation vorhanden ist, erscheint ein Warten über diesen Zeitraum hinaus unangebracht [6].

Immunprozesse

Die Bedeutung zellulärer Antikörper gegen das Knochenmarkstromagewebe ist nicht bewiesen, allerdings könnte damit ein Teil der „idiopathischen aplastischen Anämien" gut erklärt werden. Die Vermehrung von Lymphozyten und Plasmazellen in verschiedenen Phasen der Krankheit unterstützen die Annahme von der Mitwirkung immunologischer Faktoren [33]. Neuerdings wird auf die Bedeutung von sogenannten Suppressor-Zellen hingewiesen, die über Immunmechanismen die Differenzierung der hämatopoetischen Vorstufen blockieren, jedoch die Stammzellen und die Matrix unbeeinträchtigt lassen.

Die *paroxysmale nächtliche Hämoglobinurie* (PNH) wird in Kapitel II.4.4 beschrieben.

Präleukämie

Einzelne Fälle von Panmyelopathie gehen in akute Leukämien über. Bei den Formen mit hyperzellulärem Mark und Panzytopenie soll die Inzidenz 5% und mehr betragen. Die Panzytopenie ist in diesem Falle als präleukämisches Stadium aufzufassen. Häufig liegt zwischen dem Stadium der Panmyelopathie und der finalen Leukämie eine „Remissionsphase" mit weitgehend klinischer Besserung oder sogar scheinbarer Heilung der hämatologischen Symptome. Bei aplastischen Formen der Präleukämie kommt es unter Steroiden sehr rasch zu einer Besserung der Panzytopenie, was bei einer erworbenen Panmyelopathie ein ungewöhnliches Ereignis darstellt [21].

Ob es auch Übergänge von akuter Leukämie, insbesondere nach zytostatischer Behandlung, in eine Panmyelopathie gibt, ist zwar vermutet, aber nie bewiesen worden.

Klinik der Panmyelopathie

Grundlagen der Symptomatik. Das von der Reduktion der peripheren Zellzahlen am stärksten betroffene System ist führend in der Symptomatik. Diese beinhaltet Anämie, nekrotisierende infektiöse Prozesse und hämorrhagische Diathese oder entsprechende Kombinationen. Der Grad der **Anämie** wird bestimmt durch die Restaktivität der Erythropoese und die Lebensdauer der Erythrozyten. Die **Abwehrfunktionen** gegenüber Infektionen sind abhängig vom Ausmaß der Granulozytopenie, aber auch von der Beeinträchtigung der humoralen und zellulären Immunität und des Monozyten-Makrophagensystems. Nekrosen und Entzündungen finden sich an der Gingiva, der Mundschleimhaut und den Tonsillen. Sie sind sehr schmerzhaft. Superinfizierte Geschwüre sieht man meist im Gesichts-, Halsund Genito-Analbereich. Eine Pyelonephritis darf nicht übersehen werden. Bei fortschreitender Granulozytopenie entwickelt sich später eine Sepsis mit entsprechenden Organmanifestationen. Meist läßt sich auch bei den Fällen mit „ungeklärtem" Fieber eine bakterielle Infektion nachweisen.

Blutungen. Etwa 80% aller Fälle mit dem Vollbild einer Panmyelopathie haben petechiale und flächenhafte Blutungen an Haut und Schleimhäuten. Daneben sind Nasen- und Zahnfleischblutungen, Darmblutungen (Teerstühle) und Hämaturie häufig. Zu achten ist auch auf Augenhintergrundblutungen.

Organsymptome
Lymphknoten. Generalisierte Lymphknotenschwellungen sprechen gegen eine Panmyelopathie. Lokalisierte Lymphknotenschwellungen sind Ausdruck lokaler Infektionen.

Milz. Die Panmyelopathie geht primär nicht mit einer Milzvergrößerung einher; zahlreiche Kinder haben jedoch eine vergrößerte Milz aufgrund chronischer Infektionen. Differentialdiagnostisch muß an ein „Hypersplenie-Syndrom" gedacht werden, bei dem die Panzytopenie das sekundäre und die Splenomegalie das primäre Krankheitsbild ist.

Leber. Lebervergrößerung oder Ikterus können auf eine Hepatitis als Ursache einer beginnenden Panmyelopathie hinweisen.

Hämatologische Kriterien. Typisch ist die Panzytopenie im peripheren Blut. Das Ausmaß und die Reihenfolge, in welcher Anämie, Leukopenie und Thrombozytopenie auftreten, ist verschieden.

Erythrozyten. Die Anämie ist im allgemeinen normochrom. Morphologisch finden sich inkonstante Abweichungen in Form von Megalozyten, Elliptozyten und Poikilozyten. Zeichen einer Hämolyse bestehen bei 5% der Patienten. Die Erythrozytenlebensdauer ist verkürzt, die Zahl der Retikulozyten kann anfangs normal oder sogar erhöht sein. Die Zahl der Retikulozyten hat für die Prognose eine gewisse Bedeutung.

Leukozyten. Die absoluten Granulozytenzahlen liegen meist unter $1000/mm^3$. Unreife Formen werden im peripheren Blut niemals angetroffen. Die Monozyten verhalten sich in der Regel in Zahl und Form uncharakteristisch. Die Lymphozyten, deren Knochenmarkspool etwa 10% der Gesamtzahl der Lymphozyten ausmacht, können in Spätstadien auch vermindert sein.

Thrombozyten. Die Thrombozytopenie ist ein wichtiges Frühsymptom. Meist liegen die Werte unter $50000/mm^3$. Auch morphologische Veränderungen (Makroformen, Fehlformen) kommen vor. Der Gerinnungsablauf ist in den Globaltesten verzögert.

Knochenmark. Ein einheitlicher Knochenmarkbefund bei Panmyelopathie existiert nicht, da die Veränderungen abhängig vom Stadium der Krankheit sind. Weiterhin muß die Aplasie nicht das gesamte Knochenmark betreffen, so daß durchaus verschiedene Knochenmarksbefunde bei dem gleichen Patienten an verschiedenen Punktionsstellen gefunden werden können.
Verläßlich für die Diagnose einer Panmyelopathie ist allein die Markhistologie, die neben der Hämatopoese auch die Beurteilung der Knochenmarkmatrix erlaubt. In etwa 75% aller Fälle findet sich ein leeres Knochenmark, bei dem der Raum entweder durch retikulohistiozytäres Gewebe oder Markfettgewebe ausgefüllt ist.

Histologische Befunde. Sie sprechen dafür, daß initial bei der Entwicklung der „Markatrophie" ein eiweißreiches Ödem mit Auflösung der Sinusoide und der arteriellen Gefäßstrukturen besteht. Das Stroma (Endothelzellen und Retikulumzellen) transformiert sich in Lipomakrophagen. Verstreut finden sich im Mark Lymphozyten und Plasmazellen. Kennzeichnend für die Panmyelopathie ist das vermehrte Auftreten von Gewebsbasophilen. In einer zweiten Phase kommt es zu einem Verschwinden des Ödems, zum Auftreten von Fettgewebe und dazwischen eingelagertem retikulärem Gewebe und Fibrosklerose. Einzelne Erythroblastenzellnester mit hoher Mitoseaktivität können erhalten bleiben. Selten sieht man histologisch echte Markfibrosen als Endstadium einer Panmyelopathie.

In 10% der Fälle findet sich bei Panzytopenie eine Hyperplasie des Knochenmarkes, wobei vorwiegend ganz unreife Formen der Myelopoese (Myeloblasten und Promyelozyten) und der Erythropoese (Proerythroblasten und Makroblasten) vorliegen. Diese Situation wird als Reifungshemmung oder Maturationsarrest bezeichnet. Normales Mark wird bei einigen der Fälle gefunden. Die beschriebenen histologischen Bilder der Panzytopenie (hyperplastisches und aplastisches Mark, herdförmiger Befall) können beim gleichen Patienten ineinander übergehen.

Die *Zytologie* hat ihre eigentliche Bedeutung in Verbindung mit der Markhistologie. In erster Linie dient sie der Orientierung und ist notwendig zum Ausschluß von neoplastischen Erkrankungen und Speicherkrankheiten. Außerdem können mittels zytochemischer Färbungen die einzelnen Stromaelemente besser differenziert werden (Retikulumzellen, Endothelzellen, Makrophagen und Fibroblasten). Beim Vorliegen eines hyperplastischen Markes liegt der Wert vor allem darin, die linksverschobene Erythro- und Myelopoese zu erkennen, was mit der Markhistologie kaum möglich ist. Ein regelmäßiger Befund sind morphologische Veränderungen der roten Vorstufen. Die normale Markpunktion fördert bei „leerem" Mark meist nur Knochenmarkblut und kaum Markbröckel, so daß sich auch für die Anfertigung zytologischer Tupfpräparate der Zylinder der Knochenstanze anbietet.

Weitere Laborbefunde. Die *Blutsenkungsgeschwindigkeit* ist in über der Hälfte der Fälle auf über 100 mm n. W. in der ersten Stunde erhöht. Als Ursache dafür wird neben Infektionen eine zusätzliche Veränderung der Erythrozytenoberfläche vermutet.

Bakteriologie. Im Blut und Liquor werden häufig Escherichia coli, Pyocyaneus, Klebsiellen oder Candida albicans nachgewiesen.

Das *Serumeisen* ist normal oder erhöht, selbst bei gehäuften Infektionen.

Typisch ist die Erhöhung des *Erythropoetins* im Plasma. Auch der Anteil des *fetalen Hämoglobins* liegt in der Regel deutlich über der Norm. Die HbF-Bestimmung ist hilfreich bei der Diagnostik der Fanconi-Anämie. Die Annahme, daß primär hohe HbF-Werte oder ein Anstieg über den Ausgangswert eine günstige Prognose anzeigen, ist umstritten.

Prognose. Da der Begriff Panmyelopathie in entsprechenden Statistiken oft unscharf definiert ist, liegen auch divergierende Ansichten über Prognose und Verlauf vor. Insgesamt herrscht Einigkeit darüber, daß die Prognose sehr schlecht ist. Im Kindesalter wird die Mortalität im Mittel mit 75% angegeben. Am höchsten ist sie mit 95% bei der aplastischen Anämie nach Hepatitis. Die größte Sterblichkeitsrate findet sich bei jenen Patienten, die von Beginn der Erkrankung das Vollbild der Panzytopenie mit typischem Fettmark zeigen. Ein prognostisch günstiges Zeichen ist die Erhöhung der Retikulozyten. Bei den durch chemische Noxen oder Bestrahlung verursachten Panmyelophthisen besteht dann eine relativ günstige Prognose, wenn es gelingt, die Ursache rechtzeitig auszuschalten. Klinische Beobachtungen zeigen jedoch, daß selbst, wenn die erste Phase der Aplasie überwunden ist, immer noch eine hohe Rezidivgefahr mit fortschreitende Aplasie des Markes aufgrund eines irreversibler Stammzell- oder Stromaschadens besteht. Die Prognose hat sich mit Einführung der Knochenmarktransplantation wesentlich gebessert [7].

Remissionen können zwischen 2 und 24 Monaten erfolgen. Frühzeichen einer beginnenden Remission sind im allgemeinen der Anstieg der Retikulozytenzahlen und eine Abnahme des Transfusionsbedarfes für Erythrozyten. Ein Anstieg der Thrombozyten erfolgt meist viel später. Diese Angaben beziehen sich auf Patienten, die mit Androgenen und Kortikoiden sowie supportiv mit Erythrozyten- und Thrombozytentransfusionen behandelt wurden. Rezidive sind in allen Phasen der Remission und noch viele Jahre nach der Remission beobachtet worden.

Untersuchungsprogramm bei Panmyelopathie

Vor der Therapie sind folgende Untersuchungen notwendig: Vollständiges Blutbild, Knochenmarksaspiration und Knochenbiopsie, Serumeisen, Eisenbindungskapazität, Transaminasen, Blutgruppe, HLA-Typisierung bei Patient, Eltern und Geschwistern, Erythrozytenenzyme, HB_S-Antigen und Anti-HA-Antikörper, fetales Hämoglobin und quantitative Immunglobulinbestimmung.

Während der Therapie vermittelt die Kontrolle der peripheren Zellzahlen ein weit repräsentat veres Bild über die Gesamtsituation als die Histologie oder Zytologie des Knochenmarkes. Das gilt auch für die Beurteilung des Beginns einer Remission, da diese in der Regel nicht in allen Teilen des Markes gleichmäßig einsetzt. Deshalb muß für Verlaufskontrollen die Bestimmung der peripheren Blutbildwerte im Vordergrund stehen, deren Umfang und Frequenz vom Krankheitsverlauf bestimmt wird. Dies gilt im Prinzip auch für die Kontrolle des Knochenmarks. Andere Werte sind nur dann zu kontrollieren, wenn sie vorher pathologisch waren.

Therapie der Panmyelopathie

Prophylaktische Maßnahmen

Expositionsprophylaxe. Besteht der Verdacht auf eine toxisch bedingte Panmyelopathie, muß eine weitere Exposition gegenüber dem schädigenden Agens verhindert werden.
Die *prophylaktische Gabe von Antibiotika* ist abzulehnen, da sie die bekannten nachteiligen Effekte hat.

Präventive Maßnahmen

Da für jeden Patienten mit aplastischer Anämie prinzipiell die Möglichkeit einer Knochenmarktransplantation gegeben ist, muß eine Sensibilisierung gegenüber Histokompatibilitätsantigenen durch Transfusion vermieden werden. In keinem Fall dürfen für Bluttransfusionen Verwandte verwendet werden. Nach Möglichkeit sollten Blut oder Blutbestandteile von einer begrenzten Gruppe von Spendern stammen. Bestrahlung des Blutes mit 1500 rad zur Zerstörung der Lymphozyten ist nicht notwendig, da ein Patient mit einer aplastischen Anämie eine ausreichende Immunkompetenz besitzt (s. auch Kapitel I.5).

Allgemeine Behandlungsrichtlinien

Die Behandlung und Überwachung von Kindern sollte in Kooperation mit dafür ausgerüsteten hämatologischen Zentren durchgeführt werden. Hinsichtlich der Hospitalisierung (psychische Belastung, Exposition gegenüber Hospitalkeimen) und der häuslichen Pflege (Händedesinfektion, Zähneputzen, Schutz vor Angehörigen und Spiel- wie Schulkameraden mit chronischen und akuten Erkrankungen) entstehen die gleichen Schwierigkeiten wie bei der Leukämiebehandlung. Eine enge Zusammenarbeit mit dem Hausarzt ist anzustreben. Ausschluß vom Schulunterricht ist selbst bei Kindern mit starker Granulozytopenie nicht notwendig, da durch den Schulbesuch nicht signifikant häufiger Infektionen auftreten.
Bei Patienten mit ausgeprägter thrombozytopenischer Blutungsneigung muß die Aktivität (Besuch von Spielplätzen oder Turnunterricht) eingeschränkt werden.

Spezielle Behandlung der Panmyelopathie

Supportive Therapie

Die Indikation zur Transfusion von Blut oder Blutbestandteilen ist nicht unbedingt an bestimmte Hämoglobinkonzentrationen, Thrombozyten- und Leukozytenzahlen gebunden. Folgende Richtwerte werden angegeben: für die Übertragung von Erythrozytenkonzentraten eine Hämoglobinkonzentration unter 7 g/100 ml, Thrombozytentransfusion bei Werten unter 5000/mm^3 oder wenn Blutungen auftreten, Granulozytentransfusion bei Werten absolut unter 500/mm^3, wenn gleichzeitig eine gegen Antibiotika resistente Infektion besteht.

Vor der *Übertragung von Erythrozytenkonserven* empfiehlt sich eine vollständige Typisierung der Erythrozytenantigene, da im Laufe der Transfusionsbehandlung oft Antikörper gegen rote Blutkörperchen entstehen. Diese verkürzen die Überlebenszeit übertragener Erythrozyten, so daß das normale Intervall von 3–4 Wochen zwischen den Transfusionen oft erheblich verkürzt wird.

Mit zunehmender Frequenz der *Übertragung von Thrombozyten* ist mit Auftreten von Antikörpern zu rechnen, die neuerlich übertragene Thrombozyten sehr rasch zerstören. Optimal ist die Übertragung von Thrombozyten, die mit dem Empfänger histokompatibel sind. Mit derartig getesteten Thrombozytenkonserven kann auch bei vorhandenen Thrombozytenantikörpern noch ein Effekt erreicht werden. Ist im Prinzip eine Knochenmarktransplantation nicht ausgeschlossen, dürfen als Spender von Blutbestandteilen keine Verwandten zugezogen werden. Ist aber eine Knochenmarktransplantation nicht vorgesehen und steht ein Labor zur Testung der Thrombozyten nicht zur Verfügung, sind Thrombozytenkonserven von Verwandten denen unverwandter Spender vorzuziehen. Nach der Transfusion ist die tägliche Bestimmung der Thrombozytenzahl zur Feststellung der Lebenszeit wichtig.
Die *Übertragung von Granulozyten* bietet einige

Probleme. Wegen der kurzen Halbwertszeit benötigt man, um therapeutisch optimal wirksame Zahlen zu bekommen, etwa $1 \times 10^{10} - 1 \times 10^{11}$ Leukozyten/m² Körperoberfläche des Empfängers. Zur Therapie einer Sepsis haben sich tägliche Übertragungen von Granulozyten bewährt. Der Wert prophylaktischer Granulozytentransfusionen ist nicht bekannt.

Wenn mit einer *Transfusionsreaktion* zu rechnen ist, wird Prednisolon i. v. 3–5 mg/kg KG vor der Bluttransfusion verabreicht. Eine Transfusionshämosiderose ist kaum zu befürchten, da längeres Überleben nur mit ausreichender Knochenmarkfunktion möglich ist. Das Risiko einer transfusionsbedingten Hepatitis und anderer Viruserkrankungen, insbesondere einer Zytomegalieinfektion, ist gegeben.

Antibiotika. Bei Patienten mit hohem Fieber und Granulozytopenie ist eine gezielte antibiotische Therapie notwendig (Keimidentifizierung aus Blut, Urin, Sputum, Stuhl und Abstrichen vom Rachen, von Körperöffnungen und Hautfalten). Vorgehen und Indikationen zur antibiotischen Therapie ohne und mit Keimnachweis sowie Therapie von Pilzinfektionen und sonstige Vorsorgemaßnahmen sind bei der Therapie der Leukämien dargestellt.

Kortikosteroide, Androgene, Anabolika
Der Wert dieser Therapie zur Behandlung aplastischer Anämien ist schwer abzuschätzen [46]. Da es jedoch außer der Knochenmarktransplantation keine andere Möglichkeit gibt, die einem Teil der Patienten eine Chance auf Änderung des Krankheitsverlaufes bietet, sollte der Versuch der Steroidgabe unternommen werden. Der Nachteil liegt allerdings darin, daß nach Absetzen der Steroide innerhalb eines Zeitraumes von 3 bis 6 Monaten noch mit einem positiven Effekt gerechnet werden kann. Im gleichen Zeitraum verschlechtert sich aber zunehmend die Chance für eine erfolgreiche Knochenmarktransplantation.

Folgendes Vorgehen wird empfohlen: Beginn mit Prednisolon 0,5–1 mg/kg KG/Tag über 3–4 Wochen. Falls keine Remission eintritt, Absetzen der Kortikosteroide über die übliche Reduktion und gleichzeitiger Beginn der Behandlung mit Androgenen: Testosteronpropionat (Testoviron), 1–2 mg/kg KG/Tag oder Oxymetholon (Plenastril), 2–6 mg/kg KG/Tag über 2–4 Monate. Die Überlegenheit eines der beiden Präparate ist nicht gesichert. Dies gilt auch für Anabolika (Primobolan, Diabanol) in einer Dosis von 2–3 mg/kg KG/Tag über 2–4 Monate. Dieses Schema stellt eine Empfehlung dar und kann hinsichtlich Dosierung, Kombination von Präparaten und Anwendungsdauer variiert werden.

Nebenwirkungen. Hohe Dosen von Kortikosteroiden können zu einer Knochenmarkdepression führen. Die übrigen Nebenwirkungen einer Langzeittherapie sind als Steroid-Cushing bekannt. Bei Kindern spielt auch das verminderte Längenwachstum eine nicht unwesentliche Rolle. Die Nebenwirkungen sind gering, wenn folgende Richtlinien bei der Langzeittherapie eingehalten werden:
1. Erhaltungsdosis < 7,5 mg Prednison,
2. Orale Gabe des Medikamentes,
3. Alternierende Gabe jeden 2. Tag,
4. Gabe im zirkadianen Rhythmus morgens zwischen 6 und 8 Uhr.

Die *Cushing-Schwelle* ist nicht exakt zu definieren, da erhebliche individuelle Unterschiede in Abhängigkeit von der verabfolgten Dosis auftreten. Wenn die therapeutische Dosis die normale Produktionsrate von Cortisol (bei Kindern 12 mg±3/m² Körperoberfläche/24 Std) nicht wesentlich überschreitet (15–25 mg/m²), dann entsteht kein Cushing. Gegenstandslos sind die Überlegungen, wenn aus gut überlegter Indikation höher dosiert werden muß. Immer gilt jedoch das Prinzip, mit der geringsten wirksamen Dosis auszukommen. Es ist bei der Therapie auf die äquivalenten Dosen der verschiedenen Steroidformen zu achten. 25 mg Cortison entspricht z. B. 20 mg Cortisol, 5 mg Prednison bzw. Prednisolon, 4 mg Triamcinolon, 0,75 mg Dexamethason bzw. Betamethason.

Androgene können schwere Leberzellenschädigung, Entwicklung von Tumoren und intrahepatische Cholestase verursachen. Virilisierung, Akne, Wachstumsbeschleunigung mit vorzeitigen Epiphysenfugenschluß mit der Folge eines Kleinwuchses (röntgenologische Kontrolle des Knochenalters) sind häufig.

Anabolika haben im wesentlichen ähnliche Nebenwirkungen wie die Androgene.

Splenektomie
Bei Panmyelopathie ist die Splenektomie nicht indiziert. Bei Panzytopenien mit hyperzellulärem Mark, die ursächliche Beziehungen zur „Hypersplenismus" haben, ist eine Milzentfernung allerdings angezeigt (s. Kapitel V.D 6). Die gilt besonders auch für die Beseitigung thrombozytopenischer Blutungen.

Knochenmarktransplantation
In den letzten Jahren wurden Transplantationen (Infusion von Knochenmarksstammzellen) bei Panmyelopathien mit zunehmendem Erfolg durchgeführt [7, 44].
Die Entscheidung zur Transplantation sollte frühzeitig diskutiert werden, allerdings unter der Voraussetzung, daß ein kompatibler Spender unter den Geschwistern vorhanden ist. Bei identischen Zwillingen ist die Transplantation nahezu risikolos.
Für die *Indikation* zur Transplantation gibt es noch keine allgemein gültigen Richtlinien. Diese werden sich jeweils mit Verbesserung der Ergebnisse durch Transplantation oder andere Therapieformen ändern. Für die Panmyelopathie nach Hepatitis besteht ohne Zweifel eine absolute Indikation. Für die anderen Fälle sind die peripheren Zellzahlen eine Entscheidungshilfe: Thrombozytenwerte unter 20000/mm^3, Granulozyten unter 1000/mm^3, transfusionsbedürftige Anämie. Dieses sind Richtwerte. Die Indikation zur Transplantation kann auch dann gegeben sein, wenn der Patient allein durch eine Thrombozytopenie und/oder Granulozytopenie akut bedroht ist oder bereits entsprechende Komplikationen eingetreten sind.
Generell muß festgestellt werden, daß bei einer Panmyelopathie mit „leerem" Mark spätestens drei Monate nach Beginn der Erkrankung eine Entscheidung getroffen werden sollte. Das Schema in Tabelle I.6 enthält Richtlinien zum Vorgehen bei transplantationsbedürftigen Panmyelopathien.

Prognose nach Transplantation. Es wird in der Altersgruppe von 0–21 Jahren nach Knochenmarktransplantation in 60% eine Heilung erreicht, falls diese innerhalb des ersten $^1/_2$ Jahres nach Erkrankungsbeginn durchgeführt wird. Die Ergebnisse verschlechtern sich danach rapide. Ein Jahr nach Erkrankungsbeginn ist im Moment nur noch bei 13% der Patienten ein Erfolg zu erwarten.
Für die Verschlechterung der Prognose ist einmal das Zeitintervall zwischen Erkrankungsbeginn und Transplantation entscheidend. Zum anderen hat wahrscheinlich die Anzahl der vorher durchgeführten Bluttransfusionen einen negativen Einfluß auf das Ergebnis. Über die eigentlichen Ursachen dieser negativen Beeinflussungen ist nichts bekannt.

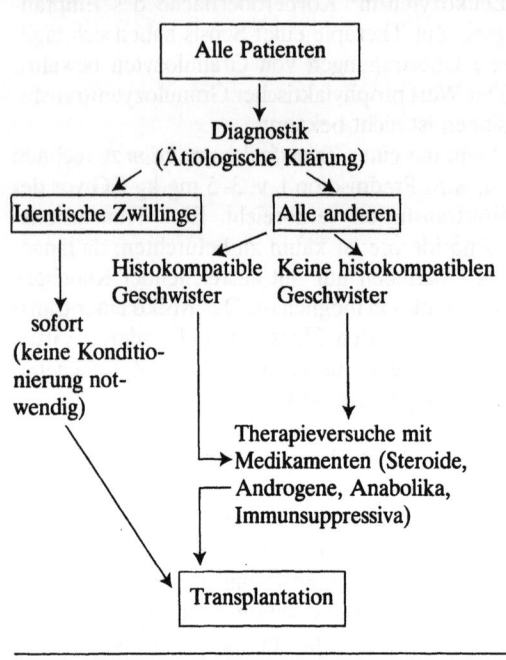

Tabelle I.6. Richtlinien zum Vorgehen bei transplantationsbedürftigen Panmyelopathien (modifiziert nach Camitta et al. [7])

Immunsuppressive Therapie. Bei Patienten mit Panmyelopathie, bei denen kein geeigneter Knochenmarkspender zur Verfügung steht, kann in Anlehnung an erste günstige Berichte der Versuch einer Behandlung mit Antilymphozytenglobulin (ALG) oder Antithymozytenglobulin (ATG) durchgeführt werden. Die Behandlung erfolgt z.B. mit einer 4tägigen Gabe von jeweils 30 mg/kg KG/die intravenös jeweils über 3 Stunden (European Cooperative Group for Bone Marrow Transplantation, 1977).
Folgende Nebenwirkungen sind bisher bekannt geworden:
1. Bei erstmaliger intravenöser Gabe des Serums Schüttelfrost und Fieber,
2. Thrombozytopenie und Granulozytopenie aufgrund kreuzreagierender Antikörper des Serums auf normale hämatopoetische Zellen,
3. Serumkrankheit, klinisch erkennbar an Hautausschlägen, Gelenkbeschwerden und Fieber. Bei den bisher beobachteten Fällen waren diese Reaktionen durch Prednisongabe supprimierbar.

Der Erfolg einer solchen Therapie zeigt sich zunächst in einem Granulozytenanstieg im peripheren Blut, der etwa eine Woche nach Gabe des Serums sichtbar wird. Anstiege von Thrombozyten und Retikulozyten sind frühestens zwei Wochen nach Serumgabe zu erwarten.

Hinweis. Die hier vorgeschlagene Therapie muß entsprechend eingerichteten Zentren vorbehalten bleiben, da sie zum gegenwärtigen Zeitpunkt noch eine experimentelle Therapie darstellt.

4.2. Besondere Formen der Panmyelopathie

Konstitutionelle familiäre Formen

Typ Estren-Dameshek
Definition. Familiäre kongenitale Aplasie oder Hypoplasie des Knochenmarkes ohne Mißbildungen. Bei den Verwandten der Patienten findet sich meistens nur die Insuffizienz eines Systems der Blutbildung.

Bisherige Beobachtungen. Diese Erkrankung ist sehr selten. Sie wurde zuerst bei zwei Familien von den genannten Autoren beschrieben [11]. In der einen Familie erkrankten drei von sechs Kindern, in der anderen fünf von 14 Kindern. Die Symptomatik der Panmyelopathie bestand jeweils seit Geburt. Bei den Verwandten fanden sich in etwa 25% der Fälle eine chronische Anämie oder eine Neutropenie oder eine Thrombozytopenie, jedoch nie das Vollbild einer Panzytopenie. Die Krankheit wurde von der sehr ähnlichen Fanconi-Anämie abgegrenzt, da bei der Panmyelopathie vom Typ Estren-Dameshek die erkrankten Kinder niemals begleitende Mißbildungen aufweisen.
Die Untersuchung des **Knochenmarkes** ergab bei allen Fällen eine Aplasie oder Hypoplasie des Markes. In den Fällen mit Hypoplasie fand sich insbesondere eine erhaltene Resterythropoese mit Retikulozytose im peripheren Blut ohne Anzeichen einer Hämolyse. *Milz* und *Leber* waren wie bei der chronischen idiopathischen Panmyelopathie niemals vergrößert; es fanden sich keine Anzeichen einer extramedullären Blutbildung.

Prognose und Therapie. Die Erkrankung gilt als therapieresistent. Vereinzelt werden spontane Remissionen der Erkrankung beschrieben. Da die Prognose im allgemeinen als infaust angegeben wird, ist die Knochenmarktransplantation indiziert.

Typ Fanconi
Definition. Die Krankheit ist charakterisiert durch eine chronische Panmyelopathie, kombiniert mit starker Hautpigmentierung und verschiedenen kongenitalen Mißbildungen [12].

Ätiologie. Aus dem Nachweis von Chromosomenanomalien, insbesondere auch in Lymphozyten des Markes und des peripheren Blutes wurde die Hypothese eines genetischen Defektes der Stammzellen aufgestellt. Wahrscheinlich liegt der Defekt im Bereich der Desoxyribonucleinsäuren.

Vererbung. Zwei Drittel der bisher bekannt gewordenen Fälle sind autosomal rezessiv erblich. Bei dem übrigen Drittel wird eine Spontanmutation vermutet.

Chromosomenanalyse. In 80% der Fälle finden sich Chromosomenanomalien in Form von Chromosomenbrüchen, Chromatidaustausch und sogenannten Endoreduplikationen. Unter letzteren wird eine nicht vollständige Separation der Chromosomenpaare in der Metaphase verstanden mit dem Ergebnis einer Polyploidie der Zellen. Diese Störung wird für das häufige Auftreten von Megaloblasten und Makroblasten im Mark verantwortlich gemacht. Das Auftreten von Chromosomenbrüchen in T- und B-Lymphozyten wird in einen Zusammenhang mit der häufigen Leukämieentwicklung bei der Fanconi-Anämie gebracht.

Endokrinologie. Fast alle Kinder mit Fanconi-Anämie haben einen Kleinwuchs, ein retardiertes Knochenalter, einen Hypogonadismus und eine kleine Sella turcica. Nur in ganz vereinzelten Fällen wurde eine Verminderung des Wachstumshormons nachgewiesen. Da das Längenwachstum jedoch nicht durch Wachstumshormon, wohl aber durch Androgene zu beeinflussen war, wird ein Defekt in der Ansprechbarkeit des Endorgans (Knochen) und nicht auf der Ebene der Produktionsorgane (Hypophyse, Gonaden) diskutiert. Messungen der Nebennierenrindenhormone und der Schilddrüsenhormone ergaben jeweils Normalwerte. Bei Eltern homozygot erkrankter Kinder findet sich eine Häufung von Diabetes mellitus.

Klinische und hämatologische Kriterien. Die Kinder gedeihen zunächst gut und es finden sich keinerlei Hinweise auf eine Panzytopenie. Erst im Alter von etwa acht Jahren entwickelt sich oft in einer Periode gesteigerten Wachstums eine meist makrozytäre Anämie mit entsprechenden megaloblastären Veränderungen im Knochenmark. Im weiteren Verlauf der Erkrankung tritt Blutungsneigung, besonders an den Schleimhäuten, auf, und schließlich kommt es zum Vollbild einer Panzytopenie mit in diesem Stadium meist leerem Mark.

Die häufigsten begleitenden *kongenitalen Mißbildungen* sind abnorme Pigmentationen der Haut und Schleimhäute (80%), Kleinwuchs (50%), Mikrozephalie (40%), Hypogenitalismus (25%). Daneben werden Nierenmißbildungen (50%) und auch Mißbildungen der ableitenden Harnwege, oft kombiniert mit genitalen Mißbildungen wie Hypospadie, Hypoplasie des Penis oder des Skrotums gefunden. Auffallend häufig sind Skelettanomalien (55%), z.B. Aplasie des Radius oder des Daumens sowie eine Syndaktylie. Weitere Auffälligkeiten sind: Strabismus, Mikrophthalmie, Epikanthus, Schwerhörigkeit, Ohrmuschelmißbildungen. In der Familie besteht ein erhöhtes Risiko, an Leukämien zu erkranken.

Diagnostik. Die exakte Abgrenzung gegenüber den anderen idiopathischen Formen der Panmyelopathie (Tabelle I.7) ist oft nicht einfach, aber sehr wichtig, einerseits wegen der genetischen Beratung, andererseits aus Gründen der Therapie.

Labordaten. Charakteristisch ist das in aller Regel über 10% erhöhte HbF. Ein Hexokinasemangel in Erythrozyten ist dagegen kein obligat nachweisbarer Defekt. Der Gehalt an Folsäure und Vitamin B_{12} im Serum ist immer normal.

Die Prognose der Erkrankung ist infaust. Der Ausgang in eine Leukämie vom myelo-monozytären Typ oder in ein anderes malignes Leiden ist nicht selten.

Therapie. Die einzig mögliche effektive Therapie ist die Knochenmarktransplantation. Unter Oxymetholon-Therapie sind selten Remissionen beschrieben worden.

Dyskeratosis congenita mit Panzytopenie

Definition. Seltene kongenitale familiäre Erkrankung, charakterisiert durch die häufige Kombination von retikulärer brauner Hautpigmentation, Dystrophie der Nägel und Leukoplakie der Schleimhäute mit Panzytopenie (Übersicht bei [4]).

Synonyma. Zinsser-Cole-Engman-Syndrom, Cole-Krankheit, Engman-Syndrom.

Ätiologie, Pathogenese und Erbgang sind unklar. Das männliche Geschlecht ist signifikant häufiger erkrankt. Bei Familienmitgliedern findet man öfter eine kongenitale Dyskeratose unterschiedlicher Ausprägung auch ohne Panzytopenie.

Das *Manifestationsalter* variiert erheblich. Die dermatologischen Symptome sind schon in früher Kindheit nachweisbar.

Tabelle I.7. Differentialdiagnostische Kriterien einiger Formen der Panmyelopathie (PMP)

Kriterien	PMP mit unbekannter und bekannter Ätiologie	Typ Fanconi	Amegakarozytärer Typ	Dyskeratosis congenita mit Panzytopenie
Krankheitsbeginn	nach 1. Jahr	nach 3. Jahr	1.–10. Jahr	sehr variabel
Peripheres Blutbild	Panzytopenie	Panzytopenie	Thrombopenie Panzytopenie	Panzytopenie
Mißbildungen	nein	ja	gelegentlich	selten
Familiarität	nein	ja	nein	ja
HbF	normal bis erhöht	über 10%	meist unter 6%	nicht bekannt
Chromosomen	normal	Anomalien	normal	normal
Knochenmark	hypozellulär	hypozellulär	hypozellulär	hypozellulär
Prognose unter Therapie mit Steroiden und Androgenen	15–30% Heilung	mit wenigen Ausnahmen infaust	mit wenigen Ausnahmen infaust	infaust

Klinische Symptome. Neben den Erscheinungen an Haut, Nägeln und Schleimhäuten findet man häufig Zahnkaries, Hyperhidrose an Händen und Füßen, Verlegung des Tränennasenganges (Tränenträufeln), Dysphagie und geistige Retardierung. Aus der Leukoplakie der Schleimhäute entwickeln sich oft Malignome.

Das **Knochenmark** ist in der Regel hypozellulär mit Vermehrung von Mastzellen und Plasmazellen. Die Abgrenzung gegenüber der Fanconi-Anämie geht aus der Aufstellung in Tabelle I.7 hervor.

Die *Prognose* wird durch das Ausmaß der Panzytopenie bestimmt.

Amegakaryozytärer Typ

Diese seltene Form der aplastischen Anämie manifestiert sich zunächst in einer amegakaryozytären Thrombozytopenie, die bereits im Neugeborenenalter bzw. in den ersten Lebensmonaten nachweisbar ist [10]. Nach einer unterschiedlichen Latenzzeit in der Größenordnung von Jahren entwickelt sich eine Panzytopenie mit Markaplasie. Eine Familiarität läßt sich nicht nachweisen. Mißbildungen können gelegentlich auftreten. Das fetale Hämoglobin ist bis auf 6% erhöht. Die Prognose ist auch unter Therapie mit Steroiden und Androgenen schlecht.

Hinweise. Es gibt viele Parallelen zur Fanconi-Anämie; ob es allerdings berechtigt ist, beide Krankheitsbilder als identisch anzusehen, muß in Frage gestellt werden (Tabelle I.7).

Panzytopenien mit hyperzellulärem Mark

Definition. Die periphere Panzytopenie mit hyperzellulärem Mark ist Ausdruck einer ineffektiven Hämopoese. Ob dieses heterogene Syndrom dem Krankheitsbild der Panmyelopathie in jedem Fall zugeordnet werden kann, ist nicht entschieden. Im amerikanischen Schrifttum werden diese Formen im Gegensatz zu den echten aplastischen Anämien (= Panmyelopathien) als refraktäre normoblastische Anämien bezeichnet.

Knochenmarksbefunde. Bei etwa 10% aller Kinder mit peripherer Panzytopenie findet sich ein hyperzelluläres Knochenmark in den histologischen Präparaten als Ausdruck der ineffektiven Hämopoese. Demgemäß lassen sich in der Erythropoese zahlreiche Proerythroblasten und jugendliche Erythroblasten mit normalem Kerndurchmesser, jedoch mit zahlreichen Kernanomalien, wie Mehrkernigkeit, Karyorhexis und Karyomeren nachweisen. Erythrophagozytose durch Makrophagen wird ebenfalls häufig beobachtet.

Innerhalb der **Myelopoese** sieht man entweder ein Promyelozytenmark wie nach Agranulozytose oder eine normale zellreiche Myelopoese, jedoch mit Mehrkernigkeit und Riesenformen der neutrophilen Granulozyten. Sehr häufig beobachtet man eine Vermehrung unreifer und reifer eosinophiler Granulozyten. Die **Megakaryozyten** sind in der Regel vermindert, sie können aber auch ganz fehlen.

Verlauf und Zuordnung. Aus dem Befund der Hyperzellularität kann zunächst keine Zuordnung erfolgen. Rückschlüsse auf den Verlauf hinsichtlich der Entwicklung einer Aplasie des Knochenmarkes sind auch nicht möglich. Oftmals wechselt innerhalb kurzer Zeit im Verlauf des Krankheitsbildes die Zellularität sehr rasch. Das Endstadium ist allerdings in der Regel ein leeres Knochenmark.

Infantile Panzytopenie mit Pyruvatkinase- und Glutathionreductase-Mangel

Aus den zahlreichen Varianten der Panzytopenie mit hyperzellulärem Mark läßt sich dieses recht gut charakterisierte und ziemlich einheitliche Syndrom herausstellen, womit ein Anspruch auf Eigenständigkeit jedoch nicht gegeben ist.

Definition. Es handelt sich um eine chronische idiopathische infantile Panzytopenie mit Mangel an Pyruvatkinase und Glutathionreductase in Erythrozyten [40]. Von der Fanconi-Anämie läßt sie sich durch Fehlen jeglicher Mißbildungen und vom Estren-Dameshek-Syndrom durch die später einsetzende Symptomatik und die fehlende Familiarität abgrenzen.

Ätiologie und Pathogenese des Syndroms sind bislang ungeklärt, wie auch die Bedeutung des kombinierten Enzymdefektes für die Panzytopenie unklar ist. Ein genetischer Defekt ist bei fehlender Familiarität unwahrscheinlich. Eine Normalisierung der Glutathionreductase durch die Gabe von Riboflavin (Vitamin B_2) läßt das Krankheitsbild unbeeinflußt. Der kombinierte Enzymdefekt wurde auch bei Hämoblastosen nachgewiesen. Verlaufsuntersuchungen der bisher bekannt gewordenen Fälle werden zur ätiologischen Klassifizierung und zur Aufdeckung der Beziehungen zur Hämoblastose beitragen.

Klinische und hämatologische Kriterien. Die Kinder erkranken im Alter von 1–13 Jahren in der Regel an einer normochromen Anämie und weisen meist eine leichte Splenomegalie auf. Im weiteren Verlauf kommt es beinahe obligat zu einer Granulozytopenie, während eine Thrombozytopenie nur in der Hälfte der Fälle beobachtet wurde. Die Lebensdauer der Erythrozyten ist verkürzt; in der Milz findet kein vermehrter Abbau statt.

Auffallendster Befund im Knochenmark ist die in jedem Fall nachweisbare zelluläre Hyperplasie, wobei das typische Bild einer ineffektiven Hämatopoese vorliegt mit Vermehrung unreifer erythropoetischer und myelopoetischer Formen bei gleichzeitig bestehender peripherer Panzytopenie. Quantitative Angaben über die Granulopoese variieren von „gesteigert und linksverschoben" bis „vermindert". Der überwiegende Teil der mitgeteilten Befunde basiert allerdings nicht auf der Knochenmarkhistologie sondern auf der Auswertung von Aspirationspräparaten.

Besondere Laborbefunde. In allen Fällen konnte eine Verminderung der Pyruvatkinase- und Glutathionreductaseaktivität der Erythrozyten nachgewiesen werden. Dagegen war die Aktivität der meisten anderen Enzyme der Glykolyse und des Pentosephosphatzyklus als Ausdruck der jungen Erythrozytenpopulation stark erhöht. Die verstärkte Autohämolyse ist durch Glucose korrigierbar. Das HbF ist auf 2–16% erhöht.

Verlauf und Prognose. Der Verlauf der Erkrankung ist chronisch und in den meisten Fällen über Jahre hinaus relativ benigne. Spontanremissionen kommen vor; Exazerbationen sind häufig im Zusammenhang mit Infektionen, die auch im allgemeinen die Todesursache darstellen. Der Übergang in eine Hämoblastose ist gesichert.

Therapie. Versuch der üblichen Therapie mit Kortikosteroiden und Androgenen; Infektionsbekämpfung.

4.3. Panmyelopathie bei verschiedenen Grundkrankheiten

Diese Gruppierung (Tabelle I.4) ist ziemlich willkürlich, insbesondere hinsichtlich der Abgrenzung gegenüber den konstitutionellen familiären Formen und jenen Krankheitsbildern, die unter dem Abschnitt der Differentialdiagnose aufgeführt sind. Die Syndrome sind insgesamt sehr selten und weisen eine erhebliche Vielfalt in der Kombination mit anderen Erkrankungen auf.

Pankreasinsuffizienz

Shwachman hat dieses Syndrom der Panzytopenie mit hypoplastischem Knochenmark und einer exokrinen Pankreasinsuffizienz beschrieben [42]. Das Krankheitsbild unterscheidet sich von der zystischen Pankreasfibrose durch einen normalen Schweißtest und fehlende pulmonale Erscheinungen. Es kann kombiniert sein mit Fehlbildungen und Dysplasien.

Knorpel-Haar-Dysplasie

Dies ist ein heterogenes Syndrom, das klinisch oft unter der Symptomatik eines Immundefektes in Erscheinung tritt.

Hereditäre Hyperphosphatasie

Dieses seltene Krankheitsbild führt bei einem Teil der Fälle ähnlich wie bei der Marmorknochenkrankheit zur vollständigen Obliteration der Markräume [5].

Chediak-Higashi-Syndrom

Das ***Chediak-Higashi-Syndrom*** wird ausführlich in Kapitel III.4.4 beschrieben.

Anorexia nervosa

Über diese Kombination liegen einige Berichte vor [29].

Osteomyelofibrose

Definition. Generalisierte Markfibrose mit Milztumor, extramedullärer Blutbildung und erythromyeloischem Blutbild. Eine Zuordnung zum myeloproliferativen Syndrom [37] kann diskutiert werden [22].

Synonyma. Subakute Myelosklerose, Osteosklerose, aleukämische Myelose.

Ätiologie und Klassifizierung. Als ursächliche Faktoren kommen entzündliche Gefäßerkrankungen, allgemeine chronische Entzündungen, chemisch-physikalische Noxen und Medikamente in Frage. Diesen symptomatischen oder reaktiven Formen werden die idiopathischen autonom proliferierenden Formen gegenübergestellt, bei denen Ursachen nicht sicher ermittelt werden können [22]. Die extramedulläre Blutbildung ist ein Argument dafür, daß der Defekt nicht die Stammzelle, sondern die Matrix betrifft.

Häufigkeit. Der Häufigkeitsgipfel liegt zwischen dem 40. und 70. Lebensjahr. Im Kindesalter ist die Erkrankung selten. Bei der idiopathischen Form erkranken Mädchen häufiger als Knaben.

Chromosomenanalyse. Uneinheitliche Befunde; einige Berichte über Nachweis von Philadelphia-Chromosomen liegen vor.

Klinische Befunde. Im Vordergrund stehen Müdigkeit, Schwäche und Gewichtsverlust. Eine Splenomegalie findet sich fast ohne Ausnahme; die Leber ist in ca. $^2/_3$ der Fälle vergrößert. Röntgenologisch zeigt das Skelett ganz selten eine allgemein verdichtete Knochenstruktur; in der Regel findet man verwaschene Strukturen oder völlig unauffällige Bilder.

Hämatologische Kriterien. Das Blutbild zeigt eine unterschiedliche Anämie mit ausgeprägter Anisozytose und Poikilozytose (bizarre Formen, Tränen- bzw. Tropfenformen) und häufig kernhaltige rote Vorstufen mit basophiler Tüpfelung. Manche Erythrozyten sind stark hypochrom. Leukozyten- und Thrombozytenzahl können vermehrt sein. Die Zahl der Retikulozyten variiert. Neben Erythroblasten findet sich in der Regel eine Linksverschiebung (Promyelozyten, Myelozyten) in der Granulopoese, die mit zunehmender Dauer der Erkrankung zunimmt. Die alkalische Leukozytenphosphatase ist erhöht.

Das **Knochenmark** zeigt in der histologischen Untersuchung (Stanze) eine Fibrose in unterschiedlicher Ausprägung und Ansiedlung (generalisiert bis fleckförmig). Dazwischen liegen in der Zelldichte unterschiedliche Blutbildungsherde und/oder entzündliche Markreaktionen mit Ödem, Zellnekrosen, Plasmazellen, Lymphozyten und Mastzellen. Zytologisch sieht man oft PAS-positive Erythroblasten und auch Ringsideroblasten. Die Variation im histologischen Bild wird auch durch die Dauer der Erkrankung bestimmt.

Extramedulläre Blutbildungsherde finden sich nicht nur in der Milz, sondern praktisch in allen Organen.

Verlauf und Prognose. Langsam progredienter Verlauf mit infauster Prognose. Häufigste Todesursachen sind Infektionen, terminaler Blastenschub nach Übergang in eine Leukämie und Blutungen.

Therapie. Versuche mit Steroiden, Androgenen, Folsäure und Vitamin B_{12} sind nutzlos. Vitamin B_6 (40–100 mg/Tag) ist als wirksam beschrieben worden. Myleran (2–4 mg/kg KG/Tag über 3–4 Wochen) wird besonders bei progredienter Splenomegalie empfohlen. Für die Splenektomie und die Röntgenbestrahlung der Milz gibt es definierte Indikationen (Tabelle I.8), die für den Einzelfall jeweils geprüft werden müssen.

Differentialdiagnose. Die hereditäre sideroblastische Anämie besitzt ein chrakteristisches Porphyrinmuster; Bleianämie, Pyridoxinmangel und Thalassämie sind ebenfalls leicht auszuschließen. Das gilt auch für die Leukämie und die Osteopetrosis.

Osteomyelofibrose und Niereninsuffizienz

Diese Kombination wurde als Sonderform beschrieben [39]. Die Milz ist in 50% der Fälle vergrößert. Im peripheren Blutbild finden sich die

Tabelle I.8. Indikationen und Kontraindikationen der Splenektomie und Röntgenbestrahlung der Milz bei Osteomyelofibrose (nach Hunstein u. Hauswaldt [22])

Indikationen

1. Hohe Transfusionsfrequenz als Folge einer hämolytischen Anämie
2. Thrombopenische Blutungsneigung
3. Verdrängungssymptome durch große Milz

Kontraindikationen

1. Übergang in Leukämie
2. Zusätzliche andere Organkrankheiten
3. Erhöhte Thrombozytenwerte

Röntgenbestrahlung

Es gelten im Prinzip die gleichen Indikationen und Kontraindikationen lediglich bezogen auf inoperable Patienten.

typischen Tropfenformen (tear drops) der Erythrozyten.
Dieses Syndrom stellt zwei wichtige Gesichtspunkte zur Diskussion:
1. Eine „nephrogene" Anämie kann ihre Erklärung in einem durch Myelofibrose reduzierten Markraum finden.
2. Ein solches Knochenmark kann im Zusammenhang mit einer Nierentransplantation durch die notwendige immunsuppressive Therapie zusätzlich geschädigt werden.

Marmorknochenkrankheit

Definition. Kongenitale Störung des Knochenstoffwechsels, bei der hämatologische Störungen nicht obligat sind. Die besonders bei den malignen Verlaufsformen vorkommende Erkrankung der Hämopoese ist durch eine Knochenmarkinsuffizienz mit extramedullärer Blutbildung charakterisiert.

Synonyma. Albers-Schönbergsche Erkrankung, Osteopetrosis.

Ätiologie und Pathogenese. Die Ursache ist unbekannt; es sind verschiedene klinische Erscheinungs- und Verlaufsformen bekannt. Es scheint die Koordination der Proliferation von Osteoblasten und hämatopoetischer Matrix gestört zu sein. Die Knochenstruktur zeigt keine Gesetzmäßigkeiten mehr. Eine extramedulläre Blutbildung besteht in Leber und Milz mit gleichzeitiger Hämosiderose.

Hämatologische Kriterien. Bei den malignen Verlaufsformen, insbesondere bei den im Säuglingsalter manifest werdenden Formen, findet sich eine hypochrome bis normochrome Anämie. Die Lebenszeit der Erythrozyten ist verkürzt. Thrombozytopenie und Granulozytopenie mit Linksverschiebung und Ausschwemmung von Erythroblasten sind weitere Symptome. Die Hepatosplenomegalie kann beträchtlich sein. Das Knochenmark ist zellarm. Die Histologie ergibt eine Hypoplasie bis Aplasie; herdförmige Nekrosen, Gefäßwandverquellungen, umschriebene lymphozytäre Infiltrationen und fibröse Metaplasie der Markräume sind weitere Charakteristika.

Therapie. Hämoglobinkonzentrationen unter 7 g/100 ml Blut erfordern Transfusionen mit Erythrozytenkonzentrat. Langzeittherapie mit 1–2 mg Prednisolon/kg KG/Tag. Bei hämatologischer Remission alternierende oder intermittierende Steroidgabe. Splenektomie ist nur indiziert, wenn die Milz bei hämolytischen Verlaufsformen für die verkürzte Lebensdauer der Erythrozyten verantwortlich ist. Weiterhin calciumarme Kost; der medikamentöse Calciumentzug befindet sich im Versuchsstadium.

Speicherkrankheiten

Beim *Morbus Gaucher* findet sich gelegentlich eine periphere Panzytopenie und in der Knochenmarkpunktion der typische Befund von großen Gaucherzellen einzeln oder im Verband, die zwischen den normalen hämopoetischen Zellelementen eingestreut sind. Ähnliche Zellen findet man auch beim *Morbus Niemann-Pick* (s. Kapitel IV.4.1, XI.11).

Bei der *Cystinose* kann es zur Panzytopenie kommen. Im Knochenmark sieht man rechteckige Kristalle im retikuloendothelialen Gewebe, die im Polarisationsmikroskop doppelbrechend sind. Der Nachweis der Kristalle ist einfach zu führen in Feuchtpräparaten von Knochenmarksaspirat. Dabei wird ein Tropfen Aspirat auf dem Objektträger mit einem Deckgläschen bedeckt und evtl. mit Vaseline umrandet, um Austrocknung zu verhindern.

Bei den *Mukopolysaccharidosen* kommt es zu einer Speicherung von Mukopolysacchariden in vielen Geweben, besonders auch im Knochenmark. Diese sind in den Matrixzellen als grobe Granula sichtbar; die Zellen haben morphologisch Ähnlichkeit mit Gewebsmastzellen. Oft ist das Markpräparat von den aus den Zellen durch mechanische Alterationen herausgequetschten Granula übersät. Typische Zellformen sind die Buhot-Zellen. In den Leukozyten erscheint das gespeicherte Material als Aldersche Granulationsanomalie. Eine Panzytopenie ist bei dieser Erkrankung ein seltenes Ereignis.

Differentialdiagnose der Panzytopenie

Die in nachfolgender Tabelle I.9 genannten Krankheitsbilder sind in ihrer Beziehung zur Panzytopenie/Panmyelopathie in vorausgegangenen Abschnitten besprochen. Die Darstellung dieser Krankheitsbilder ist jedoch keineswegs vollständig. Sie soll nur Hilfe bei differentialdiagnostischen Überlegungen sein. Insgesamt kann man die Differentialdiagnose der Panzytopenie mit einer ätiologischen Klärung gleichsetzen.

Tabelle I.9. Differentialdiagnose der Panzytopenie

Panmyelopathie
Osteomyelofibrose
Osteopetrosis (Marmorknochenkrankheit)

Akute Leukämien
Morbus Hodgkin
Tumormetastasierung
Histiozytose
Vitaminmangel (Vitamin B_{12}, Folsäure, Pyridoxin)
Speicherkrankheiten (Niemann-Pick, Gaucher-
  Krankheit, Cystinose, Mukopolysaccharidosen)
„Hypersplenismus" (Splenomegalie)
Schwere Infektionen (Sepsis)
Vitaminmangel (Vitamin B_{12}, Folsäure, Pyridoxin)

5. Die Knochenmarktransplantation (Stammzellentransfusion)

Grundlagen

Die Anwendung einer Knochenmarktransplantation ist in dem Nachweis begründet, daß durch die Injektion hämatopoetischer Zellen von einem gesunden Geschwister ein fehlendes lymphopoetisches Stammzellenkompartment wie auch das gesamte Knochenmark wieder aufgebaut werden kann (Übersicht bei [7, 44]). Ein dauerhaftes Anwachsen von Spenderzellen im Empfänger (sogenannte Knochenmarkchimären) kann durch verschiedene Markersysteme nachgewiesen werden, z. B. Chromosomen, Blutgruppen oder Isoenzyme der Erythrozyten.

Die Histokompatibilität

Der Haupthistokompatibilitätskomplex beim Menschen findet sich auf dem Chromosom 6. Hier liegen eng gekoppelt die vier verschiedenen HLA-Antigene (Human-Leukocyte-Antigen) HLA A bis D. Insgesamt besitzt jeder Mensch acht dieser Antigene. Die Möglichkeit der Kombination der verschiedenen Varianten ist sehr groß. Bis heute sind über fünfzig Antigenvarianten gefunden worden (HLA-A: 17, HLA-B: 23, HLA-C: 5 und HLA-D: 6). Es ist zu erwarten, daß noch eine Anzahl hinzukommen wird. Die Antigene liegen so dicht beieinander, daß es nur selten nicht zu einer gemeinsamen Vererbung aller vier Antigene eines Chromosoms kommt (Abb. I.4). Die Vererbung ist kodominant, d. h., alle Antigene sind phänotypisch nachweisbar. Während die Antigene A, B und C serologisch durch Antiseren in praktisch allen Körpergeweben nachgewiesen werden können, läßt sich die HLA-D-Identität bisher nur in den gemischten Lymphozytenkulturen (*Mixed Lymphocyte Culture* = MLC) beweisen. Das Prinzip ist folgendes: Lymphozyten eines Menschen werden durch Lymphozyten eines anderen, MLC-nicht identischen Menschen stimuliert, d. h., sie wandeln sich in Blasten um. Die dafür typische erhöhte DNA-Synthese wird durch den Einbau von radioaktivem Thymidin nachgewiesen. Auch durch Bestrahlung abgetötete Zellen haben noch diese Stimulationsfähigkeit. In den gemischten Lymphozytenkulturen werden Lymphozyten eines Menschen mit abgetöteten Lymphozyten eines anderen Menschen „gemischt", inkubiert und der Einbau von radioaktivem Thymidin gemessen

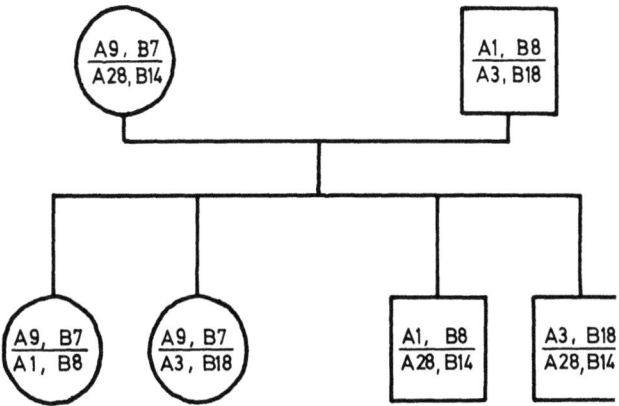

Abb. I.4. Genotypisierung einer Familie für HLA-A- und HLA-B-Antigene. In diesem Fall hat jedes Kind verschiedene Haplotypen

Tabelle I.10. Beispiel der Ergebnisse einer gemischten Lymphozytenkultur (MLC). Die Zahlen geben cpm (counts per minute) an, deren Höhe mit der induzierten DNA-Synthese korreliert. Die Zahlen mit ☐ entsprechen einer negativen MLC oder der autologen Kontrolle. Der Bruder ist mit dem Patienten HLA-A, HLA-B und HLA-D identisch. Negative Kontrolle: Stimulationsversuch durch die eigenen Lymphozyten. Positive Kontrolle: Stimulation durch Lymphozyten einer HLA-A-, HLA-B- und HLA-D-differenten Fremdperson

Reagierende Zellen	Patient*	Mutter*	Vater*	Bruder*	Schwester*	Kontrollperson*
	A9,B7/A1,B8	A9,B7/A28,B14	A1,B8/A3,B18	A9,B7/A1,B8	A9,B7/A3,B18	A2,B12/A3,B14
Patient	72	15308	16750	112	14312	16750
Mutter	20780	170	14319	17712	14228	13761
Vater	13611	14720	111	12710	9180	12710
Bruder	121	11931	18760	135	7819	11981
Schwester	14710	9180	7611	17115	107	12117
Kontrollperson	13921	14325	11521	10708	7910	99

* Stimulierende Zellen

(Tabelle I.10). Antigene des HLA-C-Locus werden oft nicht mitgetestet oder können vielfach nicht nachgewiesen werden. Für die Transplantation müssen jedoch weitere Antigene eine Rolle spielen, wofür folgende Fakten sprechen: Die Identität der acht HLA-Antigene garantiert nicht das Angehen eines transplantierten Markes oder das Nichtauftreten einer immunologisch bedingten Abstoßung. Auch eine schwere Graft-versus-Host-Reaktion (GvH) kann dadurch nicht in allen Fällen verhindert werden. Letztlich spricht für das Vorhandensein weiterer bisher nicht testbarer Antigene, die für den Erfolg einer Transplantation entscheidend sein können, daß bisher nur in einem Fall eine Transplantation zwischen zwei nicht verwandten Menschen gelungen ist. Auf der anderen Seite gibt es einige Erfolgsberichte über Transplantationen von Knochenmark zwischen zwei in einem HLA-Antigen nicht identischen Familienmitgliedern.

Da sich diese der Regel widersprechenden Ergebnisse jedoch nur auf Einzelbeobachtungen beschränken, bleibt der Grundsatz aufrecht erhalten, daß eine Voraussetzung für eine erfolgreiche Transplantation das Vorhandensein eines histokompatiblen Geschwisters ist, da in allen anderen Fällen die Wahrscheinlichkeit einer tödlichen GvH oder eine Abstoßung des Transplantates sehr hoch ist.

Arten der Knochenmarktransplantation

Man unterscheidet die **Isotransplantation,** bei der Spender und Empfänger eineiige Zwillinge sind und die **Allotransplantation,** bei der Spender und Empfänger genetisch verschieden sind, jedoch der gleichen Spezies angehören. Der Erfolg ist bei der Isotransplantation gewährleistet, während er bei einer allogenen Knochenmarktransplantation vor allem von der Überwindung zweier immunologischer Barrieren abhängt. Die erste Barriere ist die sogenannte **Host-versus-Graft-Reaktion,** d. h. eine Empfänger- gegen Spender-Reaktion, wie sie von Transplantaten anderer Gewebearten her bekannt ist. Bei Empfängern mit völlig defekter zellulärer Immunität, z. B. bei schwerem kombiniertem Immundefekt, kann diese Reaktion nicht auftreten. Bei Empfängern mit erhaltener Funktion der zellulären Immunität, z. B. bei Patienten mit nicht voll ausgeprägtem kombiniertem Immundefekt oder Panmyelopathie, muß mit dieser Reaktion gerechnet werden. Um ein Angehen („take") des übertragenen Knochenmarkes zu erreichen

bzw. zur Vermeidung der Host-versus-Graft-Reaktion muß eine **Konditionierung** durchgeführt werden.
Diese erfolgt entweder medikamentös mit Cyclophosphamid (Endoxan) 50 mg/kg KG an vier aufeinander folgenden Tagen, eventuell zusätzlich Procarbazin und/oder Antilymphozytenserum, oder mit einer Ganzkörperbestrahlung mit 1000 rad. Beide Verfahren können auch kombiniert werden. Alle diese Maßnahmen sind sehr einschneidend für den Patienten und machen ihn für mehrere Monate infektanfällig. Die zweite immunologische Barriere ergibt sich daraus, daß im Knochenmarktransplantat immunkompetente Zellen des Spenders mit übertragen werden, die gegen den Empfänger reagieren können. Diese Reaktion wird *Graft-versus-Host-Reaktion* (GvH) genannt. Klinisch unterscheidet man den akuten und den verzögerten Typ der GvH (Tabelle I.11).

Vermeidung der Graft-versus-Host-Reaktion

Die Anzahl der vom Spender übertragenen immunkompetenten Zellen ist letztlich für den Verlauf der GvH verantwortlich. Viele solche Zellen verursachen die akute Form, bei wenigen immunkompetenten Zellen im Transplantat tritt der verzögerte Typ der GvH auf. Für die Entstehung des verzögerten Typs ist wahrscheinlich sogar erst eine Proliferation und Differenzierung der übertragenen Stammzellen zu immunkompetenten Zellen notwendig, so daß dadurch die Reaktion zeitlich später auftritt.
Zur Vermeidung der GvH-Reaktion gibt es verschiedene Methoden:
1. Wichtigste Maßnahme ist die Auswahl histokompatibler Spender, die identische HLA-Antigene haben.
2. Eine weitere Möglichkeit zur Vermeidung der Frühform der GvH besteht in einer durch Trennungsverfahren weitgehenden Elimination der immunkompetenten Lymphozyten aus dem Spenderknochenmark. Mit einem so präparierten Knochenmark kann die Spätform der Graft-versus-Host-Reaktion jedoch nicht vermieden werden.
3. Durch immunsuppressive Therapie kann eine GvH verhindert werden: Methotrexat oral oder i. v. 10–20 mg/m² Körperoberfläche am Transplantationstag und anschließend 10 mg/m² am Tag 3, 6 und 11 nach Transplantation, und danach wöchentlich über 100 Tage. Entwickelt sich dennoch eine GvH-Reaktion, dann steht zur Behandlung Antilymphozytenserum zur Verfügung Antilymphozytenserum, das von verschiedener Tierspezies gewonnen wird, reduziert den Anteil der immunologisch kompetenten Zellen und damit die GvH-Reaktion im Empfänger. Die bisherigen Erfahrungen sind nicht überzeugend.

Tabelle I.11. Klinische Formen der Graft-versus-Host-Reaktion

Akuter Typ	Verzögerter Typ
Ätiologie:	
Viele immunkompetente Zellen im Transplantat, die mit dem Gewebeantigen des Empfängers reagieren	Wenige immunkompetente Zellen im Transplantat
Schwere Spender-Empfängerhistoinkompatibilität	Geringe Histoinkompatibilität zwischen Spender und Empfänger
Symptome und Pathologie:	
Enteritis, Ikterus, Dermatitis, Panzytopenie	Infektionen, Immundefizienz, Enteritis, Dermatitis, Ikterus
Beginn:	
5–10 Tage nach der Transplantation	20–30 Tage nach der Transplantation
Verlauf:	
Letal innerhalb von 15 Tagen nach der Transplantation	Protrahiert

Technik der Knochenmarktransplantation

Beim Spender wird das Knochenmark unter sterilen Operationsbedingungen in Vollnarkos durch Markaspiration im Bereich der Crista iliaca gewonnen. Benötigt werden für Kinder bis 1000 ml Knochenmarkblut, das mit vielen Aspirationen gewonnen werden kann. Anschließend wird das Knochenmark durch Stahlsieb von Bröckeln gereinigt. Unmittelbar danach wir dem Empfänger eine definierte Zellzahl intravenös injiziert. Die zu übertragende Zellzahl so nicht unter 3 × 10⁸ Zellen pro kg Körpergewicht liegen. Eine hohe Zellzahl trägt wahrscheinlich auch zur Vermeidung einer Host-versus-Graf Reaktion bei.

Risiken für den Spender

Neben dem Narkoserisiko besteht theoretisch die Gefahr einer Osteomyelitis, die bisher nicht beobachtet wurde. Um nach Entnahme von größeren Mengen von Knochenmark eine eventuell notwendig werdende Transfusion von Fremdblut mit ihren Gefahren zu vermeiden, entnimmt man dem Spender eine Woche vorher eine Blutkonserve, die man dann während oder nach der Knochenmarkpunktion retransfundiert. Kein Risiko in Form einer Verminderung des Organs entsteht dem Spender durch die eigentliche Entnahme des Markes. Dies erleichtert die Entscheidung zur Transplantation wesentlich.

Risiken für den Empfänger

Während oder bald nach der Transplantation ist akut mit folgenden Risiken zu rechnen:
1. Volumenüberladung, die durch vorherigen Aderlaß leicht zu umgehen ist,
2. Mikroembolien in der Lunge sind nicht selten. Führendes Symptom ist die Atemnot.
3. Fieber, Schüttelfrost.

Spätkomplikationen sind:
1. Nichtangehen des Markes. Trotz Übereinstimmung in allen Kompatibilitätstesten kann es vorkommen, daß das Mark nicht anwächst. Die Ursachen sind oft nicht klar.
2. Wiederabstoßung des Markes. In etwa 20% kommt es nach vorübergehendem Angehen zu einem akuten Abstoßen des Markes. Hier spielen sicher Präsensibilisierungen eine Rolle (Host-versus-Graft-Reaktion).
3. Graft-versus-Host-Reaktion. Eine Reaktion, die in etwa 50% der Fälle nachweisbar ist, aber in vielen Fällen keine wesentlichen Probleme schafft.
4. Infektgefährdung. *Phase A:* Während der Konditionierung bis zum Wiederauftreten und Normalisierung der Myelopoese gibt es schwerste bakterielle und Pilzinfektionen. *Phase B:* Nach Auftreten der Myelopoese ist besonders mit Virusinfekten bis zur Restitution des Immunapparates zu rechnen. Diese Gefahr besteht vor allem in den ersten drei Monaten nach Transplantation. In dieser Zeit sind die Patienten besonders durch interstitielle Pneumonien (Pneumocystis carinii und Zytomegalie) bedroht. Die Notwendigkeit der strikten Isolierung ist in Phase A bei der Panmyelopathie umstritten und in Phase B wahrscheinlich nicht gegeben.

5. Transfusionen. Sobald die Konditionierung beginnt, entspricht der Empfänger immunologisch einem totalen Immundefekt. Blut oder Blutbestandteile müssen vorher mit 1500 rad bestrahlt worden sein.

Verlauf nach der Knochenmarktransplantation

Während der ersten Phase nach der Transplantation besteht eine Agranulozytose, in der die Patienten naturgemäß extrem durch Infektionen mit Bakterien und Pilzen gefährdet sind.
Etwa 10–14 Tage nach der Transplantation tauchen in der Peripherie erstmals Granulozyten auf und weitere zwei Wochen später haben die Leukozytenwerte bereits Normalwerte erreicht. Dementsprechend findet man im Knochenmark nach zwei Wochen vereinzelt normale Vorstufen und vier Wochen nach der Transplantation kann die Zellularität schon fast normal sein. Im Verlauf der 3. Woche beginnen meistens auch die Retikulozyten langsam anzusteigen, während die Thrombopoese oft etwas nachhängt. Der Verlauf ist naturgemäß variabel, jedoch sind die Patienten bei erfolgreichem Verlauf in der Regel ab der 3.–4. Woche nicht mehr transfusionsbedürftig.
Nach Normalisierung der Myelopoese bleibt jedoch noch für längere Zeit eine erhebliche Anfälligkeit gegen Viren und Pneumocystis carinii. Nicht selten kommt es dabei zu schwer verlaufenden interstitiellen Pneumonien, meist verursacht durch Pneumocystis carinii oder Zytomegalie. Diese Anfälligkeit, die besonders in den ersten drei bis vier Monaten nach erfolgreicher Transplantation besteht, wird mit einer langsam verlaufenden Rekonstitution des Immunsystems erklärt, obgleich sich die meisten Teste der zellulären und humoralen Immunität relativ rasch nach Transplantation normalisieren.
Wird das Mark wieder abgestoßen, so geschieht dies meistens während der ersten fünf Wochen. Es sind jedoch noch Abstoßungen nach zehn Wochen beobachtet worden, während es Spätabstoßungen – wie sie bei anderen Organtransplantationen auftreten – wahrscheinlich nicht gibt. Dies läßt sich dadurch erklären, daß im Erfolgsfalle auch das Immunsystem vom Spender stammt, wie man durch zytogenetische Untersuchungen an Lymphozyten bei Transplantationen zwischen geschlechtsverschiedenen Geschwistern zeigen kann.

Zusammenfassung. In der Posttransplantationsphase ist der Patient bei Angehen des Markes durch Infektionen und die Graft-versus-Host-Reaktion während der ersten drei bis vier Monate gefährdet. In Einzelfällen sind tödliche Komplikationen auch noch in den folgenden drei Monaten möglich.

Ergebnisse. Die *Ergebnisse* der frühzeitigen Transplantation sind denen einer konventionellen Therapie weit überlegen. In einer vergleichenden Studie [7] bei Patienten mit schwerer Panmyelopathie überlebten nach 20 Monaten in der transplantierten Gruppe 65% der Patienten, während von den nicht-transplantierten Patienten nach 12 Monaten nur noch 21% lebten.

6. Die Transfusion von Blutzellen (Substitution)

Allgemeines

Während früher die Transfusion von Vollblut die Regel war, ist man in den letzten Jahren immer mehr dazu übergegangen, das Defizit nur noch durch Substitution entsprechender Einzelbestandteile des Blutes auszugleichen. Das hat auf der einen Seite ökonomische, auf der anderen Seite medizinische Gründe. Der Bedarf an Blutbestandteilen ist sehr stark angestiegen. Das gilt besonders für das Plasma, aus dem die verschiedenen Fraktionen gewonnen werden (Immunglobuline, Gerinnungsfaktoren, Humanalbumin u. a.).
Schließlich aber muß daran erinnert werden, daß Blut kein ungefährliches Medikament ist, das man großzügig anwenden kann. Unnötig zugeführte Blutbestandteile können vermeidbare Probleme verursachen (siehe unten).
Im folgenden soll versucht werden, die für den Kliniker wichtigen Fakten zu bringen, ohne zu sehr in die Breite zu gehen. Außerdem wird nur auf die Verwendung der zellulären Bestandteile eingegangen. Die Substitution von Plasmaprodukten ist in den entsprechenden Kapiteln berücksichtigt worden. Übersicht zu allgemeinen und speziellen Fragen der Bluttransfusion bei [8].

Indikationen und Kriterien der Substitution

Eine Übersicht über die verschiedenen Blutpräparationen und ihr Einsatz bei der Substitution ist in Tabelle I.12 gegeben. Die hinter den Blutbestandteilen im Text in Klammern angegebenen Buchstaben (A–K) beziehen sich auf entsprechende Angaben in der Tabelle.

Vollblut (A). Die Indikation zur Gabe von Vollblut beschränkt sich auf akute Blutungen und Notfälle. Wesentliche Faktoren bei akuten Blutungen sind der Volumenmangel und der Erythrozytenverlust. Dabei ist zu bedenken, daß Erwachsene einen akuten Blutverlust bis zu $1^{1}/_{2}$ Litern durchaus tolerieren, wenn ein entsprechender Volumenersatz erfolgt. Auch ein Verlust der Erythrozyten bis zu 50% der Gesamtmasse wird bei rascher alleiniger Volumenauffüllung toleriert. Dies bedeutet aber, daß eine Substitution mit einer entsprechenden Anzahl von Einheiten Vollblut unnötig und damit nicht indiziert ist. Der Ersatz kann durch Plasmaexpander und gegebenenfalls durch Erythrozytenkonzentrat erfolgen.

Frischblut (B). Die Verwendung von Frischblut ist eigentlich nur in der Neugeborenenmedizin indiziert. Für die Austauschtransfusion bei Sepsis sollte das Blut nicht älter als 24 Stunden sein. Zur Definition „Frischblut" ist zu sagen, daß die Altersangaben erheblich variieren (6–48 Stunden). In manchen Blutspendezentralen wird Blut bis zu 5 Tage nach der Abnahme sogar noch als Frischblut bezeichnet.

Erythrozytenkonzentrate (D–H). Diese sind das Mittel der Wahl zum Erythrozytenersatz. Sogenannte „buffy coat"-arme Präparationen (F–H) sind wichtig für Patienten mit Mehrfach-Transfusion. Allerdings kann die Alloimmunisierung auch durch Filtererythrozyten, der Präparation mit der geringsten Kontamination durch andere Zellen, nicht vollständig verhindert werden.

Thrombozyten- und Granulozytenkonzentrate (I–K). Diese Präparationen finden zunehmend Anwendung in der Klinik bei entsprechender Indikation. Handelt es sich um eine akute Agranulozytose, können auch „buffy coats" von vielen Spendern auf einmal, d. h. von 10–20 Spendern als Granulozytenersatz dienen. Dadurch ist jedoch eine große Immunisierungsgefahr gegeben.

Dosierungen. Genaue Dosierungen von zellulären Blutbestandteilen sind nicht möglich. Die unten aufgeführten Werte geben jedoch gewisse Anhalte für die benötigte Menge eines bestimmten Produktes, um ein angestrebtes Ziel zu erreichen. Die Erfahrung hat gezeigt, daß die tatsäch-

Tabelle I.12. Transfusion: Inhalt und Indikation von zellulären Blutprodukten

Blutprodukt	Inhalt/Anteil an Fremdzellen bei Konzentraten	Indikation
(A) Vollblut	Enthält alle zellulären Bestandteile	akute Notfälle
(B) Frischblut	Wie (A); Definition s. Text	Austauschtransfusion bei Neugeborenen
(C) Heparinblut	Wie (B); maximal 48 Std alt, Heparin als Antikoagulans	Austauschtransfusion, Herzchirurgie
(D) Erythrozytenkonzentrat	60% der ursprünglichen Leukozyten 30% der ursprünglichen Thrombozyten	Blutungen; prä-, intra- und postoperativ, Anämie bei Bluterkrankungen
(E) Gewaschene Erythrozyten	50% der ursprünglichen Leukozyten 10% der ursprünglichen Thrombozyten	Vorgeschichte von Transfusionsreaktionen, Hypervolämie, Urämie, PNH
(F) Filtererythrozyten	<3% der ursprünglichen Leukozyten <3% der ursprünglichen Thrombozyten	Patienten, bei denen mehrfach Erythrozytensubstitutionen notwendig sind, oder bei denen Granulozyten- bzw. Thrombozytentransfusionen oder Knochenmarktransplantation vorgesehen sind
(G) Dextran-sedimentierte Erythrozyten	<15% der ursprünglichen Leukozyten <15% der ursprünglichen Thrombozyten	Falls (F) nicht verfügbar
(H) Gefrorene Erythrozyten	~5% der ursprünglichen Leukozyten ~2–4% der ursprünglichen Thrombozyten	Wie (F)
(I) Thrombozytenkonzentrat	<0,001% der ursprünglichen Leukozyten <0,001% der ursprünglichen Erythrozyten	Bedrohliche Blutungen bei Thrombozytopenie; Operation bei Thrombozytopenie
(K) Granulozytenkonzentrat	Enthält Erythrozyten und Lymphozyten	Granulozytopenie unter 500/mm³ Blut bei gleichzeitiger schwerer Infektion

lich erzielten Werte meist etwas niedriger liegen, als die Berechnungen vorausgesagt haben.

Erythrozyten. Die Gabe von Erythrozyten bedeutet im wesentlichen eine Substitution der Transportkapazität für Sauerstoff. Eine Einheit Vollblut enthält 400 oder 450 ml Blut plus 50 ml Konservierungsmittel. Der Hämatokrit einer solchen Konserve liegt im Durchschnitt bei 40 Vol.-%. Eine Einheit Erythrozytenkonzentrat (Volumen ≈ 200 ml, Hämatokrit 70–80%) enthält die Erythrozyten einer Vollblutkonserve. Es gibt Nomogramme, aus denen man die zu substituierende Menge ablesen kann. Für die Klinik haben sich die unten angegebenen Formeln als völlig ausreichend bewährt.

Thrombozyten. Eine Einheit Thrombozytenkonzentrat (Volumen 40–60 ml) enthält etwa 4–6 × 10^{10} Thrombozyten. Bei der Übertragung von etwa 1 × 10^{11} Thrombozyten pro m² Oberfläche erreicht man einen Anstieg der Werte im peripheren Blut um 12000/mm³. Das bedeutet also, daß man 2 × wöchentlich ungefähr 2 × 10^{11} Thrombozyten/m² Oberfläche transfundieren muß, um die Werte bei völlig fehlender Produktion bei 20000/mm³ zu halten. Diese Richtwerte gelten nur für Patienten ohne Fieber, Infektionen, Hepatosplenomegalie oder Antikörperbildung. Eine Immunisierung nach Transfusion tritt oft relativ rasch ein, da die Thrombozyten im Gegensatz zu den Erythrozyten auch die HLA-Antigene an ihrer Oberfläche tragen.

1. Berechnung der Transfusionsmenge (ml) nach dem Hämatokritwert (Hkt):

$$ml\ Erythrozytenkonzentrat = (\text{gewünschter Hkt} - \text{vorhandenem Hkt}) \times \text{kg Körpergewicht}$$

$$ml\ Vollblut = (\text{gewünschter Hkt} - \text{vorhandenem Hkt}) \times \text{kg Körpergewicht} \times 2$$

2. Berechnung der Transfusionsmenge nach der Hämoglobinkonzentration (Hb):

$$ml\ Erythrozytenkonzentrat = (\text{gewünschtes Hb} - \text{vorhandenem Hb}) \times \text{kg Körpergewicht} \times 3$$

$$ml\ Vollblut = (\text{gewünschtes Hb} - \text{vorhandenem Hb}) \times \text{kg Körpergewicht} \times 6$$

Granulozyten. Für die Effektivität gibt es noch keine genauen Richtwerte. Von einem erwachsenen Spender kann man bei einer Entnahme und in Abhängigkeit von der Methode etwa $1-5 \times 10^{10}$ Granulozyten gewinnen. Das Volumen beträgt ca. 200–400 ml. Bei täglichen Transfusionen von diesen Mengen können bei Kindern Normalwerte im peripheren Blut durchaus erreicht werden. Bei Erwachsenen ist die Effektivität wahrscheinlich wegen der ungünstigeren Relation zwischen der Zahl der transfundierten Zellen und der Körperoberfläche sehr viel schlechter.

Risiken der Bluttransfusion

Infektionen. Es hat nach wie vor Gültigkeit, daß durch Bluttransfusionen Infektionskrankheiten übertragen werden können. Die wichtigsten Erkrankungen sind: Hepatitis B, Lues, Zytomegalie, Toxoplasmose, Brucellose, Malaria, Chagaskrankheit und Infektionen durch den Epstein-Barr-Virus.

Transfusionsreaktion. Nicht selten sind akute Transfusionsreaktionen, die sich als akute intravaskuläre Hämolyse (z. B. bei ABO-Unverträglichkeit) oder als extravasale Hämolyse manifestieren. Bei der letzteren Form werden Antikörper intravasal an die Erythrozyten gebunden, die aber im RES zerstört werden. Bei der Hälfte bis einem Drittel der Patienten mit intravasaler Hämolyse kommt es zur Verbrauchskoagulopathie. Zu den Symptomen, die nichts über die Ätiologie aussagen, gehören u. a. Fieber, Schüttelfrost, Urtikaria, Tachykardie, Atemnot, Übelkeit, Erbrechen, Enge in der Brust, Schmerzen in Brust und Rücken, Blutdruckabfall, Bronchospasmus, angioneurotisches Ödem, Anaphylaxie, Schock, Lungenödem und Herzversagen. Die Schwere der Reaktion korreliert mit der Menge des übertragenen unverträglichen Blutes, was bedeutet, daß bei Auftreten von Symptomen die Transfusion sofort zu stoppen ist.

Fieberreaktionen. Diese sind relativ häufig und können durch Leukozyten, Thrombozyten oder Pyrogene verursacht sein. Oft läßt sich die Ursache nicht klären, und die Entscheidung, ob das Fieber das Vorzeichen einer Transfusionsreaktion ist, kann sehr schwierig sein.

Allergische Reaktionen. Urtikaria und Hautjukken sind nicht ungewöhnlich und sprechen leicht auf Antihistaminika oder Steroide an. Nur selten kommt es zu stärkeren Reaktionen, wie Bronchospasmus, angioneurotisches Ödem oder Anaphylaxie. Auch hier ist eine Abgrenzung zur Transfusionsreaktion schwierig.

Verzögerte hämolytische Reaktionen sind noch nach 4–14 Tagen durch Bildung von irregulären Antikörpern möglich. Sie sind jedoch selten.

Mechanische Hämolyse. Diese tritt dann auf, wenn Erythrozytenkonzentrat durch sehr feine Kanülen mit automatischen Pumpen transfundiert wird.

Volumenüberlastung. Diese Gefahr ist bei schweren Anämien, besonders auch bei Patienten mit gleichzeitig bestehenden Herzfehlern wegen der schon vorhandenen Hypervolämie gegeben. In solchen Fällen sollten nicht mehr als 2 ml/kg/KG/Std transfundiert werden, eventuell mit Kontrolle des zentralen Venendrucks. Ein Aderlaß vor der Transfusion in Höhe der zu transfundierenden Menge ist eine einfache Maßnahme. Bei Volumenkomplikationen unter der Transfusion muß ein Aderlaß durchgeführt werden.

Blutungen. Sie können durch Inkompatibilität mit Verbrauchskoagulopathie verursacht werden. Außerdem kann bei einer Transfusion von großen Mengen durch Verdünnung eine Thrombozytopenie und Erniedrigung der Gerinnungsfaktoren auftreten.

Kontamination mit Keimen. Dies ist ein sehr seltenes Ereignis. Ist sie jedoch eingetreten, dann entsteht ein schweres Krankheitsbild mit Fieber, Schüttelfrost und eventuell auch schwerer Schocksymptomatik.

Hypokalzämie mit Tetanie kann bei Transfusionen großer Mengen von Citratblut auftreten oder bei Austauschtransfusionen, wenn die Calciumsubstitution unterlassen wird (s. Kapitel X.A.2.1).

Hyperkaliämie mit Asthenie, Lähmungen und kardialen Störungen ist bei Transfusionen von überalterten Konserven möglich.

Weitere Hinweise zur Technologie der Transfusion

Histokompatibilitätstestung. Seit die Rolle der HLA-Antigene bei der Transplantation von Organen erkannt wurde, wird auch über die Transfusion von histokompatiblem Blut diskutiert. Die Notwendigkeit dazu bleibt jedoch auf wenige Ausnahmen beschränkt. Dazu gehören Patienten mit hämolytischer Anämie aufgrund von Antikörpern gegen HLA-Antigene und polytransfundierte Patienten, bei denen z. B. nach Thrombozytentransfusion kein Anstieg der Thrombozyten mehr erzielt werden kann. Im allgemeinen sind jedoch „random"-Spender ausreichend.

Bestrahlte Blutprodukte. Eine Bestrahlung von zellulären Blutprodukten ist nur bei zellulären oder kombinierten Immundefekten, sowie Patienten während oder nach Knochenmarktransplantation notwendig, um eine Graft-versus-Host-Reaktion zu vermeiden. Gelegentlich ist dies auch bei massiv immunsupprimierten Tumorpatienten notwendig.

Familienspender. Spender aus der Familie des Patienten sind bei allen Erkrankungen, bei denen eine Knochenmarktransplantation in Frage kommen kann, strengstens kontraindiziert.

Defekte der Erythrozyten. Es kommt immer wieder vor, daß sich unter Blutspendern Träger von hereditären Erythrozytendefekten befinden (z. B. heterozygote β-Thalassämie, Glucose-6-Phosphatdehydrogenase-Mangel, Teilträger für HbS oder HbC). Dies hat für den Empfänger in der Regel keine negativen Folgen. Nur bei G-6-PD-Mangel kann eine Medikamenten-induzierte Hämolyse ausgelöst werden.

Austauschtransfusion und intrauterine Transfusion. Diese Techniken sind mit entsprechenden Indikationen im Kapitel X.A 2.1 dargestellt.

Therapie der Transfusionsreaktion

Leichte Reaktion wie alleiniger Fieberanstieg, eventuell mit Schüttelfrost, klingen in der Regel ohne Therapie rasch wieder ab. Bei schweren Zwischenfällen muß sich die Intensität der Therapie nach den Symptomen richten. Ein anderes Ziel ist die Verhütung der Entwicklung schwerer Symptome. Die unten angegebenen Maßnahmen folgen im wesentlichen den Empfehlungen des Wissenschaftlichen Beirates der Bundesärztekammer [Dtsch. Ärztebl. 37, 2315 (1976)].

1. *Kreislaufschock und metabolische Azidose.* Volumensubstitution mit Humanalbumin, Plasmaexpandern und Elektrolyt-Glucose-Lösungen. Prednisolon 2–5 mg/kg KG, mehrfach täglich, bis zu 2000 mg Gesamtdosis.
Bei schwerer Hypotonie, wenn systolischer Blutdruckwert unter 100 mm Hg absinkt: Dauerinfusion mit Arterenol (0,1 µg/kg/min) oder Isoproterenol (0,2 µg/kg/min).
Bei längerem Schock: Digoxin (Lanicor)

0,03 mg/kg i.v.; Kontrolle jeweils durch Blutdruckmessung.
Ausgleich der metabolischen Azidose unter Kontrolle des Säure-Basen-Haushaltes.

2. *Hyperkaliämie und Nierenversagen.* Kaliumarme oder -freie Elektrolytlösungen je nach Elektrolytwerten. Diurese fördern durch Mannit 20%ig (Biosteril M 20, Eufusol M 20, Ionoka M 20, Mannit-Lösung 20%ig salvia, Mannitol-Lösung-Hameln 20%, Osmosteril 20%) in einer Menge von 0,3 g (1,5 ml) kg Körpergewicht innerhalb von 5–10 Minuten infundieren (Maximum 20 g Gesamtmenge). Danach die Ausscheidung der Urinmengen in den nächsten 3 Stunden exakt kontrollieren (evtl. Dauerkatheter).
Eine der Ausscheidung entsprechende Flüssigkeitsmenge ist oral oder parenteral zu substituieren. Ist die Urinausscheidung nicht ausreichend, kann die Mannitgabe einmal wiederholt werden. (Kontraindikationen: Schwere Dehydratation, Lungenödem oder Herzinsuffizienz, Oligurie bei chronischem Nierenversagen.) Zusätzliche Maßnahmen: Furosemid (Lasix) 2 mg/kg i.v.

Hinweis. Kontrollieren, ob Hämoglobin mit dem Urin ausgeschieden wird.

3. *Verbrauchskoagulopathie.* Diese Therapie ist ausführlich in Kapitel IX.B.4.4 beschrieben.

4. *Weitere Maßnahmen.* Antibiotika bei Verdacht auf Kontamination der Konserve. Eventuell Intubation, Beatmung, Dialyse.

Therapie der Fehltransfusion mit Rh-positivem Blut siehe Kapitel II.4.4.

Literatur

1. Beck, E. A.: Chloramphenicol- und Thiamphenicolschäden des Blutes. Schweiz. med. Wschr. **105**, 1078 (1975).
2. Benestad, H. B.: Aplastic anaemia: considerations on the pathogenesis. Acta med. scand. **196**, 255 (1974).
3. Bithell, T. C., Wintrobe, M. M.: Drug induced aplastic anemia. Semin. Hematol. **4**, 194 (1967).
4. Bryan, H. G., Nixon, R. K.: Dyskeratosis congenita and familial pancytopenia. J. Amer. med. Ass. **192**, 203 (1965).
5. Caffey, J.: Pediatric X-Ray Diagnosis; A Textbook for Students and Practioners of Pediatrics, Surgery and Radiology, fourth Ed., p. 983. Chicago: Year Book Publishers 1961.
6. Camitta, B. M., Rappeport, J. M., Parkman, R., Nathan, D. G.: Selection of patients for bone marrow transplantation in severe aplastic anemia. Blood **45**, 335 (1975).
7. Camitta, B. M., Thomas, E. D., Nathan, D. G., Santos, G., Gordon-Smith, E. C., Gale, R. P., Rappeport, J. M., Storb, R.: Severe aplastic anemia: A prospective study of the effect of early marrow transplantation on acute mortality. Blood **48**, 63 (1976).
8. Cash, J. D. (Ed.): Blood transfusion and blood products. Clin. in Haematol. **5**, 1 (1976).
9. Dörmer, P.: Proliferationskinetik bei Panzytopenien. In: Knochenmarksinsuffizienz (Stich W., G. Ruhenstroth-Bauer, Hrsg.) S. 61. München: Lehmanns Verlag 1975.
10. Eisenstein, E. M.: Congenital amegakaryocytic thrombocytopenic purpura. Clin. Pediat. **5**, 143 (1966).
11. Estren, S., Damashek, W.: Familiar hypoplastic anaemia of childhood. Amer. J. Dis. Child. **73**, 671 (1974).
12. Fanconi, G.: Die familiäre Panmyelopathie. Schweiz. med. Wschr. **94**, 1309 (1964).
13. Fliedner, T. M.: A cytokinetic comparison of hematological consequences of radiation exposure in different mammalian species. In: Comparative cellular and species radiosensitivity (Bond, V. P., Sugahara, T., Hrsg.), p. 89. Tokyo: Igaru Shoin 1969.
14. Gasser, C.: Besonderheiten der kindlichen Panmyelopathien. Schweiz. med. Wschr. **100**, 1948 (1970).
14a. Good, R.: Aplastic anemia-suppressor lymphocytes and hematopoiesis. New Engl. J. Med. **296**, 41 (1977).
15. Haas, R. J., Meyer-Hamme, K. D., Fliedner, T. M.: The role of transplanted slowly proliferating bone marrow cells for regeneration of lethaly x-irradiated rat bone marrow. Scand. J. Haematol. **9**, 121 (1972).
16. Haas, R. J.: Die Bedeutung des Knochenmarkstroma für die Regeneration nach Aplasie. In: Knochenmarksinsuffizienz (Stich, W., Ruhenstroth-Bauer, G., Hrsg.), S. 31. München: Lehmanns Verlag 1975.
17. Haas, R. J., Hoelzer, D., Kurrle, E.: Experimental analysis of developing hemopoiesis in fetal bone marrow. Pediat. Res. **10**, 164 (1976).
18. Hartwich, G.: Panzytopenie nach akuter Hepatitis. Fortschr. Med. **88**, 175 (1970).
19. Hartwich, H., Schwabel, J.: Aetiologie und Pathogenese der Panmyelopathien. Med. Klin. **68**, 757 (1973).
20. Heimpel, H., Kern, P.: Arzneimittelbedingte Panmyelopathien. Blut **33**, 1 (1976).
21. Heimpel, H., Kubanek, B.: Pathophysiology of aplastic anaemia. Brit. J. Haemat. **31** (Suppl.), 57 (1975).
22. Hunstein, W., Hauswaldt, Ch.: Die Osteomyelofibrose (Übersicht). Klin. Wschr. **52**, 305 (1974).

22a. Jeannet, M., Speck, B., Rubinstein, A., Pelet, B., Wyss, M., Kummer, H.: Autologous marrow reconstitutions in severe aplastic anaemias after ALG pretreatment and HLA semiincompatible bone marrow cell transfusion. Acta haemat. (Basel) **55**, 129 (1976).
23. Keiser, G.: Erworbene Panmyelopathien. Schweiz. med. Wschr. **100**, 1938 (1970).
24. Kirschbaum, J.D., Matsuo, T., Sato, K., Ichimarn, M., Tsucchomoto, T., Ishimarn, T.: A study of aplastic anaemia in an autopsy series with special reference of atomic bomb survivors in Hiroshima and Nagasaki. Blood **38**, 17 (1971).
25. Kletterer, G.: Aplastische Anaemien im Obduktionsgut. Wien. klin. Wschr. **84**, 145 (1972).
26. Knoll, W., Pringel, E.: Der Gang der Erythropoese beim menschlichen Embryo. Acta haemat. (Basel) **2**, 269 (1949).
27. Knospe, W.H., Crosby, W.H.: Aplastic anaemia: A disorder of the bone marrow sinusoidal microcirculation rather than stem-cell failure? Lancet **1971 II**, 20.
28. Kubanek, B., Heit, W., Bock, E.: Regelmechanismen der Hämopoese bei der Knochenmarksinsuffizienz. In: Knochenmarksinsuffizienz (Stich, W., Ruhenstroth-Bauer, G., Hrsg.), S. 76. München: Lehmanns Verlag 1975.
29. Lampert, F., Lau, B.: Bone marrow hypoplasia in anorexia nervosa. Europ. J. Pediat. **124**, 65 (1976).
30. Looney, W.B.: Late clinical changes following the internal deposition of radioactive materials. Ann. intern. Med. **42**, 378 (1955).
30a. Mathé, G., Schwarzenberg, L.: Treatment of bone marrow aplasia by bone marrow graft after conditioning with antilymphocyte globulin, Long term results. Exp. Hemat. **4**, 256 (1976).
31. Mauer, A.M.: Cell kinetics and practical consequences for therapy of acute leukemia. New Engl. J. Med. **293**, 389 (1975).
32. Metcalf, D., Moore, M.A.S.: Haemopoietic cells. Amsterdam, London: North-Holland Publishing Company 1971.
33. Miescher, R.A.: Die Immunopathologie des Knochenmarkes. In: Hämatologie und Bluttransfusion, Bd. 4 (Stich, W., Ruhenstroth-Bauer, G., Hrsg.), S. 43. München: Lehmanns Verlag 1968.
33a. Morley, A., Trainor, K., Blake, J.: A primary stem cell lesion in experimental chronic hypoplastic marrow failure. Blood **45**, 681 (1975).
34. Moore, M.A.S., Metcalf, D.: Ontogeny of the haemopoietic system: yolk sac origin of in vivo and in vitro colony forming cells in the developing mouse embryo. Brit. J. Haemat. **18**, 279 (1970).
35. Opitz, H., Weicker, H.: Das Blut. In: Biologische Daten für den Kinderarzt (Brock, J., Hrsg.), 2. Aufl., Bd. I, S. 169. Berlin-Göttingen-Heidelberg: Springer 1954.
36. Ortega, J.A., Shore, N.A., Dukes, P.P., Hammond, D.: Congenital hypoplastic anaemia. Inhibition of erythropoiesis by sera from patients with congenital hypoplastic anaemia. Blood **45**, 83 (1975).
37. Rosenberg, H.S., Taylor, F.M.: The myeloproliferative syndrom in children. J. Pediat. **52**, 407 (1958).
38. Schiller, M., Rachmilewitz, E.A., Izak, G.: Pancytopenia with hypercellular hematopoietic tissue. Israel J. med. Sci. **5**, 69 (1969).
39. Schlackman, N., Green, A.A., Naiman, J.L.: Myelofibrosis in children with chronic renal insufficiency. J. Pediat. **87**, 720 (1975).
40. Schröter, W.: Chronische idiopathische infantile Panzytopenie. Schweiz. med. Wschr. **26**, 645 (1964).
41. Schroeter, J.: Panmyelopathie nach akuter Hepatitis. Münch. med. Wschr. **114**, 1138 (1972).
42. Shwachman, H., Diamond, L.K., Oski, F., Khaw, K.T.: The syndrome of pancreatic insufficiency and bone marrow dysfunction. J. Pediat. **65**, 645 (1964).
42a. Speck, B., Cornu, P., Jeannet, M., Wissen, C., Burri, H.P., Groff, P., Nagel, G.A., Buckner, C.D.: Autologous marrow recovery following allogenic marrow transplantation in a patient with severe aplastic anemia. Exp. Hemat. **4**, 131 (1976).
43. Stohlman, F., jr., Ebbe, S., Morse, B., Howard, D., Donavan, J.: Regulation of erythropoiesis. XX. Kinetics of red cell production. Ann. N.Y. Acad. Sci. **149**, 156 (1968).
44. Storb, R., Thomas, E.D., Buckner, C.D., Clift, R.A., Johnson, F.L.: Allogenic marrow grafting for treatment of aplastic anaemia. Blood **43**, 157 (1974).
44a. Thomas, E.D., Storb, R., Gilbett, E.R., Lomgpre, B., Weiden, P.L., Fefer, A., Witherspoon, R., Clift, R.A., Buckner, C.D.: Recovery from aplastic anemia following attempted marrow transplantation. Exp. Hemat. **4**, 97 (1976).
45. Trentin, J.J.: Influence of hematopoietic organ stroma on stem cell differentiation. In: Regulation of Hematopoiesis, Vol. 2 (Gordon, A.S., Ed.), p. 159. New York: Appleton-Century-Crofts 1970.
46. Wilmanns, W., Schalhorn, A., Tigges, F.J.: Medikamentöse Behandlung der Knochenmarksinsuffizienz. In: Knochenmarksinsuffizienz (Stich, W., Ruhenstroth-Bauer, G., Hrsg.), S. 258. München: Lehmanns Verlag 1975.

Kapitel II
Der Erythrozyt

1. Die rote Blutzelle *39*
  Teste zur Bewertung des Zellsystems 39

2. Physiologie der Struktur, Regulation und Funktion *39*
  Morphologie 39
  Proliferation, Reifung und Differenzierung 42
  Biochemie der Erythrozytendifferenzierung 44
  Regulation der Erythropoese 44
  Hämoglobin 44
  Hämoglobinkatabolismus 48
  Enzyme 50
  Die Membran 55
  Untergang der Erythrozyten 57
  Ontogenetische Entwicklung 58
    Intrauterine Entwicklung 58
    Postnatale Entwicklung 59

  Die Trimenonreduktion 60
  Die „physiologische Anämie" des Kindes 62
    Modell kompensatorischer Regulationen 62

  Der Eisenstoffwechsel 63

Literatur *64*

3. Pathologie der Struktur, Regulation und Funktion *65*
  Anämie 65
  Polyglobulie 67

4. Erkrankungen des erythrozytären Systems *68*
  4.1. Störungen der Proliferation und Differenzierung der erythropoetischen Stammzelle 68
    Aregeneratorische Anämien 68
    Chronische aregeneratorische Anämien 68
      Kongenitale hypoplastische Anämie (Typ Blackfan-Diamond) 69
      Erworbene aregeneratorische Anämie 71
    Akute aregeneratorische Anämien 71
      Aregeneratorische Krise bei hämolytischen Anämien (Owren) 71
      Akute Erythroblastopenie (Gasser) 72
      Akute Erythroblastopenie bei Malnutrition 73
      Passagere aregeneratorische Anämie 73
      Ambulante Betreuung von Kindern mit aregeneratorischen Anämien 75
    Dyserythropoetische Anämien 76
      Kongenitale dyserythropoetische Anämien (CDA) 77
  Literatur 79

  4.2. Störungen der DNA-Synthese 80
    Megaloblastäre Veränderungen der Hämatopoese 80

  Grundlagen der Physiologie des Vitamin B_{12}- und Folsäurestoffwechsels 80
    Vitamin B_{12}-Stoffwechsel 80
    Folsäurestoffwechsel 81

Grundlagen der Pathologie des Vitamin B_{12}- und Folsäurestoffwechsels 81
    Biochemie der megaloblastären Veränderungen 82
    Zeitablauf der megaloblastären Veränderungen 82
    Zusammenhänge zwischen Vitamin B_{12}- und Folsäuremangel 83
    Ursachen eines Vitamin B_{12}- oder Folsäuremangels 83

Der Vitamin B_{12}-Mangel 84
    Krankheitsbilder und Syndrome des Vitamin B_{12}-Mangels 85

Der Folsäuremangel 87
    Krankheitsbilder und Syndrome des Folsäuremangels 87

Vitamin B_{12}- und Folsäure-refraktäre Formen 90
Differentialdiagnose megaloblastärer Anämien 92
Literatur 94

4.3. Störungen der quantitativen Synthese des Hämoglobins 95
Hypochromie und hypochrome Anämie 95
Eisenmangel 95
    Eisen und Infektion 106
    Verhalten, Psyche, Intellekt und Eisen 106
    Therapie und Prophylaxe des Eisenmangels 107
    Die Eisenprophylaxe 109
    Die Eisenintoxikation 109
Literatur 110

Thalassämie-Syndrome 111
    Die β-Thalassämie 113
    Die α-Thalassämie 119
Literatur 123

Sideroblastische Anämien 123
    Hereditäre sideroblastische Anämie 124
    Erworbene sideroblastische Anämie 126
Die Bleiintoxikation 127
Literatur 128

Das Hämochromatose-Syndrom 129
    Die adulte idiopathische Hämochromatose 130
    Die perinatale idiopathische Hämochromatose 131
    Die „erythropoetische" Hämochromatose 131
    Die erworbene Hämochromatose 131
Literatur 133

4.4. Verkürzung der Lebensdauer der Erythrozyten 133
Hämolytische Anämien 133
Defekte der Membran 135
Klassifizierung der Membrandefekte 137
    Hereditäre Membrandefekte unbekannter Ätiologie 137
        Hereditäre Sphärozytose 137
        Hereditäre Elliptozytose 140
        Hereditäre Stomatozytose 140
    Hereditäre Membrandefekte bekannter Ätiologie 141
        Rh-Null-Anämie 141
        Mangel an Blutgruppen P-Antigen 142
        ATPase-Mangel 142
        Membrandefekte durch Lipidstoffwechselstörungen 142
    Erworbene Membrandefekte unbekannter Ätiologie 143
        Paroxymale nächtliche Hämoglobinurie (PNH) 143
    Sekundäre Membranstörungen 144
        Immunhämolytische Anämien 145
            Isoimmunhämolytische Anämien 145
            Autoimmunhämolytische Anämien 147
            Medikamentös bedingte immunhämolytische Anämien 149

Kapitel II. Der Erythrozyt

Physikalisch-chemische Faktoren einer Membranschädigung *151*
Mikroangiopathische hämolytische Anämien *152*
  Hämolytisch-urämisches Syndrom *152*
  Thrombotisch-thrombozytopenische Purpura *154*
  Diagnose und Differentialdiagnose mikroangiopathischer hämolytischer Anämien *154*
  Mechanisch bedingte hämolytische Anämien *154*
  Hämolyse bei Verbrennungen *154*
  Hämolyse beim Ertrinken *154*
  Hämolyse durch chemische Substanzen *155*
  Membranschäden bei Organ- und Systemkrankheiten *155*
Literatur 156

Defekte der Enzyme 158
  Intraerythrozytäre Regulation des Stoffwechsels *158*
  Defekte der Enzyme der Glykolyse *159*
    Pyruvatkinase-Mangel *159*
    Hexokinase-Mangel *161*
    Glucosephosphatisomerase-Mangel *162*
    Weitere Defekte der Glykolyse *162*
  Störungen des ATP-Stoffwechsels *163*
  Defekte der Enzyme des Pentosephosphatshunts *163*
    Glucose-6-Phosphatdehydrogenase-Mangel *163*
    6-Phosphogluconatdehydrogenase-Mangel *166*
  Störungen des Glutathionstoffwechsels *166*
  Erworbene Enzymdefekte *167*
  Enzymdefekte ohne hämatologische Störungen *167*
Literatur 167

Defekte des Hämoglobins 168
  Molekulare Grundlage *168*
  Molekulare Pathologie *170*
  Störungen der Struktur des Hämoglobins *172*
  Varianten mit Aggregationsneigung *172*
    Sichelzellenanämie und Sichelzellenkrankheit *172*
    Hämoglobin C-Krankheit *176*
  Varianten mit Präzipitationsneigung *176*
    Instabile Hämoglobine *176*
Literatur 178

4.5. Störungen der Funktion des Hämoglobins 178
  Grundlagen *178*
  Zyanose *179*
  Die Methämoglobinämien *179*
    Toxische Methämoglobinämie *180*
    Sulfhämoglobinämie *182*
    Enzymopenische kongenitale Methämoglobinämie Typ Townes-Lovell-Morrison *184*
  Anomale Hämoglobine mit funktionellem Defekt *184*
    Die pathologischen Methämoglobine (HbM-Varianten) *185*
    Instabile Varianten *186*
    Varianten mit erhöhter Oxidierbarkeit *186*
    Varianten mit erniedrigter Sauerstoffaffinität *187*
  Differentialdiagnose hämatologisch bedingter Zyanosen *187*
  Anomale Hämoglobine mit erhöhter Sauerstoffaffinität *187*
  Kohlenmonoxidhämoglobin *187*
Literatur 188

4.6. Verlust von Erythrozyten 188
  Blutungsanämien *188*
    Der akute Blutverlust *188*
    Der chronische Blutverlust *190*

4.7. Polyzythämien *191*
  Primäre Polyzythämie *193*
    Polycythaemia vera *193*
    Benigne familiäre Polyzythämie *195*
  Sekundäre Polyzythämie *196*
    Sekundäre Polyzythämie durch Hypoxie bedingt *196*
    Sekundäre Polyzythämie nicht durch Hypoxie bedingt *197*
  Relative Polyzythämie *197*
  Literatur 198

5. Störungen des Porphyrinstoffwechsels *198*
  Biochemie und Stoffwechsel der Porphyrine *198*
  Pathologische Effekte *198*
  Die Porphyrien *199*
    Die erythropoetische Porphyrie *200*
    Die erythrohepatische Protoporphyrie *200*
    Die erythrohepatische Koproporphyrie *203*
    Die akute intermittierende Porphyrie *203*
    Die Porphyria cutanea tarda *204*
    Die Porphyria variegata *205*
    Sekundäre Porphyrien bei erythrozytären Erkrankungen *205*
Literatur *205*

1. Die rote Blutzelle

Der Erythrozyt des Menschen, der nur in Ruhe, nicht dagegen während der Zirkulation eine bikonkave Form hat, zeichnet sich durch ein hohes Maß an Verformbarkeit (Plastizität, Elastizität) aus. Diese Eigenschaft erlaubt es dem Erythrozyten bei einem mittleren Durchmesser von 7.7 µm, einem mittleren Volumen von 90 µm^3 und einer mittleren Dicke von 2 µm eine Kapillare mit einem Durchmesser von 2.5–3 µm ohne Schwierigkeiten zu passieren. Die Plastizität ist einerseits notwendig um den Gastransport im Kapillarbereich der Lunge und des Gewebes zu gewährleisten, andererseits aber auch erforderlich für das Überleben der Zelle während der Passage durch das komplizierte „Fangsystem" in der Milz. Geht die Eigenschaft der Plastizität verloren, wie z.B. bei gealterten Erythrozyten, bei Sphärozyten oder bei Sichelzellen, dann erfolgt ein rascher Abbau nach Sequestration in der Milz. Aber auch die Peripherie kann in Versorgungsnöte geraten, wenn wenig verformbare Erythrozyten im engen Kapillarnetz hängen bleiben und eine Unterbrechung der Durchblutung verursachen (z. B. periphere Infarkte durch Sichelzellen).

Der reife Erythrozyt besitzt keinen Kern, keine Mitochondrien und keine Ribonucleinsäure und ist somit nicht mehr zur Synthese von Proteinen befähigt. Er muß während der Lebenszeit mit der vorhandenen Substanz auskommen und sie für die Funktion erhalten. Das gilt sowohl für die Membran als auch für den Inhalt des Erythrozyten. Ein Drittel des Zellvolumens füllt das Hämoglobin aus, das restliche Volumen besteht u. a. aus Wasser, Elektrolyten, Glucose, Aminosäuren und Enzymen. Dieser Inhalt ist umgeben von einer permeablen Membran, die zu aktivem und passivem Transport befähigt ist.

Die Gesamtheit der biochemischen Vorgänge in der Zelle dient sowohl der Selbsterhaltung, als auch der Erhaltung der Funktionen. Beides ergänzt sich und ist notwendig für die Erfüllung der Aufgaben des Gastransportes und der Rheologie.

Teste zur Bewertung des Zellsystems

Die Labormethoden zur Charakterisierung de erythrozytären Systems und seiner krankhafte Veränderungen sind sehr zahlreich und vom Me thodischen her gut entwickelt und in weiten Be reichen standardisiert. In der folgenden Tabell II.1 sind nur die wichtigsten Teste zur allgemei nen Information unter Verzicht auf Einzelheiter aufgeführt. Im übrigen wird auf die Angaben be den jeweiligen Erkrankungen der Erythrozyter verwiesen.

2. Physiologie der Struktur, Regulation und Funktion

Die Gesamtmasse unreifer und reifer roter Blut zellen, unabhängig von ihrer intravasalen ode extravasalen Lage, kann man als „Erythron" be zeichnen. Der Begriff beinhaltet die Fähigkei des Organismus, die Gesamtmasse durch Regula tion konstant zu halten, d. h. den jeweiligen Zell verlust durch Neuproduktion auszugleichen, da mit genügend Erythrozyten und Hämoglobin fü die Transport- und Kreislauffunktion zur Verfü gung stehen.

Morphologie

Die Beurteilung von **Form, Größe und Inhalt** de peripheren Erythrozyten ist eine der ersten dia gnostischen Maßnahmen zur Klärung von Stö rungen des erythrozytären Systems. Die morpho logische Beurteilung wird nur in jenen Bereicher eines gefärbten Blutausstriches vorgenommen wo keine Überlagerungen von Erythrozyten vor kommen. Anomalien in der Morphologie müsser immer durch Betrachtung verschiedener Bezirke des Blutausstriches gesichert werden.

In der **Größe** variieren Erythrozyten von Nor malpersonen wenig. Die physiologische Anisozy tose ist am stärksten ausgeprägt in Blutausstri

Tabelle II.1. Übersicht über die wichtigsten Labormethoden, mit denen das erythrozytäre System quantitativ und qualitativ erfaßt werden kann

Quantitative Daten, qualitative Teste	Methode/Wertigkeit/Kommentar
Hämoglobin (Hb)-Konzentration (g/100 ml Blut)	Nur Cyanhämoglobin-Methode verwenden; Sahli-Methode unbrauchbar
Hämatokrit (Hkt)-Mikromethode (Vol %) = prozentualer Anteil der Erythrozyten am Gesamtblut	Besonderer Wert liegt in der Exaktheit der Methode; kann für Routineuntersuchung die Hb-Bestimmung ersetzen; ideal für Verlaufskontrollen, z. B. von Blutungsanämien, akuten hämolytischen Schüben, Polyglobulie und Anämisierungen bei Neugeborenen
Erythrozyten (Ery)-Zahl, Mill/mm^3	Nur automatische (elektronisch, Streulichtmessung) Zählmethoden exakt verläßlich
MCH^a = Mittlerer Corpuskulärer Hämoglobingehalt/Ery (μμg oder pikogramm) = pg	Berechnung: $\dfrac{\text{Hb g\%} \times 10}{\text{Eryzahl/Mill.}}$ Diagnostik der Hypochromie
MCHC = Mittlere Corpuskuläre Hämoglobin-Conzentration (Hb in Gramm/100 ml Ery = %)	Berechnung: $\dfrac{\text{Hb g\%} \times 100}{\text{Hkt \%}}$ Diagnostik von Hypochromie und „Hyperchromie"
MCV = Mittleres Corpuskuläres Volumen/Ery (Kubikmicrometer/ Ery = μm^3 oder μ^3)	Berechnung: $\dfrac{\text{Hkt \%} \times 10}{\text{Eryzahl/Mill.}}$ Diagnostik mikrozytärer und makrozytärer Anämien
MCD = Mittlerer Corpuskulärer Durchmesser/Ery (Mikrometer = μm)	Mikroskopische Messung mit Okularmikrometer. Die Price-Jones-Kurve hat keine zusätzliche diagnostische Bedeutung, wenn MCH, MCHC und MCV vorliegen. Volumenverteilungskurven sind brauchbar
Retikulozyten (‰ bzw. %)	Unerläßlich für die globale Diagnostik hämolytischer und aregeneratorischer Anämien, sowie aplastischer Krisen. Gute Präparate erhält man durch 20 Minuten Inkubation von 1 Tropfen Blut mit 1 Tropfen 1%igem Brillantkresylblau in der feuchten Kammer; anschließend Ausstriche anfertigen
Heinzsche Innenkörper	Färben sich mit Brillantkresylblau- oder Methylviolett an und werden als farbstoffdichte Einschlüsse sichtbar. Sie liegen nicht nur in der Nähe der Membran. Nachweis hilfreich für die Diagnostik toxischer hämolytischer Anämien, instabiler Hämoglobine und Glucose-6-Phosphatdehydrogenase-Mangel
HbH-Innenkörper	Blut mit Brillantkresylblau (1 : 1) 60 Minuten bei 37° inkubieren. HbH denaturiert im Erythrozyten und wird in Form zahlreicher feiner Innenkörper sichtbar. Hilfreich für die Diagnostik der α-Thalassämie
Erythrozytenmorphologie (s. Tabelle II.42 u. II.44)	Beurteilung von Form, Größe und Inhalt; Basis für die Diagnostik erythrozytärer Störungen. Auf Einschlüsse achten, z. B. Malariaparasiten, Jolly-Körperchen, Cabotsche Ringe u. a.
Siderozyten, Sideroblasten	Zytochemischer Nachweis von Nicht-Häm-Eisen in Erythrozyten und Erythroblasten. Bedeutung für die Differenzierung von Eisenverwertungsstörungen. Im Kindesalter weniger wichtig für die Beurteilung der Schwere eines Eisenmangels als bei Erwachsenen
Osmotische Resistenz (Prozent Hämolyse)	Brauchbar als Methode nur, wenn Konstanz von pH (= gepufferte NaCl-Lösungen), Temperatur (Wasserbad 20° C) sowie Elektrolytgehalt (NaCl + Phosphatpuffer) in der geforderten abgestuften Konzentration gewährleistet sind. Photometrische Bestimmung des Hämolysegrades erforderlich. Anwendung begrenzt auf die Diagnostik der hereditären Sphärozytose

[a] Entspricht dem nicht mehr gebräuchlichen Hb_E

Tabelle II.1. (Fortsetzung)

Quantitative Daten, qualitative Teste	Methode/Wertigkeit/Kommentar
Spontanhämolyse = Inkubationshämolyse (Prozent Hämolyse)	Lagerung von sterilem defibriniertem Blut über 24–48 Stunden bei 37°C ohne und mit Zusatz von Glucose und ATP. Photometrische Bestimmung des Hämolysegrades. Anwendungsbereich: Diagnostik der hereditären Sphärozytose. Geringere Bedeutung für die Diagnostik von Enzymdefekten
Mechanische Resistenz (Prozent Hämolyse)	Definierte mechanische Belastung der Erythrozyten. Messung des Hämolysegrades nach verschiedenen Belastungszeiten. Keine diagnostische Bedeutung
Säure-Serum-Test (Ham-Test)	Wichtiger Test für die Diagnostik der paroxysmalen nächtlichen Hämoglobinurie (PNH). Prinzip: Angesäuertes Serum verliert seine hämolytische Aktivität, wenn kein Komplement vorhanden ist. Komplement wird für den Test durch Erhitzen zerstört
Hämoglobinanalyse	Elektrophoretische und chromatographische Bestimmung von normalen (HbA, HbA$_2$, HbF) und anomalen Hämoglobinkomponenten (z. B. HbS, HbC, instabile Hämoglobine, HbM) zur Differenzierung von hämolytischen Anämien und Thalassämie-Syndromen
Methämoglobin, Sulfhämoglobin	Photometrische Bestimmung im Hämolysat zur Diagnostik angeborener Methämoglobinämien und erworbener Hämoglobinschäden. Die HbM-Anomalie erfordert zusätzlich Hb-Analyse und Spektrum
Spektralanalysen (Angabe von Maxima und Minima in Nanometer = nm)	Spektrum von Hb als Methämoglobin (MetHb) ist bei HbM-Anomalien und einigen instabilen Hämoglobinen in typischer Weise verändert. MetHb-Spektrum ist pH-abhängig. Messung der Spektren bei pH 6,8–7,0; Meßbereich 700–480 nm
Sauerstoffaffinität	Erkennung erhöhter oder erniedrigter O$_2$-Affinitäten insbesondere bei unklaren Anämien oder Polyglobulien, die durch anomale Hämoglobine mit veränderter O$_2$-Affinität verursacht sein können
HbF-Zellen, HbA-Zellen	Zytologischer Nachweis von HbA bzw. HbF in einzelnen Erythrozyten mittels Elutionsmethode. Nachweis einer fetomaternalen und maternofetalen Transfusion, sowie HbF-Erhöhungen bei hämatologischen Erkrankungen
Fetales Hämoglobin (HbF)	Chemische Bestimmung mittels Alkalidenaturierung. HbF ist alkaliresistent. Erhöhungen von HbF unspezifisch bei hämolytischen Anämien, aplastischen Anämien (insbesondere bei Fanconi-Anämie) und Leukämien (insbesondere „juveniler Typ" der myeloischen Leukämie). Charakteristisch hoher HbF-Wert bei der Thalassaemia major
Löslichkeitstest zum Nachweis von HbS	HbS präzipitiert in reduziertem Zustand in hochmolarem Phosphatpuffer. Als Screening-Test sehr geeignet
Erythrozytenenzyme	Bestimmung der Enzymaktivitäten und/oder der Metaboliten. Kontrollprobe sollte die gleiche Zahl an Retikulozyten enthalten, da die Höhe der Enzymaktivitäten vom Alter der Zellpopulation beeinflußt wird. Anwendungsbereich: Differenzierung der enzymopenischen hämolytischen Anämien
Serumeisen, Eisenbindungskapazität, Transferrin, Ferritin	Wichtig für die Diagnostik und Differenzierung hypochromer Anämien und Störungen des Eisenstoffwechsel
Lebenszeit der Erythrozyten, Abbauorte	Markierung eigener oder fremder Erythrozyten mit ^{51}Cr und Messung der Abnahme der Radioaktivität im peripheren Blut. Wichtig für die Diagnostik hämolytischer Anämien, wobei gleichzeitig der Abbauort bestimmt werden kann (Leber, Milz, Knochenmark, Gefäßsystem)

Tabelle II.1. (Fortsetzung)

Quantitative Daten, qualitative Teste	Methode/Wertigkeit/Kommentar
Erythrokinetik; Durchführung im Kindesalter nur dann, wenn wirklich indiziert	Radioaktive Markierungen von Erythrozyten ermöglichen Einblicke in Produktion, Verteilung, Umsatz und Untergang von Erythrozyten. 1. Mit ^{59}Fe werden Eisenumsatz, Gesamtmasse an erythropoetischer Kapazität, Ort der Erythrozytenproduktion und funktionelle Kapazität bestimmt. 2. Die ^{51}Cr-Methode findet Anwendung zur Bestimmung der Verteilung markierter Erythrozyten, der Erythrozytenmasse, der Lebenszeit und des Ortes der Zerstörung der Zellen
Blutvolumen, Plasmavolumen, Erythrozytenvolumen	^{125}I-Albumin und ^{51}Cr-Markierung sowie Evans Blue (s. Kapitel II.4.7)
Schilling-Test	Geprüft wird die enterale Absorption von radioaktiv markiertem Vitamin B_{12} ohne und mit Intrinsic-Faktor über die Ausscheidung des zugeführten Vitamin B_{12} im Stuhl und Urin. Diagnostik von megaloblastären Anämien
Vitamin B_{12}- und Folsäure-Bestimmung	Wichtige Teste zur Differenzierung megaloblastärer Anämien
Coombs-Test (direkt, indirekt)	Nachweis inkompletter Antikörper (Ak). An Erythrozyten fixierte Ak werden mit dem direkten Coombs-Test, im Serum frei befindliche Ak werden mit dem indirekten Coombs-Test nachgewiesen. Coombs-Serum = Antikörper gegen Human-γ-Globulin
Haptoglobin	Nachweis sinnvoll für die Diagnostik von hämolytischen Anämien, hämolytischen Transfusionsreaktionen und die Differentialdiagnose des Ikterus. Neugeborene und Säuglinge bis zur 6. Lebenswoche haben kein Haptoglobin

chen von Neugeborenen. Die normale Größenverteilung reicht hier von Makrozyten bis zu Kugelzellen. In Retikulozyten-reichem Blut findet sich eine entsprechende Zahl von Makrozyten.
Die *Form* der Erythrozyten ist rund (Normozyten). Formvarianten werden als Poikilozyten bezeichnet, deren Nomenklatur reichhaltig ist. Typische Formvarianten charakterisieren oft definierte Krankheitsbilder.
Der *Inhalt* der Erythrozyten besteht zu ca. 30% aus Hämoglobin, der Rest wird von Wasser, Elektrolyten, Glucose und Enzymen ausgefüllt. Mit den üblichen Färbemethoden färbt sich der rote Blutfarbstoff quantitativ an. Daher kann aus der Farbintensität auf den Hämoglobingehalt pro Einzelzelle geschlossen werden, d. h., mikroskopisch ist eine Unterscheidung zwischen Normochromie, Hyperchromie und Hypochromie möglich.
Als *Polychromasie* bezeichnet man eine mehr bläuliche Farbtönung, die typisch ist für junge Erythrozyten (Retikulozyten).

Einschlüsse in Erythrozyten, die nach Anfärbung mit May Grünwald/Giemsa oder Vitalfarbstoffen sichtbar werden, sind mit Ausnahme der Retikulozyten immer pathologisch (s. Tabelle II.1). *Retikulozyten* sind junge kernlose Erythrozyten, deren Substantia granulo-filamentosa durch Färbung mit Brillantkresylblau in Form charakteristischer tiefblauer Strukturen sichtbar gemacht werden kann. Die Dichte des retikulären Netzes nimmt parallel mit dem Alter des Retikulozyten ab. (Stadieneinteilung I–IV). Die Zahl der Retikulozyten entspricht bei ausgeglichener Bilanz der Zahl der untergegangenen Erythrozyten.

Proliferation, Reifung und Differenzierung

Die Vorstufen der Erythrozyten durchlaufen mehrere Zellteilungsvorgänge im Knochenmark, bevor sie als Erythrozyten in das periphere Blut ausgeschwemmt werden (Übersicht bei [9, 15]). Die Erythropoese befindet sich als System der

Proliferation und Reifung im Fließgleichgewicht (Abb. I.1). Bei diesem Vorgang durchlaufen die Zellen verschiedene „Speicher". Ausgangspunkt der Erythropoese ist eine determinierte erythropoetische **„Stammzelle"**, die ihrerseits Abkömmling der undeterminierten pluripotenten Stammzelle ist (s. Kapitel I.2). Die erythropoetisch determinierte Stammzelle erhält sich selbst und sorgt laufend für den Nachschub an erythropoetischen Zellen in den Proliferationsspeicher. Sie hat daher eine hohe Teilungsaktivität. Morphologisch handelt es sich um eine Zelle vom Typ des undifferenzierten Blasten. Im *Proliferationsspeicher* durchlaufen die Zellen eine Reihe von Zellteilungen, wobei die Zellen eine Größenreduktion erfahren, bis sie in den *Reifungsspeicher* eintreten, in dem keine Zellteilungen mehr stattfinden. Von hier erfolgt der Übertritt in den **Funktionsspeicher** (peripheres Blut). Nach einem Alterungsprozeß endet mit der Zerstörung im retikuloendothelialen System die Lebenszeit des Erythrozyten.

Bei der Erythropoese ist innerhalb des Proliferationsspeichers eine Änderung der Morphologie identisch mit der jeweiligen Verdoppelung der Zellzahlen durch Zellteilung, d. h. das Verhältnis von $E_1 : E_2 : E_3 : E_4$ ist wie $1 : 2 : 4 : 8$.

Nomenklatur. Folgende Abkürzungen zur Kennzeichnung der Zelle können verwendet werden, allerdings ist die Zuordnung zu den E-Gruppen nicht einheitlich. Im Proliferationsspeicher E_1 = Proerythroblast, E_2 und E_3 = unreifer bzw. reifer basophiler Erythrobalst, E_4 = polychromatischer Erythroblast. Im Reifungsspeicher: E_5 = oxyphiler Normoblast, E_6 = Retikulozyt und im Funktionsspeicher E_6 = Retikulozyt und E_7 = Erythrozyt. Die Namen basophiler, polychromatischer oder oxyphiler Erythroblast entsprechen dem morphologischen Aussehen nach der Pappenheim-Färbung.

Lebensdauer. Die Lebenszeit der Erythrozyten im peripheren Blut wird mit 109–127 Tagen (Mittel 120 Tage) angegeben. Somit muß das Knochenmark täglich 1% des Erythrozytenvolumens = 1% Retikulozyten produzieren. Die gesamte Reifungszeit, die eine Zelle vom Proerythroblasten bis zum Retikulozyten im Knochenmark benötigt, beträgt 3 bis 4 Tage.

Der Retikulozyt benötigt bis zur Ausreifung zum Erythrozyten 48 Stunden. Der obere Grenzwert für die Transitzeit im Proliferationsspeicher wird mit 80 Stunden angegeben, wobei die Zeitspanne zwischen zwei Zellteilungen bei etwa 20 Stunden liegen soll (Generationszeit der Zellen). Di Transitzeit der Erythroblasten im Reifungsspei cher wird auf nicht mehr als 20 Stunde geschätzt.

Biochemie der Erythrozytendifferenzierung

Der Proerythroblast und alle nachfolgenden ery thropoetischen Zellen im Proliferations- un Reifungsspeicher haben die Fähigkeit zur *Hämo globinsynthese.* Dies setzt u. a. voraus, daß de Transport von Eisen zur Zelle und die Aufnahm von Eisen durch die Zelle funktioniert. Die Fä higkeit der Eisenaufnahme und der Blutfarb stoffsynthese geht den Zellen jenseits des Reti kulozytenstadiums verloren. Für die Hämoglo binsynthese selbst muß die Produktion von Häm und Globin zeitlich und quantitativ so aufeinan der abgestimmt sein, daß der Zusammenschlu funktioniert. Die Synthese des Häms geht der de Globins zeitlich voraus. Die Globinsynthese un terliegt der genetischen Kontrolle durch di Strukturgene für die einzelnen Polypeptidketter Gleichzeitig muß während der Differenzierun und Reifung die Gesamtheit der *Erythrozyten enzyme* synthetisiert werden. Die einzelnen Syn thesen laufen mit unterschiedlicher Geschwindig keit zu verschiedenen Zeiten der Zelldifferenzie rung ab. Generell läßt sich sagen, daß in der Pha se der letzten Zellteilung und zu Beginn der Rei fungsperiode die wesentlichen Prozesse der Syn these von funktionellen Proteinen ablaufen.

Hinsichtlich der *Energiegewinnung* vollzieht sic ein grundlegender Wandel während der Reifun der Zellen. Ein unreifer Retikulozyt bezieht sei ne Energie zu 90% aus Aminosäuren, ein reife Retikulozyt benutzt dazu je zur Hälfte Aminc säuren und Glucose, während der Erythrozy 95% seiner Energie über die Glucose bezieh Die wichtigsten biochemischen Parameter de Erythrozytenalterung werden im Abschnitt „Un tergang der Erythrozyten" dargestellt.

Regulation der Erythropoese

Der humorale Regler der Erythropoese ist da *Erythropoetin,* das eine mehrfache Wirkung au die Erythropoese hat (Übersicht bei [15]). In e: ster Linie wirkt es auf die sogenannte Erythro poetin-sensitive Zelle, indem der Prozeß der Di ferenzierung, der Zellreplikation und der Hämo

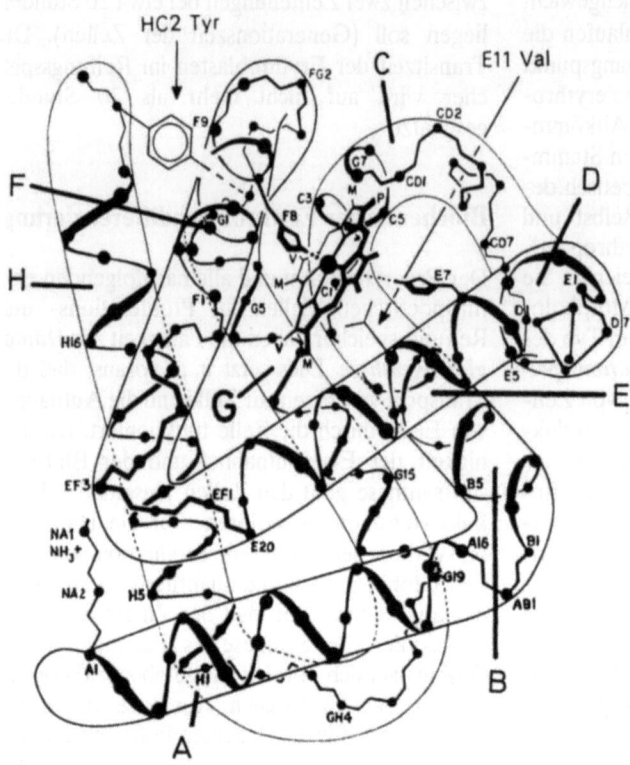

Abb. II.1. Sekundär- und Tertiärstruktur der β-Kette. Die Helices sind durch große Buchstaben (A–H), die Positionen der Aminosäuren durch Buchstaben und Zahlen (z. B. AB 1, E 20) gekennzeichnet (nach Perutz [20]). Die Lage des Hämmoleküls zwischen der E- und F-Helix ist in Abb. II.35 besonders herausgestellt

globinsynthese induziert wird. Diese Zelle ist identisch mit der determinierten erythropoetischen Stammzelle, die sich nicht mehr in Vorläufer der Granulo- oder Megakaryozytopoese umwandeln kann.

Erythropoetin wirkt daneben auch auf die reifen Erythroblasten und beschleunigt bei ihnen die Hämoglobinsynthese. Außerdem bewirkt es eine Vermehrung der DNA- und der RNA-Synthese in erythropoetischen Zellen in den verschiedenen Stadien der Differenzierung. Die Reaktion auf eine Injektion von Erythropoetin besteht darin, daß 3 Tage danach ein hoher Retikulozytenanstieg im peripheren Blut erfolgt.

Die Erythropoese wird reguliert durch eine negative Rückkopplung. Die Gewebshypoxie ist der wesentliche Reiz für die **Erythropoetinproduktion.** In der Niere befinden sich Sensoren für den Sauerstoffdruck. Es wird angenommen, daß die Bildung des Erythropoetins analog dem Renin-Angiotensin-Mechanismus abläuft, indem in der Niere das Erythrogenin (Proerythropoetin) gebildet wird, welches das Erythropoetinogen als Substrat im Plasma in das aktive Erythropoetin umwandelt. Nach anderen Vorstellungen wird Proerythropoetin in der Leber gebildet und in der Niere durch Proteolyse in Erythropoetin umgewandelt. Als Bildungsort für das Erythropoetin scheint neben der Niere auch die Glandula submandibularis in Frage zu kommen. Während der Fetalzeit ist die Leber der Ort der Erythropoetinproduktion. Die Existenz eines fetalen Erythropoetins ist nicht gesichert. Erythropoetin ist chemisch ein Glykoprotein mit einem Molekulargewicht von ca. 55 000. Die Reindarstellung ist bislang nicht gelungen.

Neben dem stimulierenden Faktor Erythropoetin wird auch ein **Erythropoese-Inhibitions-Faktor** (EIF) vermutet, der in den Erythrozyten selbst lokalisiert sein soll. Seine Wirkung ist direkt antagonistisch zum Erythropoetin [17]: Er verhindert den Eintritt der Zellen in die S-Phase und den Ablauf der G_2-Phase des Zellzyklus. Die Bedeutung von EIF für die neonatale Polyglobulie und die Trimenonreduktion wird an entsprechenden Stellen erwähnt.

Hämoglobin

Der rote Blutfarbstoff besteht aus einem Farbstoff- (Protoporphyrin-Eisen-Komplex = Häm) und einem Eiweißanteil (Globin). Beide sind so

Physiologie der Struktur, Regulation und Funktion

zusammengefügt, daß der Sauerstofftransport in optimaler Weise erfüllt wird (Übersicht bei [13, 20]).

Struktur des Globins

Das Gobinmolekül ist aus vier Polypeptidketten (Tetramer) aufgebaut, von denen je zwei identisch sind. Jeder Polypeptidkette ist ein Hämmolekül mit je einem Fe-Atom zugeordnet. Das Molekulargewicht des Globinmoleküls beträgt 64500, das des Gesamtmoleküls 68000. Durch Kombination von je zwei Kettenpaaren mit differenter Struktur entstehen die verschiedenen Typen des adulten, fetalen und embryonalen Hämoglobins. Die Benennung der in der Struktur unterschiedlichen Polypeptidketten erfolgt mit Buchstaben des griechischen Alphabetes: α-, β-, γ-, δ-, ϵ- und ζ-Ketten (Tabelle II.2). Der Mensch verfügt über drei Hämoglobintypen (HbA$_1$, HbA$_2$, HbF), die permanent synthetisiert werden. Drei weitere Typen (Hb Gower 1, Hb Gower 2, Hb Portland) werden unter normalen Bedingungen nur während der Embryonal- und Fetalzeit gebildet. Das Molekül der bleibenden Hämoglobine ist nach dem gleichen Prinzip aufgebaut: Sie alle besitzen ein identisches Polypeptidkettenpaar (α-Ketten), während die Spezifität der einzelnen Typen durch ein zweites Kettenpaar (β-, γ- oder δ-Ketten) bestimmt wird. Der adulte Blutfarbstoff (HbA) setzt sich zusammen aus der Hauptkomponente HbA$_1$ ($\alpha_2\beta_2$) und der Minorkomponente HbA$_2$ ($\alpha_2\delta_2$). Das fetale Hämoglobin oder HbF ($\alpha_2\gamma_2$) dominiert quantitativ in der Fetalzeit und im frühen Säuglingsalter.

Die α-Kette besteht aus 141 Aminosäuren, die β-, γ- und δ-Ketten sind aus jeweils 146 Aminosäuren aufgebaut. Synthese und quantitative Anteile der einzelnen Typen und Komponenten differieren in Abhängigkeit von der prä- und postnatalen Entwicklung (Tabelle II.2).

Die einzelnen Aminosäuren einer Polypeptidkette (Primärstruktur) sind abschnittsweise in schraubenförmigen Windungen angeordnet (α Helix). Die einzelnen helikalen Abschnitte (Abb. II.1), die durch große Buchstaben des Alphabetes (A–H) gekennzeichnet sind, werden durch nichthelikale Anordnungen von Aminosäuren unterbrochen (Sekundärstruktur). Durch die Einfügung dieser interhelikalen Bereiche werden die Helices einer Polypeptidkette gegeneinander abgeknickt und zur räumlichen Struktur angeordnet (Tertiärstruktur). Die Anteile der vier Polypeptidketten werden untereinander und mit den jeweiligen Hämanteilen durch nichtkovalente Bindungen (hydrophobe Wechselwirkungen, van der Waalssche Kräfte, Salzbrücken und Wasserstoffbrücken) zur tetrameren Funktionseinheit assoziiert (Quaternärstruktur).

Das funktionelle Zentrum des Moleküls grup-

Tabelle II.2. Zusammenstellung der normalen Hämoglobintypen des Menschen mit Angabe der Kettenformel und dem approximativen quantitativen Anteil in verschiedenen Entwicklungsphasen

Entwicklungsalter	Hämoglobinkomponenten	Anteil am Gesamt-Hb (%)	Kettenformel	Hämoglobintyp
1.–2. Lunarmonat[b]	Hb Gower 1	25	$\zeta_2\epsilon_2$[a]	embryonal
	Hb Gower 2	15	$\alpha_2\epsilon_2$	
	Hb Portland	10	$\zeta_2\gamma_2$[a]	
	HbF	50	$\alpha_2\gamma_2$	fetal
3. Lunarmonat	HbF	96–97	$\alpha_2\gamma_2$	fetal
	HbA	3–4	$\alpha_2\beta_2$	adult
Neugeborenes[c]	HbF	81,7 ±4,2	$\alpha_2\gamma_2$	fetal
	HbA$_1$	17,7 ±4,6	$\alpha_2\beta_2$	adult
	HbA$_2$	0,25±0,20	$\alpha_2\delta_2$	
Erwachsener	HbA$_1$	97	$\alpha_2\beta_2$	adult
	HbA$_2$	2,5	$\alpha_2\delta_2$	
	HbF	0,5	$\alpha_2\gamma_2$	fetal

[a] Die ζ-Kette wird als embryonale α-Kette bezeichnet.
[b] Geschätzte Werte für Hb-Fraktion.
[c] Chromatographisch ermittelte Werte.

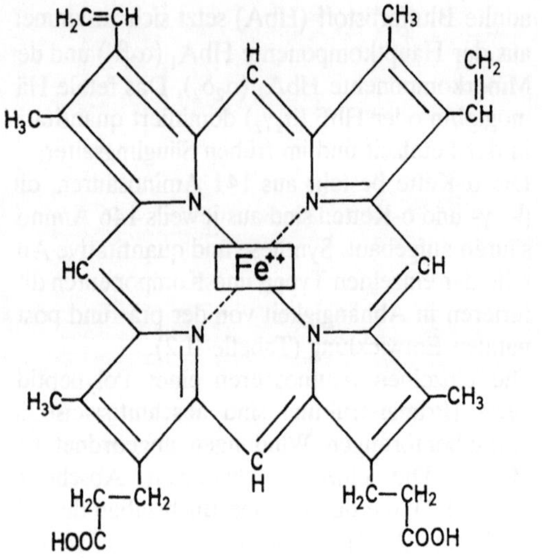

Struktur des Häms

Das Grundgerüst des Hämmoleküls besteht aus vier Pyrrolringen, die über Methenbrücken zu dem Protoporphyrinring zusammengeschlossen sind (Abb. II.2). Zentral eingebaut ist das Eisenatom, das eine koordinative Bindung mit den vier Stickstoffatomen der Pyrrolringe eingeht und so das Hämmolekül bildet. Der alternierende Wechsel von einfachen und doppelten Bindungen (konjugierte Bindungen) stabilisiert einerseits das Molekül, andererseits entstehen dadurch Lichtabsorptionsphänomene, die für die rote Farbe des Blutfarbstoffs verantwortlich sind. Im Absorptionsspektrum des Oxyhämoglobins finden sich zwei Banden bei 576 und 540 nm sowie eine ganz ausgeprägte Bande zwischen 412 und 415 nm. Die spektralen Eigenschaften des Hämoglobins ändern sich mit der Wertigkeit und der Form der Ligandenbindung (Abb. II.3). Der Porphyrinstoffwechsel wird im Zusammenhang mit den Porphyrien besprochen.

Die Bindung des Eisens an das Globinmolekül erfolgt über die fünfte Koordinationsstelle mit einem Histidin, das in der β-Kette in Position 92, in der α-Kette in Position 87 liegt (F 8 = „proxima-

Abb. II.2. Chemische Struktur des Hämmoleküls

piert sich um den Häm-Eisenkomplex. Dieser ist in einer zur Oberfläche des Moleküls gerichteten taschenförmigen Vertiefung zwischen E- und F-Helix so eingelagert, daß der Sauerstoff von außen leicht zu den Eisenatomen gelangen und wieder abgegeben werden kann.

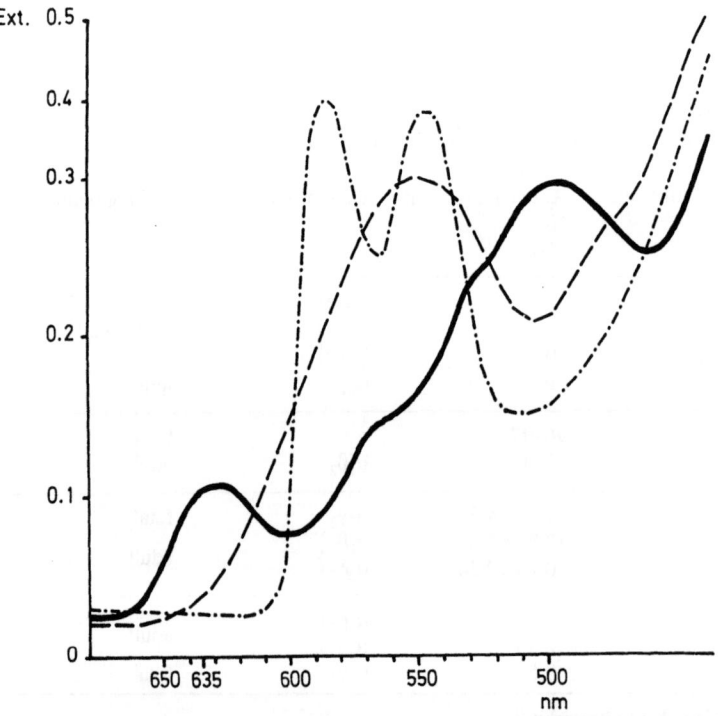

Abb. II.3. Spektren der verschiedenen Zustandsformen des Hämoglobins. ——— Methämoglobin; – – – Cyanmethämoglobin; – · – · – Oxyhämoglobin

le" Histidine). Die sechste Koordinationsstelle des zweiwertigen Eisens bleibt frei für die reversible Sauerstoffbindung. Dies geschieht zwischen E 7 und der Hämgruppe. Die genannten Positionen sind aus den Abb. II.1 und II.31 ersichtlich.

Funktion

Die Aufgabe des Hämoglobinmoleküls besteht im Transport von Sauerstoff und Kohlendioxyd. Das Verhältnis von O_2-Sättigung zum O_2-Partialdruck im Blut stellt sich in Form der O_2-Gleichgewichtskurve (O_2-Dissoziationskurve) dar. Die Sigmoidform dieser Kurve, die die Änderung der O_2-Affinität während der Oxygenation beschreibt, ist das Ergebnis eines komplizierten Zusammenspiels, an dem folgende Strukturen und Mechanismen beteiligt sind:
1. Das *Globinmolekül*. Eine normale O_2-Affinität setzt die Anwesenheit von ungleichen Polypeptidketten (α-Ketten und nicht-α-Ketten) voraus. Anomale Hämoglobine mit vier identischen Ketten, z.B. HbH ($β_4$) und Hb Bart's ($γ_4$) haben eine extrem hohe O_2-Affinität sowie eine hyperbolische O_2-Dissoziationskurve, d.h. sie sind funktionell unbrauchbar. Eine veränderte Funktion kann auch durch Substitution einer einzigen Aminosäure an besonders kritischen Punkten (s. Kapitel II.4.5) verursacht werden. Bei der Aufnahme (Oxygenation) und Abgabe (Deoxygenation) von Sauerstoff verändern die Polypeptidketten ihre Lage zueinander. Ausgelöst werden die intramolekularen Bewegungen durch das Eisenatom, das abhängig von der jeweiligen Zustandsform eine Größenänderung im Radius erfährt. Diese Bewegungen übertragen sich über die Häm-Histidinbindung auf die F-Helix und somit auf das gesamte Molekül. In diesem Mechanismus findet die Beschleunigung der O_2-Bindung mit zunehmender Oxygenierung, die als Häm-Häm-Interaktion bezeichnet wird, ihre Erklärung.

2. Der *Bohr-Effekt* ist die pH-Abhängigkeit der O_2-Bindung. Bei pH-Erniedrigung wird die O_2-Abgabe erleichtert, bei pH-Erhöhung (Haldane-Effekt) die O_2-Aufnahme erleichtert. Beides sind im Gewebe und in der Lunge begünstigende Faktoren.

3. Die *organischen Phosphate*, insbesondere 2,3-Diphosphoglycerat (2,3-DPG) stabilisieren das Hämoglobinmolekül in der Deoxyform durch Bindung an die β-Kette (Position 143 Histidin). Dadurch wird die O_2-Abgabe begünstigt, d.h. die Affinität herabgesetzt (Abb. II.4). Der 2,3 DPG-Mechanismus ist ein wichtiges Kompensationssystem für die O_2-Versorgung des Gewebes, z.B. bei der Höhenanpassung oder bei chronischen Anämien.

Die mit den regulativen funktionellen Mechanismen im Zusammenhang stehenden Fragen des O_2-Transportes werden im Abschnitt über die „Trimenonreduktion" und die „physiologische Anämie des Kindes" diskutiert.

Sauerstoffversorgung des Feten

Die fetoplazentaren Beziehungen sind hinsichtlich des Sauerstofftransportes durch eine funktionelle Einheit charakterisiert. Dabei sind vor allem die unten aufgeführten sich gegenseitig begünstigenden Faktoren zu nennen (Übersicht bei [21]):

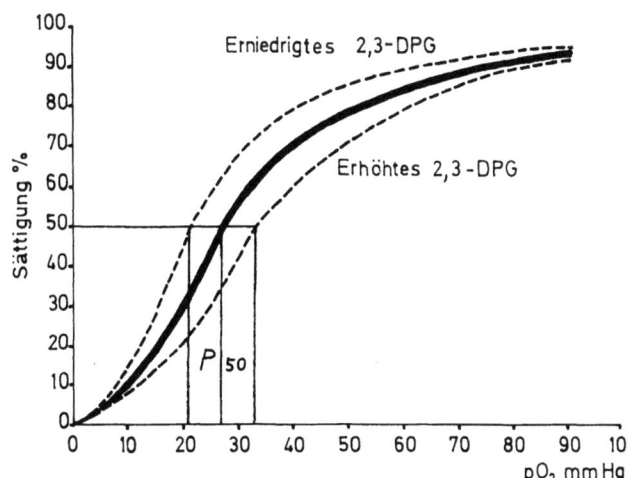

Abb. II.4. Sauerstoffdissoziationskurve: Veränderungen durch 2,3-Diphosphoglycerat (2,3-DPG)

1. Verbesserte O_2-Aufnahme des Feten durch
   a) hohe O_2-Affinität des fetalen Blutes,
   b) pH-Erhöhung im fetalen Blut,
   c) pH-Erniedrigung im mütterlichen Blut.
2. Verbesserte O_2-Abgabe an das Gewebe durch
   a) niedrigen pO_2 im Gewebe des Feten,
   b) pH-Erniedrigung im Gewebe des Feten,
   c) relativ hohen Hämatokrit.

Synthese des Globins

Die qualitative und quantitative Produktion der verschiedenen Polypeptidketten wird von Strukturgenen kontrolliert. Die Syntheseschritte folgen den allgemeinen Gesetzen der Proteinsynthese. Die Anzahl der für die einzelnen Polypeptidketten verantwortlichen Strukturgene ist nicht gleich. Während die Synthese der β- und δ-Kette jeweils von einem Gen kontrolliert wird (ein Gen: eine Polypeptidkette), stehen für die γ-Kette mindestens zwei, wahrscheinlich sogar drei Strukturgene zur Verfügung, da das normale HbF drei chemisch differente γ-Ketten enthält. Für die α-Kette wird die Existenz von zwei Strukturgenen für eine Polypeptidkette angenommen (s. α-Thalassämie), jedoch gibt es rassische und ethnische Gruppen, die für jede α-Kette nur ein Strukturgen besitzen. Jenseits der Embryonalzeit besteht die Hälfte aller synthetisierten Polypeptidketten aus α-Ketten, da jede Hämoglobinkomponente ($\alpha_2\beta_2$, $\alpha_2\delta_2$, $\alpha_2\gamma_2$) 50% α-Ketten enthält. Die Syntheserate der übrigen Kettenpaare ist eng mit der ontogenetischen Entwicklung korreliert (Abb. II.5). Über die Mechanismen, die dem Wechsel in der Synthese von ε-Ketten nach γ-Ketten (HbF) und weiter nach β-Ketten (HbA) während der Ontogenese zugrunde liegen, ist wenig bekannt. Wahrscheinlich erfolgt die Regulation über Operator- und Regulatorgene.

Die **Synthese des Häms** erfolgt im Knochenmark und in der Leber (Übersicht bei [18]). Grundbausteine sind Glycin (Glykokoll) und Succinyl-Coenzym A (aktivierte Bernsteinsäure), die zur δ-Aminolävulinsäure (ALA) zusammengefügt werden. Diese Reaktion wird katalysiert von der ALA-Synthetase, wobei Pyridoxalphosphat (Vitamin B_6) die Rolle des Kofaktors übernimmt. Zwei Moleküle ALA vereinigen sich zu einem Monopyrrol, dem Porphobilinogen unter Mitwirkung der ALA-Dehydrase. Unter weiterer Enzymwirkung entsteht dann ein Tetrapyrrol, das Uroporphyrinogen. Dies wird schließlich durch Decarboxylierung sowie Oxydation der Seitenketten zu Kopro- und Protoporphyrin weiterentwickelt. Letztlich wird durch Einbau von zweiwertigem Eisen, katalysiert durch die Hämsynthetase, das Protoporphyrin in das fertige Häm umgewandelt. Häm übt einen regulativen Effekt auf die Globinsynthese aus. Störungen der Hämsynthese werden bei den Porphyrien besprochen (Kapitel II.5).

Hämoglobinkatabolismus

Täglich wird ca. 1% des zirkulierenden Hämoglobins aus den absterbenden Erythrozyten frei. Davon wird nur ein Bruchteil (3–7%) intravasal

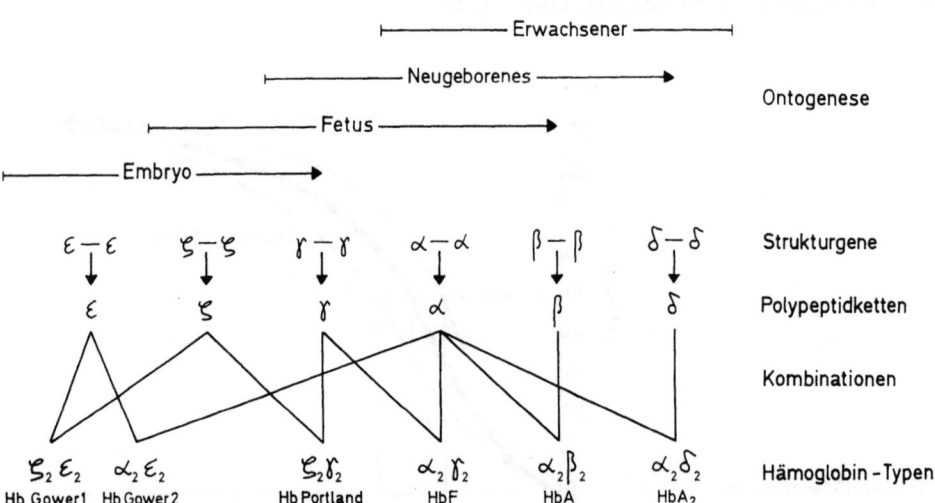

Abb. II.5. Ontogenetische Entwicklung der Synthese der Polypeptidketten

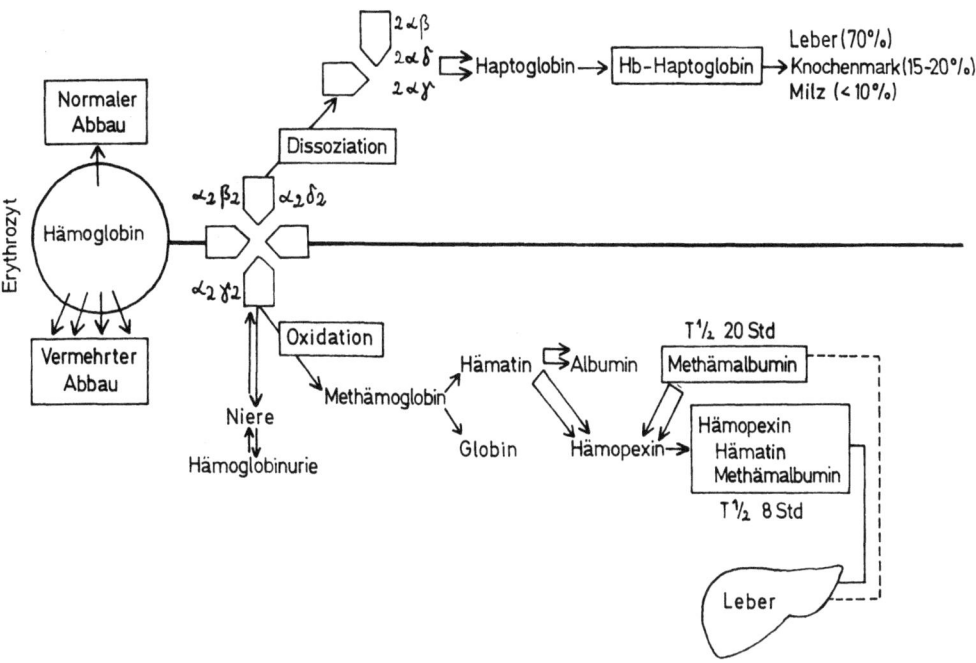

Abb. II.6. Schematische Darstellung des Hämoglobinkatabolismus unter normalen Bedingungen und bei verstärkter Hämolyse

abgebaut, der Rest von 93–97% unterliegt dem extravasalen Abbau im RES von Leber, Milz und Knochenmark (Übersicht bei [10]).

Zirkulierendes freies Hämoglobin (Hb) wird an **Haptoglobin** (Hp) gebunden. Die Bindungskapazität des Haptoglobins beträgt 50–150 mg Hb/ 100 ml Plasma. Der Hb-Haptoglobinkomplex hat in der Blutbahn eine Halbwertszeit von 10–30 Minuten. Der Abbau des Komplexes erfolgt durch die Leberparenchymzellen. Die Konzentration an freiem Haptoglobin nimmt entsprechend dem Anteil an intravasal vorhandenem Hämoglobin ab. Haptoglobin gehört zu den α_2-Globulinen. Es ist ein Glykoprotein, das aus drei Varianten (Hp 1-1, Hp 2-1, Hp 2-2) besteht. Das Molekulargewicht beträgt mindestens 100 000. Das Molekül ist aus zwei Paaren nichtidentischer Polypeptidketten (α^{Hp} und β^{Hp}) aufgebaut. Die Differenz der Hp-Typen wird durch die verschiedenen Strukturen und Kombinationen der α-Ketten (α 1 und α 2) bestimmt. Während der ontogenetischen Entwicklung wird Haptoglobin erst ab der 6. Lebenswoche post partum gebildet. Das Hp 1-1-Molekül besitzt auf der β-Kette vier Bindungsstellen für Hämoglobin, das jedoch nicht in der tetrameren ($\alpha_2\beta_2$), sondern in der dimeren Struktur ($\alpha\beta$) gebunden wird (Abb. II.6). Bei Überschreiten der Hämoglobinbin-

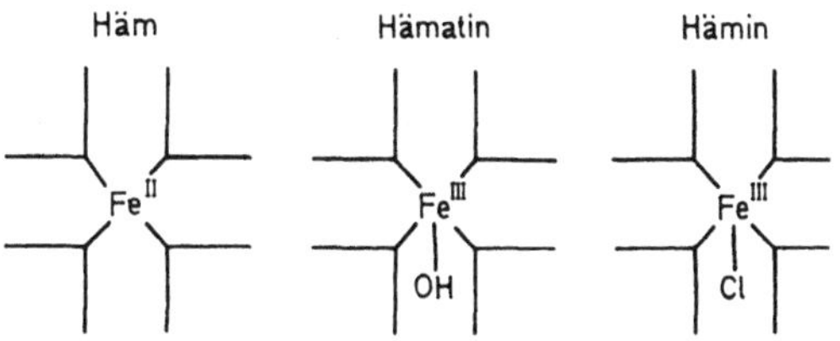

Abb. II.7. Strukturen von Häm, Hämatin und Chlorhämin

dungskapazität, z. B. bei hämolytischer Anämie wird ein Teil des freien Hämoglobins über die Niere in Form von Dimeren ausgeschieden (Hämoglobinurie) oder durch Pinozytose in den Leberparenchymzellen eliminiert. Nicht unbeträchtliche Mengen (bis zu 2 mg/min) können in der Niere nach glomerulärer Filtration wieder tubulär rückresorbiert und in den Tubuluszellen abgebaut werden. Das dabei anfallende Eisen erscheint als Hämosiderin im Harn. Der nicht eliminierbare Anteil des freien Hämoglobins wird zu Methämoglobin oxidiert, das rasch in Häm und Globin dissoziiert. Das freie Hämatin, d. h. oxidiertes Häm (Abb. II.7) wird entweder an **Hämopexin** (β_1-Globin, Glykoprotein, Molekular-Gewicht ca. 5700) oder an Albumin gebunden. Das Produkt **Methämalbumin** wird wahrscheinlich über den Umweg der Bindung an Hämopexin in der Leber abgebaut. Dieses gesamte Transportsystem für Hämoglobin und Hämatin im Plasma sowie die tubuläre Rückresorption verhindern einen größeren Eisenverlust. Der weitere Abbau des Hämoglobins (Globin zu Aminosäuren, Porphyrin zu Bilirubinderivaten) ist identisch mit der extravasalen Katabolisierung.

Enzyme

Der Stoffwechsel des reifen Erythrozyten unterscheidet sich wesentlich von dem anderer Körperzellen (Übersicht bei [6]). Die Zelle besitzt weder einen Kern noch Mitochondrien, Ribosomen oder andere Organellen. Dementsprechend ist eine Zellteilung oder eine vollständige Neusynthese von Nucleinsäuren, Nucleotiden, Proteinen und wahrscheinlich auch von Lipiden nicht möglich. Der Verlust der Enzyme des Krebs-Zyklus und der Atmungskette, die in anderen Zellen die Hauptquelle der Energieproduktion darstellen, führt dazu, daß der reife Erythrozyt seine Energie nahezu ausschließlich durch anaerobe Glykolyse im Embden-Meyerhof-Zyklus gewinnen muß.

Die Bildung von energiereichem Adenosintriphosphat (ATP) im Rahmen der anaeroben Glykolyse genügt für den Energiebedarf des Erythrozyten. Beim Abbau von einem Molekül Glucose zu zwei Molekülen Lactat beträgt der Energiegewinn letztlich zwei Moleküle ATP. Die von Erythrozyten verstoffwechselte Glucose wird zu 95% über die anaerobe Glykolyse abgebaut und nur 5% durchlaufen normalerweise den Pentose-Phosphat-Shunt.

Die Bedeutung der Enzyme für die Funktionserhaltung der Retikulozyten und reifen Erythrozyten läßt sich am besten an den Folgen angeborener oder erworbener Enzymdefekte ablesen. Diese verursachen über verschiedene Mechanismen entweder eine verkürzte Lebensdauer der Erythrozyten oder eine Beeinträchtigung der Sauerstofftransportfunktion.

Die Glykolyse (Embden-Meyerhof-Zyklus)

Die Glykolyse (Abb. II.8) beginnt mit der Phosphorylierung der Glucose durch das Enzym Hexokinase zu Glucose-6-Phosphat (G6P). Die Hexokinase kann auch den Abbau von Fructose und Mannose katalysieren. Es folgt die Isomerisierung der G6P durch die Glucosephosphatisomerase zu Fructose-6-phosphat (F6P). G6P kann auch in den Pentose-Phosphat-Zyklus eingehen. In einem zweiten Phosphorylierungsschritt wird F6P mit Hilfe der Phosphofructokinase in Fructose-1,6-phosphat (F-1,6-P) überführt und dann durch die Aldolase in zwei Triosen gespalten: Dihydroxyacetonphosphat (DHAP) und Glyzeraldehyd-3-phosphat (GAP).

Beide Substrate stehen im Gleichgewicht miteinander. Da jedoch GAP ständig weiter durch die Glyceraldehyd-3-phosphat-Dehydrogenase zu 1,3-Diphosphoglycerat (1,3-DPG) abgebaut wird, verläuft die in beiden Richtungen mögliche Konversion zwischen DHAP und GAP durch das Enzym Triosephosphatisomerase in Richtung GAP. Die weiteren Abbauschritte bis zum Lactat gehen durch die Phosphoglyceratkinase von 1,3-DPG zum 3-Phosphoglycerat (3-PG), dann durch die Phosphoglyceromutase zum 2-Phosphoglycerat (2-PG), weiter durch die Enolase zu Phosphoenolpyruvat (PEP), mit Hilfe der Pyruvatkinase zum Pyruvat und schließlich durch die Lactatdehydrogenase zum Lactat. Sowohl Pyruvat als auch Lactat können vom Erythrozyten nicht weiter abgebaut werden; sie treten durch die Membran ins Plasma über.

Nachdem durch zwei Phosphorylierungsschritte (Glucose zu G6P und F6P zu F-1,6-P) anfänglich zweimal ATP zu ADP gespalten wird, werden beim Abbau von 1,3-DPG zu 3-PG und von PEP zu Pyruvat insgesamt vier Moleküle ATP gebildet, so daß schließlich ein Nettogewinn von zwei energiereichen ATP-Molekülen erzielt wird. Das Substrat 1,3-DPG ist an zwei Stoffwechselwegen beteiligt: an der anaeroben Glykolyse und an einem Nebenschluß des Embden-Meyerhof-Zyklus, dem Rapoport-Luebering-Shunt. Durch das Enzym Diphosphoglyceromutase entsteht aus 1,3-DPG das 2,3-Diphosphoglycerat (2,3-DPG), das durch die Diphosphoglyceratphosphatase in 3-PG umgewandelt werden kann. Das 2,3-DPG findet sich im Erythrozyten in hoher Konzentration. Der Phosphorester hat durch seine Wechselbeziehungen zum Hämoglobin eine wichtige Aufgabe im Rahmen der Kompensation des O_2-Transportes zu erfüllen.

Da durch den 2,3-DPG-Shunt die Bildung von ATP aus ADP (1,3-DPG zu 3-PG) umgangen wird, hängt die Produktion von ATP davon ab, welcher Anteil der angebotenen Glucose in 2,3-DPG überführt wird. Dieser Mechanismus gibt dem Erythrozyten eine Möglichkeit der Regulation seines Energiestoffwechsels. Gleichzeitig

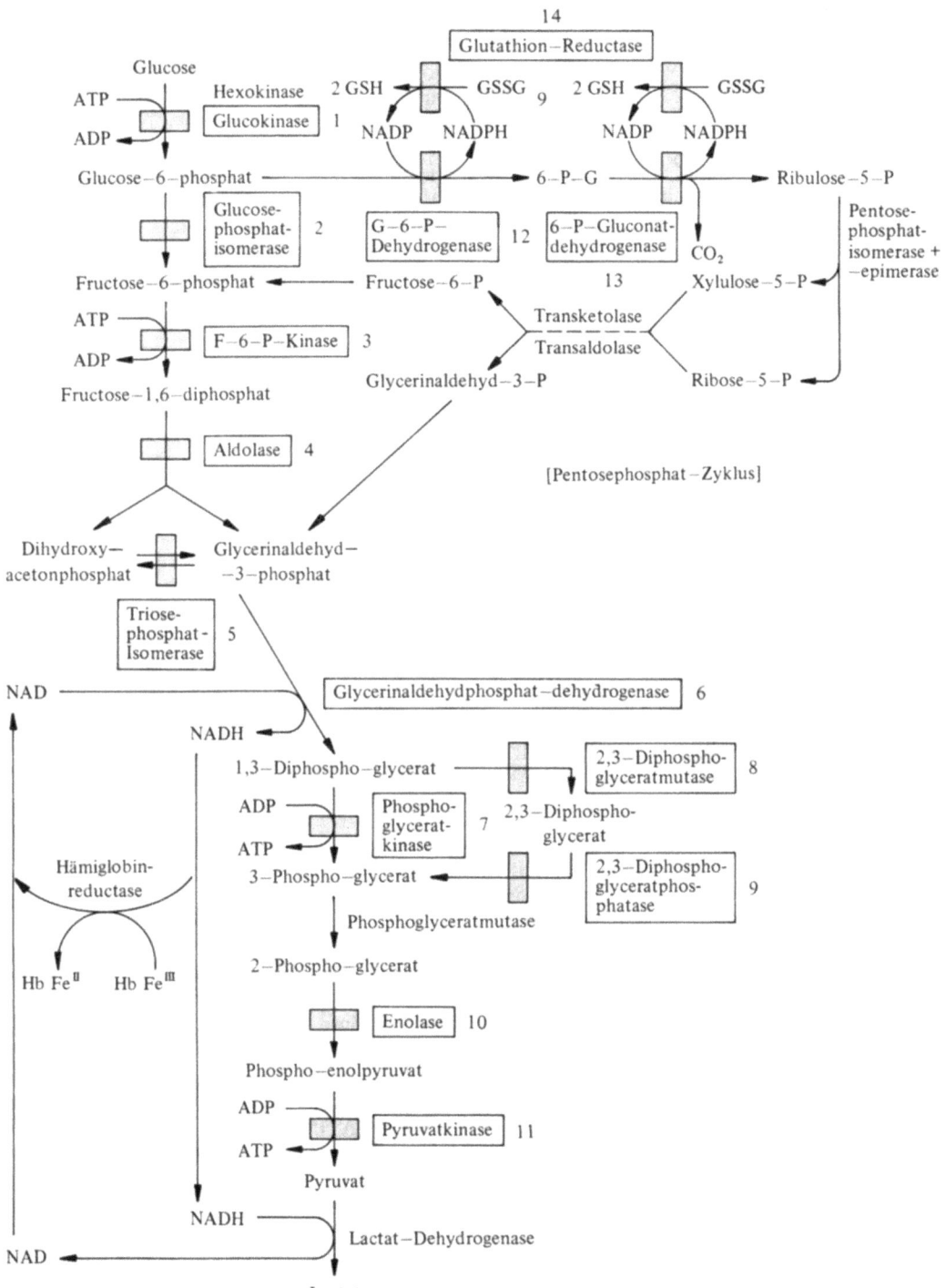

Abb. II.8. Enzyme der Erythrozyten (Glykolyse und Pentosephosphatzyklus). Die Zahlen geben die wichtigsten Enzymdefekte [1–14] an

dient das 2,3-DPG als Phosphatdepot, das bei erhöhtem Energiebedarf mobilisiert werden kann (Übersicht bei [23]).

Bedeutung und Stoffwechsel des Adenosintriphosphates (ATP)

ATP ist ein energiereiches Phosphat. Es ist an jenen Stoffwechselvorgängen beteiligt, die zu seiner Regeneration führen oder bei denen es durch Umwandlung zu ADP als Energiequelle dient (Abb. II.8). Der Bedarf an Energie für die Zellmembran ergibt sich beim Kationentransport, vor allem bei dem Anteil des Pumpmechanismus, der durch Na^+- und K^+-Ionen aktiviert wird, aber auch beim aktiven Transport von Ca^{2+}-Ionen. Das ATP, das der Membran-ATPase zur Verfügung steht, wird hauptsächlich bei der Konversion von 1,3-DPG zu 3-PG durch das membranständige Enzym Phosphoglyceratkinase gebildet. Eine vollständige Neubildung von Purinnucleotiden in reifen Erythrozyten ist ausgeschlossen. Dagegen besteht die Möglichkeit, zwei Moleküle ADP in AMP und ATP durch das Enzym Adenylatkinase umzuwandeln. Ferner kann die Zelle ATP aus Adenin und Phosphoribosylpyrophosphat (PRPP) mit Hilfe der Phosphoribosyltransferase aufbauen. Welche Bedeutung diese Synthesemöglichkeit im Erythrozyten tatsächlich besitzt, ist unklar, da im Plasma kaum Purine vorkommen.

Der Abbau von Adenosin erfolgt durch die Adenosindeaminase zu Inosin, das dephosphoryliert wird. Es entstehen Ribose-1-phosphat und Purin. Phosphoribomutase katalysiert die Umwandlung von Ribose-1-phosphat in Ribose-5-phosphat, einem Intermediärprodukt des Pentose-Phosphat-Zyklus, das dann entweder in die anaerobe Glykolyse übergeht oder zu PRPP umgewandelt wird.

Der Pentose-Phosphat-Zyklus

Obwohl nur etwa 5% der Glucose im Pentose-Phosphat-Zyklus abgebaut werden, spielt dieser Stoffwechselweg eine wichtige Rolle im Erythrozyten (Abb. II.8). Seine Aufgabe ist die Bereitstellung von reduziertem Nicotinamid-Adenindinucleotidphosphat (NADPH) zur Reduktion oxydierender Substanzen (Übersicht bei [6]). Die wesentlichen Stoffwechselschritte dieses Zyklus sind die Oxydation von G6P durch Glucose-6-Phosphatdehydrogenase zu 6-Phosphatgluconat (6-PG), wobei eine Reduktion des Coenzyms NADP zu NADPH stattfindet. Bei der Umwandlung von 6-PG in Ribulose-5-phosphat durch die Phosphogluconatdehydrogenase kommt es zu erneuter Oxydation von NADPH zu NADP und gleichzeitiger Bildung von CO_2. In weiteren Reaktionen werden durch zwei Enzyme, die Transaldolase und die Transketolase, die entstehenden 5-Kohlenstoff-Zucker in 3-, 4-, 6- und 7-Kohlenstoff-Zucker umgewandelt. Glyceraldehyd-3-phosphat und Fructose-6-phosphat können im Embden-Meyerhof-Zyklus verstoffwechselt werden.

Die Pyridinnucleotide

Beide Pyridinnucleotide NAD und NADP sind Coenzyme im Zellstoffwechsel, deren Bedeutung in der Übertragung von Wasserstoffionen liegt. Während NADP im Pentose-Phosphat-Zyklus und dem damit eng verknüpften Glutathionstoffwechsel beteiligt ist, wirkt NAD an zwei Stoffwechselschritten der anaeroben Glykolyse mit. Es wird bei der Umwandlung von GAP zu 1,3-DPG reduziert und parallel dazu bei der Reduktion von Methämoglobin zu Hämoglobin oxydiert. Reife Erythrozyten sind in der Lage, NAD aus Nicotinsäure, ATP und PRPP zu synthetisieren und in einem weiteren Schritt mit Hilfe der NAD-Kinase NADP zu bilden.

Der Glutathionstoffwechsel

Das reduzierte Glutathion (GSH) ist ein Tripeptid mit einer Sulfhydrylgruppe, bestehend aus den drei Aminosäuren Glutaminsäure, Cystein und Glycin (Übersicht bei [4]). Der reife Erythrozyt ist zur GHS-Synthese fähig. Die Bildung erfolgt in zwei Stufen. Im ersten Schritt wird durch die γ-Glutamyl-Cystein-Synthetase aus Glutaminsäure und Cystein das γ-Glutamylcystein gebildet. In einer zweiten Reaktion entsteht aus γ-Glutamylcystein und Glycin durch die Glutathionsynthetase das Glutathion. Beide Schritte benötigen ATP (Abb. II.9).

Die **Aufgabe des GSH** im Erythrozyten liegt in der Übernahme einer Schutzfunktion für den Erythrozyten gegen Schädigungen durch oxidierende Substanzen, z. B. Peroxide. Diese entstehen unter physiologischen Bedingungen im Zellstoffwechsel, besonders aber unter dem Einfluß einer Reihe von Arzneimitteln. GSH reagiert mit H_2O_2 unter Bildung eines Disulfids (GSSG). Diese Reaktion wird durch das Enzym Glutathionperoxidase katalysiert. Bei der Regenera-

Physiologie der Struktur, Regulation und Funktion

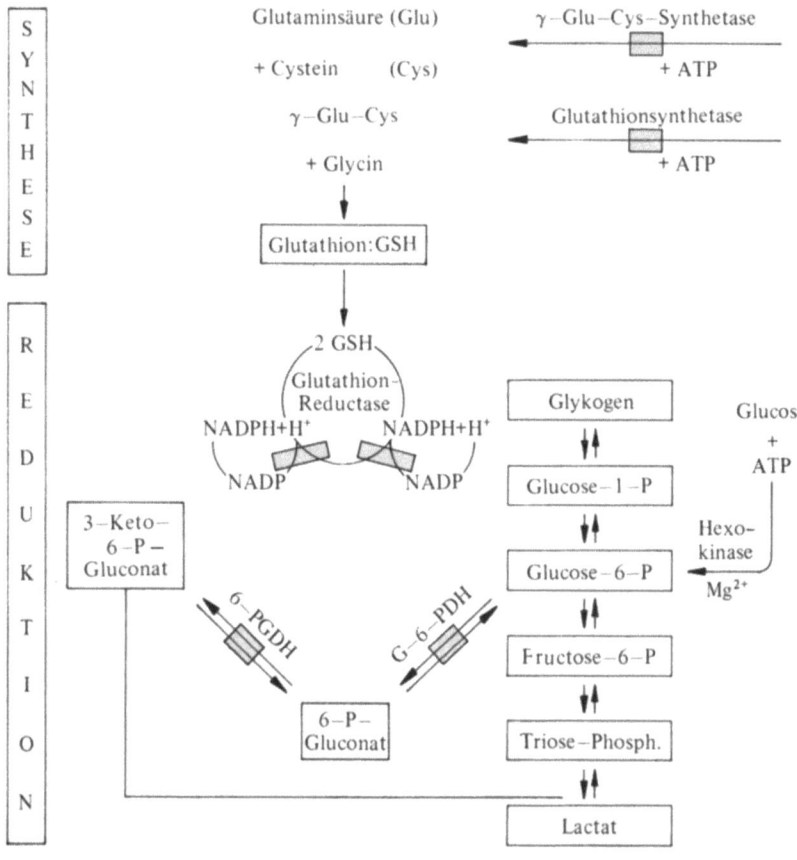

Abb. II.9. Der Glutathionstoffwechsel: Synthese und Reduktion mit Angabe der Enzymdefekte

tion von GSH, d. h. bei der Reduktion von GSSG zu GSH dient NADPH als Wasserstoffdonator. Die H^+-Ionenübertragung geschieht durch die Glutathionreductase. Das NADH aus dem Embden-Meyerhof-Zyklus wird, obwohl theoretisch möglich, nicht als H^+-Ionendonator herangezogen.

Das *Flavinadeninnucleotid* (FAD) ist das Coenzym der Glutathionreductase und der NADH-abhängigen Methämoglobinreductase. Der reife Erythrozyt kann aus dem mit der Nahrung aufgenommenen Riboflavin FAD synthetisieren.

Die Methämoglobinreduktion

Der konstante Methämoglobingehalt im Blut ist die Resultante aus Oxydation und Reduktion. In normalen Erythrozyten wird vorhandenes Methämoglobin enzymatisch und nichtenzymatisch zu zweiwertigem Hämoglobin reduziert (Übersicht bei [14]).

Der größte Teil der enzymatischen Methämoglobinreduktion erfolgt über die NADH-abhängige Reductase oder Diaphorase I. Dieses Enzym ist der Glykolyse angeschlossen. Es überträgt Wasserstoffionen auf das Methämoglobin, welches dadurch reduziert wird. Die Bereitstellung der H^+-Ionen erfolgt durch ständige Reduktion von NAD zu NADH durch die Glyceraldehyddehydrogenase. In vitro kann die NADH-Bildung unter Lactatüberschuß auch durch die Lactatdehydrogenase erfolgen. In vivo scheint dieser Weg keine wesentliche Rolle zu spielen (Abb. II.10). Die NADH-Diaphorase scheint mit der Cytochrom b_5-Reductase identisch oder zumindest eng verwandt zu sein. Ihre Bedeutung für die kongenitale enzymopenische Methämoglobinämie mit und ohne mentaler Retardierung wird bei den Funktionsstörungen des Hämoglobins besprochen. Bei Neugeborenen und jungen Säuglingen ist die Diaphoraseaktivität vermindert. Die passagere Enzyminsuffizienz ist nicht

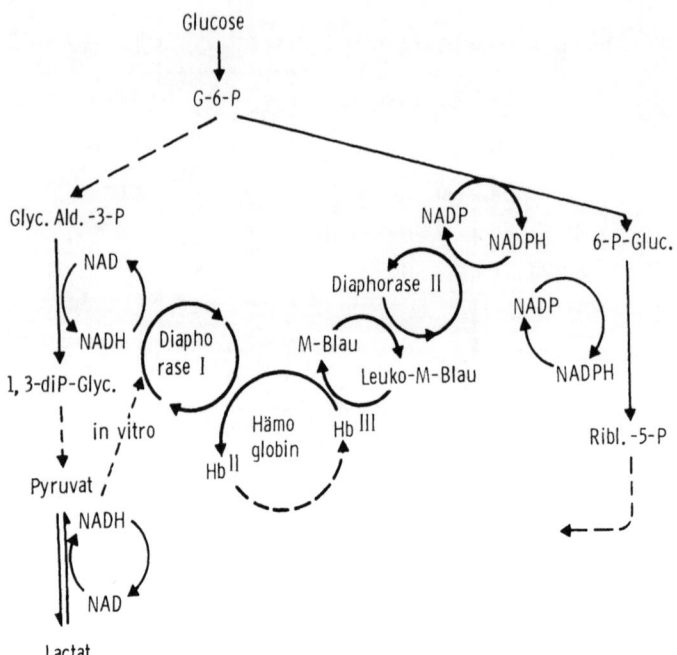

Abb. II.10. Die enzymatische Methämoglobinreduktion unter Einschluß der dem Pentosephosphatzyklus angeschlossenen Methylenblaukatalyse (M-Blau = Methylenblau)

allein verantwortlich für die Anfälligkeit junger Säuglinge gegenüber Methämoglobinbildnern (s. Kapitel II.4.5).
Eine zweite Methämoglobinreductase (Diaphorase II) ist dem Pentose-Phosphat-Shunt angeschlossen. Die Funktion der H^+-Ionenübertragung ist an die Aktivität der Glucose-6-Phosphatdehydrogenase (G6PD) gebunden, über die NADP zu NADPH regeneriert wird. Die Diaphorase II spielt in vivo unter physiologischen Bedingungen nur eine untergeordnete Rolle bei der Methämoglobinreduktion. Dagegen hat sie eine zentrale Bedeutung für die Therapie von Methämoglobinämien mit Redoxfarbstoffen. Bei Mangel an G6PD funktioniert die Methylenblaukatalyse nicht.

Schutzwirkung von Enzymen

Als wesentliche Funktion übernehmen einige Enzyme die Inaktivierung von „aktiviertem Sauerstoff", um den Erythrozyten mit seinen Bestandteilen (Membran, Hämoglobin, Enzyme) vor oxidativen Schäden zu schützen. Oxidative Schäden werden nicht durch Sauerstoff selbst verursacht, sondern durch seine energiereichen Derivate. Dazu gehören Superoxid und Peroxid sowie deren hochaktive Radikale, wie das Hydroxylradikal (OH˙) und das Superoxidradikal (O_2^-) sowie die besonders reaktive Form des Sauerstoffs, die als „singlet oxygen" (O_2^*) bezeichnet wird. Sie werden alle unter dem Begriff „*aktivierter Sauerstoff*" zusammengefaßt. Ihre Bildung erfolgt fortwährend im Zellstoffwechsel, z. B. bei der normalen Methämoglobinbildung und der Reaktion von Hämoglobin mit Schwermetallen (Übersicht bei [8]).
Dieser „aktivierte Sauerstoff" muß unschädlich gemacht werden. Dies erfolgt in einer gewissen Sequenz abhängiger Reaktionen. Der erste Schritt wird durch die Superoxiddismutase eingeleitet, die zwei Moleküle Superoxid in Sauerstoff und Peroxid umwandelt. Das Peroxid wird durch die Katalase und das reduzierte Glutathion (GSH) weiter inaktiviert zu den Produkten Sauerstoff und Wasser. Der Wirkung von GSH, die durch die Glutathionperoxidase katalysiert wird, kommt die größere Bedeutung zu. Wahrscheinlich kann GSH auch Superoxid- und Hydroxylradikale inaktivieren. Die Funktion von GSH ist wiederum an einen intakten Pentose-Phosphat-Shunt gebunden. Die Schutzmechanismen der Zellmembran gegen die oxidative Wirkung von Superoxid und Peroxid sind komplex. Der Anteil des Vitamin E an dieser Aufgabe ist nicht unbeträchtlich (s. Kapitel X A.2.1).
Die klinische Bedeutung der Schutzfunktionen wird dadurch dokumentiert, daß ihr Ausfall Krankheit im Sinne oxidativer hämolytischer Anämien verursacht. Ein oxidativer Schaden entsteht entweder durch eine vermehrte Bildung von „aktiviertem Sauerstoff" oder durch eine Insuffi-

zienz der an der Inaktivierung beteiligten Systeme. Dies ist der Inhalt identischer Pathomechanismen bei einer ätiologisch heterogenen Krankheitsgruppe von hämolytischen Anämien (Thalassämien, instabile Hämoglobine, Enzymdefekte, und solche induziert durch oxidierende Medikamente, Metallionen, Vitamin E-Mangel).

Die Membran

Struktur der Membran

Die Membran hält den Zellinhalt zusammen und ist Teil der Funktionseinheit. Die Integrität der Membran bestimmt im wesentlichen die Lebensdauer des Erythrozyten. Innere und äußere Umgebung stehen in engem Stoffaustausch. Das Hämoglobin beteiligt sich ebenso an der Strukturstabilität der Membran, wie die im Plasma befindlichen Lipide (Übersicht bei [27, 29, 30]).
Die Membran besteht zu etwa gleichen Teilen aus Lipiden und Proteinen. Kohlenhydrate bilden 5-7% des Membrangewichts in Form von Glykolipiden oder Glykoproteinen.
Die *Lipide* (Tabelle II.3) bilden in wäßriger Lösung die Grundstruktur der Membran, die Lipid-Doppelschicht: das polare, hydrophile Ende befindet sich in der wäßrigen Phase, das apolare, hydrophobe ragt daraus hervor. In die Lipid-Doppelschicht sind Proteine eingelagert, die die innere und äußere Schicht durchbrechen können und die Oberflächen bedecken (Abb. II.11). Ein weiteres Strukturprinzip ist die asymmetrische Verteilung und Architektur der Membranbestandteile. So finden sich von den Lipiden die Glykolipide und cholinhaltigen Phospholipide überwiegend in der äußeren Schicht, während Aminophospholipide besonders in der inneren Schicht vorkommen. Die Lipide der Erythrozytenmembran zeigen charakteristische Eigenschaften: Phospholipide können, abhängig von der Temperatur, aus dem flüssigen Zustand in eine kristalline oder gelartige Phase übergehen. Die Cholesterinmoleküle hemmen einerseits diesen Phasenwechsel, andererseits immobilisieren sie die Fettsäureketten des Phospholipidmoleküls in der Nähe des polaren Endes, während der distale Teil des Fettsäurerestes frei beweglich bleibt. Dadurch wird ein semistabiler Zustand erreicht. Die in die Lipid-Doppelschicht eingelagerten Proteine sind ebenfalls an einer Verfestigung der umgebenden Lipide beteiligt.
Die Position der Lipide in der Membran ist nicht starr fixiert. Innerhalb der Lipidschicht findet ein

Tabelle II.3. Quantitative und qualitative Zusammensetzung der Lipide der Erythrozytenmembran (nach Schröter [24])

Lipidform	Prozentualer Anteil
Phospholipide	
Phosphatidylcholin[a]	30-45
Phosphatidyläthanolamin	25-30
Phosphatidylserin	10-20
Phosphatidylinositol	1-7
Phosphatidsäure	< 0,3
Sphingolipide	
Sphingomyelin[b]	10-25
Neutrallipide	
Freies Cholesterin[c]	80
Cholesterinester	4
Triglyceride	10
Freie Fettsäuren	<5
Glykolipide	
Ganglioside	2-16
Andere	1-18

Die mit einem Buchstaben versehenen Substanzen unterliegen einem passiven Austausch mit dem Plasma. Der Austausch in 12 Stunden beträgt
[a] 30%, [b] 14%, [c] 85-100%.

ständiger, sehr rasch ablaufender Positionswechsel mit den Nachbarmolekülen statt. Der Sprung von einer Lipidschicht in die andere („flip-flop") ist dagegen ein extrem seltenes Ereignis.
Eine de novo-Synthese von Lipiden und Proteinen in der Membran des reifen Erythrozyten ist nicht möglich, jedoch eine Erneuerung der Lipide durch Austausch und Einbau von Lipidbestandteilen des Plasmas.
Die *Proteine der Erythrozytenmembran* machen 50% der Substanz aus und stellen eine heterogene Gruppe dar, deren räumliche Anordnung auch keine Symmetrie erkennen läßt. Einige Proteine sind mehr der inneren oder mehr der äußeren Oberfläche angelagert, andere tauchen tiefer in die Membran ein. Die meisten Proteine durchdringen die innere Oberfläche. Dazu gehören die **Spectrine** (Abb. II.11), die eine fibrilläre Struktur mit hohem Molekulargewicht (240000 bzw. 210000) haben; sie sind mit etwa 30% an der gesamten Membranproteinmasse beteiligt. Weitere kontraktile Proteine sind das **Actin** und das **Glykophorin.** Sie alle bilden zusammen ein Netzwerk, das für die flexible Struktur des Erythrozyten das Grundgerüst bildet. Die Glykoproteine ragen dagegen in die äußere Oberfläche vor und bestimmen weitgehend die negative elektrische Ladung der Zelloberfläche. Außerdem sind sie Träger der Blutgruppenantigene, sie

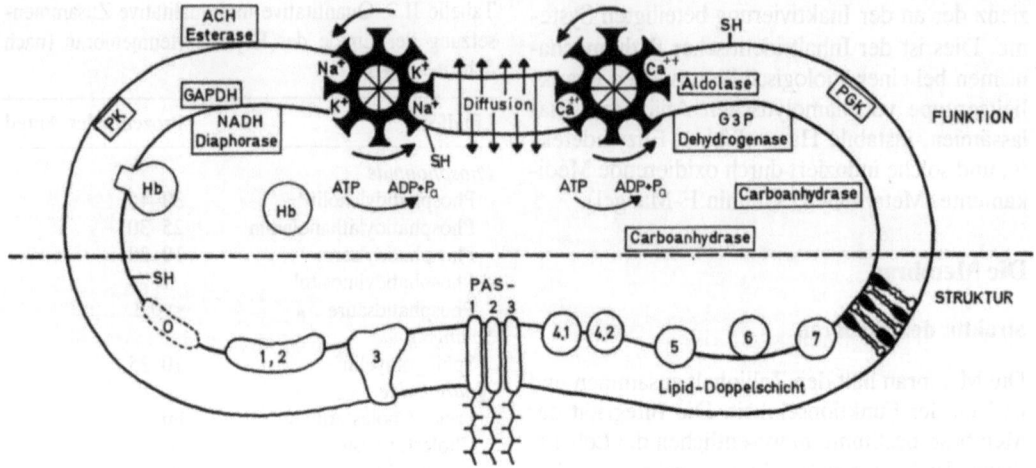

Abb. II.11. Struktur der Erythrozytenmembran. Die topographische Anordnung von Struktur- (unterer Teil) und Funktions- (oberer Teil) Elementen ist spekulativ. Die Nummern (0–7) im Strukturteil kennzeichnen die Position von Peptiden bzw. Proteinen entsprechend ihrer Wanderungsgeschwindigkeit in der Polyacrylamidelektrophorese. Erklärung siehe Text (modifiziert nach Wallach und Weidekamm [29])

Tabelle II.4. Auflistung einiger „Festpunkte" auf der Erythrozytenmembran (zusammengestellt nach Unterlagen bei Steck [27])

Äußere Oberfläche	Innere Oberfläche
Acetylcholinesterase	NADH-Diaphorase
Sialinsäure	cAMP-Bindungsstelle
Nicotinamid-Adenin-Dinucleotidasen	ATPase
Ouabain-Bindungsstelle	Proteinkinase
Kohlenhydrate als Glykoprotein und Glykolipid	G3PD und zugehörige Bindungsstelle

haben Rezeptoreigenschaften und sind nicht zuletzt auch wichtig für die Permeabilität der Membran. Das Hämoglobin selbst ist auch an der Strukturstabilität beteiligt, indem es mehr oder weniger fest in Abhängigkeit vom ATP- und vom Ca^{2+}-Gehalt in die Struktur der inneren Membran gepackt ist.

Die Erforschung der molekularen Struktur der Erythrozytenmembran ist notwendig, um Fragen der Funktion zu klären. Das Interesse konzentriert sich auf die Proteine, die zur primären Identifizierung mit der Polyacrylamidelektrophorese nach Molekulargewichten in 7 Banden getrennt werden können. Die Benennung erfolgt mit arabischen Ziffern 1–7 (Abb. II.11). Bande 1 und 2 enthalten überwiegend Spectrine, Bande 3 ist reich an Glykoprotein, während Bande 4.1 und 4.2 strukturell unbekannt sind. Bande 5 entspricht dem Aktin und Bande 6 der G 3 P-Dehydrogenase. Die Glykoproteine PAS 1, 2, 3 (PAS = Periodic Acid Schiff Färbung) sind reich an Sialin- und Neuraminsäure; sie haben große Bedeutung für den Membrantransport und die Prägung von Membraneigenschaften.

Enzyme der Membran

Die glykolytischen Membranenzyme lassen sich nach bisherigen Kenntnissen in drei Gruppen einteilen. Diese Einteilung basiert auf Ergebnissen der Elution von Enzymen aus der Membran mit verschiedenen in vitro-Methoden [25, 28]. Je schwerer ein Enzym aus Membranpräparationen herauszulösen ist, um so sicherer kann man annehmen, daß es dort fest angesiedelt ist. Es gibt:
1. Locker gebundene Enzyme, die ähnlich wie das Hämoglobin im Gerüst der inneren Membranteile lokalisiert sind. Das trifft für die meisten Enzyme zu, die dann bei der Hämolyse der Zelle frei werden.
2. Fest gebundene Enzyme, die zum Bestandteil der Membran gehören. Das sind Glyceraldehydphosphatdehydrogenase (GAPD), Aldolase, Pyruvatkinase (PK) und Phosphoglyceratkinase (PGK). Über die Bedeutung dieser glykolytischen Enzyme für den Bestand und die Funktion der Membran ist wenig bekannt.
3. Ein Teil dieser locker und fest gebundenen Enzyme liegt in „maskierter" Form vor, d. h. sie verbergen sich in den Krypten der Membran. Sie werden deshalb auch als Krypten-

enzyme bezeichnet. Diese Gruppe bedarf noch der näheren Definition.

Über die Topographie der Enzyme in der Membran (Abb. II.11) ist bekannt, daß GAPD an der Innenseite liegt, während die PK und die PGK in die Lipidschicht eingebaut sind. Zusätzlich sind einige „Marker" bekannt (Tabelle II.4), die sich hinreichend gut in der Membran lokalisieren lassen.

Funktion der Membran

Die genaue Zuordnung bestimmter Funktionen zu einzelnen Membranbestandteilen ist nur begrenzt möglich, da ihre Testung meist eine weitgehende Zerstörung der Membran und damit ihrer Funktionseinheiten erfordert. Eingebaut in die flexible Membran sind Enzyme, die Stoffwechsel und Energieversorgung der Membran aufrechterhalten. Als funktionelle Einheit bildet die Membran eine selektiv permeable Grenzschicht zwischen Zellinnerem und umgebendem Plasma. Der Durchtritt von Substanzen durch die Membran erfolgt entweder durch passive Diffusion, durch Bindung an Trägersubstanzen oder durch einen aktiven, energieverbrauchenden „Pumpmechanismus". Die regelrechte Permeabilität garantiert das Gleichgewicht zwischen Innen und Außen, und damit auch die Erhaltung der Form, die für rheologische Aufgaben wichtig ist (s. unten).

Das osmotische Gleichgewicht. Einer der wichtigsten Transportmechanismen der Membran ist die sogenannte Kationenpumpe (Abb. II.11). Die intraerythrozytäre Kaliumkonzentration ist um ein mehrfaches höher als die extrazelluläre, umgekehrt gilt dasselbe für Natriumionen. Die Kationenpumpe erhält die Konzentrationsunterschiede zwischen Zellinnerem und Plasma und garantiert somit das osmotische Gleichgewicht. Sie bezieht ihre Energie aus der Spaltung des Adenosintriphosphats durch ein membrangebundenes Enzym, der Mg^{2+}-abhängigen, durch Na^+ und K^+ stimulierbaren und durch Ouabain hemmbaren ATPase. Ohne diesen aktiv gegen ein Gefälle gerichteten Pumpmechanismus würde es zum Ausgleich der Kationenkonzentration zwischen Erythrozyten und Plasma kommen. Damit würde sich bei der hohen Proteinkonzentration (Hämoglobin) der intrazelluläre onkotische Druck erhöhen. Dies hätte einen Einstrom von Wasser mit der Vergrößerung des Zellvolumens und der osmotischen Hämolyse zur Folge.

Die *Verformbarkeit* (Plastizität) der Membran und damit der ganzen Zelle ist Voraussetzung für den Durchfluß der Erythrozyten durch die Kapillaren im Rahmen der Transportfunktion und der rheologischen Aufgaben (Übersicht bei [30]). Die erhöhte Rigidität der Membran führt als Funktion zunehmenden Alters der Zelle oder als Ausdruck einer bestimmten Erkrankung zum verzögerten Durchtritt der Erythrozyten durch das Kapillargebiet. Im Reusensystem der Milz fallen solche Zellen der Zerstörung anheim. Unter anderen Bestandteilen scheint auch die Menge des an die Membran gebundenen Hämoglobins einen Einfluß auf die Plastizität der Zelle zu haben. Dies wird besonders für jene hämolytische Anämien angenommen, z. B. Enzymdefekte, bei denen für die verkürzte Lebensdauer sonst keine Erklärung gefunden werden kann.

Untergang der Erythrozyten

Hauptabbauort für alternde Erythrozyten ist die Milz. Eine fehlende Milz bewirkt jedoch keine Verlängerung der Lebensdauer von normalen Erythrozyten und so ist es sehr wahrscheinlich, daß auch das RES in den übrigen Organen am Abbau der Erythrozyten beteiligt ist.

Der *Alterungsprozeß*, der über die gesamte Lebensspanne von 120 Tagen und eine Wegstrecke von 200 km abläuft, geht mit Veränderungen an der Membran, am Hämoglobin und der Aktivität der Enzyme einher. Jeder der Anteile kann unter pathologischen Bedingungen (Membrandefekt, Hämoglobindefekt, Enzymdefekt) zur Verkürzung der Lebensdauer (= hämolytische Anämie) beitragen. Folgende Veränderungen, die nicht synchronisiert sind, vollziehen sich während der Alterung: Die *Morphologie* ändert sich mit der Reduktion des Erythrozytenvolumens (MCV) und der Erhöhung der mittleren Hämoglobinkonzentration (MCHC). Dies wird durch ein Schrumpfen der Erythrozyten (Sphärozytenbildung) infolge Kalium- und Wasserverlust erklärt. Gegen Ende der Lebenszeit der Zelle stabilisiert sich der MCHC-Wert bei weiterer Abnahme des Volumens. Dies erfolgt über einen Verlust von Membranmaterial und Hämoglobin; der mittlere Hämoglobingehalt (MCH) nimmt zu diesem Zeitpunkt ab.

Ausmaß und Bedeutung der Abnahme der *Enzymaktivitäten* werden widersprechend interpretiert. Wahrscheinlich ist der Verlust der Enzymaktivitäten kein Charakteristikum erster Ordnung im Prozeß der Alterung des Erythrozyten. In der zugemessenen Bedeutung beginnt die

Rangfolge mit den Schlüsselenzymen Hexokinase, Phosphofructokinase und Pyruvatkinase. In diese Überlegungen sind nicht eingeschlossen mögliche divergierende Alterungsprozesse von membranständigen und im Plasma befindlichen Enzymen, sowie dadurch bedingte Veränderungen im Membrantransport. Die irreversible Präzipitation von *Hämoglobin* (Heinzkörperbildung) scheint ein normales Ereignis während der Alterung von Erythrozyten zu sein. Durch die Anwesenheit intraerythrozytärer Innenkörper erfährt die Zelle zusätzliche Schädigungen, die den Untergang beschleunigen. Schließlich ist die mit der Degradation des Hämoglobins verbundene erhöhte Bildung „aktivierten" Sauerstoffs als weiterer Faktor der Schädigung wesentlicher Bestandteile des Erythrozyten zu nennen. Alle genannten Ereignisse manifestieren sich an der *Membran,* die so verändert wird, daß sich die Fließeigenschaften der Erythrozyten (Plastizität) verschlechtern. Die Fähigkeit der Milz, zwischen jungen und alten Erythrozyten zu unterscheiden, kann als Prozeß der Selektion nicht allein durch mechanistische Vorgänge im Abfangsystem erklärt werden. Für den Härtetest ist die Milz aufgrund der ungewöhnlichen Architektur ihres Kontrollsystems (mechanische Filtration in der Randzone, Stase, Glucoseverarmung, pH-Erniedrigung in der roten Pulpa, Porenfilter der Basalmembran, Phagozytose) in besonderer Weise geeignet. Im Prinzip ist der Untergang des Erythrozyten durch Hämolyse ein komplexer Vorgang, der sich aus vielen Einzelschritten zusammensetzt: Die Abnahme der Membranelastizität führt zur Fragmentation in der Mikrozirkulation der Milz. Das Versagen der monovalenten Kationenpumpe führt über den Wassereinstrom zur kolloidosmotischen Zerstörung. Die Wirkung von aktiviertem Sauerstoff richtet sich gegen das Hämoglobin und die Membran (Lipidperoxidation). Eine so polytraumatisierte Zelle besteht keinen Härtetest mehr in der Milz: der Erythrozyt hämolysiert oder wird phagozytiert.

Der Untergang nichtreifer Erythrozyten schon in den Bildungsstätten wird als *ineffektive Erythropoese* bezeichnet.

Ontogenetische Entwicklung

Intrauterine Entwicklung

Erythrozyten. Die Produktion roter Blutzellen beginnt 14 Tage post conceptionem in zahlreichen Blutinseln auf dem Dottersack. Die typische Zelle dieser *mesoblastischen Blutbildungsperiode* ist der primitive Erythroblast oder *Megaloblast*, eine kernhaltige, sehr hämoglobinreiche Zelle mit einem Durchmesser von 9–30 µm (Mittel 16–18 µm). Diese Zellgeneration wird ab dem 2. Fetalmonat in zunehmendem Maße durch *Normoblasten*, gebildet in der Leber und Milz (*hepatolineale Blutbildungsperiode*), ersetzt. Die Leber ist bis gegen Ende der normalen Schwangerschaftsdauer an der Blutbildung beteiligt, die Milz stellt die Produktion im 5. Lunarmonat ein. Die bleibende Erythropoese im Knochenmark = *medulläre Blutbildungsperiode* beginnt im 5. Lunarmonat. In dieser Zeit wird die Generation der Normoblasten durch die der Makrozyten abgelöst (Abb. II.12).

Hämoglobin. Während der intrauterinen Entwicklung werden in zeitlicher Folge drei verschiedene Hämoglobintypen gebildet (Übersicht bei [13]), die sich wiederum aus verschiedenen Fraktionen zusammensetzen (Tabelle II.2). Keines dieser Hämoglobine hat gegenüber dem anderen einen so großen funktionellen Vorteil, daß seine Anwesenheit eine unbedingte physiologische Notwendigkeit darstellt.

Embryonales Hämoglobin. Es besteht aus den Fraktionen Hb Gower 1 ($\zeta_2\epsilon_2$), Hb Gower 2 ($\alpha_2\epsilon_2$) und Hb Portland ($\zeta_2\gamma_2$). Die Synthese der ε- und ζ-Kette ist unter normalen Bedingungen nur auf die Embryonalzeit beschränkt, während α- und γ-Ketten mit denen des späteren Lebens identisch sind.

Fetales Hämoglobin (HbF = $\alpha_2\gamma_2$) wird ab dem 1. Lunarmonat gebildet und ist mit etwa 95% am Gesamtblutfarbstoff bis zum 8. Lunarmonat beteiligt; der Anteil bei termingerechter Geburt beträgt 81,7%±4,2%, der Rest ist HbA_1 und HbA_2.

Adultes Hämoglobin ($HbA_1 = \alpha_2\beta_2$). Die erste β-Kettensynthese beginnt ab der 8. Schwangerschaftswoche. Der Anteil an HbA bleibt bis zum 8. Lunarmonat mit etwa 5% vom Gesamtblutfarbstoff konstant; danach Zunahme bis zur Geburt auf ca. 10%. Die Synthese der δ-Ketten für die Minorkomponente HbA_2 ($\alpha_2\delta_2$) setzt in der 35.–36. Schwangerschaftswoche ein. Zu den Beziehungen zwischen Hämoglobintyp und Blutbildungsperioden kann folgendes gesagt werden: Embryonales Hämoglobin wird überwiegend in Zellen aus der Dottersackperiode, zu einem ge-

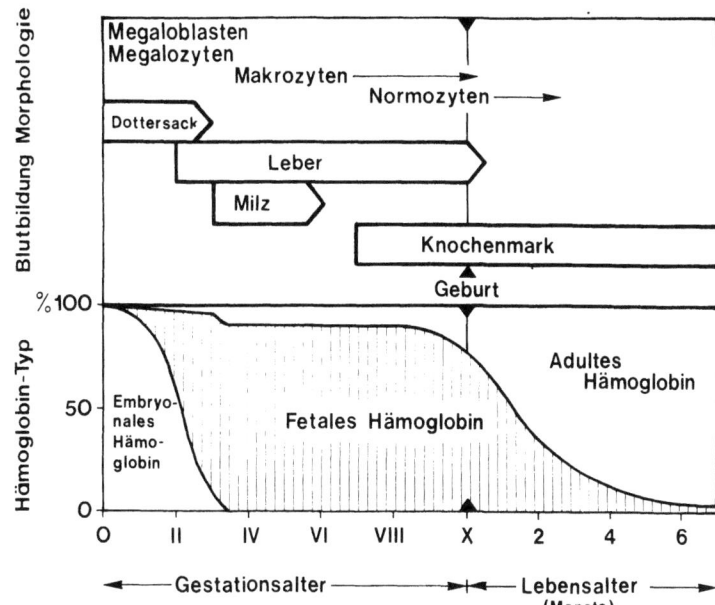

Abb. II.12. Ontogenetische Entwicklung der Erythropoese und der Hämoglobine

ringen Teil aber auch während der hepatolinealen Periode synthetisiert. Fetales Hämoglobin wird in allen Bildungsstätten synthetisiert, während adultes Hämoglobin sowohl in roten Vorstufen der Leber als auch der Knochenmark-Hämatopoese gebildet wird. Die Verteilung von HbF und HbA im Einzelerythrozyten ist ungleichmäßig. Die ersten reinen HbA-Zellen sind ab der 35. Schwangerschaftswoche nachweisbar. Bis zur termingerechten Geburt bleibt die Zahl der HbA-Zellen unter 10%. Somit kann die Anzahl der HbA-Zellen mit Einschränkung u. a. auch als Maturitäts-Index verwendet werden.

Quantitative Zellwerte. Die Erhebung quantitativer hämatologischer Daten in der frühen Fetalzeit an abortierten Feten hat technische Schwierigkeiten. Die in der folgenden Tabelle II.5 aufgeführten Daten lassen jedoch die Entwicklungstendenz eindeutig erkennen.

Geschlechtsunterschiede. Während die Hämoglobinkonzentration im Nabelschnurblut bei weiblichen Neugeborenen den Höchstwert erst in der 40. Schwangerschaftswoche erreicht, geschieht das bei männlichen Neugeborenen bereits in der 32. Schwangerschaftswoche (Tabelle II.6).

Qualitative Unterschiede. Der Erythrozyt des Feten und Neugeborenen differiert in vieler Hinsicht vom Erythrozyten späterer Lebensalter (s. Kapitel X.A.1).

Postnatale Entwicklung

Mit der Geburt vollziehen sich entscheidende Änderungen, die erst mit Eintritt in das Erwachsenenalter abgeschlossen werden (Übersicht bei [5]).
Die *Neugeborenenperiode* (s. Kapitel X.A.1) ist durch das kurzdauernde Phänomen der physiolo-

Tabelle II.5. Daten des roten Blutbildes während der intrauterinen Entwicklung (nach Oski u. Naiman [19]), vergl. dazu die Tabellen X.3 und X.4

Alter in Wochen	Hb g/100 ml	Ery Mill./mm^3	Hkt %	MCH pg	MCHC g/100 ml	MCV μm^3	Kernhaltige Erythrozyten %	Retikulozyten ‰
12	8–10	1,5	33	60	34	180	5–8	400
20	11,0	2,5	37	44	33	135	1	100–200
28	14,5	4,0	45	40	31	120	0,5	50–100

Tabelle II.6. Hämoglobinkonzentrationen im Nabelschnurblut in Abhängigkeit vom Geschlecht und Gestationsalter (nach Burman [7]). Die Entwicklung nach der 40. Schwangerschaftswoche s. Tabelle X.3 und X.5

Gestationsalter	Hb-Konzentration g/100 ml Blut	
(Wochen)	männlich	weiblich
28–29	15,00±2,45	13,60±2,16
30–31	15,91±1,34	14,73±1,03
32–33	16,29±1,86	15,21±2,64
34–37	16,25±2,15	15,85±2,44
38–40	16,22±2,24	16,60±2,00

gischen Neugeborenenpolyglobulie gekennzeichnet. Die rasche Reduktion der Erythropoese leitet die Phase der Trimenonreduktion ein. Im Ablauf des *1. Lebensjahres* sind nach der Neugeborenenperiode zwei wesentliche Abschnitte zu unterscheiden: Die „Trimenonreduktion" und die sich anschließende „hypochrome Phase".

Die Trimenonreduktion

Die Trimenonreduktion ist charakterisiert durch einen gleichsinnigen postnatalen Abfall von Hämoglobinkonzentration, Erythrozytenzahl und Hämatokrit, d. h. die Erythrozyten bleiben normochrom (Abb. II.13). Die Phase läßt sich weder durch Eisengaben und Vitamin B_{12}, noch durch Folsäure beeinflussen. Die Zahl der Retikulozyten sinkt rasch nach der Geburt von 40–60‰ auf Werte unter 5–10‰ ab. Gleichzeitig erfolgt eine Reduktion roter Vorstufen im Knochenmark. Insgesamt wird dadurch die Erythropoese in den ersten Tagen nach der Geburt um den Faktor 2–3, am Ende der ersten Lebenswoche um den Faktor 10 gedrosselt.

Normale Neugeborene erreichen in der 8.–10. Lebenswoche Mittelwerte von 11,5±0,9 g Hb/ 100 ml und 3,8 Mill./mm³ Erythrozyten (Abb. II.13). Erst zu diesem Zeitpunkt steigt die Zahl der Retikulozyten wieder auf 20‰ (15–35‰) an. Die quantitativen Daten am Ende der Trimenonreduktion werden mit nur geringer Standardabweichung von allen ausgetragenen gesunden Kindern unabhängig von den Werten des roten Blutbildes bei der Geburt erreicht.

Frühgeborene ohne postpartale Komplikation unterliegen im Prinzip den gleichen Bedingungen der Trimenonreduktion. Der Unterschied zu ausgetragenen Kindern ist überwiegend quantitativer Art (Tabelle X.5). Die Werte sinken in Abhängigkeit vom Gestationsalter insgesamt tiefer ab (Hb 7 – 10 g/100 ml), außerdem wird der Tiefpunkt früher, d. h. bereits 6–8 Wochen nach Geburt erreicht. Dementsprechend steigen die Retikulozyten früher und auf höhere Werte an.

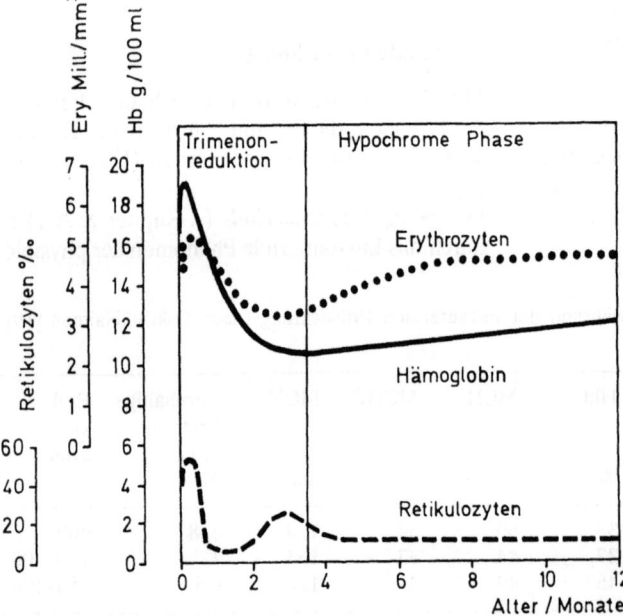

Abb. II.13. Phasen der postnatalen Entwicklung der roten Blutbildwerte

Mangelgeborene unterscheiden sich von normalgewichtigen Neugeborenen lediglich durch eine höhere Hämoglobinkonzentration (s. Tabelle X.6). Der Ablauf der Trimenonreduktion ist im Prinzip identisch.

Ursachen der Trimenonreduktion

Reifgeborene Kinder. Die postnatale Reduktion betrifft nicht nur die relativen Werte, sondern auch die absolute Masse an Hämoglobin und Erythrozyten, d. h. der Abbau übertrifft die Neubildung. Die Verminderung der erythropoetischen Aktivität, erkennbar an den erniedrigten Retikulozytenzahlen und der Reduktion der roten Vorstufen im Knochenmark, ist das Ergebnis einer *funktionellen Regulation* und nicht Ausdruck einer Insuffizienz. Im Mittelpunkt dieser Vorgänge steht die Ausschöpfbarkeit des Hämoglobins für Sauerstoff, die durch die mit dem Alter zunehmende Rechtsverlagerung der O_2-Affinitätskurve immer günstiger wird [1, 3]. Das bedeutet, daß trotz Abnahme der Hämoglobinkonzentration die O_2-Versorgung des Gewebes gleich gut bleibt. Die jeweils vorhandenen Hämoglobinkonzentrationen entsprechen somit dem altersgemäßen Bedarf an Sauerstoffkapazität.

Diese über die *O_2-Ausschöpfbarkeit* regulierten Vorgänge werden vom Hämoglobinmuster und den organischen Phosphaten gesteuert (Abb. II.14). Zunehmender Ersatz des fetalen durch das adulte Hämoglobin, der Anstieg der organischen Phosphate in den Erythrozyten und die effektivere Interaktion von 2,3-DPG mit dem quantitativ zunehmenden adulten Hämoglobin bewirken die Rechtsverlagerung der O_2-Affinitätskurve [2]. Als Folge davon wird die Erythropoetinproduktion nach der Geburt stark gedrosselt und sie liegt in der Phase der Trimenonreduktion unter der Nachweisgrenze. Damit fehlt der Stimulus für die Erythropoese. Weiterhin wird diskutiert, daß die Neubildung von Erythrozyten zusätzlich durch den Erythropoese-Inhibitions-Faktor (EIF) gehemmt wird [17]. Der Abfall der Hämoglobinwerte wird weiterhin begünstigt durch die verkürzte Lebensdauer der Erythrozyten und die rasche Zunahme des Gesamtblutvolumens (= Hämodilution). Die Tatsache, daß Säuglinge mit zyanotischen Herzfehlern nicht den Bedingungen der Trimenonreduktion unterliegen, und Kinder mit einer Neugeborenenanämie ohne Hilfe auf den jeweils altersnormalen Wert kompensieren, sind praktische Beispiele für Regulationen über die Bedürfnisse der O_2-Versorgung.

Frühgeborene. Die Reduktion der Hämoglobinwerte bei Frühgeborenen erreicht in Abhängigkeit vom Gestationsalter zu einem frühen Zeitpunkt tiefere Konzentrationen. Dieser Vorgang wurde als *„Frühgeborenenanämisierung"* be-

Alter	Hämoglobin-Muster	Hämoglobin-2,3-DPG-Bindung	Prozent 2,3-DPG vom Erwachsenenwert	O_2-Affinität P_{50} (Torr)	Hb g/100 ml
Neugeborenes	70% HbF / 30% HbA	2,3-DPG-Bindung an Hämoglobin	115	21	17,0
Säugling	95% HbA / 5% HbF		125	28	11,5
Kind	99% HbA		110	26	12,5
Erwachsener	99% HbA		100	24	15,0

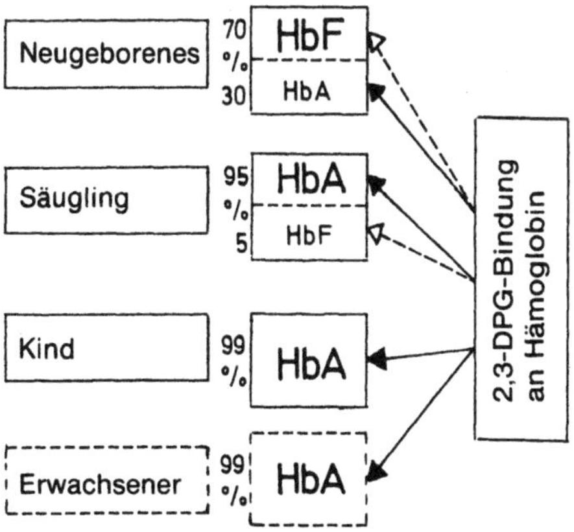

Abb. II.14. Schematische Darstellung der Beziehungen zwischen O_2-Affinität und Hämoglobinkonzentration in verschiedenen Lebensaltern in Abhängigkeit vom Hämoglobinmuster (HbF, HbA), der 2,3-DPG-Bindung und des 2,3-DPG-Gehaltes in Erythrozyten. Die Pfeile symbolisieren die Stärke der 2,3-DPG-Bindung

zeichnet. Die Frage, ob eine pathologische Situation vorliegt, wird seit langem diskutiert. In den meisten Fällen ist dieser Zustand funktionell kompensiert und ein selbstlimitierender Vorgang. Die Übergänge zur echten Frühgeborenenanämie (s. Kapitel X.A.1) sind nicht immer sicher abgrenzbar. Die Ursachen der Trimenonreduktion entsprechen denen reifer Kinder:
1. Drosselung der Erythropoese,
2. Hämodilution als Folge der Blutvolumenzunahme,
3. Stark verkürzte Lebensdauer der Erythrozyten,
4. Regulative Vorgänge und funktionelle Kompensation über den HbF-HbA-2,3-DPG-Mechanismus (Abb. II.14).

Besonders bei Frühgeborenen unter 2000 g Geburtsgewicht ergeben sich Zweifel an physiologisch noch sinnvollen Regulationen, wenn über lange Zeit ein nur zögernder Anstieg der niedrigen Hämoglobinkonzentration bei relativ hohen Retikulozytenzahlen erfolgt. Diese Situation entspricht dann schon mehr der einer hämolytischen Anämie oder einer chronischen Verlustanämie. Schließlich ist zu fragen, warum ausgetragene Neugeborene nicht auch diese tiefen Werte anstreben, wenn sie funktionell als ausreichend angesehen werden.

Hypochrome Phase. Nach der Trimenonreduktion steigt die Zahl der Erythrozyten relativ stärker an als die Hämoglobinkonzentration (Abb. II.13). Daraus resultiert eine Hypochromie, häufig kombiniert mit einer Mikrozytose. Dieser oft als „physiologische Anämie" bezeichnete Zustand erstreckt sich in der Regel auf den Zeitraum vom 6.–18. Lebensmonat. Die Ursache liegt in einem Eisenmangel als Folge einer Erschöpfung der Eisenvorräte. Ab dem 4. Lebensmonat ist kein Hämosiderin mehr im Knochenmark nachweisbar; gleichzeitig fällt der Serumeisenspiegel ab bei Erhöhung der Eisenbindungskapazität. Die Diskussion, ob es sich um physiologische und/oder behandlungsbedürftige Veränderungen handelt, wird erst dann beendet sein, wenn Einigkeit über die Festlegung altersspezifischer Normwerte erzielt ist. Funktionell ist die Hypochromie voll kompensiert. Außerdem sind Eisenmangel und Hypochromie selbstlimitierend. Verhüten läßt sich die Entwicklung der hypochromen Phase durch orale Eisensubstitution. Bei Frühgeborenen kann die hypochrome Anämie beträchtliche Ausmaße annehmen.

Die „physiologische Anämie" des Kindes

Modell kompensatorischer Regulationen

Die Hämoglobinkonzentration (Hb g/100 ml Blut) liegt bei Kindern ab dem zweiten Lebensmonat bis zur Pubertät signifikant niedriger als bei Erwachsenen. Diese „Anämie" ist im Prinzip als physiologisches Geschehen akzeptiert. Die Einstellung auf die relativ niedrigen Hämoglobinkonzentrationen erfolgt deshalb, weil keine höheren Werte erforderlich sind. Eine vermehrte Hämoglobinproduktion ist jedoch prinzipiell möglich, wie das an Beispielen einer Polyglobulie bei kardialer oder pulmonaler Insuffizienz im Kindesalter deutlich wird.

Die *Neuproduktion* von Erythrozyten wird über das Erythropoetin gesteuert, dessen Bildung in der Niere durch die Gewebshypoxie reguliert wird. Eine „physiologische Anämie" kann bei intakten Produktionsorganen für Erythrozyten (Knochenmark) und funktionierender Regulation für Erythropoetin (Niere) nur so interpretiert werden, daß keine Gewebshypoxie besteht. Demnach muß eine *funktionelle Kompensation* eingetreten sein, von der man weiß, daß sie über eine Verbesserung der O_2-Ausschöpfbarkeit des Hämoglobins reguliert wird. Die grundlegenden Arbeiten dazu stammen von Bauer [2], Bartels [1], Beer [3], Riegel [22] und Wenner [31]. Dazu sind folgende Zusammenhänge bekannt: Der O_2-Halbsättigungsdruck (P_{50}) des Blutes ist definiert als Partialdruck des Sauerstoffs, bei dem 50 Prozent des Hämoglobins gesättigt sind; dieser Wert bezieht sich auf einen pH von 7,4 und eine Temperatur von 37 °C. Die Position der O_2-Bindungskurve des Blutes wird durch drei Faktoren bestimmt: pH, Temperatur und Konzentration intraerythrozytärer organischer Phosphate. Eine Erhöhung des organischen Phosphats (2,3-DPG und ATP) bewirkt eine Rechtsverlagerung der O_2-Bindungskurve über die Stabilisierung der Deoxyform des Hämoglobins, wodurch die Abgabe von Sauerstoff an das Gewebe begünstigt wird. Eine Azidose bewirkt ebenfalls eine Rechtsverlagerung der O_2-Bindungskurve, jedoch hemmt die Azidose die Generation von organischem Phosphat. Die Rechtsverlagerung der O_2-Bindungskurve durch Erhöhung des intraerythrozytären Phosphates ist typisch für das Kindesalter („Hyperphosphatämie des Kindes") und erklärt die „physiologische Anämie". Somit ist die Lage der O_2-Bindungskurve ein wichtiger Regulator für die Höhe der Gesamthämoglobin-

Physiologie der Struktur, Regulation und Funktion

masse und ein entscheidendes Prinzip für die funktionelle Kompensation einer Anämie (Abb. II.4).
Warum diese Regulation der Hämoglobinkonzentration über das intrazelluläre organische Phosphat nicht bis in das Erwachsenenalter als physiologischer Vorgang persistiert, ist unbekannt.

Der Eisenstoffwechsel

Der Gesamteisenbestand des Menschen beträgt rund 50 mg Eisen/kg Körpergewicht. Der Eisenumsatz spielt sich zwischen wenigen Zell- und Organsystemen ab. Etwa 75% des Eisens befinden sich in den Erythrozyten, die nur mit ca. 3% am gesamten Körpervolumen beteiligt sind. Der Anteil im Myoglobin beträgt ca. 5% und in den eisenhaltigen Enzymen ca. 0,3%. Das im Plasma an Transferrin gebundene Eisen ist nur mit ca. 0,1% am Gesamtbestand beteiligt, während das Speichereisen (Ferritin und Hämosiderin) im RES von Leber, Milz und Knochenmark etwa 15% ausmacht.

Eisenabsorption. Eisen wird vorwiegend im Duodenum und im oberen Jejunum, aber auch im Magen und Ileum aktiv absorbiert und als Ferritin in den Mukosazellen gespeichert. Über den intra- oder transzellulären Eisentransport bis zur Aufnahme in das Blut ist wenig bekannt (Übersicht bei [32]). Für den Transfer von Eisen durch die Mukosazelle des Dünndarms ist ein System verantwortlich, das durch folgende Eigenschaften charakterisiert ist: Es hat eine hohe Spezifität für Eisen, die Transportkapazität ist sättigbar, der Transport von Eisen durch die Mukosa erfolgt immer in Richtung auf das Blut, die Transportkapazität hängt vom Stoffwechsel der Mukosazelle ab, die Eisenabsorption ist durch Kobalt hemmbar. Bei hohem Eisenangebot erfolgt der Transfer passiv.
Nach Bindung an Transferrin wird es als Plasmaeisen zum Ort des Verbrauchs oder der Speicherung transportiert. Die *Exkretion* (Verlust) erfolgt über Schweiß, Harn, Galle, Zelldesquamation und den physiologischen Erythrozytenverlust über den Darm. Exakte Daten sind bei Kindern nicht bekannt. Bei Erwachsenen beträgt der Verlust ca. 1 mg Eisen/die.

Eisentransport. Nach intestinaler Absorption oder Mobilisierung aus dem Speicher erfolgt der Transport mit Hilfe von Transferrin zu den roten Vorstufen im Knochenmark. Nach Abgabe des Eisens steht das Transferrin für den erneuten Transport zur Verfügung. Die Transportmechanismen für Eisen von der Membran des Normoblasten bis in das Innere der Zelle zum Ort der Hämoglobinsynthese sind unbekannt. Das Eisen wird in den Mitochondrien abgelagert und kann dort durch Färbung sichtbar gemacht werden (Sideroblasten).

Transplazentarer Transport. Der Eisengehalt des Feten beträgt während der gesamten Entwicklungszeit ziemlich konstant 75 mg/kg Körpergewicht. Im Nabelschnurblut ist der Serumeisengehalt höher als bei der Mutter. Die Eisenübertragung muß demnach ein aktiver Vorgang sein, der gegen ein Gefälle arbeitet. Das Eisen wird mit Hilfe von Transferrin von der Mutter in die Plazenta befördert, dort als Ferritin oder Hämosiderin gespeichert und im kindlichen Kreislauf wiederum über Transferrin weitertransportiert. Ein Eisenmangel der Mutter ist in weiten Grenzen ohne Einfluß auf die Eisenversorgung des Feten.

Transferrin. Das Transportprotein des Eisen ist das Transferrin. Das Molekulargewicht dieses β-Globulins (Glykoproteid) beträgt 80000. Es existieren etwa 20 Strukturvarianten mit gleicher Transportfunktion. Pro Molekül können höchstens zwei Eisen(III)-Atome gebunden werden. Die Eisenbindung bewirkt eine Strukturveränderung des Transferrinmoleküls. Unter normalen Bedingungen ist ein Drittel der Eisenbindungsstellen im Transferrin besetzt. Die beiden spezifischen Haftstellen (A + B) für Eisen haben eine differente Struktur. Die Abgabe von Eisen ist erleichtert, wenn beide Haftstellen besetzt sind. Die Fletscher-Huehns-Hypothese, nach der erythropoetische Zellen ihr Eisen bevorzugt von der A-Bindungsstelle übernehmen, während die Abgabe in den Speicherpool der Leber überwiegend über die B-Bindungsstelle läuft, ist nicht allgemein akzeptiert (Abb. II.15). Die Reutilisation von Eisen aus der Leber erfolgt ausschließlich über den Transport mit Transferrin.

Eisenbindungskapazität. Die Menge an Transferrin im Blut kann über die Eisenbindungskapazität (EBK) bestimmt werden. Unter normaler Bedingungen ist soviel Transferrin vorhanden daß 250 bis 450 μg Eisen gebunden werden kann. Daraus ergibt sich, daß bei einem durchschnittlichen Normalwert von 100 μg Fe/100 m

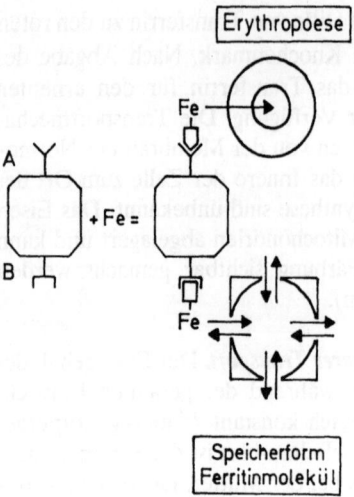

Abb. II.15. Der Eisentransport durch das Ferritinmolekül. Die spezifischen Haftstellen für Eisen sind durch A und B gekennzeichnet

Serum etwa $^1/_3$ des Transferrins mit Eisen „gesättigt" ist. Der nicht mit Eisen gesättigte Anteil entspricht der latenten Eisenbindungskapazität (LEBK). Serumeisenwert und LEBK ergeben zusammen die totale Eisenbindungskapazität (TEBK).

Lactoferrin ist in Struktur und Eisenbindungsfähigkeit dem Transferrin ähnlich. Es findet sich in Sekreten, in der Milch und in Granulozyten. Die biologische Funktion besteht u. a. in der Infektabwehr (bakteriostatische Eigenschaften).

Ferritin kommt als die lösliche Form des Speichereisens nicht nur intrazellulär, sondern auch als normaler Bestandteil im Serum vor [12]. Die Konzentration im Serum ist gut mit dem mobilisierbaren Speichereisen in den Organen korreliert. Die Normalwerte [11, 12] schwanken bei Frauen zwischen 14 und 148 µg/l (Mittelwert 56,6 µg/l), bei Männern zwischen 39 und 340 µg/l (Mittelwert 165,4 µg/l) und bei Kindern im Alter von 6 Monaten bis 12 Jahren zwischen 12 und 122 µg/l (Mittelwert 42,2 µg/l). Bei Patienten mit Eisenmangelanämie liegen die Werte unter 12 µg/l, während sie bei der Hämochromatose und Siderose auf über 10000 µg/l ansteigen können. Es ergibt sich eine gute Korrelation zur Eisenkonzentration im Punktionsmaterial aus der Leber. Die Bestimmung der Serumkonzentration eignet sich gut zur Kontrolle der Therapie der Eisenüberladung mit Chelatbildnern [16]. Im frühen Säuglingsalter kommt es zu einem steilen Anstieg des Serumferritins, wenn jenseits der 6. Lebenswoche das Eisen aus den Depots für die Hämoglobinsynthese mobilisiert wird. Strukturell besteht Ferritin aus Eisenhydroxyd und dem Protein Apoferritin. Ein Molekül Apoferritin kann 2500 Eisenatome binden; das Molekulargewicht beträgt 445000. Am Aufbau der räumlichen Struktur des Moleküls beteiligen sich 24 identische Untereinheiten mit je 18500 Molekulargewicht. Diese Speicherform garantiert einerseits die Löslichkeit des Eisens, andererseits wird die Toxizität durch die „Verpackung" in der Hülle vermindert. In jedem Organ weist das Ferritin organspezifische Strukturen auf, die wahrscheinlich für die Unterschiede in der Physiologie und Pathologie des Eisenstoffwechsels der Organe verantwortlich sind.

Hämosiderin ist im Gegensatz zu Ferritin wasserunlöslich. Es besteht ebenfalls aus einem Eisen-Proteinkomplex, der möglicherweise eine denaturierte Form des Ferritins darstellt. Histochemisch ist es in Zellen mit der Berliner-Blau-Reaktion nachweisbar. Weiteres zum Eisenstoffwechsel ist im Kapitel der Eisenmangelanämie dargestellt.

Literatur

1. Bartels, H.: Die Sauerstofftransportfunktion des Hämoglobins in der Fetal- und Neonatalperiode des Menschen. In: Blutbildung und Blutumsatz beim Feten und Neugeborenen (Kepp, R., Oehlert, G., Eds.). Beilageheft zu Z. Geburtsh. **159**, 24 (1962).
2. Bauer, Ch., Ludwig, I., Ludwig, M.: Different effects of 2.3 diphosphoglycerate and adenosine triphosphate on the oxygen affinity of adult and foetal human haemoglobin. Life Sci. **7**, 1339 (1968).
3. Beer, R., Doll, E., Wenner, J.: Die Verschiebung der Sauerstoff-Dissoziationskurve des Blutes von Säuglingen während der ersten Lebensmonate. Pflügers Arch. ges. Physiol. **265**, 526 (1958).
4. Benöhr, H. Chr., Waller, H. D.: Glutathion (Bedeutung für Biologie und Medizin). Klin. Wschr. **53**, 789 (1975).
5. Betke, K.: Hämatologie der ersten Lebenszeit. In: Ergebnisse der Inneren Medizin und Kinderheilkunde (Heilmeyer, L., Schoen, R., Glanzmann, E., der Rudder, B., Eds.), Neue Folge, 9. Bd., S. 437. Berlin-Göttingen-Heidelberg: Springer 1958.
6. Beutler, E.: Red cell metabolism. A manual of biochemical methods, 2nd Ed. New York, London: Grune and Stratton 1975.
7. Burman, D., Morris, A. F.: Cord haemoglobin in low birthweight infants. Arch. Dis. Childh. **49**, 382 (1974).

8. Carrell, R. W., Winterbourn, C. C., Rachmilewitz, E. A.: Activated oxygen and haemolysis. Brit. J. Haemat. **30**, 259 (1975).
9. Fliedner, T. M., Kubanek, B.: Umsatzkinetik und Regulation der Erythropoese bei hämolytischen Syndromen. In: Hämolyse — hämolytische Erkrankungen (Nowicki, L., Martin, H., Schubert, J. C. F., Hrsg.), S. 1. München: Lehmanns Verlag 1973.
10. Furlan, M.: Schicksal des Hämoglobins im Plasma. Schweiz. med. Wschr. **105**, 1570 (1975).
11. Hows, J., Hussein, S., Hoffbrand, A. V., Wickramasinghe, S. N.: Red cell indices and serum ferritin levels in children. J. clin. Path. **30**, 181 (1977).
12. Jacobs, A., Miller, F., Worwood, M., Baemish, M. R., Wardop, C. A.: Ferritin in the serum of normal subjects and patients with iron deficiency and iron overload. Brit. med. J. **1972 IV**, 206.
13. Kleihauer, E.: Hämoglobine. Normale und anomale Varianten. In: Humangenetik (Becker, P. E., Hrsg.), Bd. III/3, S. 457. Stuttgart: Thieme 1976.
14. Kleihauer, E., Niethammer, D.: Kongenitale Methämoglobinämie. In: Humangenetik (Becker, P. E., Hrsg.), Bd. III/3, S. 580. Stuttgart: Thieme 1976.
15. Lajtha, L. G.: Haematopoietic stem cells. Brit. J. Haemat. **29**, 529 (1975).
16. Letsky, E. A., Miller, F. M., Worwood, M.: Serum ferritin in children with thalassaemia regularly transfused. J. clin. Path. **27**, 652 (1974).
17. Lindemann, R.: Erythropoiesis inhibiting factor (EIF). Scand. J. Haemat. **11**, 319 (1973).
18. Meyer, U. A.: Biosynthese von Häm. Schweiz. med. Wschr. **105**, 1165 (1975).
19. Oski, F. A., Naiman, J. L.: Hematologic Problems in the Newborn. Maj. Probl. Pediat, Vol. III, 2nd Ed. Philadelphia: Saunders 1972.
20. Perutz, M. F.: Structure and mechanism of haemoglobin. Brit. med. Bull. **32**, 195 (1976).
21. Riegel, K.: Die Atemgas-Transportgrößen des Blutes im Kindesalter. In: Fortschritt der Pädologie (Linneweh, F., Hrsg.), Bd. I, S. 251. Berlin-Heidelberg-New York: Springer 1965.
22. Riegel, K., Bartels, H., Schneider, J.: Veränderungen der Sauerstoffaffinität, des Hämoglobins und der Erythrozyten im Blut von frühgeborenen und ausgetragenen Säuglingen im 1. Trimenon. Z. Kinderheilk. **883**, 209 (1959).
23. Schröter, W.: Regulation des 2.3 Diphosphoglycerat-Zyklus in den roten Blutzellen des Menschen. In: Stoffwechsel und Membranpermeabilität von Erythrozyten und Thrombozyten (Deutsch, E., Gerlach, E., Moser, K., Hrsg.), S. 50. Stuttgart: Thieme 1968.
24. Schröter, W.: Genetisch bedingte Defekte der Erythrozytenmembran. In: Hämolyse — hämolytische Erkrankungen (Nowicki, L., Martin, H., Schubert, J. C. F., Hrsg.), S. 25. München: Lehmanns Verlag 1973.
25. Schröter, W., Tillmann, W.: Membran-lokalisierte Pyruvatkinase in den roten Blutzellen bei hämolytischer Anämie mit Pyruvatkinase-Mangel. Klin. Wschr. **53**, 1101 (1975).
26. Sumer, M. A., Addiego, J. E., Dallmann, P. R.: Ferritin in serum: Diagnosis of iron deficiency and iron overload in infants and children. Blood **43**, 581 (1974).
27. Steck, Th. L.: The organization of proteins in the human red blood cell membrane. (A review). J. Cell Biol. **62**, 1 (1974).
28. Tillmann, W., Cordua, A., Schröter, W.: Organization of enzymes of glycolysis and of glutathione metabolism in human red cell membranes. Biochim. biophys. Acta (Amst.) **382**, 157 (1975).
29. Wallach, D. F. H., Weidekamm, E.: The microarchitecture of erythrocyte membrane. In: Erythrocytes, Thrombocytes, Leukocytes. Recent Advances in Membrane and Metabolic Research (Gerlach, E., Moser, K., Deutsch, E., Willmanns, W., Hrsg.), p. 2. Stuttgart: Thieme 1973.
30. Weed, R. I.: Membrane structure and its relation to haemolysis. Clin. in Haematol. **4**, 3 (1975).
31. Wenner, J.: Blood oxygen tension determination for the recognition of hypoxia in newborn babies and older infants. Acta paediat. **49**, 734 (1960).
32. Worwood, M.: Clinical biochemistry of iron. Semin. Hematol. **14**, 1 (1977).

3. Pathophysiologie der Struktur, Regulation und Funktion

Erkrankungen des erythrozytären Systems lassen sich in Form der Anämie und Polyglobulie als Abweichungen der roten Blutbildwerte von der Norm einfach klassifizieren.

Anämie

Eine Anämie liegt dann vor, wenn Hämoglobin- bzw. Erythrozytenwerte unterhalb der festgelegten Altersnorm liegen. Im Gegensatz zu der chemisch definierten Anämie bedeutet die funktionelle Definition eine erniedrigte O_2-Kapazität des Blutes. Daraus ergibt sich die einfache Folgerung, daß eine „chemische Anämie" nicht identisch sein muß mit einer „funktionellen Anämie".

Prinzip einer Anämisierung. Dies besteht darin, daß sich ein Mißverhältnis zwischen peripherem Bedarf an Erythrozyten und der Bedarfsdeckung durch Neuproduktion im Knochenmark entwickelt. Das Defizit kann einerseits die Erythrozytenzahl oder die Hämoglobinkonzentration, andererseits aber auch beide Systeme gleichzeitig betreffen.

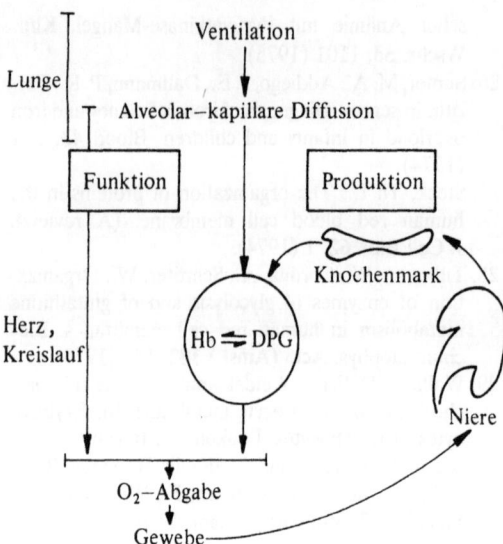

Abb. II.16. Prinzip der Kompensation einer Anämie. Darstellung quantitativer und qualitativer Mechanismen (modifiziert nach Bellingham [2a])

Prinzip der Kompensation. Jede Form einer Anämie unterliegt bestimmten Gesetzmäßigkeiten der Kompensation. Diese bedient sich zweier Prinzipien (Abb. II.16):
1. Neubildung von Erythrozyten durch Steigerung der Erythropoese über das Hypoxie-Erythropoetin-System. Kompensation in diesem Sinne bedeutet Versuch der Angleichung der Hämoglobinkonzentration an die Altersnorm oder Erfüllung funktioneller Notwendigkeiten.

2. Funktionelle Kompensation durch Atmung, Kreislauf und Verbesserung der O_2-Ausschöpfbarkeit des Blutes. Letzteres erfolgt über die Erhöhung des intraerythrozytären organischen Phosphats.
Kompensationsmechanismen haben einen entscheidenden Einfluß auf die Ausprägung des Krankheitsbildes, d. h. sie bestimmen in weitem Umfang den Krankheitswert und somit vielfach auch die Indikation zur Therapie.

Ursachen der Anämie. Eine Anämie hat prinzipiell drei Ursachen:
1. Verminderte Bildung von Hämoglobin oder Erythrozyten,
2. Vermehrter Untergang von Erythrozyten,
3. Vermehrter Verlust von Erythrozyten.
Die Zusammenhänge, ihre Grundlagen sowie die klinische Manifestation sind in Tabelle II.7 zusammengestellt.

Folgen einer Anämie. Die Toleranzbreite der funktionellen Kompensation einer Anämie wird einerseits vom Alter der Kinder bestimmt, andererseits wird sie von vielen Faktoren beeinflußt, wie u. a. von pulmonalen oder kardialen Erkrankungen, Operation, körperlicher Belastung. Die für Anämien fast obligate Erhöhung des Blutvolumens und die Herzdilation sind Risikofaktoren, die die Belastbarkeit begrenzen. Das ist z. B. bei der Durchführung von Bluttransfusionen hinsichtlich der Volumenbelastung ebenso zu bedenken, wie die Möglichkeit eines plötzlichen

Tabelle II.7. Ätiologische Klassifizierung der Anämie. In diesem Schema können alle durch hämatologische Daten definierbare angeborene und erworbene Störungen des erythrozytären Systems untergebracht werden

Prinzip	Ätiologie	Anämieform
I. Verminderte Produktion von Erythrozyten und/oder Hämoglobin	1. Störung der Proliferation und Differenzierung der erythropoetischen Stammzelle 2. Störung der Proliferation und Reifung differenzierter erythropoetischer Zellen	Aregeneratorische Anämien a) Megaloblastäre Anämien (DNA-Synthesestörung) b) Hypochrome Anämien (Hb-Synthesestörung) c) Anomale Hämoglobine mit verminderter O_2-Affinität
II. Vermehrter Untergang der Erythrozyten	Verkürzte Lebensdauer der Erythrozyten a) Membrandefekte b) Enzymdefekte c) Hämoglobindefekte d) Extraerythrozytäre Faktoren (Gefäße, Milz, Immunmechanismen)	Hämolytische Anämie
III. Verlust von Erythrozyten	Blutverlust	Blutungsanämie

Herzversagens in einer Streßsituation, z.B. bei Blutentnahme oder Knochenmarkpunktion auch bei sonst gut kompensierten schweren bis mittelschweren Anämien.

Die kardiozirkulatorischen Folgen einer Anämie werden im wesentlichen durch die verminderte Viskosität des Blutes und die Erhöhung des Herzzeitvolumens bestimmt. Die Vermehrung des Herzzeitvolumens wird auf sehr ökonomische Weise über die Erhöhung des Schlagvolumens erreicht, zumal der periphere Widerstand durch die verminderte Blutviskosität herabgesetzt ist. So kann eine erniedrigte O_2-Transportkapazität des Blutes über einen bestimmten Bereich auch ohne Erhöhung der Herzfrequenz und des systolischen Blutdruckes ausgeglichen werden. Die Inanspruchnahme kardiozirkulatorischer Mechanismen beginnt übrigens erst bei Hämoglobinkonzentrationen unter 8-7 g/100 ml. Hämoglobinkonzentrationen unter 5-4 g/100 ml führen auch in Ruhe zu einer Erhöhung des Herzzeitvolumens. Insgesamt wird bei Anämie-Patienten die Grenze der Steigerungsmöglichkeit des Herzzeitvolumens eher erreicht, als bei gesunden Personen. Über die Korrelation von Allgemeinsymptomen und Anämie ist vor allem bei Kindern wenig Konkretes bekannt. Kopfschmerzen, Schwindel, Unwohlsein und Atemnot sind keine spezifischen Anämiesymptome und sie werden auch nicht häufiger angegeben als von nicht-anämischen Kindern. Es scheint allein die Verlangsamung des Körperwachstums mit dem Grad der Anämie korreliert zu sein. Dagegen sind die Zusammenhänge zwischen Anämie, Mortalität und Morbidität keineswegs gesichert.

Prinzip der Diagnostik. Jede Anämieform besitzt ein so charakteristisches Muster, daß eine Differenzierung in den allermeisten Fällen möglich sein sollte. Die Einbeziehung spezialisierter Untersuchungen bei entsprechenden Fällen erhöht die Trefferquote. Die Diagnostik beginnt mit der Diskussion der veränderten peripheren Blutbildwerte im Zusammenhang mit den anamnestischen Angaben und dem klinischen Bild. Zunächst bedient man sich einfacher Gruppierungen. Die Indices der roten Blutbildwerte (MCH, MCHC) erlauben Aussagen in Richtung hypochromer oder hyperchromer Anämien. Das Volumen der Zellen (MCV) ermöglicht die Einteilung in mikrozytäre und makrozytäre Formen. Die Zahl der Retikulozyten sagt etwas über die Neubildungsrate aus, und aregeneratorische und hyperregeneratorische Formen lassen sich so leicht erkennen. Letztlich ist auch die Beurteilung der Form der Erythrozyten im gefärbten peripheren Blutausstrich sehr wichtig, da Formabweichungen pathognomonisch für ein Krankheitsbild sein können. Die einzelnen Gruppen hämatologischer Veränderungen werden dann durch weitere Laboruntersuchungen schrittweise einer ätiologischen Klärung zugeführt.

Polyglobulie

Diese ist nur in der Neugeborenenperiode ein physiologischer Zustand. Dagegen hat die krankhaft vermehrte Bildung von Erythrozyten im späteren Alter definierte Ursachen, so daß auch für diese Abweichung von der Norm eine ätiologische Klassifizierung möglich ist (Tabelle II.8). Die Polyzythämie hat abhängig von der Höhe des Hämatokrits und des Blutvolumens durch die zunehmende Viskosität des Blutes und die Kapillarfüllung negative Folgen für den Patienten. Die Viskosität, die ab einem Hämatokritwert von über 50 Vol. % linear zunimmt, verursacht einerseits eine Verlangsamung des kapillären Blutstromes, andererseits eine schlechtere O_2-Versorgung der Peripherie. Das Optimum der O_2-Versorgung liegt bei einem Hämatokrit zwischen 40 und 45 Vol. %. Bei Werten darüber kommt es zu einer starken O_2-Ausschöpfung des Blutes, und der dadurch bedingte hohe Anteil an reduziertem Hämoglobin verursacht die blau-rote Zyanose. Ob die klinischen Symptome, wie Kopfschmerzen und Schwindel durch den O_2-Mangel

Tabelle II.8. Ätiologische Klassifizierung der Polyglobulie

Prinzip	Ätiologie	Polyglobulieform
I. Vermehrte Produktion (absolute Polyglobulie, erhöhtes Blutvolumen)	1. Unbekannt (essentiell)	Polycythaemia vera
	2. Vermehrte Erythropoetinbildung durch Hypoxie, Tumoren, Nierenanomalien u.a.	Sekundäre Polyglobulie
II. Normale Produktion (relative Polyglobulie, erniedrigtes Blutvolumen)	Plasmaverlust durch Verbrennung und Dehydratation	Symptomatische Polyglobulie

bedingt sind ist fraglich. Die starke Kapillarfüllung führt zu häufigem Nasenbluten, aber auch andere Schleimhautblutungen (Mundhöhle, Konjunktiven) kommen vor.

Eine Polyglobulie ist im Prinzip Ausdruck einer Imbalance von Produktion und Untergang der Erythrozyten. Dies ist dann sinnvoll, wenn die Polyglobulie eine notwendige Regulation im Rahmen der O_2-Versorgung darstellt. Das trifft zu für bestimmte kongenitale Herzfehler und Gefäßshunts, für pulmonale Insuffizienzen und für Blutfarbstoffanomalien mit hoher O_2-Affinität. Im Gegensatz zu den primären Polyglobulieformen ist bei dieser Gruppe der Krankheitswert bezogen auf die Therapieziele ganz anders einzuordnen (s. Kapitel II.4.7.).

Die *Diagnostik der Polyglobulie* folgt im Prinzip dem Vorgehen wie bei der Anämie. Die Differenzierung schließt aber zusätzlich die Bestimmung des Blutvolumens und die exakte Untersuchung vorwiegend von Herz, Kreislauf, Lungenfunktion und endokrinen Organen mit ein.

4. Erkrankungen des erythrozytären Systems

4.1. Störungen der Proliferation und Differenzierung der erythropoetischen Stammzelle

Aregeneratorische Anämien

Definition. Diese ätiologisch und klinisch heterogene Gruppe von kongenitalen oder erworbenen Anämien hat als gemeinsame Basis eine isolierte Störung der Proliferation oder Differenzierung der Erythropoese. Durch die quantitativ nicht ausreichende Neubildung entwickelt sich in Abhängigkeit von der Lebensdauer der Erythrozyten mehr oder weniger rasch eine Anämie.

Nomenklatur. Der Begriff aregeneratorische Anämie ist identisch mit der in englisch sprechenden Ländern gebräuchlichen Bezeichnung „pure red cell anemia" oder „pure red cell aplasia".

Klassifizierung. Die in der Tabelle II.9 gegebene Einteilung kommt klinischen Gesichtspunkten entgegen. Die Ätiologie der einzelnen Formen ist weitgehend ungeklärt.

Tabelle II.9. Klassifizierung der aregeneratorischen Anämien

Chronische aregeneratorische Anämien
1. Kongenitale hypoplastische Anämie (Blackfan-Diamond)
2. Erworbene aregeneratorische Anämie

Akute aregeneratorische Anämien
1. Aregeneratorische Krise bei hämolytischer Anämie (Owren)
2. Akute Erythroblastopenie (Gasser)

Passagere aregeneratorische Anämie
Untertypen sind bisher nicht mit Sicherheit zu differenzieren

Ätiologische Gemeinsamkeiten. Gemeinsam ist den akuten und passageren Formen der aregeneratorischen Anämie die Wahrscheinlichkeit der spontanen Remission sowie die häufige Verursachung durch virale Infektionen. Unterschiede bestehen dagegen im Arrest in der Erythropoese, die sowohl die Dauer als auch das Stadium der Vorläuferzelle betrifft. Bis zum sicheren Beweis des Gegenteils ist es durchaus gerechtfertigt, für die akute aregeneratorische Krise bei hämolytischer Anämie sowie für die akute Erythroblastopenie und die passagere Form gleiche Pathomechanismen anzunehmen. Der Unterschied liegt in der klinischen und hämatologischen Symptomatik, die durch die Lebensdauer der Erythrozyten und die Dauer der aregeneratorischen Phase bestimmt wird. Schließlich sind die hämatologischen Daten auch vom Zeitpunkt der Untersuchung abhängig. Somit ist bei der Vielzahl der modifizierenden Faktoren nicht zu erwarten, daß immer identische hämatologische Muster erfaßt werden.

Dagegen besitzen die beiden Varianten der chronischen aregeneratorischen Anämie keine ätiologischen Gemeinsamkeiten. Weitere Hinweise dazu finden sich bei der Besprechung der einzelnen Krankheitsbilder (Übersicht bei [5, 6, 11]).

Die chronischen aregeneratorischen Anämien

Es gibt in dieser Gruppe zwei Varianten, die sich hinsichtlich des Manifestationsalters, der Ätiologie und der Verlaufsform unterscheiden. Ob die kongenitale Form vom Typ Blackfan-Diamond hereditär oder erworben ist, läßt sich nicht mit Sicherheit sagen.

Kongenitale hypoplastische Anämie (Typ Blackfan-Diamond)

Definition. Kongenitale, möglicherweise hereditäre isolierte Aplasie bzw. Hypoplasie der Erythropoese mit chronischer normochromer Anämie. Die Retikulozyten fehlen oder sind erniedrigt, die Granulopoese und Thrombopoese sind normal.

Synonyma. Blackfan-Diamond-Anämie; Chronic pure red cell aplasia; Red cell agenesis; Erythrogenesis imperfecta.

Ätiologie und Pathogenese. Die Ursache der isolierten Störung der Proliferation der Erythropoese ist unbekannt. Die Matrix des Knochenmarkes ist auch noch bei langjährig therapieresistenten Verlaufsformen intakt. Das gelegentliche Auftreten bei Geschwistern und identischen Zwillingen, sowie die Kombination mit Mißbildungen und das Manifestationsalter lassen neben erworbenen auch hereditäre Formen mit autosomal dominantem und autosomal rezessivem Erbgang vermuten. Chromosomale Aberrationen sind beschrieben worden.

Aus Einzelbeobachtungen sind eine Reihe von pathogenetischen Zusammenhängen diskutiert worden, wie u.a.: Toxische oder durch Antikörper bedingte Schädigung der Erythropoese während der fetalen Entwicklung; Defekt im Tryptophanstoffwechsel mit erhöhter Ausscheidung von Anthranilsäure; Histidinämie; Galaktoflavin-induzierter Riboflavinmangel sowie Ausreifungshemmung der Erythropoese durch Thymusfaktoren.

Diese sehr uneinheitlichen Beziehungen zum definierten Krankheitsbild verlieren durch die neuerdings in die Diskussion gekommenen Immunphänomene zunehmend an Bedeutung. In letzter Zeit wird als Ursache ein Autoimmungeschehen mit der Bildung von zytotoxischen Antikörpern gegen Erythroblasten favorisiert, ähnlich wie das bei der erworbenen Form der aregeneratorischen Anämie des Erwachsenen beschrieben worden ist. Der Nachweis einer Suppression der Erythropoese von Normalpersonen durch Lymphozyten von Patienten mit Blackfan-Diamond-Anämie [9] scheint diese Annahme zu unterstützen.

Klinisches Bild. Die Erkrankung beginnt schleichend, frühestens bei der Geburt. In der Mehrzahl der Fälle wird die Erkrankung um den sechsten Lebensmonat herum manifest, wobei die Zeitspanne im allgemeinen von der zweiten Lebenswoche bis zum zweiten Lebensjahr reicht. In Abhängigkeit vom Schweregrad der Anämie fällt eine zunehmende Blässe, Lustlosigkeit, gesteigerte Erregbarkeit, Anorexie, Gedeihstörung und Wachstumsverzögerung auf. Bei etwa 25% der Patienten findet man eine Kombination mit Organdefekten (vgl. Fanconi-Anämie) wie z.B. Exophthalmus, Strabismus, Mikrophthalmie, kongenitale Katarakt, Hohlwarzen, Skelettanomalien an Fingern und Rippen, Hypogonadismus, Hypoplasie der Nebenschilddrüse, Achondroplasie, Hypospadie, Doppelureteren, Hydronephrose und kongenitale Herzfehler. Im Gegensatz zu den erworbenen Formen besteht keine gehäufte Koinzidenz mit Thymushyperplasie oder Thymustumoren. Weitere Kombinationen mit Hypokalzämie und Hypogammaglobulinämie sind bekannt.

Hämatologische Kriterien. Charakteristisch ist eine normochrome, normozytäre Anämie mit Fehlen oder Verminderung der Retikulozyten, während Leukozyten bzw. Granulozyten und Thrombozyten normal sind. Dies gilt allerdings mit der Einschränkung, daß im Verlauf der Erkrankung sekundär ein Hypersplenismus auftreten kann. Im **Knochenmark** ist der Zellgehalt normal. Das Verhältnis Granulopoese : Erythropoese ist extrem zugunsten der Granulopoese verschoben. Wichtigstes Kriterium ist die Aplasie oder starke Hypoplasie der Erythropoese. Die wenigen unreifen roten Vorstufen können megaloblastär verändert sein. Myelopoese und Megakaryozyten sind morphologisch normal.

Laborbefunde. Das Serumeisen ist erhöht, die Eisenbindungskapazität ist komplett gesättigt als Folge der Transfusionen und der erhöhten Eisenabsorption. Es finden sich weiterhin erhöhte Werte für Erythropoetin im Serum und im Urin. Folsäure und Vitamin B_{12} im Serum sind normal. Oft besteht eine Vermehrung von fetalem Hämoglobin, dessen prognostische Bedeutung umstritten ist. Das i-Antigen (Membranantigen) ist in der Mehrzahl der Fälle über der Altersnorm erhöht. Einige Erythrozytenenzyme können erhöht sein (Tabelle II.10).

Diagnose und Differentialdiagnose. Die Diagnose basiert auf dem Nachweis der chronischen quantitativen Insuffizienz der Erythropoese im Knochenmark mit Anämie und Retikulozytopenie bei sonst normaler Hämopoese.

Tabelle II.10. Differentialdiagnose der passageren aregeneratorischen und kongenitalen hypoplastischen Anämie (vgl. auch Tabelle II.12, Daten nach Wang u. Mentzer [17])

Kriterien	passagere Form	kongenitale Form
Manifestationsalter	0–4 Jahre	90% unter 6 Monate
Steroidtherapie	überflüssig	$2/3$ positive Ergebnisse
Verlauf	Spontane Remission in Wochen oder Monaten	Abhängig vom Ergebnis der Steroidtherapie
MCV > 90 µm^3	nie	regelmäßig
HbF erhöht	selten	oft
Erythrozytenenzyme:		
Transaminasen	erniedrigt	normal-erhöht
Aldolase	erniedrigt	normal-erhöht
Phosphofructokinase	erniedrigt	normal
Glutathionperoxidase	erniedrigt	normal-erhöht

Differentialdiagnostisch ist in erster Linie an die passagere aregeneratorische (Tabelle II.10) oder die erworbene aregeneratorische Anämie zu denken. Die Panmyelopathie, Leukämie, Knochenmarkinfiltration bei malignen Erkrankungen, Myelofibrose oder Osteopetrose manifestieren sich nur ausnahmsweise in Form einer isolierten Störung der Proliferation der Erythropoese.

Verlaufskontrolle. Ambulante Kontrolle der Hämoglobinkonzentration oder des Hämatokritwertes mit Retikulozyten in Abständen von 10–14 Tagen. Dies gilt auch für die Phase der Therapie.

Therapie
1. *Transfusion.* Anzustreben ist die Altersnorm der Hämoglobinkonzentration mit gefilterten Erythrozyten oder Erythrozytenkonzentrat bei Absinken der Hb-Konzentration unter 7 g/100 ml. Bei chonischem therapieresistentem Verlauf wird wie bei der Cooley-Anämie verfahren.
2. *Kortikosteroide (Prednisolon).* Beginn mit 3–5 mg/kg KG/Tag verteilt auf drei Einzeldosen. Bei Therapieerfolg (Normalisierung der Hämoglobinkonzentration, der Retikulozytenzahl und des Knochenmarkes) stufenweise Reduktion der Dosis um 2,5–5 mg/Tag alle 4–6 Wochen. Bei weiterer Konstanz der Werte ist auf eine alternierende Dauertherapie mit 1×5–10 mg Gesamtdosis jeden zweiten Tag umzustellen. Die Dosis der Dauertherapie sollte unterhalb der Cushingschwelle liegen. Bei einem Rezidiv der Erkrankung ist wieder mit der oben angegebenen Initialdosis zu beginnen und bei erneutem Erfolg langsamer und nicht so weit zu reduzieren.
3. *Beendigung der Therapie.* Die Fortführung der initialen Steroidtherapie ist sinnlos, wenn 8 Wochen nach Therapiebeginn keine Regeneration der Erythropoese erzielt wird. Bei erfolgreicher Therapie sollte versucht werden das Steroid völlig abzusetzen; dies wird jedoch von der Entwicklung der Blutbildwerte bestimmt.
4. *Splenektomie.* Diese ist nur indiziert bei einem Hypersplenie-Syndrom: Verkürzte Erythrozytenlebenszeit mit Zunahme der Transfusionsfrequenz, Hyperbilirubinämie, Haptoglobinerniedrigung, vermehrte Ausscheidung von Urobilinogen; Granulozytopenie und Thrombozytopenie.
5. Die *immunsuppressive Therapie* wird dann an Bedeutung gewinnen, wenn sich die Annahme einer Autoaggressionskrankheit beweisen läßt [9].
6. *Chelatbildner.* Zur Vermeidung der Organsiderose ist bei dauernder Transfusionsbedürftigkeit eine Behandlung mit Chelatbildnern angezeigt (s. Therapie der Thalassämie).
7. Die *Knochenmarkstransplantation* ist bei Versagen anderer Therapieformen indiziert und auch erfolgreich durchgeführt worden [2].

Verlauf, Komplikationen, Prognose. Im Gegensatz zu den akuten Formen der aregeneratorischen Anämie ist nur bei etwa 15% der Fälle mit einer spontanen Remission zu rechnen. Mit der Steroidmedikation wird jedoch bei etwa $2/3$ der Patienten eine langanhaltende Remission oder Dauerheilung erreicht. Dieses Ergebnis wird allerdings um so ungünstiger, je länger eine alleinige Transfusionstherapie vorausgegangen ist.
Die Prognose wird auch durch die Komplikationen beeinflußt, wie u. a. durch Hämosiderose und Transfusionshepatitis. Die Folgen der Hämosiderose sind Leberzirrhose mit portaler Hypertension und Hypersplenismus, Myokardfibrose mit Herzinsuffizienz, Fibrose der endokrinen Drüsen mit Hypothyreose, Minderwuchs, verzögerte Sexualentwicklung und Diabetes mellitus. Im Prinzip ergeben sich die gleichen Probleme wie bei der Cooley-Anämie.

Erworbene aregeneratorische Anämie

Definition. Erworbene Proliferations- oder Reifungshemmung isoliert der Erythropoese mit chronischem Verlauf.

Ätiologie und Pathogenese. Für die bei Kindern sehr seltene Erkrankung können verschiedene Ursachen verantwortlich gemacht werden. Bei etwa 30–50% der Fälle besteht eine Kombination mit Thymustumoren. Der Rest ist kombiniert mit Infektionen, Nierenversagen, toxischen Schäden, schwerer Mangelernährung und immunhämolytischen Prozessen. Bei den Formen mit Thymomen scheint ein Immunprozeß ursächlich verantwortlich zu sein (vgl. Blackfan-Diamond-Typ). Die toxische Wirkung zahlreicher Chemikalien und Medikamente (Tabelle I.5) auf die erythropoetischen Zellen entspricht im Prinzip den bei der aplastischen Anämie beschriebenen Mechanismen.

Das *klinische Bild* unterscheidet sich nicht von dem der Blackfan-Diamond-Anämie mit Ausnahme der großen Variation des Manifestationsalters, dem eventuellen röntgenologischen Nachweis eines Thymustumors oder der eventuellen Medikamentenanamnese.

Hämatologische Kriterien. Im Blutbild besteht eine normochrome, normozytäre Anämie mit absoluter Retikulozytopenie. Die Lebenszeit der Erythrozyten ist normal, ebenso die Anzahl der Leukozyten und Thrombozyten. Das **Knochenmark** ist normozellulär mit normaler Myelopoese und Megakaryozytopoese. Die Erythropoese beschränkt sich auf einzelne unreife Vorstufen, die morphologisch normal sind. Häufig besteht eine Vermehrung der Eosinophilen. Typisch sind zahlreiche kleine lymphoide Elemente.

Laborbefunde. Diese entsprechen denen bei der Blackfan-Diamond-Anämie. Wenn der Nachweis von Antikörpern gelingt (Kälte- und Wärmeagglutinine, Kältehämolysine, falsch positive Syphilis-Serologie, antinukleäre Faktoren und positiver LE-Test), kann deren Spezifität für die Suppression der Erythropoese allerdings nicht sicher bewiesen werden. Zum Nachweis des Thymustumors ist eine entsprechende Röntgendiagnostik mit Schichtaufnahmen durchzuführen.

Therapie
1. *Transfusionsregime* wie bei der Blackfan-Diamond-Anämie.
2. *Thymektomie* bei Thymustumoren.
3. *Kortikosteroide* wie bei der Blackfan-Diamond-Anämie.
4. Eine *Immunsuppression* kann bei Versagen der anderen Therapieformen in folgender Weise versucht werden:
Azathioprin: 5 mg/kg KG/Tag über 4 Wochen zusammen mit Kortikosteroiden; danach 3 mg/kg KG/Tag ohne Steroid bis zur Heilung (maximal 2 Jahre). Cyclophosphamid: 2–3 mg/kg KG/Tag über Monate ist eine Alternative bei Versagen von Azathioprin.
5. *Elimination toxischer Substanzen* bei entsprechender Anamnese oder sicherem serologischem Nachweis.

Prognose. Die Remissionsrate liegt unabhängig von der Ätiologie bei etwa 25%. Die Lebenserwartung ist generell abhängig von der Wirksamkeit der Steroide bzw. der Immunsuppression, außerdem vom Ausmaß der Hämosiderose und der Steroidnebenwirkungen. Bei toxischer Genese ist das Ausmaß bzw. die Reversibilität der Schädigung entscheidend.

Akute aregeneratorische Anämien

Die akut auftretenden aregeneratorischen Anämien sind erworbene, zum Rezidiv neigende und durch definierbare Ereignisse ausgelöste zeitlich begrenzte Störungen der Reifung der Erythropoese.

Aregeneratorische Krise bei hämolytischen Anämien (Owren)

Definition. Vorübergehende krisenhafte Aplasie oder Ausreifungshemmung der Erythropoese bei hämolytischen Anämien uneinheitlicher Ätiologie.

Ätiologie und Pathogenese. Bei kongenitalen und erworbenen hämolytischen Anämien (z. B. Sphärozytose, Thalassaemia major, Sichelzellenanämie, paroxysmale nächtliche Hämoglobinurie, immunhämolytische Anämie) kann ohne erkennbare Ursache oder nach Infekten plötzlich ein Reifungsstop auf verschiedenen Ebenen der Zellgenerationen der Erythropoese auftreten. In der Mehrzahl der Fälle gehen dem Ereignis virale Infekte der oberen Luftwege, im Intestinaltrakt oder Viruspneumonien, Mumps oder die infektiöse Mononukleose voraus. Als möglicher Mechanismus wird eine Zytolyse erythropoetischer Zellen durch viral induzierte Antikörper diskutiert.
Entwicklung und Schweregrad der Anämie wer-

den durch die in Abhängigkeit von der Grundkrankheit verkürzte Lebenszeit der Eryzthroyten einerseits und vom Ausmaß der quantitativen Verminderung der Erythropoese andererseits bestimmt. Die Kriterien einer hämolytischen Anämie bleiben in solchen Situationen bis auf eine drastische Reduktion der Retikulozytenzahlen erhalten.

Aregeneratorische Krisen treten auch bei hämatologisch gesunden Personen im Verlaufe von Infektionen auf. Klinisch bleiben sie jedoch inapparent, da die Erythrozyten primär eine normale Lebenszeit haben.

Klinisches Bild. Plötzlich einsetzende Blässe, Müdigkeit und Lustlosigkeit als Ausdruck einer raschen Anämisierung bei hämolytischen Anämien lenken den Verdacht auf eine aplastische Krise. Charakteristisch ist, daß trotz einer Zunahme der Anämie keine Verstärkung des Skleral- oder Hautikterus sichtbar wird. Dieses Symptom ist wichtig zur Abgrenzung gegenüber hämolytischen Krisen. Die klinischen Symptome der Grundkrankheit, z.B. ein Ikterus und eine Hepatosplenomegalie bleiben unverändert. Nicht selten manifestiert sich eine hämolytische Anämie erstmals überhaupt in Form einer aplastischen Krise.

Hämatologische Kriterien. Die **Blutbildwerte** wie auch das **Knochenmark** sind abhängig vom Zeitpunkt der Untersuchung im Ablauf der aregeneratorischen Krise. Stark erniedrigte Hämoglobinkonzentration und Erythrozytenzahl sowie niedriger Hämatokritwert charakterisieren die Anämie. Die Morphologie der Erythrozyten entspricht der Grundkrankheit. Retikulozyten im peripheren Blut fehlen vollständig oder sind gegenüber den erhöhten Werten einer hämolytischen Anämie stark erniedrigt. Die Anzahl der Granulozyten und Thrombozyten kann erniedrigt, aber ebenso auch normal oder erhöht sein. Die **Knochenmarkbefunde** dürfen immer nur im Zusammenhang mit den peripheren Blutbildwerten einschließlich Retikulozyten interpretiert werden. Dies ermöglicht es, die Phase der aregeneratorischen Krise einigermaßen gut zu definieren. Zu Beginn ist ein kompletter Schwund der erythropoetischen Elemente vorhanden. Auf dem Höhepunkt der Anämie können bereits wieder Zeichen der Regeneration nachweisbar sein, die sich mit einer Anhäufung von unreifen, oft undifferenzierten Proerythroblasten ankündigt.

Bei der Granulopoese ist dann nicht selten eine Linksverschiebung zu beobachten. Im peripheren Blut steigen Retikulozyten und Granulozyten entsprechend an.

Laborbefunde. Alle Daten entsprechen denen einer hämolytischen Anämie vor der Krise mit den Charakteristika der jeweiligen Grundkrankheit. Die Hyperbilirubinanämie kann eine Minderung erfahren.

Diagnostik. Die Diagnose stützt sich auf die Anämisierung ohne Zunahme der Hämolysezeichen bei Retikulozytopenie und Reifungsarrest im Knochenmark. Nach Ablauf der aregeneratorischen Krise entsteht wieder das Vollbild der vorher bestandenen hämolytischen Anämie. Ausnahme ist die Erstmanifestation einer hämolytischen Anämie in Form der aregeneratorischen Krise.

Differentialdiagnose. Hämolytische Krisen bei hämolytischer Anämie: Typisch dafür sind Zunahme von Anämie, Retikulozytose und Hyperbilirubinämie. Die akute Erythroblastopenie und die passagere aregeneratorische Anämie werden weiter unten besprochen.

Therapie. Bei Hämoglobinwerten unter 7–6 g/100 ml und Retikulozytopenie muß die Substitution mit Erythrozytenkonzentrat erfolgen. Im übrigen richtet sich die Behandlung nach der Grundkrankheit.

Prognose. Die Prognose der aregeneratorischen Krise ist uneingeschränkt gut. In der Regel kommt es innerhalb weniger Tage spontan zu einer enormen Regeneration des erythropoetischen Systems. Länger dauernde aregeneratorische Zustände führen zu erheblicher Anämisierung, die auch funktionell dekompensieren kann.

Akute Erythroblastopenie (Gasser)

Definition. Zeitlich limitierte Aplasie bzw. Reifungsstörung der Erythropoese mit Fehlen der Erythroblasten im Knochenmark und der Retikulozyten im peripheren Blut bei hämatologisch gesunden Kindern. Es kommt dabei zu keiner nennenswerten Anämie. Das passagere Ereignis hat keinen Krankheitswert.

Ätiologie und Pathogenese. Diese von Gasser (1949) beschriebene Erythroblastopenie ist erworben. Als auslösende Faktoren kommen die gleichen Mechanismen oder Substanzen in Betracht, die zur erworbenen chronischen aregeneratorischen Anämie führen. Bei der Mehrzahl der beobachteten Fälle gehen der Aplasie Virusinfekte, Sepsis und chirurgische Interventionen wie Tonsillektomie oder Splenektomie voraus. Bei den betroffenen Kindern bestehen gehäuft allergische Erkrankungen wie Ekzem, Asthma bronchiale oder anaphylaktoide Purpura.

Zuordnung. Die möglichen Beziehungen zu der chronischen und passageren Form der aregeneratorischen Anämie wurden bereits diskutiert. Es spricht vieles dafür, zumindest für die passagere Form und die akute Erythroblastopenie unterschiedliche Verlaufsformen einer identischen Schädigung der Erythropoese anzunehmen.

Symptome und hämatologische Kriterien. Infolge der nur kurzzeitig bestehenden erythropoetischen Aplasie kann bei Patienten mit normaler Erythrozytenlebenszeit lediglich eine leichte normochrome Anämie entstehen, die meist zufällig entdeckt wird. Typisch ist das völlige Fehlen der Retikulozyten im peripheren Blut. Das **Knochenmark** ist zellreich; der charakteristische Befund ist das Fehlen der Erythroblasten aller Reifungsstufen. Häufig werden Riesenproerythroblasten gefunden.

Therapie. Eine Behandlung der akuten Erythroblastopenie ist nicht erforderlich. Bekannte schädigende Substanzen sollten entfernt bzw. entsprechende Medikamente abgesetzt werden.
Die *Prognose* ist gut. Der Übergang in einen mehr chronischen Verlauf ist möglich, jedoch im Einzelfall nicht voraussehbar.

Akute Erythroblastopenie bei Malnutrition
Die Form ist vor allem in der Regenerationsphase schwerer Eiweißmangelzustände, z. B. in typischer Weise beim Kwashiorkor beschrieben worden. Sie tritt 4–6 Wochen nach Beginn der Therapie der Grundkrankheit auf. In der Peripherie finden sich keine Retikulozyten; der Arrest im Knochenmark ist häufig durch das Auftreten von Riesenerythroblasten gekennzeichnet.

Therapie. Charakteristikum dieser Form ist die gute Ansprechbarkeit auf Riboflavin oder Prednison. Riboflavin ist Mittel der Wahl. Die Dosis beträgt 3×2 mg/Tag (z. B. als Beflavin).

Passagere aregeneratorische Anämie

Diese Form des Arrestes in der Erythropoese, erstmals von Wranne (1970) und Lovric (1970) beschrieben, ist ein nicht seltenes Krankheitsbild, das dann nicht erkannt wird, wenn die hämatologische Diagnostik (Retikulozyten, Knochenmark) unzureichend ist.

Definition. Erworbene transitorische Aplasie bzw. Reifungsstörung der Erythropoese mit peripherer Retikulozytopenie und Entwicklung einer beträchtlichen Anämie bei sonst hämatologisch gesunden Kindern. Heilung in der Regel durch spontane Remission.

Ätiologie und Pathogenese. Über die Ursache der Erkrankung ist nichts bekannt. Betroffen sind insbesondere Säuglinge und Kleinkinder, bei denen aus völliger Gesundheit heraus oder nach einem Virusinfekt eine Wochen bis Monate anhaltende Aplasie der Erythropoese im Knochenmark auftritt.

Klinisches Bild. Das klinische Bild entspricht einer schweren Anämie mit ausgeprägter Blässe der Haut und Schleimhäute, Müdigkeit und Inaktivität. Sekundär kann eine Tachykardie und ein systolisches Herzgeräusch entstehen. In den anamnestischen Angaben finden sich häufig Hinweise auf zunehmende Blässe nach grippalen Infekten, die zwei bis vier Wochen vorher durchgemacht wurden.

Hämatologische Kriterien. Die Veränderungen der Blutbildwerte sowie der Knochenmarkbefund variieren in Abhängigkeit vom Zeitpunkt der Untersuchung im Krankheitsablauf (Tabelle II.11). Typisch ist eine schwere normozytäre, normochrome Anämie mit Fehlen bzw. starker Verminderung der Retikulozyten im peripheren Blut [13, 18].
Im **Knochenmark** findet man Übergänge zwischen totaler Aplasie, Hypoplasie und Reifungsarrest auf verschiedenen Stufen der Erythropoese, die außerdem quantitativ zurückgedrängt ist. Insgesamt kann das Bild der Knochenmarkzytologie recht variabel sein. Vermehrt sind bei Aplasie lymphoide Zellen nachweisbar.

Differentialdiagnose. Schwierigkeiten treten dann auf, wenn die ersten hämatologischen Be-

Tabelle II.11. Hämatologische Daten bei vier Patienten mit passagerer aregeneratorischer Anämie. Das unterschiedliche Ausmaß der Störung der Erythropoese charakterisiert die Schwierigkeiten einer Klassifizierung allein anhand der Knochenmarkzytologie

Labordaten bei Aufnahme (1971)	Patient 1	Patient 2	Patient 3	Patient 4
Alter (Jahre)	$1^{3}/_{12}$	$2^{1}/_{2}$	$2^{3}/_{12}$	$1^{11}/_{12}$
Hb g/100 ml	5,4	4,5	3,2	6,8
Retik. ‰	0	1	0	0
Erythrozytenmorphologie	Hypochromasie, sonst unauffällig	unauffällig	unauffällig	unauffällig
Knochenmark: Erythropoese	Nur vereinzelt Proerythroblasten vorhanden	Alle Reifungsstufen vorhanden, jedoch vermindert	Völliges Fehlen roter Vorstufen	Völliges Fehlen roter Vorstufen
Coombstest	negativ	negativ	negativ	negativ
Blutgruppe	0, Rh negativ	A, Rh negativ	A, Rh negativ	A, Rh negativ
Serum-Eisen µg/100 ml	33	62	378	226
Leukozytenzahl	normal	normal	normal	normal
Thrombozytenzahl	normal	normal	normal	normal
Therapie a) Transfusion	Erythrozytenkonzentrat	Erythrozytenkonzentrat	Erythrozytenkonzentrat	Erythrozytenkonzentrat
b) Cortison	nein	nein	nein	nein
Beginn der Remission nach Klinikaufnahme bzw. Transfusion	6. Tag: 23‰ Retikulozyten	6. Tag: 26‰ Retikulozyten	5. Tag: 15‰ Retikulozyten	14. Tag: 34‰ Retikulozyten
Verlauf	Heilung	Heilung	Heilung	Heilung
Rezidiv	nein	nein	nein	nein

funde in der Phase der Regeneration erhoben werden. Die dann vorhandene Kombination von Anämie mit Retikulozytose und erythropoetischer Hyperplasie lenkt den Verdacht auf eine erworbene hämolytische Anämie. Diese kann durch die normalen Werte für Haptoglobin, Bilirubin, Resistenzteste und Coombsteste ausgeschlossen werden. Die roten Blutbildwerte normalisieren sich innerhalb weniger Wochen; ein Rezidiv ist bisher nicht beschrieben. Daraus wird deutlich, daß die Diagnose oft erst gestellt werden kann, wenn das eigentliche akute Krankheitsgeschehen vorüber ist.

Von der Blackfan-Diamond-Anämie ist eine Abgrenzung durch den Verlauf sowie anamnestische und klinische Daten möglich (Tabelle II.12).

Im Gegensatz zur chronischen erworbenen aregeneratorischen Anämie tritt innerhalb von Wochen bis Monaten spontan eine vollständige Regeneration der Erythropoese auf. Die akute Erythroblastopenie (Gasser) läßt sich durch das Ausmaß der Anämie leicht ausschließen.

Im übrigen dürfte die passagere aregeneratorische Anämie die am häufigsten vorkommende Form unter den aregeneratorischen Anämien sein.

Die oben diskutierten Gemeinsamkeiten der akuten und der passageren Formen der aregeneratorischen Anämie sind nicht allgemein anerkannt. Als wesentliches Argument gegen eine gemeinsame ätiologische Basis wird das Fehlen dyserythropoetischer Veränderungen bei der passageren aregeneratorischen Anämie angeführt. Das morphologische Substrat der Dyserythropoese sind Riesenerythroblasten. Ob die Morphologie als Argument ausreicht, bleibt abzuwarten.

Erkrankungen des erythrozytären Systems

Tabelle II.12. Differentialdiagnostische Übersicht über die wichtigsten Formen der aregeneratorischen Anämien im Vergleich zur aplastischen Anämien vom Fanconi-Typ

	Typ Fanconi	Typ Blackfan-Diamond	Typ Owren	Typ Gasser	Typ Wranne/Lovric
Manifestationsalter	4.–11. Lebensjahr	1. Lebensjahr	unbegrenzt	unbegrenzt	unbegrenzt
Geschlechtsverteilung	gleichmäßig	gleichmäßig	gleichmäßig	gleichmäßig	gleichmäßig
Familiarität	ja	selten	nein	nein	nein
Anämie	ja	ja	ja	nein-gering	ja
Panzytopenie	ja	nein	nein	nein	nein
Knochenmarkstörung	Panmyelopathie	nur die Erythropoese	nur die Erythropoese	nur die Erythropoese	nur die Erythropoese
Megaloblastäre Veränderungen	sehr häufig	selten	nein	nein	nein
Hämatologischer „Vorschaden"	nein	nein	ja	nein	nein
Abnorme Pigmentierung	ja	nein	nein	nein	nein
Mißbildungen	ja	selten	nein	nein	nein
Chromosomen-Anomalien	häufig	selten	nein	nein	nein
Fetales Hämoglobin	meist über 10%	normal bis ca. 4%	abhängig von der primären hämatologischen Störung	normal	normal
Spontanremission	selten	ja	ja	ja	ja
Prognose	infaust	gut	gut	gut	gut

Therapie. Transfusionen mit Erythrozytenkonzentrat sind erst dann indiziert, wenn die Hämoglobinkonzentration unter 6 g/100 ml absinkt. Eine Steroidtherapie ist nicht angezeigt. Wenn jedoch Zweifel hinsichtlich einer sicheren Abgrenzung gegenüber der Blackfan-Diamond-Anämie auftreten (Tabelle II.10 u. II.12), dann ist die Indikation zu einer entsprechenden Therapie großzügiger zu stellen.
Die **Prognose** ist absolut gut.

Ambulante Betreuung von Kindern mit aregeneratorischen Anämien

Nach Abschluß der Diagnostik kann jede weitere Betreuung ambulant erfolgen, einschließlich der Transfusionen.

Blutbildkontrollen. Wird ein therapeutischer Effekt oder eine spontane Regeneration erwartet, genügt eine wöchentliche Bestimmung der Hämoglobinkonzentration und der Zahl der Retikulozyten. Damit werden gleichzeitig auch die Abstände zwischen den Transfusionen ermittelt. Es ist zu berücksichtigen, daß jeder interkurrente Infekt die Lebensdauer der Erythrozyten verkürzen kann.

Richtlinien für die Transfusion. Bei chronischem Verlauf mit dauerndem Bedarf an Transfusionen gelten die gleichen Transfusionsregeln wie bei der homozygoten β-Thalassämie. Im übrigen wird auf die einzelnen Krankheitsbilder verwiesen.

Die **Entwicklung einer Hämosiderose** muß bei dauernder Transfusionsbedürftigkeit auch unter der Therapie mit Chelatbildnern in Betracht gezogen werden. Die Kontrolle beinhaltet die Prüfung der Funktionen von Leber, Herz und Endokrinium, sowie histologische/zytologische Untersuchung von Leber und Knochenmarkpunktaten mittels Eisenfärbung in Abständen von ca. 1 Jahr.

Bei langdauernder **Steroidmedikation** sind augenärztliche Kontrollen zur Früherkennung Steroid-induzierter Katarakte in Abständen von 4 Wochen erforderlich.

Die **psychologische Betreuung** der Kinder mit chronischen Formen ist bis zum Beginn der Pubertät kein Problem; sie sollte auch nicht durch ungerechtfertigten Aufwand kompliziert werden. Die „Pubertätsphase" bringt dann Schwierigkeiten mit sich, wenn durch Kleinwuchs und Störung der endokrinen Organe (Folge der Hämosiderose) der Wachstumsschub und die Pubertätsentwicklung (somatisch und psychisch) ausbleiben. Daher ist es wichtig, bei Patienten mit dauerndem Bedarf an Transfusionen von Anfang an das Regime der Substitution, der Eisenelimination und der Kontrolle der Körpermaße und Merkmale so festzulegen, daß über die körperliche und sexuelle Entwicklung eine Vorhersage möglich wird. Störungen der Entwicklung können so in Zusammenarbeit mit Endokrinologen und Psychologen angegangen werden.

Differentialdiagnostische Übersicht. Die Kombination von einer Anämie mit isolierter Hypoplasie der Erythropoese (Mangel an Erythroblasten und Retikulozyten) bei sonst normaler Hämopoese charakterisiert die ätiologisch heterogene Gruppe der aregeneratorischen Anämien. Die Abgrenzung gegenüber den aplastischen Anämien (Panmyelopathien) ist in der Regel leicht [6], andererseits kann eine isolierte Hypoplasie der Erythropoese auch einmal die Erstmanifestation einer Leukämie sein. In Tabelle II.12 sind die wichtigsten Daten über die Differenzierung der aregeneratorischen Anämien zusammengestellt. Die Fanconi-Anämie ist stellvertretend für die Gruppe der aplastischen Anämien eingesetzt. Wegen der Kombination mit Mißbildungen muß eine Abgrenzung gegenüber der Blackfan-Diamond-Anämie erfolgen.

Weiterhin ist bei der Suche nach ätiologischen Faktoren die Abhängigkeit von Infektionen, Medikamenten, schwerer Mangelernährung, Thymomen, immunhämolytischer Anämie oder Nierenversagen zu überprüfen. Ist eine solche Kombination nicht gegeben, dann ist zwischen den beiden Formen der kongenitalen hypoplastischen Anämie und der passageren aregeneratorischen Anämie zu differenzieren. Dies kann mit Hilfe anamnestischer Daten wie auch einiger allgemeiner und spezieller Labordaten erfolgen [Tabelle II.10].

Dyserythropoetische Anämien

Begriffsbestimmung. Unter „Dyserythropoese" versteht man alle jene hämatologischen Veränderungen, die sich durch Dysplasie und Ineffektivität der Erythropoese kombiniert mit Qualitätsmängeln der roten Vorstufen und der reifen Erythrozyten auszeichnen. Dyserythropoese findet sich als Symptom bei einer Reihe von hereditären Anämien (Thalassämie-Syndrome, sideroblastische Anämien, erythropoetische Porphyrie, Orotazidurie). Sie kommt auch vor bei erworbenen hämatologischen Störungen (Übersicht bei [8, 15]. Ein gut definiertes Syndrom sind die kongenitalen dyserythropoetischen Formen (s. unten). Die Dysplasie äußert sich morphologisch in Anomalien von Kern und Zytoplasma der Erythroblasten und Erythrozyten. Das biochemische Korrelat sind Störungen im Bereich der Häm- und Globinsynthese, sowie der Enzymaktivitäten und der Membranantigene. Kinetisches Korrelat der gestörten Morphologie und Funktion ist die ineffektive Erythropoese.

Klassifizierung. Eine befriedigende Ordnung ist derzeit nicht möglich, da das sehr heterogene Syndrom in einem weiten Bereich hämatologischer Störungen anzutreffen ist. In der unten angegebenen Tabelle II.13, ist eine Auflistung der meisten in Frage kommenden Krankheitsbilder gegeben, die gleichzeitig eine differentialdiagnostische Übersicht darstellt. Außerdem wird auf die Übersichten von Quattrin [15], Lewis und Verwilgen [12] und Heimpel [8] verwiesen.

Tabelle II.13. Differentialdiagnose des Syndroms der kongenitalen und erworbenen Dyserythropoese

Störungen der DNA-Synthese
Vitamin B_{12}-Mangel
Folsäure-Mangel
Orotazidurie
Zytostatika

Störungen der Hämoglobinsynthese
Thalassämien
Eisenmangel

Kongenitale ineffektive Erythropoese mit sekundärer Hämochromatose

Verschiedene Anämieformen
Sideroblastische Anämien
Panzytopenien mit Hyperplasie der Erythropoese
Präleukämien
Erythroleukämie

Kongenitale dyserythropoetische Anämien
CDA Typ I, II, III, IV

Kongenitale dyserythropoetische Anämien (CDA)

Definition. Es handelt sich um eine Gruppe von chronischen, hereditären Anämien mit folgenden Charakteristika: Ineffektive Erythropoese mit Störung des Eisenstoffwechsels, morphologisch pathognomonische Veränderungen der Erythroblastenkerne, verkürzte Lebensdauer der Erythrozyten und unterschiedlich ausgeprägte, qualitative Störungen der Erythrozyten im Bereich des Hämoglobins, der Enzyme und der Oberflächenantigene. Die Manifestation erfolgt im frühen Kindesalter.

Klassifizierung. Die Krankheitsgruppe umfaßt vier definierte Formen, die als CDA Typ I (Megaloblastäre Erythropoese mit internukleären Chromatinbrücken), CDA Typ II (Mehrkernigkeit der Erythroblasten mit positivem Säure-Serumtest), CDA Typ III (Mehrkernigkeit der Erythroblasten mit Gigantoblasten) und CDA Typ IV bezeichnet werden. Typ IV bedarf noch der Bestätigung (Tabelle II.14). Die Differenzierung erfolgt anhand der differenten Morphologie der Erythroblasten, des Vererbungsmodus und bestimmter serologischer Charakteristika mit unterschiedlicher Spezifität. In der Symptomatik der Typen gibt es Überlappungen, so daß eine exakte Zuordnung schwierig sein kann. Manche als typisch angesehene Symptome verlieren ihre Spezifität, wenn sie als gemeinsames Symptom einer „Dyserythropoese" erkannt werden.

Synonyma. Für den CDA Typ II ist auch der Begriff HEMPAS (= Hereditary Erythroblastic Multinuclearity with a Positive Acidified Serum Test) gebräuchlich.

CDA Typ I

Ätiologie und Pathogenese. Die molekularbiologische Grundlage ist nicht bekannt. Vermutet wird [14] ein Synthesedefekt der DNA mit Blokkade auf der Stufe der basophilen Erythroblasten, der erst im Verlauf der Plasmahämoglobinisierung manifest wird. Inwieweit eine Interaktion zwischen abnormen Bestandteilen der Kernmembran und dem normalen Hämoglobin für die Pathogenese bedeutsam ist, bleibt unklar [8].

Häufigkeit, Vorkommen, Genetik. Bis 1975 sind 21 Fälle mit CDA Typ I ausschließlich bei Angehörigen der weißen Rasse mit autosomal rezessivem Erbgang beschrieben worden.

Klinisches Bild. Konstante Symptome sind eine therapieresistente, chronische Anämie mit Hämoglobinkonzentrationen zwischen 8–12 g/ 100 ml Blut, eine Splenomegalie und eine gering ausgeprägte Hepatomegalie. Ein weiteres, relativ häufiges Symptom ist ein Ikterus, der episodisch auftritt und für den nicht immer eine Hämolyse nachweisbar ist. Selten werden Minderwuchs, Syndaktylien und Hautpigmentierungen beobachtet.

Hämatologische Kriterien. Das Blutbild zeigt eine Makrozytose, Aniso- und Poikilozytose. Charakteristisch ist das gehäufte Vorkommen Cabotscher Ringe vor und nach Splenektomie.

Knochenmark. Diagnostisch entscheidend sind megaloblastäre Veränderungen mit atypischer Chromatinstrukturen sowie eine hochgradige Variabilität der Kernfärbbarkeit, Verklumpungen des Heterochromatins, Auflösung der Kern-

Tabelle II.14. Differenzierung der kongenitalen dyserythropoetischen Anämien (nach Unterlagen bei [3, 8])

Typ Erbgang	Morphologie von Erythrozyten und roten Vorstufen	HEMPAS-Antigen	Ham-Test	Agglutination mit Anti-i	Anti-I
CDA Typ I autosomal rezessiv	Makrozytose, mäßige Mehrkernigkeit, Kernteilungsstörungen, Kernbrücken, Kernpyknose	negativ	negativ	negativ	positiv
CDA Typ II autosomal rezessiv	Ausgesprochene Mehrkernigkeit und Karyorhexis, Zellteilungsstörung, oft Gaucher-Zellen	positiv	positiv	positiv	positiv
CDA Typ III autosomal dominant	Mehrkernigkeit und Gigantoblasten	negativ	positiv	positiv	positiv
CDA Typ IV ?	wie Typ II	negativ	negativ	negativ	positiv

membran mit knospenartigen Ausstülpungen, Polyploidie und unvollständige Teilungsfiguren der einkernigen Zellen. Charakteristisch sind feine Chromatinbrücken, die Kerne getrennt liegender Erythroblasten fadenförmig miteinander verbinden. Elektronenmikroskopisch findet man Poren in der Kernmembran der basophilen Erythroblasten, während in den polychromatischen und oxyphilen Erythroblasten eine zunehmende Autolyse des Kernes mit Eindringen von Zytoplasmabestandteilen in das Heterochromatin nachweisbar ist.

Andere Laborbefunde. Gelegentlich sind HbA_2 und HbF erhöht. Mit Vitalfarbstoffen lassen sich in den Erythrozyten bei einem Teil der Patienten plumpe Heinzkörper darstellen. Die serologische Spezifität entspricht im Anti-I-Titer der normaler Erwachsenenerythrozyten. Der Säure-Serumtest ist negativ.

CDA Typ II (HEMPAS)

Ätiologie und Pathogenese. Die Vorstellung, daß die Störung in der DNA-Synthese im Gegensatz zum Typ I zu einem Reifungsstillstand auf der Stufe der polychromatischen Erythroblasten führt, ist spekulativ. Die vereinzelt nachgewiesene Imbalance der Polypeptidkettensynthese [10] mit Überschuß an α-Ketten scheint eher ein Sekundärphänomen zu sein. Neben den morphologischen Veränderungen der Erythroblastenkerne lassen sich zahlreiche abnorme Membraneigenschaften nachweisen [7]. Weiterhin sind morphologisch faßbare interzelluläre Kontakte zwischen den Membranen der im Knochenmark benachbart liegenden Erythroblasten nachgewiesen worden [4].
Die Summe der Defekte ist verantwortlich für das Hauptsymptom der ineffektiven Erythropoese.

Häufigkeit, Erbgang. Der Typ II der CDA – bis 1975 wurden 84 Patienten aus 55 Familien beschrieben – ist die häufigste Form der kongenitalen dyserythropoetischen Anämie. Der Erbgang ist autosomal rezessiv.

Klinisches Bild. HEMPAS kann sich bereits im Kindesalter als ausgeprägte transfusionsbedürftige Anämie mit Ikterus manifestieren. Später stellt sich die Hämoglobinkonzentration meist auf 7–12 g/100 ml ein. In anderen Fällen kann der Verlauf bis auf rezidivierende leichte Ikterus-

schübe asymptomatisch sein. Die Hepato-Splenomegalie ist ein häufiges Symptom. Insgesamt ist das klinisch-hämatologische Bild sehr variabel. Im Erwachsenenalter können sich Hämosiderose, Leberzirrhose und Diabetes auch ohne Transfusionen entwickeln.

Hämatologische Kriterien. Im Blutbild charakteristisch sind Anisozytose, leichte Poikilozytose (häufig Tropfenformen) und basophile Punktierung. Die Zahl der Retikulozyten kann bis auf 100‰ erhöht sein, grobstrukturierte Heinzkörper sind nicht bei allen Patienten nachweisbar. Die Lebenszeit der Erythrozyten und Erythroblasten ist deutlich verkürzt. Die Imbalance der Polypeptidkettensynthese verursacht nicht das hämatologische Bild einer heterozygoten β-Thalassämie.

Knochenmark. Hier findet sich eine erheblich gesteigerte Erythropoese mit folgenden morphologischen Besonderheiten: ausgeprägte Mehrkernigkeit, die sich weitgehend auf die polychromatischen und oxyphilen Erythroblasten beschränkt. Bis zu 30% der reifen Erythroblasten besitzen zwei Kerne. Zusätzlich finden sich bizarre Kernpyknosen und Karyorhexisfiguren. Elektronenoptisch sieht man in 90–100% der Erythroblastenkerne randständige Zisternen, die im Schnitt als Doppelmembranen erscheinen und teilweise mit einer perinukleären Zisterne konfluieren. Der Zell-zu-Zell-Kontakt der kernhaltigen roten Vorstufen erfolgt über Membranbrücken. Häufig findet man Gaucher-ähnliche Zellen.

Weitere Laborbefunde. Pathognomonisch ist die Anwesenheit eines spezifischen HEMPAS-Antigens auf der Membran der Erythrozyten aller CDA Typ II-Patienten. Der positive Ausfall des Säure-Serumtestes (Ham-Test) und der Kälteagglutination kommen durch IgM-anti-HEMPAS-Antikörper (Kälteantikörper) zustande, die sich in 30% aller Normalseren, nicht dagegen im Serum der Patienten finden. Weitere Charakteristika von CDA Typ II-Erythrozyten gegenüber Erythrozyten von Patienten mit anderen CDA-Typen sind: Geringere elektrophoretische Wanderung, verminderter Sialinsäuregehalt und verändertes Protein- und Lipidmuster der Membran sowie deutlich beeinträchtigte Elastizität der Erythrozyten bei Filtrationsversuchen [7]. Das abnorme Proteinmuster der Membran wird als biochemisches Korrelat für die immunologischen Veränderungen angesehen [1]. Weniger spezifisch als das HEMPAS-Antigen ist die hohe Agglutinierbarkeit der CDA II-Erythrozyten durch Anti-i in einer Empfindlichkeit, wie sie nur Nabelschnurerythrozyten zeigen. Die Agglutinierbarkeit durch Anti-I ist dagegen mit derjenigen von normalen Erwachsenenerythrozyten identisch. Das Serumeisen ist erhöht. Eine Hämochromatose entwickelt sich im Erwachsenenalter. HbA_2 und HbF sind meistens erhöht; daher ist die β-Thalassämie eine häufige Fehldiagnose.

Sonderformen. Es sind Patienten mit HEMPAS-ähnlichem Syndrom mit dominantem Erbgang beschrieben worden [15, 16].

CDA Typ III

Klinische und hämatologische Kriterien. Diese Erkrankung wird autosomal dominant vererbt. Die Pathogenese ist nicht geklärt. Bisher sind 22 Fälle beschrieben worden.
Die hämatologischen Befunde sind sehr variabel, sie entsprechen im Prinzip aber denen der anderen Typen. Nicht selten ist eine Makrozytose. Im *Knochenmark* ist die Vielkernigkeit der Erythroblasten auch in den jungen basophilen Formen nachweisbar. In einer Zelle können 2–12 Kerne enthalten sein. Typisch sollen Gigantoblasten sein.

Laborbefunde. Die Agglutinierbarkeit der Erythrozyten durch Anti-i ist deutlich erhöht. Die Entwicklung einer sekundären Hämochromatose wurde bisher nicht beschrieben.

CDA Typ IV

Diese Variante hat viele morphologische Gemeinsamkeiten mit dem Typ II, allerdings fehlen die elektronenoptisch nachweisbaren zytoplasmatischen Doppelmembranen. Weiterhin sind beim Typ IV alle serologischen Teste normal [3]. Das Krankheitsbild ist gekennzeichnet durch eine schwere normochrome Anämie mit ineffektiver Erythropoese. Die Splenektomie hat einen günstigen Effekt. Weitere Untersuchungen müssen zeigen, ob es gerechtfertigt ist, diesen Typ IV von den anderen Formen zu trennen.

Differenzierung der CDA-Typen. Nach dem Schema in Tabelle II.14 kann eine einfache Gruppierung und Unterscheidung der vier CDA-Typen erfolgen. Es wird Grenzsituationen geben.

Therapie. Eine kausale Behandlung ist nicht möglich. Symptomatische Maßnahmen beschränken sich auf die Transfusion von Erythrozyten. Zur Prophylaxe einer Hämosiderose sind Chelatbildner indiziert (s. Thalassämie-Therapie). Bei Patienten mit hoher Transfusionsfrequenz kann die Splenektomie schon im frühen Kindesalter einen günstigen Einfluß haben.

Prognose. Diese wird wesentlich bestimmt vom Ausmaß der Organsiderose.

Differentialdiagnose. Alle vier Typen der kongenitalen dyserythropoetischen Anämie sind im Gegensatz zu einigen erworbenen Formen therapeutisch nicht zu beeinflussen durch Pyridoxin, Folsäure oder Vitamin B_{12}. Die Vielfalt der kongenitalen und erworbenen hämatologischen Erkrankungen mit dem Syndrom der Dyserythropoese geht aus Tabelle II.13 hervor. Sie lassen sich mit entsprechenden Labormethoden einigermaßen gut differenzieren.

Literatur

1. Anselstetter, V., Horstmann, H.J., Heimpel, H. Congenital dyserythropoietic anaemia, types I and II: Aberrant pattern of erythrocyte membrane proteins in CDA II, as revealed by two-dimensional polyacrylamide gel electrophoresis. Brit. J Haemat. **35**, 209 (1977).
2. August, C.S., King, E., Githens, J.N., McIntosh K., Humbert, J.R., Greensheer, A., Johnson, F.B. Establishment of erythropoiesis following bone marrow transplantation in a patient with congenital hypoplastic anemia. (Diamond-Blackfan Syndrome). Blood, **48**, 491 (1976).
2a. Bellingham, A.J.: The red cell in adaptation to anaemic hypoxia. Clin. Haemat. **3**, 577 (1974).
3. Benjamin, J.T., Rosse, W.F., Dalldorf, F.G McMilan, C.W.: Congenital dyserythropoietic anemia — type IV. J. Pediat. **87**, 210 (1975).
4. Frisch, B., Lewis, S.M., Swan, M.: Intercellular contacts between erythroid precursors in the bone marrow in dyserythropoiesis. Brit. J. Haemat. **33** 469 (1976).
5. Gasser, C.: Aplasia of erythropoiesis. Pediat. Clin N. Amer. **4**, 445 (1957).
6. Gasser, C.: Hypoplastische und aplastische Anämien. Mschr. Kinderheilk. **124**, 287 (1976).
7. Gockerman, J.P., Durocher, J.R., Conrad, M.E The abnormal surface characteristics of the red blood cell membrane in congenital dyserythropoietic anaemia type II (HEMPAS). Brit. Haemat. **30**, 383 (1975).
8. Heimpel, H.: Dyserythropoese und dyserythro

poietische Anämien. Schweiz. med. Wschr. **105**, 1562 (1975).
9. Hofman, R., Zanjani, E.D., Vila, J., Zalusky, R., Lutton, J.D., Wasserman, L.R.: Diamond-Blackfan Syndrome: lymphocyte-mediated suppression of erythropoiesis. Science **193**, 899 (1976).
10. Hruby, M., Mason, G., Honig, G.R.: Unbalanced globin chain synthesis in congenital dyserythropoietic anemia. Blood **42**, 843 (1973).
11. Krantz, S.B.: Pure red cell aplasie. Brit. J. Haemat. **25**, 1 (1973).
12. Lewis, S.M., Verwilgen, R.L.: Dyserythropoiesis and dyserythropoietic anaemias. Progr. Haematol. **8**, 99 (1973).
13. Lovric, V.A.: Anaemia and temporary erythroblastopenia in children. Aust. Ann. Med. **1**, 34 (1970).
14. Meuret, G., Tschan, P., Schlüter, G., Graf Keyserling, D., Boll, J.: Histone, RNA-, hemoglobin content and DNA-synthesis in erythroblasts in a case of congenital dyserythropoietic anemia type I. Blut **24**, 32 (1972).
15. Quattrin, N.: Dyserythropoietische Anämien. Schweiz. med. Wschr. **105**, 65 (1975).
16. Verwilgen, R.L.: Congenital dyserythropoietic anaemia type II (HEMPAS). In: Congenital Disorders of Erythropoiesis, Ciba Foundation Symposion 37 (new series), p. 151. Amsterdam–Oxford–New York: Elsevier, Excerpta Medica, North Holland 1976.
17. Wang, W.C., Mentzer, W.C.: Differentiation of transient erythroblastopenia of childhood from congenital hypoplastic anemia. J. Pediat. **88**, 784 (1976).
18. Wranne, L.: Transient erythroblastopenia in infancy and childhood. Scand. J. Haematol. **7**, 76 (1970).

4.2. Störungen der DNA-Synthese

Megaloblastäre Veränderungen der Hämatopoese

Allgemeine Hinweise. Die unter dem Begriff der „megaloblastären Anämien" zusammengefaßte Krankheitsgruppe beruht zum überwiegenden Teil auf einer Störung des Vitamin B_{12}- und Folsäurestoffwechsels, bei der die megaloblastären Veränderungen der Erythropoese ein führendes Symptom darstellen. Daneben findet sich aber auch eine Imbalance in der Proliferation und Reifung anderer schnell wachsender Zellsysteme, wie z.B. bei der übrigen Hämatopoese (Granulopoese, Thrombopoese) oder der Schleimhaut des Intestinaltraktes. Neben den typischen morphologischen Veränderungen ist die ineffektive Hämatopoese ein weiteres Charakteristikum dieses Krankheitsbildes. Daneben treten sehr eindrucksvolle Störungen im Bereich des ZNS und der peripheren Nerven auf, aber auch Osteopathien gehören mit zu den häufig beobachteten Symptomen. Man kann sicher annehmen, daß den verschiedenen Organmanifestationen trotz der einheitlichen Basis eines Vitamin B_{12}- und/oder Folsäuremangels recht unterschiedliche Pathomechanismen zugrunde liegen.

Schließlich soll darauf hingewiesen werden, daß typische megaloblastäre Veränderungen auch bei anderen Basisdefekten auftreten können, z.B. bei der Orotacidurie oder bei der Erythroleukämie, die therapeutisch weder durch Gaben von Vitamin B_{12} noch von Folsäure beeinflußt werden können.

Grundlagen der Physiologie des Vitamin B_{12}- und Folsäurestoffwechsels

Vitamin B_{12}-Stoffwechsel

Vitamin B_{12} (Cobalamin) besteht aus einem Corrinring, der ähnlich wie der Porphyrinring aufgebaut ist und zentral ein Kobaltatom enthält. Bei dem käuflichen Vitamin B_{12} handelt es sich meist um Cyanocobalamin, das in der Natur nicht vorkommt. Hierbei ist ein Cyanradikal an das Kobaltatom gebunden.

Im Säugetierorganismus gibt es zwei Enzymreaktionen, bei denen die Mitwirkung von Vitamin B_{12} bewiesen ist. Bei der einen Reaktion wird Homocystein in Methionin umgewandelt. Die dazu notwendige Methylgruppe stammt von dem Folatcoenzym 5-Methyltetrahydrofolsäure. Diese Homocystein: Methionin-Methyl-Transferase (Methionin-Synthetase) benötigt für ihre Reaktion Methylcobalamin. Eine Störung dieses Stoffwechselschrittes führt wahrscheinlich zur megaloblastären Anämie, indem die Produktion von Folatcoenzym gestört ist. Das zweite Enzym ist die Methylmalonyl-CoA-Mutase, die unter Mitwirkung von 5′-Deoxyadenosyl-B_{12} Methylmalonyl-CoA in Succinyl-CoA umwandelt. Vitamin B_{12}-Mangel führt zu einer erhöhten Ausscheidung der Methylmalonsäure im Urin. Das gilt auch für die Propionsäure, der Vorläuferverbindung von Methylmalonsäure und Essigsäure [1]. Vitamin B_{12} ist in tierischem Eiweiß enthalten und kommt in Pflanzen kaum vor. Es wird mit der Nahrung aufgenommen, durch proteolytische Enzyme vom Eiweiß abgetrennt und an den Intrinsic-Faktor gebunden. Der Komplex wandert ins Ileum, wo er sich an den Bürstensaum des Schleimhautepithels anlagert. Durch ein spezifisches Enzym wird der Komplex gespalten und das Vitamin wird aktiv durch die Dünndarmschleimhaut in das portale Blut transportiert. Im Blut wird Vitamin B_{12} (Molekulargewicht 1355) an zwei Transportproteine gebunden, Transcobalamin I und II. Transcobalamin I ist ein α-Globulin (Molekulargewicht 125000). Seine Funktion besteht wahrscheinlich in der Speicherung größerer Mengen des Vitamins. Transcobalamin II ist ein β-Globulin (Molekulargewicht 38000) und ist für die Aufnahme in die Zelle unter physiologischen Bedingungen notwendig. Der Komplex aus Transcobalamin II und Vitamin B_{12} kann in toto in die Zelle transportiert werden (Übersicht über Vitamin B_{12} bei [4, 20].

Folsäurestoffwechsel

Die Folsäure ist ebenfalls ein Vitamin, da der Säugetierorganismus im Gegensatz zu bestimmten Bakterien diese Substanz nicht synthetisieren kann. Die Folsäure (Pteroylmonoglutaminsäure) besteht aus 2-Amino-4-hydroxy-pteroinsäure und einem Molekül Glutaminsäure, das an die Benzoesäure in Parastellung gebunden ist. In der Nahrung und auch beim Menschen liegen Folsäure und ihre analogen Verbindungen in Polyglutamatform mit zwei bis sieben Glutaminsäureresten vor.

Folsäure-Cofaktoren spielen eine wichtige Rolle bei der Übertragung von Eincarbongruppen. Mindestens fünfzehn Enzyme sind beim Stoffwechsel dieses Vitamins beteiligt. Folatcofaktoren werden für die Synthese von DNA (über die Synthese von Thymidylat), den Aufbau von RNA (über die Purinsynthese) und den Aminosäurestoffwechsel (Synthese von Methionin und Serin, Abbau von Histidin) benötigt. Folsäure ist ein Bestandteil vieler Pflanzen und wird mit der Nahrung aufgenommen. Sie liegt zumeist als Pteroylheptaglutaminsäure vor. Auch die Leber enthält viel Folsäure, während Milch – insbesondere Ziegenmilch – sehr arm an diesem Vitamin ist. Die Absorption findet vorwiegend im Duodenum und Jejunum durch einen aktiven Prozeß statt. Dazu wird die Folsäure in der Nahrung aus der Polyglutamatform durch eine spezifische Hydrolase (Synonyme: Conjugase, γ-1-Glutamylcarboxypeptidase) in die resorbierbare Monoglutamatform übergeführt.

Im Plasma liegt Folsäure fast ausschließlich als 5-Methyltetrahydrofolsäure in Polyglutamatform vor. Es gibt im Plasma Proteine, die Folatverbindungen offensichtlich spezifisch binden, jedoch ist ihre Transportfunktion und damit ihre biologische Funktion umstritten. In die Zellen des Knochenmarkes wird 5-Methyltetrahydrofolsäure durch ein spezifisches Transportsystem aufgenommen.

Folsäuremangelzustände wirken sich primär in einer defekten DNA-Synthese aus, was zu megaloblastären Störungen der Blutbildung führt. Ein Grundbaustein für die DNA ist das Pyrimidinnucleotid Thymidylat, bei dessen Synthese die Dihydrofolsäure entsteht, die durch das Enzym Dihydrofolat-Reductase zu Tetrahydrofolsäure reduziert wird. Dieses Enzym ist das Zielenzym für die Folsäureantagonisten wie Methotrexat, Pyrimethamin, Trimethoprim u. a. Die Tetrahydrofolsäure wird erneut methyliert und steht wieder der Thymidylatsynthese zur Verfügung. Wird dieser Kreislauf durch Methotrexat unterbrochen oder wird beim Folsäuremangel nicht genügend Folsäure in den Folatpool eingeschleust, so wird die DNA-Synthese gebremst oder ganz blockiert: Die Zellen können sich nicht mehr teilen (Megaloblasten, Riesenstabkernige) oder gehen zugrunde. Für die Diagnose des Folsäuremangels spielt die Formiminoglutaminsäure (FIGLU) eine wichtige Rolle. Sie entsteht beim Abbau von Histidin, das normalerweise durch die FIGLU-Transferase zu Glutaminsäure abgebaut wird. Dabei wird die Formiminogruppe auf Tetrahydrofolsäure übertragen. Bei einem Folsäuremangel kommt es so zu einem Anstieg der FIGLU-Ausscheidung im Urin, die durch Histidinbelastung extrem gesteigert werden kann (Übersicht über Folsäure bei [5]).

Grundlagen der Pathologie des Vitamin B_{12}- und Folsäurestoffwechsels

Allgemeine Hinweise. Ein Mangel an Folsäure oder Vitamin B_{12} führt zur megaloblastären Anämie. Während man unter Megaloblasten im allgemeinen veränderte Zellen der Erythropoese versteht, sollte nicht vergessen werden, daß auch die Myelopoese und Thrombopoese „megaloblastäre" Veränderungen zeigen (Tabelle II.15), deren pathophysiologische Mechanismen die gleichen sind. Das wird u. a. dadurch deutlich, daß sich neben der Anämie eine Leukopenie und/oder Thrombozytopenie entwickelt. Der Ausdruck „megaloblastäre Anämie" wird auch dann verwendet, wenn im Knochenmark die typischen

Tabelle II.15. Megaloblastäre Veränderungen der Hämatopoese im peripheren Blutbild und Knochenmark

	Erythropoese	Myelopoese	Thrombopoese
Peripheres Blutbild			
Zellzahl	erniedrigt	erniedrigt	erniedrigt
Zellgröße	erhöht, MCV 110–140 µm³, MCD bis 14 µm	erhöht	normal
Vorstufen	können vorhanden sein	können vorhanden sein	unverändert
Verschiedenes	Normochromie, MCH > 31 γγ Poikilozytose stark Retikulozyten erniedrigt Howell-Jolly-Körper und Cabotsche Ringe bei schweren Formen	Hypersegmentierung	unveränderte Morphologie
Knochenmark (zellreiches Mark)			
Zellzahl	erhöht	erhöht, normal, erniedrigt	normal
Morphologie	typische megaloblastäre Veränderungen	Riesenmetamyelozyten Riesenstabkernige Hypersegmentierung	Hypersegmentierung

Veränderungen der gestörten DNA-Synthese nachweisbar sind, im peripheren Blut jedoch noch keine Anämie besteht [4].

Biochemie der megaloblastären Veränderungen

Der Mangel an Vitamin B_{12} und Folsäure führt letztendlich zur Störung der DNA-Synthese über eine verminderte Bildung von Thymidylat. Obgleich Folsäurecofaktoren auch für die Synthese von Purin (ein Vorläufer der RNA) und Eiweiß benötigt werden, kommt es in diesem Bereich zu keinen relevanten Störungen. Das Ergebnis des Mangels an Vitamin B_{12} und Folsäure ist ein nicht bilanziertes Wachstum der Zellen des Knochenmarkes. Diese Zellen sind einerseits durch einen erhöhten RNA- und DNA-Gehalt gekennzeichnet. Andererseits besteht eine Dissoziation von Kern- und Plasmareifung. Schließlich liegt die Größe der Zellen über der Norm (Makrozytose, Megaloblastose), für die eine Blockierung der Mitosefähigkeit als Folge einer Störung der DNA-Replikation verantwortlich ist. Ausgeprägte Mangelzustände sind außerdem durch eine gestörte und verminderte Zellneubildung bei gleichzeitig vermehrtem Zelluntergang der nicht teilungsfähigen Zellen gekennzeichnet. Die Chromosomen sind vergrößert und Brüche kommen vermehrt vor.

Zeitablauf der megaloblastären Veränderungen

Vitamin B_{12}. Der tägliche Bedarf eines Erwachsenen von 2–5 µg (Tabelle II. 16) wird mit der Zufuhr von 5–30 µg/tgl. mit der normalen Kost in westlichen Ländern gedeckt. Im Körper sind, besonders in der Leber und der Niere, etwa 2–5 mg gespeichert. Hört die Zufuhr völlig auf, beträgt der tägliche Verlust des Speichers etwa 0,1%, d. h. ein echter Mangelzustand würde erst nach Jahren auftreten. Für den wachsenden Organismus mit erhöhtem Zellumsatz sind die Reserven jedoch schneller verbraucht.
So werden die megaloblastären Veränderungen beim Imerslund-Gräsbeck-Syndrom (s. unten) bereits im siebten Lebensmonat beobachtet. Einen ähnlichen Zeitraum haben wir auch bei einem kombinierten Immundefekt festgestellt, der wegen einer schweren chronischen Enteritis parenteral ohne Vitamin B_{12}-Substitution ernährt wurde.

Folsäure. Der tägliche Bedarf eines erwachsenen Menschen liegt bei etwa 50–100 µg, während mit der normalen Kost in unseren Ländern etwa 600–800 µg/tgl. zugeführt werden (Tabelle II.16). Folsäure kann durch übermäßiges Kochen der Nahrung zerstört werden, so daß allein dadurch Mangelzustände entstehen können. Die Körperreserven sollen bei 5 mg liegen. Hier werden also im Gegensatz zu Vitamin B_{12} die Reser-

Tabelle II.16. Normalwerte für Vitamin B_{12} und Folsäure (modifiziert nach Magnus [12])

Vitamin B_{12}

Plasma:	♂ 480,6 (222–1170) pg/ml
	♀ 418,2 (174–852) pg/ml
	Intermediärwert: 100–200 pg/ml
	Pathologische Werte: < 100 pg/ml
Bedarf:	Erwachsene 2–5 µg/Tag
	Kinder 0,5–1 µg/Tag
Reserve:	Erwachsene 2,5 mg
	Neugeborene 25–50 µg

Folsäure

Plasma:	♂ 5,5 (2,7–12,5) ng/ml
	♀ 5,4 (2,8–10,6) ng/ml
Gepackte Erythrozyten:	
	♂ 153,5 (84,1–253,5) ng/ml
	♀ 155,1 (83,5–250,1) ng/ml
Pathologische Werte:	
Plasma:	< 3,0 ng/ml
	> 11,0 ng/ml
Gepackte Erythrozyten:	
	< 80 ng/ml
	> 370 ng/ml
Bedarf:	Erwachsene 50–100 µg/Tag
Reserve:	Erwachsene ≈ 5 mg

ven bereits etwa 3 Monate nach Sistieren der Zufuhr von Folatverbindungen aufgebraucht sein. Dementsprechend entwickelt sich auch eine megaloblastäre Anämie etwa 4 Monate nach Beginn einer Folsäure-armen Diät [8]. Der Plasmaspiegel sinkt 2–3 Wochen nach Sistieren der Folatzufuhr ab, der Gehalt in den Erythrozyten ist erst nach 4–5 Monaten erniedrigt, während bereits nach 2–3 Monaten die Hypersegmentierung der Granulozyten und die erhöhte FIGLU-Ausscheidung im Urin beobachtet werden. Megaloblastäre Veränderungen im Knochenmark treten nach 4–5 Monaten auf. Auch hier gilt für den wachsenden Organismus ein etwa 10fach höherer Bedarf, so daß sich die Symptome bei einem Säugling rascher entwickeln.

Zusammenhänge zwischen Vitamin B_{12}- und Folsäuremangel

Der Mangel an Vitamin B_{12} und Folsäure führt jeweils zu einer megaloblastären Anämie mit identischen morphologischen Veränderungen. Dies deutet darauf hin, daß beide Mangelzustände einen ähnlichen oder gleichen Stoffwechseldefekt verursachen [3, 8, 14]. Dafür spricht auch der Anstieg der FIGLU-Ausscheidung im Urin unter Histidinbelastung sowohl beim Folsäure- als auch beim Vitamin B_{12}-Mangel. Schließlich bessert Vitamin B_{12} in pharmakologischen Dosen die durch Folsäuremangel verursachte megaloblastäre Anämie. Dies gilt auch für die umgekehrte Situation. Beim Vitamin B_{12}-Mangel steigt die 5-Methyltetrahydrofolatkonzentration im Serum an, beim Folsäuremangel ist die Vitamin B_{12}-Konzentration in der Leber erniedrigt. Noch sind die Zusammenhänge nicht eindeutig geklärt, doch lassen sich die meisten Befunde mit der sogenannten Methylfolat-Trap-Hypothese erklären [9]. Dabei wird davon ausgegangen, daß das entscheidende Folatcoenzym in der Zelle für die DNA-Synthese die Tetrahydrofolsäure ist, die durch Demethylierung aus der 5-Methyltetrahydrofolsäure entsteht. Das für seine Bildung notwendige Enzym (Homozystein: Methionin-Methyltransferase) benötigt Vitamin B_{12} für seine Funktion. Beim Vitamin B_{12}-Mangel wird dieses Enzym blockiert und dadurch erhöht sich die Konzentration von 5-Methyltetrahydrofolsäure im Plasma. Außerdem wird durch den Folatcofaktormangel in den Zellen nicht genügend Thymidylat für die DNA gebildet. Zwar besteht über die Thymidinkinase ein Syntheseweg für Thymidylat („Salvage Pathway"), der jedoch offensichtlich als Kompensationsmechanismus nicht ausreicht. Viele Befunde lassen sich mit dieser Hypothese zwar erklären, allerdings bleiben einige Fragen offen: 1. Die erniedrigte Vitamin B_{12}-Konzentration im Serum und der subnormale B_{12}-Spiegel in der Leber bei Folsäuremangel.
2. Das Ansprechen der durch Folsäuremangel verursachten megaloblastären Anämie auf pharmakologische Dosen von Vitamin B_{12}.
3. Neurologische Symptome treten nur bei Vitamin B_{12}-Mangel auf und werden durch Folsäure nicht gebessert. Die Hypothese, daß Vitamin B_{12} für den Transport von Folsäure in die Zelle notwendig ist, kann nicht alle Phänomene erklären. Es wird deshalb für die neurologische Symptomatik bei Vitamin B_{12}-Mangel angenommen, daß der Mangel dieses Vitamins einen weiteren Enzymdefekt in den Nerven auslöst, der nicht mit dem Tetrahydrofolatzyklus zusammenhängt.

Ursachen eines Vitamin B_{12}- oder Folsäuremangels

Grundsätzlich gibt es für beide Vitamine dieselben Mechanismen, die zu einem Mangelzustand führen können.

1. **Fehl- oder Mangelernährung.** Aufgrund der Speicherreserve wird nur in den seltensten Fällen ein B_{12}-Mangel durch falsche Ernährung entstehen, wohingegen das für den Folsäuremangel häufig der Fall ist.
2. **Mangelnde Absorption.** Diese kann angeboren oder erworben sein oder im Rahmen anderer Erkrankungen auftreten. Auch Medikamente können mit der Verfügbarkeit oder Aufnahme des Vitamins interferieren.
3. **Vermehrter Bedarf.** Wachstum, neoplastische Erkrankungen, Hyperthyreose, hämolytische Anämien u. a. können zu einem vermehrten Bedarf führen, der durch die Nahrung nicht mehr gedeckt werden kann.
4. **Transportstörungen.** Zumindest für Vitamin B_{12} sind Transportdefekte im Plasma nachgewiesen worden, die zu einer Mangelsituation für die Zelle führen.
5. **Enzymdefekte.** Ein Enzymdefekt kann zum Ausfall entsprechender Cofaktoren führen bei normalem Vitaminangebot.

Der Vitamin B_{12}-Mangel

Definition. Ätiologisch uneinheitliches Syndrom charakterisiert durch eine makrozytäre und megaloblastäre Anämie, durch Leukopenie, Thrombopenie, sowie durch neurologische und psychische Störungen. Häufiges Begleitsymptom sind gastro-intestinale Beschwerden.

Ätiologische Klassifizierung. Über die einzelnen Formen und Störungen existieren so klare Vorstellungen, daß nicht nur die pathophysiologischen Zusammenhänge einigermaßen gut erklärbar sind, sondern auch die Belange der Klinik hinsichtlich der Therapie voll erfüllt werden können (Tabelle II.17).

Häufigkeit. Im Kindesalter sind megaloblastäre Anämien selten; die alimentären Formen stellen immer noch den größten Anteil (Übersicht bei [2, 4, 15, 19]). Zunehmend häufiger werden Resorptionsstörungen von Vitamin B_{12} und Folsäure sowie die durch Medikamente und durch qualitativ unzureichend parenterale Ernährung bedingten Formen diagnostiziert.

Klinik. Die allgemeinen Symptome der Vitamin B_{12}- und Folsäure-Mangelzustände sind weitgehend identisch. Es finden sich, im wesentlichen als Folge der defekten Hämatopoese, Schwächegefühl, Müdigkeit, Schwindel, Appetitlosigkeit,

Tabelle II.17. Zusammenstellung der Ursachen eines Mangels an Vitamin B_{12}

Verminderte Aufnahme
  Vitamin B_{12}-Mangelernährung
  Gestörte Vitamin B_{12}-Absorption:
    Intrinsic-Faktor-Mangel
      Zerstörung der Magenschleimhaut
      Gastrektomie
      Perniziöse Anämie des Erwachsenen
      Juvenile Form der perniziösen Anämie
      Abnormer Intrinsic-Faktor
    Selektive Malabsorption (Imerslund-Gräsbeck-Syndrom)
    Intestinale Erkrankungen:
      Blind loop-Syndrom
      Ileitis, Ileumresektion
      Zöliakie, Sprue
      Exokrine Pankreasinsuffizienz
      Fischbandwurm

Vermehrter Bedarf
  Neoplastische Erkrankungen
  Hyperthyreose
  Schwangerschaft

Transportstörungen
  Transcobalamin II-Mangel

Gestörte Verfügbarkeit
  Medikamente

Erbrechen, Gewichtsverlust, Subikterus, Hautblutungen, Epistaxis, systolisches Herzgeräusch, geringe Hepatosplenomegalie und Fieber. Die Kinder sehen schlecht aus, sie sind krank.
Für das Erwachsenenalter sind folgende Syndrome charakteristisch:
1. Störungen der Hämatopoese: makrozytäre Anämie, Leukopenie, Thrombopenie,
2. Neurologische Störungen sensibler, sensorischer und motorischer Art,
3. Psychische Störungen: manische Depressionen, paranoide Veränderungen,
4. Gastrointestinale Störungen: Achylie, Zungenveränderungen, Durchfälle, Pankreasinsuffizienz.

Im Kindesalter konzentriert sich die Symptomatik vorwiegend auf das hämatopoetische und gastrointestinale Zellerneuerungssystem. Generell ist zu den einzelnen Symptomen bzw. Syndromen folgendes zu sagen:

Neurologische Symptome, wie Paraesthesien, Hypaesthesien, Störungen des Vibrationsempfindens, Abschwächung der Reflexe, motorische Schwäche, Pyramidenzeichen entstehen durch

Demyelinisierung der peripheren Nerven und der Hinter- und Seitenstränge des Rückenmarkes. Sie sind im Kindesalter selten.

Psychische Störungen umfassen eine Vielzahl von psychiatrischen Krankheiten, die bei Kindern kaum beschrieben sind.

Gastro-intestinale Symptome. Es muß zunächst geklärt werden, ob diese primär durch eine Grundkrankheit in Form eines Malabsorptionssyndroms, z. B. Zöliakie, verursacht werden oder ob eine chronische Dyspepsie sekundär durch Schleimhautläsionen im Darmkanal als Folge eines Vitamin B_{12}- oder Folsäuremangels entstanden ist. Schleimhautveränderungen an Zunge, Oesophagus und Magen kommen bei Kindern vor, sind aber selten.

Hämatologische Kriterien. Charakteristisch ist im peripheren Blutbild eine normochrome Anämie mit Makrozytose bis Megalozytose, Anisozytose und Poikilozytose. Polychromasie, Howell-Jolly-Körperchen und Cabotsche Ringe werden bei schweren Formen beobachtet. Ausschwemmung von Normoblasten und megaloblastären Formen ist nicht selten. Der mittlere Hämoglobingehalt der Erythrozyten (MCH) liegt über 31 pg. Bedingt durch die Größe der Zellen weicht die mittlere Hämoglobinkonzentration (MCHC) nicht von der Norm ab. Die Erythrozytenlebenszeit ist verkürzt. Die Retikulozytenzahl ist in der Regel vermindert. Alle Parameter korrelieren mit der Schwere der Anämie.
Im späten Säuglings- und frühen Kleinkindalter kommen Kombinationen mit Eisenmangel vor, so daß eine Hypochromie nicht unbedingt gegen eine Anämie durch Mangel an Vitamin B_{12} oder Folsäure spricht. *Wichtiger Hinweis:* Eine starke Poikilozytose kommt nicht bei einfachen hypochromen Eisenmangelanämien vor.

Leukozyten. Es besteht in der Regel eine Granulozytopenie bei relativer Lymphozytose. Die Granulozyten haben als Metamyelozyten und Stabkernige sehr große (riesige) Kerne. Die Segmentkernigen zeigen eine Hypersegmentierung, die bereits vor der Anämie nachweisbar sein kann. Unreife Zellen der myeloischen Reihe können im peripheren Blut auftreten.

Thrombozyten. Die Thrombozytenzahl ist meist vermindert und kann auf extrem niedrige Werte abfallen.

Knochenmark. Alle Reifungsstufen der verschiedenen Zellinien sind von dem Basisdefekt betroffen.

Erythropoese. Diese ist um das vielfache gesteigert bei gleichzeitig verlangsamter und abnormer Ausreifung der Zellen. Charakteristisch sind die pathologischen Erythrozytenvorstufen, die Megaloblasten oder auch Zellen vom „Typ der Proerythroblasten" genannt werden. Diese Zellen besitzen im Vergleich zu normalen Erythroblasten einen größeren Kern und mehr Zytoplasma („Gigantoblasten"). Die Kernstruktur ist aufgelockert, das Chromatingerüst zart und netzförmig angeordnet; Verklumpungen des Chromatins sind häufig. Der Kern ist oft unregelmäßig begrenzt und exzentrisch gelegen. Das Zytoplasma ist basophil. Mitosen sind häufig; nicht selten finden sich atypische Mitosefiguren. Das Ausmaß der ineffektiven Erythropoese kann ganz erheblich sein.

Leukopoese. Die Störung der Granulopoese äußert sich besonders im Auftreten außergewöhnlich großer Metamyelozyten und der Riesenstabkernigen. Der Kern dieser Zellen kann unregelmäßig begrenzt sein und Vakuolen enthalten. Die Ursache liegt darin, daß die Kernreifung auf der Stufe der Promyelozyten-Kerne stehen bleibt. Wahrscheinlich stammen die hypersegmentierten Granulozyten des peripheren Blutes von den Riesenstabkernigen ab.

Thrombopoese. Die Störung der Thrombopoese führt zur Bildung von Megakaryozyten mit hypersegmentiertem Kern.

Krankheitsbilder und Syndrome des Vitamin B_{12}-Mangels

Unzureichende Vitaminzufuhr. Dies ist eine häufige Ursache des Vitamin B_{12}-Mangel im Kindesalter. Solche Situationen kommen im Rahmen einer Mangelernährung sowie bei langdauernder parenteraler Ernährung ohne Vitaminsubstitution vor. Bei Marasmus und Kwashiorkor sind die megaloblastären Veränderungen allerdings durch Folsäuremangel bedingt. Vegetarische Ernährung führt zum Vitamin B_{12}-Mangel, wenn die Nahrung keine Milch- oder Eierprodukte enthält.

Gestörte Absorption

Perniziöse Anämie
Im Gegensatz zum Erwachsenenalter spielt sie in der Pädiatrie praktisch keine Rolle. Sie ist cha-

rakterisiert durch die oben genannten Symptome. Wichtige diagnostische Untersuchungen sind: Bestimmung der Vitamin B_{12}-Konzentration im Serum sowie der Schilling-Test. Wichtigster pathogenetischer Faktor ist der Mangel an Intrinsic-Faktor, der wahrscheinlich auf der Basis eines genetischen Defektes über die Bildung von Antikörpern gegen den Intrinsic-Faktor und/oder die Zellen der Magenschleimhaut entsteht. Die Vermutung eines Autoimmunprozesses wird durch die nicht seltene Kombination mit anderen Autoimmunkrankheiten unterstützt.

Juvenile perniziöse Anämie. Dies ist ein übergeordneter Begriff bzw. ein Syndrom mit unterschiedlicher Ätiologie. Es beinhaltet einerseits die echte perniziöse Anämie bei Kindern, die extrem selten ist. Andererseits gehört dazu die selektive Malabsorption von Vitamin B_{12} (s. unten).
Der *kongenitale Intrinsic-Faktor-Mangel* ist ätiologisch nicht identisch mit der perniziösen Anämie. Weder Veränderungen der Magenschleimhaut noch Antikörper gegen Intrinsic-Faktor konnten nachgewiesen werden. Der Defekt ist durch Gaben von Intrinsic-Faktor korrigierbar.

Abnormer Intrinsic-Faktor. Äußerst selten kommt es zur Bildung eines biologisch unwirksamen Intrinsic-Faktors. Die Affinität des Intrinsic-Faktors zum Vitamin B_{12} ist normal, so daß eine Störung in der Anlagerung des Intrinsic-Faktor-Vitamin B_{12}-Komplexes an die Darmepithelzelle oder der Aufnahme des Komplexes in die Zelle angenommen wird.

Selektive Malabsorption für Vitamin B_{12}

Definition. Das Krankheitsbild ist charakterisiert durch eine megaloblastäre Anämie in Kombination mit Proteinurie. Unvermögen oral zugeführtes Vitamin B_{12} zu absorbieren, erniedrigte Vitamin B_{12}-Werte im Serum und eine erhöhte Ausscheidung von Methylmalonsäure im Urin sind weitere Kriterien. Gleichzeitig kann eine generalisierte Aminoazidurie bestehen. Der Erbgang ist autosomal rezessiv.

Synonym. Imerslund-Gräsbeck-Syndrom.

Ätiologie und Pathogenese. Die Absorptionsstörung betrifft allein Vitamin B_{12}, während die Fett- und Xyloseabsorption nicht gestört sind. Die Schleimhaut des Ileum ist histologisch unverändert. Es wird angenommen, daß der „Stoffwechselblock" in der Epithelzelle liegt, da sowohl die Anlagerung des normalen Intrinsic-Faktor-Vitamin B_{12}-Komplexes an den Proteinrezeptor der Epithelzelle, als auch der intravasale Transport von Vitamin B_{12} durch Transcobalamin II normal verläuft (Übersicht bei [2, 6, 11]).

Klinische Symptome. Die megaloblastären Veränderungen treten frühestens ab dem 7. Lebensmonat auf, da erst nach diesem Zeitpunkt die pränatal erworbenen Vitamin B_{12}-Depots erschöpft sind.
Die Ursache der Proteinurie ist unbekannt. Die Stärke der Eiweißausscheidung, vorwiegend Albumin, wechselt. Das Nierengewebe zeigt histologisch keine spezifischen Veränderungen. Häufig ist das Syndrom mit Mißbildungen der ableitenden Harnwege vergesellschaftet. Die Proteinurie bleibt nach erfolgreicher parenteraler Therapie der megaloblastären Anämie mit Vitamin B_{12} unverändert bestehen. Das gilt auch für eine vor der Therapie vorhandene Aminoazidurie. Die Schwere der Einzelsymptome sowie die klinische Manifestation variieren von Patient zu Patient erheblich, wahrscheinlich als Ausdruck einer variablen Penetranz eines pleomorphen Gens.

Diagnose. Der Schilling-Test ist die wichtigste Methode für die Diagnostik. Die Differentialdiagnose gegenüber anderen kongenitalen Formen findet sich in Tabelle II.18.

Fehldiagnose. Häufigste und unglücklichste Fehldiagnose ist die Leukämie.

Intestinale Erkrankungen

Störungen im Intestinaltrakt, die zur Beeinträchtigung des Vitamin B_{12}-Haushaltes führen können, sind vielfältig. Das blind loop-Syndrom entsteht durch anatomische Veränderungen im Darmlumen wie Strikturen oder Anastomosen, die zu einem verlangsamten Transport des Darminhaltes führen und damit das überschießende Wachstum von Vitamin B_{12} verbrauchenden Bakterien begünstigen. Malabsorption von Vitamin B_{12} kann durch Verlust des Dünndarmepithels bei Nahrungsmittelintoleranz (z. B. Zöliakie) oder als Folgezustand einer Ileitis oder einer Dünndarmresektion auftreten.

Tabelle II.18. Differentialdiagnose einiger Formen des kongenitalen bzw. familiären Vitamin B_{12}-Mangels

Diagnose	Manifestationsalter	Erbgang	Intrinsic Faktor-Antikörper	Schilling-Test	Bemerkungen
Kongenitaler Intrinsic-Faktor-Mangel	4. Monat bis 2 1/2. Lebensjahr	autosomal rezessiv	negativ	+	s. Text
„Juvenile" perniziöse Anämie	ab 8. Lebensjahr	familiär	positiv	+	Definition s. Text
Kongenitale Vitamin B_{12}-Malabsorption	7. Monat bis 4. Lebensjahr	autosomal rezessiv	negativ	−	Proteinurie
Kongenitaler Transcobalamin II-Mangel	2. Monat	autosomal rezessiv	nicht bekannt	−	Gedeihstörung

Pankreaserkrankungen mit exokriner Insuffizienz (z. B. Mukoviszidose) können von Vitamin B_{12}-Malabsorption begleitet sein, da es zur Verminderung eines vom Pankreas sezernierten Proteins kommt, das zur optimalen Resorption von Vitamin B_{12} erforderlich ist.

Fischbandwurm. Befall mit Diphyllobothrium latum, der im Dünndarm das durch die Nahrung zugeführte Vitamin B_{12} verbraucht. Die Übertragung erfolgt durch den Genuß von rohem, finnenhaltigem Fischfleisch.

Vermehrter Bedarf

Diese Situation ist gegeben bei Schwangerschaften, raschem Wachstum (Kindesalter), Hyperthyreose, neoplastischen Erkrankungen und hämolytischen Anämien mit enorm gesteigerter Erythropoese (s. auch Folsäuremangel).

Transportstörungen

Mangel an Transcobalamin. Störungen des intravasalen Vitamin B_{12}-Transportsystems durch kongenitalen hereditären Mangel an Transcobalamin I und II wurden beschrieben [7, 8a]. Es scheint jedoch nur das Fehlen von Transcobalamin II, dem eigentlichen Transporteiweiß, eine klinische Bedeutung zu haben. Der autosomal rezessiv vererbte Defekt führt in den ersten Lebenswochen sehr rasch und dramatisch zu einer megaloblastären Anämie, kombiniert mit schwerer Panzytopenie, Malnutrition und Agammaglobulinämie. Dieses Krankheitsbild demonstriert die Bedeutung von Vitamin B_{12} für die normale Entwicklung schnell proliferierender Zellsysteme, zu denen u. a. auch die B-Lymphozyten (Immunglobulinproduktion) und die Darmschleimhaut (Malnutrition) gehören. Das Krankheitsbild läßt sich durch pharmakologische Dosen von Vitamin B_{12} (tgl. 1 mg) heilen.

Gestörte Verfügbarkeit

Medikamente. Mit Sicherheit sind keine Medikamente bekannt, die selektiv Vitamin B_{12} an der Absorption hemmen (s. Folsäure und Zytostatika).

Der Folsäuremangel

Definition. Ätiologisch uneinheitliches Syndrom, verursacht durch einen Mangel an Folsäure, klinisch charakterisiert durch ähnliche Symptome wie beim Vitamin B_{12}-Mangel mit Ausnahme des neurologisch-psychiatrischen Syndroms.

Ätiologische Klassifizierung. Die wichtigsten Ursachen, die zu einem Mangel an Folsäure führen, sind in Tabelle II.19 zusammengestellt (Übersicht bei [5, 18]).

Krankheitsbilder und Syndrome des Folsäuremangels

Verminderte Zufuhr

Folsäure-Mangelernährung.
Dies ist die häufigste Ursache im Kindesalter, insbesondere in unterentwickelten Ländern infolge von Unterernährung oder einseitiger Ernährung. In unseren Breiten ist nutritiver Folsäu-

Tabelle II.19. Ursachen des Folsäuremangels

Verminderte Aufnahme
 Folsäure-Mangelernährung
 Gestörte Folsäureabsorption
  Kongenitale Folsäuremalabsorption
  Intestinale Erkrankungen
   Zöliakie
   Sprue
   Ileitis terminalis (M. Crohn)
   Anorexia nervosa
  Medikamente

Vermehrter Bedarf
 Schwangerschaft
 Gesteigerte Hämatopoese (hämolytische Anämie)
 Chronische exfoliative Dermatitis
 Neoplastische Erkrankungen
 Lesch-Nyhan-Syndrom

Gestörter Stoffwechsel
 Enzymdefekte: Dihydrofolat-Reductase-Mangel (?)
 Methylentetrahydrofolat-Reductase-Mangel
 Methyltetrahydrofolat: Homocystein-Methyltransferase-Mangel

Folsäureantagonisten

remangel sehr selten geworden. Ein Grund dafür ist, daß die Ziegenmilch, die unter bestimmten Umständen wenig Folsäure enthält, als Basisnahrungsmittel keine Rolle mehr spielt. Früher war die Ziegenmilchanämie für den Pädiater ein geläufiges Krankheitsbild. Der jetzt noch bei Kindern vorkommende nutritive Folsäuremangel entwickelt sich meist im Zusammenhang mit diätischen Maßnahmen bei angeborenen Stoffwechselstörungen, die eine synthetische Nahrung erfordern (Phenylketonurie, Ahornsirupkrankheit u. a.). Langdauernde parenterale Ernährung kann ebenfalls einen Folsäuremangel induzieren. Extensives Kochen der Nahrung und einseitige Milchernährung fördern ebenfalls den Mangelzustand. Bei Frühgeborenen sind die Reserven an Folatverbindungen besonders klein.

Gestörte Absorption
Trotz ausreichend vorhandener Folsäure in der Nahrung kann es durch eine gestörte Absorption des Vitamins zu Mangelzuständen kommen.

Kongenitale Folsäuremalabsorption. Dies ist eine extrem seltene Erkrankung, die bisher nur bei wenigen Patienten beobachtet wurde (Übersicht bei [5]). Die Krankheit ist gekennzeichnet durch die Kombination von niedrigen Folsäureplasmaspiegeln mit megaloblastärer Anämie, defekter Absorption von Folsäure aus dem Darm und unterschiedlich schwer ausgeprägter mentaler Retardierung. Ursächlich konnte bei einem Teil der Patienten ein Transportdefekt für Folsäure aus dem Plasma in den Liquor nachgewiesen werden. Gaben von Folsäure intramuskulär und oral in pharmakologischen Dosen (40 mg) besserten in einigen Fällen die Symptomatik.

Intestinale Erkrankungen. Bei verschiedenen intestinalen Erkrankungen ist die Folsäuremalabsorption ein Begleitsymptom; sie führt aber nur in wenigen Fällen zur megaloblastären Anämie. Folgende Krankheiten sind zu nennen: Zöliakie, Sprue, M. Crohn, Gastrektomie, ausgedehnte Dünndarmresektionen, Malabsorption und Steatorrhoe bei Diabetes; außerdem die bei Kindern praktisch nicht vorkommenden Erkrankungen wie Amyloidose, M. Whipple und Sklerodermie mit intestinaler Beteiligung. Die Anorexia nervosa zeigt zahlreiche Störungen der Hämatopoese. Bei chronischen Alkoholikern kommt es wohl durch die verminderte Nahrungsaufnahme zum Folsäuremangel.

Medikamente. Verschiedene Medikamente können einen Folsäuremangel induzieren. Dabei ist es nicht klar, ob die Medikamente mit der Absorption im Darm oder im Stoffwechsel des Vitamins interferrieren. Die Plasmawerte für Folsäure liegen bei vielen Patienten, die antikonvulsive Medikamente nehmen, im subnormalen Bereich. Nur gelegentlich – meist durch zusätzliche Mangelernährung – kommt es zur megaloblastären Anämie. Bei anderen Medikamenten ist nur ein kleiner Prozentsatz der sie einnehmenden Personen betroffen (orale Kontrazeptiva). Die Tabelle II.20 faßt die wichtigsten Medikamente zusammen.

Vermehrter Bedarf

Bei einem vermehrten Bedarf kann bei subnormaler oder niedrig normaler Zufuhr bereits ein Folsäuremangelzustand auftreten. Ein Beispiel dafür ist die Schwangerschaft, in der es nicht selten zu einem Folsäuremangel kommen kann. Interessanterweise erhält der Fetus selbst bei einem ausgeprägten Mangelzustand der Mutter genügend Folsäure für den Eigenbedarf. Der Transportmechanismus ist nicht klar.
Auch der rasch wachsende Säugling hat einen vermehrten Bedarf. Dies gilt besonders für das

Tabelle II.20. Medikamente, die einen Folsäuremangel induzieren können

Antikonvulsiva:	Diphenylhydantoin
	Phenobarbital
	Primidon
Sedativa:	Glutethimid
Tuberkulostatika:	Isoniacid
	Cycloserin
Orale Kontrazeptiva:	Präparate mit Mestranol

Tabelle II.21. Angeborene Enzymdefekte des Folsäurestoffwechsels (Zusammengestellt nach Daten bei Erbe [5])

Defekt	Zahl der beobachteten Fälle
Defekte Folsäureabsorption	4
Defekte Folatcoenzym-Interkonversion	
Dihydrofolat-Reductase-Mangel	1 (?)
Methenyltetrahydrofolat-Cyclohydrolase-Mangel	3 (?)
Methylentetrahydrofolat-Reductase-Mangel	4
Defekter Folsäureverbrauch	
5-Methyltetrahydrofolat: Homocystein-Methyltransferase-Mangel	1 (?)
Glutamat-Formimino-Transferase-Mangel	9

? = Befunde widersprüchlich

Frühgeborene, dessen Reserve noch entsprechend gering ist.

Ein vermehrter Bedarf findet sich auch bei einer gesteigerten Hämatopoese, wie man sie bei verschiedenen Erkrankungen findet, insbesondere bei chronisch hämolytischen Anämien.

Auch Patienten mit einer chronischen exfoliativen Dermatitis geraten leicht durch vermehrten Bedarf in der Haut zu einem Folsäuremangel.

Bei neoplastischen Erkrankungen kommt es ebenfalls häufig zu megaloblastärer Anämie. Es ist nicht entschieden, ob eine Beeinträchtigung der normalen Hämatopoese durch in den Knochenmarksraum invasiv wachsende Tumoren vorliegt [17], oder ob der Mangel durch einen vermehrten Bedarf des wachsenden Tumors entsteht. Mögliche Ursachen sind aber auch mangelnde Aufnahme und Resorption durch geringe Nahrungszufuhr, Kachexie, Malabsorption, Leberschäden usw.

Lesch-Nyhan-Syndrom. Bei diesem Syndrom handelt es sich um eine angeborene Erkrankung des Purinstoffwechsels mit exzessiver Harnsäureproduktion, verursacht durch einen Mangel an Hypoxanthin-Guanin-Phosphoribosyl-Transferase, häufig kombiniert mit megaloblastärer Anämie und erniedrigten Folsäurewerten. Ob der Folsäuremangel für die megaloblastäre Veränderungen verantwortlich ist, muß bezweifelt werden. Zumindest scheint die Gabe von Folsäure die Anämie nicht zu beseitigen, während sie auf die Gabe von Adenin anspricht. Dagegen bleiben die zentralnervösen Erscheinungen unbeeinflußt [21].

Gestörter Stoffwechsel

Enzymdefekte. Angeborene Enzymdefekte des Folsäurestoffwechsels sind extrem selten. Auffallend ist die Häufung der Kombination dieser Defekte mit mentaler Retardierung, die zum Teil durch die Folsäuretherapie günstig zu beeinflussen ist. Die Tabelle II.21 gibt eine Übersicht über die nachgewiesenen Defekte (Übersicht bei [5]).

Folsäureantagonisten

Hierbei handelt es sich um Medikamente, die in den Folsäurestoffwechsel eingreifen (Tabelle II.22). Die in der Klinik verwendeten Medikamente blockieren das Enzym Dihydrofolat-Reductase, wodurch letztendlich die DNA-Synthese gestört wird. Daher treten zunächst megaloblastäre Veränderungen auf, die in eine Knochenmarkaplasie übergehen können. Die bekannteste Verbindung ist Amethopterin (Methotrexat), das bei Leukämien, Tumoren und der Psoriasis mit Erfolg eingesetzt wird. Die Nebenwirkungen sind Folge der Wirkung auf wachsende Zellen: Schleimhautnekrosen und Ulzera im Mund, Oesophagus, Dünn- und Dickdarm, die zu Bauchschmerzen, Erbrechen und Durchfall führen; erhöhte Infektanfälligkeit durch Wirkung auf die Proliferation der Lymphozyten; Aplasie; Hyperpigmentierung der Haut.

Als weitere Folsäureantagonisten haben sich Trimethoprim, kombiniert mit Sulfamethoxazol (Bactrim und Eusaprim) und Pyrimethamin (Daraprim) in der Klinik bewährt. Die Wirkung gegen Bakterien und Protozoen beruht auf der wesentlich höheren Affinität ihrer Dihydrofolat-Reductase für diese Medikamente als die der

Tabelle II.22. Liste von Medikamenten, die megaloblastäre Anämien verursachen, geordnet nach Wirkungsprinzipien

Medikament/ Substanz	Anwendung
1. *Hemmung der Dihydrofolat-Reductase*	
Methotrexat	Chemotherapie
Pentamidin	Pneumocystis carinii
Trimethoprim	Pneumocystis carinii, Antibiotikum
Triamteren	Diuretikum
Pyrimethamin	Antimalariamittel
2. *Gestörte Absorption oder Utilisation von Folsäure*	
Diphenylhydantion	Antikonvulsivum
Primidon	Antikonvulsivum
Barbiturate	Sedativum
Cycloserin	Tuberkulose
Orale Kontrazeptiva	
Metformin	Diabetes
Äthylalkohol	
3. *Störung der Vitamin B_{12}-Absorption oder Utilisation*	
PAS	Tuberkulose
Neomycin	Antibiotikum
Äthanol	Genußmittel
Metformin	Diabetes
4. *Störung der Purinsynthese*	
Thioguanin	Chemotherapie
Azathioprin	Immunsuppression
6-Mercaptopurin	
5. *Störung der Pyrimidinsynthese*	
5-Fluoruracil	Chemotherapie
6-Azauridin	
6. *Hemmung der Ribonucleotid-Reductase*	
Cytosinarabinosid	Chemotherapie
Hydroxyharnstoff	
7. *Unbekannte Wirkung*	
L-Asparginase	Chemotherapie
Azulfidine	Colitis ulcerosa

menschlichen Enzyme. Trotzdem können mäßige megaloblastäre Veränderungen beim Menschen auftreten. Gegen eine gemeinsame Gabe von Trimethoprim-haltigen Medikamenten und Methotrexat ist jedoch nichts einzuwenden [13].

Ein Teil der Methotrexatnebenwirkungen kann durch eine zeitlich nicht zu weit entfernte Gabe von Folinsäure (Leucovorin) verhindert oder auch beseitigt werden.

Vitamin B_{12}- und Folsäure-refraktäre Formen

Definition. Diese seltene Gruppe von megaloblastären Anämien zeichnet sich dadurch aus, daß sie therapeutisch weder durch Vitamin B_{12} noch durch Folsäure zu beeinflussen ist. Außerdem fehlt der sichere Beweis, daß die Störung der Zellproliferation und Reifung auf einer defekten DNA-Synthese bei nicht beeinträchtigter RNA- und Eiweißsynthese beruht.

Ätiologie. Es lassen sich drei wesentliche Ursachen ermitteln:
1. Durch Medikamente (Antimetaboliten) induzierte Formen, die nicht durch gleichzeitige Gabe von Folsäure oder Citrovorumfaktor korrigierbar sind. Dabei handelt es sich um Medikamente, die die Synthese von Purin, Pyrimidin und Desoxyribonucleinsäure hemmen.
2. Durch angeborene Stoffwechseldefekte verursachte Formen.
3. Nicht einzuordnende Formen.

Spezielle Krankheitsbilder

Durch Medikamente induzierte Formen

Medikamenten-induzierte megaloblastäre Anämien sind überwiegend durch eine Störung der Verfügbarkeit und Utilisation von Vitamin B_{12} oder Folsäure bedingt: Störung von intestinaler Absorption und Plasmatransport, Abgabe an die Zellen und Transport durch die Membran sowie Enzymhemmung. Darüber hinaus sind alle jene Medikamente zu nennen, die per se die DNA-Synthese hemmen. In Tabelle II.22 sind einige der wichtigsten Medikamente aufgeführt.

Hereditäre Orotacidurie

Definition. Es handelt sich um eine sehr seltene autosomal rezessive Erkrankung des Pyrimidinstoffwechsels, charakterisiert durch eine hypochrome megaloblastäre Anämie, kombiniert mit körperlichem und geistigem Entwicklungsrückstand, gelegentlich auch mit Mißbildungen.

Ätiologie und Pathogenese. In verschiedenen Körperzellen (Erythrozyten, Leukozyten, Leberzellen, Fibroblasten) ist als Ursache für die Orotaciddurie entweder ein kombinierter Mangel an Orotidylphosphorylase und Orotidyldecarboxylase (Typ I, doppelte Heterozygotie) oder ein isolierter Mangel an Orotidyldecarboxylase (Typ II) nachgewiesen worden.
Beide Enzyme katalysieren die Umwandlung von Orotsäure in Uridin-5-phosphat und verursachen somit gleiche klinische Symptome. Die hämatologische Manifestation von Hypochromie und megaloblastären Veränderungen läßt einen Defekt sowohl in der DNA- als auch in der RNA-Synthese vermuten (Übersicht bei [10, 16]).

Klinisches Bild. Die Kinder fallen im Verlaufe des ersten Lebensjahres durch verzögerte körperliche und geistige Entwicklung auf. Strabismus ist häufiges Symptom ebenso wie allgemeine Schwäche und Blässe; Splenomegalie kann vorhanden sein. Eine Orotaciddurie mit normaler körperlicher und geistiger Entwicklung ist bisher einmal bei einem Mädchen beschrieben worden. Die starke Orotaciddurie führt zum Symptom der Kristallurie, die zu ureteralen oder urethralen Obstruktionen führen kann.

Hämatologische Kriterien. Starke Anämie, extreme Aniso- und Poikilozytose, Hypochromasie, häufig niedriges Serumeisen mit erhöhter Eisenbindungskapazität, erniedrigtes MCH und MCHC oft bei normalem mittlerem Zellvolumen, Leukozytopenie. Im Knochenmark megaloblastische Veränderungen. Typisch ist die Therapieresistenz gegen Folsäure, Folinsäure, Vitamin B_{12}, Leberextrakt, Eisen und Pyridoxin.

Diagnose. Charakteristisches Frühsymptom ist die extreme hypochrome therapierefraktäre Anämie mit stark veränderter Erythrozytenmorphologie, wie sie bei der einfachen Eisenmangelanämie nicht vorkommt. Nachweis der Orotazidurie (Normalwert bis 3 mg in 24 Stunden) und des Enzymdefektes sichern die Diagnose.

Therapie und Prognose. Mittel der Wahl ist Uridin oral 150 mg/kg/KG/Tag als Dauermedikation. Damit wird eine vollständige Remission der hämatologischen Symptome und ein Rückgang der Orotaciddurie erreicht. Die Anämie spricht partiell auch auf Prednisolon (2–3 mg/kg KG/Tag) an, jedoch ohne Besserung der megaloblastischen Veränderungen. Neben der hämatologischen Remission wird der körperliche Entwicklungsrückstand aufgeholt; bei einigen Fällen hat sich auch die mentale Retardierung gebessert.

Differentialdiagnose. Die Abgrenzung gegenüber dem Eisenmangel und Vitamin B_{12}-/Folsäure-Mangel ist einfach und außerdem durch entsprechende Therapieergebnisse nachzuweisen. Das Symptom der Orotaciddurie wird außer bei den oben besprochenen Enzymdefekten vom Typ I und Typ II noch beim Ornithin-Transcarbamylase-Mangel und bei der Hemmung der Pyrimidinnucleotidsynthese durch Medikamente wie 6-Azauridin und Allopurinol gefunden.

Hereditärer Formiminotransferase-Mangel

Dieses Krankheitsbild scheint mehrere Varianten zu haben: Einerseits refraktäre Formen, andererseits solche, die auf Folsäure und/oder Pyridoxin reversibel sind. Die Zahl der Patienten ist für eine endgültige Beurteilung und Zuordnung zu gering [5].

Nicht einzuordnende Formen

Diese Gruppe ist in sich sehr heterogen. Einerseits lassen sich alle megaloblastären Veränderungen bei neoplastischen Erkrankungen (Leukämie, Erythroleukämie, Präleukämie, Tumoren) hier einordnen. Diese Formen sind einerseits therapieresistent, andererseits ist die Frage eines durch starken Zellwachstums vermehrten Verbrauches an Folsäure oder Vitamin B_{12} nicht geklärt. Schließlich sind hier die seltenen Pyridoxin-sensiblen und Thiamin-sensiblen megaloblastären Anämien zu nennen.

Megaloblastäre Anämien der Neugeborenen werden in Kapitel X.A. 2.1. besprochen.

Erworbene megaloblastäre Anämien im frühen Säuglingsalter

Ätiologie und Pathogenese. Säuglinge benötigen ab dem Ende des ersten Lebensmonats eine ausreichende Zufuhr von Folsäure und Vitamin B_{12} mit der Nahrung, da die Versorgung aus den Speichern ab diesem Zeitpunkt kritisch wird. Frühgeborene sind primär schlechter mit den genannten Vitaminen ausgestattet als reife Neugeborene. Ein Folsäuremangel wird weitaus häufiger beobachtet als ein Mangel an Vitamin B_{12}. Der bedeutsamste ursächliche Faktor für ein Defizit ist die Fehlernährung in Form vitaminarmer Milchen (Ziegenmilch) oder fehlendes Angebot bei totaler parenteraler Ernährung.

Klinische und hämatologische Symptome. Megaloblastäre Veränderungen der Erythropoese und eine Anämie werden kaum vor Beginn des zweiten Lebensmonats apparent, der Morbiditätsgipfel im Säuglingsalter liegt zwischen dem 7.–8. Lebensmonat. Typische Erscheinungen sind ferner eine Anorexie und Gedeihstörung, eine erhöhte Irritabilität und gelegentlich chronische Diarrhoen.

Diagnose. Diese stützt sich auf morphologische Veränderungen im Blutbild und Knochenmark, außerdem auf den Nachweis erniedrigter Serumkonzentrationen für Folsäure und/oder Vitamin B_{12}. Als Frühsymptom gilt das Erscheinen hypersegmentierter Granulozyten im Blutbild, vor allem beim Folsäuremangel. Die Verdachtsdiagnose sollte gestellt werden, wenn mehr als 8% der segmentierten Leukozyten mehr als vier Lobi haben, oder wenn Zellen mit mehr als fünf Lobi vorhanden sind.

Therapie. Folsäuresubstitution: Täglich 1 mg für mindestens einen Monat. Vitamin B_{12}-Substitution: 250–500 µg parenteral als einmalige Gabe.

Differentialdiagnose megaloblastärer Anämien

Aus der ätiologisch uneinheitlichen Gruppe von megaloblastären Anämien entfallen 95% auf den Mangel an Vitamin B_{12} oder Folsäure. Die restlichen 5% verteilen sich auf die seltenen Formen, wie u. a. hereditäre Orotacidurie, Lesch-Nyhan-Syndrom, Pyridoxin- und Thiamin-sensible megaloblastäre Formen sowie durch Medikamente, Alkohol- und neoplastische Erkrankungen indu-

Tabelle II.23. Differentialdiagnostische Übersicht über das Syndrom der megaloblastären Anämie. Die für die jeweilige Diagnose beweisenden Teste sind kursiv gedruckt

Krankheitsgruppe	Charakteristika
Vitamin B_{12}-Mangel und Transportstörungen	Typische Veränderungen im Blutbild und Knochenmark. *Serum-Vitamin B_{12} erniedrigt.* Vitamin B_{12}-sensibel. *Schilling-Test pathologisch.*
Folsäure-Mangel	Typische Veränderungen im Blutbild und Knochenmark; nicht vom Vitamin B_{12}-Mangel zu unterscheiden. *Serum-Folsäure erniedrigt;* FIGLU-Ausscheidung auch nach Histidinbelastung nicht pathognomonisch. Angeborene Defekte sind immer mit Schwachsinn kombiniert.
Orotacidurie	Hereditärer Defekt, Blutbild und Knochenmark wie bei Vitamin B_{12}- und Folsäuremangel kombiniert mit starker Hypochromie. Körperliche und geistige Retardierung. Therapierefraktäre Anämie auf Eisen, Vitamin B_{12}, Folsäure, Pyridoxin. Sensibel auf Uridin. *Orotacidurie* und *Nachweis des Enzymdefektes.*
Pyrodoxin-sensible Anämien, sideroblastische Anämien	Kombination von sideroblastischer Anämie mit megaloblastären Veränderungen sind selten. Vitamin B_{12} und Folsäure normal und therapeutisch nicht effektiv. Typisch sind die Ringsideroblasten.
Vitamin C-Mangel	Die seltenen megaloblastären Formen werden über einen Folsäuremangel erklärt. Typische Zeichen des Skorbut.
Lesch-Nyhan-Syndrom	Bei einem Teil der Patienten typische megaloblastäre Veränderungen im Knochenmark. Klinisches Bild mit Chorea, Athetose, Selbstverstümmlung, Spastik, geistiger Retardierung, Aggressivität. *Exzessive Harnsäureausscheidung und Nachweis von Enzymdefekt* (Hypoxanthin-Guanin-Phosphoribosyl-Transferase).
Leukämie (Erythroleukämie), Präleukämie	Variables Blutbild (Panzytopenie oft mit Hämolyse); megaloblastäre Veränderungen im Knochenmark; Vitamin B_{12} und Folsäure im Serum normal-variabel, Vitamin B_{12} oft erhöht. Refraktär gegen Vitamin B_{12} und Folsäure.

zierte Formen. Die wesentliche Aufgabe der Diagnostik und Differentialdiagnose besteht danach in der Zuordnung zum Vitamin B_{12}- oder Folsäuremangel. In den Tabellen II.23 und II.24 sind die Beziehungen zwischen den beiden Mangelzuständen zusammengefaßt.

Für die Diagnostik wichtig ist die Bestimmung der Konzentrationen von Vitamin B_{12} und Folsäure im Serum. Mit dem Schilling-Test wird die Ausscheidung von oral verabreichtem radioaktivem Vitamin B_{12} im Urin oder Stuhl gemessen, nachdem vorher eine bestimmte Menge unmarkiertes Vitamin B_{12} parenteral zur Auffüllung der Depots gegeben wurde. Zum Ausschluß einer perniziösen Anämie, verursacht durch einen Mangel an Intrinsic-Faktor, wird das radioaktive Vitamin zuerst ohne und dann mit Intrinsic-Faktor oral verabreicht.

Für die perniziöse Anämie typisch ist eine Methylmalonazidurie, die bei Valinbelastung ansteigt. Der FIGLU-Test mit Histidinbelastung ergibt nicht nur beim Folsäuremangel, sondern in ca. 60% der Fälle mit perniziöser Anämie eine erhöhte Urinausscheidung. Einbezogen werden müssen außerdem die wesentlichen klinischen Symptome. Die Magensaftanalyse (Achylie) ist als Indikator für die perniziöse Anämie bei jüngeren Menschen nicht unbedingt verläßlich. Die Diagnostik über den Therapieversuch ist nicht absolut verläßlich und setzt voraus, daß der Pa-

Tabelle II.24. Beziehungen zwischen Vitamin B_{12}- und Folsäuremangel: Klinik, Laborbefunde und Therapieeffekte

Symptome und klinische Befunde
Langsam zunehmende Symptomatik
Gastrointestinale Symptome
   Anorexie, Dyspepsie, Diarrhoe, Obstipation
Starke Hautpigmentierung
Leichte Hepato-Splenomegalie

Neuro-psychiatrische Symptome kommen nur beim Vitamin B_{12}-Mangel vor

Hämatologische Befunde
Makrozytäre Anämie
Hypersegmentation der Granulozyten
Thrombozytopenie
Megaloblastäre Hämatopoese
Ineffektive Hämatopoese
Serumeisen und Transferrinsättigung erhöht
Vermehrt Hämosiderin im Knochenmark

Stoffwechselbefunde
Hyperbilirubinämie
FIGLU-Ausscheidung erhöht
Folsäuregehalt in Erythrozyten erniedrigt

Methylmalonacidurie kommt nur beim Vitamin B_{12}-Mangel vor

Therapieeffekte
1. Physiologische Dosen von beiden Vitaminen beheben den jeweiligen Mangelzustand.
2. Folsäure hat keinen Einfluß auf die neuro-psychiatrischen Symptome und die Methylmalonacidurie bei perniziöser Anämie.
3. Eine vorhandene erhöhte FIGLU-Ausscheidung kann durch pharmakologische Dosen von Vitamin B_{12} bei Folsäuremangel und von Folsäure bei Vitamin B_{12}-Mangel gebessert werden.
4. Pharmakologische Dosen von Folsäure bewirken eine Besserung hämatologischer Symptome bei Vitamin B_{12}-Mangel.
5. Pharmakologische Dosen von Vitamin B_{12} bewirken eine Besserung hämatologischer Symptome bei Folsäuremangel.

tient sich in einem für diesen Versuch zumutbaren Zustand befindet und eine maligne Erkrankung mit Sicherheit ausgeschlossen ist. Die wichtigsten Kriterien für die kongenitalen bzw. familiären Formen des Vitamin B_{12}-Mangels sind in Tabelle II. 18 zusammengefaßt.

Therapie

Die Behandlung vorhandener Grundkrankheiten und die Überprüfung der Medikamentenliste des Patienten ist selbstverständlich.
Die *Vitamin B_{12}-Substitution* wird folgendermaßen durchgeführt: Induktionstherapie 1000–2000 μg Vitamin B_{12} i. m. je nach Alter; Dauertherapie 100–300 μg i. m. jeden zweiten Monat. *Erfolgskontrolle.* Vier bis fünf Tage nach der ersten i. m. Injektion von Vitamin B_{12} kommt es zu einem enormen Retikulozytenanstieg, danach rasche Besserung der Anämie und der übrigen Symptome. Die eventuelle Entwicklung eines Eisenmangels in der Regenerationsphase ist zu bedenken.
Dieser therapeutische Versuch gilt auch für die Folsäuresubstitution (s. unten) bzw. zur Unterscheidung beider Mangelzustände.
Bei *Mangel an Transcobalamin II* wird mit hohen Dosen Vitamin B_{12} behandelt. Die Empfehlung besagt 1 mg Vitamin B_{12} täglich parenteral.
Bei *exokriner Pankreasinsuffizienz* genügt allein die orale Medikation mit trypsinhaltigen Pankreasenzymen. Eine Vitamin B_{12}-Gabe ist nicht erforderlich.

Die *Folsäure-Substitution* wird wie folgt durchgeführt: Bei Folsäuremangel 0,5–1,0 mg Folsäure/Tag oral oder 0,2 mg parenteral.
Die Prophylaxe ohne Folsäuremangel erfolgt mit 0,1 mg Folsäure/Tag oral.

Literatur

1. Barness, L. A., Young, D., Mellman, H. J., Kahn, S. B., Williams, W. J.: Methylmalonate excretion in a patient with pernicous anemia. New Engl. J. Med. **268**, 144 (1963).
2. Bienzle, U., Olischläger, A., Leupold, D., Kohne, E., Harnisch, R., Kleihauer, E.: Megaloblastäre Anämien durch Vitamin B_{12}-Mangel im Kindesalter. Klin. Pädiat. **188**, 97 (1976).
3. Bock, H. E., Hartje, J., Müller, D., Wilmanns, W.: Thyminnucleotid-Synthese und Proliferation von Knochenmarkzellen bei megaloblastären Anämien unter der Einwirkung von Vitamin B_{12}. Klin. Wschr. **45**, 176 (1967).
4. Chanarin, I.: The Megaloblastic Anemias. Oxford and Edinburgh: Blackwell Scientific 1969.
5. Erbe, R. W.: Inborn errors of folate metabolism (two parts). I. New Engl. J. Med. **293**, 753 (1975); II. New Engl. J. Med. **293**, 807 (1975).
6. Gräsbeck, R., Kvist, G.: Kongenitale, spezifische Vitamin B_{12}-Malabsorption mit Proteinurie. Münch. med. Wschr. **109**, 1936 (1967).
7. Hakami, N., Neiman, P. E., Canellos, G. P., Lazerson, J.: Neonatal megaloblastic anemia due to inhereted transcobalamin II deficiency in two siblings. New Engl. J. Med. **285**, 1163 (1975).
8. Herbert, V., Halusky, R.: Interrelations of Vitamin B_{12} and folic acid metabolism: folic acid clearance studies. J. clin. Invest. **41**, 1263 (1962).
8a. Hitzig, W. H., Döhmann, U., Plüss, H. J., Vischer, D.: Hereditary transcobalamin II deficiency: Clinical findings in a new family. J. Pediat. **85**, 622 (1974).
9. Hoffbrand, A. V., Walters, A. H.: Observations on the biochemical basis of megaloblastic anemia. Brit. J. Haemat. **23**, 109 (1972).
10. Huguley, C. M., Bain, J. A., Rivers, S. L.: Refractory megaloblastic anemia associated with excretion of orotic acid. Blood **14**, 615 (1959).
11. Imerslund, O.: Idiopathic chronic megaloblastic anemia in children. Acta paediat. scand. **49**, Suppl. 119 (1960).
12. Magnus, E. M.: Folate Studies. Folate and Vitamin B_{12} values in relation to bone marrow pattern. Scand. J. Haemat. Suppl. 24 (1975).
13. Niethammer, D., Jackson, R. C.: The effect of trimethoprim on cellular transport of methotrexate and its cytotoxicity to human lymphoblastoid cells in vitro. Brit. J. Haemat. **32**, 273 (1976).
14. Nixon, P. F., Bertino, J. R.: Interrelationssship of vitamin B_{12} and folate in man. Amer. J. Med. **48**, 555 (1970).
15. Ruhrmann, G.: Die megaloblastären Anämien. Mschr. Kinderheilk. **127**, 276 (1976).
16. Smith, L. H.: Pyrimidine metabolism in man. New Engl. J. Med. **288**, 764 (1973).
17. Spector, I., Hutter, A. M.: Folic acid deficiency in neoplastic disease. Amer. J. med. Sci. **252**, 419 (1966).
18. Streiff, R. R.: Folic acid deficiency anemia. Semin. Hematol. **7**, 23 (1970).
19. Sullivan, C. W.: Vitamin B_{12} metabolism and megaloblastic anemia. Semin. Hematol. **7**, 6 (1970).
20. Toskes, P. P., Beren, J. J.: Vitamin B_{12} absorption and malabsorption. Gastroenterology **65**, 662 (1973).
21. Van der Zee, S. P. M., Lommen, E. J. P., Trijbels, J. M. F., Schretlen, E. D. A. M.: The influence of adenine on the clinical features and purine metabolism in the Lesch-Nyhan syndrome. Acta paediat. scand. **59**, 259 (1970).

4.3. Störungen der quantitativen Synthese des Hämoglobins

Hypochromie und hypochrome Anämie

Definition. Charakteristikum dieser pathogenetisch heterogenen Krankheitsgruppe ist der Blutfarbstoffmangel der Erythrozyten (Hypochromie), in der Regel kombiniert mit Mikrozytose. Bei Hypochromie ohne Anämie entspricht die Hämoglobinkonzentration der Altersnorm, die Zahl der Erythrozyten ist dagegen über der Norm erhöht. Die hypochrome Anämie ist charakterisiert durch eine Erniedrigung der Hämoglobinkonzentration bei relativ hohen Erythrozytenzahlen.

Ätiologie. Da die rote Blutzelle nur geringe Mengen an Hämoglobin während der Lebenszeit verliert, werden Hypochromien und hypochrome Anämien allein durch Bildungsstörungen von Hämoglobin verursacht. Abhängig vom grundlegenden Defekt kann entweder vorwiegend die Synthese des Häms oder des Globins betroffen sein. In der Regel sind beide Störungen miteinander kombiniert.

Klassifizierung. Nach ätiologischen und pathogenetischen Gesichtspunkten können Störungen der quantitativen Synthese des Hämoglobins in zwei große Gruppen eingeteilt werden (Tabelle II.25).

Wichtigste hämatologische Kriterien. Unabhängig von der Ätiologie sind alle Formen durch ein erniedrigtes MCH, MCHC und MCV charakterisiert. Im Blutausstrich finden sich Hypochromie der Erythrozyten, Anisozytose, Mikrozytose und basophile Tüpfelung. Eine Poikilozytose fehlt; sie kommt nur bei den Thalassämien vor.

Diagnostische Verfahren. Die Feststellung der Hypochromie oder hypochromen Anämie einschließlich der Erythrozytenmorphologie und der Retikulozytenzahl muß durch Bestimmung von Serumeisen, Eisenbindungskapazität bzw. Transferrin und eventuell durch Eisen-Absorptionsstudien ergänzt werden. Bei normalem oder erhöhtem Serumeisen ist die Beurteilung der Eisenspeicherung in Makrophagen und roten Vorstufen (Sideroblasten) des Knochenmarks sinnvoll. Die Prüfung der osmotischen Resistenz ist nicht erforderlich, da sie unabhängig von der Ätiologie erhöht ist und einen verbreiteten Resistenzbereich aufweist. Bei entsprechender Indikation folgt die Hämoglobinanalyse (HbA$_2$, HbF; Elektrophorese zur Erkennung anomaler Varianten) und eventuell die Testung des Porphyrinstoffwechsels.

Tabelle II.25. Klassifizierung der erworbenen und angeborenen Störungen der quantitativen Hämoglobinsynthese

Primär defiziente Synthese des Häm-Eisenkomplexes
  Hyposiderinämische Formen
    Eisenmangel
    Eisentransportstörung
    „Eisenmangelsyndrome"
  Hyper- oder normosiderinämische Formen
    Sideroachrestische Anämie
    Pyridoxin-sensitive Anämie
    „Hypochromiesyndrome"

Primär defiziente Synthese des Globins
  Thalassämie-Syndrome
    α-Thalassämie
    β-Thalassämie
    Anomale Hämoglobine:
    HbE, Hb Lepore, Hb Constant Spring

Funktionelle Aspekte. Praktisch alle Formen der quantitativen Störung der Blutfarbstoffsynthese entwickeln eine gute funktionelle Anpassung. Dies erklärt, warum Kinder auch mit schweren hypochromen Anämien kaum in der Leistungsfähigkeit beeinträchtigt sind. Die von Erwachsenen angegebenen Anämiesymptome sind bei kritischer Prüfung oft nicht objektivierbar.

Eisenmangel

Definition. Ein Eisenmangel ist definiert als ein Zustand der Verminderung des verfügbaren Eisens. Die Folge ist eine Störung der Synthese der Häm-Eisen-haltigen Proteide, wie Hämoglobin, Myoglobin und Enzyme.

Ätiologie. Prinzipiell ist der Eisenmangel Folge einer Imbalance im Eisenhaushalt, der durch Bedarf, Zufuhr und Absorption sowie Verlust reguliert wird. Eine Störung in jedem dieser Bereiche führt zum Eisenmangel (Übersichten u. a. bei Beutler, Fairbanks und Fahey [2] und Weippl [23]).

Pathophysiologie. Der Mangel an Eisen verursacht primär eine Synthesestörung des Häms, wahrscheinlich, weil Eisen in bestimmter Konzentration als Cofaktor für die δ-Aminolävulinsäure-Synthese erforderlich ist. Weiterhin ist beim Eisenmangel der Aufbau von Uroporphyrin und Koproporphyrin quantitativ vermindert. Schließlich hat ein Eisenmangel einen negativen Einfluß auf die Aktivität der Hämsynthetase, die den letzten Schritt der Hämsynthese steuert (Abb. II.38). Mangel an Häm blockiert wiederum die Globinbildung. Auch für andere Hämproteide (Aconitase, Cytochrom c, Cytochromoxidase, Xanthinoxidase, Succinatdehydrogenase, Katalase, Myoglobin) ist eine Synthesestörung bei Eisenmangel nachgewiesen worden. Die klinischen Auswirkungen sind bei Kindern in der Regel nicht objektivierbar. Das gilt auch für die bei Erwachsenen typischen Störungen der Zellfunktionen und Histomorphologie von Zunge, Oesophagus und Magen-Darmtrakt. Die Zusammenhänge zwischen Eisenmangel und ZNS werden weiter unten erörtert.

Häufigkeit. Der Eisenmangel ist die häufigste Ursache einer hypochromen Anämie bei Kindern mit Bevorzugung des späten Säuglings- und frühen Kleinkindesalters (Abb. II.17). Darüberhinaus ist die Eisenmangelanämie die häufigste Anämieform bei Kindern im Alter von 6 Monaten bis zu 3 Jahren. Die Abhängigkeiten des Eisenmangels vom Alter und von den sozio-ökonomischen Bedingungen sind eingehend untersucht.

Bedeutung als Krankheit. Die Eisenmangelanämie verursacht im Kindesalter nur in der schweren Form Symptome einer Krankheit. Das macht viele praktische Aspekte des Eisenmangels problematisch, so z.B. die Bedeutung der Stadieneinteilung (s. unten) und das Ausmaß diagnostischer und therapeutischer Maßnahmen, besonders wenn man den hohen Prozentsatz der Selbstlimitierung dieser Anämieform im Kleinkindalter bedenkt (Abb. II.17). Das gilt nicht für den Eisenmangel als Teilaspekt der Ernährungsprobleme in Bevölkerungsgruppen mit schlechten sozialen Bedingungen.

Klinisches Bild. Die Allgemeinsymptome, wie schlechter Appetit, Abneigung gegen feste Speisen, mäßiges Gedeihen, Kopfschmerzen, leichte Ermüdbarkeit sowie nicht erklärbare Temperaturerhöhungen (Eisenmangelfieber?) fehlen bei vielen Kindern, da diese uncharakteristischen Symptome erst ab Hämoglobinkonzentrationen unter 7,0 g/100 ml auftreten. Das gilt im Prinzip auch für Veränderungen an Nägeln (Brüchigkeit, Fissuren) und das spärliche Haarwachstum. Die Dysphagie (Plummer-Vinson-Syndrom) ist selten. Dyspnoe in Ruhe und Herzversagen treten erst unter 3 g Hb/100 ml auf. Charakteristische Skeletveränderungen für den Eisenmangel gibt es nicht.

Hämatologische Kriterien. Erniedrigtes MCH und MCHC bei mehr oder weniger ausgeprägter Anämie, Anisozytose, Mikrozytose und Hypochromie der Erythrozyten sind die wichtigsten Charakteristika des peripheren Blutes. Die relative Polyglobulie im Vergleich zum Grad der Anämie ist besonders bei Kindern mit zyanotischen Herzfehlern ausgeprägt. Die Lebensdauer hypochromer Erythrozyten ist verkürzt. Als Ursache hierfür spielt möglicherweise ein Mangel an Glutathion-Peroxidase eine Rolle. Die Aktivität des Enzyms ist besonders bei ausgeprägtem Eisenmangel signifikant erniedrigt [4]. Die Retikulozytenzahlen sind normal bis erhöht, können aber auch erniedrigt sein. Bei chronischen Blutungsanämien sind sie stets erhöht. Die Thrombozyten sind normal.

Das *Knochenmark* zeigt meist eine gesteigerte Erythropoese. Zytologisch charakteristisch ist der ausgefranste Plasmasaum der roten Vorstufen. Basophile und polychromatische Formen

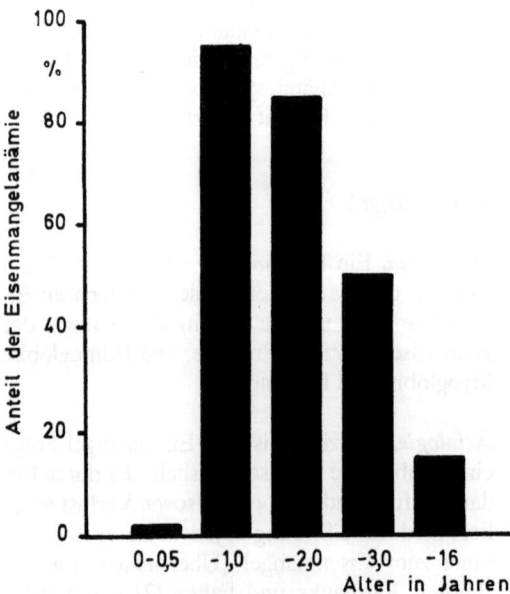

Abb. II.17. Häufigkeit der Eisenmangelanämie. Dargestellt ist der prozentuale Anteil an der Gesamtzahl der Anämien in verschiedenen Lebensaltern (nach Unterlagen bei Weippl [21])

überwiegen als Ausdruck einer verlangsamten Plasmareifung und einer Reifungsdissoziation zwischen Kern und Plasma. Die Granulozyten lassen bei normaler Zahl manchmal Hypersegmentation und Riesenmetamyelozyten erkennen, ohne daß ein Vitamin B_{12}- oder Folsäuremangel vorliegt.

Eisenhaushalt. Der Eisenmangel und die nachfolgende Anämie entwickeln sich langsam. Die einzelnen Phasen sind in Tabelle II.26 aufgeführt. Beim manifesten Eisenmangel ist der Serumeisenwert erniedrigt (unter 30–60 µg% je nach Alter) bei erhöhter Eisenbindungskapazität. Das bedeutet eine Erhöhung des Transferrins und eine Erniedrigung der Eisensättigung des Transferrins unter 16% (normal 35–40%). Die Eisenabsorption und der Abstrom in das Knochenmark sind gesteigert; der Eiseneinbau in die Erythrozyten ist erhöht. Hämosiderin (Speichereisen) und Sideroblasten fehlen oder sind stark vermindert.

Stadieneinteilung des Eisenmangels. Für das Kindesalter erweist sich die von der Erwachsenenhämatologie entwickelte Stadieneinteilung [10] als wenig sinnvoll, da der zum Nachweis notwendige diagnostische Aufwand sehr groß und der praktische Nutzen gering ist (Tabelle II.27).

Einfache Diagnostik der Eisenmangelanämie. Neben der Bestimmung von MCH, MCHC und MCV gibt die mikroskopische Beurteilung der Morphologie (Mikrozytose) und Anfärbbarkeit (Hypochromie) der Erythrozyten wichtige Aufschlüsse. Zum Beweis eines Eisenmangels ist der Nachweis von niedrigem Serumeisen (unter 30–60 µ/100 ml) und erhöhtem Transferrin (höher als 200–300 µg/100 ml) bzw. erhöhter Eisenbindungskapazität (über 350 µg/100 ml) oder erniedrigter Transferrinsättigung (unter 16%) ausreichend. Schließlich können anamnestische Angaben (Frühgeborenes, Austauschtransfusion, Blutungen, Ernährung, chronische Diarrhoe, Malabsorptionssyndrome usw.) hilfreich sein.

Praktischer Hinweis. Wenn die Bestimmung der Eisenparameter nicht möglich ist, kann die Diagnose der Eisenmangelanämie ex juvantibus (s. Therapie) mit Hilfe der Retikulozytenzählung gesichert werden.

Diagnostische Besonderheiten. Eine erniedrigte Eisenspeicherung (Hämosiderin, Sideroblasten)

Tabelle II.26. Phasen im Ablauf des Eisenmangels

Phase 1:	Verarmung des Knochenmarkes an Hämosiderin und Ferritin.
Phase 2:	Erhöhung der Fe-Bindungskapazität des Serum auf über 350 µg/100 ml.
Phase 3:	Abnahme des Serumeisen unter 50 µg/100 ml und Abfall der Transferrinsättigung unter 16 Prozent.
Phase 4:	Entwicklung einer leichten Anämie.
Phase 5:	Zunehmende Anämie mit Hypochromie und Mikrozytose der Erythrozyten.

Tabelle II.27. Stadieneinteilung des Eisenmangels (nach Daten bei Weippl [23]

	Eisenmangel		
	prälatenter	latenter	manifester
Speichereisen	nicht mobilisierbar	nicht mobilisierbar, erniedrigt	fehlt
Sideroblasten	normal	normal	erniedrigt
Intestinale Absorption	erhöht	erhöht	erhöht
Serumeisen	normal	erniedrigt	erniedrigt
Transferrin	normal	erhöht	erhöht
Anämie	nein	nein	ja

in Zellen des Knochenmarkes wird nicht nur beim Eisenmangel gefunden. Dies kommt ebenfalls vor bei folgenden Krankheiten: Hämolytische Anämien mit vorwiegendem Abbau der Erythrozyten in der Milz, paroxysmale nächtliche Hämoglobinurie (selten im Kindesalter) und idiopathische Lungenhämosiderose. Die Sideroblasten können außerdem vermindert sein nach akutem Blutverlust und bei chronischen Infektionen. Ihre Zahl kann sich unter der Eisentherapie normalisieren, ohne daß das Eisendefizit schon ausgeglichen sein muß.

Die **Differentialdiagnose** der Eisenmangelanämie ist in Tabelle II. 28 und 34 zusammengefaßt. Hinsichtlich der Abgrenzung gegenüber der heterozygoten β-Thalassämie wird als Screening die Bestimmung des Quotienten aus MCV und Erythrozytenzahl empfohlen. Dieser soll bei der heterozygoten β-Thalassämie <13, beim Eisenmangel >13 sein. Da der HbA_2-Bestimmung der

Tabelle II.28. Klassifizierung der Eisenmangelanämie

1. *Erhöhter Bedarf infolge unzureichender „Eisenmitgift"*
Anaemia neonatorum nach Blutverlust, z. B. Plazenta praevia, fetofetale und fetomaterne Transfusion, Melaena neonatorum, andere Blutungen nach außen, Anaemia neonatorum nach ungenügender plazentarer Transfusion,
Anaemia neonatorum nach Austauschtransfusion,
Iatrogene Anämie nach Blutentnahmen,
Frühgeborene,
Säuglinge mit Polyglobulie.

2. *Unzureichende Eisenabsorption*
Nutritiver Eisenmangel,
Intestinale Erkrankungen, z.B. chronische Enteritiden, Malabsorptionssyndrome, besonders die Zöliakie,
Eisenmalabsorptionssyndrome,
Pica: Geophagie, Pagophagie.

3. *Erhöhter Eisenverlust*
Chronische und akute Blutverluste aus dem Magen-Darm-Trakt und Nasopharynx, chronische Enteritiden, Lungenhämosiderose, Riesenhämangiom,
Eisenverlust mit Darmepithelien bei chronischen Enteritiden.

4. *Störungen von Transport und Verwertbarkeit des Eisens*
Hereditäre Atransferrinämie,
Erworbene Atransferrinämie bei Eiweißverlustsyndromen und verminderter Eiweißsynthese,
Chronisch rezidivierende Infekte.

5. *„Eisenmangelsyndrome"*
Hypochrome Anämie bei Neugeborenen,
Eisenmangel und Hämolyse,
Eisenmangel mit Zwergwuchs, Geophagie und Hypogonadismus,
Kombinierte Mangelanämie,
Eisenmangel mit Hirndrucksymptomen,
Eisenmangel mit Hypoproteinämie und Hypokuprämie,
Eisenmangel und Betaninurie.

größere diagnostische Wert zukommt, wird man sich letztlich auch dieser Methode bedienen müssen.

Ätiologie des Eisenmangels

Ein Beitrag zur Physiologie und Pathologie des Eisenhaushaltes. Physiologie und Pathologie des Eisenhaushaltes beim Kind orientieren sich an jenen Störungen, die eine Imbalance verursachen. Unter diesem Gesichtspunkt läßt sich mit der Darstellung einzelner Krankheitsgruppen (Tabelle II.28) am besten ein Einblick in den Eisenstoffwechsel des Kindes und seine Störungen vermitteln [1, 20, 21].

Erhöhter Eisenbedarf infolge unzureichender „Mitgift"

Grundlagen. Der Eisenbedarf richtet sich unter physiologischen Bedingungen im Kindesalter nach der Menge an eisenhaltigen Proteinen (Hämoglobin, Myoglobin, Enzyme), die während des Wachstums vor allem in den ersten beiden Lebensjahren gebildet werden müssen. Somit ist der Bedarf eng korreliert mit dem Zuwachs an Körpermasse, der z. B. bei Frühgeborenen größer ist als bei ausgetragenen Neugeborenen (Tabelle II.29). Der Gesamtbedarf von der Geburt bis zum Erwachsenenalter läßt sich aus folgenden Daten errechnen: Ein reifes Neugeborenes hat einen Gesamtbestand von etwa 300 mg Eisen, der Erwachsene einen Bestand von 4 g Eisen. Demnach müssen in ca. 15 Jahren 3700 mg Eisen, d. h. täglich ca. 0,7 mg Eisen aufgenommen werden. Dies entspricht einem täglichen Eisenangebot von 7 mg, damit ca. 10% der zugeführten Eisenmenge intestinal absorbiert werden. Die Bedarfsdeckung erfolgt in den ersten Lebensmonaten hauptsächlich über die Eisenreserven („Eisenmitgift"), die bei der Geburt zu 75% vom Hämoglobineisen gestellt werden. Der Rest verteilt sich mit 10% auf das funktionelle Gewebseisen und mit 15% auf das Speichereisen (Tabelle II.30).

Pathologie. Eine absolute Verminderung des Eisenbestandes bei Geburt bedeutet immer ein Hämoglobindefizit (= Neugeborenen-Anämie). Dieser Zustand führt zu einer frühen Erschöpfung der Reserven (Tabelle II.29). Ein Gramm Hämoglobin entspricht 3,4 mg Eisen.
Die Ursachen der **Anaemia neonatorum** sind vielfältig (s. Kapitel X. A. 2.1). Zur Demonstration der Entstehung solcher Defizite werden einige Beispiele genannt: Fehlende oder geringe *plazentare Transfusion* ergibt 72 Stunden nach der Geburt ca. 14 g Hb/100 ml Blut (Norm 19 g Hb/100 ml). Blutungsanämien, z.B. die *fetomaterne und fetofetale Transfusion* können ein beachtliches Hämoglobindefizit verursachen. Die Hämoglobinkonzentrationen liegen dabei zwischen 6–15 g/100 ml Blut.
Neugeborene nach **Austauschtransfusion** besitzen die Hämoglobinkonzentration des Konser-

Erkrankungen des erythrozytären Systems

Tabelle II.29. Approximative Daten über die Eisenbilanz im 1. Lebensjahr dargestellt an einem Frühgeborenen und einem anämischen und nicht-anämischen reifen Neugeborenen. Die notwendige tägliche Zufuhr errechnet sich aus dem Bedarf und der Annahme, daß etwa 10% des oral zugeführten Eisens absorbiert werden (nach Unterlagen bei Betke [1])

	Eisenbedarf im 1. Lebensjahr mg	Eisenbedarf mg/Tag	Erschöpfung der Eisenvorräte Lebensmonat	Notwendige Eisenzufuhr mg/Tag
Frühgeborenes (normales Hb) 1500 g	240	0,66	2.	7
Reifgeborenes (erniedrigtes Hb) 3300 g	200	0,55	3.	6
Reifgeborenes (normales Hb) 3300 g	156	0,43	6.	4

venblutes des Spenders, die in der Regel weniger als 14 g Hb/100 ml Blut beträgt. Der Gesamthämoglobinbestand wird durch die Austauschtransfusion um ca. 30% verringert, das sind etwa 8 g Hb/kg KG. Ein Eisendefizit, verursacht durch zahlreiche diagnostische **Blutentnahmen,** betrifft vor allem schwerkranke Frühgeborene, deren Eisenhaushalt sowieso schon einer späteren Substitution bedarf. Der iatrogene Blutverlust kann bei Risikoneugeborenen über einen Zeitraum von 3 Wochen bis zu 50 ml betragen.

Konsequenzen. Die Verminderung der Eisenmitgift führt nach der Trimenonreduktion mit Sicherheit rasch zu einer Eisenmangelanämie, wenn keine Prophylaxe durchgeführt wird.

Hypochrome Anämie und relativer Eisenmangel

Grundlagen. Die Entwicklung der roten Blutbildwerte der Frühgeborenen läuft wie bei reifen Neugeborenen unter normalen Bedingungen in zwei Phasen ab: Die erste normochrome Phase ist identisch mit der Trimenonreduktion. Die zweite hypochrome Phase wird durch einen Eisenmangel hervorgerufen, der seine Ursache in der relativ verminderten Eisenmitgift hat (Abb. II.13 und 18). Dies ist die Basis für die Eisenprophylaxe.

Den gleichen Mechanismen einer relativ verminderten Eisenmitgift unterliegen Kinder mit angeborenen zyanotischen Herzfehlern, da mit der Entwicklung der Polyglobulie eine unverhältnismäßig große Hämoglobinmasse synthetisiert werden muß.

Tabelle II.30. Daten über die absolute und prozentuale Verteilung des Körpereisens bei Neugeborenen

	Neugeborenes	Erwachsener
Hämoglobin	156 mg (70–75%)	2800 mg (65–70%)
Gewebe, Enzyme, Myoglobin	21 mg (10%)	150 mg (4%)
Speichereisen	20–30 mg (10–15%)	1000 mg (20–30%)
Transporteisen	unter 1 mg (< 1%)	3–4 mg (< 1%)
Gesamteisen-Bestand	200–230 mg	3500–4500 mg

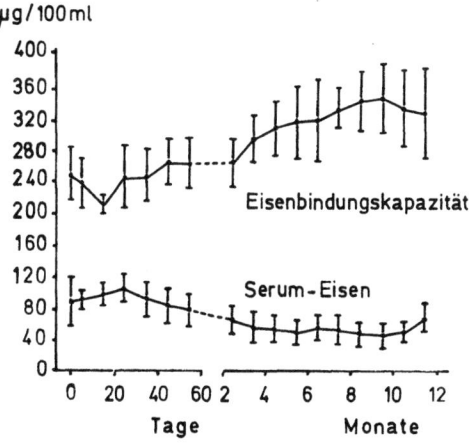

Abb. II.18. Serumeisen und Eisenbindungskapazität im ersten Lebensjahr (Daten nach Linderkamp et al. [16])

Tabelle II.31. Prozentuale Fe-Absorption nach oraler Eisengabe bestimmt mit dem Whole Body Counter (Daten nach Heinrich et al. [12]

Altersgruppe	Prozentuale Fe-Absorption
0–3 Monate Reife Säuglinge	20,7
0–3 Monate Frühgeborene	21,1
1. Trimenon Latenter Fe-Mangel	47,3

Hypochrome Anämie bei Frühgeborenen

Ätiologie und Pathogenese. Die Anämie entwickelt sich zunehmend ab dem 3. Lebensmonat. Ihre Ursache ist ein Eisenmangel, der durch die relativ geringe Eisenmitgift bezogen auf den enormen Bedarf an Eisen für den Zuwachs an Hämproteiden während der raschen Zunahme des Körpergewichtes der Frühgeborenen entsteht [20].

Häufigkeit. Vor der Ära der Eisenprophylaxe entwickelte jedes Frühgeborene in Abhängigkeit vom Geburtsgewicht eine entsprechend schwere Anämie. Nach Weippl [24] betrug die mittlere Hämoglobinkonzentration bei Frühgeborenen im Alter von 6–24 Monaten ohne Eisenprophylaxe 7,2 g/100 ml. Mit Eisenprophylaxe lagen die Werte dagegen im Mittel um 11,3 g Hb/100 ml.

Symptomatik. Die klinische und hämatologische Symptomatik unterscheiden sich im Prinzip nicht von der anderer Eisenmangelanämien. Die Anämie entwickelt sich langsam. Oft werden extrem niedrige Hämoglobinkonzentrationen und Serumeisenwerte beobachtet.

Eisenbedarf. Die Reserven sind früh erschöpft (Tabelle II.29) und die orale Zufuhr von Eisen mit der normalen Nahrung kann den Bedarf nicht decken. Berechnungen an Frühgeborenen mit einem Geburtsgewicht von 1500 g zeigen, daß diese täglich 0,73 mg Eisen über das ganze 1. Lebensjahr utilisieren. Bezogen auf 1 kg Körpergewichtszunahme bedeutet das eine notwendige Bedarfsdeckung von 35–40 mg Eisen, um nicht in eine negative Bilanz abzurutschen.

Eisenabsorption. Oral zugeführtes Eisen wird von Frühgeborenen gut absorbiert. Die Höhe der Eisenabsorption geht mit der Entwicklung des Eisenmangels parallel (Tabelle II.31).

Die **Kombination mit Folsäuremangel** ist möglich, da der Bedarf an Folsäure bei Frühgeborenen infolge des starken Körperwachstums erhöht ist. Die Anämie zeigt dann zusätzlich megaloblastäre Züge. Der nicht seltene Folsäuremangel hat zu der Empfehlung geführt, Frühgeborene unter 1800 g Geburtsgewicht ab dem 2. Lebensmonat mit täglich 20–50 µg Folsäure zu substituieren.

Hypochromie bei Polyglobulie

Definition. Hypochromie bei normaler bis erhöhter Hämoglobinkonzentration als Folge einer unverhältnismäßig enorm gesteigerten Erythrozytenproduktion.

Ätiologie und Pathogenese. Kardiale und pulmonale Hypoxie führen zu vermehrter Hämoglobin- und Erythrozytenbildung. Dadurch erhöht sich der Bedarf an Eisen, der ohne Substitution nicht gedeckt werden kann. Es entwickelt sich eine Hypochromie mit extrem erhöhten Erythrozytenzahlen. Außerdem sind Blutvolumen (ml/kg KG), Erythrozytenvolumen (ml/kg KG) und Hämoglobinmasse (g/kg KG) erhöht bei erniedrigtem Plasmavolumen. Die Polyglobulie setzt sich im Anschluß an die Neugeborenenperiode ohne nennenswerte Trimenonreduktion fort.

Besonderheiten. Die Polyglobulie bei Hypoxie hat einige wichtige Aspekte: **1.** Wenn der Hämatokritwert 70–75 Vol. % überschreitet, kommt es zu einer raschen Viskositätszunahme des Blutes (pathologische Polyglobulie). Die dadurch bedingte verlangsamte Blutströmung in den Gefäßen kann zur Hypoxie und Thrombose führen. **2.** Der Hämoglobinumsatz ist durch die erhöhte Hämoglobinmasse gesteigert. Dies hat einen Anstieg der Serumeisenwerte durch vermehrten Anfall zur Folge. Entsprechend erfahren auch die Normalwerte für Serumeisen bei diesen Kindern eine Korrektur. Der Normalwert für Eisen (60–120 µg%) erhöht sich auf 165 und 200 µg%, der für Transferrin erhöht sich auf 465 µg%. **3.** Für die Beurteilung von Hypoxiezuständen vor allem bei angeborenen Herzfehlern sind die effektive O_2-Reserve, die relative Anämie, der Ruhehämoglobinwert und der kritische Hämoglobinwert wichtige Meßgrößen (s. Kapitel II.4.7).

Zerebrale Komplikationen entstehen einerseits durch Viskositätserhöhung, andererseits spielt die Hypoxämie bei relativer Anämie und arterieller Untersättigung mit Sauerstoff eine wichtige Rolle [15].

Klinische Symptomatik und Blutbild unterscheiden sich von anderen Hypochromieformen durch die hohen Hämoglobinkonzentrationen und die Folgen der pathologischen Polyglobulie. Wichtigste Gruppe sind zyanotische Herzfehler.

Prophylaxe. Oral 3 mg Eisen/kg KG/die verteilt auf drei Dosen über 2 Jahre ab der 6. Lebenswoche.

Unzureichende Eisenabsorption

Definition. Von unzureichender Eisenabsorption spricht man dann, wenn entweder mit der Nahrung nicht genügend angeboten, oder wenn durch Störungen im Intestinalbereich von dem an sich ausreichenden Angebot nicht genügend absorbiert wird.

Grundlagen. Die Eisenabsorption wird vom Eisengehalt der Nahrung (Zufuhr) und der Ausschöpfbarkeit des Nahrungseisens bestimmt. Säuglinge und Kleinkinder können wie Erwachsene aus oral angebotenem Eisen etwa 20% absorbieren. Bei Eisenmangel ist die Absorption auf das Doppelte und mehr erhöht (Tabelle II.29). Die Eisenausschöpfbarkeit der Nahrungsmittel ist unterschiedlich. Eisen kann aus Muttermilch leichter verfügbar gemacht werden, als aus Kuhmilch. Ungünstig ist die Utilisierbarkeit des Eisens aus Gemüse (z. B. Spinat), besonders günstig ist sie dagegen aus Nahrungsmitteln, die Hämoglobin- oder Myoglobineisen enthalten. Der Gehalt der Nahrungsmittel an Eisen variiert erheblich (Tabelle II.32).

Ätiologie und Pathogenese. Die Ursachen der verminderten Eisenabsorption sind zwar komplex, aber doch gut überschaubar, da sie sich auf den Gastrointestinaltrakt beschränken. Einerseits können durch Eisenmangel verursachte Epithelläsionen eine Malabsorption auslösen, andererseits ist ein Malabsorptionssyndrom häufig mit einer gestörten Eisenabsorption vergesellschaftet. Die Existenz eines eigenständigen Eisenmalabsorptions-Syndroms ist nicht genügend gesichert.

Formen der gestörten Eisenabsorption

1. Nutritiver Eisenmangel. Die eisenarme Kost ist die häufigste Ursache der hypochromen Anämie bei Kindern. In der Regel kommen jedoch

Tabelle II.32. Einige Nahrungsmittel und deren Eisengehalt (mg/100 g). Weitere Daten finden sich u. a. bei Weippl [23]

Muttermilch	0,05	Haferflocken	3,6
Kuhmilch	0,05	Maismehl	1,8
Buttermilch	0,07	Maisstärke	0,5
Eiweiß	0,2	Vollreis	1,6
Eidotter	7,2	Spaghetti	1,2
		Weizenmehl	3,3
Obstsäfte	0,5	Weizengrieß	1,0
Äpfel	0,5	Vollkornbrot	2,6
Bananen	0,7	Knäckebrot	4,7
Aprikosen	4,9	Weißbrot	1,5
Salat	0,5	Herz	6,2
Tomaten	0,6	Kalbfleisch	2,9
Karotten	0,7	Kalbsleber	5,4
Kartoffeln	0,8	Schweineleber	19,0
Spinat	3,1	Hühnerfleisch	1,8
Rote Rüben	1,0	Truthahn	3,8
Honig	0,9		
Eiscrem	0,1		
Mandeln	4,4		
Cornflakes	1,0		
Erdnußbutter	1,9		
Kakao	12,5		
Brauereihefe	18,1		

noch andere Faktoren wie u. a. erhöhter Bedarf, vermehrter Verlust oder intestinale Erkrankungen dazu.

2. Fehlernährung. Hoher Proteingehalt in der Nahrung soll die Absorption von Eisen ungünstig beeinflussen.

3. Rasche Darmpassage. Hier kommen vor allem chronische und rezidivierende Enteritiden infrage. Ferner intestinale Shunts oder hochsitzende Stenosen mit Erbrechen sowie Zustände nach Dünndarmresektion. Der Hauptanteil von Eisensalzen wird im distalen Duodenum und proximalen Jejunum absorbiert. Ein zusätzlicher Eisenverlust durch Blutungen ist bei den genannten Erkrankungen nicht selten.

4. Malabsorptionssyndrome. Bei der Zöliakie und anderen Formen mit Steatorrhoe ist die Eisenabsorption mangelhaft. Besondere Beachtung verdient die „okkulte" Zöliakie, die klinisch keine Malabsorptionssymptome aufweist, jedoch eine gegenüber oralen Eisengaben refraktäre hypochrome Eisenmangelanämie aufweist. Die Therapie der Grundkrankheit und die Eisensubstitution beseitigen den Eisenmangel und seine Folgen.

5. **Mukoviszidose.** Die Störung der Eisenabsorption wird nicht einheitlich beurteilt. Bei unbehandelter zystischer Pankreasfibrose soll die Eisenabsorption vielfach erhöht, unter Enzymsubstitution jedoch vermindert sein.

6. *Das Eisenmalabsorptions-Syndrom* [9] ist dadurch charakterisiert, daß trotz Eisenmangel *oral zugeführtes Eisen* nicht absorbiert wird. Mit Korrektur des Eisenmangels durch parenterale Therapie bessert sich auch die enterale Absorptionsstörung. Ob es sich um ein eigenständiges Krankheitsbild handelt, ist nicht klar. Zur Diagnostik wird die orale Eisenbelastung verwendet. Zur einwandfreien Diagnostik dieses nicht unumstrittenen Krankheitsbildes [14] ist es wichtig, den oralen Eisenabsorptions-Test mit 3 mg Fe/kg KG durchzuführen. Weitere Voraussetzung für den Test ist eine 8stündige Nahrungskarenz. Es ist empfehlenswert, die Eisenmenge per Sonde oder in einer Kapsel verpackt zuzuführen, um Verlust durch Verschütten oder Erbrechen zu vermeiden. Die Sonde sollte vor dem Herausziehen mit Wasser durchspült werden. Blutentnahmen zur Serumeisenbestimmung vor sowie 1, 2 und 4 Stunden nach Eisengabe.

7. *Eisenmangel.* Der Eisenmangel selbst setzt Läsionen am Dünndarmepithel und erzeugt dadurch Störungen der Absorption von Eisen vorwiegend aus organischen Verbindungen (Hämoglobin und Myoglobin). Die wirkliche Bedeutung dieses Circulus vitiosus ist nicht gesichert. Der Zustand ist nicht identisch mit dem Eisenmalabsorptions-Syndrom.

Tabelle II.33. Intestinaler Blutverlust bei Kindern im Alter von 2–17 Monaten. Akute Allgemeininfektionen und akute Enteritiden sind einer Kontrollgruppe gegenübergestellt (Daten nach Elian et al. [7])

Patienten	Intestinaler Blutverlust ml/Tag	Eisenverlust mg/Tag	Benzidin-positive Stühle
Kontrollen	0,17–2,50 (0,64)	0,05–0,75 (0,20)	23%
Akute Infekte	0,27–0,91 (0,43)	0,08–0,27 (0,13)	33%
Akute Enteritis	0,70–4,80 (1,85)	0,21–1,42 (0,60)	89%

8. *Pica.* Geophagie und andere abnorme und zwanghafte Essensgewohnheiten wurden bislang als Ursache für einen Eisenmangel bzw. eine Eisenmangelanämie betrachtet. Viele Beobachtungen sprechen dafür, daß eher das Umgekehrte der Fall ist. Die Zusammenhänge werden weiter unten bei den Störungen des Verhaltens besprochen.

Erhöhter Eisenverlust

Grundlagen. Unter normalen Bedingungen beträgt der tägliche Eisenverlust im Kindesalter 0,005–0,01 mg/kg KG. In Anlehnung an die besser untersuchten Verhältnisse bei Erwachsenen kann für den Verlust folgende Verteilung angenommen werden: 10% durch Zelldesquamation, 40% durch Blutverlust über den Darm, 30% durch die Galle, 5% durch den Urin und 15% durch die Haut.

Ätiologie und Pathogenese. Dem erhöhten Eisenverlust als Ursache für Eisenmangelzustände wird bei Kindern im allgemeinen zu wenig Beachtung geschenkt. Ein Eisenverlust ist mit wenigen Ausnahmen auf chronische Blutungen zurückzuführen. Ein akuter Blutverlust hat nur dann Bedeutung, wenn größere Blutmengen bei einer einmaligen Blutung oder bei rezidivierenden Blutungen (z. B. häufiges Nasenbluten) verloren gehen. Das Ausmaß des durch Blutung verursachten Eisenmangels wird u. a. auch von der vom Alter des Kindes abhängigen Eisenbilanz bestimmt (1 g Hb = 3,4 mg Fe).

Folgende Besonderheiten sind zu beachten:
1. Eine akute Blutungsanämie hat, wenn sie nicht transfundiert oder mit Eisen substituiert wird, eine Eisenmangelanämie zur Folge.
2. Nutritiver Eisenmangel und Eisenmangel durch enteralen Eisenverlust sind oft nicht sicher gegeneinander abzugrenzen.
3. Eisenmangel per se führt zu Schleimhautläsionen und damit zu vermehrtem Blutverlust aus dem Darm (s. oben).
4. Die Menge des täglichen Blutverlustes bei einer chronischen Blutung erlaubt eine Abschätzung der Bedeutung für die Entwicklung eines Eisenmangels. Ein Blutverlust bis zu 2,5 ml/tgl. ist normal (vgl. Tabelle II.33). Beträgt der tägliche Blutverlust mehr als 0,15 ml/kg KG, dann muß unter Berücksichtigung eines entsprechenden Zeitfaktors mit der Entwicklung eines Eisenmangels gerechnet werden.
5. In der Pubertät bedingen Wachstum und vor

allem Blutverlust durch Menstruation eine Häufung von prälatentem oder latentem Eisenmangel. In dieser Zeit liegt der tägliche Eisenbedarf bei 0,5 mg, d.h. die orale Zufuhr muß mindestens 5 mg/tgl. betragen.

Ätiologische Klassifizierung des Blutverlustes

1. *Neugeborenenperiode.* Über die Bedeutung des Blutverlustes in diesem Alter für die Entstehung des Eisenmangels s. Kapitel X.2.1.

2. *Iatrogener Blutverlust.* Wiederholte Blutentnahmen für eingehende Untersuchungen spielen in jedem Alter eine Rolle. Bei Risikokindern der Neugeborenen- bis frühen Säuglingszeit ist ein iatrogener Blutverlust in Höhe von ¼ des Blutvolumens (!) keine Seltenheit.

3. *Epistaxis.* Diese bei Kindern häufigste Blutungsform darf bei häufiger Wiederholung weder hinsichtlich der Folgen noch der Ursachen bagatellisiert werden.

4. **Der Blutverlust bei Operationen** größerer Art beträgt durchschnittlich 14%, bei der kombinierten Adenotomie und Tonsillektomie etwa 5–10% des Blutvolumens. Durch entsprechende Berechnungen für einzelne Operationsverfahren könnte das von Chirurgen in der Regel verlangte unsinnige „Auftransfundieren" vermieden werden.

5. *Gastrointestinale Blutungen* haben vielfältige Ursachen, so u.a. Würmer, Polypen, Hiatushernie, Meckelsches Divertikel, Oesophagusvarizen, Ulzera, Invagination, Colitis ulcerosa, Analfissuren.

Weniger bekannt ist der okkulte Blutverlust und seine Verstärkung bei akuten und chronischen Gastroenteritiden (Tabelle II.33).
Weiterhin ist an **Blutverluste unter Salicylattherapie** zu denken, deren Ursache einerseits eine erosive-hämorrhagische Gastritis ist, andererseits eine Folge der Aggregationshemmung der Thrombozyten, die bei schon bestehenden Schleimhautläsionen im Darm zu verstärkter Blutung führt.

Würmer. In Südosteuropa, Asien, Afrika und Südamerika gehört der Hakenwurmbefall zu den häufigen Ursachen einer hypochromen Eisenmangelanämie.

6. *Idiopathische Lungenhämosiderose.* Die in das Interstitium der Lunge stattfindenden Blutungen führen einerseits zur akuten Anämie, andererseits zum Eisenmangel dadurch, daß das in der Lunge abgelagerte Eisen (pathologisches Hämosiderin) nicht utilisiert werden kann.

7. *Andere Blutungsursachen* (s. Kapitel II.4.6.). Selten sind chronische Blutungen bei Hämangiomen verschiedener Lokalisation und bei Nierenaffektionen. Dagegen sind Eisenmangelzustände und hypochrome Anämien bei der Hämophilie und bei chronischer Thrombozytopenie eine viel zu wenig beachtete Komplikation.

Störungen des Transportes

Grundlagen. Absorbiertes Eisen wird durch Bindung an Transferrin transportiert. Gespeichertes Eisen (Hämosiderin, Ferritin) ist jederzeit utilisierbar. Normalwerte für Transferrin sind in Abb. II.19 dargestellt.

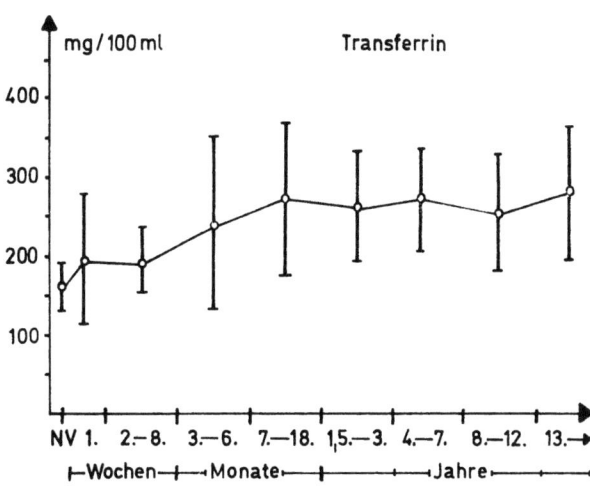

Abb. II.19. Transferrinkonzentration in Abhängigkeit vom Lebensalter (Daten nach Tympner et al. [22])

Ätiologie, Pathogenese und Klinik. Störungen des Transportes von Eisen beruhen entweder auf einem Mangel (oder Strukturdefekt?) des Transferrins (Atransferrinämie), oder das Speichereisen ist nicht mobilisierbar. Die **Atransferrinämie** kommt als erworbene Störung bei allen Eiweißverlustsyndromen vor; am besten bekannt ist das nephrotische Syndrom. Das Transferrin und das Serumeisen sowie die Eisenabsorption sind erniedrigt, abhängig von der Schwere des Eiweißverlustes. Erworbene Formen sind ferner bei schweren Infektionen und bei neoplastischen Erkrankungen, z. B. Erythroleukämie beschrieben worden (Übersicht bei Hitzig [13]).

Kongenitale Atransferrinämie. Dies ist ein sehr seltenes Krankheitsbild mit rezessivem Erbgang [11]. Es ist charakterisiert durch eine schwere hypochrome Anämie, stark erniedrigtes Serumeisen und praktisch fehlendes Transferrin (Immunelektrophorese). Im Knochenmark findet man eine hyperplastische und linksverschobene Erythropoese. Das Speichereisen fehlt hier wie in der Milz im Gegensatz zur Siderose fast aller Organe. Von oral zugeführtem Eisen werden nur etwa 30% absorbiert, also wesentlich weniger als üblicherweise bei schweren Eisenmangelzuständen. Der Einbau von Eisen in die Erythrozyten ist auf 10–20% der Norm reduziert. Wie es zur Organsiderose kommt, ist nicht klar. Trotz Mangel an Transferrin muß aber ein Transport in alle Organe mit Ausnahme von Knochenmark und Milz erfolgen. Eine Verwertbarkeit des abgelagerten Eisens scheint nicht möglich zu sein.

Therapie. Die Substitution von Transferrin in Form des reinen Proteins oder in Form von Plasmainfusionen ist das Mittel der Wahl. Das Transferrin hat eine Halbwertszeit von 7,5 Tagen. Die Substitution kann entweder täglich oder in Intervallen erfolgen. Die Dosis und Abstände der Transferrin-Infusion muß für die jeweiligen Patienten und Präparationen ausgetestet werden. Parameter einer Kontrolle der Wirksamkeit der Therapie sind Transferrinspiegel, Serumeisen und Ausmaß der Hypochromie. Über Antikörperbildung gegen Transferrin bei langzeitiger Substitution ist nichts bekannt. Die Anwendung von Chelatbildnern zur Therapie und zur Vermeidung der Organsiderose wird bei den Thalassämie-Syndromen besprochen.

Störungen der Verwertbarkeit

Grundlagen. Aus den beiden Speicherformen, dem Ferritin und dem Hämosiderin, ist das Eisen leicht freisetzbar, während dieser Prozeß bei den Hämosiderosen nur langsam vor sich geht. Die Mechanismen der Eisenfreisetzung sind nicht sicher bekannt; die Xanthinoxidase ist daran beteiligt. Hämosiderin und Ferritin können bis zu einem gewissen Grade ineinander übergehen. Bei Eisenüberangebot wird zunächst Hämosiderin gebildet.

Ätiologie, Pathogenese und Klinik. Kombiniert mit Eisenmangel finden sich Störungen der Verwertbarkeit bei der idiopathischen Lungenhämosiderose, bei der Atransferrinämie, bei Vitamin C-Mangel und bei Infekten und Tumoren. Letztere sind dadurch gekennzeichnet, daß das Eisen im RES in nicht mobilisierbarer Form gespeichert wird.

Infekt- und Tumoranämie. Die Hypochromie ist in der Regel nur gering ausgebildet. Serumeisen, TEBK und Transferrinsättigung sind erniedrigt. Das Serumferritin ist normal bis erhöht. Das im Zytosol und den polymorphen Lysosomen der Zellen des RES reichlich abgelagerte Speichereisen (Ferritin) ist nicht verfügbar. Die Zahl der Sideroblasten ist wie bei der Eisenmangelanämie stark erniedrigt. Kombinationen mit verkürzter Lebensdauer der Erythrozyten sind möglich.

Therapie. Im Prinzip muß die Grundkrankheit behandelt werden. Wo das nicht möglich ist, und wenn die Anämie behandlungsbedürftig ist, bietet sich ein Versuch mit Kobalt an. Die Wirkung wird nicht mehr in einer Hemmung oxidativer Vorgänge gesehen, sondern in einer direkten Stimulierung der Erythropoetinproduktion. Auch intravenöse Gaben von Eisen sollen bei der Infekt- und Tumoranämie wirksam sein. Diese Therapiemöglichkeiten sind im Kindesalter nicht erprobt.

Die *sideroachrestischen Anämien* sind Prototypen der Verwertungsstörung von Eisen bei Hypersiderinämie (s. dort).

Differentialdiagnostische Übersicht

Die häufigsten und wichtigsten Krankheitsgruppen mit den Charakteristika einer verminderten Hämoglobinsynthese (Hypochromie, hypochrome Anämie) sind in Tabelle II.34 zusammengestellt.

Tabelle II.34. Differentialdiagnose von Anämien mit gestörter Hämoglobinsynthese

Befunde Labordaten	Anämieform			
	Eisenmangel	Chronischer Infekt Tumor	β-Thalassämie[a] (Heterozygotie)	Sideroblastische Anämie
Heredität	nein	nein	ja	ja/nein
Manifestationsalter	ab 6. Lebensmonat	sehr variabel	ab 6. Lebensmonat	bei Kindern selten
Hypochromie	gering-stark	sehr gering	gering-stark	gering-stark
Mikrozytose	gering-stark	gering	gering-mäßig	mäßig, Dimorphismus
Retikulozyten	normal-erniedrigt-erhöht	normal-erniedrigt-erhöht	normal-erhöht	normal
Sideroblasten	vermindert	vermindert-normal	vermehrt	stark vermehrt
Hämosiderin	erniedrigt-fehlend	normal-erhöht	stark erhöht	stark erhöht
Serumeisen	erniedrigt	erniedrigt	normal-erhöht	normal-erhöht
Transferrin	erhöht	erniedrigt	erniedrigt	erniedrigt
Transferrinsättigung	erniedrigt	normal	erhöht	erhöht
HbF	normal (selten erhöht)	normal (selten erhöht)	normal-erhöht	normal (selten erhöht)
HbA$_2$	normal	normal	erhöht	normal

[a] Die Befunde bei heterozygoter α-Thalassämie sind mit folgenden Ausnahmen identisch: Manifestationsalter schon bei Geburt; ferner ist das HbA$_2$ nicht erhöht.

Eisenmangel-Syndrome

Definition. Dies ist eine heterogene Gruppe von Eisenmangelzuständen und hypochromer Anämie, die sich durch Seltenheit und Besonderheit in der Kombination oder Ätiologie bzw. Pathogenese auszeichnet (Übersicht bei Weippl [23]).

1. *Eisenmangelanämien bei Neugeborenen* sind sehr selten, aber sie kommen vor. Ursache sind chronische intrauterine Blutverluste. Die Kinder weisen bei Geburt alle Charakteristika einer hypochromen Anämie mit Hypervolämie auf. Dies ist bei Transfusionen im Hinblick auf die Volumenbelastung zu berücksichtigen. Differentialdiagnostisch wichtig ist die α-Thalassämie.

2. *Eisenmangel und Hämolyse.* Dieses Syndrom kann infolge starker Verkürzung der Erythrozytenlebenszeit bei schweren hypochromen Anämien vorkommen. Andererseits kann bei primärer hämolytischer Anämie mit vorwiegender intravasaler Hämolyse (paroxysmale nächtliche Hämoglobinurie, mechanische Hämolyse) ein Eisenverlust durch Hämoglobinurie und Hämosiderinurie auftreten.

3. *Eisenmangelanämie mit Zwergwuchs, Geophagie, Hepatosplenomegalie, Hypogonadismus* und einseitiger Ernährung sowie ein ähnliches Syndrom mit Zinkmangel ohne Geophagie sind aus Vorderasien beschrieben worden. Eine gehäufte Koinzidenz zwischen Eisenmangel und Mißbildungen scheint ihre Ursache in pränatalen Fruchtschäden zu haben; Eisengaben an Schwangere mindern die Häufigkeit von Defektbildungen bei den Nachkommen [19]. Diese Befunde bedürfen der Bestätigung.

4. *Kombinierte Mangelanämien.* Eisenmangel kombiniert mit Mangel an Folsäure, Vitamin B und Vitamin B$_{12}$ kommt vor allem bei Frühgeborenen vor. Die Kombination mit Vitamin B$_{12}$-Mangel wird aufgrund der Zellmorphologie und der Ansprechbarkeit auf Eisen und Vitamin B$_1$ als „dimorphe Anämie" bezeichnet.

5. Der *Eisenmangel mit Hirndrucksymptome* (Sehstörungen, Papillenödem, hoher Liquordruck) kann einen Tumor vortäuschen. Die Symptome bilden sich unter der Eisentherapie wieder zurück. Das Syndrom ist extrem selten und scheint mehr das späte Kindesalter zu betreffen.

6. *Eisenmangelanämien mit Hypoproteinäm* und erniedrigten Serumkupferwerten sind verschiedentlich beschrieben worden. Alle Kinder standen unter einer einseitigen Milchdiät. Blässe

Nervosität, Ödeme, Hepatosplenomegalie, Minderwuchs, Hypoalbuminämie und Hypogammaglobulinämie sind die führenden Symptome. Durch Eisengabe kann das Krankheitsbild geheilt werden; die Verabfolgung von Kupfer ist wirkungslos. Es ist möglich, daß es sich bei dem Syndrom nicht um ein eigenes Krankheitsbild, sondern um Folge eines enteralen Eiweiß- bzw. Blutverlustsyndroms mit sekundärem Mangel an Caeruloplasmin handelt.

7. Als **Betaninurie** wird die Ausscheidung eines dunkel- bis rosaroten Urins nach Genuß von roten Beeten (roter Farbstoff = Betanin) bezeichnet. Die Betaninurie tritt gehäuft bei Eisenmangelzuständen auf. Die Ursache und Zusammenhänge mit dem Eisenstoffwechsel sind unbekannt.

Eisen und Infektion

Vieles in diesem komplexen Zusammenhang ist widersprüchlich [3, 5, 8, 17]. Chronische Infektionen verursachen zwar eine Anämie, doch darf das nicht zu dem Schluß führen, daß eine Anämie die Infektion negativ beeinflußt. Auch ist es bisher nicht bewiesen, daß Kinder mit Eisenmangel besonders infektanfällig sind. Zwar trifft man bei Kleinkindern und Säuglingen oft die Kombination von Eisenmangel mit rezidivierenden Infekten, jedoch ist jede dieser Störungen für sich allein typisch für diese Altersgruppe.
Die Annahme einer erhöhten Infektanfälligkeit erfährt scheinbar Unterstützung durch Laborteste: Eisenmangel soll die Funktion der Granulozyten (Phagozytose und Abtötung) und Lymphozyten (PHA-Stimulation) negativ beeinflussen. Ähnliche Defekte sollen bei Folsäuremangel vorkommen. Andererseits wurde behauptet, daß Eisenüberladung (z.B. Hämochromatose, Eisentherapie) die Infektanfälligkeit verstärkt. Es gibt aber auch Berichte, die einen Vorteil insbesondere für enterale Infektionen durch eine orale Eisensubstitution bei Kindern mit Eisenmangel sehen. Allen diesen Mitteilungen fehlt jedoch die exakte Beweisführung. Folgendes kann im Hinblick auf Eisen und Infektion durch Experimente als gesichert gelten: Die bakteriostatischen Eigenschaften des Transferrins nehmen mit abnehmender Eisensättigung zu. Die Verminderung des Eisens erfolgt über zwei Mechanismen: Einerseits entzieht das aus Leukozyten freiwerdende Lactoferrin dem Transferrin das Eisen. Andererseits vermindert das RES im Infekt die Freigabe von Eisen bei gleichzeitiger Erhöhung der Avidität für Eisen. Transferrin und/oder Lactoferrin haben die Funktion eines unspezifischen humoralen Antikörpers in Abhängigkeit von der Eisenbindung. Unter Annahme der Richtigkeit dieser Zusammenhänge ist eine Senkung des Serumeisenspiegels und die damit verbundene Erhöhung des Anteils an nicht gesättigtem Transferrin eine sinnvolle Reaktion hinsichtlich der Abwehrfunktionen. So gesehen stellt die hypochrome Eisenmangelanämie keine ungünstige Situation dar, während ein Transferrinmangel zu einer besonderen Infektanfälligkeit führen müßte.

Dagegen sind eisenarme Tiere gegenüber einer Toxinwirkung benachteiligt. Hämosiderin soll eine ausgeprägte entgiftende Wirkung auf Toxine enthalten. Demnach ist auch die Verlagerung des Eisens in das RES bei Infektionen eine sinnvolle Reaktion. Bei Eisenmangelzuständen kann diese Entgiftungsfunktion allerdings nicht wirksam werden.

Es bleibt die Aufgabe, dem Eisen im Infekt durch klinische und experimentelle Studien den richtigen Stellenwert zu geben.

Verhalten, Psyche, Intellekt und Eisen

Dieses Thema bietet reichlich Möglichkeiten zur Spekulation, aber auch zum Mißbrauch. Die biochemische Basis einer Beziehung zwischen Verhalten, Psyche, Intellekt und Eisenmangel [18] gründet sich einerseits auf die essentielle Rolle von eisenhaltigen Enzymen im Zellstoffwechsel. Speziell ist damit das Cytochrom-System und die mitochondriale Monoaminooxidase gemeint, die beide für den Elektronentransport bzw. als Neurotransmitter bedeutsam sind. Andererseits muß der Eisengehalt bestimmter Gehirnregionen in Betracht gezogen werden, ohne daß aus der qualitativen Verteilung etwas über die Funktion ausgesagt werden kann. Das extrapyramidale System enthält 21 mg Fe/100 g Frischgewicht Gehirn, während für andere Regionen im Durchschnitt 2 bis 5 mg Fe/100 g Gehirngewicht bestimmt wurden. Die Testung intellektueller Fähigkeiten im Eisenmangel hat zu unterschiedlichen Ergebnissen geführt. Bei Erwachsenen fanden sich in einer Reihe verschiedener Tests keine Unterschiede vor und nach Eisenbehandlung. Dagegen soll bei Kindern mit Eisenmangel neben Reizbarkeit, Schwäche, Anorexie und Pica eine geringere Leistung in folgenden Tests nachgewiesen worden sein: IQ, Verbalisation, assoziative Reaktionen, Lernen aus Erfahrung, Aufmerksamkeit, Aufnahmevermögen und soziales Verhalten. Bei diesen Studien sind sozioökonomische Faktoren nicht genügend berücksichtigt worden; die Ergebnisse sind somit nicht beweiskräftig. Eine zukünftige Aufgabe besteht darin, diese Teste unter guten Bedingungen meßbar zu kontrollieren. Eine andere Aufgabe liegt darin, nicht bewiesene Ergebnisse vor gesundheitspolitischem Mißbrauch zu schützen.

Pica. Unter Pica versteht man einen von der Ratio nicht kontrollierbaren Zwang bestimmte Dinge zu essen, die nicht nur abnorm sind, sondern auch extrem einseitig sein können. Am bekanntesten ist die Geophagie (Essen von Erde, Ton, Lehm); seltener ist die Einnahme von großen Mengen von Speiseeis (Pagophagie), Wäschestärke oder abblätternden Wandfarben. Letztere haben früher oft zur Bleivergiftung bei Kindern geführt. Schließlich ist jede extreme Einseitigkeit in der Ernährung (Süßigkeiten, Schokolade, Kartoffelchips, Kaugummi, Bretzel u. a. m.) verbunden mit zwanghaftem Essen der Pica zuzuzählen. Die Zusammenhänge mit dem Eisenmangel sind folgende [6]: Pica ist nicht Ursache, sondern Folge eines Eisenmangels. Die abnormen Essensgewohnheiten lassen sich durch alleinige Eisengaben in ein bis zwei Wochen vollständig beseitigen, auch wenn keine Anämie vorliegt. Pica soll bei über 50% der Patienten mit Eisenmangel vorhanden sein, wenn gezielt danach gefragt wird. Die Einseitigkeit betrifft vor allem übliche Nahrungsmittel, jedoch meist jene mit geringem Eisengehalt.

Hypothetisch ist die Vorstellung, daß die Pica durch eine funktionelle Störung des Appetitzentrums auf der Basis einer Eisendepletion zustande kommt.

Therapie und Prophylaxe des Eisenmangels

Allgemeine Hinweise. Der Ausgleich des Eisendefizits erfolgt allein mit Eisen. Die Gabe von Kombinationspräparaten (Kobalt, Kupfer, Molybdän, Leberextrakten u. a.) ist bei reinem Eisenmangel sinnlos. Gegen die Verwendung von Kombinationen mit Folsäure und/oder Vitamin B_{12} ist dagegen aus praktischen Gründen nichts einzuwenden, da gleichzeitig Kombinationen von Eisen- mit Folsäure- oder Vitamin B_{12}-Mangel bestehen können.

Der Zusatz von Ascorbinsäure verbessert an sich die Eisenabsorption, jedoch werden mit den Kombinationspräparaten die wirksamen Ascorbinsäurekonzentrationen nicht erreicht. Zweiwertiges Eisen in Verbindung u. a. mit Bernsteinsäure, Fumarsäure, Gluconsäure, Glutaminsäure und Milchsäure werden etwa gleich gut absorbiert wie Ferrosulfat.

Die *orale* therapeutische wie prophylaktische *Eisenmedikation* setzt voraus, daß Säuglinge und Kleinkinder zugeführtes Eisen absorbieren. Diese Frage ist nicht mehr umstritten (Tabelle II.31).

Therapieschemata

1. *Orale Eisengabe.* 5 mg Fe/kg KG/Tag auf drei Einzelgaben verteilt. Maximale Dosis für Kleinkinder: 100 mg/Tag, für große Kinder: 200 mg/Tag.
Therapiedauer: 3 Monate.
Blutbildkontrolle: nach 4 Wochen, 3 Monaten und 5 Monaten.
Kontrolle des Serumeisens: Nur bei Versagen der Therapie.

Nebenwirkungen: Eine Schwarzfärbung des Stuhles ist belanglos. Gelegentliche Durchfälle und Erbrechen sind kein Grund, auf eine parenterale Therapie umzusetzen. Die Verringerung der Tagesdosis mit anschließender langsamer Steigerung muß zuerst versucht werden.

2. *Parenterale Eisengabe.* Diese Form der Therapie (i. v. oder i. m.) setzt eine genaue Berechnung der erforderlichen Eisenmenge voraus.

Indikationen. Gastrointestinale Erkrankungen, Malabsorptionssyndrome, Unverträglichkeitserscheinungen bei oraler Therapie, Unzuverlässigkeit der Eltern bei der oralen Medikation.

Berechnung. Zur Bestimmung der therapeutisch erforderlichen Gesamteisenmenge (Eisendefizit) sind verschiedene Formeln gebräuchlich. Die Formel nach Hagberg mit verändertem Faktor (3,5 anstatt 2,5) und Bezug auf die Altersnorm der Hämoglobinkonzentration ist ausreichend.
Eisendefizit in mg = kg KG × Hb Defizit zur Altersnorm × 3,5.

Beispiel: 1 jähriges Kind, Gewicht 10 kg, Hb 8,0 g/100 ml Blut (Altersnorm 12 g/100 ml), Ery 3,48 Mill./mm³, MCH 23,0 pg. 10 × 4 × 3,5 = 140 mg Fe müssen insgesamt substituiert werden.

Diese Formel wird für *Hypochromien mit Poly*

globulie (z. B. zyanotische Herzfehler) in folgender Weise modifiziert:
Eisendefizit in mg = kg KG × (16 − $\frac{\text{MCH}}{10}$ × 4,5) × 2,5.

Beispiel: Kind 15 kg, Hb 14,0 g/100 ml Blut, Ery 7,0 Mill./mm^3, MCH 20,0 pg. 15 × (16 − 2 × 4,5) × 2,5 = ca. 260 mg Eisen müssen insgesamt substituiert werden.

Vorgehen: Bei *i. m.-Präparaten* ist die Möglichkeit der subkutanen Eisenablagerung zu beachten. Bei *i. v.-Gabe* wird die Lage der Kanüle vor und nach Eiseninjektion durch Kochsalzinjektion geprüft, da paravenös gespritztes Eisen zu lokalen Entzündungsreaktionen und zu Eisenablagerungen führt. Eisen i. v. ist langsam zu spritzen. Die Einzeldosis für i. m.-Präparate beträgt 25–50 mg je nach Alter, die in 48stündigen Abständen an wechselnden Stellen injiziert werden. Bei i. v.-Präparaten beginnt man mit 20 mg oder weniger pro Einzeldosis und erhöht auf 40 mg oder weniger in Abständen von 24–48 Stunden.

Komplikationen. Lokale Verfärbungen der Haut durch Eiseneinlagerung. Als Allgemeinreaktionen werden selten Kopfschmerzen, Fieber, Schwindel, Nausea, peripherer Kreislaufkollaps, Urtikaria und Erbrechen beobachtet.

Hinweis. Der Gehalt an elementarem Eisen ist bei den verschiedenen Eisenpräparaten unterschiedlich. Entsprechende Angaben sind den Gebrauchsanweisungen zu entnehmen.

3. **Bluttransfusionen sind sehr selten indiziert,** weil eine Eisenmangelanämie in der Regel funktionell gut kompensiert ist und weil der Eisenmangel durch eine Transfusion nicht behoben wird. Mit 1 g Hämoglobin werden nur 3,4 mg Eisen zugeführt. Schließlich können unter optimaler Eisentherapie bei entsprechend niedrigen Ausgangswerten in 10 Tagen etwa 1–3 g Hb/100 ml Blut neu gebildet werden. Die Transfusion bleibt nur Notfällen vorbehalten (Blutungen, Pneumonien, Operationsvorbereitungen). In solchen Fällen sind Erythrozytenkonzentrate mit langsamer Einlaufgeschwindigkeit (cave Volumenbelastung) zu verwenden.

Eisentherapie ex juvantibus. Wenn bei hypochromer Anämie die Eisenbestimmung aus technischen Gründen nicht möglich ist, kann die Indikation für eine Eisenmedikation über die Zählung der Retikulozyten nach folgendem Plan eruiert werden:

Orale Eisengabe:
a) Ausgangswert der Retikulozyten.
b) Tgl. orale Eisengabe (5 mg Fe/kg KG/die).
c) Kontrolle der Retikulozyten nach 8–12 Tagen.
Der Anstieg auf das Doppelte vom Ausgangswert beweist, daß die Eisentherapie indiziert ist.

Parenterale Gabe: Die Kontrolle der Retikulozyten wird am fünften bis sechsten Tage nach Therapiebeginn durchgeführt. Fehlender Retikulozytenanstieg erfordert eine Überprüfung der Diagnose oder der Therapie.

Effekt der Eisentherapie. Der Anstieg der Hämoglobinkonzentration kann maximal 0,2–0,3 g/100 ml Blut/Tag bei Ausgangswerten von weniger als 7,5 g Hb/100 ml betragen. Bei höheren Ausgangswerten ist ein täglicher Zuwachs von weniger als 0,2 g Hb/100 ml Blut zu erwarten. Die Ausheilung einer Eisenmangelanämie benötigt etwa eine 3 Monate (Lebensdauer der Erythrozyten) dauernde Therapie.

Substitution von Vitamin B_6. Da es unter der erfolgreichen Eisentherapie zu einer Verringerung von Vitamin B_6 (Pyridoxalphosphat ist Cofaktor bei der Hämsynthese) kommen kann, wird eine Substitution mit täglich 40 mg Vitamin B_6 über 4 Wochen empfohlen. Die Notwendigkeit dieser Maßnahme ist nicht bewiesen.

Ursachen des Versagens der Eisentherapie
(In Klammern ist die jeweilige Verabreichungsform angegeben)
1. Es liegt kein Eisenmangel vor (oral, parenteral).
2. Unterdosierung der Einzel- und Gesamtdosis (oral, parenteral).
3. Unzuverlässigkeit der Eltern bei der Verabreichung (oral).
4. Erbrechen, Durchfälle (oral).
5. Malabsorptionssyndrome (oral).
6. Kombination mit Folsäure- oder Vitamin B_{12}-Mangel (oral, parenteral).
7. Weiterbestehen einer Grundkrankheit (oral, parenteral), z. B. chronisch rezidivierende Infekte, Hypothyreose, Blutung etc.

Gefahren der Therapie. In seltenen Fällen ist eine Hämochromatose bei extrem langer Eisengabe beobachtet worden. Die Gefahr ist größer, wenn primär kein Eisenmangel vorliegt. Bei A- oder Hypotransferrinämie kann es unter der Eisentherapie zu einer echten Eisenintoxikation kommen.

Die Eisenprophylaxe

Indikation. Alle frühgeborenen und mangelgeborenen Kinder und alle reifen Neugeborenen mit Anaemia neonatorum (= absolut oder relativ verminderte Mitgift) erhalten eine Eisenprophylaxe (s. Kapitel X.A.1; Abb. X.4).

Zeitpunkt. Frühgeborene: Frühestens und spätestens ab dem dritten Lebensmonat bis zum Ende des ersten Lebensjahres. Neugeborene: Ab dem dritten bis spätestens dem vierten Lebensmonat bis zum Ende des ersten Lebensjahres.

Dosierung. Frühgeborene und Mangelgeborene: 2 mg/kg/Tag, Gesamtdosis nicht mehr als 15 mg/Tag. Reife Neugeborene: 1 mg/kg/Tag. (Empfehlung des Committee on Nutrition. Pediatrics **58**, 765 (1976)).

Applikationsform. Am weitesten verbreitet ist die Anwendung von zweiwertigem (Ferro) Eisensulfat als Tropfen. Die Absorption ist am besten zwischen den Mahlzeiten, jedoch auch bei der praktikableren Gabe zu den Mahlzeiten ausreichend. Kombinationspräparate mit Folsäure können gegenüber reinen Eisenpräparaten Vorteile haben.

Kontrollen der Hämoglobinkonzentrationen sind in sechs- bis achtwöchigen Abständen erforderlich. Dauer und Dosis der Eisenmedikation können dann je nach Ergebnis modifiziert werden.

Relative Indikation. Die Diskussion um die Frage der medikamentösen Eisenprophylaxe bei normalen Neugeborenen ist so entschieden, daß dazu keine Notwendigkeit besteht. Allerdings sind Nachteile einer Prophylaxe nicht bekannt geworden.

Die Eisenintoxikation

Definition. Vergiftung mit Eisenpräparaten, deren toxische Symptome in Abhängigkeit von der Dosis mit einer gewissen Gesetzmäßigkeit ablaufen.

Ätiologie und Pathogenese. Durch die rasche Absorption größerer Mengen eines voll dissoziierten Eisensalzes wird die Bindungskapazität von Transferrin überschritten und so treten freie Eisenionen im Serum auf, die die Symptomatik verursachen. Neben allgemein toxischen Symptomen treten lokale Gewebsschäden im Magen-Darm-Trakt auf. In der Regel entstehen Vergiftungen durch unkontrollierte orale Einnahme. Als letale Dosis werden 160–900 mg/kg KG angegeben, je nachdem ob der Patient behandelt wurde oder nicht.

Prognose. Die Mortalität wird unterschiedlich hoch angegeben; sie schwankt zwischen 1,7 und 50%. Restschäden im Magen-Darm-Kanal sind nicht selten.

Klinik. Bei der Eisenintoxikation werden vier Phasen unterschieden:

Erste Phase. Bauchschmerzen und Erbrechen 30–60 Minuten nach Eiseneinnahme. Blutige Durchfälle, Teerstühle, Azidose, Kollaps, Koma sind nachfolgende Symptome. Bei schwerster Vergiftung tritt der Tod innerhalb von vier Stunden ein. Die Mortalität beträgt bei unbehandelten Fällen 20%.

Zweite Phase. Bei subletaler Dosis oder rechtzeitiger Therapie kommt es zu einer oft scheinbaren Besserung (freies Intervall), die 8–16 Stunden anhält. Wichtig ist in dieser Zeit die exakte Überwachung des Patienten und die Fortführung der Therapie.

Dritte Phase. Nach dem freien Intervall treten Krämpfe, Kollaps und Bewußtlosigkeit auf, die in wenigen Stunden zum Tod führen. Wird die Phase überwunden, erfolgt in wenigen Tagen eine rasche Besserung.

Vierte Phase. Komplikationen von Seiten des Magen-Darm-Traktes, die sich innerhalb von 4–8 Wochen entwickeln können, bestehen in Fibrosen und narbigen Schrumpfungen mit Strikturen und Stenosen.

Therapie

1. Erbrechen induzieren mit Emetika (Ipecacuanha-Sirup). Anschließend ausgedehnte Magenspülung mit einer 4%igen Natriumbicarbonatlösung, wodurch unlösliche Eisencarbonatkomplexe entstehen. Danach 5–10 g Desferrioxamin in wäßriger Lösung eingeben oder in 60 ml

der Bicarbonatlösung (Mengenangabe für 1–2jährige Kinder!).
2. Rektale Einläufe mit 1%iger Bicarbonatlösung, um Eisenmedikament aus dem Kolon zu entfernen (Röntgenkontrolle, da Eisentabletten kontrastgebend).
3. Desferrioxamin (Desferal) i. m. 1,0–2,0 g sofort, danach 0,5–1,0 g alle 4–8–12 Stunden über 1–2 Tage, je nach klinischer Symptomatik bzw. Serumeisenspiegel. Bei Kreislaufkollaps ist das Desferrioxamin unbedingt intravenös zu geben (Dosis siehe unter Punkt 4).
4. Schockbehandlung mit Plasma, Dextranlösung und Kochsalzinfusion, Kreislaufmittel. Desferrioxamin als Dauertropfinfusion bei schwerem Kreislaufkollaps. Die Dosis beträgt etwa 50 mg/kg Körpergewicht. Die Menge wird in 100 ml 5%iger Glucose gelöst und über 2 Stunden infundiert und in 12stündigem Abstand wiederholt. Dauerinfusion über 24 Stunden s. Thalassämietherapie.
5. Ausgleich der metabolischen Azidose mit Bicarbonat, Elektrolytkorrektur, evtl. Antikonvulsiva und Sauerstoff.

Kontrolle der Therapie. Serumeisen öfters kontrollieren. Urin sammeln und später Eisengehalt bestimmen. Bei Eisenausscheidung färbt sich der Urin deutlich rot.

Kontrolle und Therapie von Spätkomplikationen. Röntgenologisch oder endoskopisch nachweisbare Strikturen werden chirurgisch behandelt.

Literatur

1. Betke, K.: Der Eisenhaushalt des Kindes. In: Eisenstoffwechsel (Keiderling, W., Hrsg.), p. 128. Stuttgart: Thieme 1959.
2. Beutler, E., Fairbanks, V. F., Fahey, J. L.: Clinical Disorders of Iron Metabolism, 2nd Ed. New York, London: Grune and Stratton 1971.
3. Buckley, R. H.: Iron deficiency anemia: Its relationship to infections susceptibility and host defense. J. Pediat. **86**, 993 (1975).
4. Cellerino, R., Guidi, G., Perona, G.: Plasma iron and erythrocytic glutathione peroxydase activity. A possible mechanism for oxydative haemolysis in iron deficiency anaemia. Scand. J. Haemat. **17**, 111 (1976).
5. Chandra, R. K.: Impaired immunocompetence associated with iron deficiency. J. Pediat. **86**, 899 (1975).
6. Crosby, W. H.: Pica. J. Amer. med. Ass. **235**, 2765 (1976).
7. Elian, E., Bar-Shani, S., Liebermann, A., Matoth, V.: Intestinal blood loss. A factor in calculations of body iron in late infancy. J. Pediat. **69**, 215 (1966).
8. Ganzoni, A. M.: Eisenmangel: Altes und Neues kritisch betrachtet. Dtsch. med. Wschr. **101**, 713 (1976).
9. Gross, S. J., Stuart, M. J., Swender, P. T., Oski, F. A.: Malabsorption of iron in children with iron deficiency. J. Pediat. **88**, 795 (1976).
10. Hausmann, K., Kruse, R., Meinicke, K. H., Bartels, H., Heinrich, H. C.: Diagnostische Kriterien des prälatenten, latenten und manifesten Eisenmangels. Klin. Wschr. **49**, 1164 (1971).
11. Heilmeyer, L., Keller, W., Vivell, O., Keiderling, W., Betke, K., Wöhler, F., Schulze, H. E.: Kongenitale Atransferrinämie bei einem 7 Jahre alten Kind. Dtsch. med. Wschr. **86**, 1745 (1961).
12. Heinrich, H. C., Bartels, H., Götze, Ch., Schäfer, K. H.: Normalbereich der intestinalen Eisenresorption bei Neugeborenen und Säuglingen. Klin. Wschr. **47**, 984 (1969).
13. Hitzig, W.: Plasmaproteine, Pathophysiologie und Klinik, 2. Aufl., Berlin-Heidelberg-New York: Springer 1977.
14. Lanzkowsky, P., Karayalcin, G., Betkerur, U., Shende, A.: Unreliability of the oral iron absorption test (Letters to the Editor). J. Pediat. **90**, 494 (1977).
15. Linderkamp, O., Mayr, S., Sengespeik, C., Klose, H., Betke, K.: Eisenmangel bei Vorliegen von cyanotischen Herzvitien. Eine Ursache für cerebrale Komplikationen. Mschr. Kinderheilk. **124**, 301 (1976).
16. Linderkamp, O., Roth, G., Sengespeik, C., Versmold, H., Riegel, K.: Blutvolumen, Serumeisen und Erythrozytenparameter von ausgetragenen, früh abgenabelten Säuglingen im ersten Lebensjahr. Klin. Pädiat. **186**, 511 (1974).
17. Lukens, J. N.: Iron deficiency and infection. (Fact or fable). Amer. J. Dis. Child **129**, 160 (1975).
18. Pollitt, E., Leibel, R. L.: Iron deficiency and behaviour. J. Pediat. **88**, 372 (1976).
19. Reimann, F., Erdogan, G.: Mißbildungen, Anomalien und Variationen bei Patienten mit schwerer Eisenmangelkrankheit. Blut **32**, 423 (1976).
20. Schäfer, K. H.: Der Eisenstoffwechsel des Frühgeborenen. Ergebn. Inn. Med. Kinderheilk. N. F. **4**, 774 (1953).
21. Sjölin, S.: Physiologie und Pathologie des Eisenstoffwechsels in der frühen Kindheit. Msch. Kinderheilk. **120**, 75 (1972).
22. Tympner, K. D., Linderkamp, O., Baumann, E.: Transferrinkonzentrationen bei gesunden Kindern. Klinikarzt **5**, 565 (1976).
23. Weippl, G.: Eisenmangelanämien im Kindesalter. Beiheft zur Zeitschrift klinische Pädiatrie, Heft 73. Stuttgart: Ferdinand Enke 1974.
24. Weippl, G.: Eisenmangel. Mschr. Kinderheilk. **124**, 271 (1976).

Thalassämie-Syndrome

Definition. Unter dem Begriff der Thalassämie im engeren Sinne wird eine heterogene Krankheitsgruppe zusammengefaßt, die durch eine genetisch determinierte verminderte Synthese einer oder mehrerer strukturell normaler Polypeptidketten des Hämoglobinmoleküls charakterisiert ist. Selten werden aber auch Thalassämie-Syndrome auf der Basis identischer Pathomechanismen durch anomale Hämoglobine aus der Gruppe der Fusionshämoglobine und der Varianten mit Mutationen des Stop-Codons verursacht. In der Regel äußert sich die Synthesestörung bei Heterozygoten in einer Hypochromie bzw. hypochromen Anämie, bei Homozygoten zusätzlich in einer hämolytischen Anämie mit ineffektiver Erythropoese.

Grundlagen. Entsprechend der Globinkomposition sind vier Grundtypen der Thalassämie bekannt, die je nach der betroffenen Polypeptidkette als α-, β-, γ- und δ-Thalassämie bezeichnet werden. Die α- und β-Thalassämie haben als eigenständige Defekte die größte klinische Bedeutung, die γ- und δ-Thalassämie sind praktisch nur in Kombination mit der β-Thalassämie als doppelte Heterozygotie oder als Fusionsprodukte klinisch relevant (Übersichten bei [6, 7, 11, 12, 14]).

Die klinische Manifestation in Form der Hypochromie oder hypochromen Anämie ist das Ergebnis der verminderten Synthese der betroffenen Polypeptidkette. Die hämolytische Anämie kombiniert mit ineffektiver Erythropoese ist Folge der Imbalance der Polypeptidkettensynthese. Dabei werden folgende Pathomechanismen wirksam (Abb. II.20): Die nicht in der Synthese gestörten Polypeptidketten sind im Überschuß vorhanden. Sie finden keine andere Polypeptidkette als Partner zur normalen Tetramerbildung. Diese überschüssigen Polypeptidketten (α-Ketten bei

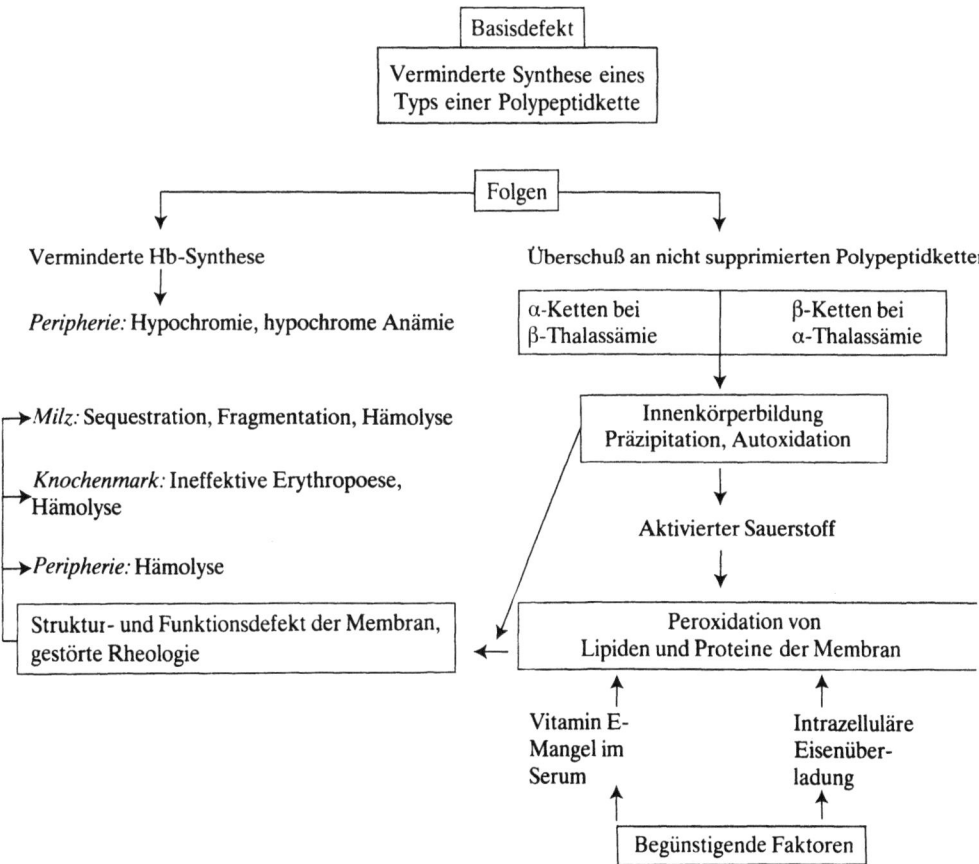

Abb. II.20. Schematische Darstellung der Zusammenhänge zwischen Klinik und Pathophysiologie der Thalassämien

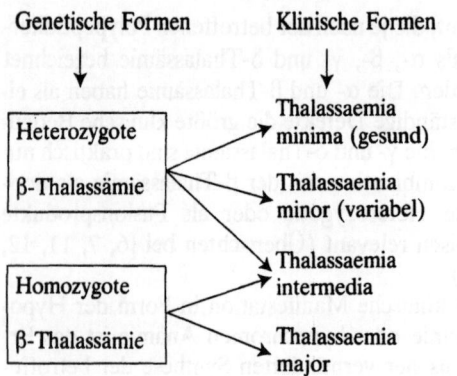

Abb. II.21. Vereinfachte Darstellung der Beziehung zwischen genetischer Konstellation und klinischer Manifestation

der β-Thalassämie, β-Ketten bei der α-Thalassämie) sind instabil und denaturieren intrazellulär zu Innenkörpern. Die Folge ist eine gestörte Integrität der Erythrozyten und der roten Vorstufen; dies führt zur ineffektiven Erythropoese und zur hämolytischen Anämie (Abb. II.20). Im Prinzip entspricht die Zellschädigung durch Innenkörper der der instabilen Hämoglobine. Bei der Schädigung der Zelle werden wahrscheinlich zwei grundverschiedene Vorgänge wirksam. Einerseits kommt es durch direkte Innenkörperwirkung zur erhöhten Permeabilität der Zellmembran für Kationen bei gleichzeitiger ATP-Verarmung. Andererseits wird eine Membranschädigung durch eine verstärkte Lipidperoxidation über eine vermehrte Bildung von aktiviertem Sauerstoff hervorgerufen.

Die peroxidativen Vorgänge bewirken bei normaler Aktivität der Superoxiddismutase einen vermehrten Verbrauch von α-Tocopherol, so daß sekundär ein Vitamin E-Mangel entsteht, womit ein Faktor für den Membranschutz entfällt. Eine zusätzliche Quelle für die Bildung von aktiviertem Sauerstoff ist der in der Zelle vorhandene Überschuß an Eisen (Sideroblasten, Siderozyten). Die Innenkörper unterliegen intrazellulär der Proteolyse. Mit dem Abbau von Innenkörpern verringert sich auch die Zellschädigung, wodurch die klinische Ausprägung der verschiedenen Formen der Thalassämie beeinflußt wird.

Die Störung des Häm- und Eisenstoffwechsels ist zwar sekundärer Natur, jedoch von entscheidender Tragweite. Die sich bei homozygoter β-Thalassämie regelmäßig entwickelnde Hämosiderose bestimmt zu einem wesentlichen Teil die Lebenserwartung der Patienten (s. unten). Dagegen ist bei der homozygoten Form der α-Thalassämie (Hydrops-fetalis-Syndrom) die funktionelle Insuffizienz von Hb Bart's (γ_4) und HbH (β_4) der das Leben begrenzende Faktor.

Genetische und klinische Varianten. Der Erbgang der Thalassämie ist autosomal rezessiv. Genetische Konstellation und klinisches Bild stimmen in der Regel überein: Der homozygote Status verursacht die hämatologisch schweren Formen (Thalassaemia major), während die Heterozygotie sich in Form von leichten hypochromen Anämien oder auch nur einer Hypochromie manifestiert (Thalassaemia minor). Der klinische Begriff der Thalassaemia intermedia repräsentiert entweder eine leichte homozygote oder schwere heterozygote Variante (Abb. II.21). Doppelte Heterozygotien sind entweder Kombinationen von zwei Thalassämiegenen (z. B. βδ-Thalassämie) oder Kombinationen mit anomalen Hämoglobinen (z. B. HbS-Thalassämie). Betrifft die doppelte Heterozygotie das gleiche Kettenpaar wie z. B. bei der HbS-β-Thalassämie (HbS = β-Anomalie) oder bei der HbQ-α-Thalassämie (HbQ = α-Anomalie), dann addieren sich die pathologischen Effekte (interacting form). Daraus resultiert ein wesentlich schwereres Krankheitsbild als die jeweilige heterozygote Form es allein verursachen würde. Es ist in der Regel jedoch nicht so schwer wie die Homozygotie der einzelnen Defekte.

Die klinische Heterogenität der Thalassämien wird durch die große Anzahl genetischer Varianten bedingt. Für die *β-Thalassämie* (β thal) sind die beiden Varianten β^+ thal und β^0 thal einschließlich der Subtypen wichtig. Das Plus- oder Nullzeichen besagt, daß entweder noch eine geringe β-Kettensynthese (β^+ thal) oder überhaupt keine β-Kettensynthese (β^0 thal) stattfindet. Ihre Differenzierung kann im homozygoten Status über den Anteil der HbA-Synthese erfolgen. Dies kann prinzipiell auch auf die βδ-Thalassämien Anwendung finden. Diese Verhältnisse sind in den Tabellen II.35 bis II.39 übersichtlich unter verschiedenen Aspekten dargestellt. Bei der *α-Thalassämie,* deren Ursache in einer Deletion der Strukturgene für die α-Kette liegt, wird die klinische Expressivität der genetischen Varianten dadurch bestimmt, daß eine α-Kette von zwei Strukturgenen kontrolliert wird. Demnach sind an der Synthese des gesamten Moleküls (z. B. HbA = $\alpha_2\beta_2$) vier α-Kettenstrukturgene beteiligt, die im Falle der α-Thalassämie auch vier klinische Erscheinungsformen erwarten lassen. Davon können drei durch Hämoglobinanalysen erfaßt werden, das Hb Bart's Hydrops-fetalis-Syndrom (Deletion aller vier Strukturgene), die HbH-Krankheit (Deletion von drei Strukturgenen) und eine Minorform (Deletion von zwei Strukturgenen), während die zweite Minorform (Deletion von einem Strukturgen) mit den zur Verfügung stehenden Methoden nicht sicher faßbar ist. Weitere Überlegungen zur Genetik und Klinik s. unten.

Molekularbiologie. Es sind jetzt zahlreiche experimentell gesicherte Daten bekannt, aus denen abgeleitet werden kann, auf welcher Ebene der genetischen Kontrolle der Defekt zu suchen ist. Diese Vorstellungen sind in Tabelle II.35 aufgeführt. Weitere Daten dazu finden sich bei den jeweiligen Krankheitsbildern.

Häufigkeit. Die Genfrequenz der β-Thalassämie ist besonders hoch in Italien, Griechenland, der Türkei und im Iran. Die α-Thalassämie ist extrem verbreitet in Südostasien, aber auch nicht sehr selten in den Mittelmeerländern mit einer gewissen Bevorzugung der Türkei. In der deutschen Bevölkerung liegt die Genfrequenz der β-Thalassämie bei 0,01‰, die der α-Thalassämie ist weit geringer.

Prinzipien der Diagnostik

Für die *heterozygoten Formen* müssen die Kriterien der Hypochromie bzw. hypochromen Anämie mit normalem oder erhöhtem Serumeisen und Mikrozytose erfüllt sein. Die Hämoglobinanalyse ermöglicht über die quantitative Bestimmung von HbA$_2$, HbF, HbH, Hb Bart's, Hb Lepore und Hb Constant Spring eine entsprechende Klassifizierung. Für die *homozygoten Formen* ist das wichtigste Kriterium die hämolytische Anämie mit Hypochromie der Erythrozyten, ineffektiver Erythropoese und Eisenverwertungsstörung. Die Hämoglobinanalyse erlaubt wiederum (Tabelle II.36 und II.39) eine Zuordnung zu den entsprechenden Thalassämieformen. Familienuntersuchungen sind in jedem Fall zur Diagnostik und genetischen Beratung mit einzubeziehen. Übersichten über die Thalassämie-Syndrome finden sich u. a. bei Weatherall und Clegg [12, 14] und Kleihauer [6].

Die β-Thalassämie

Definition. Autosomal-rezessiver Defekt mit verminderter β-Kettensynthese und Erhöhung der γ- (HbF) und δ- (HbA$_2$) Kettensynthese sowie Überschuß an α-Ketten.

Tabelle II.35. Übersicht über die Molekularpathologie der homozygoten Formen der α- und β-Thalassämien

Thalassämie-Form	Globin mRNA	Globin Strukturgene
β-Thalassämie		
β$^+$-Thalassämie	Mangel	vorhanden
β^0-Thalassämie	Mangel oder Funktiondefekt	vorhanden
βδ-Thalassämie		
	für beide Ketten nicht vorhanden	Deletion von β-Genen sicher, von δ-Genen wahrscheinlich
α-Thalassämie		
α^0-Thalassämie	nicht vorhanden	Deletion aller vier Gene
HbH-Krankheit (weitere Formen s. Text)	Mangel	Deletion von drei Genen, ein Gen vorhanden

Ätiologie. Die Ursache ist sicher nicht für alle Formen einheitlich. Ein quantitativer oder/und qualitativer Mangel an Messenger-Ribonucleinsäure (mRNA) wird für einige Formen angenommen. Eine Deletion der β-Kettengene ist zumindest für die β^0-Thalassämie ausgeschlossen. Dagegen scheint bei der δβ-Thalassämie eine Gendeletion vorzuliegen [10]. Vergleiche dazu auch Tabelle II.35.

Pathogenese. Die klinisch-hämatologischen Bilder der heterozygoten und homozygoten Formen werden durch die verminderte β-Kettensynthese (Hypochromie, hypochrome Anämie) und den Überschuß an freien, leicht zu Innenkörpern denaturierenden α-Ketten (hämolytische Anämie, ineffektive Erythropoese) bestimmt. Die regulative Erhöhung der δ-Kettensynthese führt zu einer Vermehrung von HbA$_2$ (normal bis 3%) auf Werte bis zu maximal 6–7% vom Gesamtfarbstoff. Die Erhöhung von HbF kann bei Homozygoten bis zu 100% betragen (Tabelle II.36). Weder die gesteigerte Synthese von δ-Ketten noch die von γ-Ketten kann die Hypochromie und den Überschuß an freien α-Ketten kompensieren. Die klinische Heterogenität ist Ausdruck der zahlreichen genetischen Varianten.

Tabelle II.36. Genetische und klinische Varianten der β- und βδ-Thalassämien. Modifiziert nach Weatherall und Clegg [14]. Vgl. auch Tabelle II.35

Gen-Typ	Hämoglobinmuster		Klinische Bezeichnung/Ausprägung	
	homozygot	heterozygot	homozygot	heterozygot
β^+ thal	HbA_2 variabel HbF 10–90%	$HbA_2 > 3{,}2\%$ HbF variabel	Thalassaemia major	Thalassaemia minor
β^+ thal (Afrikanischer Typ)	HbA_2 variabel HbF 20–80%	$HbA_2 > 3{,}2\%$ HbF variabel	Thalassaemia intermedia	Thalassaemia minor
β^+ thal (High F-Typ)	HbA_2 variabel HbF 20–80%	$HbA_2 > 3{,}2\%$ HbF 5–12%	Thalassaemia intermedia	Thalassaemia minor
β^0 thal (Varianten bekannt)	HbA_2 variabel HbF 95–100%	$HbA_2 > 3{,}2\%$ HbF variabel	Thalassaemia major	Thalassaemia minor
$(\beta\delta)^+$ thal	nicht beschrieben	normal	nicht beschrieben	Thalassaemia minima
$(\beta\delta)^0$ thal (F-Thalassämie)	HbF 100%	HbA_2 normal HbF 5–15%	Thalassaemia major	Thalassaemia minor
$(\beta\delta)$ Lepore	Hb Lepore 10–30% HbF 70–90%	Hb Lepore 5–20%	Thalassaemia major	Thalassaemia minor

Nomenklatur. Klinische und genetische Definitionen stimmen zwar weitgehend überein, sind aber nicht unbedingt synonym zu gebrauchen. Die Thalassaemia major in der homozygoten Form wird auch als Cooley-[1]Anämie bezeichnet. Die Thalassaemia intermedia ist ein rein klinischer Begriff.

Die β-Thalassaemia minor

Definition. Heterozygote Form der β-Kettensynthesestörung mit Verminderung des intrazellulären Blutfarbstoffgehaltes bei normalem oder erhöhtem Serumeisen. Der zu erwartende Überschuß an freien α-Ketten wird durch Proteolyse in den roten Vorstufen so weit abgebaut, daß weder eine ineffektive Erythropoese noch eine Verkürzung der Lebensdauer der Erythrozyten eintritt.

Klinisches Bild. Die Erkrankung weist in der Regel keine Symptome auf und wird daher meist zufällig entdeckt. Es gibt allerdings davon abweichende Bilder mit ausgeprägter Anämie und Splenomegalie, die der Thalassaemia intermedia (Abb. II.21) zuzuordnen sind, während die völlig symptomlosen Formen auch als Thalassaemia minima bezeichnet werden.

Hämatologische Kriterien. Meist findet sich eine leichte Anämie mit erniedrigtem MCH und Mikrozytose, wobei die Hämoglobinkonzentration in der Regel nicht unter 10 g/100 ml Blut absinkt. Niedrigere Werte sind Anlaß nach zusätzlichen Ursachen einer Anämie zu fahnden, z. B. nach Folsäure- oder Eisenmangel.
Im **Blutbild** ist das wichtigste morphologische Kriterium die Anisozytose mit Mikrozytose und Hypochromie; typisch, aber nicht pathognomonisch, sind Targetzellen und einzelne basophil punktierte Erythrozyten. Im Gegensatz zur Eisenmangelanämie sind auch Poikilozyten zu sehen. Die erhöhte osmotische Resistenz hat keine diagnostische Bedeutung. Die Lebenszeit der Erythrozyten ist nicht verkürzt. Die Zahl der Retikulozyten ist normal bis leicht erhöht. Das **Knochenmark** kann eine leichte Steigerung der Erythropoese aufweisen, im übrigen typische Hypochromiezeichen mit vorhandenem Speichereisen und Sideroblasten. Das **Serumeisen** ist bei unkomplizierter heterozygoter β-Thalassämie normal oder leicht erhöht. Der Serumferritinspiegel liegt im Normbereich; normal ist auch die Eisenabsorption. Der normale Eisenhaushalt ermöglicht es, einen Eisenmangel zu diagnostizieren, der mit gleicher Häufigkeit wie in der Normalbevölkerung vorkommt.

---

[1] T.B. Cooley, Amerikanischer Pädiater, erkannte diese Anämieform 1925/27 bei italienischen Einwanderern als eigene Krankheitseinheit.

Hämoglobinanalyse. Spezifisch diagnostisches Kriterium ist ein erhöhter HbA_2-Wert meist auf das doppelte der Norm (normal bis 3,2%). Der Anteil des fetalen Hämoglobins ist im Gegensatz zur homozygoten Form in nur etwa 20% der Fälle auf Werte zwischen 1 und 6% vermehrt, selten werden HbF-Werte von über 10% beobachtet. Im Säuglingsalter ist zu berücksichtigen, daß die Umschaltung auf die HbA-Synthese verzögert ablaufen kann. Insgesamt hat die HbF-Bestimmung nur begrenzten diagnostischen Wert. Bei der sogenannten F-Thalassämie oder βδ-Thalassämie ist bei identischem klinischen Bild der HbA_2-Wert normal, während das HbF auf 5–15% erhöht ist (Tabelle II.36).

Methoden für Massenscreening. Da die Hämoglobinanalyse (HbA_2- und HbF-Bestimmung) methodisch sehr aufwendig ist und große Fehlermöglichkeiten in sich birgt, sind verschiedene Screening-Verfahren entwickelt worden, die im wesentlichen auf der Bestimmung der Erythrozytenindices mit elektronischen Geräten basieren. Schwierigkeiten bei diesen Screenings liegen in der Abgrenzung besonders gegenüber dem Eisenmangel. Ein Verfahren bedient sich der Quotientenbildung von MCV/Erythrozytenzahl. Ein Quotient unter 13 spricht für die heterozygote β-Thalassämie, ein Quotient über 13 findet sich häufiger beim Eisenmangel. Ein anderes Verfahren berücksichtigt nur das vom Alter abhängige MCV [5] und erfaßt damit pauschal alle Mikrozytosen. Erwachsenenwerte des MCV werden erst mit der Pubertät erreicht. Ein weiteres Verfahren setzt in Abhängigkeit vom MCV noch den Test der sogenannten Erythrozyten-Glycerin-Lyse-Zeit ein [1]. Schließlich sind auch einfache Hämolyseteste mit hypotonen Kochsalzlösungen empfohlen worden. Der Wert, wie auch die Fehlerquoten dieser Bestimmungsmethoden müssen im Zusammenhang mit den quantitativen Problemen eines Massenscreenings gesehen werden.

Prognose. Die Prognose ist absolut gut, die Lebenserwartung ist nicht verkürzt. Eine Hämosiderose ist extrem selten.

Therapie. Eine Behandlung ist im Prinzip nicht erforderlich. Leichte Anämien können durch Gabe von Vitamin B_6 um 1–2 g Hb/100 ml gebessert werden. Eine Eisenmedikation ist kontraindiziert, sofern nicht ein nachgewiesener Eisenmangel vorliegt, was besonders im Kleinkindalter vorkommen kann. Für schwere Verlaufsformen (Thalassaemia intermedia) gelten die therapeutischen Richtlinien der Major-Thalassämie. Eine wesentliche Konsequenz der Diagnose ist die genetische Beratung (s. Therapie).

Thalassaemia major

Definition. Homozygote Form der Störung der β-Kettensynthese mit schwerer hypochromer und hämolytischer Anämie sowie ineffektiver Erythropoese, sekundärer Störung des Häm-Eisenstoffwechsels und ausgeprägter sekundärer Membranschädigung der Erythrozyten.

Pathogenese. Die Pathophysiologie der Erkrankung basiert auf der schwer gestörten Imbalance der Synthese der Polypeptidketten, d.h. dem Mangel an β-Ketten, dem Überschuß an α-Ketten und der nicht ausreichenden Kompensation durch die γ-Ketten. Verminderte Hämoglobinsynthese, intravasale Hämolyse, Sequestration der Erythrozyten in der Milz und ineffektive Erythropoese verursachen die Anämie (Abb. II.20). Die höhere Sauerstoffaffinität des Blutes, bedingt durch den stark erhöhten HbF-Anteil, löst in Kombination mit der Anämie eine vermehrte Erythropoetinbildung aus. Die Folge ist eine stark gesteigerte medulläre und extramedulläre Erythropoese. Die Ausweitung der blutbildenden Markräume führt einerseits zu typischen Skelettveränderungen. Andererseits ist sie in hohem Maße für die gesteigerte intestinale Eisenabsorption verantwortlich, die außerdem noch durch die permanente Anämie begünstigt wird. Zusätzlich sind für die Hypersiderinämie und die Hämosiderose der erhöhte Eisenanfall durch Hämolyse, Nichtverwertbarkeit und Transfusionen verantwortlich. Mit den sideroachrestischen Störungen ist der Defekt in der Hämsynthese gekoppelt. Die Zusammenhänge zwischen Anämie, Minderwuchs und sexueller Retardierung sind in allen Einzelheiten nicht geklärt.

Klinisches Bild. Die ersten Symptome entwickeln sich etwa ab dem 3.–4. Lebensmonat parallel mit der an sich fälligen Zunahme der β-Kettensynthese. Zunächst fallen Blässe, Appetitlosigkeit und mangelhafte körperliche Entwicklung auf. Durch die Hepatosplenomegalie vergrößert sich das Abdomen; Haut und Skleren sind ikterisch. Mit zunehmendem Alter bildet sich der typische Habitus mit Minderwuchs, dünnen Extremitäten und dickem Bauch aus. Die Ausweitung der Knochenmarkräume bewirkt Skelettveränderungen, besonders charakteristisch am Schädel, mit prominenten Jochbeinen, Stirn- und Parietalhöckern bei eingesunkener Nasenwurzel. Dies gibt dem Gesicht ein mongoloides Aussehen. *Röntgenologisch* sieht man Erweiterungen der Diploe und Verdünnung der Kompaktalamellen, schließlich mit Ausbildung des sogenannten Bürstenschädels. Die viel beschriebene Infektanfälligkeit der Kinder ist nicht bewiesen. Die Hepatosplenomegalie kann später extreme Ausmaße annehmen; die Größe beider Organe verringert sich jeweils nach Transfusionen.

Hämatologische Kriterien. Das Blutbild zeigt eine schwere Anämie meist unter 8 g/100 ml Blut und einen entsprechend niedrigen Hämatokrit. Die Erythrozytenzahl ist im Vergleich zur Hämoglobinkonzentration bzw. zum Hämatokrit noch relativ hoch, so daß MCH und MCHC weit unterhalb der Norm liegen. Die Retikulozytenzahl ist zwar erhöht, infolge der ineffektiven Erythropoese liegen die Werte jedoch kaum über 50–70‰. Morphologisch imponiert eine ausgeprägte Anisozytose und Poikilozytose sowie Mikrozytose, Targetzellen, Hypochromie, Polychromasie, basophile Tüpfelung, Howell-Jolly-Körpern und Erythroblasten. Es gibt kein anderes hämatologisches Krankheitsbild, bei dem die Morphologie der Eryhtrozyten so stark verändert ist. Die Lebenszeit Chrom-markierter Erythrozyten ist deutlich verkürzt. Eine Leukozytose kann vorhanden, jedoch auch bei der Zellzählung durch kernhaltige Erythrozyten vorgetäuscht werden. Die Anzahl der Thrombozyten ist normal. Diese Werte werden beeinflußt von der Größe und der Funktion der Milz.

Weitere Laborbefunde. Das Serum-Bilirubin ist konstant, aber variabel erhöht. Der Vermehrung des Serumeisens entspricht die voll gesättigte Eisenbindungskapazität. Das Haptoglobin im Serum ist erniedrigt.

Spezifische diagnostische Kriterien. Die Hämoglobinanalyse ergibt als typischen Befund eine enorme Erhöhung von HbF jenseits der Säuglingsperiode auf Werte zwischen 20 und 80%. Sehr selten werden HbF-Werte unter 10% oder über 90% registriert (vgl. Tabelle II.36). Aus der Höhe des HbF- bzw. HbA-Wertes kann auch mit einiger Sicherheit gefolgert werden, ob Homozygotie für β^0- bzw. β^+-Thalassämie oder doppelte Heterozygotie für β^0/β^+-Thalassämie vorliegt (Tabelle II.37). Der HbA$_2$-Wert ist erhöht oder normal. Somit ist seine Bedeutung für die Diagnostik der Thalassaemia major gering. Die Hämoglobinanalyse hat vorausgegangene Transfusionen zu berücksichtigen. Aus dem zytologischen Nachweis von massenhaft HbF-haltigen Erythrozyten im Blutausstrich, kombiniert mit den typischen morphologischen Kriterien kann der Erfahrene allein schon die Diagnose stellen.

Prognose. Die Prognose der unbehandelten Thalassaemia major ist sehr schlecht. Der Tod tritt meist vor dem fünften Lebensjahr ein. In Abhängigkeit von den therapeutischen Möglichkeiten erreichen einige Patienten heute das dritte Lebensjahrzehnt (Abb. II.22). Haupttodesursachen sind Herzinsuffizienz und Leberzirrhose als Folge der Hämosiderose, sowie Transfusionshepatitis oder unbeherrschbare Infektionen nach Milzexstirpation.

Therapie und Komplikationen

Da es keine kausale Therapie gibt, beschränkt sich diese auf Folgen und Komplikationen der Erkrankung. Die supportiven Maßnahmen haben das Ziel, die Anämie zu korrigieren, die Hämosiderose zu verhindern und viele Komplikationen

Tabelle II.37. Differenzierung der genetischen Varianten der β-Thalassämie bei homozygoten Formen mittels der Hämoglobinanalyse; Bedeutung der HbA$_2$-Werte s. Text (Daten von Ch. Kattamis, Athen, pers. Mitteilung)

Gen-Konstellation	HbA %	HbF %	HbA$_2$ %
β^0/β^0 thal	fehlt	94–99 (97,9 ± 1,3)	1,0–5,9 (1,7 ± 0,4)
β^0/β^+ thal	4–12 (7,4 ± 2,4)	86–95 (90,8 ± 2,8)	0,6–3,4 (1,8 ± 0,7)
β^+/β^+ thal	24–36 (29,3 ± 4,0)	58–73 (66,6 ± 4,9)	2,4–8,7 (4,1 ± 2,3)

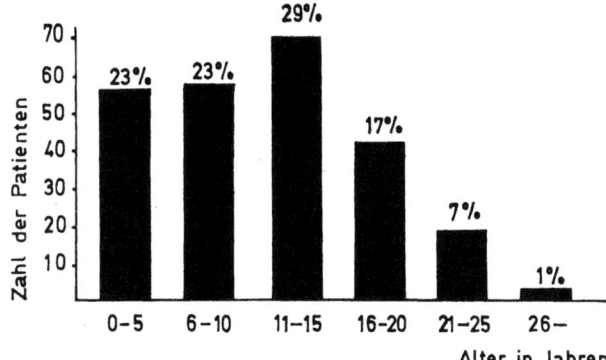

Abb. II.22. Altersverteilung von 245 Patienten mit Thalassaemia major. Daten nach einer Studie von Pearson, H., und O'Brien [9] aus dem Jahre 1973

frühzeitig zu erkennen, um dem Patienten die Qualität seines invaliden Lebens zu bessern (Übersicht bei [9]).

1. **Anämie.** Diese erfordert regelmäßig Transfusionen mit gefiltertem Erythrozytenkonzentrat, wenn die Hb-Konzentration unter 9 g/100 ml Blut. Ziel der regelmäßigen Transfusions-Therasionshäufigkeit. 15 ml Ery-Konzentrat/kg KG erhöhen die Hb-Konzentration um 5 g/100 ml Blut. Ziel der regelmäßigen Transfusions-Therapie ist die Vermeidung von Minderwuchs, was bis zum Pubertätsalter auch gelingt. Weiterhin soll die Ausdehnung des erythropoetischen Markes (Knochendeformierungen) und die hohe enterale Eisenabsorption damit eingeschränkt werden. Damit wird allerdings nur die Ursache der Hämosiderose verschoben. Zu erwartende Transfusionsreaktionen sind durch vorherige Gabe von 50–100 mg Hydrocortison zu verhindern.

2. **Hämosiderose und Elimination von Eisen.** Die Hämosiderose ist eine unausweichliche Folge der Erkrankung. Komplikationen der chronischen Hämosiderose der parenchymatösen Organe sind Herzinsuffizienz, Leberzirrhose, Pankreasfibrose mit Diabetes mellitus und Störungen der endokrinen Sekretion. Die Hämosiderose ist die häufigste Todesursache. Deshalb gehört die Elimination des Eisens zu den wichtigsten therapeutischen Maßnahmen. Die Kontrolle der Effektivität der Therapie kann über den zytochemischen Eisennachweis in Leberpunktaten (Abstand 2 Jahre) und Knochenmarkausstrichen erfolgen. Die bisher wirksamste Methode der Eisenelimination besteht in der Gabe von Chelatbildnern [2].

Desferrioxamin. Die Gabe von Desferrioxamin kombiniert mit einer oralen Gabe von 0,5–1,0 g Vitamin C ist die bislang am besten bekannte Therapieform. Folgende Verfahren finden derzeit Anwendung:

a) Intramuskuläre Gabe von 0,5–1,0 g Desferrioxamin (Desferal) an 6 Tagen der Woche; 1 Tag Pause (Sonntag); allein oder kombiniert mit Verfahren b.

b) 400–500 mg/kg KG Desferrioxamin als Dauertropfinfusion über 24 Stunden nach jeder Transfusion. Bis zu 16 g Desferal wurden bei diesem Therapieverfahren ohne Nebenwirkung vertragen.

c) Subkutane Infusion von 750–1500 mg Desferrioxamin über 24 Stunden; Beginn nach der Transfusion. Eine feinlumige Kanüle (Stärke Nr. 16–20) wird am Bauch subkutan eingeführt und mit einer Infusionspumpe verbunden. Das Desferrioxamin wird mit physiologischer Kochsalzlösung infundiert, das Volumen sollte 0,67–1,83 ml pro Stunde betragen.

Insgesamt ist die Effektivität der Therapie zur Verhinderung der Organsiderose nicht mit Sicherheit bewiesen. Die Therapie scheint um so wirksamer zu sein, je mehr Eisen in den parenchymatösen Organen abgelagert ist. Die Splenektomie hat einen günstigen Effekt auf die Eisenelimination mit Chelatbildnern. Der Wert der Splenektomie ist jedoch nach wie vor umstritten (s. unten).

2,3-Dihydroxybenzoesäure (2,3-DHB). Versuche mit 2,3-DHB (oral 25 mg/kg KG/Tag) lassen nach bisherigen Daten günstige Effekte hinsichtlich der Eisenelimination erwarten. Die Toxizität von 2,3-DHB ist gering. Eine zusätzliche und sehr wichtige Wirkung von 2,3-DHB besteht in der Inaktivierung freier Radikale, ähnlich wie es vom Vitamin E her bekannt ist [3].

Eisenarme Diät. Die diätische Reduktion der oralen Zufuhr von Eisen hat bislang wenig Beachtung gefunden, obwohl einige Effekte zu erwarten wären.

3. Periodische Substitutionstherapie. Alle 3 Monate über 4 Wochen oral: Vitamin B_6 (50 mg/Tag), Folsäure (1–5 mg/Tag), Riboflavin (3 × 10 mg/Tag) und zweimal im Jahr Vitamin B_{12} (je 500 γ i. m.).
Die wissenschaftliche Begründung für diese Substitutionstherapie ist nicht sicher erbracht. Die Gaben von Vitamin E oder 2,3-DHB zur Inaktivierung von aktiviertem Sauerstoff haben bislang keine überzeugenden Ergebnisse gebracht.

4. Die Splenektomie ist indiziert,
a) wenn ein großer Milztumor zu mechanischen Behinderungen führt oder wenn die Gefahr der traumatischen Schädigung gegeben ist,
b) wenn ein Hypersplenie-Syndrom mit Panzytopenie besteht. Letale Blutungen als Folge der Thrombozytopenie sind beschrieben,
c) wenn die Transfusionsfrequenz zunimmt. Eine große Milz kann eine beträchtliche Erythrozytenmasse beherbergen. Die ^{51}Cr-Markierung der Erythrozyten erlaubt gewisse prognostische Aussagen: Wenn der Milz-/Leber-^{51}Cr-Quotient größer als 3:1 ist, kann von der Splenektomie ein günstiger Effekt erwartet werden.

Weiterhin soll die Splenektomie die medikamentöse Eiseneliminaton unterstützen. Trotz der vielen positiven Effekte ist aber die Splenektomie nicht ohne Risiken. Das betrifft einerseits die erhöhte Infektionsgefährdung (s. Kapitel V. D 6). Andererseits soll sich häufiger eine Leberzirrhose entwickeln, was das Verfahren der bislang großzügig gehandhabten Splenektomie sehr belastet.

5. Gallensteine entwickeln sich nach dem 4. Lebensjahr; jenseits des 15. Lebensjahres ist in 75% der Fälle damit zu rechnen. Die operative Behandlung ist nur bei Symptomen indiziert.

6. Herzversagen ist die häufigste tödlich endende Komplikation. Die Herzdilatation als Anämiefolge kann durch eine konsequent durchgeführte Transfusionstherapie verhindert werden, dagegen entwickelt sich jenseits des 12.–15. Lebensjahres zunehmend eine Siderose, die durch Streptokokkeninfektion kompliziert werden kann. Bei der Therapie kardialer Komplikationen ist zu berücksichtigen, daß einerseits der Wirkungsbereich von Digitalis durch die Siderose des Herzmuskels begrenzt ist, andererseits erfordern häufige Rhythmusstörungen Kombinationen mit anderen Medikamenten. Dies macht die ständige Konsultation eines Kardiologen erforderlich.

7. Endokrine Störungen. Das Wachstum ist bei konsequenter Transfusionstherapie erst in der Phase des Pubertätsschubes behindert. Die Ursache ist unbekannt; sicher liegt kein Mangel an Wachstumshormon vor. Auffallend sind die stark erhöhten ACTH-Werte im Plasma, die einen stimulierenden Effekt auf die Melaninbildung haben und die Pigmentierung bei Patienten mit der Cooley-Anämie erklären [8]. Die retardierte Sexualentwicklung kann durch eine entsprechende Hormontherapie (kleine Dosen von Oestrogenen und Progesteron bzw. Androgenen) korrigiert werden. Dem Diabetes geht lange Zeit eine endokrine Störung des Pankreas voraus (Glucosetoleranz, Insulinausschüttung). Die gleichzeitige Beeinträchtigung von α- und β-Zellen (Glucagon und Insulin) muß bei der Therapie berücksichtigt werden. Weiterhin kann die Hämosiderose zu Störungen der Epithelkörperchen, der Schilddrüse und der Gonaden führen.

8. Die Knochenmarktransplantation wird ein Teil der zukünftigen Therapie sein.

Präventive Maßnahmen

In vielen Ländern hat die Thalassämie eine vorrangige Bedeutung in der sozialen und präventiven Medizin. Da der Erfolg einer genetischen Beratung sehr vom Urteilsvermögen der Eltern abhängt, liegt eine wesentliche Aufgabe in der Aufklärung der Bevölkerung. Weiterhin muß die Frequenz des Thalassämie-Gens durch Massenscreening von Bevölkerungsgruppen festgestellt werden. Schließlich ist die Einrichtung von Zentren erforderlich, die eine pränatale Diagnostik durchführen können. In Deutschland ist die Realisierung dieser Maßnahmen in der Bevölkerungsgruppe der Gastarbeiter notwendig.

Thalassaemia intermedia

Definition. Klinisch mittelschwere Form einer β-Thalassämie auf der Basis einer genetisch homozygoten oder heterozygoten oder doppelt heterozygoten (β-Thalassämie + Hb Lepore oder β-Thalassämie + δ-Thalassämie) Form.

Klinisches Bild. Die Anämie stellt sich in der Regel auf Werte von 6–8 g/100 ml Blut ein, so

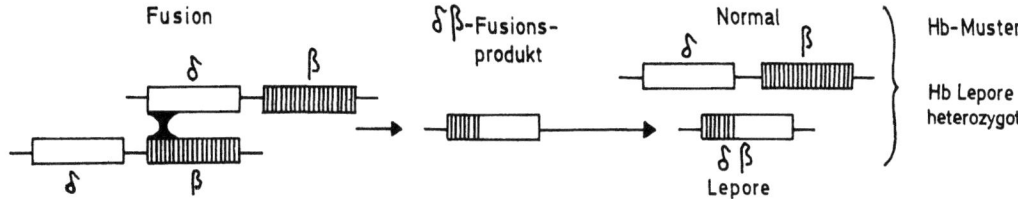

Abb. II.23. Entstehung des δβ-Fusionsproduktes Hb Lepore

daß Transfusionen nicht so oft erforderlich werden. Es besteht später eine ausgeprägte Splenomegalie. Die enorme Erythropoese kann zu schweren Skelettveränderungen besonders im Schädelbereich mit Gesichtsentstellung führen. Die **Prognose** ist gut, da die Patienten keine erhebliche Organsiderose zu befürchten haben.

Therapie. Die Splenektomie ist in der Regel erforderlich. Transfusionen sind nur notwendig in Phasen stärkerer Anämisierung. Das regelmäßige Transfusionsregime wird abgelehnt, da dies unweigerlich zur Organsiderose mit den deletären Folgen führt.

Hb Lepore-Anomalie

Grundlage. Die Lepore-Varianten sind das Produkt von δβ-Fusionsgenen, die während der Meiose entstehen. Sie sind dadurch charakterisiert, daß anstelle der β-Kette des adulten Hämoglobins ($\alpha_2\beta_2$) eine Kette vorhanden ist, die aus Teilen von β- und δ-Ketten (ββ-Kette) zusammengesetzt ist (Abb. II.23). Dadurch entsteht die anomale Lepore-Variante, die elektrophoretisch langsamer als HbA wandert. Mit der Produktion dieser Fusionskette ist gleichzeitig eine quantitative Synthesestörung gekoppelt. Daraus resultiert das klinische Bild einer Hypochromie oder hypochromen hämolytischen Anämien entsprechend der β-Thalassämie.

Vorkommen. In Mitteleuropa nicht selten durch den Zustrom ausländischer Gastarbeiter. Hb Lepore-Varianten kommen sporadisch in der einheimischen Bevölkerung vor.

Klinische und hämatologische Kriterien. Diese entsprechen bei heterozygoten Hb Lepore-Trägern denen der Thalassaemia minor. Die Diagnose und Abgrenzung gegenüber der β-Thalassämie erfolgt durch den elektrophoretischen Nachweis von etwa 10–15% des anomalen Blutfarbstoffs. Homozygote Individuen weisen die Symptome der Thalassaemia major auf. Hierbei besteht der Blutfarbstoff zu 70–90% aus HbF, der Rest ist Hb Lepore. Das HbA_2 ist bei der heterozygoten Form erniedrigt, bei homozygoten Hb Lepore-Trägern nicht vorhanden (Tabelle II.36).
Die **Therapie** entspricht der der Thalassämie-Varianten.

Die α-Thalassämie

Definition. Quantitative Störung der α-Kettensynthese mit autosomal rezessivem Erbgang. Die klinische Symptomatik und der Anteil der beiden „Überschußvarianten" HbH (β_4) und Hb Bart's (γ_4) am Gesamthämoglobin sind eng miteinander und mit der Schwere des Gendefektes korreliert.

Grundlagen der Genetik und Pathophysiologie. Für die Entstehung der verschiedenen klinischen Erscheinungsformen und die dazugehörigen Hämoglobinmuster sind zwei Theorien entwickelt worden, die gut übereinstimmen [11]. Die eine Theorie geht davon aus, daß die Synthese der α-Ketten von vier Strukturgenen (αA/αA/αA/αA) kontrolliert wird. Da die α-Thalassämie wahrscheinlich durch eine Deletion von α-Kettengenen (αdel) verursacht wird [4], gibt es auch vier α-Thalassämie-Syndrome (Tabelle II.38). Die

Tabelle II.38. Klinische Begriffe der α-Thalassämie-Syndrome und die Theorie des genetischen Defektes. Vergleiche dazu auch Tabelle II.39

1. *α-Thalassaemia minima* = heterozygote α-Thalassämie ohne klinische Symptome:
αdel/αA/αA/αA *oder* α thal 2-Heterozygotie.
2. *α-Thalassaemia minor* = heterozygote α-Thalassämie mit Mikrozytose und Hypochromie, jedoch ohne wesentliche Anämie:
αdel/αdel/αA/αA *oder* α thal 1-Heterozygotie.
3. *Hämoglobin H-Krankheit* = mäßig starke hämolytische hypochrome Anämie:
αdel/αdel/αdel/αA *oder* α thal 1 / α thal 2 doppelte Heterozygotie.
4. *Hämoglobin Bart's-Hydrops-fetalis-Syndrom* = letale Form der α-Thalassämie:
αdel/αdel/αdel/αdel *oder* α thal 1 / α thal 1-Homozygotie.

Tabelle II.39. Genetische und klinische Formen der α-Thalassämie sowie der α-Anomalien mit elongierter α-Kette. Die Gen-Konstellation bei Annahme einer Duplikation der α-Kettengene ist Tabelle II.38 zu entnehmen (modifiziert nach Weatherall und Clegg [13, 14])

Typ der α-Thalassämie, Gendefekt	Hämoglobinmuster homozygot	heterozygot	Klinische Bezeichnung/Ausprägung homozygot	heterozygot
α thal 1 (schwere Form) Deletion von zwei α-Kettengenen	80% Hb Bart's, bis 10% HbH, 10–20% Hb Portland	5–10% Hb Bart's bei Geburt	Hb Bart's-Hydrops-fetalis-Syndrom	Thalassaemia minor
α thal 2 (leichte Form) Deletion eines α-Kettengenes	5–10% Hb Bart's bei Geburt	1–2% Hb Bart's bei Geburt	Thalassaemia minor	Thalassaemia minima oder normal
α thal 1 / α thal 2 (doppelte Heterozygotie)	25–35% Hb Bart's bei Geburt Später: 5–30% HbH und Spuren von Hb Bart's, HbA$_2$ erniedrigt		HbH-Krankheit (Thalassaemia intermedia)	
Hb Constant Spring (Mutation α 142 Gln Stop Codon)	Hb Constant Spring 5–6%	Hb Constant Spring 0,5–1%	Thalassaemia minor	normal 1–2% Hb Bart's bei Geburt
α thal 1 /Hb CoSp * (doppelte Heterozygotie)	ca. 20% HbH, ca. 2% Hb Constant Spring		HbH-Krankheit (Thalassaemia intermedia)	
Hb Icaria *Hb Koya Dora* (bei beiden Mutationen des Stop Codons α 142)	nicht beschrieben nicht beschrieben	Hb Icaria 0,5–1% Hb Koya Dora 0,5–1%	nicht beschrieben nicht beschrieben	normal normal

* Hb CoSp = Abkürzung für Hb Constant Spring

andere Theorie setzt die Existenz von zwei α-Thalassämiegenen (α thal) voraus mit unterschiedlicher Expressivität (α thal 1 = fehlende α-Kettensynthese; α thal 2 = partiell eingeschränkte α-Kettensynthese). Damit können die beobachteten Phänomene über einen rezessiven Erbgang mit den Möglichkeiten der Homozygotie und doppelten Heterozygotie ebenfalls erklärt werden. Will man beide Theorien kombinieren (Tabelle II.39), dann entspricht das α thal 1-Gen der Deletion von zwei Strukturgenen (αdel/αdel/αA/αA) und das α thal 2-Gen ist mit der Deletion von einem der vier Strukturgene identisch (αdel/αA/αA/αA). Dies ist eine vereinfachte Darstellung der Beziehungen zwischen Genetik und Klinik bei der α-Thalassämie, die sich in Wirklichkeit durch die Kombination mit anderen Defekten der α-Kettensynthese komplizierter darstellt (Tabelle II.39). Die Störung der Synthese der α-Ketten betrifft alle menschlichen Hämoglobine, da sie alle α-Ketten enthalten. Danach ist zu erwarten, daß Überschüsse in Form von β-, γ- und δ-Ketten vorhanden sind. Die nicht-α-Ketten bilden Tetramere, und es entstehen HbH (β$_4$) Hb Bart's (γ$_4$) und Hbδ$_4$. HbH ist instabil. Außerdem ist es funktionell unbrauchbar, ebenso wie Hb Bart's, aufgrund der extrem hohen O$_2$-Affinität, die eine Abgabe von Sauerstoff an das Gewebe unmöglich macht. Hbδ$_4$ hat wegen der geringen Quantität keine pathogenetische Bedeutung.

Häufigkeit. Selten in Nord- und Mitteleuropa; häufiger im Mittelmeerraum, besonders in der türkischen Bevölkerung; ausgesprochen häufig in Südostasien, besonders Thailand und China.

Die α-Thalassaemia minor

Definition. Es handelt sich um die heterozygote Form der α-Thalassämie mit fehlender oder nur geringer hämatologischer Symptomatik entsprechend der Genkonstellation (Tabelle II.39).

Klinische und hämatologische Symptome. Die klinische Manifestation variiert zwischen einer leichten Hypochromie der Erythrozyten bis zur gering ausgeprägten hypochromen Anämie bei normalem Serumeisen. Dementsprechend sind MCH, MCHC und MCV erniedrigt. Manchmal finden sich in einigen Erythrozyten HbH-Innenkörper. Das HbA$_2$ ist normal bis gering erniedrigt. Die hämatologischen Daten machen eine eindeutige Klassifizierung als heterozygote α-Thalassämie schwierig. Einfacher ist die Erkrankung bei der Geburt zu erkennen, weil Neugeborene mit heterozygoter α-Thalassämie 2–6% Hb Bart's aufweisen, im Gegensatz zu normalen Neugeborenen, bei denen der Anteil unter 0,5% liegt (Tabelle II.39). Hilfreich können außerdem in vitro-Messungen der Syntheseleistung für die α-Ketten über die Inkorporation von radioaktiv markierten Aminosäuren sein.

Die klinische **Bedeutung** als Krankheit ist gering. Häufigste Fehldiagnose ist die Eisenmangelanämie. Die praktische Bedeutung liegt in der genetischen Beratung der Eltern und später auch der betroffenen Kinder.

Die **Prognose** ist absolut gut.

Die HbH-Krankheit

Definition. Mittelschwere hämolytische hypochrome Anämie als Folge einer ausgeprägten Verminderung der α-Kettensynthese mit dem charakteristischen Befund der anomalen „Überschußvariante" HbH (β$_4$).

Ätiologie und Pathogenese. Je nach genetischem Konzept liegt entweder eine Deletion von drei α-Kettenstrukturgenen oder eine doppelte Heterozygotie für das α thal 1- und α thal 2-Gen vor. Die Reduktion der α-Kettensynthese betrifft alle drei Hämoglobine HbA$_1$ (α$_2$β$_2$), HbA$_2$ (α$_2$δ$_2$) und HbF (α$_2$γ$_2$), womit sich einerseits die Verminderung des intrazellulären Hämoglobingehaltes (Hypochromie), andererseits das Fehlen eines Ersatzes für die reduzierte α-Kettensynthese erklärt. Die im Überschuß vorhandenen β-Ketten (HbH = β$_4$) haben als instabile Variante pathogenetische Bedeutung. Sie präzipitieren zu den typischen HbH-Innenkörpern und bewirken damit eine Verkürzung der Lebensdauer der Erythrozyten nach den gleichen Mechanismen wie bei der β-Thalassämie. Da die Instabilität von HbH mit dem Alter der Zellen zunimmt, sind von der Hämolyse vorwiegend die älteren Erythrozyten betroffen. Dies erklärt die im Vergleich zur β-Thalassämie weniger ausgeprägte ineffektive Erythropoese. Die funktionelle Minderwertigkeit von HbH ist für den Anomalieträger wegen des relativ geringen Prozentsatzes (ca. 10% HbH) ziemlich bedeutungslos (vgl. Hb Bart's-Hydrops-fetalis-Syndrom).

Klinische und hämatologische Symptome. Das Krankheitsbild weist zwar eine Variabilität auf, ist aber meistens durch eine deutliche hypochrome hämolytische Anämie mit Hepatosplenomegalie gekennzeichnet. Gering ausgeprägt sind die Knochenveränderungen, da die Erythropoese nicht extrem gesteigert ist wie bei der Cooley-Anämie. Damit im Zusammenhang steht auch der relativ wenig veränderte Eisenstoffwechsel. Die Hämoglobinkonzentration liegt zwischen 7 und 10 g/100 ml Blut. Das MCH ist stark erniedrigt, nicht selten auf Werte um 20 pg. Im *peripheren Blutbild* stehen Mikrozytose, Anisozytose, Poikilozytose, Targetzellen und Hypochromasie sowie basophile Punktierung im Vordergrund. Im Brillantkresylblaupräparat können Retikulozyten und HbH-Innenkörper miteinander verwechselt werden. Das **Knochenmark** zeigt eine gesteigerte und mäßig ineffektive Erythropoese. Mit Vitalfarbstoffen lassen sich in roten Vorstufen plumpe Innenkörper als Ausdruck des denaturierten HbH nachweisen. Im Serum ist das Eisen normal bis erhöht bei entsprechender Eisenbindungskapazität. Eine Hämochromatose ist ungewöhnlich. Das Bilirubin ist oft erhöht.

Diagnostische Kriterien. Zu den Veränderungen der Zellmorphologie und zur Hypochromie gehört der Nachweis von HbH. In der Elektrophorese wandert HbH anodisch schneller als HbA und Hb Bart's. Der Anteil an HbH schwankt zwischen 5 und 30%; diese Differenz erklärt sich teilweise mit der Instabilität. Das HbA$_2$ ist auf 1–2% erniedrigt. Das HbF ist sehr selten etwas erhöht. Mit sensitiven Methoden lassen sich ziemlich regelmäßig Spuren von Hb Bart's nachweisen. Bei Neugeborenen läßt sich die genetische Konstellation der HbH-Krankheit durch die Existenz von ca. 25% Hb Bart's einfach nachweisen. HbH-Innenkörper sind nach Inkubation von Blut mit Brillantkresylblau in der feuchten Kammer bei 37°C über 1 Stunde nach dem Prinzip der Retikulozyten nachweisbar. Verstärkt treten diese Präzipitate nach einer Splenektomie auf als Ausdruck des erhöhten mittleren Alters der Erythrozyten. Die Innenkörper sind dann auch gröber.

Prognose. Die HbH-Krankheit stellt klinisch eine Intermedia-Form dar. Ernste Komplikationen sind selten. Eine Hämochromatose ist kaum zu befürchten, da Transfusionen selten notwendig werden.

Familienuntersuchungen. Bei den Eltern der Patienten ist in der Regel kein HbH nachweisbar, jedoch kann man gelegentlich HbH-Zellen finden. Nach dem Erbgang ist bei einem Elternteil eine heterozygote α-Thalassämie vom Minimatyp (α thal 2 bzw. αdel/αA/αA/αA), beim anderen Elternteil eine vom Minor-Typ (α thal 1 bzw. αdel/αdel/αA/αA) zu erwarten. Nur letzterer kann mit einiger Sicherheit bestätigt werden.

Erworbenes HbH. Selten findet sich HbH bei der Erythroleukämie.

Therapie. Eine kausale Behandlung ist nicht möglich. Bei Absinken der Hämoglobinwerte unter 6–7 g/100 ml Blut ist die Substitution von Erythrozyten indiziert. Regelmäßige Transfusionen sind selten erforderlich. Der Wert der Milzexstirpation ist umstritten. Bei schweren Verlaufsformen sollten die Kriterien gelten, wie sie bei der Cooley-Anämie angegeben sind. Gelegentliche Gaben von Vitamin B_1 (FAD), Vitamin B_6 und Folsäure sind empfehlenswert. Vermeidung von Medikamenten mit oxidierenden Eigenschaften ist wichtig.

Hb Bart's-Hydrops-fetalis-Syndrom

Definition. Homozygote α-Thalassämie mit komplettem Ausfall der α-Kettensynthese. Das schwere Krankheitsbild ist nicht mit dem Leben vereinbar.

Ätiologie und Pathogenese. Die fehlende Produktion von α-Ketten führt dazu, daß schon intrauterin kein embryonales (Hb Gower 2, $\alpha_2\varepsilon_2$), fetales ($\alpha_2\gamma_2$) oder adultes Hämoglobin ($\alpha_2\beta_2$) gebildet wird. Da die embryonale α-Kette, d. h. die ζ-Kette nicht betroffen ist, werden $\zeta_2\varepsilon_2$ (Hb Gower 1) und Hb Portland ($\zeta_2\gamma_2$) als normale Varianten synthetisiert. Die im Überschuß vorhandenen γ- und β-Ketten bilden Hb Bart's (γ_4) und HbH (β_4), die als funktionell unbrauchbare Varianten intrauterin einen erheblichen O_2-Mangel im Gewebe verursachen. Die Tatsache, daß die Kinder überhaupt bis zur 30.–40. Schwangerschaftswoche überleben können, liegt an der Funktionsfähigkeit von Hb Portland ($\zeta_2\gamma_2$), das 20% vom Gesamtfarbstoff ausmachen kann (Tabelle II.39).

Klinische und hämatologische Symptome. Die Kinder sterben entweder in utero oder kurz nach der Geburt; sie sind stark hydropisch und blaß; petechiale Blutungen sind häufig; geringer Ikterus. Hepatosplenomegalie, Aszites, Kardiomegalie, pleurale oder perikardiale Ergüsse sind führende klinische Symptome. Die Hämoglobinkonzentration schwankt zwischen 3 und 10 g/100 ml Blut; MCH und MCHC sind erniedrigt; das MCV ist auf 110–190 μm³ erhöht. Es findet sich eine ausgeprägte Anisozytose, Poikilozytose, Polychromasie und Erythroblastose. Die Retikulozyten können bis auf 500–600‰ erhöht sein. Das Knochenmark sowie die extramedullären Blutbildungsherde zeigen eine enorm gesteigerte Erythropoese.

Hämoglobinmuster. 70–80% Hb Bart's, bis 10% HbH und ca. 20% Hb Portland; kein HbA_1, kein HbF, kein HbA_2.

Familienuntersuchungen. Bei beiden Eltern ist eine heterozygote α-Thalassämie vom Minortyp (α thal 1) zu erwarten. Eine HbH-Krankheit wird gehäuft in der Verwandtschaft gefunden.

Therapie. Eine Behandlung ist nicht möglich. Intrauterine Transfusionen sind sinnlos, da der Defekt der vollständigen Synthesestörung für α-Ketten bestehen bleibt. Genetische Beratung und pränatale Diagnostik bei nachfolgenden Schwangerschaften sind notwendige Maßnahmen.

Hb Constant Spring

Definition. Anomale Minor-Variante entstanden durch Mutation des Stop Codons α 142 (s. Defekte des Hämoglobins), die durch zusätzliche 31 Aminosäuren am C-Terminus der α-Kette charakterisiert ist. Der klinische Effekt dieser Variante besteht in einer Verminderung der Synthese der α-Ketten vom Typ des α thal 2 Gens [13].

Klinische und hämatologische Daten. Heterozygote haben ca. 2% Hb Constant Spring, das elektrophoretisch langsamer als HbA_2 wandert. Die Blutbildwerte sind normal. Als Neugeborene weisen die Anomalieträger erhöhte Werte für Hb Bart's auf. Homozygot erkrankte Patienten haben ausgeprägte hypochrome Veränderungen der Erythrozyten. Außerdem besteht eine Splenomegalie und ein leichter Ikterus. Der Anteil an Hb Constant Spring ist auf 3–5% vom Gesamtblutfarbstoff erhöht. In Kombination mit dem α thal 1 Gen erzeugt Hb Constant Spring das Bild einer HbH-Krankheit (Tabelle II.39).

Vorkommen. Die Variante ist häufig in Südostasien (Thailand, China) anzutreffen; sporadisches Vorkommen ist in Griechenland beschrieben worden. Ähnliche Mutationen sind als Hb Icaria und Hb Koya Dora bekannt (Tabelle II.39).

Therapie. Weder bei homozygoter noch bei heterozygoter Form nötig. In Kombination mit der α-Thalassämie gelten die für diese Krankheitsform angegebenen Richtlinien.

Literatur

1. Gottfried, E. L.: Screening for thalassemia (To the Editor). Amer. J. clin. Path. **65**, 1031 (1976).
2. Granziano, Z. H., Cerami, A.: Chelation therapy for the treatment of thalassemia. Semin. Hematol. **14**, 127 (1977).
3. Graziano, J. H., Müller, D. R., Grady, R. W., Cerami, A.: Inhibition of membrane peroxidation in thalassaemic erythrocytes by 2.3-dihydroxybenzoic acid. Brit. J. Haemat. **32**, 351 (1976).
4. Kan, Y. W., Dozy, A. M., Varmus, H. E., Taylor, J. M., Holland, J. P., Lie-Injo, L. E., Ganesan, J., Todd, D.: Deletion of α-globin genes in haemoglobin-H disease demonstrates multiple α-globin structural loci. Nature (Lond.) **255**, 255 (1975).
5. Koerper, M., Mentzer, W. C., Brecher, G., Dallman, P. R.: Developmental change in red blood cell volume: Implication in screening infants and children for iron deficiency and thalassemia trait. J. Pediat. **89**, 580 (1976).
6. Kleihauer, E.: Thalassämien. In: Humangenetik (Becker, P. E., Hrsg.), Bd. III/3, S. 528. Stuttgart: Thieme 1976.
7. Lehmann, H., Lang, A.: Various aspects of α-thalassaemia. Ann. N. Y. Acad. Sci. **232**, 152 (1974).
8. McIntosch, N.: Endocrinopathy in thalassaemia major. Arch. Dis. Child. **51**, 195 (1976).
9. Pearson, H. A., O'Brien, R. T.: The management of thalassemia major. Semin. Hematol. **12**, 255 (1975).
10. Ramirez, I., O'Donnell, J. V., Marks, P. A., Dank, A., Musumeci, S., Schiliro, G., Pizarelli, G., Russo, G., Luppis, B., Gambino, R.: Abnormal or absent βmRNA in β⁰ Ferrara and gene deletion in δβ thalassaemia. Nature (Lond.) **263**, 471 (1976).
11. Wasi, P., Na-Nakorn, S., Pootrakul, S.: The α-thalassaemias. Clin. Haematol. **3**, 383 (1974).
12. Weatherall, D. J., Clegg, J. B.: The Thalassaemia Syndromes, 2nd Ed., Oxford: Blackwell 1973.
13. Weatherall, D. J., Clegg, J. B.: The α chain termination mutants and their relationship to the α thalassaemias. Phil. Trans. B. **271**, 411 (1975).
14. Weatherall, D. J., Clegg, J. B.: Molecular genetics of human hemoglobin. Ann. Rev. Genet. **10**, 157 (1976).

Sideroblastische Anämien

Definition. Der Begriff sideroblastische Anämien wird deskriptiv für eine ätiologisch uneinheitliche Gruppe von chronischen Anämien verwendet, die folgende gemeinsame Merkmale haben: Dimorphe oder überwiegend hypochrome mikrozytäre Erythrozyten, hyperplastische und ineffektive Erythropoese sowie Störungen im Häm-Eisenstoffwechsel mit Hypersiderinämie und den morphologisch charakteristischen „Ring"-Sideroblasten im Knochenmark. Der molekulare Defekt der verschiedenen Formen ist nicht bekannt.

Pathophysiologische Grundlagen. Grundlage der Defekte ist wahrscheinlich eine Eisenverwertungsstörung der Erythroblasten. Ferrokinetische Untersuchungen ergeben in der Regel einen erhöhten Plasmaeisen-Umsatz sowie eine verminderte Eiseninkorporation in rote Vorstufen. Eisen wird durch das Transferrin an die Zellmembran transportiert, gelangt durch unbekannte Vorgänge in die Mitochondrien und wird dort bei der Hämsynthese in den Porphyrinring inkorporiert.

Es werden drei Möglichkeiten einer Störung diskutiert, die zu einer erhöhten Akkumulation von Eisen im Erythroblasten führt: 1. Das Eisenangebot übersteigt den Bedarf, 2. nicht verwertbares Eisen wird in unzureichendem Maße abtransportiert und 3. ein Defekt in der Hämsynthese bewirkt eine erniedrigte Eisenutilisation (Übersicht bei [12]).

Der Sideroblast. Der Sideroblast ist eine kernhaltige Vorstufe der Erythrozyten, die im Zytoplasma anfärbbares Nicht-Häm-Eisen enthält. Die Anzahl der Eisengranula beträgt in normalen Sideroblasten in der Regel weniger als vier. Die Anzahl normaler Sideroblasten im Mark schwankt zwischen 20 und 80% der kernhaltigen Erythrozyten. Pathologische Sideroblasten sind gekennzeichnet durch eine erhebliche Vermehrung der Eisengranula pro Erythroblast. Die kreisförmige Anordnung um den Kern hat zur Bezeichnung „Ringsideroblast" geführt. Das Eisen ist in die Mitochondrien eingelagert.

Häufigkeit, Vorkommen. Mit Ausnahme der sekundären Formen sind sideroblastische Anämien seltene Erkrankungen. Eine Manifestation im Kindesalter — auch im frühen Säuglingsalter — wurde vereinzelt beschrieben [12].

Klassifizierung. Eine befriedigende Einteilung der sideroblastischen Anämien ist wegen der mangelnden Kenntnisse der Ätiologie und Pathophysiologie nicht möglich. Deswegen ist die Unterteilung in hereditäre und erworbene Formen mit den jeweiligen Untergruppen nach wie vor sinnvoll [8, 4] (Tabelle II.40).

Hereditäre sideroblastische Anämie

Definition. Diese ist ein ätiologisch heterogenes Syndrom mit uneinheitlichem Erbgang und auffallend spätem Manifestationsalter für eine hereditäre Erkrankung.

Einteilung (Tabelle II.40). Die X-chromosomal gebundenen Formen lassen sich in Pyridoxinsensible — diese sind am häufigsten — und in Pyridoxin-refraktäre Formen unterteilen. Unter den Pyridoxin-refraktären Varianten scheint die Anaemia hypochromica sideroblastica hereditaria eine durch die Störung des Porphyrinstoffwechsels definierte Sonderform darzustellen. Die Gruppe mit autosomalem Erbgang scheint weniger heterogen zu sein [8].

Nomenklatur. Die Bezeichnung „sideroachrestisch"[2] wird von vielen Autoren bewußt vermieden, weil damit eine nicht ganz gerechtfertigte ätiologische Zuordnung ausgesprochen wird. Im übrigen sind die Synonyma wohlklingend, wie u. a.: Anaemia hypochromica sideroblastica hereditaria; familiäre hypochrome Anämie; geschlechtsgebundene familiäre Eisenspeicher-Anämie; Anaemia sideroachrestica hereditaria.

Häufigkeit, Vorkommen. Die verschiedenen Krankheitsbilder sind selten. Nur ausnahmsweise wird eine Manifestation im Kindesalter beobachtet; die Mehrzahl der X-chromosomal gebundenen Formen entwickelt im zweiten bis dritten Lebensjahrzehnt nachweisbare Symptome, selten sogar nach dem sechzigsten Lebensjahr [8].

Ätiologie und Pathogenese. Eine Hämsynthesestörung infolge Aktivitätsverminderung der δ-Aminolävulinsäure(ALA)-Synthetase ist als eine Ursache diskutiert worden. Das Coenzym der ALA-Synthetase ist das Pyridoxal-5-phosphat, das im Organismus aus Pyridoxin (Vitamin B_6) gebildet wird. Bei einigen Unterformen der hereditären sideroblastischen Anämien kann durch hohe Dosen Pyridoxin eine Normalisierung der Hämsynthese erreicht werden = Pyridoxin-empfindliche Formen. In anderen Fällen wurden reduzierte Konzentrationen an Koproporphyrinen und Protoporphyrinen in den Erythrozyten gemessen, die ebenfalls durch pharmakologische Dosen von Pyridoxin korrigiert werden können. Daraus wurde auf einen Stoffwechseldefekt im Bereich des Pyridoxins oder auf einen Mangel an Koproporphyrinoxidase geschlossen (Abb. II.38).

Bei den Pyridoxin-refraktären Formen wird ein genetisch bedingter noch nicht definierter Defekt irgendeines anderen Enzyms der Hämsynthese vermutet. Zusätzlich zu den Hämsynthesestörungen scheint eine gesteigerte Eisenabsorption im Darm zu bestehen. Es ist nicht geklärt, inwieweit

---

Tabelle II.40. Klassifizierung der sideroblastischen Anämien. Zusammengestellt nach Daten bei [5, 7, 10]

Hereditäre sideroblastische Anämien
(Primäre Formen)
Mit X-chromosomaler Vererbung
  Pyridoxin-empfindliche Anämie
  Pyridoxin-refraktäre Anämie
  — Anaemia hypochromica sideroblastica hereditaria
  — Andere Formen
Mit autosomaler Vererbung
  Pyridoxin-empfindliche sideroblastische Anämie

Erworbene sideroblastische Anämien
Idiopathische Formen
(Primäre Formen)
  Erworbene Pyridoxin-empfindliche Anämie
  Pyridoxin-refraktäre Form: Idiopathische sideroblastische Anämie
Kombiniert mit definierten Grundkrankheiten
(Sekundäre Formen)
  Systemerkrankungen: chronische Infekte, hereditäre und erworbene hämolytische Anämien, Malabsorptionssyndrome, perniziöse Anämie, Polycythaemia vera, Thrombozytose, Myelofibrose, myeloische Leukämie, Erythroleukämie, Lupus erythematodes, Porphyria cutanea tarda.
  Medikamenten-induzierte Formen: z. B. durch Isoniazid, Pyrazinamid, Chloramphenicol, Äthanol, Pyridoxin-Antimetaboliten.
  Bleivergiftung.

---

[2] aus dem Griechischen: Eisen nicht ausnützend.

die Ursache der vermehrten Absorption eine genetische Abnormität der Darmschleimhaut darstellt oder als sekundäres Phänomen infolge der Eisenverwertungsstörung der Erythroblasten zustandekommt (Übersichten [3, 12]).

Genetik. Der Erbgang der sideroblastischen Anämien ist wenig erforscht. Bei den X-chromosomalen Formen lassen sich auch bei einigen heterozygoten Frauen morphologische Veränderungen an den Erythrozyten nachweisen. Allerdings haben sie selten eine Anämie, dagegen häufiger eine Splenomegalie.

Klinische Symptomatik. Die Erkrankung manifestiert sich selten im jugendlichen Alter und nur ausnahmsweise bei Säuglingen. Hier nimmt die Krankheit einen rasch progredienten Verlauf mit letalem Ausgang. Die klinischen Symptome sind vom variablen Ausmaß der Anämie abhängig: Müdigkeit, Schwäche und auffallende Blässe. Der Beginn ist schleichend; nicht selten wird die Diagnose im Zusammenhang mit einem Routine-Blutbild gestellt.

Hämatologische Kriterien. Charakteristisch ist eine mikrozytäre, hypochrome Anämie. Das MCV und MCH sind dementsprechend erheblich niedriger als normal. Im Blutausstrich dominiert zwar eine hypochrome, mikrozytäre Zellpopulation, jedoch findet man außerdem eine zweite differente Population aus normozytären, z.T. auch makrozytären Erythrozyten, die einen normalen Hämoglobingehalt aufweisen. Dieser sogenannte *Dimorphismus* ist bei den erworbenen sideroblastischen Anämien noch viel ausgeprägter und kommt besonders gut nach Anfärbung mit Vitalfarbstoffen (Nilblausulfat, Brillantkresylblau) zur Darstellung. Basophil punktierte Erythrozyten kommen vor; ebenso auch Tropfenformen. Die Leukozytenzahl ist normal oder erniedrigt, die Retikulozyten- bzw. Thrombozytenzahlen liegen im Normbereich.
Im Knochenmark findet sich eine Hyperplasie der Erythropoese. Die Mehrzahl der Erythroblasten ist normal groß, vereinzelt findet man auch megaloblastäre Formen. Kernatypien und Pyknosen lassen sich immer wieder nachweisen. Signifikantester Befund ist eine extreme Vermehrung des intra- und extrazellulären Eisens; typisch sind die Ringsideroblasten.

Andere Laborbefunde. Das Serumeisen ist fast immer erhöht, die Eisenbindungskapazität deutlich herabgesetzt (erhöhte Transferrinsättigung).

Die osmotische Resistenz der Erythrozyten ist erhöht. Die Erythrozytenlebenszeit ist meistens normal, kann aber auch verkürzt sein. Ferrokinetische Studien zeigen einen beschleunigten Plasma-Eisenumsatz mit verminderter und verzögerter Eiseninkorporation in das Hämoglobin. Nicht selten ist eine HbF-Vermehrung nachweisbar.

Verlauf und Komplikationen. Infolge der permanenten Akkumulation exzessiver Eisenmengen entwickelt sich im Verlauf der Erkrankung das Vollbild der Hämochromatose.
Vor allem die Siderose des Herzmuskels mit der daraus resultierenden Herzinsuffizienz, ebenso die Leberzirrhose und Pankreasfibrose sind in ihren Auswirkungen klinisch bedeutsamer als die Anämie und verschlechtern die Prognose entscheidend (Übersichten [5, 12]).

Therapie

1. Bei den Pyridoxin-empfindlichen Formen täglich 100–300 mg Pyridoxin (Vitamin B_6) oral. Zusätzliche Gaben von Folsäure 5 mg/Tag werden empfohlen.
2. Zur Elimination von Eisen kann bei erwachsenen Patienten mit Hb-Konzentrationen zwischen 10 und 11 g/100 ml ein Aderlaß von 500 ml Blut in wöchentlichen oder 14tägigen Abständen durchgeführt werden, ohne daß sich die Anämie wesentlich verstärkt. Wenn bei diesem Vorgehen etwa 16 g Eisen entfernt wurden (ca. 35 ltr. Blut), kann eine weitere Eisenakkumulation durch Aderlässe in Abständen von 2–3 Monaten verhindert werden. Außerdem ist eine Behandlung mit Eisenchelatbildnern entsprechend den Angaben bei der Thalassämietherapie empfehlenswert [6, 12].

Die *Thalassämie-Syndrome* sind Sonderformen der hereditären sideroblastischen Anämien. Die quantitative reduzierte Globinsynthese bei den Thalassämien ist mit einer Überschußproduktion von Hämgruppen verbunden. Das freie Häm häuft sich in den Erythroblasten an und hemmt die Aktivität der δ-Aminolävulinsäure-Synthetase. Dieses Enzym ist jedoch ein entscheidender Regulator der Hämsynthese. Auf diese Weise supprimiert freies Häm die weitere Hämproduktion, während das nicht benötigte Eisen in den Mitochondrien und im Zytoplasma abgelagert wird. Die Thalassämien sind somit − wenn auch sekundär − den sideroblastischen Anämien zuzuordnen und bilden die häufigste Form dieser Krankheitsgruppe.

Erworbene sideroblastische Anämien

Einteilung. Bei den erworbenen Formen lassen sich zwei Hauptgruppen unterscheiden (Tabelle II.40): Einmal primäre oder idiopathische Formen, bei denen kein Zusammenhang mit einer Grundkrankheit erkennbar ist. Diese können weiter in Pyridoxin-empfindliche und Pyridoxinrefraktäre Varianten unterteilt werden. Zum anderen ist die große Gruppe der sekundären Störungen in Verbindung mit definierten Krankheiten oder verursacht durch Medikamente, Chemikalien oder Toxine bekannt.

Synonyma. Chronische refraktäre Anämie mit sideroblastischem Knochenmark. Refraktäre normoblastische Anämie. Refraktäre sideroblastische Anämie.

Erworbene idiopathische Formen
Die *Pyridoxin-empfindliche Form* aus dieser Gruppe gehört zu den Seltenheiten. Die klinische und hämatologische Symptomatik entspricht der der übrigen sideroblastischen Anämien.
Therapie. Pyridoxin (100–300 mg/tgl.) kombiniert mit Folsäure (5 mg/tgl.) und Aderlässen, wie bei den hereditären Formen dargestellt. Damit läßt sich eine volle Remission erreichen [6, 12].

Die *Pyridoxin-refraktäre Form* (*idiopathische sideroblastische Anämie*) ist im Kindesalter bislang nicht beschrieben worden, wenngleich eine Krankheitsmanifestation im jugendlichen Alter theoretisch nicht auszuschließen ist. Männer und Frauen sind gleich häufig betroffen. Charakteristisch ist ein ausgeprägter Dimorphismus der Erythrozytenmorphologie, mit einem variablen Anteil an jeweils sehr kleinen hypochromen Zellen, Normozyten und Megalozyten. Besonders in den hypochromen Erythrozyten findet man eine basophile Tüpfelung. Im Unterschied zu den hereditären sideroblastischen Anämien sind weitere hämatologische Veränderungen vorhanden:
1. Häufig besteht eine Neutropenie; ein Teil der Granulozyten imponiert als Pseudo-Pelgerzellen;
2. Es entwickelt sich eine Thrombozytopenie;
3. Bereits sehr junge erythropoetische Vorstufen entwickeln sich zu Sideroblasten; 4. Die Erythropoese ist megaloblastär verändert; 5. Die Erkrankung geht nicht selten in eine akute myeloische Leukämie über (Übersicht [1, 8]).

Diagnostische Kriterien. Da es keinen beweisenden Labortest gibt, kann das Vorliegen einer idiopathischen refraktären sideroblastischen Anämie dann angenommen werden, wenn folgende Kriterien erfüllt sind:
1. Chronische Anämie;
2. Ringsideroblasten im Knochenmark;
3. Fehlender Nachweis einer kongenitalen oder hereditären Erkrankung, wobei die Familienanamnese mit einzubeziehen ist;
4. Fehlender Nachweis einer definierten Ursache, wie sie in der Gruppe der sekundären Formen aufgeführt sind;
5. Nichtansprechen auf die üblichen die Erythropoese stimulierenden Medikamente und auf hohe Dosen Pyridoxin [11].

Prognose. Der Übergang in eine akute myeloische Leukämie wird bei 5–10% der Patienten beobachtet. Die Annahme, daß die idiopathische Form eine Frühphase der „erythrämischen Myelose" (Di Guglielmo-Syndrom) darstellt, hat sich wohl nicht bestätigt. Die mittlere Überlebenszeit wird mit 10 Jahren angegeben. Häufiger Transfusionsbedarf kann als ungünstiges prognostisches Zeichen gewertet werden.

Therapie. In seltenen Fällen kann mit Androgenen (50–200 mg Oxymetholon/Tag über 3–5 Monate) eine Besserung erzielt werden. Eine spontane Heilung ist nicht zu erwarten. Die bereits erwähnte Beziehung der erworbenen sideroblastischen Anämien zu Erkrankungen des myeloproliferativen Formenkreises werfen die Frage nach einer Zytostatikatherapie auf, deren bisherige Ergebnisse jedoch eher eine Verschlechterung befürchten lassen.

Erworbene sekundäre Formen
Häufigkeit und Vorkommen. Die sekundäre Entstehung einer sideroblastischen Anämie wird sporadisch bei zahlreichen Systemerkrankungen beobachtet. Hierzu gehören u. a. die rheumatoide Arthritis, das multiple Myelom, die Urämie, Malignome, das Myxödem und die Thyreotoxikose, außerdem hämolytische Anämien, die Polycythaemia vera, die Myelofibrose, myeloische Leukämien und Erythroleukämien (Tabelle II.40) [10].

Ätiologie und Pathogenese. Die pathogenetischen Zusammenhänge zwischen Grundkrankheit und gestörter Eisenutilisation sind nicht bekannt. Es scheint eine enge Korrelation zwischen dem Serumeisenspiegel und den quantitativen und qualitativen Veränderungen der Sideroblasten zu bestehen. Als Ursache für die Hämsynthesestörung kommen Veränderungen des Porphyrinstoffwechsels in Betracht, die vermutlich auf entsprechenden erworbenen Enzymdefekten beruhen. Eine Aktivitätsminderung der Pyridoxin-Kinase ist diskutiert worden, läßt sich jedoch nicht beweisen [2].

Klinische und hämatologische Symptome. Das klinische Bild wird weitgehend von der Grundkrankheit bestimmt. Die hämatologischen Veränderungen entsprechen denjenigen der anderen Formen erworbener sideroblastischer Anämien.

Therapie. Im Vordergrund steht die Behandlung der Grundkrankheit. Ein Versuch mit Pyridoxin (100–300 mg/tgl.) ist in jedem Falle gerechtfertigt. Zur Elimination des Eisens werden Chelatbildner (s. β-Thalassämie) oder wiederholte Phlebotomien eingesetzt.

Durch Medikamente und Toxine verursachte erworbene sideroblastische Anämien

In der Gruppe der Chemikalien, die als Nebenwirkung eine reversible sideroblastische Anämie auslösen können, spielen Pyridoxin-Antagonisten die größte Rolle. Wichtigstes Beispiel sind die Tuberkulostatika INH und Cycloserin. Die sideroblastische Transformation der Erythropoese ist allerdings nicht obligat, sondern eher ein seltenes Ereignis. Es ist möglich, daß bei den betroffenen Patienten eine genetisch bedingte Anomalie der Hämsynthese vorliegt, die erst unter der Medikamentenwirkung manifest wird. Iatrogene sideroblastische Anämien müssen auch nach Anwendung von Chloramphenicol und Pyrazinamid befürchtet werden. Die zugrundeliegenden Mechanismen sind nicht bekannt (Übersicht [12]).

Das Auftreten von Ringsideroblasten im Knochenmark und eine mehr oder weniger ausgeprägte sideroblastische Anämie wird auch bei Alkoholikern beobachtet, wenn diese gleichzeitig einen Folsäuremangel haben. Ursache für die reversiblen Veränderungen ist ein erworbener Defekt in der Umwandlung von Pyridoxin zu Pyridoxal-5-phosphat. Ein Folsäuremangel allein verursacht ebenfalls eine Anhäufung von Eisengranula in roten Vorstufen, jedoch selten deren Umwandlung zu Ringsideroblasten. Dabei liegt die Störung im Bereich der DNA-Synthese, deren verzögerter Ablauf einen Eisenüberschuß innerhalb der Zelle nach sich zieht. Eine sideroblastische Anämie wird außerdem als Komplikation der Blei-Intoxikation beobachtet (s. unten).

Therapie. Ausschaltung der chemischen Noxen bzw. Substitution bei Mangelzuständen.

Die Bleiintoxikation

Vorkommen. Im Kindesalter werden Bleivergiftungen als akutes Ereignis vor allem nach Ingestion bleihaltiger Farben beobachtet, oder als chronischer Prozeß nach erhöhter Bleiexposition aufgrund von Umweltverschmutzung [9]. Neugeborene und Kleinkinder sind besonders gefährdet [3]. Während die Verwendung bleihaltiger Farben und damit die Gefahr von Ingestionsunfällen zurückgegangen ist, muß in zunehmendem Maße mit einer chronischen Bleibelastung gerechnet werden [9]. Vor allem aus der Verwendung bleihaltiger Kraftfahrzeugtreibstoffe und durch Bleirückstände in Industrieabgasen droht eine nicht unerhebliche Exposition der Bevölkerung, wobei das Blei direkt über die Atemluft oder indirekt durch Nahrungsmittel in den Organismus gelangt [3]. Der Pädiater sollte die Tatsache beachten, daß Blei ungehindert die Plazenta passiert, d. h., in Abhängigkeit von der Immissionsbelastung schwangerer Frauen auf deren Kinder übertragen wird [3].

Pathogenese der hämatologischen Veränderungen. Das hämatologische Krankheitsbild stellt eine Form der sekundären sideroblastischen Anämien dar, deren Entstehungsmodus weitgehend unbekannt ist. Vermutet wird vor allem eine Membranschädigung der Erythroblasten und Erythrozyten, deren Lebensdauer infolgedessen verkürzt ist. Die Eisenverwertungsstörung wird einerseits auf eine Behinderung der Eisenpassage durch die Mitochondrien-Membran zurückgeführt, außerdem auf eine Hämoglobinsynthesestörung. Letztere kommt durch die Blockierung von zwei wesentlichen Teilschritten der Häm-Synthese zustande: Es besteht eine Aktivitätsminderung der Hämsynthetase, so daß die Konversion von Protoporphyrin zu Häm beeinträchtigt ist, außerdem eine Aktivitätsminderung der Aminolävulinsäure-Dehydrogenase, so daß die Umwandlung von δ-Aminolävulinsäure zu Porphobilinogen nicht mehr gewährleistet ist. Aus den genannten Pathomechanismen resultiert als meßbares Korrelat die vermehrte Ausscheidung von δ-Aminolävulinsäure im Urin und eine Erhöhung der Protoporphyrin-Konzentration in den Erythrozyten. Möglicherweise interferiert das Blei noch mit einer Reihe von anderen Enzymen der Hämsynthese, zumindest derjenigen, die die Umwandlung des Koproporphyrins zu Protoporphyrin katalysieren. Dieser Rückschluß ergibt sich aus der vermehrten Ausscheidung des Koproporphyrins bei Patienten mit Bleivergiftung [13].

Klinische Symptomatik. Subjektive und objektive Symptome sind äußerst vielfältig und unspezifisch. Zu Beginn fällt bei Kindern meist eine gesteigerte Irritabilität und ein Aktivitätsverlust auf, gefolgt von Erbrechen und – nach einigen Monaten – von den Zeichen der Enzephalopathie. Hierbei stehen komatöse Zustände, Krämpfe und Ataxien im Vordergrund. Die chronische Bleivergiftung geht immer mit einer Nephropathie einher [9]. In Relation zu den genannten Symptomen treten die Beschwerden vonseiten der Anämie (Müdigkeit, Blässe, Gedeihstörung) in den Hintergrund.

Hämatologische Kriterien und Laborbefunde. Die Zuordnung zu den sideroblastischen Anämien ist auch aus folgenden Gründen gerechtfertigt: Typisch ist eine hypochrome Anämie mäßigen Grades mit Auftreten von Ringsideroblasten im Knochenmark, eine Hyperplasie der Erythroblasten mit Ineffektivität der Erythropoese, eine gestörte Eisenkinetik und eine verkürzte Erythrozytenlebenszeit [13]. Darüberhinaus findet man vermehrt basophil punktierte Erythrozyten im Blutausstrich, die osmotische Resistenz ist erhöht, die mechanische Resistenz nach Langzeitinkubation der Erythrozyten erniedrigt. Es entwickelt sich eine mäßige Retikulozytose und Ausschwemmung polyploider Erythroblasten ins periphere Blut. Bei einem Teil der Patienten wird der Coombs-Test positiv, möglicherweise weil Transferrin und andere Globuline an der Membran von Retikulozyten und jungen Erythrozyten abgelagert werden. Als empfindlichster Indikator gilt der Nachweis erhöhter Mengen an freiem Protoporphyrin in den Erythrozyten, dessen Konzentration ansteigt, wenn der Bleigehalt des Blutes auf über 40–60 µg/100 ml (normal bis 30 µg/100 ml) erhöht ist. Weitere objektive Befunde sind die vermehrte Ausscheidung von Blei (normal bis 80 µg/24 Stunden-Urin), δ-Aminolävulinsäure und der Porphyrine im Urin [9]. Pathologische Werte für die Labor-Parameter sind als Frühzeichen zu bewerten, während die klinischen Symptome erst nach länger dauernder Intoxikation manifest werden.

Therapie. Als wirksamstes Verfahren hat sich die Behandlung mit den Chelatbildnern EDTA und BAL sowie neuerdings mit Penicillamin bewährt. Aufgrund der langsamen Elimination des Bleis aus den Körperdepots ist häufig eine Dauertherapie erforderlich [8].

Therapieplan:
1. **Kinder ohne Enzephalopathie und mit Blut-Bleiwerten unterhalb von 90 µg/100 ml:**
50 mg/kg/Tag $CaNa_2EDTA$ alle 8 Stunden i. m. (maximale Dosis 1 g pro Tag). Dauer der Therapie: Zwei Zyklen zu je 5 Tagen, dazwischen ein therapiefreies Intervall von einigen Tagen. Wegen der Gefahr allergischer Reaktionen sollte die Behandlung in der Klinik erfolgen oder eingeleitet werden.
2. **Kinder mit Enzephalopathie und Blut-Bleiwerten oberhalb von 90 µg/100 ml:**
4 mg/kg/Dosis BAL i.m. + 10 mg/kg/Dosis EDTA i. m. Die erste Dosis des BAL wird vier Stunden vor der ersten EDTA-Dosis gegeben. Danach folgt die weitere Anwendung alle vier Stunden simultan. Die Dauer der Behandlung richtet sich nach dem Blut-Bleigehalt: Werte von 40 µg/100 ml sollten nicht überschritten werden (akute Phase dauert meistens 5–10 Tage).
3. **Penicillamin wird zur Dauertherapie eingesetzt.**
Indikation: Dauernde Erhöhung des Bleispiegels im Blut auf Werte über 50–80 µg/100 ml. Dosis: 25–40 mg/kg/Tag oral, verteilt auf 3–4 Dosen. Dauer: 3–4 Monate bzw. bis das Blei im Blut unter 40 µg/100 ml absinkt.

Literatur

1. Chang, A. R.: Refractory sideroblastic anaemia: report on 9 cases. N. Z. Med. J. **76**, 419 (1972).
2. Chillar, R. K., Johnson, C. S., Beutler, E.: Erythrocyte pyridoxine kinase levels in patients with sideroblastic anemia. New Engl. J. Med. **295**, 881 (1976).
3. Graben, N., Bischoff, K. O., Doss, M.: Diagnose, klinische Biochemie und Therapie der Bleivergiftung. Med. Welt (Stuttg.) **28**, 531 (1977).
4. Hausmann, K.: Eisenverwertungsstörungen. Vortrag Jahrestagung Dtsch. Ges. Hämat., Freiburg

10.–13.10.1976. München: Lehmanns Verlag, im Druck.
5. Heller, P., Fried, W.: Refractory Anemias. Monthly clinical monographes on current medical problems. Chicago: Year Book Medical Publishers, April 1967.
6. Hines, J. D.: Effect of pyridoxine plus chronic phlebotomy on the function and morphology of bone marrow and liver in pyridoxine-responsive sideroblastic anemia. Semin. Hematol. **13**, 133 (1976).
7. Klein, R.: The pediatrician and the prevention of lead poisoning in children. Pediat. Clin. N. Amer. **21**, 277 (1974).
8. Kushner, J. P., Lee, G. R., Wintrobe, M. M., Cartwright, G. E.: Idiopathic refractory sideroblastic anemia. Clinical and laboratory investigation of 17 patients and review of the literature. Medicine (Baltimore) **50**, 139 (1971).
9. Lin-Fu, J.: Vulnerability of children to lead exposure and toxicity. New Engl. J. Med. **2892**, 1229 (1973).
10. Moore, C. V.: Sideroblastic anemia. In: Hematology (Beutler, E., Erslev, A. J., Rundles, R. W., Williams, W. J., Edits), S. 349. New York: McGraw-Hill 1972.
11. Richter, R., Stobbe, H., Marx, I.: Zur Diagnostik idiopathischer und symptomatischer sideroblastischer Anämien. Folia haemat. (Leipzig) **89**, 295 (1968).
12. Sullivan, A. L., Weintraub, L. R.: Sideroblastic anemias. Med. Clin. N. Amer. **57**, 335 (1973).
13. Waldron, H. A.: The anaemia of lead poisoning. A review. Brit. J. industr. Med. **23**, 83 (1966).

Das Hämochromatose-Syndrom

Definition. Der Begriff umfaßt ätiologisch heterogene Untereinheiten der Eisenspeicherkrankheit auf der Grundlage einer exzessiven Eisenüberladung des Organismus. Die zugrundeliegenden molekularpathologischen Defekte sind weitgehend unbekannt. Gemeinsames Prinzip aller Formen ist die pathologisch gesteigerte Eisenablagerung im Gewebe, gefolgt von Funktionsausfällen der betroffenen Organe.

Pathophysiologische Grundlagen. Eine Imbalance zwischen dem Eisenbedarf des menschlichen Organismus und der Eisenaufnahme kann auf verschiedene Weise entstehen. Im Vordergrund stehen folgende Mechanismen: 1. Die gesteigerte intestinale Absorption, 2. die relativ gesteigerte Absorption von Eisen aus bestimmten Nahrungen und 3. die iatrogene Eisenüberladung durch Eisenmedikation und Bluttransfusionen. Allen Störungen gemeinsam ist eine Insuffizienz des retikulohistiozytären Systems, das vorhandene Eisenangebot zu bewältigen [3].

Das morphologische Korrelat sind granuläre Hämosiderinablagerungen in einer biochemisch nicht identifizierten Form mit morphologisch gut definierter Ultrastruktur [4]. Bevor die Organsiderose manifest werden kann, muß der normale Eisengehalt des Menschen (beim Erwachsenen 4–5 g) um etwa das fünffache überschritten werden. Aus dieser Tatsache erklärt sich die Bedeutung des Zeitfaktors im Verlauf der Hämochromatose-Entstehung: Er beträgt bei Männern 40–60 Jahre, bei Frauen aufgrund des regelmäßigen Eisenentzugs durch die Menstruation 50–70 Jahre [2]. Ausnahmen s. unten.

Die Entstehung und Intensität der Eisenspeicherung ist nicht allein abhängig vom Eisengehalt des Körpers, vielmehr ist eine Parenchymschädigung durch unbekannte Faktoren ein obligater Teilschritt in der Krankheitsentwicklung. Dies bedeutet, daß die Affinität bestimmter Körperzellen gegenüber Eisen pathologisch gesteigert ist [3, 6].

Die bisher vorliegenden Kenntnisse über die biochemisch-metabolischen Prozesse und Konsequenzen der Hypersiderose sind äußerst lückenhaft und hypothetisch [4]. Unter dem Einfluß des erhöhten Plasmaeisens ist zunächst die Permeation in den Intrazellularraum gesteigert. Im Zellstoffwechsel induziert das Eisen eine vermehrte Ferritinsynthese, dessen Konzentration den entscheidenden quantitativen Parameter für die Menge an neugebildeten Eisenproteinverbindungen darstellt. Damit findet auch die Bevorzugung bestimmter Organe bei der Eisenspeicherkrankheit eine Erklärung, weil diejenigen Organe am stärksten betroffen sind (z. B. die Leber), die in besonderem Maße zur Ferritinsynthese befähigt sind. Die Eisenproteinkomplexe werden als unlösliche Hämosiderin-Partikel in den Lysosomen des endoplasmatischen Retikulums abgelagert. Ein weiterer Faktor für die Entgleisung des intrazellulären Eisenstoffwechsels und dessen Einmündung in ein falsches Endprodukt ist die erhöhte Lipidperoxidation unter dem Einfluß des Eisens. Infolgedessen ist die funktionelle Integrität vieler Zellorganellen (Mikrosomen, Lysosomen) gestört, es kommt zum Erliegen wichtiger Stoffwechselvorgänge, wodurch wiederum die schädigenden Einflüsse des Eisens begünstigt werden [4].

Klassifizierung. Auf der Basis bisher bekannter Zusammenhänge erscheint eine Abgrenzung von drei Formenkreisen sinnvoll:

1. Die idiopathische Hämochromatose,
   a) die adulte idiopathische Hämochromatose,
   b) die perinatale idiopathische Hämochromatose,
2. Die „erythropoetische" Hämochromatose,
3. Die erworbene Hämochromatose.

Beziehungen ergeben sich außerdem zum Zellweger-Syndrom, bei dem in 50% der Fälle eine abnorme Eisenablagerung im Gewebe beobachtet wird [6].

Die adulte idiopathische Hämochromatose

Häufigkeit und Vorkommen. Die Erkrankung gilt als relativ seltenes Leiden, dessen Frequenz auf 0,01–0,1‰ der Bevölkerung geschätzt wird [2]. In neuerer Zeit hat die Anzahl der publizierten Fälle beträchtlich zugenommen. Obwohl die klinische Manifestation im höheren Erwachsenenalter erfolgt, sind Einzelbeobachtungen bei Jugendlichen unter 20 Jahren beschrieben worden [6].

Genetik. Eine familiäre Häufung der idiopathischen Hämochromatose ist gesichert. Bei Blutsverwandten der Patienten findet sich ein erhöhter Eisengehalt im Serum und/oder eine histologisch nachweisbare Eisenspeicherung in der Leber. Der Erbgang wird als autosomal dominant mit variabler Expressivität, intermediär dominant oder autosomal rezessiv angegeben [2]; wahrscheinlich existieren mindestens zwei Krankheitstypen.

Ätiologie und Pathogenese. Als Ursache der idiopathischen Hämochromatose wird eine angeborene Stoffwechselstörung angenommen, wahrscheinlich ein Enzymdefekt [2]. Der Angriffspunkt der Störung ist nicht bekannt. In der Pathogenese addieren sich die Effekte der gesteigerten Eisenabsorption und eine erhöhte Affinität bestimmter Körpergewebe für das zu viel vorhandene Eisen (siehe oben). Zur Genese der vermehrten Eisenaufnahme im Duodenum sind zahlreiche Hypothesen aufgestellt worden. Vermutlich unterliegt die quantitative Kontrolle der Eisenabsorption einem komplexen Regulationssystem, das an mehreren Stellen defekt werden kann. Dagegen hat die Theorie des fehlenden „Mukosablocks", eines für die Limitierung der Eisenaufnahme verantwortlichen Rezeptors, Nachprüfungen nicht standgehalten.
Als bedeutsamer pathogenetischer Faktor wird die Unfähigkeit des RES zur Bewältigung des vermehrten Eisenangebotes beurteilt, wobei es sich sowohl um ein primäres als auch um ein sekundäres Phänomen im Rahmen der Krankheitsentstehung handeln kann (Übersicht [1, 6]).

Klinische Symptomatik. Die Symptomatologie des Vollbildes der Hämochromatose ist abhängig von den jeweils von der Eisenschädigung betroffenen Organen bzw. von deren funktioneller Beeinträchtigung [2].

Die pathologischen Effekte an der *Leber* sind am besten dokumentiert, zumal das Organ mit Hilfe der Biopsie einer Untersuchung gut zugänglich ist. Zu Anfang sind Hämosiderinablagerungen in der Läppchenperipherie zu erkennen, die dann läppchenzentralwärts fortschreiten. Später lagern das portale Bindegewebe und die Gallengangsepithelien Eisen ein, gefolgt von einer zunehmenden portalen Fibrosierung. Nach weiterer Proliferation von Bindegewebe mit Untergang von Leberzellen tritt ein fortschreitender Umbau der Leberarchitektur in Erscheinung. Dieser Prozeß mündet schließlich in die Zirrhose ein [3]. Das Organ ist deutlich vergrößert und verhärtet. Die Funktionsausfälle machen sich als Hypergammaglobulinämie, Hypalbuminämie und Defektkoagulopathie bemerkbar.

Die Siderose des *Herzmuskels* betrifft hauptsächlich die Ventrikel mit Bevorzugung des Epikards. Die Folgeerscheinungen sind eine ventrikuläre Hypertrophie und Dilatation, sterile Perikarditiden und funktionell die Herzinsuffizienz. Wenn das Reizleitungssystem geschädigt ist, sind Rhythmusstörungen und plötzlicher Tod zu befürchten. Das eisenüberladene Herz reagiert äußerst empfindlich auf Digitalis, ohne daß dessen Wirkung dynamisch genutzt werden kann [6].

Der Befall zahlreicher *exo- und endokriner Drüsen* verursacht komplexe Ausfallserscheinungen. Im Vordergrund stehen Hypogonadismus und Sterilität, Nebennierenrindenhypofunktion, Hypothyreose sowie Abnormitäten im Kohlenhydratstoffwechsel einschließlich insulinabhängigem Diabetes mellitus. Eine exzessive Eiseneinlagerung in die Haut, erkennbar an einer bronzeartigen Verfärbung, gilt als Spätsymptom. Prädisponiert sind die Handinnenflächen, der Perineal-Genital-Bereich und die dem Licht ausgesetzten Hauptpartien. Der Farbton wird weniger durch Eisenpigmente, als durch eine begleitende Melanose hervorgerufen [2].

Diagnostik. Die Sicherung der Diagnose erfolgt durch den histologischen Nachweis der Eisenspeicherung in der Leber. Die gezielte bioptische

Entnahme eines Leberzylinders unter laparoskopischen Bedingungen ist der Leberblindpunktion an Sicherheit überlegen, als diagnostische Methode bei Kindern jedoch kaum verbreitet. Die Laboruntersuchungen umfassen den Nachweis der Hypersiderinämie und der erhöhten Transferrinsättigung (auf 80–100%). Wertvoll ist außerdem die Bestimmung des Plasmaferritinspiegels, der mit der Höhe der Eisenspeicherung im Körper korreliert. Zur Abschätzung des Schweregrades der Eisenakkumulation wird der Desferrioxamin-Test angewendet: Man mißt die Eisenausscheidung im 24-Stunden-Urin nach intramuskulärer Gabe von 10 mg/kg/KG des Chelatbildners. Während normalerweise weniger als 2 mg Eisen ausgeschieden werden, ist dessen Menge im 24-Stunden-Urin von Hämochromatose-Patienten auf 10 mg oder mehr erhöht.
Prognostisch wertvoll sind ferner regelmäßige EKG- und echokardiographische Untersuchungen, Leberfunktionsproben einschließlich des Bromthaleintestes und die orale Glucosebelastungen.

Therapie. Das Ziel der Behandlung besteht in einem Abbau der Eisenüberladung des Organismus und in einer Minderung der Eisenzufuhr. Grundsätzlich sollten bei der idiopathischen Hämosiderose folgende Maßnahmen kombiniert werden:
1. Einschränkung der Eisenzufuhr durch eisenarme Diät,
2. Hemmung der Eisenabsorption durch Chelatbildner,
3. Förderung der Eisenausscheidung durch parenterale Applikation von Chelatbildnern,
4. Aderlaßtherapie als älteste und wirksamste Maßnahme zum Eisenentzug.

Die Richtlinien zur Durchführung der Therapie sind mit Ausnahme der Aderlässe bei der Thalassämie angegeben.

Praktische Durchführung der Aderlässe [2].
Grundlage: Pro 500 ml Vollblut werden dem Organismus 200–250 mg Eisen entzogen.
Nach Sicherung der Diagnose werden möglichst alle 3–7 Tage 300–500 ml Blut entnommen. Häufigkeit und entnommene Blutmenge richten sich nach der subjektiven und objektiven Verträglichkeit dieser Maßnahme. Als Kriterium der therapeutischen Effektivität dienen das Serumeisen, die ungesättigte Eisenbindungskapazität, das rote Blutbild und histologische Untersuchungen der Leber in Abständen von 6–12 Monaten, später von 1–3 Jahren. Nach erfolgreicher Entleerung der Eisendepots sollten prophylaktische Aderlässe in Abständen von 1–3 Monaten durchgeführt werden.

Die perinatale idiopathische Hämochromatose

Es handelt sich bei dieser sehr seltenen Erkrankung um einen genetisch determinierten Defekt im Eisenstoffwechsel, der bereits intrauterin zur Leberzirrhose führt. Aggravierend wirkt sich die physiologische Eisen-Carrier-Funktion der Plazenta und die schon normalerweise erhöhte Eisenspeicherungstendenz der fetalen Leber aus. Die klinischen Symptome sind uncharakteristisch. Beobachtet werden Atemstörungen, Krampfanfälle, Herzversagen, Thrombozytopenie und Mangel an Gerinnungsfaktoren. Histologisch findet man eine fortgeschrittene Pigmentzirrhose der Leber sowie Eisenspeicherungen in zahlreichen Organen. Die perinatale idiopathische Hämochromatose stellt als schwerste Form des Hämochromatose-Syndroms einen absoluten Letalfaktor dar [3].

Die „erythropoetische" Hämochromatose

Im Rahmen zahlreicher Erkrankungen der Erythropoese ist die Entwicklung einer Hämochromatose ein krankheitsspezifischer Prozeß, und zwar unabhängig von einer erhöhten exogenen Eisenzufuhr durch Bluttransfusionen. Die pathophysiologischen Zusammenhänge zwischen Grundkrankheit und Eisenspeicherung sind völlig unklar. Während im Tierexperiment die künstlich gesteigerte Erythropoese eine vermehrte Eisenabsorption nach sich zieht, wird dieses Phänomen in der Humanpathologie vor allem bei Erkrankungen mit Dyserythropoese bzw. ineffektiver Erythropoese beobachtet, jedoch kaum bei hämolytischen Anämien. Die Hämosiderose wird gefördert bei gleichzeitig bestehender Leberparenchymschädigung, zum Beispiel durch Alkohol oder Folsäuremangel. Eine Übersicht über diejenigen hämatologischen Störungen, in deren Verlauf eine Hämochromatose auftritt, gibt Tabelle II.41. Für die klinische Symptomatik und Therapie gelten die gleichen Gesichtspunkte wie sie bei der idiopathischen Hämochromatose angegeben wurden.

Die erworbene Hämochromatose

Bei strenger Anwendung des Kriteriums „erworben" bleibt diese Bezeichnung reserviert für diejenigen Eisenspeicherkrankheiten, die aus-

Tabelle II.41. Erkrankungen der Erythropoese, bei denen als krankheitsspezifische Komplikation eine Hämosiderose entstehen kann

1. Thalassämie-Syndrome
2. Sideroblastische Anämien
3. Atransferrinämie
4. Angeborene dyserythropoetische Anämien Typ I–IV
5. Primäre dyserythropoetische Anämien unbekannter Genese
6. Erworbene dyserythropoetische Anämien (z. B. Vitamin B_{12}- und Folsäuremangel)
7. Sekundäre Anämien im Rahmen verschiedener Grundkrankheiten[a]:
   Aplastische Anämien
   Erythroleukämie
   Leukämien
   Paroxysmale nächtliche Hämoglobinurie

[a] Bei diesen Erkrankungen ist eine Hämochromatose nur im Rahmen langdauernder Verläufe zu erwarten

schließlich durch exogene Einflüsse verursacht werden. Prototyp hierfür ist die Bantu-Siderose bei Süd-Afrikanern, hervorgerufen durch die regelmäßige alimentäre Aufnahme von täglich bis zu 200 mg Eisen durch den Genuß eines bierartigen (alkoholarmen) Getränkes [6].
Die zahlenmäßig und hinsichtlich Morbidität und Mortalität weitaus größte Bedeutung von allen Hämochromatose-Formen hat die iatrogene **Transfusionshämochromatose** erlangt. Sie manifestiert sich bereits im Kindes- bzw. Adoleszentenalter. Wenngleich in der Pathogenese prädisponierende Faktoren vonseiten der Grundkrankheit mitwirken, ist das exogen zugeführte Hämoglobineisen ausschlaggebend für die Hypersideroseentstehung. Aus diesem Grund erscheint die Zuordnung der Transfusionshämochromatose zur Gruppe der erworbenen Formen sinnvoll und gerechtfertigt.
Mit der Einführung von Hypertransfusionsregimen in die Therapie kongenitaler hämolytischer und aregeneratorischer Anämien, vor allem der Thalassaemia major, sind die Symptome und Folgeerscheinungen der Anämie in den Hintergrund getreten. Demgegenüber stellt die Hämochromatose das prognostisch entscheidende Problem dar [5].
Pathogenese und Pathophysiologie entsprechen der idiopathischen Hämochromatose (siehe oben). Spätestens nach Übertragung von 100 Einheiten zu je 500 ml Blut ist die kritische Eisenmenge im Organismus vorhanden, wenn man den Eisengehalt von etwa 250 mg pro Einheit in Rechnung stellt ($250 \times 100 = 25$ g Eisen, das ist das fünffache der Erwachsenennorm). Diese Menge reichert sich je nach Transfusionsfrequenz etwa im Laufe von 10–12 Lebensjahren im Körper an [5, 6].
Die Transfusionshämochromatose kann das klinische Krankheitsbild der idiopathischen Hämochromatose in allen Einzelheiten phänokopieren. Aus der Manifestation im jugendlichen Alter ergeben sich folgende Besonderheiten: Das erste sichtbare Zeichen ist das Ausbleiben oder verzögerte Einsetzen des pubertären Wachstumsschubs. Die Genitalentwicklung macht mangelhafte Fortschritte; bei Mädchen setzt die Menarche verspätet ein. Bei einem Großteil der männlichen Patienten bleibt die Geschlechtsreife völlig aus. Labortests zum Nachweis von Funktionsausfällen einzelner Drüsen ergeben keine definitiven Resultate, der Basisdefekt wird neuerdings auf Störungen im Hypothalamus zurückgeführt [5].
Zu diesem Zeitpunkt werden sich die Patienten oft erstmals über den Schweregrad ihrer Erkrankung klar, so daß Minderwertigkeitsgefühle und vielfältige psychische Störungen unvermeidbare Folgen sind.
Später entwickelt sich das Vollbild der Hämochromatose. Die Todesursache ist bei der Mehrzahl der Patienten die Herzinsuffizienz, an der die Patienten heutzutage etwa zwischen dem 16. und 24. Lebensjahr sterben. In Abhängigkeit vom graduellen Ausmaß der Eisenüberladung werden zwei Verlaufsformen beobachtet: Eine Gruppe der Patienten erleidet einen plötzlichen Tod nach kurzdauernden Episoden der Herzinsuffizienz. Hiervon sind vor allem die jüngeren Patienten betroffen, die in Relation zum Lebensalter bereits eine hochgradige Siderose aufweisen. Bei der zweiten Gruppe mit geringerem Transfusionsbedarf steht die jahrelange, chronische Herzinsuffizienz im Vordergrund, ehe der Tod infolge unbeeinflußbarer Arrhythmien eintritt. Zur Beurteilung und Überwachung der Hämochromatose werden die Leberbiopsie, echokardiographische Untersuchungen und die Insulinbestimmungen nach oraler Glucosebelastung empfohlen. Diese Maßnahmen sollten etwa alle 1–2 Jahre durchgeführt werden. Mit den derzeit verfügbaren Möglichkeiten zur Prophylaxe bzw. Therapie (ausführliche Richtlinien s. Thalassämien) sind erste Ansätze vorhanden, die Manifestation der Hämochromatose hinauszuzögern und damit die Lebenserwartung der Patienten zu verbessern.

Literatur

1. Crosby, H.: Hemochromatosis: The unsolved problems. Semin. Hematol. **14**, 135 (1977).
2. Fischer, R.: Klinik und Therapie der idiopathischen Hämochromatose. Erfahrungen bei 51 eigenen Fällen. Leber Magen Darm **6**, 316 (1976).
3. Horejsci, W., Brandt, G., Kaduk, B.: Das Hämochromatose-Syndrom. Inn. Med. **4**, 81 (1977).
4. Jacobs, A.: Metabolic consequences of iron overload. Brit. J. Haemat. **34**, 1 (1976).
5. Modell, B.: Management of thalassaemia major. Brit. med. Bull. **32**, 270 (1976).
6. O'Brien, R. T.: Iron Overload: Clinical and pathologic aspects in pediatrics. Semin. Hematol. **14**, 115 (1977).

4.4. Verkürzung der Lebensdauer der Erythrozyten

Hämolytische Anämien

Grundlagen und diagnostische Prinzipien

Hämolyse und Kompensation. Der Erythrozyt hat eine begrenzte Lebensdauer von 110 ± 10 Tagen. Bei Neugeborenen ist sie auf 70–80 Tage verkürzt. Hauptabbauort für die Erythrozyten ist das retikulo-histiozytäre System (RES) in Milz, Leber und Knochenmark. Daneben ist eine intravasale Hämolyse möglich. Ein gesteigerter Untergang von Erythrozyten löst wie jede andere Form einer Anämisierung drei wesentliche Reaktionen aus, die alle im Sinne einer Kompensation gedeutet werden können:

1. Eine **vermehrte Neuproduktion.** Die Produktionskapazität kann auf das sechs- bis achtfache der Norm gesteigert werden. Daraus ergibt sich, daß eine Verkürzung der Lebensdauer der Erythrozyten auf 15–20 Tage voll kompensiert werden kann.
2. *Eine Verbesserung der O_2-Ausschöpfbarkeit* im wesentlichen über den 2,3-DPG-Mechanismus, der eine Anämie funktionell sehr effektiv kompensieren kann. Das ist der Grund, weshalb bei Anämien die gesamte Produktionskapazität der Erythropoese selten voll ausgeschöpft wird.
3. **Kardiozirkulatorische Anpassungen** besonders über die Erhöhung des Herzzeitvolumens.

Der Vorgang der Hämolyse ist unter physiologischen und pathologischen Bedingungen gleich. Am Ende aller möglichen Einzelschritte (Abnahme der Membranelastizität, oxidative Schäden, osmotische Vorgänge, Leckwerden der Zelle) steht eine derart veränderte Erythrozytenmembran, die den Härtetest im Kontrollsystem des RES der Milz nicht besteht. Geschädigte Erythrozyten werden vorzugsweise in der Milz abgebaut. Eine intravasale Hämolyse erfolgt nur bei sehr schweren und rasch ablaufenden Schädigungen der Erythrozyten.

Folgen der Hämolyse. Eine gesteigerte Hämolyse hinterläßt Symptome, die für die Diagnostik der hämolytischen Anämien wichtig sind. Im **Knochenmark** kommt es zu einer Verschiebung des quantitativen Verhältnisses von Granulopoese zu Erythropoese. Im **peripheren Blut** steigt die Zahl der Retikulozyten an, wobei die Altersnormwerte zu berücksichtigen sind. In gefärbten Blutausstrichen fällt neben der für bestimmte Formen einer hämolytischen Anämie typischen Morphologie (Tabelle II.42) eine Polychromasie auf. Die gegenüber der Norm größeren Retikulozyten können bei starker Vermehrung eine Makrozytose und eine ausgeprägte Anisozytose erzeugen. Bei Neugeborenen ist die periphere Erythroblastose das typische Zeichen einer gesteigerten Regeneration. Die genannten Auswirkungen auf das periphere Blutbild treffen nicht zu bei der ineffektiven Erythropoese.

Durch den vermehrten Untergang wird vermehrt Inhalt von Erythrozyten frei, d. h. Hämoglobin, Enzyme und Elektrolyte. Hämoglobin wird zunächst an Haptoglobin gebunden (Abb. II.6), dessen freier Anteil bei hämolytischen Anämien immer erniedrigt ist. Das Schicksal von freiem Hämoglobin bei Überschreiten der Bindungskapazität von Haptoglobin wurde bereits diskutiert. Zu einer Hämoglobinurie kommt es nur bei massiven intravasalen Hämolysen. Sonst wird glomerulär filtriertes Hämoglobin von den distalen Nierentubuli wieder rückresorbiert. Der weitere chemische Abbau des Hämoglobins erfolgt über das diagnostisch wichtige Zwischenprodukt Bilirubin. Hämoglobin und seine Abbauprodukte können je nach Stärke der Hämolyse im Urin nachweisbar sein. Ein anderes Endprodukt des Abbaus ist Kohlenmonoxyd (CO), das sich rasch an Hämoglobin (Hb) bindet und als COHb nachweisbar ist. Die Normalwerte (Prozent vom Gesamtblutfarbstoff) bei Kindern schwanken zwischen 0,6 und 3,9 %, Mittelwert 1,3 % (S. D. 0,47 %), bei Kindern mit hämolytischen Anämien liegen die Werte zwischen 0,8 und 4,0 %, Mittelwert 1,95 % (S. D. 0,88 %). Die COHb-Bestimmung hat klinisch kaum eine Bedeutung und ist für die Diagnostik nur dann sinnvoll, wenn die

Tabelle II.42. Übersicht über Formabweichungen der Erythrozyten und ihr Vorkommen in alphabetischer Reihenfolge geordnet. Weitere Hinweise s. Text

Form/Beschreibung	Vorkommen	
	Normal	Spezifisch
Akanthozyten: farbstoffdichte Erythrozyten mit einigen irregulären Ausziehungen	Vereinzelt als Artefakte	Akanthozytose
Anulozyten: Erythrozyten mit großer zentraler Aufhellung umgeben von schmalem Hämoglobinsaum	nein	Hypochrome Anämieformen
Elliptozyten: Ovalozyten = ovale oder elliptische Formen	Häufig als Artefakte in Form von „Fischzügen"	Hereditäre Elliptozytose
Kugelzellen: Sphärozyten = kleine runde intensiv gefärbte Zellen	Vereinzelt bei Neugeborenen	Hereditäre Sphärozytose
Pseudosicheln: ovale, an den Polen spitz zulaufende Zellen	Artefakt oft in Gruppen liegend	nein
Schistozyten: fragmentierte Zellen mit großer Formvariabilität, z. B. Eierschalenformen, Helmzellen	Vereinzelt als Artefakte	Akute toxische, thermische oder mechanische hämolytische Anämien
Sichelzellen: langgezogene Sichelform	keine	Sichelzellen-Anämie
Stechapfelformen: runde Zellen mit feinen regelmäßigen Ausziehungen	Artefakt	nein
Stomatozyten: runde Erythrozyten mit schlitzförmiger Aufhellung. In Feuchtpräparaten maulförmig, eingestülpt	Vereinzelt als Artefakte	Stomatozytose
Target cells: Schießscheibenzellen	Als Artefakt in Haufen liegend	Thalassämie-Syndrome HbC-Krankheit
Tear drop cell: Zellen mit Tropfen- oder Birnenform	nein	Gehäuft vorkommend u. a. bei Osteomyelofibrose, Thalassaemia major, sideroblastischen Anämien

Werte auf Daten von gesunden Kontrollpersonen aus der gleichen Umgebung bezogen werden. Von den frei werdenden Erythrozytenenzymen ist die Lactatdehydrogenase (LDH) im Serum ein wichtiges Indiz für eine hämolytische Anämie. Die anfallenden Elektrolyte verändern den Elektrolytstatus unwesentlich.

Begriffsbestimmungen

Ineffektive Erythropoese. Synonyme Begriffe sind u. a.: Kurzschlußhämolyse, intramedulläre Hämolyse, aplastisch-hämolytisches Syndrom, pseudoaplastische Anämie, aplastische Anämie mit hyperplastischer Erythropoese. Die ineffektive Erythropoese ist charakterisiert durch eine starke Vermehrung roter Vorstufen im Knochenmark mit Ausweitung der blutbildenden Markräume und einer Hyperbilirubinämie, jedoch fehlt eine entsprechende Retikulozytose in der Peripherie. Das quantitative Mißverhältnis zwischen Produktion und Übertritt in die Zirkulation kommt dadurch zustande, daß die roten Vorstufen bereits im Knochenmark zugrunde gehen. Im Prinzip entspricht das einer hämolytischen Anämie.
Die ineffektive Erythropoese hat den Wert eines Symptoms bei einer ätiologisch recht heterogenen Gruppe von Anämien, z. B. bei megaloblasti-

schen Anämien, Thalassämien, Hämoglobinanomalien, kongenitalen dyserythropoetischen Anämien und megaloblastischen oder normoblastischen Anämien bei der Erythroleukämie.

Kompensierte hämolytische Anämie. Dieser Begriff ist im strengen Sinne dadurch definiert, daß im Rahmen von hämolytischen Erkrankungen trotz normaler oder fast normaler Hämoglobinkonzentrationen eine gesteigerte Erythropoese stattfindet. Dies paßt nicht in das übliche Schema der Regulation der Erythropoese. Da normalerweise die Erythropoese bei Anämien durch einen hypoxischen Stimulus aktiviert wird, müssen in der Situation der kompensierten hämolytischen Anämie andere Regulationsprinzipien wirksam werden. Dafür kommen zumindest nach tierexperimentellen Untersuchungen zwei Ursachen in Frage, die in gewisser Weise voneinander abhängig sind. Einerseits ist es der quantitativ enorm vergrößerte Pool an Stammzellen, andererseits scheinen diese Stammzellen viel sensibler gegenüber Erythropoetin zu sein, d. h. der Pool kann leichter aktiviert werden. Weniger wahrscheinlich ist eine Aktivierung der Erythropoese durch Substanzen aus hämolysierten Erythrozyten oder durch Stoffe, die die Wirkung inhibierender Faktoren aufheben.

Klassifizierung. Bei der Diagnostik ist die Zuordnung eines Krankheitsbildes zu einer der bekannten Formen einer hämolytischen Anämie ein wichtiger Schritt. Von den zahlreichen Klassifizierungsprinzipien wird der Einteilung der Defekte nach den drei Hauptbestandteilen des Erythrozyten den Vorrang gegeben:
Membrandefekte, Hämoglobindefekte und **Enzymdefekte.** Wird dieses Einteilungsprinzip durch ätiologische und pathogenetische Kriterien ergänzt, so erhält man eine Klassifizierung, die den praktischen Belangen weitgehend gerecht wird.

Spezielle Diagnostik. Die Zuordnung eines Krankheitsbildes zu einer definierten Gruppe einer hämolytischen Anämie erfordert eine mehr oder weniger spezielle Diagnostik. Diese beinhaltet die in Tabelle II.43 angegebenen Teste. Wenn die Diagnose mit einem der Labortest gesichert ist, erübrigt sich die Durchführung weiterer Teste. Generelle Hinweise zu den Methoden finden sich im Abschnitt „Teste zur Bewertung des Zellsystems".

Tabelle II.43. Hinweise zur allgemeinen und speziellen Labordiagnostik hämolytischer Anämien

|Global-Teste|
1. Beurteilung der Erythrozytenmorphologie
2. Retikulozyten
3. Bilirubin (direkt und indirekt) im Serum
4. LDH (Isoenzyme 1 und 2) im Serum
5. Haptoglobin im Serum
6. Serumeisen, Transferrin
7. Hämoglobin und bzw. Methämalbumin im Serum
8. Erythrozyten-Lebenszeit und Abbauorte
9. Urin (Hämoglobin, Hämosiderin, Hämoglobinabbauprodukte)
10. Knochenmark einschließlich Eisenfärbung

|Spezielle Teste|
1. Coombs-Teste, Antikörperdifferenzierung
2. Erythrozytenenzyme
3. Hämoglobinanalyse
4. Resistenzteste der Erythrozyten
5. Volumenverteilungskurve der Erythrozyten
6. Autohämolyse (Inkubation mit und ohne ATP und Glucose)
7. Säure-Serum-Test
8. Innenkörpernachweis
9. Hämpräkursoren im Urin
10. Rheologische Teste an Erythrozyten
11. Prüfung der Permeabilität der Erythrozyten

Diagnostische Erfolgsbilanz. Bei Ausnützung aller diagnostischen Möglichkeiten bleiben etwa 25% der hämolytischen Anämien ungeklärt. Dieses Ergebnis wird sich mit Einführung neuer Methoden laufend günstiger gestalten.

Defekte der Membran

Definition. Verkürzte Lebensdauer der Erythrozyten bedingt durch angeborene oder erworbene strukturelle und/oder funktionelle Defekte der Membran.

Diagnostische Bedeutung der Erythrozytenmorphologie. Membrandefekte gehen in der Regel mit so charakteristischen morphologischen Veränderungen der Erythrozyten einher, daß schon allein daraus häufig die Diagnose gestellt werden kann (Tabelle II.42).
Sphärozyten (Kugelzellen) sind die häufigste und wichtigste Formabweichung. Es handelt sich um kleine kugelförmige und farbstoffdichte Erythrozyten mit einem Durchmesser unter 6,5 µm. Die abnorme Morphologie der Zelle läßt sich durch

eine Verringerung der Zelloberfläche im Verhältnis zum normalen Zellvolumen erklären. Nur ein Teil der Sphärozyten im peripheren Blut hat eine rein kugelförmige Gestalt, die Mehrzahl befindet sich in verschiedenen Stadien der Sphärozyt-Stomatozyt-Transformation.

Kugelzellen sind primär charakteristisch für die hereditäre Sphärozytose. Sie kommen aber auch bei immunhämolytischen Anämien, bei der Gruppe der angiopathischen hämolytischen Anämien, bei Hämolyse durch Verbrennung, bei Hämoglobinopathien und ganz generell bei hämolytischen Anämien im jungen Säuglingsalter vor.

Targetzellen (Schießscheibenzellen) sind Erythrozyten, in denen das Hämoglobin im Zentrum und ringförmig in der Peripherie konzentriert ist. Sie erhalten dadurch das Aussehen einer Schießscheibe. Diese Formvariante erklärt sich durch die Verschiebung des Oberflächen-Volumen-Quotienten der Zelle zugunsten der Oberfläche. Der Cholesterin- und Lezithingehalt der Membran der Targetzellen ist erhöht. Sie sind charakteristisch für die Thalassämie und die HbC-Krankheit. Sie treten auch bei anderen Anämien auf, ferner bei Stauungsikterus, nach Splenektomie und sind sehr häufig als Artefakte anzutreffen.

Akanthozyten zeichnen sich durch mehrere verschieden breite und lange dornartige Membranfortsätze aus. Sie müssen von Echinozyten (Stechapfelformen) abgegrenzt werden, die durch Schrumpfung der Erythrozyten in hyperosmolaren Lösungen entstehen. Akanthozyten sind charakteristisch für die Abetalipoproteinämie. Morphologisch von Akanthozyten meist nicht zu unterscheiden sind die „spur cells". Sie treten bei ätiologisch verschiedenartigen Erkrankungen auf, so z. B. bei schweren Leberschäden, langdauerndem Fettmangel, aplastischen Anämien, Pyruvatkinasemangel, „infantiler Pyknozytose" und nach Splenektomie. Die Begriffe Akanthozyt und „spur cell" werden im folgenden als Synonyme benützt.

Trotz gleichartiger Morphologie unterscheiden sich Akanthozyten und „spur cells" in der Zusammensetzung der Membranlipide. Der Cholesterin- und Lezithingehalt der „spur cells" ist höher als der der Akanthozyten (spur = Sporn).

Schistozyten sind Erythrozytenfragmente, die in der Regel durch mechanische Einwirkung an rauhen Oberflächen oder fädigen Fibrinablagerungen entstehen. Sie sind unregelmäßig begrenzt, zum Teil mit ausgezackten Rändern, sie bilden auch „Eierschalenformen" und dreieckig geformte Strukturen. Sie treten zusammen mit Sphärozyten bei den verschiedenen angiopathischen, aber auch bei innenkörperbedingten und toxischen hämolytischen Anämien auf.

Elliptozyten (Ovalozyten) sind zwischen 8 und 12 µm lange und zwischen 5,5 und 2 µm breite Erythrozyten. Sie kennzeichnen das periphere Blutbild der hereditären Elliptozytose; sie finden sich jedoch auch als Formvarianten bei makrozytären hyperchromen und mikrozytären hypochromen Anämien. Des weiteren sind sie bei der Thalassämie, bei Hämoglobinopathien und bei erythrozytären Enzymdefekten anzutreffen. Recht häufig und in großer Zahl kommen sie auch in Blutausstrichen von normalen Individuen vor. Artefiziell entstandene Elliptozyten, z. B. bei der Anfertigung der Blutausstriche, treten in Gruppen gerichtet wie Fischzüge auf.

Stomatozyten sind Zellen mit becherförmiger Einstülpung, die in peripheren Blutausstrichen anstelle einer zentralen runden eine schlitzförmige Aufhellung zeigen. Sie sind typisch für die hereditäre Stomatozytose, kommen aber auch vor bei der Rh-Null-Anämie, bei Patienten mit Leberzirrhose, bei Bleivergiftungen und in geringer Zahl auch in Blutausstrichen von Gesunden.

Sichelzellen (Drepanozyten) sind lang ausgezogene gerade oder sichelförmige Erythrozyten mit oft spitz auslaufenden Enden. Sie kommen nur bei der Sichelzellenanämie vor und sind außerdem beim Hämoglobin Bart's-Hydrops-fetalis-Syndrom gesehen worden. Pseudosicheln sind Artefakte von plump ovaler Form mit symmetrisch spitzen Enden, die vorwiegend gerichtet in Gruppen auftreten und besonders in Feuchtpräparaten an Grenzen zu Luftblasen anzutreffen sind.

Intraerythrozytäre Einschlüsse sind ebenfalls von großer diagnostischer Bedeutung (Tabelle II.44).

Folgen der Form- und Strukturanomalien. Erythrozyten mit abnormer Form weisen meist eine verminderte Deformierbarkeit auf und werden bei der Passage in der Milz sequestriert (s. Kapitel V.D). Zellen mit abnormen Oberflächen werden im retikuloendothelialen System der Leber und der Milz phagozytiert. Primäre Störungen der Permeabilität der Membran können zu Formveränderungen mit den oben genannten Konsequenzen führen; außerdem kann die Strukturintegrität der Zelle durch osmotische Hämolyse aufgehoben werden.

Tabelle II.44. Einschlüsse in Erythrozyten, die nach Anfärbung mit May-Grünwald/Giemsa oder Brillantkresylblau sichtbar werden.

Form/Beschreibung	Vorkommen	
	normal	spezifisch
Basophile Tüpfelung = feine punktförmige basophile Einschlüsse unterschiedlich in Zahl und Größe	nein	Bei zahlreichen Anämieformen, besonders bei Thalassämiesyndromen und Bleivergiftung
Kernhaltige Erythrozyten = Normoblasten	Bei Neugeborenen	Bei schweren hämolytischen Anämien (Thalassaemia major, Perniziosa)
Jolly-Körperchen = runde basophile Einschlüsse, etwa 1 μm Durchmesser	nein	Nach Splenektomie, Milzagenesie
Cabotsche Ringe = blaue fadenförmige Strukturen unterschiedlicher Form	nein	Bei schweren Anämien, relativ selten
Parasiten	nein	Malaria
HbH-Innenkörper	nein	Präzipitation von HbH nach Inkubation der Erythrozyten mit Brillantkresylblau. Spezifisch für HbH
Heinzkörper (oxidativ denaturiertes Hb)	In alten Erythrozyten	Instabile Hämoglobine, toxische hämolytische Anämien, Milzagenesie

Klassifizierung der Membrandefekte

Das in Tabelle II.45 dargestellte Einteilungsprinzip der Membrandefekte berücksichtigt Heredität und Ätiologie in gleicher Weise.

Hereditäre Membrandefekte unbekannter Ätiologie

Hereditäre Sphärozytose

Definition. Die hereditäre Sphärozytose ist eine angeborene hämolytische Anämie, die durch eine abnorme Erythrozytenmorphologie (Kugelzellen) gekennzeichnet ist. Die durch Zerstörung in der Milz verkürzte Lebenszeit der Erythrozyten kann durch Splenektomie mit Sicherheit korrigiert werden; am Basisdefekt der Zellen ändert sich jedoch nichts.

Synonyma. Kugelzellenanämie, konstitutioneller familiärer hämolytischer Ikterus.

Genetik und Häufigkeit. Die hereditäre Sphärozytose ist der häufigste angeborene Membrandefekt (Übersicht bei [2]). Als Ursache für eine hämolytische Anämie überhaupt steht sie nach dem Glucose-6-Phosphatdehydrogenase-Mangel, der Thalassämie und der Sichelzellenanämie an vierter Stelle. Sie tritt bei allen Rassen auf und findet die stärkste Verbreitung in Nordeuropa (1:5000 Geburten). Beide Geschlechter werden gleich häufig betroffen.

Der Erbgang ist autosomal dominant. In 10-20% der Fälle werden bei den Eltern der Patienten keine Zeichen der Erkrankung gefunden. Daraus folgt, daß einerseits Spontanmutationen vorkommen, daß andererseits die phänotypische Ausprägung des betroffenen Gens unvollständig ist. Letzteres trifft dann mit Sicherheit zu, wenn in solchen Familien mehrere Kinder mit hereditärer Sphärozytose beobachtet werden. Das Gen für die Sphärozytose ist wahrscheinlich entweder auf Chromosom 8 oder 12 lokalisiert [24].

Ätiologie. Der Membrandefekt ist als solcher noch nicht exakt definiert. Berichte über Protein- und Lipidanomalien der Membranbestandteile haben sich nicht bestätigt. Der verminderte Lipid- und wahrscheinlich auch Proteingehalt wird durch die verringerte Membranoberfläche erklärt. Der Zellstoffwechsel ist entsprechend der jungen Erythrozytenpopulation und dem erhöhten Bedarf an ATP gesteigert. Die reduzierte Konzentration an 2,3-Diphosphoglycerat führt zu einer geringen Verschiebung der O_2-Dissoziationskurve nach links, deren ungünstiger Effekt durch die Erhöhung des MCHC wieder ausgeglichen wird. Die Kationenpumpaktivität der Membran für Natrium ist erhöht als Folge einer vermehrten Natriumpermeabilität bei normaler Kalium-Ionendurchlässigkeit. Es wird angenom-

Tabelle II.45. Einteilung der erythrozytären Membrandefekte in hereditäre und erworbene Störungen unter Berücksichtigung ätiologischer Faktoren

Hereditäre Defekte unbekannter Ätiologie
Sphärozytose
Elliptozytose
Stomatozytose

Hereditäre Defekte bekannter Ätiologie
Rh-Null-Anämie
ATPase-Mangel
Membrandefekte durch Lipidstoffwechselstörungen
  Abetalipoproteinämie (Akanthozytose)
  Plasma-Lecithin-Cholesterol-Acyltransferase (LCAT)-Mangel
  Familiäre hämolytische Anämie mit erhöhtem Membranlecithingehalt

Erworbene Defekte unbekannter Ätiologie
Paroxysmale nächtliche Hämoglobinurie

Sekundäre Membranstörungen

Biochemische Faktoren
  Thalassämie-Syndrome
  Hämoglobindefekte
  Enzymdefekte

Immunologische Faktoren
  Isoimmunhämolytische Anämien
  Autoimmunhämolytische Anämien
  Medikamentös induzierte immunhämolytische Anämien

Physikalisch-chemische Faktoren
  Mikroangiopathische hämolytische Anämien
    Hämolytisch-urämisches Syndrom
    Thrombotisch-thrombozytopenische Purpura
  Mechanisch bedingte hämolytische Anämien
  Hämolyse bei Verbrennungen
  Hämolyse beim Ertrinken
  Hämolyse durch chemische Substanzen

Membranschäden bei Organ- oder Systemkrankheiten
  Chronische Nierenerkrankungen
  Infektionen mit Clostridium welchii
  Malaria
  Lebererkrankungen und Fettmangel
  Vitamin E-Mangel (infantile Pyknozytose)

men, daß es sich dabei nicht um eine Ursache, sondern um eine Folge des Membrandefektes handelt. Die verstärkte Aktivität der Membran-ATPase reicht aus, um die intrazelluläre Natriumkonzentration im Normbereich zu halten. Dagegen ist die Ca^{2+}-ATPase erniedrigt, während der Calciumgehalt der Erythrozyten erhöht ist. Die Bedeutung dieser Befunde für die Hämolyse bei den Sphärozyten auch im Zusammenhang mit dem Effekt der Splenektomie ist spekulativ [10].

Der verminderten Phosphorylierung der Membranproteine, möglicherweise auf der Basis eines Defektes in der Aktivität der Proteinkinase, wird neuerdings wieder vermehrt Aufmerksamkeit geschenkt [16, 31].

Pathogenese. Entscheidend für die Entwicklung der Anämie ist die geringe Deformierbarkeit der Kugelzellen, deren Passagezeit durch die Milz im Gegensatz zu normalen transfundierten Erythrozyten erheblich verlängert ist. Unter den Bedingungen der längeren Verweildauer der Kugelzellen in der Milz (Azidose, relative Hypoxie, Reduktion der Glykolyse, ATP-Verarmung) kommt es zum Verlust von Membranlipiden, Membranproteinen und Teilen der Membran, wodurch die Oberfläche der Zellen weiter abnimmt. Es entstehen besonders rigide Mikrosphärozyten, die rasch im RES zerstört werden. Die mittlere Erythrozytenlebenszeit ist je nach Schwere der Erkrankung stark verkürzt (T $^1/_2$ ^{51}Cr = 4–8 Tage; normal 26 Tage).

Klinisches Bild. Die klinischen Symptome können sehr variieren; betroffene Mitglieder einer Familie zeigen meist einen ähnlichen Krankheitsverlauf. Das Vollbild der Erkrankung ist gekennzeichnet durch eine hämolytische Anämie, Hyperbilirubinämie mit Ikterus und Splenomegalie in 75% der Fälle. Wachstum und Entwicklung sind nur in den schwersten Fällen beeinträchtigt. Das gilt auch für die durch Erweiterung der Markräume typischen Knochenveränderungen (u. a. Turmschädel). Bei stärkerer Hämolyse kann bereits im Kindesalter eine Cholelithiasis manifest werden. Die Leistungsfähigkeit der Patienten ist nur bei ausgeprägter Anämie beeinträchtigt. Aus nicht geklärten Gründen tritt häufig Epistaxis auf.

Die hereditäre Sphärozytose führt im Neugeborenenalter in mehr als der Hälfte der Fälle zu einer Hyperbilirubinämie in sehr unterschiedlicher Ausprägung. Eine Austauschtransfusion kann in einer solchen Situation erforderlich werden (s. Kapitel X.A.2.1). Die Abgrenzung gegenüber der ABO-Inkompatibilität kann schwierig sein. Säuglinge mit schweren Verlaufsformen sind im ersten Lebensjahr besonders durch eine krisenhafte Anämisierung gefährdet.

Hämatologische Kriterien. Die Hämoglobinkonzentration ist in der Regel auf 7–11 g/100 ml erniedrigt; Ausnahmen bilden leichte und kompensierte Verlaufsformen. Charakteristisch sind Kugelzellen, Anisozytose und Polychromasie. Die Retikulozyten sind abgesehen von aplastischen Krisen ziemlich konstant auf 50 bis 200‰ erhöht. Im Autohämolysetest zeigt sich eine ausgeprägte, durch Glucose teilweise korrigierbare Hämolyse. Die osmotische und mechanische Resistenz der Erythrozyten ist stark herabgesetzt. Das MCHC ist oft auf über 35 g/100 ml erhöht, MCD und MCV können aufgrund der jungen Zellpopulation noch im Normbereich liegen. Die Aktivität des Knochenmarkes kann bis auf das Zehnfache der Norm gesteigert sein. Die Hämoglobinkonzentrationen zeigen individuell sehr unterschiedliche Werte, die jedoch jeweils ziemlich konstant bleiben. Bei *aplastischen Krisen* kommt es zu einem Arrest in der Erythropoese, erkennbar am Absinken der Retikulozytenzahlen bei gleichzeitig rasch zunehmender Anämisierung ohne Verstärkung des Ikterus. *Hämolytische Krisen* sind seltener; ihnen liegt als Ursache ein vermehrter Abbau von Erythrozyten in der Milz zugrunde. Bei hämolytischen Krisen ist die Anämisierung kombiniert mit hohen Retikulozytenzahlen, einer Zunahme der Hyperplasie der Erythropoese im Knochenmark und einer Bilirubinerhöhung. Die Krisen werden in der Regel durch Infektionen ausgelöst. Die Ursache für aplastische Krisen kann auch einmal ein Folsäuremangel sein.

Ausnahmen von der klassischen Symptomatik. Eine gleichzeitig bestehende Hypochromie (Eisenmangel, Thalassämie) kann bewirken, daß die Erythrozytenmorphologie und die osmotische Resistenz nicht in typischer Weise verändert sind. Eine normale oder fast normale osmotische Resistenz wird außerdem noch bei geringer Ausprägung des Krankheitsbildes beobachtet. In solchen Fällen kann die Testung der osmotischen Resistenz nach 24stündiger Inkubation von defibriniertem Blut bei 37 °C Klarheit bringen. Bei Vorliegen einer hereditären Sphärozytose ist dann die Resistenz der Erythrozyten stark herabgesetzt.

Sonderformen. Kürzlich wurde eine extreme Mikrosphärozytose mit typischen Formveränderungen beschrieben [53], wie sie von der Wärmealteration der Erythrozyten her bekannt ist. Bei Wärmebelastung der Erythrozyten von den drei beobachteten Kindern mit kongenitaler hämolytischer Anämie konnten Veränderungen in der Cholesterin-Phospholipidrelation nachgewiesen werden. Die Splenektomie hatte einen günstigen Effekt auf die Lebenszeit der Erythrozyten. Eine andere Beobachtung betrifft eine extreme Mikrozytose kombiniert mit kongenitaler hämolytischer Anämie und erhöhtem Einstrom von Calcium in den Erythrozyten [51]. Das Krankheitsbild bedarf einer weiteren Klärung, bis eine Zuordnung zu definierten Defekten erfolgen kann.

Diagnostische Hinweise
1. Basissymptome einer hereditären hämolytischen Anämie mit typischer Erythrozytenmorphologie.
2. Typische osmotische Resistenz (siehe Ausnahmen) und durch Glucosezusatz teilweise korrigierbare erhöhte Autohämolyse.
3. Fehlender Therapieerfolg nach Splenektomie beweist falsche Diagnose.
4. Kugelzellen finden sich auch bei anderen Erkrankungen.

Therapie. Die Therapie der Wahl ist die *Splenektomie* (Abb. II.24). Der angeborene Defekt des Erythrozyten wird dadurch zwar nicht beseitigt, die Lebenszeit jedoch weitgehend normalisiert. Im peripheren Blut finden sich weiterhin Sphärozyten und auch die osmotische Resistenz bleibt im wesentlichen unverändert.

Der Zeitpunkt der Operation hat zwei Kriterien zu berücksichtigen:
1. Häufigkeit hämolytischer und aplastischer Krisen sowie die Transfusionshäufigkeit und die damit verbundenen Risiken. Unter diesen Aspekten ist das Alter der Patienten von sekundärer Bedeutung.
2. Das Alter der Patienten. Kinder unter 6 Jahren haben nach Splenektomie ein deutlich erhöhtes Mortalitätsrisiko durch Infektionen besonders

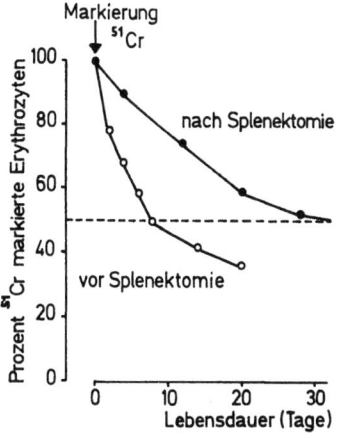

Abb. II.24. Lebensdauer der Erythrozyten vor und nach Splenektomie bei hereditärer Sphärozytose (vgl. auch Abb. V.D.3)

mit Pneumokokken, Streptokokken und Haemophilus influenzae. Diese Risiken können durch intensive Überwachung und Prophylaxe mit 200000–400000 Einheiten Penicillin/Tag über Jahre nach der Splenektomie reduziert werden (s. Kapitel V.D).
Eine *Cholelithiasis* ist operativ anzugehen, wenn sie Symptome macht.
Aplastische und hämolytische Krisen bedürfen bei ausgeprägter und sich rasch entwickelnder Anämie (< 7 g Hb/100 ml) einer Substitution durch Transfusionen mit Erythrozytenkonzentrat. Bei aplastischen Krisen, verursacht durch einen Folsäuremangel, ist therapeutisch entsprechend zu verfahren.
Die *Prognose* ist im allgemeinen gut. Sie wird ungünstig beeinflußt durch Gallensteinleiden und Komplikationen durch Bluttransfusionen und Splenektomie. Hämolytische Krisen können selten einmal letal enden.

Hereditäre Elliptozytose

Definition. Angeborene Formanomalie mit elliptischen oder ovalen Erythrozyten, die mit oder ohne hämolytische Anämie einhergehen kann.

Synonym. Ovalozytose

Genetik und Häufigkeit. Die abnorme Erythrozytenmorphologie wird autosomal dominant vererbt. Die häufige Genkombination mit der Anlage für den Rh-Faktor scheint ein Schutz gegen die Manifestation einer Anämie zu sein. Die Frequenz in der europäischen Bevölkerung wird auf 0,02–0,05% geschätzt, am höchsten ist sie mit 8–13% in bestimmten Volksstämmen in Malaysia, Neu Guinea und Indonesien.

Ätiologie und Pathogenese. Die Ursache der hereditären Elliptozytose scheint ein Membrandefekt zu sein. Der Lipid- und Proteingehalt der Membran ist normal. In den Poren der elliptischen Zellen findet sich eine Anreicherung von Cholesterin, jedoch wird diesem Phänomen kein Krankheitswert zugemessen. Bisher wurde kein Enzymdefekt nachgewiesen. Der Zellstoffwechsel ist normal oder leicht gesteigert. Die Natriumpermeabilität und die Aktivität der Membran-ATPase sind erhöht.
Die Erythrozytenvorstufen im Knochenmark und die Retikulozyten sind noch von normaler Form. Dies trifft auch zu für die Erythrozyten der Neugeborenen; erst ab dem 3. Lebensmonat nehmen sie die elliptische Form an. Ähnlich wie bei der hereditären Sphärozytose ist die Ursache der Hämolyse eine Sequestration der abnormen Erythrozyten, insbesondere auch der Mikroelliptozyten in der Milz. Sowohl die Mikroelliptozyten, wie auch bizarr verformte Elliptozyten und Zellfragmente, die alle bei der Passage durch das RES entstehen, persistieren nach Splenektomie oder nehmen eher noch an Häufigkeit zu.

Klinisch-hämatologische Kriterien. Es lassen sich drei Formen der hereditären Elliptozytose unterscheiden: 1. Asymptomatische Form, 2. kompensierte Hämolyse ohne Anämie, 3. geringgradige bis mäßig starke hämolytische Anämie. Diese zuletzt genannte Form entwickelt sich nur bei 10 bis 15% aller Fälle von hereditärer Elliptozytose. Die *Zahl der Elliptozyten* erlaubt zwar keinen Rückschluß auf die Schwere der Erkrankung, jedoch ist sie Basis für eine klinische Klassifizierung. Bis zu 15% Elliptozyten können auch in Blutausstrichen von gesunden Personen vorkommen, erst ab Werten über 20% spricht man von einer Elliptozytose. Unabhängig von der genetischen Konstellation unterscheidet man zwischen Teilträgern mit 20 bis 30% Elliptozyten und Vollträgern mit 90 bis 100% Elliptozyten. Bei Vorliegen einer hämolytischen Anämie sind Hämoglobinwerte über 12 g/100 ml Blut und Retikulozytenzahlen unter 40‰ der Normalfall; entsprechend ist die Bilirubinämie gering. Nur bei schweren Fällen findet man Symptome wie Splenomegalie, verkürzte Erythrozytenlebenszeit, herabgesetzte osmotische Resistenz, Cholelithiasis und Knochenveränderungen. Aplastische und hämolytische Krisen sind beschrieben worden (Übersicht bei [1]).

Diagnostische Kriterien. Die typische hereditäre Formanomalie, die erst jenseits des 3. Lebensmonats manifest wird, macht die Diagnostik einfach. Oft ist die Entdeckung einer hereditären Elliptozytose allerdings ein Zufallsbefund. Ovalozyten finden sich auch bei anderen Erkrankungen.

Therapie. Eine Splenektomie ist nur bei schweren hämolytischen Formen nötig. Alle therapeutischen Vorgehen entsprechen denen bei der hereditären Sphärozytose.

Hereditäre Stomatozytose

Definition. Das Syndrom der hereditären oder kongenitalen Stomatozytose ist morphologisch charakterisiert durch eine in peripheren Blutausstrichen sichtbare schlitzförmige zentrale Aufhellung der Erythrozyten. In Feuchtpräparaten erweist sich die Form als becherförmige Einstülpung. Die Störung der Kationen- und Wasserpermeabilität der Membran führt zu einer chronischen hämolytischen Anämie unterschiedlicher Stärke, (Übersicht bei [3, 34].

Genetik und Häufigkeit. Bislang sind nur wenige Fälle beschrieben worden; es wird jedoch vermutet, daß die Erkrankung zu den häufiger vorkommenden angeborenen Membrandefekten zählt. In der Regel wird die Anlage autosomal dominant vererbt; ein rezessiver Erbgang oder Spontanmutationen erscheinen möglich.

Ätiologie und Pathogenese. Nach den vorliegenden Fallbeschreibungen handelt es sich um eine ätiologisch heterogene Gruppe von Erkrankungen mit den gemeinsamen Symptomen der abnormen Erythrozytenmorphologie und der zum Teil extrem gesteigerten passiven Permeabilität der Membran für Natrium- und Kaliumionen. Der erhöhte Einstrom von Natrium und der Ausstrom von Kalium führt zu einer Umkehr der intrazellulären Kationenkonzentrationen. Mit der Zunahme der intraerythrozytären Gesamtionenkonzentration strömt Wasser in die Zelle ein und bewirkt eine osmotische Hämolyse. Entsprechend der extrem gesteigerten Pumpaktivität der Membran für monovalente Kationen werden auch höhere Anforderungen an den Energiestoffwechsel der Zelle gestellt. Deshalb sind nur die jungen Erythrozyten in der Lage, die intrazelluläre Ionenkonzentration und den Wassergehalt einigermaßen zu bilanzieren. Die älteren Zellen haben dagegen einen erhöhten Wassergehalt. Damit erklärt es sich, daß im Gegensatz zu einer normalen Erythrozytenpopulation die jungen Erythrozyten bei der hereditären Stomatozytose weniger Wasser enthalten und spezifisch schwerer sind als die alten Erythrozyten.

Die Heterogenität des Syndroms kommt auch darin zum Ausdruck, daß sowohl Defekte der Membranlipide als auch der Membranproteine beschrieben wurden [3, 3a, 50]. Störungen im Erythrozytenstoffwechsel, wie z. B. der Gehalt an reduziertem Glutathion und dessen abnorme Stabilität, sind wahrscheinlich sekundärer Natur.

Klinisch-hämatologisches Bild. Die Ausprägung der Erkrankung reicht von einer kompensierten leichten Hämolyse bis zu einer schweren hämolytischen Anämie mit Bilirubinämie, Retikulozytose und Splenomegalie. Die osmotische Resistenz der Erythrozyten ist vermindert, die Erythrozytenlebenszeit verkürzt. Die Zahl der Stomatozyten in peripheren Ausstrichen kann bei ein und demselben Patienten erheblich variieren. Hämolytische Krisen und aplastische Krisen sind bekannt.

Diagnostische Kriterien
1. Heredität und Formanomalie mit variabel ausgeprägter hämolytischer Anämie sind hinweisend. Die Diagnose wird mit dem Mikroskop gestellt.
2. Charakteristisch ist der Nachweis der Folgen der erhöhten Kationenpermeabilität: hohes intrazelluläres Natrium und niedriges Kalium sowie erhöhter Wassergehalt.
3. Die Messung des passiven und aktiven Kationenfluxes ist ebenso erforderlich, wie der Nachweis der erhöhten Aktivität der Membran-ATPase.
4. Stomatozyten finden sich auch bei anderen Erkrankungen.
5. Das Syndrom von Splenomegalie, Makrothrombozytopenie und Stomatozytose soll nur für Einwanderer aus dem mediterranen Raum in Australien typisch sein [43].
6. Die Kombination von Stomatozyten und Elliptozyten ist beschrieben [20, 23].

Therapie. Nur bei schweren Verlaufsformen ist eine Splenektomie angezeigt und auch eine Besserung der hämolytischen Anämie zu erwarten. Die Milzexstirpation beeinflußt die pathologische Form der Erythrozyten nicht.

Korrektur der Permeabilitätsstörung. Es ist möglich, die Gesamtheit des defekten Membrantransportes durch in vitro-Inkubation der Erythrozyten mit einem Imidoester (Dimethyladipimidat) fast vollständig zu korrigieren. So behandelte Erythrozyten haben auch eine längere Lebenszeit als vor der Inkubation. Die therapeutische Anwendung am Menschen muß erprobt werden [33].

Hereditäre Membrandefekte bekannter Ätiologie

Rh-Null-Anämie

Das völlige Fehlen aller Rhesusfaktoren (Rh Antigene) ist ein seltenes rezessiv vererbtes Krankheitsbild, das von einer leichten normochromen hämolytischen Anämie begleitet ist. In peripheren Blutbild finden sich Stomatozyten und Sphärozyten. Die osmotische Resistenz ist nicht verändert. Die Autohämolyse nach Inkubation mit Glucose und ATP entspricht der der hereditären Sphärozytose. Die Membranlipide und die Enzyme des Erythrozytenstoffwechsels sind normal. Als Ursache der chronischen hämolytischen Anämie wird eine Permeabilitätsstörung der durch das Fehlen der Rh-Antigene (Lipoprotein?) veränderten Membranstruktur vermutet [45].

Mangel an Blutgruppen P-Antigen

Das P-Blutgruppensystem besteht aus den üblichen Phänotypen P_1 und P_2. Außerdem sind die seltenen Phänotypen P_1^k, P_2^k und p bekannt. Erythrozyten vom P^k Phänotyp und vom p Phänotyp besitzen kein P-Antigen. Die biochemische Basis ist eine ausgeprägte quantitativ abnorme Zusammensetzung der Glykosphingolipide der Erythrozytenmembran, ohne daß dieser Defekt im Gegensatz zur Rh-Null-Anämie eine verkürzte Lebenszeit der Erythrozyten zur Folge hat [30].

ATPase-Mangel

Bei vier Patienten in zwei Familien wurde ein autosomal dominant vererbter Defekt der Natrium-Kalium-ATPase beschrieben, der zu einer mäßig ausgeprägten Anämie mit Bilirubinämie und Splenomegalie führt. Detaillierte Untersuchungen zur Charakterisierung des Krankheitsbildes liegen nicht vor [19]. Ein Mangel an Ca^{2+}-ATPase mit erhöhtem Calciumgehalt in den Erythrozyten wurde bei der hereditären Sphärozytose beschrieben (s. dort).

Membrandefekte durch Lipidstoffwechselstörungen

Abetalipoproteinämie (Akanthozytose)

Definition. Diese seltene angeborene Erkrankung ist gekennzeichnet durch das Fehlen des Plasma-Betalipoproteins kombiniert mit Fettmalabsorption, Retinitis pigmentosa, progressiver Neuropathie mit Ataxie, Akanthozytose und leichter hämolytischer Anämie.

Synonym. Bassen-Kornzweig-Syndrom.

Genetik und Häufigkeit. Die Vererbung ist autosomal rezessiv. 70% der Patienten sind männlichen Geschlechts. Etwa 30 Fälle sind bisher beschrieben worden.

Ätiologie und Pathogenese. Die abnorme Erythrozytenmorphologie ist Folge des Fehlens des Apoproteins des Betalipoproteins und Präbetalipoproteins. Durch diesen Mangel werden in der Darmzelle keine Chylomikronen gebildet, außerdem ist der Lipidtransport im Plasma gestört. Plasmalipide und Cholesterin sind deutlich erniedrigt. Sowohl im Plasma als auch in der Erythrozytenmembran ist der Lecithingehalt vermindert und die relative Sphingomyelinkonzentration ist erhöht. Der Cholesteringehalt der Akantozyten ist entweder normal oder leicht erhöht, wahrscheinlich bedingt durch eine herabgesetzte Lecithin-Cholesterol-Acyltransferase-Aktivität (LCAT). Der Stoffwechsel der Erythrozyten und die Kationenpermeabilität sind normal [5, 48].

Klinisches Bild. Die Erkrankung beginnt im 1. oder 2. Lebensjahr mit dem Symptom der Steatorrhoe. Das volle Krankheitsbild entwickelt sich später durch zunehmende neurologische Erscheinungen wie Ataxie, Intentionstremor, Hyporeflexie und Nystagmus.
Die Sehkraft ist im Kindesalter normal; sie nimmt nach der Adoleszenz mit zunehmenden Augenhintergrundsveränderungen ab. Die körperliche und geistige Entwicklung kann retardiert sein.

Hämatologische Kriterien. Die osmotische und mechanische Resistenz sind geringgradig vermindert. Die H_2O_2-Hämolyse und Inkubationshämolyse sind verstärkt und durch Zugabe von Vitamin E korrigierbar. Die Erythrozytenlebenszeit ist entweder normal oder leicht verkürzt. Die Erythrozytenvorstufen zeigen keine Formveränderungen. Leukozyten und Thrombozyten sind normal.
Trotz der ausgeprägten Formveränderungen der Erythrozyten ist die hämolytische Anämie, wenn überhaupt vorhanden, im Vergleich zu den anderen Krankheitssymptomen unbedeutend.

Diagnostische Kriterien. Steatorrhoe, neurologische Erscheinungen, Retinitis pigmentosa, die typische Erythrozytenmorphologie sowie die Veränderungen im Lipidstoffwechsel und das Fehlen des Betalipoproteins sichern die Diagnose. Die wahrscheinlichste Fehldiagnose im frühen Kindesalter ist die Zöliakie. Erworbene transitorische Formen der Akanthozytose mit Abetalipoproteinämie sind bei schweren Malabsorptionssyndromen beschrieben worden [39].

Therapie. Eine ursächliche Behandlung der Erkrankung ist nicht bekannt. Die hämatologischen Erscheinungen sind nicht therapiebedürftig. Die pathologischen Hämolyseteste normalisieren sich zwar unter Vitamin E-Gabe in vivo und in vitro, die Morphologie und das Lipidmuster der Membran bleiben jedoch ebenso unbeeinflußt wie die übrigen Krankheitserscheinungen.

Hereditärer Plasma-Lecithin-Cholesterol-Acyltransferase-Mangel (LCAT-Mangel)

Definition. Der LCAT-Mangel ist charakterisiert durch Anämie, Nierenschädigung mit Proteinurie, Hornhauttrübungen und erniedrigte Konzentration von Cholesterinestern und Lysolecithin im Plasma.

Genetik und Häufigkeit. Die Erkrankung wird autosomal-rezessiv vererbt. Sie ist äußerst selten und bisher nur in Skandinavien beschrieben worden [47].

Ätiologie und Pathogenese. Da ein Austausch zwischen den Lipiden des Plasmas und der Erythrozytenmembran stattfindet, führt der Enzymdefekt sekundär zu einer erheblichen Anreicherung von Cholesterin und Lecithin und zu einer Reduktion von Sphingomyelin in der Membran, während der Gesamtphospholipidgehalt normal ist. Die erhöhte Cholesterinkonzentration wird für die Targetzellbildung verantwortlich gemacht. Bei Inkubation in normalem Plasma verringert sich parallel zur Abnahme der Cholesterinkonzentration die Zahl der Targetzellen signifikant.

Klinisch-hämatologisches Bild. Das Krankheitsbild ist gekennzeichnet durch eine fortschreitende Einschränkung der Nierenfunktion mit Proteinurie, durch eine zunehmende Corneatrübung und durch eine Anämie mit Targetzellbildung. Die Anämie ist normochrom und nur gering ausgeprägt. Sie dürfte einerseits Folge einer verkürzten Erythrozytenlebenszeit durch den vorzeitigen Abbau der Targetzellen in der Milz sein. Andererseits ist sie durch eine reduzierte Erythropoese bedingt, die möglicherweise einen renalen Ursprung hat.
Im Knochenmark finden sich Schaumzellen. Derartige Speicherzellen sind auch in Nierenpunktaten nachweisbar. Im Gegensatz zu den Cholesterinestern und dem Lysolecithin ist das unveresterte Cholesterin und das Lecithin erhöht.

Therapie. Allein die häufige Transfusion von Plasma = Zufuhr von LCAT bietet sich als Therapiemöglichkeit an.

Familiäre hämolytische Anämie mit erhöhtem Lecithingehalt

Diese äußerst seltene, in Europa nicht bekannte Erkrankung ist durch eine Erhöhung der Phosphatidylcholinkonzentration (Lecithin) der Erythrozytenmembran, durch eine abnorme Membranpermeabilität für Kationen und einer daraus resultierenden hämolytischen Anämie gekennzeichnet. Die Ätiologie der Erkrankung ist unbekannt [42].

Erworbene Membrandefekte unbekannter Ätiologie

Paroxysmale nächtliche Hämoglobinurie (PNH)

Definition. Das Syndrom ist charakterisiert durch eine anfallsweise auftretende nächtliche Hämoglobinurie, eine erhöhte Lysierbarkeit der Erythrozyten und eine Aplasie oder Hypoplasie aller hämatopoetischen Systeme im Knochenmark. Die zugrundeliegenden Pathomechanismen sind nur teilweise bekannt; die Ursache der Erkrankung ist nicht geklärt.

Häufigkeit, Vorkommen. Diese relativ seltene, erworbene Störung tritt bevorzugt bei Erwachsenen im dritten Lebensjahrzehnt auf. Männer und Frauen sind gleich häufig betroffen. In Einzelfällen wurde eine PNH schon bei Kindern und Adoleszenten diagnostiziert.

Ätiologie und Pathogenese. Es gilt heute als gesichert, daß der Defekt bei der PNH in den Erythrozyten selbst liegt. Die Patienten verfügen über zwei Erythrozytenpopulationen, von denen eine extrem empfindlich gegenüber zahlreichen im Serum bzw. Plasma befindliche Faktoren [38] reagiert. Zu diesen Faktoren gehören hauptsächlich Komplement, Thrombin und Properdin. Die sensitiven Erythrozyten werden durch die Wirkung von Komplement lysiert, wobei dieser Prozeß offenbar im sauren Milieu begünstigt wird. Komplementfaktoren werden leichter an die Membranoberfläche entsprechender Erythrozyten fixiert als an die Membran normaler Erythrozyten. Eine zweite Abnormität der sensiblen PNH-Erythrozytenpopulation besteht in einem Mangel an Acetylcholinesterase [9], während die nicht-sensible Population eine annähernd normale Enzymaktivität aufweist [26]. Die Schwere des

Krankheitsbildes der PNH ist eng korreliert mit der Stärke des Enzymdefektes, obwohl die Enzymdefizienz allein keine nachteiligen Folgen für die Erythrozyten hat. Als biochemische Basis der Erkrankung wird eine Strukturanomalie der Zellmembran vermutet. Veränderungen im Muster der Membranlipide sind beschrieben, aber nicht mit Sicherheit als Ursache bewiesen worden. Völlig ungeklärt ist die Entstehung der Panmyelopathie [27], die in vielen Fällen der PNH vorausgeht bzw. das Syndrom einleitet. Infolgedessen wird für die Pathogenese der PNH eine Proliferationsstörung der Knochenmarkstammzellen vermutet, ähnlich den Erkrankungen aus dem myeloproliferativen Formenkreis. Die Panmyelopathie wird bei manchen Patienten durch Medikamente ausgelöst.

Klinisch-hämatologisches Bild. Die Symptomatik ist außerordentlich variabel [6, 7]. Bei typischer Ausprägung fällt den Patienten zuerst die Dunkelrotfärbung des Morgenurines auf (Hämoglobinurie). Dieses Zeichen ist jedoch höchstens in 25% der Fälle nachweisbar. Als Ursache für die nächtliche Hämolyseattacken wird eine Erniedrigung des Blut-pH durch CO_2-Retention im Schlaf vermutet [18]. Bei einem Teil der Patienten beginnt die PNH mit einer Knochenmarkhypoplasie oder -aplasie, erkenntlich an einer Thrombozytopenie und Leukozytopenie im peripheren Blut. Die Anämie kann lange Zeit im Hintergrund stehen oder manifestiert sich in Form chronischer Hämolysen.

Bei der PNH besteht eine erhöhte Neigung zu Thromboembolien, die auf eine Störung im Sinne einer Hyperkoagulabilität des Blutes zurückgeführt wird. Eine erhöhte Thrombosegefahr besteht während Operationen, besonders bei Splenektomie und unter der Geburt. Ein Teil der Patienten erkrankt initial mit schmerzhaften Krisen in verschiedenen Organen, z.B. Abdominalkoliken, Rückenschmerzen oder hochgradigen Kopfschmerzen, die nicht lokalisiert werden können.

Im ***Blutbild*** sind keine pathognomonischen Befunde zu erwarten. Es besteht eine Anämie variablen Schweregrades, außerdem morphologische Veränderungen der Erythrozyten im Sinne einer Anisozytose, oft auch mit einzelnen Poikilozyten. Gelegentlich findet man polychromatische Makrozyten als Zeichen des hohen Anteils an jungen Zellen im Blut. Die Retikulozytenzahl ist erhöht, steht jedoch nicht in Relation zur Aktivität des hämolytischen Prozesses. Die Anzahl der Granulozyten ist meistens erniedrigt, ebenso besteht eine Thrombozytopenie. Im ***Knochenmark*** findet man entweder eine Hypoplasie der Erythropoese oder eine verminderte Zellularität im Bereich aller hämatopoetischen Vorstufen. Meistens ist keinerlei Speichereisen vorhanden.

Andere Laborbefunde. Die Diagnose der PNH stützt sich auf den Nachweis der Komplement-Sensitivität der Erythrozyten. Unter den zahlreichen Testen bieten der Säure-Serum-Test (Ham Test) und der Zucker-Wasser-Test [21] die größte diagnostische Sicherheit.

Diagnostische Kriterien. An eine PNH sollte gedacht werden, wenn folgende Symptome vorliegen:
1. Eine hämolytische Anämie ohne definierte Ursache,
2. eine Hämoglobinurie ohne erkennbare Ursache,
3. eine Panzytopenie oder die Reduktion eines Zellsystems im peripheren Blut, die differentialdiagnostisch nicht eingeordnet werden können.

Verlauf und Prognose. Die Prognose der PNH hängt hauptsächlich ab vom Ausmaß der Knochenmarkhypoplasie bzw. von der erfolgreichen Bekämpfung der Folgeerscheinungen, z.B. der Infektionen und Blutungen. Die große Variabilität des Krankheitsbildes erklärt es, daß die individuelle Prognose jedes einzelnen Patienten erst nach einer längeren Verlaufsbeobachtung beurteilt werden kann. Spontanheilungen werden ebenso beobachtet wie der Übergang in eine Erkrankung des myeloproliferativen Formenkreises.

Therapie. Die Behandlung ist ausschließlich symptomatisch und besteht bei Bedarf in Transfusionen gewaschener Erythrozyten (d.h. ohne Komplement). Die Wirksamkeit von Kortikosteroiden und Androgenen ist sehr umstritten. Zeitweise besteht die Möglichkeit, eine aktive hämolytische Phase mit Hämoglobinurie durch Dextraninfusionen (250 ml einer 6%igen Lösung) zu stoppen [44]. Die Splenektomie bleibt solchen Patienten vorbehalten, die ein Hypersplenie-Syndrom entwickelt haben.

Sekundäre Membranstörungen

Allgemeine Hinweise. Diese Gruppe von Erkrankungen ist ätiologisch und pathogenetisch sehr heterogen. In der Regel sind die Membranschäden auf eine definierte Krankheit zurückzuführen. Berücksichtigt werden bei den sekundären Membranstörungen nur solche Defekte, die als klinische Krankheitsbilder jeweils Einheiten bilden und auch quantitativ eine gewisse Rolle spielen. Die in diesem Abschnitt nicht aufgeführten Membranstörungen sind im Kapitel über Organkrankheiten und Anämie zu finden.

Biochemische Faktoren einer Membranschädigung. Zu dieser Gruppe gehören die **Thalassämie-Syndrome,** bei denen die Erythrozytenmembran durch die aus den Überschußhämoglobinen entstehenden Innenkörper und durch die Lipidperoxidation infolge der gesteigerten Produktion von aktiviertem Sauerstoff geschädigt wird. Weiterhin verursachen **anomale Hämoglobine** wie HbS, HbC und instabile Varianten Membranschäden. Unter den **Enzymdefekten** scheint allein der Pyruvatkinasemangel negative Auswirkungen auf die Plastizität der Erythrozytenmembran zu haben.

Tabelle II.46. Ätiologische Klassifizierung immunhämolytischer Anämien

Isoimmunhämolytische Anämien
 Passive Übertragung von Antikörpern
  Rh- und Blutgruppeninkompatibilität der Neugeborenen
  Transfusionsreaktionen
 Passive Übertragung von Antigenen
  Transfusionsreaktionen

Autoimmunhämolytische Anämien
 Wärmeantikörper
  Idiopathische Formen
  Symptomatische Formen
 Kälteantikörper
  Idiopathische Formen
  Symptomatische Formen
 Donath-Landsteiner-Antikörper
  Idiopathische Formen
  Symptomatische Formen

Medikamentös induzierte immunhämolytische Anämien
 Heteroimmunhämolytische Formen
 Autoimmunhämolytische Formen

Immunhämolytische Anämien

Grundlagen. Immunhämolytische Anämien sind eine ätiologisch heterogene Krankheitsgruppe, über die in Teilbereichen noch relativ wenig bekannt ist. Klar und übersichtlich sind die Verhältnisse bei den *isoimmunhämolytischen* Anämien. Bei dieser Form werden spezifisch gerichtete Antikörper gegen Blutgruppenantigene wirksam. Klassische Beispiele sind die isoimmunhämolytischen Anämien der Neugeborenen und die durch Übertragung von Isoantikörpern bedingten Transfusionsreaktionen. Weiterhin gehören dazu die durch Fehltransfusion verursachten Formen. Dabei werden entweder inkompatible Erythrozyten (Antigene) übertragen, die durch vorhandene Isoantikörper sofort zerstört werden (Sofortreaktion), oder die Ersttransfusion führt zu einer Sensibilisierung in den Untergruppen, die bei weiteren Transfusionen schwere Unverträglichkeitsreaktionen auslöst.

Die *autoimmunhämolytischen Anämien* enthalten dagegen hinsichtlich der Ätiologie viele Unsicherheiten und unbekannte Faktoren. Die Bildung von Autoantikörpern, d.h. von Antikörpern, die gegen die eigenen Erythrozyten gerichtet sind, ist sicher nicht so einfach zu interpretieren, daß das Immunsystem die Fähigkeit des Erkennens von eigenen und fremden Zellen verloren hat („Toleranzbruch"). Auch die Theorie der monoklonalen Entstehung der Antikörper durch eine aberrierende Lymphozytenpopulation ist zu einseitig, ebenso wie die Vorstellung der Induktion der Antikörperbildung allein durch exogene Faktoren, wie z.B. durch Infektionen [8, 54].

Klassifizierung. Basis für die Klassifizierung der immunhämolytischen Anämien sind einerseits die Mechanismen der Antikörperbildung, andererseits sind es die Eigenschaften der nachweisbaren Antikörper.
Die medikamentös bedingten immunhämolytischen Anämien sind als besondere Gruppe auch hinsichtlich der Antikörperbildung zu nennen. Legt man die oben skizzierten Kriterien zugrunde, dann ergibt sich ein einfaches Schema einer Klassifizierung, in dem sowohl ätiologische Gesichtspunkte als auch die praktisch klinischen Belange berücksichtigt werden (Tabelle II.46).

Isoimmunhämolytische Anämien

Definition. Es handelt sich um hämolytische Anämien, verursacht durch eine Antigen-Antikörper-Reaktion nach Sensibilisierung gegen körperfremde menschliche Erythrozytenantigene.

Ätiologie. Es sind grundsätzlich zwei verschiedene Mechanismen bekannt, die sich darin unterscheiden, daß einmal eine passive Übertragung von Antikörpern, zum anderen eine passive Übertragung von Antigenen vorliegt.

Pathogenese. Die durch Sensibilisierung gebildeten oder bereits präformierten Isoantikörper reagieren teilweise unter Komplementaktivierung mit den Antigendeterminanten an der Zelloberfläche und führen zur Agglutination und akuten intravasalen Hämolyse oder zur Sequestration im RES von Leber und Milz, wo die Zellen über die bekannten Vorgänge einschließlich Erythrozytenphagozytose zerstört werden.

Passive Übertragung von Antikörpern
Isoimmunhämolytische Anämie der Neugeborenen (Erythroblastosis fetalis). Das Prinzip besteht darin, daß die Mutter gegen die vom Vater an den Feten vererbten Blutgruppenmerkmale sensibilisiert wird, wenn fetale Erythrozyten über die Plazenta in den Kreislauf der Mutter gelangen, ohne dort sofort zerstört zu werden. Die so gebildeten Antikörper der IgG-Klasse passieren die Plazenta und zerstören die kindlichen Erythrozyten.
Immunologische Reaktionen können sowohl im Rh-, als auch im ABO-System erfolgen. Zwei Prozent aller Sensibilisierungen betreffen seltene Blutgruppenmerkmale. Klinik, Diagnostik und Therapie s. Kapitel X.A.2.1.

Transfusionsreaktionen können durch Antikörper ausgelöst werden, die sich im Plasma des Spenderblutes befinden und gegen die Empfängererythrozyten gerichtet sind. Sie verlaufen in der Regel so leicht, daß keine Therapie erforderlich ist.

Passive Übertragung von Antigenen
Fehltransfusion mit massiver Reaktion. Hierbei handelt es sich in erster Linie um Transfusionen mit Inkompatibilität in den Hauptblutgruppen. Die so übertragenen Erythrozyten werden durch die im Empfänger vorhandenen natürlichen Isoagglutinine (Anti A, Anti B) unter Komplementaktivierung zerstört. Bei Unverträglichkeit im Bereich der Untergruppen bewirkt die Ersttransfusion eine Sensibilisierung ohne Symptome. Bei den folgenden Transfusionen werden dann schwere Transfusionsreaktionen ausgelöst. Ein klassisches Beispiel dafür ist die Rh-Sensibilisierung. Die erste Phase der Sensibilisierung während der Schwangerschaft läuft in der Mutter ab. Die Phase der akuten hämolytischen Anämie durch Antigen-Antikörperwirkung erlebt der Fetus.

Klinisches Bild. Die Symptome nach Fehltransfusion entwickeln sich in wenigen Minuten bis Stunden. Sie sind durch schwere Allgemeinreaktionen, wie Fieber, Schüttelfrost, Urtikaria, Tachykardie, Dyspnoe, Bronchospasmus, Blutdruckabfall, Erbrechen, Lungenödem, Angst, Schock und Bewußtlosigkeit gekennzeichnet.
Die **hämatologischen Kriterien** bestehen in intravasaler oder extravasaler (RES) Hämolyse mit Anämisierung, Hämoglobinurie und Hyperbilirubinämie, wobei jedes Symptom nach entsprechendem Intervall in Erscheinung tritt. Bei 30–50% der Patienten entwickeln sich Symptome einer Verbrauchskoagulopathie.

Diagnostische Maßnahmen. Erster Hinweis auf eine Reaktion durch Fehltransfusion ist die klinische Symptomatik. Blutgruppen von Spender- und Empfängerblut sind dann sofort zu kontrollieren. Frei zirkulierende Antikörper können mit dem direkten oder indirekten Coombstest nachgewiesen werden. Hilfreich ist der direkte optische oder photometrische Nachweis der Hämolyse. Mit Heglostix lassen sich Hämoglobinkonzentrationen im Serum über 15 mg/100 ml nachweisen. Außerdem stehen zur Identifizierung und Quantifizierung photometrische Methoden zur Verfügung. Das Serumkomplement ist in der akuten Reaktionsphase erniedrigt. Hämoglobinurie, erniedrigtes Haptoglobin und Methämalbuminämie sind weitere wichtige Nachweismethoden für die Hämolyse.

Therapie. Sofortiger Abbruch der Transfusion. In leichten Fällen genügen allein Steroide (3–5–10 mg/kg KG i. v.). In schweren Fällen besteht die wesentliche Aufgabe in der Schocktherapie, d. h. in der Stützung des Kreislaufes, insbesondere zur Aufrechterhaltung der Nierendurchblutung. Bei Anzeichen einer Verbrauchskoagulopathie ist entsprechend zu verfahren (s. Kapitel IX.B.4.4). Außerdem kann eine Transfusion mit kompatiblem Heparinblut die Kreislaufsituation wesentlich verbessern.
Bei Fehltransfusion von Rh-positivem Blut ist sofortige Gabe von Anti-D-Immunglobulin indiziert. Die Dosis beträgt 2000 µg IgG Anti-D i. v.

oder i.m. pro 100 ml fehltransfundierten Blutes verteilt auf drei Einzeldosen innerhalb von 8 Stunden nach der Transfusion. Eine zusätzliche Schockbehandlung ist erforderlich. Diese Therapie muß bis zur Elimination aller Rh-positiven Erythrozyten fortgeführt werden. Spätere Überwachung hinsichtlich einer Antikörperbildung ist notwendig.

Autoimmunhämolytische Anämien

Definition. Es handelt sich um eine Gruppe von hämolytischen Anämien, deren Charakteristikum es ist, durch Autoantikörper verursacht zu werden. Diese Antikörper richten sich gegen antigene Strukturen der Erythrozytenoberfläche von Patienten und Spender. Die Erkrankung kann sowohl einen akuten passageren als auch einen chronischen Verlauf nehmen.

Klassifizierung. Die hämolytische Anämie kann durch vier verschiedene Autoantikörpertypen ausgelöst werden:
1. Wärmeautoantikörper,
2. Kälteagglutinine,
3. Donath-Landsteiner-Hämolysine,
4. Anti-T Antikörper.

Die klinischen Bilder dieser Formen von autoimmunhämolytischen Anämien unterscheiden sich in qualitativer und quantitativer Hinsicht (Übersichten bei [8, 11, 22, 40, 41]).

Häufigkeit und Altersverteilung. Im Kindesalter ist diese Erkrankung nicht so selten, wie bisher angenommen wurde [4, 17]. Exakte Daten wie bei Erwachsenen (etwa 1:75 000 pro Jahr) liegen allerdings nicht vor. Bei Kindern ist praktisch nur mit hämolytischen Anämien durch Wärmeautoantikörper und Anti-T-Antikörper zu rechnen. Letztere scheinen quantitativ zu überwiegen. Das Auftreten vor dem 3. Lebensmonat ist an sich nichts besonderes, da die Fähigkeit zur IgG- und IgM-Produktion (s. Kapitel V.A) voll ausgebildet ist.

Ätiologie. Entsprechend der temperaturabhängigen Reaktivität der Autoantikörper wird zwischen Wärme- und Kälteantikörpern, sowie biphasischen Agglutininen (Donath-Landsteiner) unterschieden.

Wärme-Autoantikörper. Die optimale Temperatur für die Bindung an Erythrozyten ist 37° C. Am häufigsten ist der IgG-Immunglobulintyp (85–90%) entweder allein oder kombiniert mit IgM oder IgA. Der IgM-Typ wird mit ca. 8% Häufigkeit angegeben, während der IgA-Typ noch seltener ist (ca. 5%). Die Rh-Spezifität läßt sich beim IgG-Typ in über 80% nachweisen. Der direkte Coombstest ist positiv. Reaktionen durch Antikörper gegen Komplement C3 und C4 sollten bei der ätiologischen Klärung als mögliche Ursache bedacht werden.

Kälte-Autoantikörper. Die optimale Temperatur für die Wirkung dieser Antikörper vom Kälteagglutinintyp liegt in vitro bei 0° C. Sie kommen in sehr geringer Konzentration in jedem Serum vor. Bei höheren Serumtitern nimmt die Temperaturwirkungsbreite zu, so daß die Antikörper auch schon bei 30 bis 35°C an die Erythrozyten gebunden werden können. Diese Temperaturen werden leicht bei sich abkühlender Haut in den oberflächlichen Kapillaren erreicht. Die intravasalen Agglutinate sind durch Wärmeeinwirkung reversibel. Die höhere Blutsenkungsgeschwindigkeit bei Zimmertemperatur gegenüber einer Kontrolle bei 37°C ohne vorherige Abkühlung ist ein einfacher Test. Der Antikörper ist überwiegend vom IgM-Typ und besitzt größtenteils eine Anti-I-Spezifität, seltener läßt sich Anti-i nachweisen. Der oft positive direkte Coombstest ist nicht IgG-spezifisch, sondern durch Komplementfaktoren hervorgerufen.

Donath-Landsteiner-Antikörper finden sich bei der seltenen paroxysmalen Kältehämoglobinurie. Der Antikörper gehört zur IgG-Klasse und ist streng komplementbindend. Die Wirkung ist spezifisch gegen die Blutgruppenantigene P gerichtet. Die Donath-Landsteiner-Antikörper werden auch als biphasische Hämolysine bezeichnet: Die Bindung an die Erythrozyten erfolgt optimal bei 0°C; Hämolyse tritt erst bei 37°C unter Mitwirkung von Komplement auf. Als Ursache für die Synthese dieser abnormen Antikörper wird eine limitierte Proliferation spezifischer Immunzellen vermutet.

Anti-T-Antikörper. Diese Antikörper sind normalerweise jenseits des Säuglingsalters in jedem Serum nachweisbar; ihre Bildung wird durch Darmbakterien induziert. Sie sind gegen die T-Rezeptoren gerichtet, die als Kryptantigene T auf der Erythrozytenoberfläche maskiert sind. Durch Neuraminidase (von Viren, Bakterien und Protozoen gebildet) werden sie über die Abspaltung von Acetyl-Neuraminsäure freigelegt und können dann mit den Anti-T-Antikörpern reagieren = ***Neuraminidase-induzierte hämolytische Anämie***. Auch bei diesem Antikörpertyp kann der direkte Coombstest positiv sein [11].

Pathogenese. Die Mechanismen der Hämolyse sind bei den verschiedenen Antikörpern unterschiedlich. Wärme-Autoantikörper führen vorwiegend zum Untergang der Erythrozyten in der Milz, wobei Agglutination, Phagozytose durch Makrophagen, Sphärozytenbildung und Fragmentation die wichtigsten Vorgänge sind. Die Hämolyse durch Kälte-Autoantikörper hängt wesentlich von der Temperatur ab, bei der Komplement gebunden wird. Die Hämolyse selbst erfolgt entweder intravasal durch Erythrozytolyse oder durch Phagozytose durch Makrophagen und Blutmonozyten. Der eigentliche Mechanismus der Bildung der Autoantikörper ist unbekannt. Eine Hypothese besagt, daß der Antigencharakter der Erythrozytenantigene sich verändert, eine andere Hypothese bedient sich heterologer Antigene, die eine Kreuzreaktion mit den normalen Erythrozytenantigenen aufweisen. Eine weitere Möglichkeit ist die Demaskierung verborgener Antigene und schließlich existiert die Hypothese des Verlustes der immunologischen Toleranz (Einzelheiten dazu bei Dacie [8]).

Kombination mit anderen Erkrankungen. Autoimmunhämolytische Anämien kommen häufiger als zufällig mit einer ganzen Reihe von anderen Erkrankungen vor (Tabelle II.47). Dies hat zur Klassifizierung in primäre (idiopathische) und sekundäre (symptomatische) Formen der autoimmunhämolytischen Anämie geführt. Über die relative Häufigkeit primärer und sekundärer Formen herrscht keine Einigkeit. Eine extreme Ansicht geht so weit, eine idiopathische Form als existent abzulehnen. Bekannt ist die Kombination mit Leukämien, Lymphomen, anderen malignen Erkrankungen, Immundefekten, Lues und Autoimmunkrankheiten [36]. Bei ewa 50% der Kinder sind bakterielle oder virale Infekte vorausgegangen [4, 17]. Über die Bedeutung von Medikamenten s. unten.

Klinisch-hämatologische Kriterien. Bei Kindern handelt es sich vornehmlich um Wärmeautoantikörperanämien, die in der älteren Literatur als Loutit-Anämien zu finden sind. Ebenso häufig soll auch die durch Neuraminidase induzierte hämolytische Anämie sein, die im Verlaufe von Infektionen auftritt, insbesondere bei Pneumokokken und Influenza-Viren. Eine gefürchtete Komplikation ist das hämolytisch-urämische Syndrom. Das bei diesen Formen wirksam werdende Kryptantigen T kann auf der Erythrozytenmembran nach Demaskierung durch die Neuraminidase mit einem besonderen Phythämagglutinin aus der Erdnuß nachgewiesen werden [11]. Im Gegensatz zu Erwachsenen nimmt der hämolytische Prozeß bei Kindern oft einen dramatischen Verlauf mit starker Anämisierung und Ikterus. Diese passageren akuten Formen werden in der Regel durch Infekte ausgelöst; sie können sich wiederholen [40]. Fieber ist meist Ausdruck einer Infektion. Leber, Milz und Lymphknoten sind in über der Hälfte der Fälle vergrößert. Die Blutsenkung ist in der Regel stark erhöht. Das ***Blutbild*** zeigt Anisozytose, Poikilozytose, Polychromasie und reichlich Kugelzellen. Die Retikulozyten können erniedrigt sein. Die osmotische Resistenz ist uncharakteristisch verändert. Im ***Knochenmark*** findet sich nach entsprechendem Zeitintervall eine stark gesteigerte Erythropoese; gleichzeitig sind die Granulo- und Thrombopoese vermehrt.

Andere Labordaten. Der indirekte Coombstest ist bei Wärmeautoantikörpern fast regelmäßig, bei den anderen Formen häufig positiv. Es ist empfehlenswert, die Spezifität der Antikörper in jedem Fall zu ermitteln, da ein positiver Coombstest allein zu schwerwiegenden Fehlern

---

Tabelle II.47. Ursachen einer sekundären autoimmunhämolytischen Anämie

Tumoren
  Maligne Tumoren: Lymphome, Kolon-, Mamma-Ca.
  Gutartige Tumoren: Ovarialteratom

Infektionen
  Bakterielle Infektion
  Tuberkulose
  Viruserkrankungen: Primär atypische Pneumonie, infektiöse Mononukleose, infektiöse Hepatitis, Masern, Infekte der oberen Luftwege

Immundefekte
  Hypogammaglobulinämie
  Dysgammaglobulinämie

Kollagenosen
  Rheumatoide Arthritis, Lupus erythematodes, Sklerodermie, Vaskulitiden

Medikamente
  „Methyldopa-Typ"

auch hinsichtlich der Therapie führen kann. Die Bestimmung von Kernantikörpern (Anti-DNS-Antikörper) hat Bedeutung für die Diagnostik sekundärer Formen.

Therapie. Die Behandlung verfolgt verschiedene Ziele:
1. Blockierung der Antikörperbildung bzw. der Antikörper-Antigenreaktion und Hemmung der Komplementfaktoren,
2. Therapie einer eventuell vorhandenen Grundkrankheit,
3. Behebung der Anämie mit Erythrozytentransfusionen,
4. Splenektomie bei Versagen von 1 bis 3,
5. Symptomatische Maßnahmen.

Transfusionen mit gewaschenen Erythrozyten bei Hämoglobinkonzentrationen unter 6–5 g/100 ml Blut und fallender Tendenz. Vor einer Transfusion müssen zwei Aspekte bedacht werden: Einerseits die Gefahr einer lebensbedrohlichen Anämisierung bei Unterlassung der Transfusion, andererseits die Möglichkeit einer ebenso lebensbedrohlichen Transfusionsreaktion. Unverträglichkeitsreaktionen infolge panagglutinierender Antikörper im Patientenserum können mit dem von Fischer [11, 12] angegebenen Verfahren erkannt werden.
a) Entnahme von Zitratblut vor der Transfusion (0,4 ml Zitrat + 1,6 ml Blut),
b) Erneute Entnahme von Zitratblut 30 Minuten nach Transfusion von 10–20 ml Erythrozytenkonzentrat,
c) Wiederholung 30 Minuten nach Transfusion der gesamten Erythrozytenmenge,
d) Nach Zentrifugation durch Vergleich der Proben Beurteilung der Rotfärbung des Plasmas: Konzentrationen über 10 mg Hämoglobin/ 100 ml Plasma sind ohne Photometer im Plasma als Rotfärbung erkennbar; bei über 100 mg Hb/100 ml Plasma kommt es zur Hämoglobinurie.

Medikamentöse Therapie. Beginn mit Kortikosteroiden, 2 mg/kg KG/Tag oral in kontinuierlicher Gabe auf zwei Dosen verteilt. Die Dosis kann bei Anstieg der Hämoglobinkonzentration und Abfall der Retikulozyten langsam reduziert werden. Die Steroiddosis wird so eingestellt, daß die Hb-Konzentration über 8 g/100 ml Blut und die Retikulozytenzahl unter 30‰ bleibt [11].
Die immunsuppressive Therapie setzt ein, wenn nach 6monatiger Steroidgabe kein Erfolg erzielt wird. Sie erfolgt mit Azathioprin 5 mg/kg KG/ Tag oral über 4 Wochen kombiniert mit Kortikosteroiden 1 mg/kg KG/Tag jeweils auf 2 Dosen verteilt. Danach allein Azathioprin 2–3 mg/kg KG/Tag bis zu 24 Monaten.
Die *Splenektomie* ist die Alternative zur immunsuppressiven Therapie. Eine Indikation ist gegeben, wenn sich entweder 6 Monate nach Therapiebeginn mit Steroiden oder 24 Monate nach Beginn mit Azathioprin keine Besserung abzeichnet. Hilfreich ist der Nachweis des überwiegenden Abbaus der Erythrozyten in der Milz.

Prognose. Diese wird wesentlich durch die Grundkrankheit bestimmt. Die Rezidivgefahr ist bei ausgeheiltem hämolytischem Prozeß sehr gering, jedoch möglich. Die Entwicklung eines hämolytisch-urämischen Syndroms kann bei zu spätem Erkennen die Prognose der Neuraminidaseinduzierten Form erheblich belasten.
Die *Heparinierung* ist bei der Neuraminidase-induzierten hämolytischen Anämie zur Prophylaxe einer disseminierten intravasalen Koagulation sofort zu beginnen. Bei Entwicklung eines hämolytisch-urämischen Syndroms ist entsprechend zu verfahren (s. dort).

Medikamentös bedingte immunhämolytische Anämien

Grundlagen. Durch Medikamente induzierte hämolytische Anämien können immunologische und nicht-immunologische Ursachen haben [15, 25, 52]. Die bei den immunologisch bedingten Formen nachgewiesenen Antikörper lassen zwei große Gruppierungen mit Subtypen zu (Tabelle II.48a):
A. Heteroantikörperbildung
  a) Haptentyp
  b) Immunkomplextyp
B. Autoantikörperbildung

Häufigkeit. Die Angaben über die Inzidenz von medikamenteninduzierten immunhämolytischen Anämien bezogen auf immunhämolytische Anämien überhaupt schwankt zwischen 18% [13] und 4,8% [39a].

Gruppe A. Heteroimmunhämolytische Anämien. Die direkt gegen das Medikament oder seine Metaboliten gerichteten Antikörper sind dadurch charakterisiert, daß sie im Serum mit Testerythrozyten nur dann nachgewiesen werden können, wenn erneut das in Frage kommende Medi-

Tabelle II.48a. Übersicht über Ätiologie, Pathogenese und Pathophysiologie der Medikamenten-induzierten immunhämolytischen Anämien (Modifiziert nach Worlledge [52]). Vgl. dazu auch Tabelle II.48b

Methode/Prinzip	Heteroimmunhämolyse (A)		Autoimmunhämolyse (B)
Antikörpernachweis im Serum	Antikörper lassen sich mit normalen Erythrozyten nur dann nachweisen, wenn das Medikament erneut zum Testsystem zugegeben wird		Antikörper lassen sich mit normalen Erythrozyten ohne zusätzliche Gabe von Medikament nachweisen
Immunmechanismus	*Hapten-Zelle*	*Immunkomplex*	*Autoimmunisierung*
Antigen	Medikament bindet sich an die Zellmembran	Nicht bekannt	Rh-Komplex
Antikörper	Meistens IgG-Typ gegen das Medikament gerichtet	IgG- oder IgM-Typ, komplementbindende Antikörper gegen das Medikament gerichtet	IgG-Typ, Anti Rh-Antikörper
Prinzip der Zellzerstörung	Der Antikörper bindet sich an der Erythrozytenoberfläche an das Medikament	Komplementbindende Immunkomplexe aktivieren Komplement an der Zelloberfläche oder führen zur Bindung von aktivem C3	Der Antikörper bindet sich an definierte membraneigene Bestandteile
Ort des Zelluntergangs	Vorwiegend extravasal im RES	Intravasal bei Komplementaktivierung; Extravasal (RES) bei C3-Bindung	Vorwiegend extravasal im RES

kament zum Testansatz zugesetzt wird. Bevor es zur Immunhämolyse kommt, müssen zwei Voraussetzungen erfüllt sein: 1. Feste Bindung des Antigens an die Oberfläche des Erythrozyten. Bewiesen ist dies bisher nur für Penicillin und Cephalosporine. 2. Entwicklung einer Antigenität dieser Medikamente. Die Unterschiede in der Entwicklung der Antigenität hat zur Untergliederung in den Haptentyp und den Immunkomplextyp geführt.
Der **Haptentyp** ist auch als „Penicillintyp" bekannt. Das Medikament findet als Träger vorwiegend Proteine, insbesondere Albumin oder Membranprotein. Die Antikörper-Medikament-Reaktion spielt sich an der Erythrozytenoberfläche ab und führt so zur Lyse der Zelle. Der direkte Coombstest ist positiv mit Anti-IgG, selten auch mit Anti-IgM oder Anti-IgA. Weitere Charakteristika sind in Tabelle II.48a aufgeführt. Die Komplement-unabhängige Hämolyse hat in der Regel eine sich langsam entwickelnde Anämie zur Folge, die auch einen schweren Verlauf zeigt. Der positive direkte Coombstest ist noch lange nachzuweisen. Folgende Medikamente sind als induzierende Substanzen beschrieben worden:
Tolbutamid, Cephalotin, Penicilline, Tetracycline. Besonders „wirksam" sind Penicilline in hoher Dosis über längere Zeit gegeben; bei 3% solcher Patienten ist mit einer Antikörperbildung zu rechnen, eine hämolytische Anämie ist dagegen selten.
Der **Immunkomplextyp** ist auch als „Stibophentyp" bekannt. Für die große Gruppe von Medikamenten (z. B. Stibophen, Fusidin, INH, PAS, Phenacetin, Aminophenazon, Insektizide, Antistin, Sulfonamide, Rifampicin, Insulin, Sulfonylharnstoffderivate, Quinidine, Chlorpromazin, Chinin, Chinidin) ist der Mechanismus nicht exakt bekannt. Die Antikörperbildung ist dosisunabhängig. Es wird angenommen, daß der Antigencharakter durch Bindung an Makromoleküle entsteht. Die Wirkung am Erythrozyten wird über eine „Immunkomplexbildung" erklärt, indem diese den Kontakt von Komponenten des Komplementsystems vermitteln und so den Hämolyseprozeß auslösen. Einzelheiten zu den Antikörperklassen und der Mitwirkung von Komplement sind Tabelle II.48a zu entnehmen. Die nicht hämolysierten Zellen ergeben mit Antikomplementserum einen positiven Coombstest. Die Symptome der durch Immunkomplexe ausgelösten Krankheit sind sehr variabel. Bei den akut verlaufenden Formen tritt als Folge der intravasalen Hämolyse oder als Ausdruck einer anderen Organmanifestation der Immunkomplex-

wirkung nicht selten ein Nierenversagen auf. Die Anämie kann sehr schwer sein, wie auch erhebliche anaphylaktische Reaktionen auftreten können.

Gruppe B. **Autoimmunhämolytische Anämien.** Diese Variante ist identisch mit dem „Methyldopatyp". Außer dem Methyldopa sind Levodopa, Acidum mefenamicum, Hydantoine und Chlorpromazin als induzierende Substanzen bekannt geworden. Die gebildeten Autoantikörper sind gegen eigene erythrozytäre Antigene gerichtet. Sie können mit Testerythrozyten nachgewiesen werden, ohne daß dem Ansatz das entsprechende Medikament zugesetzt werden muß. Das erythrozytäre Antigen scheint mit dem Rh-Antigen eng gekoppelt zu sein, weil die Autoantikörper durchweg Rh-Spezifität besitzen. Diese Autoantikörper vom IgG-Typ sind nicht von den Wärme-Autoantikörpern zu unterscheiden; das macht die diagnostische Klärung oft schwierig. Der direkte Coombstest ist immer positiv. Unter den Medikamenten ist Methyldopa insofern interessant, als es neben erythrozytären Autoantikörpern auch antinukleäre Faktoren, Rheumafaktoren und einen positiven LE-Test induziert. Angaben über die Häufigkeit differieren erheblich. Außerdem ist der positive Coombstest (12% der Fälle) nur selten (0,4% der Fälle) mit einer hämolytischen Anämie vergesellschaftet.

Klinisch-hämatologische Kriterien. Durch Medikamente induzierte immunhämolytische Anämien sind im Kindesalter selten. Aus der **Gruppe A mit Hapten-Zellen-Mechanismus** (Tabelle II.48 a) zeigt das Penicillin eine eindeutige Dosisabhängigkeit. Erst bei täglichen Gaben von 10–20 Millionen Einheiten kann es zu Hämolysen kommen, die in der Regel subakut verlaufen. Dagegen scheint die durch Cephalotin induzierte Hämolyse von der Dosis unabhängig zu sein; auch soll sich die Hämolyse rascher entwickeln. Charakteristisch für diesen Typ der immunhämolytischen Anämie ist, daß die Symptome sehr bald verschwinden, wenn das Medikament abgesetzt wird. Der Antikörper selber kann noch längere Zeit nachweisbar sein.
Die **Gruppe A mit Immunkomplex-Mechanismus** (Tabelle II.48 a) zeigt in der Regel einen dramatischen Verlauf, oft mit intravasaler Hämolyse. Das Ereignis der Hämolyse tritt immer erst ein, wenn das Medikament zum zweiten Mal oder häufiger eingenommen wird.
Die **Gruppe B der autoimmunhämolytischen Anämien** (Tabelle II.48 a) unterscheidet sich in der hämatologischen Symptomatik nicht von denen der Wärme-Autoantikörper-Formen (s. dort). Charakteristisch ist das Auftreten von Kugelzellen, der weniger dramatische Verlauf und das Sistieren der Hämolyse, wenn das Medikament abgesetzt wird, während der Antikörper noch lange nachweisbar bleibt.
Übersichten über die medikamenten-induzierten immunhämolytischen Anämien finden sich bei [15, 29, 35, 41, 52].

Physikalisch-chemische Faktoren einer Membranschädigung

Grundlagen. Charakteristikum dieser Gruppe erworbener hämolytischer Anämien ist zum überwiegenden Teil eine mechanische Alteration der Zellen. Dabei können verschiedene Mechanismen das typische morphologische Korrelat, die **Erythrozytenfragmente,** erzeugen. Eine sehr seltene Ursache der Entstehung von Schistozyten im Kindesalter ist die Einwirkung hohen Druckes auf Erythrozyten, wie bei der Marschhämoglobinurie oder bei Traumen. Ein anderer, aber auch seltener Mechanismus der Zellfragmentierung kommt im Rahmen von Herzklappenerkrankungen und nach prosthetischem Ersatz von Herzklappen vor. Die Fragmentation erfolgt durch Scherkräfte oder durch heftigen Aufprall der Erythrozyten auf aufgerauhte und artefizielle Oberflächen.
Bei den häufigsten Formen, die unter den Begriff der **mikroangiopathischen hämolytischen Anämien** zusammengefaßt werden, ist die Ursache vor allem die Verengung des Lumens kleiner Gefäße durch Ablagerung von Fibrin oder durch das Aufbrechen und die Verdickung der Gefäßendothelauskleidung. Die Erythrozyten bleiben an den Fibrinfäden oder den Vorsprüngen der Gefäßwand hängen und zerreißen. Weiterhin sollen proteolytische Enzyme, die durch die Schädigung des Gefäßendothels frei werden, an der Zerstörung der Erythrozyten beteiligt sein. Als Ergebnis finden sich im peripheren Blutbild die Schistozyten und Sphärozyten. Die Größe der Erythrozytenfragmente hängt davon ab, an welcher Stelle der Zelle die mechanische Wirkung ansetzt. Bei geringem Substanzverlust schließt sich die Membran, und durch Verkleinerung der Zelloberfläche entstehen Sphärozyten. Bei erheblichem Verlust an Membran und Hämoglobin wird die Kontinuität der Zellmembran zwar wieder hergestellt, aber es treten dann bizarr geformte

Schistozyten auf („Eierschalenformen"). Nicht nur die Erythrozyten, sondern auch die Thrombozyten unterliegen bei der Passage durch die veränderten Gefäße einer mechanischen Alteration mit Zytolyse.

Mikroangiopathische hämolytische Anämien

Hämolytisch-urämisches Syndrom

Definition. Das hämolytisch-urämische Syndrom ist eine akut bis subakut einsetzende Erkrankung mit mikroangiopathischer hämolytischer Anämie, thrombopenischer hämorrhagischer Diathese und Urämie als Ausdruck des Nierenversagens.

Synonym. Gasser-Syndrom [14].

Vorkommen und Häufigkeit. Die Erkrankung ist erworben. Eine familiäre Disposition ist nicht bekannt. Das Syndrom kann sporadisch, aber auch in Epidemien auftreten. Besonders häufig ist die Erkrankung in warmen Ländern. Bevorzugt erkranken Kinder bis zum 2. Lebensjahr (Abb. II.25). Zweiterkrankungen sind bekannt.

Ätiologie. Die Erkrankung wird oft durch vorausgehende Infektionen ausgelöst, besonders häufig durch virale Infektionen des Magen-Darm-Traktes und der Atemwege (Coxsakie-, Echo-, Arbo- und Influenza-Viren). Erkrankungen nach Rickettsien- und Mycoplasmainfektionen sind ebenso beschrieben wie das Auftreten nach Impfungen (DPT, Masern, Poliomyelitis, Typhus, Paratyphus und Pocken). Welche Rolle die Infektionen und Impfungen als auslösende Faktoren spielen, ist ungeklärt. In der Wertigkeit der verschiedenen ätiologischen oder pathogenetischen Faktoren wird den Thrombozyten und besonders dem Gefäßsystem der Niere immer mehr Bedeutung beigemessen [46, 49]. Dies hat entsprechende Konsequenzen für die Therapie.

Pathogenese. Im Mittelpunkt stehen die mikroangiopathischen Veränderungen in der Niere. Sie betreffen die Arteriolen und die Kapillaren der Glomerula. Die Endothelzellen der Gefäße sind geschwollen und die Kontinuität der Endothelauskleidung unterbrochen. Fibrinablagerungen bewirken eine zusätzliche Verengung der Gefäße. Die Veränderungen können zu ausgedehnten bilateralen Rindennekrosen führen oder als herdförmige Glomerulonephritis auftreten.

Die Gefäßveränderungen an der Niere sind die Ursache der anderen Erscheinungen des Syndroms: hämolytische Anämie mit Auftreten von Schistozyten und Sphärozyten im peripheren Blutbild und Thrombozytopenie. Der Abfall der Thrombozytenzahlen ist die Folge der mechanischen Alteration der Thrombozyten und der Aggregation am veränderten Endothel der Nierengefäße. Ähnlich wie bei der Fragmentierung der Erythrozyten kommt es auch zur mechanischen Schädigung der Thrombozyten und zum Abbau im RES.

Klinisches Bild. Die Erkrankung beginnt akut oder subakut nach einer wenige Tage zuvor durchgemachten Infektion oder nach einer Impfung. Mit oder ohne Latenz kommt es bei Fieber zu einer raschen Anämisierung mit Bauchschmerzen, Hämaturie, Oligurie, Anurie und Erbrechen. Leber und Milz sind nicht vergrößert. Haut- und Skleralikterus, Petechien an Haut und Schleimhäuten können vorhanden sein. Der Blutdruck ist normal oder erhöht. Eine zerebrale Symptomatik ist nicht obligat, jedoch häufig vorhanden. Sie kann in vielfältiger Form auftreten; psychische Störungen, Benommenheit, Krämpfe, Koma und passagere Paresen kommen vor. Das EEG zeigt entsprechende Veränderungen. Hirnblutungen sind selten (Übersichten bei [28, 37]).

Hämatologische Kriterien. Von entscheidender Bedeutung für die Diagnose ist das Auffinden der Fragmente, Eierschalenformen und Kugel-

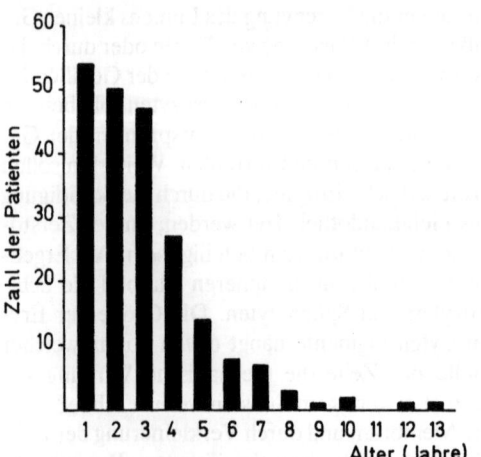

Abb. II.25. Häufigkeit des hämolytisch-urämischen Syndroms in Abhängigkeit vom Alter der Patienten (Daten nach van Wieringen et al. [49a])

zellen neben Aniso- und Poikilozytose in peripheren Blutausstrichen. Die oft vorhandene extreme Anämie ist mit mäßiger Leukozytose und Thrombozytopenie kombiniert. Mit dem Verschwinden der Erythrozytenfragmente steigen die Thrombozyten wieder an. Diese Besserung geht jedoch nicht unbedingt mit einer Normalisierung der Nierenfunktion einher. Die Retikulozyten sind anfangs normal, später erhöht. Der Coombstest ist meistens negativ. Transfundierte Spendererythrozyten werden in gleichem Maße abgebaut wie die der Patienten.

Knochenmark. Typisch sind eine gesteigerte Erythropoese und normale oder erhöhte Megakaryozytenzahlen. Histologisch können hyaline Thromben in den Kapillaren nachgewiesen werden.

Laborbefunde. Hyperbilirubinämie, Hämoglobinämie, Azidose, Harnstoff- und Kreatininerhöhung, Hyperkaliämie und Hypoalbuminämie sind ziemlich konstant zu erhebende Befunde. Urin: Erythrozyturie, Leukozyturie, Hämoglobinurie, granulierte und hyaline Zylinder; Kultur im allgemeinen steril. Zu Beginn der Erkrankung können die Störungen im Gerinnungssystem denen einer Verbrauchskoagulopathie entsprechen; die Ausprägung ist jedoch durch Dauer und Krankheitsstadium recht uneinheitlich.

Therapie. Wesentliche Inhalte der Therapie sind [46]:
1. Unterbrechung der intravaskulären Gerinnung unabhängig davon, wie auch immer die pathologische Reaktionskette in der Sequenz der Ereignisse interpretiert wird.
2. Rekanalisierung der renalen Glomerula durch eine Fibrinolyse und Verhinderung der Rethrombosierung.
3. Beseitigung der Urämie.

Wichtiger Hinweis zur Therapie. Die Heparingabe ist nicht indiziert. Wegen der Blutungsgefahr soll vor Beginn der Streptokinasetherapie (s. unten) eventuell gegebenes Heparin durch Protaminsulfat inaktiviert werden (50 mg Protaminsulfat neutralisieren 5000 E Heparin). Die hier angegebene Therapie wird nicht allgemein akzeptiert.

Oligurie-, Anurie- und Urämiebehandlung
a) Flüssigkeitszufuhr nach sorgfältiger Bilanzierung berechnen,
b) Elektrolytzufuhr berechnen,
c) Hyperkaliämie mit Resonium A behandeln,
d) Glucosezufuhr 75 g/m²/Tag,
e) Furosemid (Lasix) 2–5 mg/kg KG/Tag oral oder i. v. in zwei Einzeldosen; bei Ausbleiben der Wirkung wesentlich höher dosieren,
f) Peritonealdialyse bei steigendem Harnstoffwert über 120 mg/100 ml und bei anhaltender Anurie unter der gesamten Therapie.

Fibrinolyse. Diese Therapie ist nicht allgemein anerkannt. Dosierung: Streptokinase (Streptase) initial 4000 E/kg KG innerhalb von 15 Minuten infundieren. Anschließend wird die Therapie mit 1000 E/kg KG/Stunde über 24 Stunden fortgesetzt, d. h. insgesamt 28000 E/kg KG/24 Stunden. Nur zur Verhütung von allergischen Reaktionen wird gleichzeitig Prednison 2 mg/kg KG/Tag i. v. gegeben.

Aggregationshemmer. Als Monotherapie indiziert bei leichten und mittelschweren Fällen ohne Niereninsuffizienz. Der zweite Indikationsbereich ist die Verhinderung der Rethrombosierung im Anschluß an die Fibrinolyse bei Patienten mit Niereninsuffizienz. Dosierung: Acetylsalicylsäure (Aspirin) 250 bis 500 mg/Tag in zwei Dosen zusammen mit Dipyridamol (Persantin) in einer Gesamtdosis von 10 mg/kg KG/Tag verteilt auf vier Einzeldosen. Die Behandlung soll nach Normalisierung der Nierenfunktion und Thrombozytenzahl noch 2–3 Wochen fortgesetzt werden.

Antibiotika. Nicht generell anwenden.

Kortikosteroide. Nur zur Verhütung der Nebenwirkungen von Streptokinase. Cave: Förderung der Thrombozytenaggregation.

Hypertensionstherapie ist bei vorhandenem Hochdruck eine wichtige Maßnahme.

Bluttransfusionen nur bei niedrigen Hämoglobinkonzentrationen, da auch transfundierte Erythrozyten zerstört werden. Austauschtransfusionen können indiziert sein.

Hypoproteinämie ist als wichtige Komplikation durch Human-Albumin 20% auszugleichen. Normale Plasma- oder Serumpräparate wegen der Volumenbelastung vermeiden.

Prognose. Diese ist eng korreliert mit dem Schweregrad der akuten Phase und dem Ausmaß der Nierenschädigung. Mit Einführung der intensiven Therapie wurde die Mortalität von 30–40%

auf unter 10% gesenkt. In seltenen Fällen bleiben neurologische Ausfälle und psychische Veränderungen bestehen. Dauerdialyse oder Nierentransplantation können erforderlich werden. Bei älteren Kindern und Erwachsenen ist schubweiser Verlauf möglich und das Krankheitsbild ähnelt dann mehr dem Moschkowitz-Syndrom.

Thrombotisch-thrombozytopenische Purpura

Definition. Dieses Krankheitsbild ist charakterisiert durch eine mikroangiopathische hämolytische Anämie mit Thrombozytopenie und wechselnden neurologischen Symptomen.

Synonyma. Moschkowitz-Syndrom, thrombotische Mikroangiopathie.

Ätiologie und Pathogenese entsprechen im Prinzip den für das hämolytisch-urämische Syndrom entwickelten Vorstellungen. Gehäufte Kombinationen mit Lupus erythematodes, rheumatischer Arthritis, Sjögren-Syndrom und Perivaskulitis sind beschrieben. Die Gefäßalterationen betreffen in der Regel alle Organe, im Gegensatz zum hämolytisch-urämischen Syndrom, bei dem die Nierengefäßveränderungen im Vordergrund stehen.

Klinisch-hämatologische Kriterien. Gegenüber dem hämolytisch-urämischen Syndrom stehen die neurologischen Erscheinungen mehr im Vordergrund, während die renale Symptomatik nicht so ausgeprägt ist. Weiterhin zeigt das Moschkowitz-Syndrom mehr einen chronischen Verlauf und betrifft bevorzugt, jedoch nicht obligat, ältere Kinder und Erwachsene.
Die *Therapie* ist identisch mit der des hämolytisch-urämischen Syndroms.

Diagnose und Differentialdiagnose mikroangiopathischer hämolytischer Anämien

Die Kombination von hämolytischer Anämie, Erythrozytenfragmentation, Thrombozytopenie und neurologischen Symptomen sowie Fieber und/oder Nierenkomplikationen macht die Diagnose relativ einfach. Da dem Gasser- und Moschkowitz-Syndrom wahrscheinlich die gleichen Pathomechanismen zugrunde liegen, ist die Differenzierung dieser beiden Formen im Prinzip nicht nötig, zumal auch die Therapie gleich ist. Eine Thrombozytopenie und hämolytische Anämie ohne Schistozyten sind typisch für das Evans-Syndrom (immunhämolytische Anämie) und die paroxysmale nächtliche Hämoglobinurie. Eine disseminierte intravaskuläre Koagulation bei Sepsis, Purpura fulminans und Kasabach-Merrit-Syndrom (Riesenhämangiome) sind mit in die Überlegungen einzubeziehen.

Mechanisch bedingte hämolytische Anämien

Diese hämolytischen Anämien mit Schistozyten und Sphärozytose treten selten bei Patienten mit Herzfehlern im Klappen- und Septumbereich sowie nach operativer Korrektur dieser Defekte auf. Primäre Ursache dafür sind abnorme Strömungsverhältnisse. Diese sind auch dafür verantwortlich, wenn nach operativem Ersatz von Herzklappen oder Verschluß von Septumdefekten durch künstliches Material keine ausreichende Endothelisierung erfolgt. An den nicht epithelisierten und zunehmend rauher werdenden Oberflächen zerreißen die Erythrozyten. Die Hämolyse kann solche Ausmaße annehmen, daß Reoperationen notwendig werden. An eine mechanische Hämolyse bei Transfusionen wird selten gedacht. Diese tritt dann auf, wenn Erythrozytenkonzentrat durch eine englumige Kanüle mit Druckpumpe infundiert wird.

Hämolyse bei Verbrennungen

Eine thermische Schädigung trifft solche Erythrozyten, die sich im Bereich der Hitzeeinwirkungen befinden. Dabei schmelzen Teile von Erythrozyten ab, die als Mikrosphärozyten in der Peripherie erscheinen. Der Ausgangserythrozyt selber erfährt morphologische Veränderungen, die von Schistozyten bis zu Kugelzellen reichen. Das Ausmaß der Hämolyse hängt von der Ausdehnung und Dauer der thermischen Schädigung ab. Gleiche Zellveränderungen lassen sich in vitro bei Erhitzen über 51 °C erzeugen. Methämoglobinämien bei Verbrennungen entstehen sekundär als Therapiefolge oder durch toxische Verbrennungsprodukte; weiterhin ist an eine Methämalbuminämie bei Hämolyse zu denken.

Hämolyse beim Ertrinken

Beim Ertrinken in Süßwasser oder bei Infusionszwischenfällen mit destilliertem Wasser handelt es sich um eine reine osmotische Hämolyse. Die Wasserzufuhr muß ausreichend groß sein und rasch erfolgen, damit es zu einer entsprechenden Herabsetzung des osmotischen Druckes des Plasmas kommt. Die Lunge stellt zwar eine enorm große Resorptionsfläche für Wasser dar, beim Ertrinken ist sie allerdings selten der Ausgangspunkt für eine hypotone Hämolyse.

Praktischer Hinweis. Bei jedem Unfall durch Ertrinken muß fortlaufend über 24 Stunden neben der Osmolarität das Erythrozytenvolumen aus Hämatokrit und Erythrozytenzahl bestimmt werden. Damit kann gleichzeitig das Ausmaß der Anämisierung erkannt werden.

Therapie bei thermischer und osmotischer Hämolyse. Die thermische Schädigung der Erythrozyten ist ein kurzdauerndes Ereignis. Das Ausmaß der Hämolyse wird über die Bestimmung von Hämatokrit, freiem Hämoglobin im Plasma und Beurteilung der Morphologie (!) im peripheren Ausstrich verfolgt. Erythrozytentransfusionen können notwendig werden. Bei der osmotischen Hämolyse durch Wasserintoxikation (selten) ist abzuschätzen, ob noch mit einer weiteren Absorption von Wasser zu rechnen ist. Die Therapie besteht prinzipiell in der Gabe von 40%iger Glucose i. v. (1 ml/kg KG) verbunden mit Diuretika (Furosemid oral 2–5 mg/kg KG/Tag in zwei Dosen).

Hämolyse durch chemische Substanzen

Eine ganze Reihe chemischer Substanzen oder Medikamente bewirken über unterschiedliche Mechanismen eine Zerstörung von Erythrozyten. Folgende pathogenetische Prinzipien einer Wirkung chemischer Substanzen sind bekannt (vgl. Tabelle II.48 b):
1. Kombination mit hereditären Defekten der Erythrozyten. Am bekanntesten sind der Glucose-6-Phosphatdehydrogenase-Mangel, Störungen des Glutathionstoffwechsels und die instabilen Hämoglobinvarianten. Bei diesen Erkrankungen entstehen die Schäden an den Erythrozyten entweder durch Innenkörper oder/und oxidativen Streß.
2. Kombination mit entwicklungsspezifischen Erythrozyteneigenschaften. Hier kommt vor allem der Erythrozyt des Neugeborenen und Frühgeborenen in Betracht, der zahlreiche Empfindlichkeiten gegenüber oxidierenden Substanzen aufweist. Abhängig vom toxischen Agens werden vorwiegend das fetale Hämoglobin und das Enzymmuster (Heinzkörperbildung, Methämoglobinämie) oder die Erythrozytenmembran (Vitamin E-Mangel, Lipidperoxidation) betroffen (s. Kapitel X.A.2.1).

Tabelle II.48 b. Chemische Substanzen und deren Wirkung bei der Auslösung hämolytischer Anämien. Zu den immunologischen Formen vgl. auch Tabelle II.48 a

Pathomechanismen	Medikament
Nicht-immunologische Formen	
G-6-PD-Mangel Störung des Glutathionstoffwechsels	Sulfonamide, Primaquine, Phenylhydrazin, Naphthalin
Instabile Hb-Varianten	Chloramphenicol, Nitrofurantoin, Sulfonamide
Unbekannte Mechanismen	Phenacetin, Phenothiazin, Dapsone
Komplexe Wirkungen	Blei, Kupfer u. a.
Immunologische Formen	
Autoimmunmechanismen	Alphamethyldopa
Haptenmechanismen	Penicillin, Cephalosporine
Passive Absorption von Immunkomplexen	Pyramidon
Komplementabhängige Formen	Stibophen

3. Kombination mit Immunmechanismen über Hapten- und Immunkomplexbildung sowie über eine Autoantikörperproduktion.
4. Komplexe Wirkungen oder für bestimmte Substanzen spezifische Wirkungen. So führt z. B. die Kupferintoxikation zur oxidativen Schädigung von Membran, Enzymen und Hämoglobin. Blei hat dagegen eine sehr spezifische Wirkung auf die Porphyrinsynthese und verursacht dadurch eine ineffektive Erythropoese und eine Verkürzung der Lebensdauer der Erythrozyten, an der zusätzlich Membranschäden durch Blei beteiligt sind.

Membranschäden bei Organ- und Systemerkrankungen

Die Zusammenhänge zwischen Organkrankheiten und hämatologischen Störungen sind ausführlich in Kapitel XI dargestellt. Hier soll nur auf die Schäden eingegangen werden, die sich an der Erythrozytenmembran manifestieren.

Chronische Nierenerkrankungen. Membranschäden der Erythrozyten bei chronischen Nierenerkrankungen und bei Urämie sind im Kindesalter selten. Die Veränderungen äußern sich morphologisch in einer Akanthozytose. Die Ursache dafür scheint ein nicht dialysierbarer, hitzelabiler Plasmafaktor zu sein, der die Membranpermeabilität beeinträchtigt und eine Verminderung der Membran-ATPase-Aktivität bewirken kann. Diese Membranveränderungen sind nur einer von mehreren Faktoren in der Genese der renalen Anämien (s. Kapitel XI).

Infektionen und Toxinwirkung. Eine Verkürzung der Lebensdauer der Erythrozyten bei verschiedenen Infektionskrankheiten ist keine Seltenheit, wie auch kurze aregeneratorische Phasen vorkommen. Beide Ereignisse wirken sich in der Regel nicht dramatisch auf die Gesamthämoglobinkonzentration aus. Daneben gibt es aber bestimmte Infektionen oder Toxinschäden, die zu einer raschen und klinisch sehr im Vordergrund stehenden Hämolyse führen. Bei Infektionen mit Clostridium welchii werden, wahrscheinlich durch ein Bakterientoxin, das Phospholipase C enthält, Phospholipide der Zellmembran enzymatisch gespalten. Andere Untersuchungen haben ergeben, daß besonders Membranproteine zerstört werden. Die Hämolyse bei Clostridiensepsis kann zu einer ganz akuten Zerstörung des größten Teiles der Erythrozytenpopulation führen.

Daneben kommen eine Reihe anderer Infektionen als Ursache für akute hämolytische Anämien in Frage, von denen für das Kindesalter folgende Erreger wichtig sind: Escherichia coli, Haemophilus influenzae, Salmonellen, Streptokokken und Toxoplasmose. Bei der Malaria (Plasmodium falciparum, vivax und malariae) ist für den Hämolysemechanismus einerseits der direkte Befall der Erythrozyten mit Plasmodien verantwortlich, andererseits spielen immunologische Vorgänge dabei eine Rolle. Verschiedene Schlangengifte enthalten lipolytische und zum Teil proteolytische Enzyme, die eine Hämolyse auslösen.

Lebererkrankungen und Fettmangel. Bei Verschlußikterus und Leberzirrhose sowie bei schwerem Fettmangel können charakteristische morphologische Veränderungen der Erythrozyten auftreten. Beim Verschlußikterus finden sich vor allem Targetzellen und zu einem geringen Prozentsatz Sphärozyten. Bei der Leberzirrhose und beim Fettmangel finden sich dagegen Akanthozyten. Die abnorme Morphologie der Targetzellen und Akanthozyten wird durch eine Störung des Lipidstoffwechsels erklärt. Die dabei auftretenden Anämien sind sowohl auf die morphologischen Alterationen der Erythrozyten als auch auf zusätzliche Faktoren, wie Vitaminmangel, Markdepression usw. zurückzuführen.

Vitamin E-Mangel. Vitamin E spielt eine wichtige Rolle in der Protektion der Membran gegenüber oxidativen Schäden. Diese Wirkung läßt sich einfach im H_2O_2-Hämolysetest nachweisen. Vitamin E-Mangel verursacht bei Frühgeborenen hämolytische Anämien (s. Kapitel X.A.2.1), wenn gleichzeitig bestimmte Umweltbedingungen vorliegen, die zusätzlich eine oxidative Schädigung der Erythrozyten begünstigen. Dies ist einerseits der hohe Gehalt bestimmter Diäten an ungesättigten Fettsäuren bei gleichzeitigem Selenmangel (Selen ist essentieller Bestandteil der Glutathionperoxidase), andererseits die Zufuhr potenter oxidierender Substanzen, wie u. a. Eisen, welches zur Prophylaxe hypochromer Anämien gegeben wird.

Ein Vitamin E-Mangel ist außer bei sehr kleinen Frühgeborenen, bei der Gallengangsatresie und bei schwerer Fettmalabsorption, nur bei zystischer Pankreasfibrose zu erwarten. Ein erhöhter Verbrauch von α-Tocopherol ist u. a. bei der Thalassämie diskutiert worden.

Literatur

1. Bannerman, R. M., Renwick, J. H.: The hereditary elliptocytosis: Clinical and linkage data. Ann. Hum.-Genet. **26**, 23 (1962).
2. Bellingham, A. J., Prankerd, T. A. J.: Hereditary spherocytosis. Clin. Haematol. **4**, 139 (1975).
3. Bienzle, U., Niethammer, D., Kleeberg, U., Ungefehr, K., Kohne, E., Kleihauer, E.: Congenital stomatocytosis and chronic haemolytic anaemia. Scand. J. Haematol. **15**, 339 (1975).
3a. Bienzle, U., Bhakdi, S., Knüfermann, H., Niethammer, D., Kleihauer, E.: Abnormality of erythrocyte membrane protein in a case of congenital stomatocytosis. Klin. Wschr. **55**, 569 (1977).
4. Buchanan, G. R., Boxer, L. A., Nathan, D. G.: The acute and transient nature of idiopathic immune hemolytic anemia in childhood. J. Pediat. **88**, 780 (1976).
5. Cooper, R. H., Gulbrandsen, C. L.: The relationship between serum lipoproteins and red cell membranes in abetalipoproteinemia: Deficiency of lecithin: cholesterol acyltranferase. J. Lab. clin. Med. **78**, 323 (1971).
6. Crosby, W. H.: Paroxysmal nocturnal hemoglobinuria. A classic description by Paul Strüling in 1882 and a bibliography of the disease. Blood **6**, 270 (1951).
7. Crosby, W. H.: Paroxysmal nocturnal hemoglobinuria. Relations of the clinical manifestations to underlying pathogenic mechanisms. Blood **8**, 769 (1953).
8. Dacie, J. V.: Autoimmune hemolytic anemia. Arch. intern. Med. **135**, 1293 (1975).

9. De Sandre, G., Giotto, G.: An enzymic disorder in the erythrocytes of paroxysmal nocturnal haemoglobinuria: a deficiency in acetylcholinesterase activity. Brit. J. Haemat. **6**, 39 (1960).
10. Feig, S. A., Bassilian, S.: Increased erythrocyte Ca^{2+} content in hereditary spherocytosis. Pediat. Res. **9**, 928 (1975).
11. Fischer, K.: Immunhämolytische Anämien. Mschr. Kinderheilk. **124**, 284 (1976).
12. Fischer, K., Poschmann, A.: Autoaggressionskrankheiten. In Therapie der Krankheiten des Kindesalters (v. Harnack, G., Hrsg.), S. 292. Berlin–Heidelberg–New York: Springer 1976.
13. Garratti, G., Petz, L. D.: Drug induced immune hemolytic anemia. Amer. J. Med. **58**, 388 (1975).
14. Gasser, C.: Hämolytisch-urämisches Syndrom. In: Handbuch der Kinderheilkunde (Opitz, H., Schmid, F., Hrsg.), Bd VI, S. 951. Berlin–Heidelberg–New York: Springer 1967.
15. Girdwood, R. H.: Drug induced anaemias. Drugs **11**, 394 (1976).
16. Greenquist, A. C., Shohet, S. B.: Defective protein phosphorylation in membranes of hereditary spherocytosis erythrocytes. FEBS letters **48**, 133 (1974).
17. Habibi, B., Homberg, J., Schaison, G., Salmon, C.: Autoimmune hemolytic anemia in children. A review of 80 cases. Amer. J. Med. **56**, 61 (1974).
18. Ham, T. H.: Chronic hemolytic anemia with paroxysmal nocturnal haemoglobinuria. A study of the mechanism of hemolysis in relation to acid-base equilibrium. New Engl. J. Med. **217**, 915 (1937).
19. Hanel, H. K., Cohn, J., Harvald, B.: Adenosine triphosphatase deficiency in a family with non-spherocytic haemolytic anaemia. Hum. Hered. **21**, 313 (1973).
20. Harrison, K. L., Collins, K. A., McKenna, H. W.: Hereditary elliptical stomatocytosis: A case report. Pathology **8**, 307 (1976).
21. Hartmann, R. C., Jenkins, E. E., Arnold, A. B.: Diagnostic specifity of sucrose hemolysis test for paroxysmal nocturnal hemoglobinuria. Blood **35**, 462 (1970).
22. Hathaway, W. E., August, Ch. S.: Hematologic disorders. In: Immunologic Disorders in Infants and Children (Stiehm, E. R., Fulginiti, V. A., Edits.). Philadelphia-London-Toronto: Saunders 1973.
23. Honig, G. R., Lacson, P. S., Maurer, H. S.: A new familial disorder with abnormal erythrocyte morphology and increased permeability of the erythrocytes to sodium and potassium. Pediat. Res. **5**, 159 (1971).
24. Kimberling, W. J., Fulbeck, T., Dicon, L., Lubs, H. A.: Localization of spherocytosis to chromosome 8 or 12 and report of a family with spherocytosis and a reciprocal translocation. Amer. J. Hum.-Genet. **27**, 586 (1975).
25. Kleihauer, E., Kohne, E.: Toxische hämolytische Anämien. Blut **33**, 73 (1976).
26. Kunstling, T. R., Rosse, W. F.: Erythrocyte acetylcholinesterase deficiency in paroxysmal nocturnal hemoglobinuria (PNH) – A comparison of the complement-sensitive and insensitive populations. Blood **33**, 607 (1969).
27. Lewis, S. M., Dacie, J. V.: The aplastic anaemia paroxysmal nocturnal haemoglobinuria syndrome. Brit. J. Haemat. **13**, 236 (1967).
28. Lieberman, E.: Hemolytic uremic syndrome. J. Pediat. **80**, 1 (1972).
29. Maas, D., Schubothe, H., Weber, S.: Arzneimittelallergische hämolytische Anämien. Fol. haemat. (Lpz.) **101**, 372 (1974).
30. Marcus, D. M., Naiki, M., Kundu, S. K.: Abnormalities in the glycosphingolipid content of human P^k and p erythrocytes. Proc. nat. Acad. Sci. (Wash.) **73**, 3263 (1976).
31. Matsumoto, N., Yawata, Y., Jacob, H. S.: Association of decreased membrane protein phosphorylation with red blood cell spherocytosis. Blood **49**, 233 (1977).
32. McDougal, R. A., Shively, J. A., Palmer, C.: Paroxysmal nocturnal hemoglobinuria in a negro child. Amer. J. Dis. Child **97**, 92 (1959).
33. Mentzer, W. C., Lubin, B. H., Emmon, S.: Correction of the permeability defect in hereditary stomatocytosis by dimethyl adipimidate. New Engl. J. Med. **294**, 1200 (1976).
34. Mentzer, W. C., Smith, W. B., Goldstone, J., Shohet, S. B.: Hereditary stomatocytosis: membrane and metabolism studies. Blood **46**, 659 (1975).
35. Petz, L. D., Garratty, G.: Drug induced haemolytic anaemia. Clin. Haematol. **4**, 181 (1975).
36. Pirofsky, B., Bardana, E. J.: Autoimmune hemolytic anemia. I. Clinical aspects. II. Therapeutic aspects. Ser. Hematol. **7**, 367 (1974).
37. Poschmann, A., Fischer, K.: Hämolytisch-urämisches Syndrom. Med. Klin. **69**, 1821 (1974).
38. Rosse, W. F., Dacie, J. V.: Immune lysis of normal human and paroxysmal nocturnal hemoglobinuria (PHN) red blood cells. I. The sensitivity of PNH red cells to lysis by complement and specific antibody. J. clin. Invest. **45**, 736 (1966).
39. Sartorius, J., Leib, U., Bühler, U., Vest, M.: Erworbene transitorische Akanthozytose und Abetalipoproteinämie bei schwerem Malabsorptionssyndrom. Mschr. Kinderheilk. **124**, 375 (1976).
39a. Schubothe, H., Maas, D., Weber, S.: Arzneimittelinduzierte immunhämolytische Anämien. Blut 1977, im Druck.
40. Schubothe, H., Merz, K. P., Weber, S., Niederhoff, H., Künzer, W.: Die akuten passageren Varianten autoimmunhämolytischer Anämien. Folia haemat. (Lpz.) **101**, 505 (1974).
41. Schubothe, H., Weber, S.: Autoimmunkrankheiten und arzneimittelallergische Erkrankungen des Blutes. Ztschr. f. Allgemeinmedizin. Landarzt **49**, 1565 (1973).
42. Shohet, S. B., Nathan, D. G., Livermore, B. M., Feig, S. A., Jaffé, E. R.: Hereditary hemolytic ane-

mia associated with abnormal membrane lipid. II. Ion permeability and transport abnormalities. Blood **42**, 1 (1973).
43. Sterling, R. K., Ducrou, W., Lander, H., von Behrens, W. E.: The relationship of stomatocytosis to the presence of macrothrombocytes and thrombocytopenia in subjects of Mediterranean origin. Proc. Aust. Soc. med. Res. **2**, 374 (1970).
44. Stratton, F., Wilkinson, J. F., Israels, M. C. G.: Clinical dextran for acute episodes in paroxysmal nocturnal haemoglobinuria. Lancet **1958 I**, 831.
45. Sturgeon, P.: Hematological observations on the anemia associated with blood type Rh null. Blood **36**, 310 (1970).
46. Sutor, A. H., Künzer, W.: Therapeutische Probleme bei Verbrauchskoagulopathien. Pädiat. Prax. **16**, 157 (1975/76).
47. Torsvic, H., Gjone, E., Norum, K. R.: Familial plasma cholesterol ester deficiency. Acta med. scand. **183**, 387 (1968).
48. Ways, P., Reed, C. F., Hanahan, D. J.: Red-cell and plasma lipids in acanthocytosis. J. clin. Invest. **42**, 1248 (1963).
49. Wehinger, H., Sutor, A. H., Schindera, F., Künzer, W.: Zur Therapie des hämolytisch-urämischen Syndroms. Dtsch. med. Wschr. **99**, 840 (1974).
49a. Wieringen, P. M. V. van, Monnens, L. A. H., Schretlen, E. D. A. M.: Haemolytic-uraemic syndrome. Epidemiological and clinical study. Arch. Dis. Childh. **49**, 432 (1974).
50. Wiley, J. S., Ellroy, J. C., Shuman, A. M., Shaller, C. C., Cooper, R. A.: Characteristics of the membrane defect in the hereditary stomatocytosis syndrome. Blood **46**, 337 (1975).
51. Wiley, J. S., Gill, F. M.: A new form of congenital hemolytic anemia with extreme microcytosis and calcium leak (Abstract). Ped. Res. **8**, 411 (1974).
52. Worlledge, S. M.: Immune drug-induced hemolytic anemias. Semin. Hematol. **10**, 327 (1973).
53. Zarkowsky, H. S., Mohandas, N., Speaker, C. B., Shohet, S. B.: A congenital haemolytic anaemia with thermal sensitivity of erythrocyte membrane. Brit. J. Haemat. **29**, 537 (1975).
54. Zuelzer, W., Mastrangelo, R., Stulberg, C., Poulik, M., Page, R., Thompson, R.: Autoimmune hemolytic anemia. Natural history and viral-immunologic interactions in childhood. Amer. J. Med. **49**, 80 (1974).

Defekte der Enzyme

Grundlagen. Die durch Enzymdefekte bedingten hämolytischen Anämien wurden bis vor kurzem zur Abgrenzung gegen die hereditäre Sphärozytose pauschal als kongenitale nichtsphärozytäre hämolytische Anämien bezeichnet. Dieses Einteilungsprinzip sollte ersetzt werden. Einerseits lassen sich bei Enzymdefekten, besonders im Zustand der akuten Hämolyse, auch Sphärozyten nachweisen. Andererseits ist für die größere Zahl dieser Anämieformen die Ursache bekannt, so daß eine Ordnung nach ätiologischen Kriterien sinnvoller ist.

Ein Enzymdefekt kann sich in verschiedenen Formen manifestieren. In den meisten Fällen ist er angeboren und nur selten erworben. Die Vererbung ist ganz überwiegend autosomal rezessiv. Sie kann aber auch wie beim G-6-PD-Mangel geschlechtsgebunden (X-chromosomal) sein.

Die heterozygoten Erbträger sind trotz einer Reduktion der Aktivität in der Regel nicht krank. Daraus läßt sich schließen, daß die Enzyme im Überschuß produziert werden.

Da bisher kein sicherer Beweis für eine quantitativ verminderte Synthese (Enzymopenie) erbracht wurde, ist anzunehmen, daß es sich ausschließlich um qualitative Enzymdefekte handelt. Dabei ist die Enzymsyntheserate normal, aber das gebildete Enzym ist strukturell abnorm (Enzymopathien). Die Alteration betrifft analog den Hämoglobinopathien die Aminosäuren des Enzymproteins. Die biologische Funktionsfähigkeit solcher Enzymvarianten hängt neben der Aktivität auch von ihren physikalisch-chemischen Eigenschaften ab. Es ist deshalb möglich, daß eine niedrige Enzymaktivität in dem einen Fall zu einer chronischen hämolytischen Anämie führt und in dem anderen Fall ohne klinische Symptome bleibt (vgl. G-6-PD-Mangel).

Intraerythrozytäre Regulation des Stoffwechsels

Im Normalzustand wird die in die Zelle aufgenommene Glucose überwiegend durch die anaerobe Glykolyse abgebaut. Die begrenzenden Stoffwechselschritte sind durch die Aktivitäten der Hexokinase und Phosphofructokinase gegeben. Die Aktivität der Phosphofructokinase wird durch niedrige pH-Werte und hohe ATP-Konzentrationen gehemmt. Dabei kommt es zu einer Anhäufung von Glucose-6-phosphat (G-6-P), das wiederum die Aktivität der Hexokinase inhibiert. Der Überschuß an G-6-P kann vermehrt im Pentose-Phosphat-Zyklus verstoffwechselt werden.

Da der Erythrozyt seine Energie nur aus der anaeroben Glykolyse bezieht, wird die Glykolyserate weitgehend durch den Energiebedarf bestimmt. Ein regulierender Faktor ist die intrazelluläre ATP-Konzentration, die durch den 2,3-DPG-Shunt kontrolliert werden kann. Sowohl der ATP- als auch der 2,3-DPG-Gehalt sind abhängig vom Phosphatangebot und von der Einbaurate des anorganischen Phosphats in Glyceraldehyd-3-phosphat.

Unter oxidativer Belastung (Infektionen, Arzneimittel) erfolgt die Kompensation durch eine enorme Steigerung der Aktivität des Pentose-Phosphat-Zyklus, womit die erforderlichen Konzentrationen an NADPH bereitgestellt werden können.

Bei hämolytischen Anämien, insbesondere bei denen, die mit Membranstörungen einhergehen und eine erhöhte Membran-ATPase-Aktivität und einen erhöhten ATP-Verbrauch aufweisen, wird die Glykolyserate beträchtlich gesteigert. Hämolytische Anämien führen gleichzeitig über eine verstärkte Retikulozytenproduktion zu einer Verjüngung der Erythrozytenpopulation. Junge Erythrozyten haben im Vergleich zu älteren einen höheren Glucoseverbrauch, eine höhere ATP-Konzentration und eine verstärkte Aktivität vor allem des Pentose-Phosphat-Zyklus.

Diagnostische Teste. Zur Charakterisierung der Enzyme werden folgende biochemische Parameter herangezogen [5]:
1. Messung der Enzymaktivität im Hämolysat oder der Aktivität des teilweise gereinigten oder rein dargestellten Enzyms.
2. Enzymelektrophorese.
3. Bestimmung der Michaelis-Menten-Konstanten für verschiedene Substrate.
4. Messung des pH-Optimums.
5. Untersuchung der Thermostabilität.

Der Autohämolysetest, mit dem früher die hereditären Enzymdefekte in die beiden Gruppen Autohämolyse-Typ 1 und Typ 2 unterteilt wurden, hat nur noch die Bedeutung einer wenig aussagekräftigen Screening-Methode. Bei der Bestimmung der Enzymaktivitäten muß die Zahl der Retikulozyten berücksichtigt werden, da diese in der Regel höhere Aktivitäten besitzen.

Klassifizierung der Enzymdefekte. Die zahlreichen hereditären Enzymopathien lassen sich in Defekte der Glykolyse und des Pentose-Phosphat-Shunts unterscheiden (Abb. II.26). Die wichtigsten Defekte aus diesen Stoffwechselwegen sind der Pyruvatkinasemangel und der Glucose-6-Phosphatdehydrogenase-Mangel. Von den zahlreichen Übersichtsarbeiten wird auf die Beiträge von Benöhr und Waller [1], Beutler [3, 4], Blume et al. [7], Motulsky et al. [17], Valentine [24] und Waller und Benöhr [27] hingewiesen.

Defekte der Enzyme der Glykolyse

Pyruvatkinase-Mangel

Definition. Der Pyruvatkinase(PK)-Mangel des Erythrozyten ist ein Enzymdefekt, der eine chronische hämolytische Anämie mit unterschiedlichem Schweregrad verursacht. Der Enzymmangel hat negative Folgen besonders für die Retikulozyten und die jüngere Erythrozytenpopulation.

Genetik und Häufigkeit. Die Vererbung ist autosomal rezessiv. Heterozygote Erbträger, bei denen die Enzymaktivität auf etwa 50% der Norm reduziert ist, sind klinisch unauffällig. Heterozygotie verursacht nur selten bei Neugeborenen eine verstärkte Hyperbilirubinämie. Die zahlreichen pathologischen Enzymvarianten weisen erhebliche Differenzen in den kinetischen Eigenschaften auf. Sie sind eine der möglichen Ursachen für die unterschiedlich schweren klinischen Verlaufsformen. Die bei homozygoten Genträgern gemessenen Rest-Enzymaktivitäten variieren stark und sind zusätzlich vom Ausmaß der Retikulozytose abhängig.

Daneben gibt es doppelte Heterozygotien für zwei abnorme Enzymvarianten. Die Träger dieser Kombination haben eine hämolytische Anämie. Die Genfrequenz der heterozygoten Erbträger in Deutschland beträgt 1,4% [8]. Die Genfrequenz ist in anderen Rassen, z. B. bei den Chinesen, wesentlich höher. Erkrankungen durch PK-Mangel in Leukozyten oder Thrombozyten sind nicht bekannt.

Ätiologie und Pathogenese. Die Pyruvatkinase katalysiert die Dephosphorylierung von Phosphoenolpyruvat zu Pyruvat und überträgt das Phosphat auf ADP unter Bildung von ATP (s. Kapitel II.2). Es ist daher naheliegend, die Ursache für die Hämolyse beim PK-Mangel in einem Mangel an ATP zu suchen, zumal auch im Autohämolysetest die Hämolyse durch Zugabe von ATP weitgehend korrigiert werden kann. ATP-Mangel führt über den Verlust an Energiequellen für die Natrium-Kalium-Membran-ATPase und die Calcium-ATPase zu einer Störung der Membranintegrität mit zunehmender Rigidität der Zelle. Darüberhinaus treten Imbalancen im Natrium-Kalium-Gehalt mit Wasserverlust der Zelle auf, wodurch die für den PK-Mangel typische Morphologie des geschrumpften, verformten und mit unregelmäßigen Membranfortsätzen versehenen Erythrozyten entsteht.

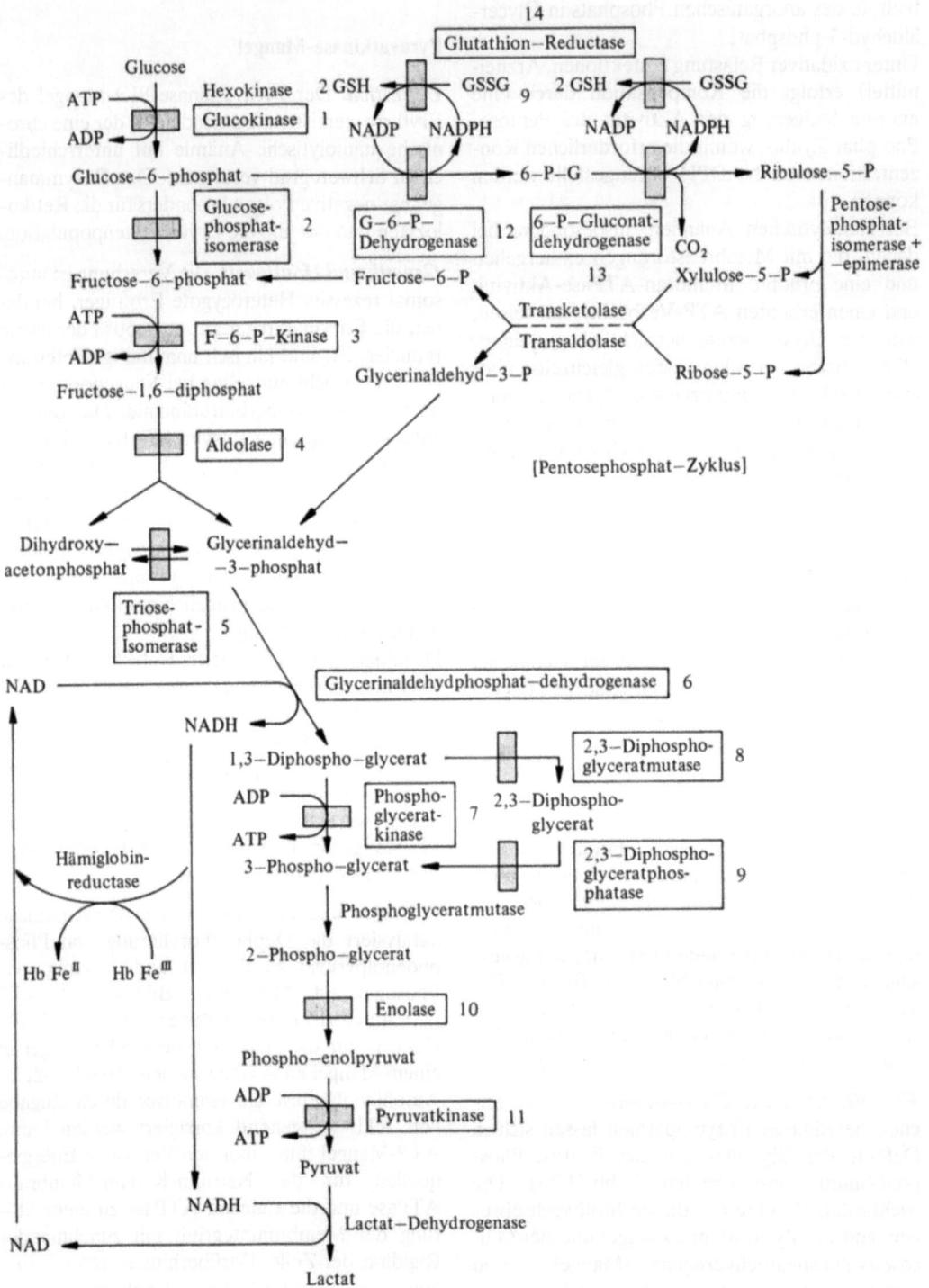

Abb. II.26. Die Enzyme der Erythrozyten. Die wichtigsten Defekte sind durch Balken und Nummern (1–14) gekennzeichnet. Die Abbildung ist identisch mit Abb. II.8

Weitere Ursachen für die Hämolyse [20, 22] sind in der Höhe der Aktivität der membrangebundenen PK zu suchen, die mit dem Ausmaß der Hämolyse negativ korreliert ist. Schließlich scheint auch das membrangebundene Hämoglobin, das beim PK-Mangel deutlich erhöht ist, für die Rigidität der Erythrozyten und damit für den vorzeitigen Untergang eine Bedeutung zu haben. Mit Sicherheit steht fest, daß die Höhe der Enzymaktivität der PK im Hämolysat keine signifikante Korrelation zur Schwere der Anämie und zur Erythrozytenlebenszeit besitzt.

Der PK-Mangel ist nach kinetischen Untersuchungen vorwiegend eine Erkrankung der Retikulozyten, die in der Milz, aber auch in der Leber und im Knochenmark zerstört werden. Der Stoffwechsel junger Erythrozyten ist gesteigert, jedoch kann der Energiebedarf der Retikulozyten aufgrund des Stoffwechseldefektes nicht voll gedeckt werden. Beim Aufenthalt der Retikulozyten in der Milz, wo die Zellen einer Hypoglykämie, einer Azidose und einem O_2-Mangel ausgesetzt sind, wirkt sich die unzureichende ATP-Produktion besonders negativ aus. Reife Erythrozyten mit ihrer wesentlich geringeren Stoffwechselaktivität sind dagegen viel eher in der Lage, eine länger dauernde metabolische Belastung beim Durchfluß durch die Milz ohne Schaden zu überstehen. Damit erklärt sich auch die Beobachtung, daß nach Milzexstirpation ein deutlicher Retikulozytenanstieg erfolgt, d.h. die Lebensdauer dieser Zellen wird verlängert [15].

Klinisches Bild. Die Schwere der klinischen Erscheinungen reicht von einer leichten kompensierten hämolytischen Anämie bis zu schweren Hämolysen mit ausgeprägter Anämie, Bilirubinämie und Hepatosplenomegalie. Bei Neugeborenen kann der PK-Mangel zu einer Hyperbilirubinämie mit der Notwendigkeit einer Austauschtransfusion führen. In den meisten Fällen manifestiert sich die Erkrankung schon in der frühen Kindheit und verläuft als mäßig schwere chronische Anämie mit den entsprechenden klinischen Erscheinungen und Komplikationen. Mitglieder einer Familie können unterschiedlich schwer erkranken. Aplastische Krisen und die viel selteneren hämolytischen Krisen werden durch Infektionen ausgelöst.

Wichtiger Hinweis: Salicylate sind kontraindiziert, da sie eine ATP-Verarmung der Erythrozyten bewirken, wodurch sich die Energiesituation noch weiter verschlechtert.

Hämatologische Kriterien. Im peripheren Blutbild finden sich eine Makrozytose, Polychromasie und vereinzelt kernhaltige Erythrozytenvorstufen. Charakteristisch für den PK-Mangel sind die geschrumpften und unregelmäßig geformten Erythrozyten im Ausstrich. Die Retikulozytose ist im Verhältnis zur Anämie geringgradig. Ein Anstieg der Retikulozytenzahlen tritt typischerweise erst nach Splenektomie auf. Im Knochenmark ist die Erythropoese gesteigert. Die osmotische Resistenz ist normal, die mechanische leicht verringert. Die erhöhte Autohämolyse ist durch ATP, nicht aber durch Glucose korrigierbar. Die Autohämolyse nimmt infolge der Zunahme der Zahl der Retikulozyten nach Splenektomie deutlich zu.

Der Glucoseverbrauch und die Lactatproduktion der Erythrozyten ist, gemessen am Zellalter, vermindert. Abhängig von der Schwere des Enzymmangels kommt es zu einer Anstauung von Stoffwechselzwischenprodukten der Glykolyse, insbesondere von 2,3-DPG, das eine Verbesserung der O_2-Abgabe bewirkt und eine gute funktionelle Kompensation der Anämie bedeutet.

Therapie. Bei leichtem Verlauf ist, abgesehen von regelmäßiger Folsäuresubstitution und gelegentlichen Bluttransfusionen während einer aplastischen oder hämolytischen Krise, keine Therapie notwendig. Bei schweren Verlaufsformen ist eine Milzexstirpation indiziert. Damit wird ein Anstieg der Hämoglobinwerte und eine Herabsetzung der Transfusionshäufigkeit erreicht.

Hexokinase-Mangel

Definition. Der hereditäre Hexokinase(HK)-Mangel der Erythrozyten ist die Ursache einer unterschiedlich starken chronischen hämolytischen Anämie.

Genetik und Häufigkeit. Der Erbgang ist autosomal rezessiv. Nur homozygote Erbträger erkranken. Ein HK-Mangel ist in Verbindung mit Fanconi-Anämie beschrieben worden. Der Enzymdefekt ist selten [18, 25].

Ätiologie und Pathogenese. Elektrophoretisch läßt sich die Erythrozytenhexokinase in drei Isoenzyme auftrennen, von denen eines oder zwei bei den betroffenen Patienten fehlen. Veränderungen der Enzymkinetik können mit dem Fehlen der Isoenzyme vergesellschaftet sein. Die Enzymaktivität in den Retikulozyten entspricht zwar in etwa der normaler Erythrozyten, liegt aber weit unter der für junge Erythrozyten zu fordernden Aktivitäten, so daß diese Zellen bereits im Retikulozytenstadium Alterserscheinungen aufweisen. Der HK-Mangel führt zu einem verminderten Glucoseverbrauch. Die Affinität des Enzyms zur Glucose kann bei normaler Glucosekonzentration ungestört sein, verringert sich jedoch in der Milz bei reduziertem Angebot und niedrigem pH. Insgesamt ist die Bildung von 2,3-DPG, ATP und Lactat herabgesetzt.

Klinisch-hämatologische Kriterien. Die Erkrankung kann in schweren Fällen mit einer Anämie, Hyperbilirubinämie und Splenomegalie einhergehen. Eine Erstmanifestation im Neugeborenenalter ist beschrieben worden; auch aplastische Krisen sind bekannt. Bei leichten Verlaufsformen ist die Hämolyse voll kompensiert. Durch den niedrigen 2,3-DPG-Gehalt der Erythrozyten ist die O_2-Versorgung des Gewebes geringer, so daß die körperliche Leistungsfähigkeit der Patienten mehr beeinträchtigt ist, als nach der Schwere der Anämie zu erwarten wäre. Das periphere Blutbild zeigt, abgesehen von einer Makrozytose, keine charakteristischen Veränderungen.

Therapie. Da eine kausale Therapie nicht bekannt ist, wird in schweren Fällen die Splenektomie empfohlen.

Glucosephosphatisomerase-Mangel

Definition. Enzymdefekt der Glykolyse mit einer schweren hämolytischen Anämie.

Genetik und Häufigkeit. Der Erbgang ist autosomal rezessiv. Heterozygote Defektträger sind klinisch normal, haben aber eine reduzierte Enzymaktivität. Der Enzymdefekt ist auf kinetisch abnorme Enzymvarianten zurückzuführen. Diese Varianten kommen auch in den Leukozyten und Thrombozyten vor, ohne jedoch die Funktion dieser Zellen zu beeinträchtigen. Die Erkrankung ist relativ selten [12, 21].

Ätiologie und Pathogenese. Die Glucosephosphatisomerase (GPI) katalysiert die Isomerisierung von Glucose-6-phosphat zu Fructose-6-phosphat. Die Ursache der Hämolyse ist nicht geklärt, da trotz Enzymmangel eine ausreichende Aktivität der anaeroben Glykolyse festgestellt wurde. Die G-6-P-Konzentration in den Erythrozyten ist zwar erhöht, 2,3-DPG und ATP-Spiegel sind jedoch nicht signifikant erniedrigt.

Hämatologische Kriterien. Die Anämie ist meist schwer und geht mit einer starken Retikulozytose einher. Die Erythrozytenlebenszeit ist deutlich verkürzt. Aplastische und hämolytische Krisen wurden beschrieben. Die osmotische Resistenz kann herabgesetzt sein.

Therapie. Die Anämie wird durch eine Splenektomie mäßig gebessert.

Weitere Defekte der Glykolyse

Phosphofructokinase-Mangel

Der autosomal rezessiv vererbte Enzymdefekt kann in Verbindung mit einer Myopathie und abnormer Glykogenspeicherung oder auch isoliert als leichte kongenitale hämolytische Anämie auftreten. Die Erkrankung ist äußerst selten. Der ATP-Gehalt der Erythrozyten ist verringert, die Lactatbildung normal. Die osmotische Resistenz ist normal. Die Erythrozytenmorphologie ist nicht verändert.

Da die Enzymaktivität der Phosphofructokinase beim normalen Neugeborenen nur etwa die Hälfte der Norm beträgt, wird eine Beziehung zwischen der für dieses Lebensalter typischen verkürzten Erythrozytenlebenszeit und dem relativen Enzymmangel vermutet.

Triosephosphatisomerase-Mangel

Der Triosephosphatisomerase(TPI)-Mangel verursacht eine schwere hämolytische Anämie und eine progressive neuromuskuläre Erkrankung. Der Erbgang ist autosomal rezessiv. Der Defekt läßt sich außer in Erythrozyten auch in Leukozyten, in der Muskulatur und im Liquor nachweisen. Es ist wahrscheinlich, daß die Reduktion der Enzymaktivität in Muskulatur und Liquor für die neuromuskulären Symptome verantwortlich ist. Die Patienten — insgesamt sind etwa 10 Familien beschrieben — sterben vor dem fünften Lebensjahr. Die Triosephosphatisomerase katalysiert die Umwandlung von DHAP zu GAP (Abb. II.26). Als Ursache für die Hämolyse wird eine toxische Wirkung von DHAP angenommen, das durch den Enzymdefekt in der Zelle angereichert wird.

Glyceraldehyd-3-Phosphatdehydrogenase-Mangel

Nur drei Fälle dieses Enzymmangels, der wahrscheinlich hereditär ist und mit einer hämolytischen Anämie einhergehen kann, sind beschrieben worden.

Phosphoglyceratkinase-Mangel

Der PGK-Mangel ist ein X-chromosomal vererbter Enzymdefekt der Erythrozyten und vermutlich auch der Leukozyten. Er führt zu einer chronischen hämolytischen Anämie und kann mit neurologischen Störungen (psychomotorischer Entwicklungsrückstand, Krämpfe) kombiniert sein. Der ATP-Gehalt der Erythrozyten ist erniedrigt, die 2,3-DPG-Konzentration erhöht.

Ein großer Teil des Enzyms ist an die Membran gebunden und spielt dort als ATP-Lieferant eine Rolle. Die Aktivität der Membran-ATPase scheint jedoch beim PGK-Mangel nicht beeinträchtigt zu sein. Die Stoffwechselstörung, die für die Hämolyse verantwortlich ist, ist daher nicht bekannt.

2,3-Diphosphoglyceratmutase-Mangel

Der 2,3-DPG-Mangel ist die Ursache einer äußerst seltenen kongenitalen hämolytischen Anämie mit autosomal rezessivem Erbgang [19]. Charakteristisch für die Erkrankung ist die Verringerung des 2,3-DPG-Gehaltes der Erythrozyten mit den entsprechenden Auswirkungen auf die O_2-Versorgung des Gewebes, was sich ungünstig auf die Kompensation der Anämie auswirkt (s. Kapitel II.2).

Störungen des ATP-Stoffwechsels

Erhöhte ATP-Konzentrationen in den Erythrozyten finden sich u. a. bei erhöhter Pyruvatkinaseaktivität, beim Ribosephosphat-Pyrophosphokinase-Mangel, beim 2,3-DPG-Phosphatase-Mangel, als generelles Merkmal einer hereditären hämolytischen Anämie und als Stoffwechselaberration ohne Krankheitswert. Eine dominant vererbliche hämolytische Anämie mit Verringerung der ATP-Konzentration auf die Hälfte der Norm wurde beschrieben [26]. Der zugrundeliegende Stoffwechseldefekt ist nicht bekannt. Erniedrigte ATP-Konzentrationen kommen auch im Rahmen einiger der oben beschriebenen Enzymdefekte vor. Weitere damit im Zusammenhang stehende Defekte sind von Waller und Benöhr [27] diskutiert worden.

Defekte der Enzyme des Pentosephosphatshunts

Glucose-6-Phosphatdehydrogenase-Mangel

Definition. Der G-6-PD-Mangel des Erythrozyten ist ein X-chromosomal vererbter Defekt des Pentosephosphatzyklus. Charakteristisch für die Erkrankung ist die akut einsetzende hämolytische Anämie, die durch toxische Substanzen oder Infektionen ausgelöst wird und die nach der Zerstörung der älteren Zellen mit geringer Enzymaktivität von selbst zum Stillstand kommt. Seltener ist der G-6-PD-Mangel Ursache einer chronischen hämolytischen Anämie.

Synonyma. Favismus, Primaquin-sensitive hämolytische Anämie.

Genetik. Die X-chromosomale Vererbung des Enzymdefektes ermöglicht verschiedene Ausprägungen. Weibliche Nachkommen können, je nachdem ob ein oder beide X-Chromosomen Träger eines abnormen Gens sind, heterozygot oder homozygot erkrankt sein. Männliche Erbträger sind hemizygot (Tabelle II.49). Der Enzymdefekt ist bei homozygoten weiblichen und hemizygoten männlichen Nachkommen gleich stark ausgeprägt, obwohl im ersten Fall zwei und im zweiten nur ein Chromosom betroffen ist. Dieses Phänomen der Dosiskompensation wird nach der **Lyon-Hypothese** [14] durch die Inaktivierung eines der beiden X-Chromosomen erklärt (Abb. II.27). Die Inaktivierung erfolgt in einem sehr frühen Stadium der embryonalen Entwicklung und gilt für alle Zellen des weiblichen Organismus. Die Entscheidung, welches der beiden X-Chromosomen inaktiviert wird, folgt dem Zufall und ist irreversibel. Damit erklärt sich einerseits das Phänomen, daß heterozygote Frauen eine doppelte Erythrozytenpopulation besitzen, d. h. Erythrozyten mit normaler und Erythrozyten mit defizienter Aktivität und nicht nur eine Population mit einer intermediären Aktivität.

Tabelle II.49. Genetik des G-6-PD-Mangels. Bei einer Genfrequenz von 11% in der männlichen Bevölkerung errechnet sich nach der Hardy-Weinberg-Formel eine Frequenz für heterozygote Frauen von 19,5% und für homozygote Frauen von 1,2%. X^G bedeutet G-6-PD-Mangel

Genotypen			
XY	Hemizygot:	Normal	Männer
X^GY	Hemizygot:	Mangel	
XX	Homozygot:	Normal	
X^GX	Heterozygot:	Mangel	Frauen
$X^G X^G$	Homozygot:	Mangel	

Mütterliches(m) und väterliches(p) X-Chromosom

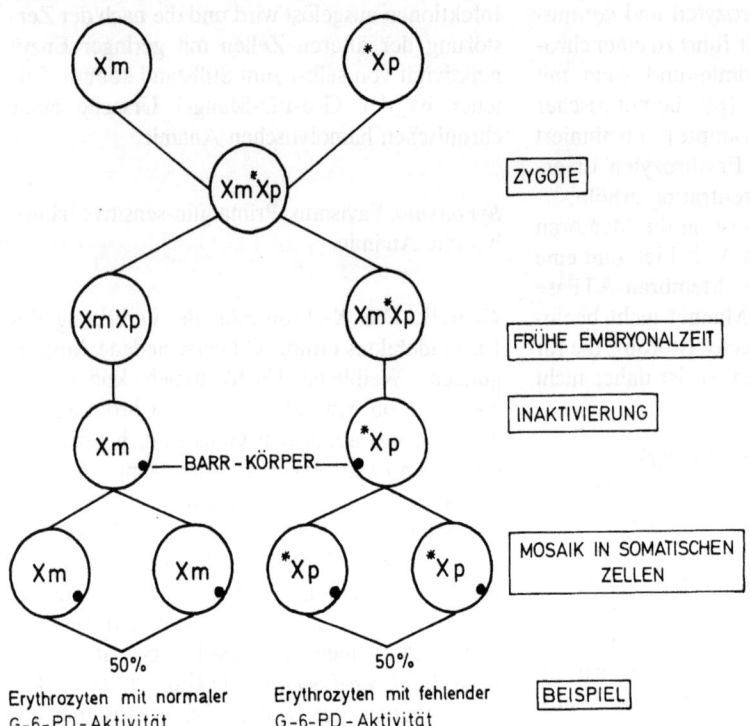

Abb. II.27. Lyon-Hypothese. Die Inaktivierung eines X-Chromosoms somatischer Zellen bei Frauen. Als Beispiel wurde der G-6-PD-Mangel gewählt. Frauen, heterozygot für den Defekt, haben zwei Erythrozytenpopulationen (Mosaik)

Andererseits wird damit auch die unterschiedliche Ausprägung des Defektes bei heterozygoten Erbträgern selbst in einer Familie plausibel.
Abhängig vom Zeitpunkt der Inaktivierung kann das Verhältnis von normalen zu defekten Zellen, das im Idealfall 1:1 (d.h. 50% Aktivität) betragen sollte, in die eine oder andere Richtung verschoben werden. Ein heterozygoter Erbträger kann somit im Extremfall nahezu normale oder stark herabgesetzte Enzymaktivitäten aufweisen. Die zytochemische Methode des Nachweises von Methämoglobin (s. unten) ermöglicht die Differenzierung von Erythrozyten mit normalem oder pathologischem G-6-PD-Gehalt und damit einer optischen Darstellung des Verteilungsmusters (Mosaik).
Leukozyten und andere Körperzellen können ebenfalls Träger des Enzymdefektes sein (s. Kapitel III.4.4). Ein G-6-PD-Mangel tritt in Verbindung mit anderen hereditären Erkrankungen auf (Hämoglobinopathien, Thalassämien u.a.). Diese Kombinationen sind jedoch zufällig.

Häufigkeit. Der G-6-PD-Mangel ist nach dem Diabetes mellitus die häufigste Erbkrankheit. Seine geographische Verbreitung stimmt mit dem Vorkommen der Malaria weitgehend überein. Die höhere Genfrequenz des G-6-PD-Mangels in Gebieten wo Malaria auftritt oder früher endemisch war, wird damit erklärt, daß Träger dieser Erbanlage ähnlich wie beim HbS bei Malariaerkrankung einen Vorteil gegenüber Normalen besitzen. In Mittel- und Nordeuropa gehört der G-6-PD-Mangel zu den seltenen Erkrankungen. In Mittelmeerländern, Afrika und unter der afroamerikanischen Bevölkerung liegt die Genfrequenz in der männlichen Bevölkerung zwischen 10 und 20%.

Ätiologie und Pathogenese. Die unterschiedlichen Enzymaktivitäten beim G-6-PD-Mangel beruhen nicht auf einer quantitativen Störung der Enzymsynthese, sondern auf der beschleunigten Inaktivierung eines abnormen Enzyms. Die Ausprägung des Defektes wird durch die biochemischen Eigenschaften der G-6-PD-Varianten bestimmt. Einige der biochemisch charakterisierten Enzymvarianten haben keine biologischen Nachteile. Die Zahl der bisher bekannt gewordenen Varianten liegt bei 150. Abnorme G-6-PD-Typen entstehen – analog den Hämoglobinopathien – durch Genmutationen, die zu Veränderungen der Aminosäurensequenz und der Struktur des Enzymmoleküls führen.

Die normale, d. h. die häufigste G-6-PD-Variante wird als Typ B (GdB) bezeichnet. Die beiden klinisch bedeutsamen defekten Enzyme sind der Typ GdA, der vor allem bei Negern gefunden wird und der Typ Gd Mediterranean, der seinen Ursprung im Mittelmeerraum hat. Der Unterschied zwischen Typ GdB und GdA liegt in der elektrophoretischen Wanderungsgeschwindigkeit und der in vivo-Stabilität, die sich darin äußert, daß die GdA-Aktivität in jungen Erythrozyten praktisch normal ist, jedoch mit zunehmendem Alter der Erythrozyten sehr rasch abnimmt. Beim Mediterranen Typ ist dagegen die Enzymaktivität selbst in jungen Erythrozyten stark vermindert und nimmt dann auch rascher ab als in Typ GdA-Erythrozyten. Ein Vergleich der Halbwertszeiten und der relativen Aktivitäten – jeweils in Klammern angegeben – veranschaulicht die Differenzen: GdB 60 Tage (100%), GdA etwa 15 Tage (unter 15%) und Gd Mediterranean wenige Stunden (unter 5%). Damit korreliert auch der Schweregrad der durch Medikamente induzierten hämolytischen Anämie.

Hämolysemechanismen. Da bei den beiden anomalen Varianten nur unter bestimmten Umständen eine Hämolyse auftritt, kann angenommen werden, daß die G-6-PD im Erythrozyten in erheblichem Überschuß gebildet wird. Die kritische Minimalaktivität liegt unter 2%. Dies erklärt das für die Hämolyse beim G-6-PD-Mangel typische Phänomen der begrenzten („self-limited") Zerstörung der Erythrozytenpopulation. Es geht nämlich nur der Anteil an Erythrozyten zugrunde, dessen Enzymaktivität das kritische Minimum unterschritten hat. Neben der Inaktivierungsrate sind andere biochemische Eigenschaften eines abnormen Enzyms von Bedeutung. Bei einigen Varianten besteht trotz relativ hoher Enzymaktivität in vitro, d. h. einem Vielfachen der Minimalaktivität, eine chronische hämolytische Anämie. In diesen Fällen kann die Hämolyse durch eine gewöhnlich geringe Affinität des Enzyms zum Substrat oder Coenzym oder durch eine abnorme Hemmung der Enzymaktivität bereits bei physiologischen NADPH-Konzentrationen erklärt werden. Die physiologische Bedeutung des Enzyms besteht in der Regeneration von NADPH (Abb. II.26) für die permanente Reduktion von Glutathion (GSSG → GSH). Bei einer mangelnden Bereitstellung von GSH entfällt seine Schutzwirkung, was unter entsprechenden Bedingungen oxidative Schädigungen von Membran und Hämoglobin zur Folge hat. Die gleichzeitig gestörte Reduktion des Methämoglobins scheint keine Bedeutung für die Pathogenese der Hämolyse zu haben. Unter der Wirkung zahlreicher chemischer Substanzen, besonders Arzneimittel (Sulfonamide, Chloramphenicol, Nitrofurantoin, Antimalariamittel wie Chloroquin und Primaquin, Acetylsalicylsäure u. a.) oder im Verlaufe von Infektionen (Hepatitis, Influenza, Typhus u. a.) entstehen Peroxide, (oxidativer Streß), die bei normaler Aktivität der G-6-PD und der Enzyme des Glutathionstoffwechsels „entgiftet" werden, beim G-6-PD-Mangel jedoch zu oxidativen Schäden an den Erythrozyten führen. Bei den wenigen Patienten mit chronischer hämolytischer Anämie ist die Funktion des abnormen Enzyms so gestört, daß die Kapazität selbst zur Detoxifikation der unter physiologischen Bedingungen entstehenden Peroxide nicht ausreicht.

Klinisches Bild. Die beiden klinischen Erscheinungsformen des G-6-PD-Mangels sind:
1. Die chronische hämolytische Anämie bei homozygoten bzw. hemizygoten Genträgern abnormer Enzymvarianten. Sie ist äußerst selten und zeigt die bekannten Symptome einer chronischen hämolytischen Anämie.
2. Die akute hämolytische Krise. Sie wird durch „oxidativen Streß" (chemische Substanzen, Infektionen, Azidose u. a.) ausgelöst und setzt wenige Stunden bis Tage nach der Einwirkung des toxischen Agens ein. In vielen Fällen bleibt die Ursache unbekannt. Beim Favismus (Hämolyse nach dem Genuß von Favabohnen = große Bohnen oder Saubohnen) scheinen außer einer individuellen Disposition zusätzlich nicht genetisch bedingte Faktoren eine Rolle zu spielen.

Das Ausmaß der Hämolyse hängt ab von der Stärke und Menge der einwirkenden toxischen Substanz, sowie von der Ausprägung des Defektes (GdA, Gd Mediterranean), der Größe der Erythrozytenpopulation mit Enzymmangel (Hetero-, Homo- oder Hemizygotie) und dem Alter der Gesamtpopulation der Erythrozyten (höhere Aktivität in jungen Erythrozyten). Der rasche

Hämoglobinabfall durch die akute Hämolyse führt besonders beim Mediterranen G-6-PD-Typ (Favismus) unbehandelt nicht selten zum Tode. Der G-6-PD-Mangel kann im Zusammenhang mit Infektionen oder Arzneimittelgaben Ursache einer Neugeborenenhyperbilirubinämie sein. Eine Beziehung zwischen der Mediterranen Enzymvariante und dem Neugeborenenikterus, einschließlich Kernikterus, ist gesichert. Bei anderen G-6-PD-Typen, z. B. GdA, werden für die beobachteten regionalen Unterschiede in der Morbiditätshäufigkeit bislang unbekannte umweltbedingte Faktoren verantwortlich gemacht (Übersichten bei [3, 6, 13]).

Hämatologische Kriterien. Als Zeichen der Schädigung treten in den Erythrozyten Heinzsche Innenkörper auf. Im peripheren Blutbild finden sich Erythrozyten mit ausgestanzt erscheinenden Substanzdefekten, die wahrscheinlich durch Phagozytose von Heinzkörpern und anliegende Membranbereiche in der Milz entstehen. Durch die Hämolyse entwickelt sich eine Hämoglobinämie, Hämoglobinurie, Methämalbuminämie und Hyperbilirubinämie. Eine Retikulozytose wird wenige Tage nach Krankheitsbeginn beobachtet, sofern die Regenerationsfähigkeit des Knochenmarkes nicht durch begleitende Infektionen beeinträchtigt ist.

Diagnose. Die Diagnose eines G-6-PD-Mangels kann wegen der Variabilität der Enzymaktivitäten erhebliche Schwierigkeiten bereiten. Deshalb wurde eine Reihe von Untersuchungsmethoden entwickelt, die alle die Eigenschaft des Enzyms ausnützen, NADP zu NADPH zu reduzieren.
Die wichtigsten Teste sind [4]:
1. Spektrophotometrische Messung der Enzymaktivität im Hämolysat.
2. Elektrophorese des Enzymproteins in Stärkegel, Zelluloseacetat, Agar u. a. mit anschließender Färbung des Enzyms durch Nitroblautetrazolium.
3. Zytochemischer Test nach Kleihauer u. Betke [10]. Mit dem Test werden die Erythrozyten erfaßt, die infolge G-6-PD-Mangel nicht in der Lage sind, Methämoglobin über die NADPH-abhängige Reductase unter der Wirkung von Redoxfarbstoffen zu reduzieren (s. Kapitel II.4.5). Bei hemi- bzw. homozygotem G-6-PD-Mangel besitzt nur ein sehr kleiner Prozentsatz der Erythrozyten eine ausreichende Enzymaktivität zur Methämoglobinreduktion. Bei Heterozygoten wird je nach dem Zeitpunkt der X-Chromosomeninaktivierung ein entsprechender Prozentsatz von normalen und enzymdefekten Zellen vorhanden sein (Mosaik). Bei Normalen sind nur sehr wenige alte Zellen nicht zur Reduktion befähigt [10, 23].
4. Screening-Tests von mäßiger Empfindlichkeit (z. B. Motulsky-Test = Methylenblau-Reduktions-Test) eignen sich nur für Bevölkerungsuntersuchungen zur Feststellung von Genfrequenzen.
5. Die sogenannten Spot-Teste (Beutler-Test).

Die Diagnosestellung eines G-6-PD-Mangels ist vor allem zum Zeitpunkt der akuten Hämolyse oder wenige Tage danach sehr schwierig, da die Zellen mit unzureichender Enzymaktivität hämolysiert wurden und nur noch Zellen mit einer relativ hohen Enzymaktivität vorhanden sind. Unter diesen Umständen empfiehlt sich die Kombination mehrerer Teste unter Berücksichtigung der Retikulozytenzahl.

Therapie. Eine kausale Therapie ist nicht bekannt. Wichtig ist bei bekanntem G-6-PD-Mangel die Vermeidung des auslösenden Agens oder die Bekämpfung von Infektionen. Bei schwerer Hämolyse muß Erythrozytenkonzentrat transfundiert werden. Die Milzexstirpation bringt keine Besserung der hämolytischen Krisen, da die Elastizität der Erythrozyten nicht beeinträchtigt ist und somit kein vermehrter Untergang in der Milz stattfindet. Nur bei den chronischen Formen kann in Ausnahmefällen die Splenektomie sinnvoll sein.

6-Phosphogluconatdehydrogenase-Mangel
Der hereditäre 6-GPD-Mangel ist äußerst selten. Es ist nicht sicher, ob dieser Enzymdefekt eine hämolytische Anämie verursacht.

Störungen des Glutathionstoffwechsels
Glutathionmangel. Ein Glutathionmangel ist von einer leichten chronischen hämolytischen Anämie begleitet. Zwei Enzymdefekte können für die unzureichende Glutathionproduktion verantwortlich sein (Übersicht bei [2]):
1. Der γ-Glutamyl-Cystein-Synthetase-Mangel ist nur in einer Familie als autosomal rezessives Leiden beschrieben worden [11].
2. Der Glutathionsynthetase-Mangel ist ebenfalls autosomal rezessiv vererblich. Vier Familien mit dieser Erkrankung sind bekannt [16].

Glutathionreductase-Mangel. Der Glutathionreductase-Mangel (GR-Mangel) ist nur in seltenen Fällen, wenn überhaupt, ein angeborener Defekt und als solcher für eine hämolytische Anämie verantwortlich. Viel wahrscheinlicher ist jedoch als Ursache für eine Verringerung der Aktivität der GR eine mangelnde Zufuhr von Riboflavin, das für die Bildung des Coenzyms Flavinadenindinucleotid (FAD) benötigt wird. Nach Ausgleich des Riboflavindefizits steigt die GR-Aktivität. Zugabe von FAD in vitro zeigt denselben Effekt. Es ist jedoch umstritten, ob der relative GR-Mangel bei Riboflavindefizit überhaupt eine pathogenetische Bedeutung hat, da die Normalisierung der GR-Aktivität nach Zufuhr von Riboflavin keinen normalisierenden Effekt auf die hämatologischen Symptome hat. Eine hohe GR-Aktivität findet sich beim G-6-PD-Mangel.

Glutathionperoxidase-Mangel. Dieser hereditäre Enzymdefekt ist ebenfalls äußerst selten und wird autosomal rezessiv vererbt. Er ist von einer hämolytischen Anämie begleitet. Die Aktivität des Enzyms ist beim Neugeborenen erniedrigt und wird für arzneimittelinduzierte Hyperbilirubinämien verantwortlich gemacht (s. Kapitel X.A.2.1).

Erworbene Enzymdefekte

Verminderte Enzymaktivitäten im Embden-Meyerhof-Zyklus und im Pentosephosphatshunt finden sich häufig im Rahmen von angeborenen und erworbenen, z.T. auch bei nicht primär erythrozytären Erkrankungen: Eine Abnahme der Glykolyserate wurde beim Diabetes mellitus und bei Hypothyreose beobachtet. Bei Patienten mit Urämie und bei anderen Erkrankungen, die mit einer Hypophosphatämie einhergehen sowie bei der Eisenmangelanämie kann ebenfalls die Aktivität mehrerer Enzyme des Erythrozytenstoffwechsels beeinträchtigt sein. Für einen Riboflavinmangel ist die Verringerung der Glutathionreductase-Aktivität charakteristisch. Andererseits sind aber auch bei zahlreichen hämatologischen Erkrankungen sekundäre Aktivitätsverminderungen einiger Erythrozytenenzyme ein bekanntes Phänomen. Am häufigsten wurden Defekte folgender Enzyme beschrieben: Pyruvatkinase, Glucosephosphat-Isomerase, Phosphofructokinase, Adenylatkinase, 2,3-Diphosphoglyceratmutase und Glyceraldehyd-3-Phosphat-Dehydrogenase. Die erworbenen Enzymdefekte sind am häufigsten kombiniert mit aregeneratorischen Anämien (mit und ohne Sideroblastose), schleichend verlaufenden (smouldering) Leukämien, akuten myeloischen Leukämien, Erythroleukämien und aplastischen Anämien.

Für die Entstehung von erworbenen Enzymdefekten werden folgende Hypothesen diskutiert [9]: Einerseits ist eine Reversion in die fetale Erythropoese möglich (s. Kapitel II.2), womit einige Befunde allerdings nur teilweise erklärt werden können. Andererseits kommt eine nicht genetisch bedingte Veränderung am Enzym in Frage, nachdem es bereits synthetisiert worden ist. Schließlich ist an eine quantitative oder qualitative Modifikation in der Syntheserate zu denken. Alles kann Ausdruck einer malignen Entartung sein.

Enzymdefekte ohne hämatologische Störung

Es sind zahlreiche Enzymdefekte bekannt geworden, die zu keiner Beeinträchtigung der Struktur oder Funktion der Erythrozyten führen. Dies gilt bei komplettem Mangel für die Katalase und die Lactatdehydrogenase. Ein partieller Mangel von Glutathionperoxidase, Glutathionreductase und Pyridinkinase bleibt ebenfalls ohne Folgen für den Erythrozyten.

Daneben gibt es einige andere harmlose Enzymmangelzustände in Erythrozyten, die jedoch mit bestimmten wichtigen Krankheiten assoziiert sind, so daß der erythrozytäre Enzymdefekt als wichtiger Parmeter für die Diagnostik herangezogen werden kann. Dies trifft zu für die Galaktosämie, bei der entweder die Galaktose-1-phosphat-Uridyl-Transferase oder die Galaktokinase fehlt. Bestimmte Immundefekte (s. Kapitel V.4.5) sind mit einem Mangel an Adenosindeaminase kombiniert und beim Lesch-Nyhan-Syndrom fehlt die Hypoxanthin-Guanin-Phosphoribosyl-Transferase. Die Aktivität der Gluthionreductase ist beim Riboflavinmangel erniedrigt.

Literatur

1. Benöhr, H. Chr., Waller, H. D.: Metabolism in haemolytic states. Clin. Haemat. **4**, 45 (1975).
2. Benöhr, H. Chr., Waller, H. D.: Glutathion (Bedeutung für Biologie und Medizin). Klin. Wsch. **53**, 789 (1975).
3. Beutler, E.: Abnormalities of hexose monophosphate shunt. Semin. Haemat. **8**, 311 (1971).
4. Beutler, E.: Red Cell Metabolism. A Manual of Biochemical Methods, 2nd Ed. New York, London: Grune and Stratton 1975.
5. Beutler, E., Blume, K. G., Kaplan, J. C., Löhr, G. W., Ramot, B., Valentine, W. N.: International committee for standardization in haematology: Recommended methods for red-cell enzyme analysis. Brit. J. Haemat. **35**, 331 (1977).

6. Bienzle, U., Effiong, C. E., Aimaku, V. E., Luzzatto, L.: Erythrocyte enzymes in neonatal jaundice. Acta haemat. (Basel) **55**, 10 (1976).
7. Blume, K. G., Arnold, H., Löhr, G. W.: Hereditäre Enzymdefekte des Erythrozyten. Expressivität und molekulare Heterogenität anomaler Enzymproteine. Ergebn. inn. Med. Kinderheilk. **35**, 43 (1974).
8. Blume, K. G., Löhr, G. W., Rüdiger, H. W., Schalhorn, A.: Pyruvate kinase in human erythrocytes. Lancet **1968 I**, 529.
9. Kahn, A., Marie, J., Bernard, J. F., Cottreau, D., Boivin, P.: Mechanisms of the acquired erythrocyte enzyme deficiencies in blood diseases. Clin. chim. Acta **71**, 379 (1976).
10. Kleihauer, E., Betke, K.: Elution procedure for demonstration of methaemoglobin in red cells of human blood smears. Nature (Lond.) **199**, 1196 (1963).
11. Konrad, P. N., Richards, F., Valentine, W. N., Paglia, D. E.: γ-Glutamyl-cysteine synthetase deficiency. A cause of hereditary hemolytic anemia. New Engl. J. Med. **286**, 557 (1972).
12. Löhr, G. W., Arnold, H., Blume, K. G., Engelhardt, R., Beutler, E.: Hereditary deficiency of glucose-phosphate isomerase as a cause of nonspherocytic hemolytic anemia. Blut **26**, 393 (1973).
13. Luzzatto, L.: Genetic heterogeneity and pathophysiology of G-6-PD deficiency. Brit. J. Haemat. **28**, 151 (1974).
14. Lyon, M. F.: Gene action in the X-chromosome of the mouse (Mus musculus L.). Nature (Lond.) **190**, 372 (1961).
15. Mentzer, W. C., jr., Baehner, R. L., Schmidt-Schönbein, H., Robinson, S. H., Nathan, D. G.: Selective reticulocyte destruction in erythrocyte pyruvate kinase deficiency. J. clin. Invest. **50**, 688 (1971).
16. Mohler, D. N., Majerus, P. W., Minnich, V., Hess, C. E., Garrick, M. D.: Glutathione synthetase deficiency as a cause of hereditary hemolytic disease. New. Engl. J. Med. **283**, 1253 (1970).
17. Motulsky, A. G., Gabrio, B. W., Burkhardt, J., Finch, C. A.: Erythrocyte metabolism in hereditary hemolytic anemia. Amer. J. Med. **19**, 291 (1955).
18. Necheles, T. F., Rai, U. S., Cameron, D.: Congential non-spherocytic hemolytic anemia associated with an unusual erythrocyte hexokinase abnormality. J. Lab. clin. Med. **76**, 593 (1970).
19. Schröter, W.: Kongenitale nichtsphärocytäre hämolytische Anämie bei 2,3-Diphosphoglyceratmutase-Mangel der Erythrocyten im frühen Säuglingsalter. Klin. Wschr. **43**, 1147 (1965).
20. Schröter, W., Tillmann, W.: Membran-lokalisierte Pyruvatkinase in den roten Blutzellen bei hämolytischer Anämie mit Pyruvatkinase-Mangel. Klin. Wschr. **53**, 1101 (1975).
21. Schröter, W., Koch, H. H., Wonnenberger, B., Kalinowsky, W., Arnold, H., Blume, K. G., Hürther, W.: Glucosephosphate isomerase deficiency with congenital nonspherocytic hemolytic anemia: a new variant (type Nordhorn). I. Clinical and genetic studies. Pediat. Res. **8**, 18 (1974).
22. Tillmann, W., Cordua, A., Schröter, W.: Organization of enzymes of glycolysis and of glutathione metabolism in human red cell membranes. Biochim. biophys. Acta (Amst.) **382**, 157 (1975).
23. Tönz, O., Rossi, E.: Morphological demonstration of two red cell populations in human females heterozygous for glucose-6-phosphate dehydrogenase deficiency. Nature (Lond.) **202**, 606 (1964).
24. Valentine, W. N.: Deficiencies associated with Embden-Meyerhof pathway and other metabolic pathways. Semin. Hemat. **8**, 348 (1971).
25. Valentine, W. N., Oski, F. A., Paglia, D. E., Baughan, M. A., Schneider, A. S., Naiman, J. L.: Hereditary hemolytic anemia with hexokinase deficiency. Role of hexokinase in erythrocyte aging. New. Engl. J. Med. **276**, 1 (1967).
26. Valentine, W., Paglia, D. E., Tartaglia, A. P., Gilsanz, F.: Hereditary hemolytic anemia with increased red cell adenosine deaminase (45-to 70-fold) and decreased adenosine triphosphate. Science **195**, 783 (1977).
27. Waller, H. D., Benöhr, H. Chr.: Enzymdefekte in Glykolyse und Nukleotidstoffwechsel roter Blutzellen bei nichtsphärozytären hämolytischen Anämien. Klin. Wschr. **54**, 803 (1976).

Defekte des Hämoglobins

Hinweise zur Zuordnung. Strukturanomalien des roten Blutfarbstoffs können Störungen funktioneller und struktureller Art zur Folge haben. Entsprechend unterschiedlich sind auch die Auswirkungen auf den Erythrozyten, auf das erythropoetische System und auf den gesamten Organismus. Manche Varianten verursachen eine hämolytische Anämie, andere eine Zyanose und wiederum andere besitzen überhaupt keine krankmachende Eigenschaften. Unter diesen Aspekten sind die einzelnen Variantengruppen den entsprechenden hämatologischen Krankheitsbildern zugeordnet. Da jedoch die anomalen Varianten viele Gemeinsamkeiten besitzen, wird die Molekularpathologie der Hämoglobine im Rahmen der Besprechung der Varianten mit dem Symptom einer hämolytischen Anämie dargestellt.

Molekulare Grundlagen

Anomale Hämoglobine sind durch einen Defekt in der Primärstruktur des Globins, d. h. durch einen „Tippfehler" in der Sequenz der Aminosäuren einer Polypeptidkette charakterisiert. Die Art der defekten Globinsynthese kann recht unterschiedlich sein. Die bisher durch Strukturana-

Erkrankungen des erythrozytären Systems

Tabelle II.50./51. Beispiele für die bisher bekannten genetischen Varianten der Sequenz der Aminosäuren. Erklärungen dazu siehe Text. Die Tabelle veranschaulicht gleichzeitig die gebräuchlichen Nomenklaturen und Schreibweisen

Art der Mutation	Beispiel: Substitution mit Angabe der Position	Besondere Hinweise, Erklärungen
Austausch einer Aminosäure	HbS β 6 Glu → Val (A 3)	Punktmutation
Austausch von zwei Aminosäuren	HbC Harlem β 6 Glu → Val (A 3) β 73 Asp → Asn (E 17)	Doppelte Punktmutation: entspricht HbS entspricht Hb Korle Bu
Deletion einer Aminosäure	Hb Freiburg β 23 Val → 0 (B 5)	Ersatzlose Deletion
Deletion mehrerer Aminosäuren	Hb Tochigi β (56–59) → 0 (D 7–E 3)	Ersatzlose Deletion
Kettenelongation (Elongation am C-Terminus)	Hb Tak β (146–157) +	Die β-Kette wird quantitativ normal synthetisiert. Vgl. dazu Hb Constant Spring
Rahmenverschiebung (Frame shift)	Hb Wayne α (139–141) → 0 α (139–146) → +	Die Deletion verursacht die Kodierung einer neuen Sequenz
Fusion zweier Ketten	Hb Lepore α₂ (βδ)₂	Das Fusionsprodukt βδ-Kette hat 146 Aminosäuren
Insertion von Aminosäuren (Elongation durch Insertion)	Hb Grady α Pro (114))-Ala (115)-Glu (116)-Phe (117)-Thr (118)-Glu-Phe-Thr-Pro (119)-Ala (120)	Die eingefügten Aminosäuren werden nicht numeriert
Nicht-allele Strukturgene	ᴳγ-Kette ᴬγ-Kette	Die γ-Ketten des normalen fetalen Hämoglobins (α₂γ₂) unterscheiden sich durch einen Glycin-(ᴳγ)- oder Alanin-(ᴬγ)-Rest in Position 136

lysen gesicherten Prinzipien einer Mutation sind in Tabelle II.50/51 zusammengefaßt.
Ursache der Defekte in der Synthese des Globinmoleküls sind Mutationen im genetischen Code. Jede einzelne Aminosäure ist auf den Strukturgenen durch eine Nucleotid-Dreiergruppe (Codon) vertreten. Aus den vier Ribonucleinsäurebasen Adenin (A), Uracil (U), Guanin (G) und Cytosin (C) lassen sich 64 Codone bilden. Für den Beginn der Proteinsynthese ist ein Initialcodon (AUG) verantwortlich, beendet wird die Peptidkette durch Terminatorcodone = Stopcodone (UAG; UAA; UGA). Mutationen in einem dieser Basentripletts können z. B. durch Austausch einer oder mehrerer Basen gegen eine oder mehrere andere erfolgen. Solche **Punktmutationen** stellen die häufigste Variationsform dar, z. B. HbS, HbC Harlem. Andere Mutationen entstehen durch **Deletion** (Verlust) eines oder mehrerer Basentripletts oder **Insertion**, d. h. die zusätzliche Einfü-

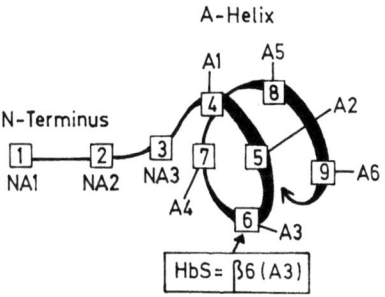

Abb. II.28. Lokalisation einer Aminosäurensubstitution, erklärt am Beispiel von HbS

gung von Basentripletts. Die **Elongation** am Kettenende ist wahrscheinlich durch Mutation der die Kettenlänge begrenzenden Terminatorcodone verursacht. Schließlich gibt es noch die **Fusion** zweier benachbarter Strukturgene, die durch ein nicht homologes Crossing-over wahrscheinlich während der Meiose zustande kommt. **Frame** *shift*-Varianten (Rahmenverschiebung) sind Kombinationen von Deletion und Elongation.

Nomenklatur. Verschiedene Verfahren sind üblich:
1. Benennung mit Buchstaben des Alphabets, z. B. HbA, HbF, HbQ.
2. Benennung mit Städte-, Personen- oder Hospitalnamen, z. B. Hb Freiburg, Hb Bibba, Hb Bart's.
3. Benennung nach Art und Lokalisation des Strukturdefektes, wobei die Kette und die Position der Aminosäure in der Sequenz der Gesamtkette und/oder in der Helix oder im interhelikalen Bereich berücksichtigt werden. Ein Beispiel dafür: HbS = β 6 (A 3) Glu→Val, d. h. bei HbS ist in Position 6 der β-Kette, das entspricht der 3. Position in der A-Helix, Glutamin gegen Valin ausgetauscht (Abb. II.28).
4. Besondere Defekte werden mit möglichst einfachen Symbolen kenntlich gemacht (Tabelle II.50/51).

Molekulare Pathologie

Von den über 200 identifizierten Varianten verursachen nur etwa 50 eine hämatologische Erkrankung. Die krankmachenden (pathologischen) Hämoglobine lassen sich nach pathophysiologischen Kriterien in vier Gruppen unterteilen (Tabellen II.52 und 53).

1. *Varianten mit Aggregationsneigung.* Die wichtigsten Vertreter sind HbS und HbC, die

Tabelle II.52. Molekularpathologie anomaler Hämoglobine, erklärt an exemplarischen Beispielen (Modifiziert nach Unterlagen bei Weatherall (14))

Anomales Hämoglobin	Klinisches Syndrom Strukturdefekt	Molekularpathologie
	Hämolytische Anämie kombiniert mit peripheren Infarkten. Veränderte rheologische Eigenschaften der Erythrozyten	AGGREGATION
Sichelzellenanämie (HbS)	β 6 (A 3) Glu→Val	Molekülaggregation, Gelbildung
HbC-Krankheit (HbC)	β 6 (A 3) Glu → Lys	Veränderte Löslichkeit (?)
	Hämolytische Innenkörperanämie mit Mesobilifuscinurie (instabile Varianten)	PRÄZIPITATION
Hb Genova	β 28 (B 10) Leu → Pro	Prolin unterbricht die helikale Struktur der B-Helix (instabil)
Hb Phylli	β 25 (C 1) Tyr → Phe	Kontakt zwischen α- und β-Kette gestört (instabil)
Hb Hammersmith	β 42 (CD 1) Phe → Ser	Veränderter Zugang zum Häm (instabil und leicht oxidabel)
	Kongenitale Methämoglobinämie (Zyanose)	O_2-TRANSPORT-FUNKTION
HbM-Anomalien	Substitution der Histidine mit Häm-Kontakt durch Tyrosin	Die Phenolgruppe des Tyrosins bildet mit den Hämeisen eine stabile Bindung → Fe III
	Kongenitale Polyglobulie (hohe O_2-Affinität)	O_2-TRANSPORT-FUNKTION
Hb Chesapeake	α 92 (FG 4) Arg → Leu	Gestörter Kontakt zwischen α- und β-Kette
Hb Hiroshima	β 143 (H 21) His → Asp	Fehlende Bindung von 2,3-DPG
	Hypochromie; Thalassämie-Syndrome (Imbalance der Kettensynthese)	SYNTHESESTÖRUNG
Hb Lepore	δβ-Fusionsprodukt	
Hb Constant Spring	α 142 Gln ⎫	
Hb Icaria	α 142 Lys ⎬ + 31 zusätzliche Aminosäuren	Verminderte Synthese
Hb Koya Dora	α 142 Ser ⎭	

aufgrund ihrer unter verschiedenen Bedingungen herabgesetzten Löslichkeit intrazellulär aggregieren. Die Folge für den zirkulierenden Erythrozyten ist der Verlust der Plastizität. Die so rigide gewordenen Zellen verstopfen das Kapillargebiet (Infarkte), andererseits werden sie z. B. in der Milz sequestriert, was zur Verkürzung der Lebenszeit führt (Hämolyse).

2. *Varianten mit Präzipitationsneigung.* Diese Gruppe wird durch die instabilen Hämoglobine vertreten. Der intramolekulare Strukturdefekt des Globins führt zur Instabilität, so daß der Blutfarbstoff intrazellulär denaturiert. Durch Heinzkörperbildung und zusätzliche oxidative Noxen wird die Integrität der Zelle empfindlich getroffen: es kommt zur Verkürzung des Lebensdauer des Erythrozyten (Hämolyse).

3. *Varianten mit veränderter O_2-Transportfunktion.* Der Strukturdefekt betrifft das funktionelle Zentrum, so daß die O_2-Aufnahme- und Abgabefähigkeit verändert wird. Varianten mit hoher O_2-Affinität versorgen die Peripherie schlechter mit Sauerstoff; es kommt zur Polyglobulie. Bei Varianten mit erniedrigter O_2-Affinität ist theoretisch eine Anämie zu erwarten, da infolge der verbesserten O_2-Versorgung des Gewebes der Hypoxiereiz für die Erythropoetinproduktion erst bei entsprechend niedrigerem pO_2 wirksam wird. Bei den HbM-Anomalien kann die Polypeptidkette keinen Sauerstoff reversibel binden.

4. *Varianten mit verminderter Hb-Produktion.* Diese Gruppe wird den Thalassämie-Syndromen zugeordnet.

Genetik. Die anomalen Hämoglobine werden autosomal kodominant vererbt, die Thalassämien autosomal rezessiv.

Die *Pathologie und Pathogenität* einer anomalen Variante wird verständlich, wenn man zunächst die einfachen Grundsätze der Genetik und die spezifischen Eigenschaften der Anomalien beachtet:

1. Der anomale Blutfarbstoff ist bei Heterozygotie und Homozygotie gleichmäßig über alle Erythrozyten verteilt. Bei β-Anomalien beträgt der Anteil an anomalem Blutfarbstoff bei Heterozygoten im Durchschnitt 50% und weniger; Erythrozyten Homozygoter haben 90–100% der anomalen Variante. Bei α-Anomalien beträgt der Anteil am Gesamtblutfarbstoff bei Heterozygoten in der Regel ca. 25%, während Homozygote wiederum 100% aufweisen. Die Differenz zwischen den Heterozygoten bei α- und β-Anomalien erklärt sich mit der differenten Anzahl der für die entsprechenden Polypeptidkette verantwortlichen Strukturgene.

2. Wenn die Pathogenität einer anomalen Variante sehr ausgeprägt ist (wie z. B. bei instabilen Hämoglobinen), dann kann schon bei Heterozygotie ein schweres Krankheitsbild entstehen. Ist die Variante an sich harmlos, dann führt auch Homozygotie nicht zur Krankheit.

Zu den Hämoglobindefekten werden außerdem die *Thalassämie-Syndrome* gerechnet, die durch eine quantitative Synthesestörung strukturell normaler Hämoglobine definiert sind.

Die pathophysiologischen Charakteristika dieser Defekte bestehen je nach Schwere des Gendefektes entweder in einer einfachen Hypochromie oder einer schweren hypochromen hämolytischen Anämie, letztere auf der Basis von Überschußhämoglobinen (z. B. HbH, Hb Bart's). Diese bilden wie die ein Thalassämie-Syndrom ver-

Tabelle II.53. Zuordnung der pathologischen Hämoglobine und der Thalassämien zu klinischen Syndromen

Spezifischer Defekt der Varianten	Klinisches Syndrom/ Zuordnung
Erhöhte Aggregation	Hämolytische Anämie mit multipler peripherer Infarktbildung
Erhöhte Instabilität	Hämolytische Anämie mit Innenkörperbildung
Veränderte Funktion	
a) HbM-Anomalien	Zyanose, Methämoglobinämie
b) Erhöhte Oxidierbarkeit	Zyanose, Methämoglobinämie
c) Herabgesetzte O_2-Affinität	Zyanose, evtl. Anämie
d) Erhöhte O_2-Affinität	Polyglobulie
Thalassämie-Syndrome	
a) Heterozygote Formen	Hypochromie bis hypochrome Anämie
b) Homozygote Formen	Schwere hämolytische Anämie kombiniert mit Hypochromie
Thalassaemia minima, Thalassaemia minor, Thalassaemia intermedia, Thalassaemia major	Klinische Begriffe zur Kennzeichnung des Schweregrades, die nicht unbedingt mit der genetischen Konstellation übereinstimmen müssen

ursachenden Strukturanomalien (z. B. Hb Constant Spring, Hb Koya Dora und Hb Icaria) das Bindeglied zu den pathologischen Hämoglobinen (vgl. Tabelle II.52). Weiterreichende Informationen genereller und spezieller Art bieten folgende Übersichten: Betke und Heilmeyer [1], Kleihauer [4], Lehmann und Huntsman [7], Marti [8], Perutz [11], Perutz und Lehmann [12], Weatherall und Clegg [15]. Über das Vorkommen anomaler Varianten in Deutschland orientieren Untersuchungen von Kohne und Kleihauer [5].

Störungen der Struktur des Hämoglobins

Varianten mit Aggregationsneigung

Sichelzellenanämie und Sichelzellenkrankheit

Definition. Die Sichelzellenanämie ist eine kongenitale hämolytische Anämie kombiniert mit ausgeprägter Neigung zu Infarkten in verschiedenen Organen, verursacht durch die Mutation der Position 6 der β-Kette (β 6 Glu→Val).

Nomenklatur. Unter der Bezeichnung Sichelzellenkrankheit werden alle Syndrome zusammengefaßt, bei denen HbS bzw. Sichelzellenbildung vorkommt und zur Krankheit führt. Hierzu gehören neben der Homozygotie für HbS auch doppelte Heterozygotien von HbS mit anderen anomalen Hämoglobinen sowie mit der β-Thalassämie und ihren Varianten.

Vorkommen. HbS ist das am häufigsten vorkommende anomale Hämoglobin. Die größte Frequenz der Anomalie-Träger findet sich in den tropischen Regionen Afrikas, wo in manchen Gegenden bis zu 40% der Bevölkerung heterozygote HbS-Träger sind. Die Inzidenz heterozygoter Individuen in der schwarzen Bevölkerung der Vereinigten Staaten wird mit 9% angegeben. In Europa findet sich eine Konzentrierung im Mittelmeerraum, z. B. in Italien, Griechenland und in der Türkei. Die Frequenz schwankt erheblich in verschiedenen Regionen dieser Länder. Entsprechende Häufigkeiten sind auch bei den Bevölkerungsgruppen aus diesen Ländern in den übrigen europäischen Gebieten anzutreffen. Genotypisch besteht bei der Mehrzahl der Patienten mit Sichelzellenkrankheit aus dem Mittelmeerraum eine HbS/β-Thalassämie. Die Beziehungen zur Malaria sind dadurch charakterisiert, daß HbS die intraerythrozytäre Vermehrung von Plasmodium falciparum hemmt. Dadurch kommt es zu einer kürzeren und weniger schweren Erkrankung als bei Personen mit normalem Hämoglobinmuster. Durch diese Selektion wird die hohe Frequenz von HbS-Trägern in Malariagebieten erklärt.

Ätiologie und Pathogenese. Von entscheidender Bedeutung für die Pathogenese der HbS-Krankheit ist die Eigenschaft HbS-haltiger Erythrozyten, bei Sauerstoffentzug in die Sichelform überzugehen. Dieses läßt sich über die veränderte Struktur des Hämoglobins durch den Austausch der hydrophilen Glutaminsäure in Position 6 der β-Kette gegen einen hydrophoben Valinrest erklären. In desoxygeniertem Zustand kommt es intrazellulär zu einer längsgerichteten Aggregation der Hämoglobinmoleküle, wodurch dem Erythrozyten eine sichelähnliche Form mit zahlreichen fädigen Ausziehungen aufgezwungen wird. In diesem Zustand verlieren die Zellen ihre Verformbarkeit. Sie werden im retikulo-endothelialen System der Milz und Leber sequestriert. Außerdem verstopfen sie die Gefäße der Peripherie mit der Folge von Infarkten. Komplizierend kommt eine Erhöhung der Viskosität des Blutes dazu, die u. a. die periphere Kreislaufzeit verlängert, was die Desoxygenierung und somit die Sichelbildung verstärkt. Die kritische Sauerstoffspannung im Blut, unterhalb der es zur Sichelbildung kommt, wird mit 35–45 mm Hg angegeben. Außerdem ist bei Azidose die Gefahr des Sichelns der Erythrozyten erhöht.

Beeinflussung der Sichelzellenbildung. Wenn der Anteil an fetalem Hämoglobin in der Einzelzelle groß ist, kommt es auch bei O_2-Entzug nicht zur Sichelbildung; HbF übt somit eine Schutzfunktion aus. Dies ist auch klinisch relevant: Sichelzellenanämien mit günstigem klinischen Verlauf sind in der Regel solche Formen, bei denen der HbF-Anteil auf über 10% vom Gesamtfarbstoff erhöht ist. Von der Klinik her gesehen ist die günstigste Konstellation die doppelte Heterozygotie mit hereditärer Persistenz von HbF (Tabelle II.54).

Klinisches Bild. Die Erstmanifestation der hämolytischen Anämie kombiniert mit Infarkten in verschiedenen Organen beginnt etwa nach dem 3.–4. Lebensmonat. Ikterus und Blässe sind typische Allgemeinbefunde. Charakteristisch ist das krisenhafte Auftreten von bestimmten Symptomen mit oft dramatischem Verlauf [10].

Tabelle II.54. Klinische Manifestation doppelter Heterozygotien von HbS und HbC mit anomalen Hämoglobinen und Thalassämien. Die Pfeile zwischen den verschiedenen Schweregraden deuten die Variabilität der Symptomatik an (Unterlagen bei Schwartz [13] und Weatherall u. Clegg [15]

	Klinische Symptomatik	
schwer	mittelschwer	leicht bzw. fehlt
β^S/β^S	β^S/β^C	β^S/β^A
$\beta^S/\beta^{D\ Los\ Angeles}$	β^S/β^{thal*}	$\beta^S/\beta^{D\ Ibadan}$
$\beta^S/\beta^{O\ Arab}$		$\beta^S/HPFH^{**}$
	$\beta^S/\delta\beta^{thal}$	$\beta^S/\beta^{J\ Baltimore}$
	$\beta^S/Lepore$	$\beta^S/\beta^{Korle\ Bu}$
	$\beta^S/\beta^S/\alpha^A/\alpha^{Memphis}$	$\beta^S/\beta^{Richmond}$
		β^S/β^K
	$\beta^S/\beta^S//\alpha^G/\alpha^{G\ Philadelphia}$	$\beta^S/\beta^A//\alpha^A/\alpha^{thal_1}$
	$\beta^S/\beta^S//\alpha^{thal_1}/\alpha^{thal_2}$	β^C/β^A
	β^C/β^C	$\beta^C/Lepore$
	$\beta^S/\beta^{D\ Punjab}$	$\beta^C/\beta^{O\ Arab}$
	β^S/β^E	$\beta^C/\beta^A//\alpha^A/\alpha^{thal_1}$

* Die Symptomatik ist variabel; sie wird beeinflußt durch den Typ des β-Thalassämie-Gens.
** HPFH = Hereditäre Persistenz des fetalen Hämoglobins.

1. *Gefäßverschluß-Krisen* sind häufig und sehr schmerzhaft. Das Ausmaß der Obstruktion kombiniert mit Gefäßspasmus führt zu ischämischem Gewebsuntergang unterschiedlichen Ausmaßes. Folgende Syndrome oder Organmanifestationen sind charakteristisch:
a) *„Hand-Fuß-Syndrom"*. Es ist als häufiges Symptom der Erstmanifestation der Sichelzellenanämie charakterisiert durch eine schmerzhafte Schwellung von Hand- und Fußrücken als Folge von Gefäßprozessen im Bereich der Metacarpalia und Metatarsalia. Dieses Syndrom rezidiviert häufig in den ersten zwei Lebensjahren. Nach dem dritten Lebensjahr tritt es praktisch nicht mehr auf. Röntgenologisch können osteolytische Herde nachweisbar sein. Differentialdiagnose ist die Osteomyelitis.
b) *Knochen und Gelenke der Extremitäten*. Die schmerzhaften Krisen, die mit einer Schwellung in den betroffenen Regionen einhergehen, finden sich am häufigsten im zweiten und dritten Lebensjahr. Differentialdiagnosen sind rheumatische Erkrankungen.
c) *Abdominelle Krisen* werden durch Infarkte in den verschiedenen Bauchorganen und Lymphknoten hervorgerufen. Sie sind sehr schmerzhaft und dauern in der Regel drei bis vier Tage, begleitet von mäßigem Fieber. In der Leber kann es zu massivem Sicheln mit Leberzellnekrosen und starker Hyperbilirubinämie kommen; es ist bei dieser Symptomatik auch an eine obstruktive Hyperbilirubinämie durch Gallensteine zu denken.
d) *Lungeninfarkte* können pulmonale Infektionen komplizieren.
e) *ZNS-Krisen* führen zu Kopfschmerzen, Meningismus, Lähmungen, Krämpfen und Koma. Mono- oder Hemiplegien können völlig reversibel sein; häufiger sind bleibende Schäden. Die diagnostische Angiographie ist kontraindiziert, da das Kontrastmittel die Sichelung verstärken kann.
f) *Nierenschäden* äußern sich in Form von Hämaturien und späterer Insuffizienz.

2. *„Milzkrisen"*. Bei Kindern, deren Milz noch nicht fibrosiert ist, treten Krisen mit Anämie und hypovolämischem Schock auf, die akut durch eine Anhäufung (Sequestration) von großen Blutmengen in der Milz verursacht werden. Dabei wird die Milz rasch sehr groß. Die permanente Infarzierung der Milz führt immer zur Fibrosierung des Organs (Selbstsplenektomie).

3. *Hämolytische Krisen.* Neben der chronischen hämolytischen Anämie können akute Krisen durch Infektionen oder Medikamente ausgelöst werden. Anämisierung, zunehmender Ikterus und Zunahme der Milzvergrößerung sind typische Zeichen.

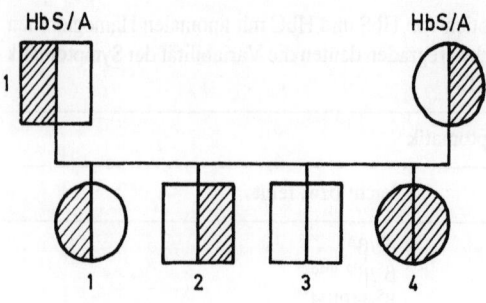

1 HbS heterozygot
2 HbS heterozygot
3 HbA homozygot
4 HbS homozygot

Abb. II.29. Vererbung der HbS-Anlage (vgl. Abb. II.30)

4. Aplastische Krisen. Bei der Sichelzellenanämie stellt sich durch die vermehrte Produktion bei einer Lebenszeit der Erythrozyten von nur ca. 20 Tagen eine Hämoglobinkonzentration von etwa 6 bis 10 g Hb/100 ml ein. Ein nur kurzzeitiges Sistieren der Erythropoese führt in dieser Situation zur raschen Anämisierung. Solche aplastischen Krisen dauern in der Regel ein bis zwei Wochen.

Hämatologische Kriterien. Das Blutbild ist durch eine chronische hämolytische Anämie (6 bis 10 g Hb/100 ml Blut) gekennzeichnet, die während der Krisen (Ausnahme Hand-Fuß-Syndrom und ZNS-Krise) auf extrem niedrige Werte absinken kann. Die Retikulozytenzahl ist entsprechend der Hämolyse erhöht. Zytologisch sieht man eine ausgeprägte Anisozytose und Poikilozytose, ferner hin und wieder auch Sichelzellen und Targetzellen. Während der Krisen nimmt die Anzahl der Sichelzellen erheblich zu, und es können auch Normoblasten in der Peripherie auftreten. Im Knochenmark ist die Erythropoese erheblich gesteigert, daneben ist nicht selten eine Vermehrung der Granulopoese und der Megakaryozyten vorhanden.

Die funktionelle Asplenie ist ein erworbener Defekt bei der Sichelzellanämie im Kindesalter [9], die der Milzfibrose vorausgeht. Sie ist als Verlust der Aktivität des RES in einer tastbar vergrößerten Milz definiert. Vor dem 5.–6. Lebensmonat ist keine funktionelle Asplenie beobachtet worden. Der Nachweis gelingt mit ^{99m}Tc-kolloidalem Schwefel. Die Bedeutung liegt einerseits in der großen Infektionsgefährdung und der damit verbundenen hohen Mortalität im frühen Kindesalter. Andererseits kommt es zur chronischen Speicherung von Erythrozyten in dem vergrößerten Organ.

Diagnostik. Die Diagnose wird gesichert durch den Nachweis von HbS mittels Hämoglobinanalyse. Bei der Sichelzellenanämie, ursächlich bedingt durch Homozygotie für HbS, besteht der Blutfarbstoff zu 80 bis 90% aus HbS, der Rest ist HbF. Bei der Sichelzellenthalassämie kann auch ein geringer Anteil an HbA vorhanden sein; außerdem ist die HbF-Konzentration meist höher als bei homozygotem HbS. Zur Definition des Genotyps müssen grundsätzlich Familienuntersuchungen herangezogen werden (Abb. II.29). Zum Screening auf HbS hat sich der Löslichkeitstest bewährt, dessen Anwendung aber nur in Gebieten mit hoher HbS-Frequenz sinnvoll ist.

Prognose. Die Lebenserwartung ist erheblich eingeschränkt. Von zunehmender Bedeutung erweisen sich die Qualität der medizinischen Versorgung bzw. die Nutzung der therapeutischen Möglichkeiten. So läßt sich erklären, daß in Afrika die Mehrzahl der Patienten im frühen Kindesalter stirbt, während in den USA die Lebenserwartung wesentlich günstiger ist. Kinder unter 5 Jahren sind jedoch noch mit 30% an der Gesamtmortalität beteiligt. Ein Drittel davon stirbt an Infektionen, ein weiteres Drittel an akuter Anämisierung, 20% an ZNS-Komplikationen, der Rest an pulmonalen und nicht erkennbaren Ursachen. Eine günstige Prognose haben alle Formen mit hohem HbF-Anteil.

Therapie. Eine kausale Therapie gibt es nicht. Die gegenwärtigen therapeutischen Bemühungen verfolgen verschiedene Ziele:
A. Veränderungen der Struktur des interazellulären Hämoglobins durch Anlagerung von chemischen Radikalen, um die Aggregation von HbS und damit die Sichelzellenbildung zu verhindern. Diese derzeit noch experimentelle Therapie kann gewisse Erfolge aufzeigen. Verwendet werden z. B. Acetylsalicylsäure und Cyanat. Beide Substanzen erhöhen die O_2-Affinität des Hämoglobins und wirken über diesen Weg der Sichelbildung entgegen.
B. Induktion der HbF-Synthese (theoretisches Konzept).
C. Die pränatale Diagnostik mit dem Ziel eines

Schwangerschaftsabbruches ist ein sicheres Verfahren, dessen praktische Anwendung aber auf Schwierigkeiten stößt.

D. Therapie der Krisen. Ziel ist die Behebung der Durchblutungsstörungen und die Beseitigung der Schmerzen.

a) Acetylsalicylsäure 50 mg/kg KG/Tag oral in 4–6 Einzeldosen oder i.v. Gaben (Aspisol) wegen der besseren Verträglichkeit und Dosierbarkeit. Gleichzeitig wird ein günstiger Effekt auf die Sichelzellbildung erzielt.

b) Ausgleich einer Azidose mit Bicarbonat.

c) Reichliche orale oder intravenöse Flüssigkeitszufuhr: Mischung 1:1 aus 0,9% NaCl und 5% Glucose, 2000 bis 2500 ml/m^2/Tag.

d) Die partielle Austauschtransfusion ist die effektivste Maßnahme. Dabei wird folgendermaßen vorgegangen:

1. Erythrozytenkonzentrat bereitstellen (25 ml/kg Patientengewicht).
2. Aderlaß von 7 ml Blut/kg Patientengewicht.
3. Infusion von 4 ml/kg KG isotonischer NaCl-Lösung.
4. Erneuter Aderlaß von 7 ml Blut/kg KG; abbrechen, wenn die Tachykardie zunimmt.
5. Transfusion von Erythrozytenkonzentrat 25 ml/kg KG über 6–8 Stunden.
6. Bei jeder Krise wird zur „Sicherheit" Ampicillin 100 mg/kg KG/Tag empfohlen.
5. Die Intervallbehandlung der Anämie besteht in der Substitution von Folsäure (1 mg/Tag über 3 Monate im Jahr). Transfusionen mit Erythrozytenkonzentrat sind erst bei Hämoglobinkonzentrationen unter 5–6 g/100 ml erforderlich.
6. Die Therapie der Infektionen hat folgende Erreger zu berücksichtigen: Pneumokokken, Salmonellen und Staphylokokken.
7. Prophylaktische Maßnahmen zur Verhütung der Krise mit u.a. Bicarbonat, Harnstoff, Androgenen, Oxymetholon usw. sind nicht in genügendem Umfang erprobt oder haben bei breiter Anwendung versagt. Wichtig ist die Vermeidung von Sauerstoffmangel, z.B. Flug ohne O_2- und Druckausgleich, bei Pneumonien, Narkose u.a.

Sichelzellen-Heterozygotie

Bei heterozygoten HbS-Trägern beträgt der HbS-Anteil 25–47% vom Gesamtblutfarbstoff. Die Anlage verursacht im allgemeinen keinerlei klinische Beschwerden. Nur bei starker Hypoxie (z. B. bei Aufenthalt in großen Höhen, Narkosen, Herzfehler) können Milzinfarkte, Hämaturie und

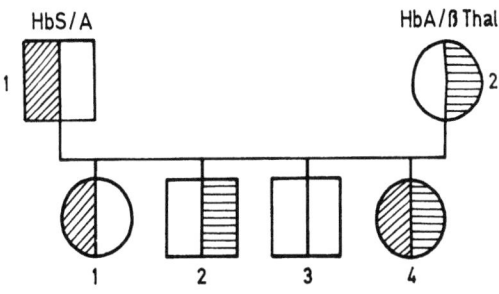

1 HbS heterozygot
2 β Thal heterozygot
3 HbA homozygot
4 HbS/β Thal doppelt heterozygot

Abb. II.30. Erbgang der heterozygoten Kombination von HbS (HbS/A) und β-Thalassämie (HbA/βThal). Vergleiche dazu Tabelle II.54

Netzhautblutungen auftreten. Im höheren Lebensalter kann die Nierenfunktion eingeschränkt sein. Bei hypoxämischen Zuständen ist die Lebenszeit der Erythrozyten verkürzt.

Doppelte Heterozygotie

Die doppelte Heterozygotie mit anderen anomalen Varianten oder mit Thalassämien führt zu Krankheitsbildern (Abb. II.30), die weniger stark ausgeprägt sind als die homozygoten Formen der entsprechenden Anomalie. Insgesamt sind die klinischen Auswirkungen variabel (Tabelle II.54).

Sichelzellen-HbC-Krankheit

Bei Kombination der beiden β-anomalen Gene β^S und β^C resultiert ein Hämoglobinmuster, das jeweils zur Hälfte aus HbS und HbC besteht. Daneben kann bis zu 5% HbF vorhanden sein. Das klinische Bild und die hämolytische Anämie sind leichter ausgeprägt als bei der Sichelzellenanämie. Aufgrund der hohen Viskosität des Blutes sind Infarkte häufig; eine typische Komplikation sind Oberschenkelkopfnekrosen.

HbS kombiniert mit hereditärer Persistenz von HbF verursacht klinisch praktisch keine Symptome einer Anämie. Die Ursache hierfür ist folgende: Trotz der 75% HbS (wie bei Homozygotie) kommt es zu keiner Sichelbildung, da die 25% HbF in der gleichmäßigen Verteilung über die gesamte Zellpopulation eine protektive Funktion ausüben. Damit bietet sich ein ideales Modell für die Therapie an, die die Induktion einer vermehrten HbF-Synthese zum Ziel haben müßte.

Hämoglobin C-Krankheit

Definition. Hämoglobinopathie mit chronischer kongenitaler hämolytischer Anämie mäßigen Grades und Splenomegalie.

Ätiologie und Pathogenese. Hämoglobin C (β 6 Glu→Lys) ist im Vergleich zu HbA weniger gut löslich und neigt zur intrazellulären Kristallbildung. Durch Ladungsänderungen an der Oberfläche des Hämoglobinmoleküls liegt HbC ständig in präkristallinem Zustand vor. Dies erhöht die Rigidität der Erythrozyten und führt zur Fragmentation und Bildung von Mikrosphärozyten. Die verkürzte Lebenszeit der Erythrozyten wird mit dem gesteigerten Abbau der veränderten Zellen erklärt. Dieses Prinzip gilt sowohl für die homozygote HbC-Krankheit, als auch für die HbS-C-Krankheit und die HbC-Thalassämie.

Symptome und hämatologische Kriterien. Heterozygote Merkmalsträger sind klinisch gesund. Homozygotie für HbC kann völlig asymptomatisch sein. Häufiger ist eine mäßige hämolytische Anämie mit Splenomegalie. Manchmal können im Vordergrund der Symptomatik auch starke Arthralgien und Bauchschmerzen stehen. Charakteristisch sind ausgeprägte morphologische Veränderungen im Blutbild, das durch massenhaft Targetzellen, Mikrosphärozyten und Stab- oder Kristallzellen gekennzeichnet ist. Die Hämoglobinkonzentrationen liegen in der Regel zwischen 8 und 12 g/100 ml Blut.

Diagnostik. Die Diagnose wird durch den Nachweis von HbC gestellt. Die vielen Targetzellen können zu Verwechslungen mit Thalassämie-Syndromen führen.

Prognose. Bei Verhütung von Komplikationen kann ein normales Lebensalter erreicht werden.

Therapie. Die Therapie beschränkt sich auf symptomatische Maßnahmen. Selten sind Transfusionen erforderlich.

Varianten mit Präzipitationsneigung

Instabile Hämoglobine

Definition. Es handels sich um Blutfarbstoffvarianten, die im Vergleich zum normalen Hämoglobin eine verminderte Strukturstabilität aufweisen, wodurch sie intraerythrozytär denaturieren und als Innenkörper in Erscheinung treten. Die Folge ist ein Krankheitsbild, charakterisiert durch eine hämolytische Innenkörperanämie mit Dipyrrolurie (Mesobilifuscinurie).

Ätiologie und Pathogenese. Die pathophysiologischen Veränderungen lassen sich durch die spezifischen Strukturdefekte erklären. Die Substitution betrifft vor allem nicht polare (= elektrisch neutrale), zum Inneren des Moleküls gerichtete Aminosäuren, die durch hydrophobe Bindungen das Molekül stabilisieren. Der Ersatz dieser „Festpunkte" durch polare (= elektrisch geladene) hydrophile Reste macht das gesamte räumliche Gefüge (Tertiär- und Quaternärstruktur) instabil. Die mutierten Aminosäuren liegen entweder an Kontaktstellen zur Hämgruppe oder an Bindungsstellen zwischen einzelnen Polypeptidketten, wodurch entweder die Avidität des Häms zum Globin vermindert ist oder eine erhöhte Neigung des Moleküls zur Dissoziation in Untereinheiten besteht. Das hämfreie Globin und die Dissoziationsprodukte sind instabil und präzipitieren intrazellulär zu Heinzkörpern. Gleichzeitig mit diesen Vorgängen ist ein erhöhter Anfall an Peroxiden verbunden. Heinzkörper und oxidative Schäden beeinträchtigen die Permeabilität und Plastizität der Zelle, die zum vorzeitigen Untergang der Erythrozyten führen. Dabei laufen im Prinzip folgende Vorgänge ab: Die gestörte Permeabilität für Wasser und Kationen bewirkt eine vorwiegend intravasale Hämolyse. Durch die Entfernung der Heinzkörper in der Milz erfahren die Erythrozyten weitere Schäden, so daß bei der Selektion in diesem Organ reichlich Zellen zerstört werden. Die Splenektomie führt deshalb nicht nur zur Besserung der Anämie, sondern auch zum verstärkten Auftreten der Heinzkörper in der Peripherie. Die abgespaltenen und freien Hämgruppen werden zu Dipyrrolkörpern abgebaut und im Urin ausgeschieden (Mesobilifuscinurie). Der Urin hat eine charakteristische dunkle Farbe (Übersichten bei Huehns [3], Carrell und Lehmann [2], Kleihauer [4], Kohne und Kleihauer [6]). Der Strukturdefekt führt bei zahlreichen Varianten auch zu einer gesteigerten Oxidierbarkeit des Hämeisens, womit sich die häufig vorhandene Methämoglobinvermehrung erklärt. Nicht selten ist auch die Sauerstoffaffinität als Ausdruck der Störung des funktionellen Zentrums verändert.

Häufigkeit, Vorkommen, Charakteristika. Inzwischen sind mehr als 40 verschiedene Varianten bekannt geworden, deren Träger die typi-

schen klinischen und biochemischen Merkmale dieser Anomalien aufweisen. In der deutschen Bevölkerung bilden instabile Hämoglobine die größte einheitliche Gruppe der Blutfarbstoffmutanten. Am häufigsten sind die Anomalien vom Typ Hb Köln. Andere Beispiele sind Hb Zürich, Hb Freiburg und Hb Tübingen. Bei Hb Zürich treten Heinzkörper und damit hämolytische Krisen erst nach Gabe von oxidativen Substanzen, z. B. Sulfonamiden, in Erscheinung. Ohne die Einwirkung dieser Substanzen sind die Anomalieträger symptomfrei. Daraus ergibt sich für die klinische Diagnostik ein wichtiger Hinweis auf die Manifestationsart:
1. Spontane permanente Denaturierung mit dem Ergebnis einer chronischen hämolytischen Anämie.
2. Durch bestimmte chemische Substanzen induzierte Denaturierung, die zu krisenhaften hämolytischen Schüben mit und ohne Methämoglobinämie führt.

Klinisches Bild. In Abhängigkeit vom Ausmaß der Instabilität des Hämoglobins ist die klinische Symptomatik außerordentlich variabel. Typisch ist eine hämolytische Anämie unterschiedlichen Schweregrades. Dementsprechend verhält sich auch die Mesobilifuscinurie, die oft erst nach einer Splenektomie deutlich sichtbar wird. Die Patienten haben in der Regel einen chronischen, in der Stärke wechselnden Ikterus mit schubweise auftretender Anämisierung. Diese Schübe können sich bei viralen Infektionen verstärken und sie führen unter der Gabe oxidierender Substanzen (Tabelle II.55) obligat zu bedrohlichen Situationen. Die Milz ist fast immer deutlich vergrößert.

Hämatologische Kriterien. Im Blutbild findet sich in der Regel eine normochrome, normozytäre Anämie. Der MCH beträgt durchschnittlich 26 bis 28 pg. Die Hämoglobinkonzentration variiert in Abhängigkeit von der Effektivität der Kompensationsmechanismen. Zytologisch sind eine Anisozytose, Poikilozytose und Retikulozytenvermehrung mehr oder weniger obligate Befunde. Pathognomonisch sind die Heinzkörper (Brillantkresylblaupräparate), die oft von Ungeübten nicht erkannt werden. In der Regel haben diese Innenkörper plumpe irreguläre randständige Strukturen und werden erst nach Splenektomie sichtbar. Die Thrombozytenzahl wird aus methodischen Gründen oft zu hoch bestimmt, da die aus den Erythrozyten freiwerdenden Heinzkörper bei Zählkammermethoden Thrombozyten vortäuschen.

Im Knochenmark findet sich eine der Stärke der Hämolyse entsprechende Hyperplasie der Erythropoese, die auch ineffektiv sein kann.

Tabelle II.55. Auswahl von Substanzen, die eine hämolytische Anämie bei instabilem Hämoglobin und G-6-PD-Mangel auslösen können

Acetanilid	Nitrobenzol
2-Amino-5-sulfanilthiazol	Nitrofurantoin
Anilin	Nitrofurazon
Arsen-Gas (Arsenhydrid)	Pentaquine-Phosphat
Bienengift	Phenacetin
Blei	Phenothiazin
Chloramphenicol	Phenylhydrazin
Diphenylsulfon	Primaquin
Furazolidon	Quinocid
Furmethonol	Resorcin
Insektengift	Salicylazosulfapyridin
Kaliumchlorat	hyperbarer Sauerstoff
Kupfer-Salze	Schlangengift
N-Acetylsulfanilamid	Sulfamethoxypyridazin
Natriumchlorat	Sulfanilamid
Naphthalin	Sulfapyridin

Hämoglobinmuster. Elektrophoretisch verhalten sich 65% der anomalen Varianten wie HbA_1, so daß sie dem Nachweis ausschließlich mit dieser Methode entgehen. Der nachweisbare Anteil an instabilem Farbstoff beträgt selten mehr als 20% vom Gesamtfarbstoff. Das HbA_2 ist bei β-anomalen Varianten auf etwa 4% erhöht; das HbF kann auf Werte bis 10% erhöht sein. Der Methämoglobingehalt ist sehr variabel, in der Regel erhöht (1,0–11%).

Spezifische diagnostische Kriterien:
1. Identifizierung eines anomalen Hämoglobins,
2. Nachweis der Instabilität mit der Methode der Hitzedenaturierung (Abb. II.31),
3. Zytologischer Nachweis von Heinzkörpern,
4. Die Mesobilifuscinurie ist ein markantes, jedoch kein obligates Symptom.

Komplikationen. Hämolytische Schübe oder aplastische Krisen durch Infektionen oder Medikamente. Gehäuft werden tödliche Lungenembolien bei Erwachsenen beschrieben. Vereinzelt gibt es auch im späteren Alter nicht erklärbare Polyglobulien.

Prognose. Die Prognose der einzelnen Formen ist abhängig von der Transfusionshäufigkeit mit Ri-

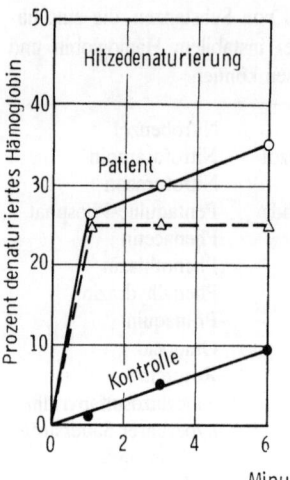

Abb. II.31. Hitzedenaturierung eines Hämolysates von einem Patienten mit instabilem Hämoglobin vom Hb Köln-Typ im Vergleich zu einem Kontrollhämolysat. Die gestrichelte Kurve ist die Denaturierung nach Abzug des Kontrollwertes

siko für Hepatitis und Hämosiderose, von den Folgen einer eventuellen Splenektomie und der Beherrschbarkeit von hämolytischen und aplastischen Krisen.

Therapie. Bei Bedarf Erythrozytentransfusionen. Eine Therapie mit hohen Dosen Vitamin E (3 × tgl. 100 mg oral) ist aufgrund theoretischer Überlegungen durchaus indiziert; Erfahrungen liegen nicht vor. Der Effekt einer Splenektomie kann auch nach entsprechenden Untersuchungen über die Rolle der Milz nicht immer sicher vorausgesagt werden. Deshalb ist die Indikation zur Splenektomie, auch angesichts der damit verbundenen Risiken, streng zu stellen. Dabei ist zu berücksichtigen:
1. Transfusionshäufigkeit,
2. Grad der Anämie ohne Transfusionen,
3. Häufigkeit hämolytischer bzw. aplastischer Krisen,
4. Ausmaß des Ikterus,
5. Alter der Patienten (s. Kapitel V.D.6).

Prophylaktische Maßnahmen. Verbot aller Medikamente, die zur oxidativen Denaturierung des Blutfarbstoffes führen (s. Tabelle II.55).

Literatur

1. Betke, K., Heilmeyer, L.: Anämien bei Hämoglobinopathien. In: Handbuch der Inneren Medizin (Schwiegk, H., Hrsg.), Bd. II/2, 5. Aufl. S. 384. Berlin, Heidelberg, New York: Springer 1970.
2. Carrell, W., Lehmann, H.: The unstable haemoglobin haemolytic anaemia. Semin. Haematol. **6**, 116 (1969).
3. Huehns, E. R.: The unstable haemoglobins. Bull. Soc. Clin. Biol. **52**, 1131 (1970).
4. Kleihauer, E.: Hämoglobine. Normale und anomale Varianten. In: Humangenetik, Bd. III/3 (Bekker, P. E., Hrsg.) S. 457. Stuttgart: Thieme 1976.
5. Kohne, E., Kleihauer, E.: Häufigkeit und Formen von anomalen Hämoglobinen und Thalassämie-Syndromen in der deutschen Bevölkerung. Klin. Wschr. **52**, 1003 (1974).
6. Kohne, E., Kleihauer, E.: Kongenitale hämolytische Heinzkörperanämie bei instabilem Hämoglobin. Mschr. Kinderheilk. **124**, 310 (1976).
7. Lehmann, H., Huntsman, R. G.: Man's Haemoglobins. Amsterdam-Oxford: North Holland 1974.
8. Marti, H. R.: Normale und anomale menschliche Hämoglobine. Berlin–Göttingen–Heidelberg: Springer 1963.
9. O'Brien, R. T., McIntosh, S., Aspnes, G. T., Pearson, H. A.: Prospective study of sickle cell anemia in infancy. J. Pediat. **89**, 205 (1976).
10. Pearson, H. A., Diamond, L. K.: The critically ill child: sickle cell disease crises and their management. Pediatrics **48**, 629 (1971).
11. Perutz, M. F.: Structure and mechanism of haemoglobin. Brit. med. Bull. **32**, 195 (1976).
12. Perutz, M. F., Lehmann, H.: Molecular pathology of human haemoglobin. Nature (Lond.) **219**, 902 (1968).
13. Schwartz, E.: Hemoglobinopathies of clinical importance. Pediat. Clin. N. Amer. **19**, 889 (1972).
14. Weatherall, D. J.: Molecular basis for some disorders of haemoglobin synthesis – I. Brit. med. J. **1974 II**, 451.
15. Weatherall, D. J., Clegg, J. B.: Molucular genetics of human hemoglobin. Ann. Rev. Genet. **10**, 157 (1976).

4.5. Störungen der Funktion des Hämoglobins

Grundlagen

Funktionelle Defekte im Bereich der O_2-Transportfunktion können prinzipiell drei verschiedene Ursachen haben:
1. Die Bindungsstelle für den Sauerstoff im Molekül ist derart besetzt, daß kein Sauerstoff mehr reversibel gebunden werden kann. Diese Situation ist bei den kongenitalen und erworbenen Methämoglobinämien, bei der Sulfhämoglobinämie sowie beim Kohlenmonoxidhämoglobin gegeben.
2. Die Affinität des Hämoglobins für Sauerstoff ist bei an sich normaler Bindungsfähigkeit durch einen Strukturdefekt herabgesetzt. Dies bedeutet

eine Rechtsverlagerung der O_2-Dissoziationskurve und damit eine Begünstigung der Versorgung der Peripherie mit Sauerstoff. Eine logische Folge wäre die Entwicklung einer Anämie, was jedoch für die wenigen bisher beobachteten Varianten nicht zutrifft. Andererseits ist der Blutfarbstoff bei gegebenem Sauerstoffdruck weniger gesättigt als normales Hämoglobin. Die arterielle Untersättigung kann so stark sein, daß eine Zyanose entsteht.

3. Die Affinität des Hämoglobins ist bei normaler Bindungsfähigkeit für Sauerstoff durch einen Strukturdefekt oder durch pathologische Tetramerbildung so extrem erhöht, daß nicht genügend Sauerstoff an das Gewebe abgegeben werden kann. Dieses funktionell inaktive Hämoglobin hat hinsichtlich der Regulation den gleichen Wert wie eine Anämie. Die Folge ist eine vermehrte Erythrozytenproduktion mit dem Ergebnis einer mehr oder weniger ausgeprägten Polyglobulie.

Zyanose

Die Zyanose signalisiert eine Funktionsstörung des Blutfarbstoffs, die unterschiedliche Ursachen hat. Einfache klinische Untersuchungen und spezielle Labortests am Blutfarbstoff ermöglichen in allen Fällen eine Einordnung der Zyanose (Tabelle II.56).

Klinik der Zyanose. Der Grad einer Zyanose wird nicht nur vom Anteil des nicht-oxidierten Hämoglobins bestimmt, sondern auch vom Farbstoffcharakter des Hämoglobins. So verursachen z. B. 1,5 g Methämoglobin/100 ml eine gleich starke Zyanose wie 5,0 g reduziertes Hämoglobin/100 ml oder 0,5 g Sulfhämoglobin/100 ml. Diese Daten repräsentieren auch jene Werte, bei denen eine Zyanose äußerlich an Haut und Schleimhäuten sichtbar wird.

Tabelle II.56. Differentialdiagnostische Übersicht über die Formen und Ursachen einer Zyanose

1. Untersättigung des Blutes mit Sauerstoff
   a) Angeborene oder erworbene pulmonale oder vaskuläre Erkrankungen,
   b) Anomale Hämoglobine mit verminderter Sauerstoffaffinität,
   c) Polyzythämie bzw. Polyglobulie
2. Methämoglobinämie
   a) Angeborene Formen
   b) Erworbene Formen
3. Sulfhämoglobinämie

Für eine grobe Unterscheidung der pulmonalen bzw. kardialen Zyanosen von den hämatologisch bedingten Formen kann das Allgemeinbefinden des Patienten herangezogen werden. Eine chronische Zyanose ohne wesentliche Beeinträchtigung der Leistungsfähigkeit (beim Säugling z. B. Ausdauer beim Schreien, Strampeln, Trinken) sowie das Fehlen von Trommelschlägelfingern und Uhrglasnägeln sprechen mehr für eine angeborene Methämoglobinämie als für kardiale oder pulmonale Ursachen. Toxisch bedingte Met- oder Sulfhämoglobinämien treten akut auf, verbunden mit einem mehr oder weniger schweren Krankheitsbild, teils abhängig von der Grundkrankheit, teils bedingt durch die pharmakologische Wirkung der toxischen Substanz.

Einteilung. Die hämatologisch bedingten Störungen der O_2-Transportfunktion können für die klinischen Belange nach ätiologischen Gesichtspunkten sinnvoll geordnet werden, wie das in Tabelle II.57 dargestellt ist.

Die Methämoglobinämien

Grundlagen. Der normale Methämoglobingehalt des Blutes beträgt weniger als 1% vom Gesamtfarbstoff; d. h. etwa 0,1 bis 0,15 g Hb/100 ml

Tabelle II.57. Klassifizierung der Störungen des Sauerstofftransportes

Methämoglobinämien
   (Leitsymptom Zyanose)
   Erworbene toxische Methämoglobinämie
   Hereditäre enzymopenische Methämoglobinämie
      Typ Gibson
      Typ Townes-Lovell-Morrison (?)
   Anomale Hämoglobine
      HbM-Anomalien
      Instabile Varianten
      Varianten mit erhöhter Oxidierbarkeit

Anomale Hämoglobine mit niedriger O_2-Affinität
   (Leitsymptom Zyanose)

Sulfhämoglobinämie
   (Leitsymptom Zyanose)
   Erworbene toxische Erkrankung

Kohlenmonoxidhämoglobin
   (Uncharakteristische Symptome)
   Vergiftung mit Kohlenmonoxid

Anomale Hämoglobine mit hoher O_2-Affinität
   (Leitsymptom Polyglobulie)

Tabelle II.58. Die altersabhängigen Methämoglobinwerte bei gesunden Säuglingen im Vergleich zu Erwachsenen. Angegeben sind Mittelwerte und Schwankungsbereich

Frühgeborene 0–4 Wochen	Neugeborene bei Geburt	1. Trimenon	2.–4. Trimenon	Erwachsene
0,97% (0,1–2,0)	0,47% (0,2–1,3)	0,82% (0,3–1,5)	0,56% (0,2–1,4)	0,53% (0,1–1,4)

Blut liegen als Methämoglobin vor (Tabelle II.58). Dieser Wert ist das Resultat der beiden entgegengesetzt ablaufenden Prozesse, der Oxidation und Reduktion. Eine Störung dieses Gleichgewichtes im Sinne einer erhöhten Oxidation oder einer verminderten Reduktion führt zu einer Methämoglobinämie.

Konstanz der Methämoglobinwerte. Täglich werden etwa 3% vom gesamten Blutfarbstoff zu Methämoglobin oxidiert. Zur Aufrechterhaltung der Konstanz der Methämoglobinwerte muß der gleiche Anteil wieder reduziert werden. Dies erfolgt über enzymatisch sowie nicht-enzymatisch wirksame Reduktionssysteme und bestimmte protektive Einrichtungen (s. Kapitel II.2). Der quantitative Anteil der jeweiligen Systeme an der Gesamtreduktion stellt sich folgendermaßen dar: Die ***enzymatische Reduktion*** ist mit 75% beteiligt. Davon entfallen 70% auf die NADH-abhängige Diaphorase (Diaphorase I) und 5% auf die NADPH-abhängige Diaphorase (Diaphorase II). Die ***nicht-enzymatische Reduktion*** übernimmt den Rest von 25%. Das reduzierte Glutathion (GSH), dessen Beteiligung noch umstritten ist, soll einen Anteil von 10%, die Ascorbinsäure einen von 15% haben.
Protektive Einrichtungen sind die Katalase, die Glutathionperoxidase und die Superoxiddismutase, die alle das Hämoglobinmolekül vor der Oxidation über den Abbau von Peroxiden schützen.
Übersichten über die Physiologie und Pathologie des Methämoglobins finden sich u. a. bei Betke [1], Kiese [5], Kleihauer und Niethammer [7] und Tönz [12].

Toxische Methämoglobinämie

Definition. Durch oxidierende Substanzen hervorgerufene akut bis subakut auftretende Methämoglobinämie, die bei intakten Reduktionssystemen (Diaphorase I und Diaphorase II) medikamentös oder spontan reversibel ist.

Synonyma. Brunnenwasser- oder Windelstempel-Methämoglobinämie.

Ätiologie. Die Bevorzugung des frühen Säuglingsalters für die toxische Methämoglobinämie erklärt sich einmal mit der leichten Oxidierbarkeit des fetalen Hämoglobins und der verringerten Aktivität der Methämoglobinreductase.
Andererseits sind die Geschwindigkeit der Absorption und „Entgiftung" von toxischen Substanzen wichtige Faktoren. Das Krankheitsbild wird nicht nur durch die Methämoglobinkonzentration, sondern auch durch die pharmakologische Wirkung der auslösenden Substanz beeinflußt.

Pathogenese. Die Windelstempel-Methämoglobinämie hat als Anilinvergiftung (Wäschetinte) nur noch historischen Wert. Die Anilinvergiftung als Ingestionsunfall ist bekannt. Die Brunnenwasser-Methämoglobinämie ist letztlich eine Nitritvergiftung. Sie tritt nur bei künstlich ernährten Säuglingen auf, deren Nahrung mit Wasser mit hohem Nitrit- oder Nitratgehalt hergestellt wird. Der noch tolerierbare Nitritgehalt im Trinkwasser liegt zwischen 20 und 50 mg NO_3^--Ion/Liter. Das mit der Nahrung zugeführte Nitrat wird vor allem bei Säuglingen des 1. Trimenon, die an einer Dyspepsie erkrankt sind, in den oberen Darmabschnitten durch Bakterien in Nitrit umgewandelt, welches als sehr potenter Methämoglobinbildner bekannt ist. Nitratreduzierende Keime sind u. a. Shigellen, Salmonellen, E. Coli und Staphylokokken.
Die nach Verfütterung von Spinat, Karotten und Kohlrabi beschriebene Methämoglobinämie ist ebenfalls eine Nitritvergiftung. Spinat ist sehr reich an Nitrat: bis 180 mg NO_3^--Ion/100 g Rohspinat oder Tiefkühlspinat und bis 120 mg NO_3^--Ion/100 g Babykost-Spinat. Die Nitritbildung im Spinat erfolgt durch bakterielle Verunreinigung, wenn Spinatzubereitungen mehrere Stunden bis zum Füttern an der Luft bei Zimmertemperatur aufbewahrt werden. In seltenen Fällen kann

Rohspinat primär schon Nitrit enthalten, möglicherweise entstanden durch unsachgemäße Lagerung.

Für die Methämoglobinämie, verursacht durch **Medikamente** und Chemikalien, kommen zahlreiche Substanzen in Frage, die in Tabelle II.59 aufgeführt sind.

Klinisches Bild. Bei der toxischen Methämoglobinämie kommt es meist im Zusammenhang mit bakteriellen Erkrankungen des Magen-Darmtraktes akut bis subakut innerhalb weniger Stunden zu einer schmutzig-grau-braunen Zyanose. Das Krankheitsbild kann sich auch schubweise über einige Tage entwickeln. Bei leichter bis mittlerer Zyanose (10–20% Methämoglobin) fehlen die das Allgemeinbefinden beeinträchtigenden Symptome. Bei stärkerer Zyanose (ca. 40% Methämoglobin) entwickeln sich eine Dyspnoe und Tachykardie. Der Allgemeinzustand verschlechtert sich dann auch durch die pharmakologische Wirkung der toxischen Substanz. Der letale Methämoglobinwert wird mit ca. 70–80% vom Gesamtfarbstoff angegeben. Im Retikulozytenpräparaten muß nach Innenkörpern gefahndet werden, da ein Teil der Medikamente auch toxische hämolytische Anämien auslösen kann. Ein G-6-PD-Mangel ist auszuschließen.

Tabelle II.59. Zusammenstellung einiger Medikamente, die als Methämoglobinbildner bekannt sind

Acetanilid	Naphthalin
Amylnitrit	Nitrobenzol
Anaesthesin	Nitrofurantoin
Anastil	Nitroglycerin
Anilin	Pamaquin
Azulfidine	Phenacetin
Benzokain	Pribocain
Bismutum subnitricum	Primaquin
Furadantin	Sulfonamide
Guajakol	Resorcin
Kalium chloricum	Vitamin K-Analoge
Lidocain	

Diagnose und Differentialdiagnose (Tabelle II.60) sind einfach, wenn man daran denkt. Vorkrankheit, Medikamenten- und Ernährungsanamnese, Symptomatik und vor allem das Hautkolorit sind wichtige Hinweise auf eine Methämoglobinämie oder Sulfhämoglobinämie. Weitere Kriterien sind:
1. Die Zyanose einer Methämoglobinämie bessert sich nicht unter Sauerstoffzufuhr. Dazu folgender Test: Mit Zitrat versetztes Blut (1 ml) wird in einer Spritze vorsichtig mit 1 ml Luft geschüttelt. Reduziertes Hämoglobin (blau) wird dabei voll oxygeniert (rot); Methämoglobin verändert seine braune Farbe nicht.

Tabelle II.60. Zusammenstellung der wichtigsten differentialdiagnostischen Kriterien, mit denen die verschiedenen Formen der Methämoglobinämie voneinander unterschieden werden können. Leitsymptom: Zyanose

Kriterien	Toxische Form	Enzymdefekt	HbM-Anomalie	Sulfhämoglobinämie
Beginn der Erkrankung und Verlauf	junge Säuglinge bevorzugt, akut bis subakut	seit Geburt, chronisch	seit Geburt oder im 2. Trimenon, chronisch	in jedem Lebensalter, akut bis subakut
Allgemeinbefinden	gestört	unauffällig	unauffällig	wenig gestört
Heredität	nein	ja, Eltern unauffällig	ja, ein Elternteil zyanotisch	nein
Blut mit O_2 oxygenierbar?	nein	nein	nein	nein
Farbe einer Hämolysatprobe vor Cyanid- nach Cyanid-Zusatz	braun rot	braun rot	braun rot oder braun	braun-grün braun-grün
Effekt der Redoxfarbstoffgabe	Zyanose verschwindet	Zyanose verschwindet	Zyanose bleibt	Zyanose bleibt
Spektrum pH 7,0	normal	normal	anomal	anomal
Hb-Elektrophorese	normal	normal	anomales Hb	normal
Methämoglobin-Reduktion	normal	vermindert	normal	normal

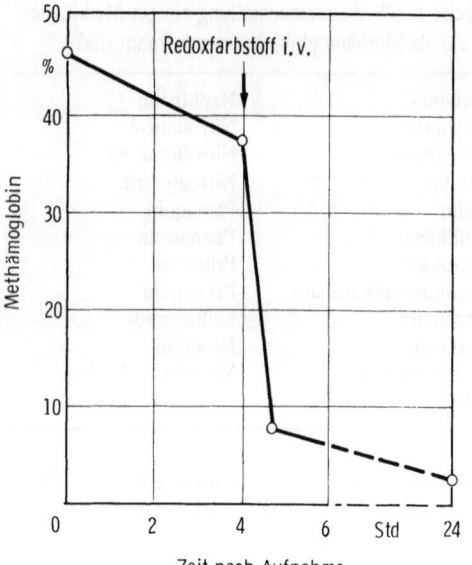

Abb. II.32. Methämoglobinreduktion in vivo bei einem Patienten mit toxischer Methämoglobinämie nach i. v.- Gabe von Redoxfarbstoffen. Über den Zeitraum der ersten vier Stunden ist eine spontane Reduktion erfolgt

2. Methämoglobin bildet mit Kaliumcyanid den roten Farbstoff Cyanmethämoglobin. Dazu folgender Test: 0,5 ml Zitratblut werden in 5 ml Aqua dest. hämolysiert. Die Gesamtmenge wird halbiert. Zu der einen Probe gibt man 1 Tropfen Aqua dest. (Kontrolle), zu der zweiten Probe 1 Tropfen KCN- oder NaCN-Lösung (z. B. Natriumcyanid-Lösung für die Brandsche Probe). Bei Anwesenheit von Methämoglobin erfolgt nach Cyanidzugabe ein Farbwechsel von dunkelbraun nach rot. Reduziertes Hämoglobin verändert die Farbe nicht nach Zugabe von Cyanid.
3. Diagnose ex juvantibus. Nach Redoxfarbstoffen i. v. (s. Therapie) verschwindet die Zyanose bei Patienten mit toxischer und enzymopenischer Methämoglobinämie innerhalb von 30 Minuten. Das ist nicht der Fall bei kardial oder pulmonal bedingter Zyanose, bei HbM-Anomalien und bei dem Glucose-6-Phosphatdehydrogenase-Mangel (bei letzterem funktioniert die Methylenblaukatalyse nicht).

Prognose. Rechtzeitiges Erkennen bessert die Prognose ganz erheblich, da mit Einsetzen der Therapie (s. unten) die Methämoglobinämie in kürzester Zeit zu beherrschen ist. Zu den Letalfaktoren gehört neben der Höhe der Methämo-globinkonzentration die spezifisch toxische Wirkung einer oxidierenden Substanz.

Therapie. Mittel der Wahl sind Redoxfarbstoffe, wie Thionin = Katalysin 1–2 mg/kg KG langsam i. v. oder Methylenblau 0,1%ig (steril) 1–2 mg/kg KG langsam i. v. (Abb. II.32).
Die Zyanose verschwindet meist innerhalb 30 Minuten. Die Injektion kann mit der gleichen Dosierung 30 Minuten später wiederholt werden, wenn die Methämoglobinämie nicht verschwindet oder wieder zunimmt.

Weitere therapeutische Maßnahmen. Die Transfusion oder Austauschtransfusion sind bei schwersten Intoxikationen indiziert. Eine Magenspülung mit Carbo medicinalis oder Erbrechen mit Ipecacuanha ist bei oraler Intoxikation notwendig, evtl. kombiniert mit forcierter Diurese.

Nachbehandlung. Wenn erforderlich orale Gabe von Ascorbinsäure 0,5–1,0 g/tgl. oder Methylenblau oral 3–5 mg/kg KG täglich oder jeden 2. Tag.

Komplikationen der Therapie. Eine Überdosierung der Farbstoffe (ab 4–5 mg/kg KG als Einzeldosis) kann Innenkörperanämien und Methämoglobinämien bei Neugeborenen und Frühgeborenen erzeugen. Die Farbstoffe färben den Urin und Stuhl blau.

Sulfhämoglobinämie

Definition. Erworbene akute oder chronische Zyanose verursacht durch schwer identifizierbare Hämoglobinderivate, die nicht identisch sind mit Methämoglobin. Die Sulfhämoglobinämie ist meist Folge toxischer Schäden durch chemische Substanzen.

Ätiologie, Pathogenese, Klinik. Die Sulfhämoglobinderivate zeichnen sich dadurch aus, daß sich im Gegensatz zum Methämoglobin der spektrale Gipfel bei 620 nm auch nach Cyanidzusatz nicht verändert. Sulfhämoglobin entsteht u. a. im Zusammenhang mit der Gabe von Phenacetin, Acetanilid und Sulfonamiden. Die Bedeutung des Schwefels für die Bildung von Sulfhämoglobin ist keineswegs gesichert. Führendes Symptom ist die Zyanose. Nachweismethoden s. [2].

Verlauf und Therapie. Außer Absetzen des Medikamentes ist eine Therapie nicht möglich, da

Sulfhämoglobin nicht zu Hämoglobin reduziert werden kann. Es bleibt während der ganzen Lebensdauer der betroffenen Erythrozyten vorhanden. Die Prognose ist gut.

Kongenitale enzymopenische Methämoglobinämie

Definition. Kombinierter hereditärer Mangel an NADH-abhängiger Methämoglobinreductase (Diaphorase I) bzw. Cytochrom b_5-Reductase mit autosomal rezessivem Erbgang. Homozygote Anomalieträger erkranken an einer kongenitalen Methämoglobinämie. Heterozygote Anomalieträger sind klinisch gesund.

Synonyma. Familiäre Methämoglobinämie (Typ Gibson); hereditärer Diaphorasemangel.

Ätiologie und Pathogenese. Die Bereitstellung der H^+-Ionen für die Übertragung auf das Methämoglobin durch die Diaphorase I erfolgt über eine ständige Reduktion von NAD zu NADH durch die Glyceraldehyd-3-Phosphatdehydrogenase (Abb. II.33). Bei Mangel an Diaphorase I bleibt die H^+-Ionenübertragung aus, es kann kein Methämoglobin enzymatisch reduziert werden und die Folge ist eine Methämoglobinämie. Gleichzeitig ist auch die Cytochrom b_5-Reductase-Aktivität erniedrigt. Wahrscheinlich sind Diaphorase I und Cytochrom b_5-Reductase identisch. Mangel oder Defekt der löslichen Form der b_5-Reductase findet sich bei der unkomplizierten enzymopenischen Methämoglobinämie. Ein Defekt auch der mikrosomalen Cytochrom b_5-Reductase scheint von entscheidender Bedeutung für die Entwicklung eines Zerebralschadens zu sein [8]. Das Methämoglobin ist ungleichmäßig über die Zellpopulation verteilt, d.h. es gibt alle Übergänge zwischen Zellen mit nur zweiwertigem und nur dreiwertigem Hämoglobin. Die O_2-Dissoziationskurve ist nach links verlagert trotz Erhöhung der 2,3-DPG-Konzentration. Die erhöhte O_2-Affinität und die Zyanose bewirken eine kompensatorische Polyglobulie, die jedoch kein voller funktioneller Ausgleich ist.

Genetik. Der Erbgang ist autosomal rezessiv. Die klinisch gesunden Teilträger haben intermediäre Enzymaktivitäten, Homozygote weisen nur eine sehr geringe Restaktivität auf (Abb. II.34). Durch elektrophoretische Verfahren konnten eine ganze Reihe von Enzymvarianten identifiziert werden.

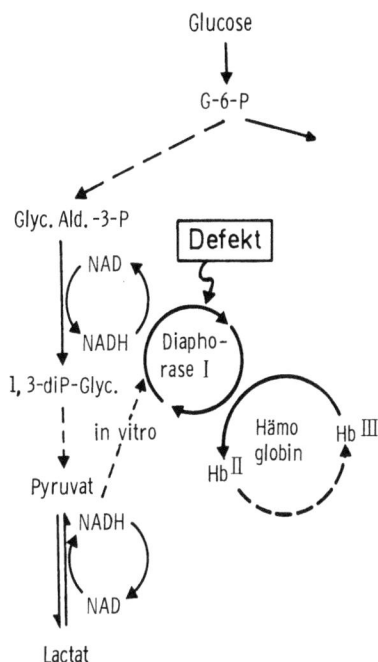

Abb. II.33. Biochemie des Mangels an Diaphorase I = Cytochrom b_5-Reductase

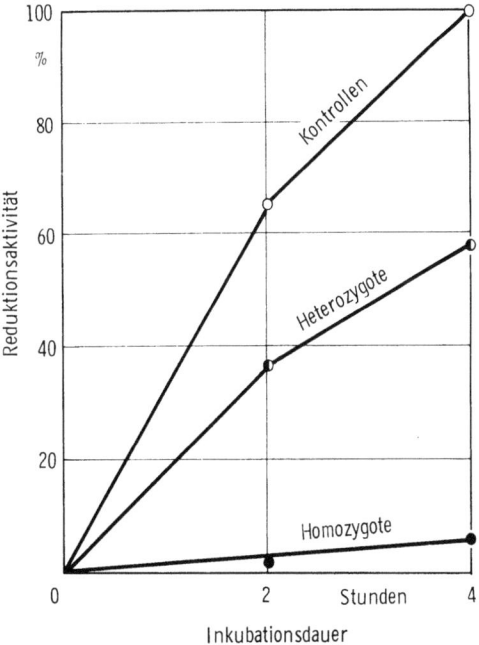

Abb. II.34. Methämoglobinreduktion intakter Erythrozyten in vitro mit Lactat als Substrat

Klinisches Bild. Die seit Geburt bestehende braunschmutzige Zyanose ist Leitsymptom. Das Allgemeinbefinden ist nicht beeinträchtigt. Der Methämoglobingehalt des Blutes kann bei Neugeborenen bis über 40% vom Gesamtblutfarbstoff ansteigen. Bei Kindern und Erwachsenen liegen die Werte zwischen 15 und 40%. Jahreszeitliche Schwankungen sind abhängig vom Vitamin C-Gehalt der Nahrung. Ebenfalls soll die Methämoglobinämie mit zunehmendem Alter abnehmen. In vielen Fällen entwickelt sich eine kompensatorische Polyglobulie.

Die wiederholt beschriebenen Symptome, wie Herzdilation, Kopfschmerzen, Schwindel, Müdigkeit, Herzklopfen usw. werden als Folge einer funktionellen Anämie gedeutet. Die Lebenserwartung ist nicht eingeschränkt. Bei den Heterozygoten reicht die halbe Enzymaktivität aus, um die Methämoglobinkonzentration im Normbereich zu halten.

Besondere Verlaufsformen. Kombinationen mit Debilität, Mikrozephalie, Minderwuchs, Augenstörungen (Strabismus, Iridozyklitis, Katarakt) und EEG-Veränderungen kommen nicht selten vor. Die Ursache dafür ist wahrscheinlich ein kombinierter Defekt beider Cytochrom b_5-Reductasen. Bei Neugeborenen kann die Zyanose bedrohliche Ausmaße annehmen, so daß eine Therapie indiziert ist, vor allem, wenn gleichzeitig pulmonale oder kardiale Erkrankungen bestehen oder eine Hyperbilirubinämie vorliegt.

Differentialdiagnose. Die häufigste Fehldiagnose ist der angeborene Herzfehler. Über die differentialdiagnostischen Abgrenzungen gegenüber anderen Methämoglobinämien unterrichten Tabelle II.60, sowie die bei der toxischen Methämoglobinämie aufgeführten Kriterien.

Diagnostik. Der Mangel an NADH-Diaphorase läßt sich in vitro leicht nachweisen. Prinzip: Mit Nitrit vollständig zu Methämoglobin oxidierte Erythrozyten werden mit Natriumlactat als Substrat unter CO-Atmosphäre bei 37°C inkubiert. Normale Erythrozyten reduzieren unter diesen Bedingungen etwa 40% des Methämoglobins in 4 Stunden, bei Heterozygoten werden etwa 20–30% reduziert, während in Erythrozyten von Homozygoten keine Methämoglobinreduktion stattfindet (Abb. II.34). Die über die NADPH-abhängige Reductase ablaufende Methylenblaukatalyse ist dagegen vollständig intakt. Die direkte Messung der Diaphorase-Aktivität im Hämolysat [3, 12] ist notwendig für die exakte Diagnostik.

Therapie. Eine Behandlung ist generell gesehen nicht erforderlich. Ausnahmen sind pulmonale Erkrankungen und auch die Patienten, die über allgemeine Beschwerden klagen. Mittel der Wahl ist Ascorbinsäure oral 0,5–1,0 g/Tag. Bei Neugeborenen, insbesondere bei jenen mit Atemstörungen, empfiehlt sich jedoch sofort nach der Geburt die Gabe von Katalysin 1 mg/kg KG langsam i.v. Mit einer anschließenden Therapie bis zum Ende der Neugeborenenperiode mit Ascorbinsäure 3 × 100 mg/tgl. oral (die Dosis ist variabel) kann die Methämoglobinkonzentration unter 10% gehalten werden.

Hinweis. Nach einer einmaligen erfolgreichen Anwendung von Redoxfarbstoffen ist der Ausgangswert nach 12–14 Tagen wieder erreicht. Der tägliche Zuwachs an Methämoglobin beträgt ca. 3% bei fehlender enzymatischer Reduktion.

Enzymopenische kongenitale Methämoglobinämie Typ Townes-Lovell-Morrison

Diese Variante weist einen dominanten Erbgang auf [13]. Die Diaphorase-Aktivität ist normal, desgleichen auch die Methämoglobinreduktion in intakten Erythrozyten mit Lactat als Substrat, dagegen nicht die Reduktion allein mit Zusatz von Glucose. Die Methylenblaukatalyse ist nicht pathologisch verändert. Die biochemischen Verhältnisse sind noch nicht geklärt [14]. Eine vermutete verminderte NADH-Bildung erscheint recht unwahrscheinlich. Der Erbgang könnte an eine anomale Strukturvariante des Hämoglobins denken lassen (s. unten).

Anomale Hämoglobine mit funktionellem Defekt

Grundlagen. Anomale Hämoglobine, die eine Methämoglobinämie verursachen, besitzen eine erhöhte spontane Oxidierbarkeit als Folge eines Strukturdefektes im Bereich des funktionellen Zentrums. Neben den klassischen HbM-Varianten weisen auch einige instabile Hämoglobine eine erhöhte Spontanoxidation auf. Schließlich gibt es anomale Hämoglobine, die hinsichtlich ihrer Eigenschaft eine Mittelstellung zwischen den instabilen Formen und den HbM-Varianten einnehmen. Der Erbgang ist im Gegensatz zur enzymopenischen Methämoglobinämie Typ Gibson autosomal dominant. HbM war das erste entdeckte anomale Hämoglobin. Es wurde 1948 von Hörlein und Weber [4] bereits ein Jahr vor der

Tabelle II.61. HbM-Anomalien mit Angabe des Strukturdefektes und einiger Eigenschaften. E 7 = distales Histidin, F 8 = proximales Histidin

Name	Position	Reaktion mit KCN	Instabil (Hitze)	Bohr-Effekt	O_2-Affinität
HbM Boston	α 58 (E 7) His→Tyr	langsam, unvollständig	nein	erniedrigt	erniedrigt
HbM Iwate	α 87 (F 8) His → Tyr	langsam, unvollständig	nein	erniedrigt	erniedrigt
HbM Saskatoon	β 63 (E 7) His → Tyr	schnell	ja	vorhanden	normal bis leicht erhöht
HbM Hyde Park	β 92 (F 8) His → Tyr	langsam, vollständig	ja	vorhanden	normal bis leicht erhöht
HbM Milwaukee	β 67 (E 11) Val → Glu	rasch	ja	vorhanden	leicht erniedrigt

epochemachenden Mitteilung von Pauling et al. [11] über das HbS als Defekt des Globinmoleküls erkannt.

Die pathologischen Methämoglobine (HbM-Varianten)

Definition. HbM-Anomalien bilden eine Gruppe von Blutfarbstoffvarianten mit dominantem Erbgang und definiertem Strukturdefekt. Das Hämoglobin liegt dauernd in der Ferriform vor und ist nicht mehr zur reversiblen Sauerstoffbindung fähig. Führendes Symptom ist die Zyanose.

Ätiologie und Pathogenese. HbM-Mutanten sind durch Substitution der proximalen oder distalen Histidine in den α- oder β-Polypeptidketten durch jeweils ein Tyrosin charakterisiert. Dementsprechend gibt es vier HbM-Typen: Zwei α-Anomalien und zwei β-Anomalien (Tabelle II.61). Das substituierte Tyrosin geht mit dem Eisen-(III)-Atom eine so feste Bindung ein, daß der Sauerstoff nicht an diese 6. Koordinationsstelle reversibel gebunden werden kann.
Weiterhin gehört HbM Milwaukee zu dieser Gruppe. Die Substitution β 67 Val→Glu liegt genau eine helikale Windung vom distalen Histidin der β-Kette entfernt, so daß ein weitgehend ähnlicher funktioneller Defekt die Folge ist (Abb. II.35). Die gestörte Reaktionsfähigkeit des Häm-Eisenkomplexes führt bei den β-Anomalien und bei HbM Milwaukee zu einer erniedrigten Sauerstoffaffinität.

Vorkommen. Relativ häufig vorkommende Variante in der deutschen Bevölkerung mit hoher Rate an Spontanmutationen.

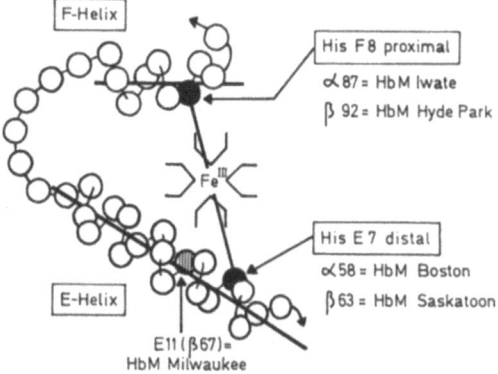

Abb. II.35. Positionen der Substitutionen der M-Hämoglobine in der E- und F-Helix (vgl. dazu Tabelle II.61)

Klinische und hämatologische Kriterien. Die HbM-Anomalien verursachen eine dauernde Zyanose, die nicht durch reduzierende Substanzen (z. B. Redoxfarbstoffe, Ascorbinsäure) beeinflußt werden kann. Bei α-Anomalien ist die Zyanose bereits im Neugeborenenalter vorhanden, da auch das fetale Hämoglobin α-Ketten enthält ($\alpha_2\gamma_2$). Die β-Anomalien werden parallel mit der Zunahme des adulten Hämoglobins ($\alpha_2\beta_2$) im 4.–6. Lebensmonat manifest. Charakteristisch ist die graublaue Verfärbung besonders der Schleimhäute und Akren mit braunem Unterton. Die körperliche Leistungsfähigkeit der Patienten ist nicht beeinträchtigt.

Blutbild. Eine kompensatorische Polyglobulie ist selten. Bei den β-Anomalien findet sich häufig eine Hämolyse, die durch eine erhöhte Instabilität des abnormen Moleküls verursacht wird. Ent-

malien HbM Iwate und HbM Boston. Die mangelnde Cyanidreaktion beeinträchtigt auch die Bestimmung der Hämoglobinkonzentration über Cyanmethämoglobin (z. B. Drabkin-Lösung). Die M-Hämoglobine besitzen alle ein typisch verändertes Methämoglobinspektrum, das bei 600 nm entweder ein Plateau oder einen Gipfel aufweist (Abb. II.36). Der elektrophoretische Nachweis der HbM-Typen gelingt nur nach Umwandlung des gesamten Blutfarbstoffs in Methämoglobin.

Prognose und Therapie. Die Lebenserwartung und körperliche Leistungsfähigkeit sind normal. Eine Therapie ist nicht möglich und auch nicht nötig.

Differentialdiagnose. Die Abgrenzung gegenüber toxischen und enzymopenischen Methämoglobinämien kann leicht durch die Wirksamkeit der i.v. Methylenblauinjektion erbracht werden (Tabelle II.60). Kardiale und pulmonale Zyanosen sind durch einfache klinische Untersuchungen abgrenzbar. Die häufigste Fehldiagnose ist der angeborene Herzfehler. Andere Hämoglobinvarianten mit erhöhter Oxidierbarkeit lassen sich durch ihre differenten Eigenschaften gut abgrenzen (s. unten).

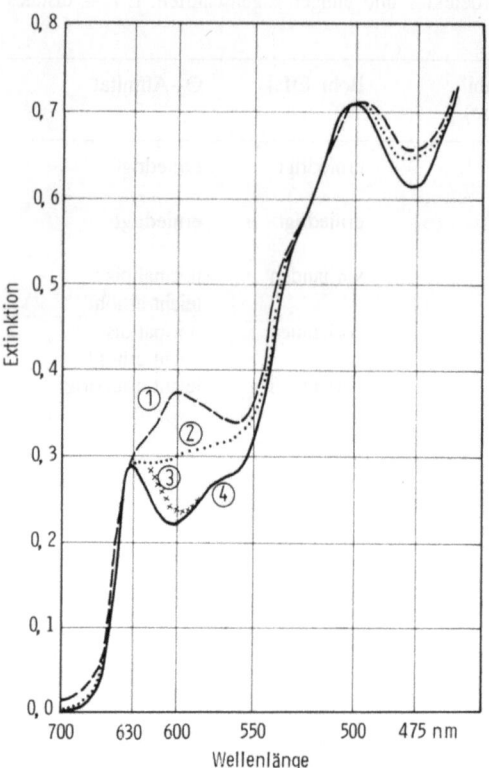

Abb. II.36. Methämoglobinspektren der verschiedenen HbM-Anomalien. ① HbM Saskatoon, ② HbM Boston, ③ HbM Milwaukee im Vergleich zu normalem Hämoglobin ④. Wichtig für die Beurteilung sind die Minima bzw. Maxima bei 630 bzw. 600 nm

sprechend sind Retikulozyten und Bilirubin vermehrt, das Haptoglobin ist erniedrigt. Meist ist die Hämolyse voll kompensiert.

Diagnose. Eine familiäre Zyanose ohne Leistungsminderung, die sich nicht auf die intravenöse Gabe von Methylenblau bessert, und bei der zudem pulmonale und kardiale Ursachen sowie ein anomales Hämoglobin mit erniedrigter O_2-Affinität (s. unten) ausgeschlossen sind, kann durch nichts anderes verursacht sein als durch eine HbM-Anomalie.

Labordiagnostik. Eine Erhöhung des Methämoglobins kann sich bei Verwendung der Cyanid-Methode nach Evelyn und Malloy [2] dem Nachweis entziehen, da einige der HbM-Typen nicht oder nur langsam mit Cyanid reagieren (Tabelle II.61). Dies gilt besonders für die beiden α-Ano-

Instabile Varianten

Die Strukturinstabilität führt, wie oben besprochen, primär zum Syndrom der hämolytischen Innenkörperanämie und Mesobilifuscinurie. Bei vielen Varianten verursacht die Mutation auch eine leichtere Oxidierbarkeit sowie ein verändertes Methämoglobinspektrum. Die Anomalieträger weisen deshalb oft eine mäßige Erhöhung der Methämoglobinwerte auf, die zwar zur sichtbaren Zyanose führen kann, jedoch selten Werte über 10% vom Gesamtblutfarbstoff überschreiten. Ein typisches Beispiel ist Hb Freiburg (β 23 Val→0), dessen klinische Symptomatik durch eine schwere hämolytische Anämie mit sichtbarer Zyanose charakterisiert ist. Unter den HbM-Anomalien sind besonders die β-Kettenvarianten instabil.

Varianten mit erhöhter Oxidierbarkeit

Außer den HbM-Anomalien und den instabilen Hämoglobinen gibt es eine Gruppe von anomalen Hämoglobinen, die dazwischen eine Mittelstellung einnimmt. Es sind dies Varianten mit erhöhter Spontanoxidation, was zu Methämoglobinämien unterschiedlicher klinischer Ausprägung führt. Das Methämoglobinspektrum ist normal, wie auch die Reaktion mit Cyanid. In Reagenzglastesten sind die Anomalien zwar instabil, was klinisch jedoch keine Bedeutung hat, da es in vivo nicht zur spontanen Denaturierung und somit zur Heinzkörperbildung kommt. Ein typisches Beispiel für eine solche Variante ist Hb Tübingen (β 106 Leu→Gln) (Übersicht bei [6, 10]).

Varianten mit erniedrigter Sauerstoffaffinität

Bisher sind erst wenige Varianten beschrieben worden. Das wichtigste klinische Merkmal ist eine Zyanose. Die aufgrund der guten Abgabefähigkeit des Sauerstoffs an das Gewebe eigentlich zu erwartende Anämie ist nicht oder kaum nachweisbar. Prototyp dieser Gruppe ist Hb Kansas (β 102 (G4) Asn→Thr). Eine erniedrigte Sauerstoffaffinität (Rechtsverlagerung der O_2-Dissoziationskurve) wurde u. a. auch bei Hb Seattle, Hb Yoshizuka und Hb Agenogie sowie bei den α-anomalen HbM-Varianten gefunden (Übersicht bei [6, 10]).

Diagnose. An eine Variante mit niedriger O_2-Affinität muß gedacht werden, wenn alle anderen Möglichkeiten einer Zyanose ausgeschlossen sind. Untersuchungen sollten die Bestimmung der O_2-Affinität, der 2,3-DPG-Konzentration, des Erythropoetins und die Analyse des Hämoglobins beinhalten.

Differentialdiagnose hämatologisch bedingter Zyanosen

Die wichtigsten Krankheitsbilder sind in einer Übersicht mit diagnostischen Charakteristika in Tabelle II.60 zusammengestellt.

Anomale Hämoglobine mit erhöhter Sauerstoffaffinität

Eine erhöhte O_2-Affinität des Hämoglobins führt über eine gesteigerte Erythropoetinproduktion zum klinischen Bild der Polyglobulie (s. Kapitel II.4.7). Ausnahmen sind Anomalien, die gleichzeitig eine Hämolyse verursachen, so z. B. einige instabile Hämoglobine, oder solche, deren quantitativer Anteil am Gesamtblutfarbstoff zu gering ist, um eine funktionell notwendige Kompensation auszulösen (Übersicht bei [6, 10]).
Bei den Anomalien mit erhöhter O_2-Affinität schwanken die Hämoglobinkonzentrationen in der Regel zwischen 17 bis 23 g/100 ml Blut.

Diagnostik. Anomale Varianten mit erhöhter O_2-Affinität werden bei der Differentialdiagnose der Polyglobulie besprochen. Die O_2-Affinitätsbestimmung ist die primär wichtigste diagnostische Maßnahme. Bei hoher O_2-Affinität muß auf jeden Fall die 2,3-DPG-Bestimmung und die Hämoglobinanalyse durchgeführt werden.

Kohlenmonoxidhämoglobin

Grundlagen. Beim Abbau von Häm zu Bilirubin wird Kohlenmonoxid (CO) gebildet, das an das Hämoglobin gebunden zur Lunge transportiert und dort abgegeben wird. Die CO-Produktion ist quantitativ mit dem Hämumsatz korreliert und somit bei hämolytischen Anämien erhöht. Es besteht dagegen keine enge Korrelation zur Lebensdauer der Erythrozyten. CO hat eine extrem hohe Affinität (245fach größer als Sauerstoff) zum Hämoglobin; dementsprechend ist auch die Abgabefähigkeit verlangsamt. Die Bindung erfolgt an das zweiwertige Eisen. Es geht damit einerseits die Fähigkeit der reversiblen O_2-Bindung verloren. Andererseits wird aber auch die O_2-Dissoziationskurve durch die Anwesenheit von CO nach links verlagert mit der Folge der erschwerten O_2-Abgabe an das Gewebe. Es kommt hinzu, daß der durch CO hervorgerufene Sauerstoffmangel zum überwiegenden Teil eine venöse Hypoxie ist, die keine entsprechenden Kompensationsmechanismen in Gang setzt.

Symptomatik der CO-Vergiftung. Die Symptome sind abhängig von der CO-Konzentration im Blut und der Dauer der Exposition. Nach Schweregrad eingeteilt gibt es folgende Abstufungen [9, 15]:
2,5 bis 7,5% COHb: Beschwerden lassen sich kaum objektivieren. *7,5 bis 15% COHb:* Keine subjektiven Beschwerden; die psychischen, intellektuellen, visuellen und akustischen Leistungen lassen nach. *Ab etwa 20% COHb:* Zunehmend Kopfschmerzen, Nervosität, Schwindel und Benommenheit. Ein *COHb-Spiegel von 30–40%,* der über mehrere Stunden anhält, bewirkt Atem- und Herzrhythmusstörungen sowie Kollaps und Bewußtlosigkeit. Die kirschrote Zyanose wird immer wieder beschrieben, sie scheint jedoch kein verläßliches Symptom zu sein.

Therapie
1. Sauerstoffbeatmung mit Zusatz von 7% CO_2.
2. Ausgleich der metabolischen Azidose mit Bicarbonat.

3. Verbot von körperlicher Aktivität, da dadurch der O_2-Verbrauch vergrößert wird. Deshalb Patienten leicht sedieren.
4. Keine Analeptika (Ausnahme Micoren) wegen des erhöhten O_2-Verbrauchs.

Literatur

1. Betke, K.: Methämoglobinämien. In: Handbuch der Kinderheilkunde, Bd. VI (Opitz, H., Schmid, F., Hrsg.) S. 870. Berlin-Heidelberg-New York: Springer 1967.
2. Evelyn, K. A., Malloy, H. T.: Microdermination of oxyhemoglobin, methemoglobin and sulfhemoglobin in a single sample of blood. J. biol. Chem. **126**, 655 (1938).
3. Hegesh, E., Avron, M.: The enzymatic reduction of ferrihemoglobin. I. The reduction of ferrihemoglobin in red blood cells and hemolysates. Biochim. biophys. Acta (Amst.) **146**, 91 (1967).
4. Hörlein, H., Weber, G.: Über chronische familiäre Methämoglobinämie und eine neue Form des Methämoglobins. Dtsch. med. Wschr. **72**, 476 (1948).
5. Kiese, M.: Methemoglobinemia: A Comprehensive Treatise. Cleveland/Ohio: CRC Press 1974.
6. Kleihauer, E.: Hämogloblne. Normale und anomale Varianten. In: Humangenetik, Bd. III/3 (Becker, P. E., Hrsg.) S. 457. Stuttgart: Thieme 1976.
7. Kleihauer, E., Niethammer, D.: Kongenitale Methämoglobinämie. In: Humangenetik, Bd. III/3 (Becker, P. E., Hrsg.) S. 580. Stuttgart: Thieme 1976.
8. Leroux, A., Junien, C., Kaplan, J. C.: Generalized deficiency of cytochrome b_5 reductase in congenital methaemoglobinaemia with mental retardation. Nature (Lond.) **258**, 619 (1975).
9. Moeschlin, S.: Klinik und Therapie der Vergiftungen, 5. Aufl., S. 176. Stuttgart: Thieme 1972.
10. Nagel, R. L., Bookchin, R. M.: Human hemoglobin mutants with abnormal oxygen binding. Semin. Hematol. **11**, 385 (1974).
11. Pauling, L., Itano, H. A., Singer, S. J., Wells, I. C.: Sicklecell anemia, a molecular disease. Science **110**, 543 (1949).
12. Tönz, O.: The Congenital Methemoglobinemias. Bibl. haemat., Bd. 28 Basel: Karger 1968.
13. Townes, P. L., Lovell, G. R.: Hereditary methemoglobinemia: A new variant exhibiting dominant inheritance of methemoglobin A. Blood **18**, 18 (1961).
14. Townes, P. L., Morrison, M.: Investigation of the defect in a variant of hereditary methemoglobinemia. Blood **19**, 60 (1962).
15. Zorn, H.: Luftverunreinigung durch Kohlenmonoxid. Dtsch. Ärztebl. Heft 4, 232 (1974).

4.6. Verlust von Erythrozyten

Blutungsanämien

Die Folgen einer Blutung werden einerseits bestimmt durch die Höhe des Volumen- und Erythrozytenverlustes pro Zeiteinheit, andererseits durch den Verlust der Gesamtmasse an Erythrozyten. Die erste Situation (Volumenverlust) charakterisiert den akuten Blutverlust, während der Verlust von roten Blutkörperchen zunächst von sekundärer Bedeutung ist.

Der akute Blutverlust

Definition. Der Verlust von Blut in den Extravasalraum bedeutet Verminderung von Blutzellen und Blutflüssigkeit. Je nach Raschheit des Blutverlustes stehen klinisch entweder der Volumenschock oder aber in der Phase des Volumenersatzes die zunehmende Anämisierung mit Gefährdung der peripheren Sauerstoffversorgung im Vordergrund.

Grundlagen von Volumenverlust und Kompensation. Der rasche Verlust von Blut ist in seinen Auswirkungen identisch mit dem Volumenverlust. Dabei kommt es bei unverändertem Hämatokrit zu kardiovaskulären und ventilatorischen Kompensationsreaktionen. Die Stärke der Reaktionen ist eng korreliert mit der Höhe des Volumenverlustes. Übersteigt der Verlust 20% des Blutvolumens, dann treten die Symptome einer kardiovaskulären Beeinträchtigung in Erscheinung. Ab 30% Verlust wird die Situation kritisch: Es entwickelt sich ein Schock, der bei Erwachsenen dann nicht mehr beeinflußt werden kann, wenn der Volumenverlust 40% übersteigt und wenn nicht sofort therapeutisch eingegriffen wird. Bei Kindern dürfte die kritische Grenze schon bei 30% Volumenverlust beginnen.

Die Sequenz der Reaktionen ist: Tachykardie, Tachypnoe, Abnahme des Herzzeitvolumens, des zentralen Venendrucks und des arteriellen Blutdrucks. Der Endzustand ist ein irreversibler Schock. Auf jeder Stufe vor dem irreversiblen Schock können Kompensation oder Substitutionstherapie erfolgreich sein. Bei mehr protrahiertem Blutverlust wird der Volumenverlust fortlaufend durch Flüssigkeitseinstrom aus dem Extravasalraum kompensiert, so daß sich dann eine Anämie zunehmend in den Vordergrund stellt. Die Anämie löst wiederum Kompensationsmechanismen aus, die Herz, Kreislauf, Atmung, O_2-Dissoziationskurve und Zellneubildung beinhalten.

Nach akutem Blutverlust dauert der Volumenersatz 2 bis 4 Tage, ablesbar an der Dauer des Hämatokritabfalls. Dieser Ersatz erfolgt fast ausschließlich durch Albumineinstrom aus den extravasalen Speichern. Lediglich in der Frühphase findet ein geringgradiger Ersatz durch Wasser und Salze statt. Die Restauration ist erst mit vollständigem Ersatz von Blutzellen und Plasmaeiweißkörpern erreicht.

Ursachen und Einteilung des Blutverlustes. Eine Verletzung von Blutgefäßen führt zu Blutverlusten, deren Ausmaß von der Art und Größe der betroffenen Gefäße sowie von der Funktion der Blutstillung abhängt. Die Einteilung in sichtbare und okkulte Blutungen ist sinnvoll. Blutungsanämien bei Neugeborenen (s. Kapitel X.A.2.1) stehen im Kindesalter in der Häufigkeit an erster Stelle. Dabei sind besonders die nicht sichtbaren Blutungen oft schwer diagnostizierbar. Das führende Symptom ist hierbei die blasse Asphyxie als Ausdruck des Volumenschocks. In der Häufigkeit folgen Blutungen auf der Basis hämatologischer Erkrankungen sowie bei Unfällen, Nachblutungen nach Tonsillektomien, bei Oesophagus-Varizen, beim Meckelschen Divertikel und anderen Blutungen aus dem Magen-Darm-Kanal. Die Hirnblutung ist ebenfalls ein akutes Ereignis, die jedoch nicht zum Volumenschock, sondern zur akuten Hirndrucksteigerung, zur mechanischen Zerstörung von Hirngeweben und zu lokalem Sauerstoffmangel mit häufiger Todesfolge führt.

Therapie des Volumenverlustes. Die entscheidende therapeutische Maßnahme zur Verhütung der Therapie des hypovolämischen Schocks bei akutem Blutverlust ist der Volumenersatz. Da eine Erythrozytensubstitution nur dann erforderlich wird, wenn die Sauerstoffversorgung zu einem lebensbedrohlichen Problem wird, ist die Transfusion von Vollblut als erste Maßnahme abzuleh-

Tabelle II.62. Eigenschaften und Nebenwirkungen von Volumenersatzmitteln (modifiziert nach Vlaho, M., Gross, R.: Dtsch. Ärztebl. Heft **45**, 2859 (1976))

Volumenersatzmittel	Molekulargewicht	Wasserbindungskapazität	Halbwertszeit	Dosierung	Nebenwirkungen
GELATINE Haemaccel 3,5% Physiogel 4,2% Plasmagel 3,0% Gelifundol 5,6%	30000 bis 40000	14 ml pro g	3–4 Std	Nach Höhe des Verlustes substituieren	Allergische Reaktionen in 0,05% Nur mäßig volumenstabilisierender Effekt
DEXTRAN 60–70 Macrodex 6,0% Longasteril 75 6,0%	60000 bis 70000	20–25 ml pro g	6–8 Std	1–1,5 g/kg	Gerinnungsstörung Allergische Reaktionen in 0,05%
DEXTRAN 40 Rheomacrodex 10,0% Longasteril 40 10,0%	40000	20–25 ml pro g	3–4 Std	1–1,5 g/kg	Dehydratation des Extrazellulärraums
HYDROXY-ÄTHYLSTÄRKE Plasmasteril 6,0%	450000	14 ml pro g	8–12 Std	10–20 ml/kg	Lange intravasale Verweildauer Allergische Reaktionen in 0,03%
EIWEISSLÖ-SUNGEN Biseko 5,0% Seretin 5,0% Humanalbumin 5%	50000 bis 70000	16–18 ml pro g	17–27 Tage	nach Bedarf	Allergische Reaktionen in 0,03%

nen. Neben den üblichen Risiken einer Bluttransfusion bedeuten die notwendigen Untersuchungen zur Blutverträglichkeit oft einen unverantwortlichen Zeitverlust. Außerdem besitzen kolloidale Lösungen günstigere rheologische Eigenschaften als Vollblut. Deshalb wird der Ersatz in erster Linie mit Dextran (Molekulargewicht 60–70000) durchgeführt. Dies hat eine längere intravasale Verweildauer als die niedermolekularen Dextrane. An zweiter Stelle ist Humanalbumin 5%ig zu nennen. Isotonische Elektrolytlösungen sollten nur bei Notfällen Verwendung finden, wenn keine kolloidal wirksamen Lösungen erreichbar sind (Tabelle II.62).

Der Erythrozytenersatz (s. unten) wird in der Regel nicht notwendig sein, da der Verlust durch Neubildung ausgeglichen werden kann. Eine Eisengabe nach akutem Blutverlust richtet sich nach dem Alter der Patienten und der Höhe des Hämoglobindefizits.

Der chronische Blutverlust

Definition. Überschreitet ein dauernder Verlust von Erythrozyten das Ausmaß des physiologischen Blutverlustes von ca. 1,0 ml/Tag (diese Angabe gilt für Männer), dann liegt ein chronischer Blutverlust vor. Im Vordergrund der klinischen Symptomatik steht ein sich entwickelnder Eisenmangel.

Grundlagen von Erythrozytenverlust und Kompensation. Während der rasche Verlust von 30% des Blutvolumens zum schweren Schock führt, wird die ebenso rasche oder langsamere Reduktion der Hämoglobinmasse um den gleichen Prozentsatz ohne wesentlichen Symptome toleriert. Das gilt insbesondere für Kinder. Die Ursache dafür liegt u. a. in der guten funktionellen Kompensation über den 2,3-DPG-Mechanismus, der bereits 24 Stunden nach dem Erythrozytenverlust wirksam wird (s. Kapitel II,2). Damit kann die Zeit bis zum Ausgleich durch Erythrozytenneubildung gut überbrückt werden. Die vermehrte Produktion von Erythrozyten wird durch eine Erhöhung des Erythropoetins eingeleitet. Aufgrund der Reifungszeit der Erythropoese ist ein wesentlicher Retikulozytenanstieg in der Peripherie erst nach etwa 5 Tagen zu erwarten, während die vermehrte Erythropoese bereits nach 2 Tagen im Knochenmark nachweisbar ist. Diesen Ereignissen geht eine frühe (ca. 6 bis 12 Stunden nach der Blutung) Ausschüttung von Retikulozyten, evtl. auch Normoblasten voraus. Die roten Blutzellen dieser „Streß"-Erythropoese sind makrozytär. Gleichzeitig erfolgt auch eine vermehrte Ausschüttung von Leukozyten und Thrombozyten in die Peripherie. Den Höhepunkt erreicht die gesteigerte Erythropoese etwa am 10. Tag nach dem akuten Erythrozytenverlust.

Der chronische Verlust kleinerer Blutmengen oder der wiederholte größere Blutverlust führt zum Eisenmangel und damit zur hypochromen Anämie.

Hinsichtlich der Volumina von Blut und Plasma ergeben sich bei chronischer Anämie folgende Zusammenhänge: Pro 10% Hämoglobindefizit vermindert sich das Blutvolumen um 4% der Norm, während das Plasmavolumen um 2% der Norm ansteigt.

Ursachen des Erythrozytenverlustes. Der chronische Verlust von Erythrozyten findet sich bei zahlreichen Organkrankheiten, wobei die des Magen-Darm-Traktes quantitativ überwiegen (s. Kapitel XI). Neugeborene, von Blutungen besonders häufig betroffen, zeichnen sich durch geringe Kompensationsmöglichkeiten aus, so daß für die Therapie ganz andere Richtlinien gelten als im späteren Lebensalter.

Nosokomiale Anämien. Blutentnahmen aus diagnostischen Gründen dürfen weder im Kindesnoch im Erwachsenenalter hinsichtlich der Mengen bagatellisiert werden. Der iatrogene Blutverlust liegt bei Erwachsenen zwischen 40 bis 60 ml pro Krankenhaustag. Bei einem Krankenhausaufenthalt von drei bis vier Wochen ergibt sich daraus ein Blutverlust von 500 bis 1000 ml für einen Patienten. Das sind 10 bis 20% des Blutvolumens. Dies kann zum Hämatokritabfall und zur Retikulozytose führen, deren Ursache oft nicht richtig erkannt wird und Anlaß zu weitergehenden diagnostischen Maßnahmen mit erneuten Blutentnahmen ist. Für Kinder gelten praktisch gleiche prozentuale Zahlen. Für Neugeborene und Frühgeborene kann der Verlust bis zu 25% des Blutvolumens während des Aufenthaltes auf Intensivstationen betragen.

Therapie des Erythrozytenverlustes. Transfusionen von Vollblut sind nie, von Erythrozytenkonzentrat nur selten indiziert, da die Eigenproduktion an Erythrozyten so gesteigert werden kann, daß das Defizit in wenigen Wochen voll ausgeglichen ist. Substituiert werden muß lediglich Eisen (oral), dagegen ist die Gabe von Folsäure und Vitamin B_{12} nur bei über längere Zeit blutenden

Patienten erforderlich. Für die Indikation zur Eisentherapie sollen folgende Hinweise gegeben werden: 1. Bei einem Verlust von etwa 20% der gesamten Erythrozytenmasse wird etwa die Hälfte der normalen Eisenreserven verbraucht. Dabei sind die nicht selten schon vorhandenen Eisenmangelzustände zu berücksichtigen. 2. Mit 500 ml Blut gehen 250 mg Eisen verloren. 3. Bei einem Eisenmangel kann die Erythropoese nicht der Anämie entsprechend gesteigert werden. 4. Für Neugeborene und Frühgeborene gelten andere Richtlinien (s. Kapitel X.A.2.1).

4.7. Polyzythämien

Grundlagen. Diese ätiologisch heterogene Krankheitsgruppe ist charakterisiert durch eine Vermehrung von Erythrozyten, die die Erhöhung der Hämoglobinkonzentration und des Hämatokritwertes einschließt. Im Kindesalter sind die Vermehrung von Hämoglobinkonzentration und Erythrozytenzahl nicht unbedingt korreliert. Diese Situation ist z. B. bei angeborenen zyanotischen Herzfehlern gegeben, bei denen die Polyzythämie vor allem in den ersten Lebensjahren in der Regel mit extremer Hypochromie einhergeht.

Pathophysiologie. Die Polyzythämie hat zwei wesentliche pathophysiologische bzw. pathogenetische Aspekte. Der eine ist der, daß die Viskosität des Blutes oberhalb eines Hämatokritwertes von 45–50 Vol.-% exponentiell zunimmt, während die Effektivität des O_2-Transportes zunehmend geringer wird, wenn eine Normovolämie vorliegt. Bei Hypervolämie, und das ist das häufigere Ereignis, verschiebt sich dagegen das Optimum der O_2-Versorgung von einem Hämatokritwert von 45–50 Vol.-% nach einem Wert von ca. 60 Vol.-%. Wird dieser Hämatokritwert überschritten, nimmt auch hier die Effektivität des O_2-Transportes ab. Die hypervolämische Polyglobulie ist ein Beispiel dafür, wie unterschiedliche Mechanismen der Kompensation (O_2-Kapazität, Herzzeitvolumen und Ausweitung der peripheren Kapillarkapazität) in weiten Bereichen sinnvoll zusammenwirken können. Die Kenntnis der Regulationen bei normo- bzw. hypovolämischen und hypervolämischen Formen der Polyzythämie hat Konsequenzen für die Therapie in Form der Reduktion des Hämatokritwertes.

Der andere Aspekt besteht darin, daß eine Vermehrung der Erythrozyten ein hinweisendes Symptom auf eine Grundkrankheit sein kann, die sich eben oft nur in Form einer sekundären Polyzythämie manifestiert. Das bedeutet für die Klinik eine intensive Suche nach den Ursachen der Polyzythämie, die ihren Krankheitswert und symptomatischen Charakter mit Beseitigung der Grundkrankheit verliert.

Klassifizierung. Nach ätiologischen Gesichtspunkten lassen sich die Polyzythämien zunächst in drei Hauptgruppen einteilen:
1. Die **Polycythaemia vera,** die ein definiertes, aber ätiologisch ungeklärtes Krankheitsbild ist,
2. Die *sekundäre Polyzythämie,* der eine vermehrte Erythropoetinproduktion zugrundeliegt,
3. Die *relative Polyzythämie,* die durch ein normales Erythrozytenvolumen bei erniedrigtem Plasmavolumen charakterisiert ist.

Die sich daraus ableitende spezifizierte Klassifizierung findet sich in Tabelle II.63.

Tabelle II.63. Formen der Erythrozytenvermehrung (nach Unterlagen bei Berlin [3])

Primäre Polyzythämie
Polycythaemia vera
Benigne familiäre Polyzythämie

Sekundäre Polyzythämie (vermehrte Erythropoetinproduktion)
A. Physiologisch erklärbar durch Hypoxie:
   Kardiovaskuläre Erkrankungen mit Rechts-Links-Shunt
   Pulmonale Erkrankungen oder Insuffizienz
      Chronisch obstruktive Lungenerkrankung
      Alveoläre Hypoventilation
      Pickwick-Syndrom
   Höhenanpassung
   Funktionelle Störungen des Hämoglobins
      Chronische Methämoglobinämie
         Enzymopenische Form
         HbM-Anomalie
      Hämoglobine mit hoher O_2-Affinität
      Kongenitaler 2,3-DPG-Mangel
B. Physiologisch nicht erklärbar:
   Tumoren: Nierenkarzinom, Nebennierenrindenadenom, Hepatom; zerebrale Angiome
   Nierenerkrankungen: Zysten, Hydronephrose, Bartter-Syndrom, Transplantation

Relative Polyzythämie
Dehydration, Verbrennung
Akrodynie
Streß-Polyglobulie
Gaisböck-Syndrom
Neugeborenenpolyglobulie

Tabelle II.64. Fahrplan für die Diagnostik der Polyzythämie

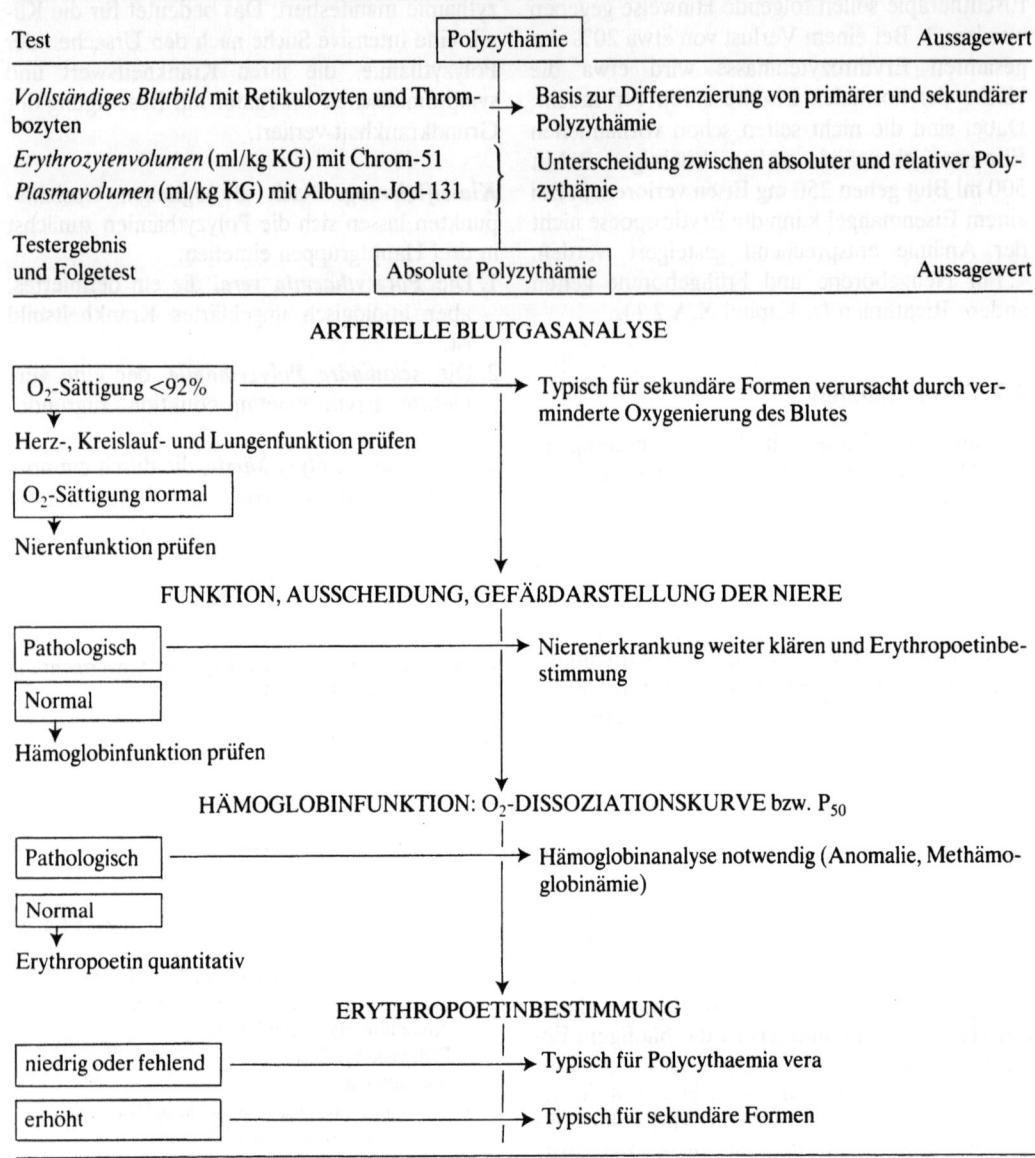

Generelle diagnostische Aspekte. Gerade die Seltenheit der Polyzythämien im Kindesalter und damit auch die mangelnde diagnostische Routine erfordern ein präzises Konzept (Tabelle II.64). Bei einer Erhöhung von Erythrozytenzahl, Hämatokrit und/oder Hämoglobinkonzentration über die Altersnorm muß zunächst festgestellt werden, ob eine absolute oder relative Polyglobulie vorliegt. Die zweite wichtige Entscheidung betrifft die Frage, ob es sich um eine primäre oder sekundäre Polyzythämie handelt. Die labordiagnostischen Maßnahmen beinhalten ein vollständiges Blutbild, einschließlich Retikulozyten, eine Knochenmarkpunktion, Volumenbestimmung (s. unten) von Blut, Plasma und Erythrozyten, Messung der O_2-Affinität des Blutes und des 2,3 DPG-Gehaltes, Hb-Analyse, sowie die Durchführung eines i. v. Pyelogramms. Bei der sehr wichtigen Erythropoetinbestimmung wird folgendes Vorgehen empfohlen [7]:
Bestimmung im 24-Std-Sammelurin vor einem Aderlaß und 24 und 48 Stunden nach einem Aderlaß von 10% des Blutvolumens. Dabei ergeben sich für die verschiedenen Polyglobuliefor-

Tabelle II.65. Ausscheidung von Erythropoetin im 24-Stunden-Sammelurin vor und nach Aderlaß. Angegeben sind Einheiten Erythropoetin/24 Std; Zahlen in Klammern bedeuten Mittelwerte (Daten nach Unterlagen bei Kubanek und Bock [7])

	Einheiten Erythropoetin im 24-Std-Sammelurin		
	Vor Aderlaß	1 Tag nach Aderlaß	2 Tage nach Aderlaß
Normal	2–4 (3)		
Polycythaemia vera	2–3 (2)	2–3 (2)	2–3 (2)
Sekundäre Polyglobulie	4–6 (5)	5–10 (7)	7–40 (23)
Autonome Erythropoetinproduktion	5–14 (9)	5–7 (6)	6–10 (8)

Tabelle II.66. Normalwerte für Erythrozyten-, Plasma- und Blutvolumen sowie Hämatokritwerten in verschiedenen Lebensaltern (Daten nach Linderkamp et al. [9]); m = männlich, w = weiblich

Alter		Blutvolumen (ml/kg)	Plasmavolumen (ml/kg)	Erythrozytenmasse (ml/kg)	Hämatokrit (Vol.%)
Neugeborene		81,9 ± 8,6	43,2 ± 4,6	38,7 ± 9,0	51,8 ± 7,4
2.–30. Tag		84,4 ± 7,5	48,5 ± 6,2	35,9 ± 5,8	46,8 ± 5,9
3–6 Monate		76,6 ± 9,0	53,8 ± 7,6	22,8 ± 2,8	32,8 ± 3,3
7–12 Monate		82,4 ± 10,4	57,3 ± 6,9	25,1 ± 4,6	33,5 ± 2,9
1–2 Jahre		86,1 ± 9,7	58,7 ± 5,4	27,5 ± 4,6	35,1 ± 2,2
4–6 Jahre	m	76,7 ± 6,3	48,4 ± 4,7	28,3 ± 2,2	40,8 ± 1,9
	w	77,4 ± 4,3	50,9 ± 4,2	26,5 ± 3,8	37,6 ± 4,8
7–10 Jahre	m	79,6 ± 7,1	51,6 ± 1,9	28,0 ± 1,9	38,8 ± 2,9
	w	72,7 ± 6,2	46,2 ± 5,1	26,5 ± 2,1	40,3 ± 3,3
11–14 Jahre	m	74,4 ± 5,2	46,7 ± 3,6	27,6 ± 2,4	40,9 ± 2,4
	w	68,3 ± 3,5	43,7 ± 2,2	24,6 ± 3,2	39,6 ± 3,8

men typische Muster (Tabelle II.65) erst aus den Ausscheidungswerten 1 Tag bzw. 2 Tage nach Aderlaß, während die einmalige Bestimmung vor einem Aderlaß auch wegen der Ungenauigkeit des Bioassays keine sichere Aussage erlaubt. Weiterführende Untersuchungen betreffen spezielle Fragestellungen der Diagnostik von Tumoren, pulmonalen und kardiovaskulären Erkrankungen und funktionelle Studien am Hämoglobin einschließlich der 2,3-DPG-Bestimmung.

Blutvolumenbestimmung bei Kindern. Die exakte Ermittlung des Blutvolumens einschließlich Plasma- und Erythrozytenvolumen hat für viele Bereiche der Medizin therapeutische und diagnostische Bedeutung. Das Plasmavolumen läßt sich mittels Evans Blue oder ^{121}J-Albumin bestimmen. Zwischen beiden Methoden existiert eine gute Korrelation [9]. Aus Plasmavolumen und Hämatokrit läßt sich das Blutvolumen und das Volumen der Erythrozytenmasse bestimmen. Letzteres kann auch direkt mit Hilfe von der ^{51}Cr-Markierung der Erythrozyten erfolgen. Als einfachste Methode steht ein Nomogramm zur Verfügung (Abb. II.37), aus dem aus Gewicht und Größe unter Berücksichtigung von Geschlecht und Alter das Blutvolumen direkt abgelesen werden kann. Alle anderen Umrechnungen sind wiederum über den Hämatokrit möglich.

Hinweis. Das Nomogramm gilt nur für Normalverhältnisse. Zur Diagnostik der Polyzythämien müssen direkte Bestimmungsmethoden angewendet werden.

Normalwerte. Die in Tabelle II.66 angegebenen Daten über Blutvolumen und Hämoglobinkonzentration sollen als Anhalte für die Diagnostik und Definition der Polyzythämie dienen und auf die Altersabhängigkeit aufmerksam machen.

Primäre Polyzythämie

Polycythaemia vera

Definition. Diese Erkrankung gehört zu dem myeloproliferativen Formenkreis. Sie ist charakterisiert durch eine Vermehrung von Erythrozy-

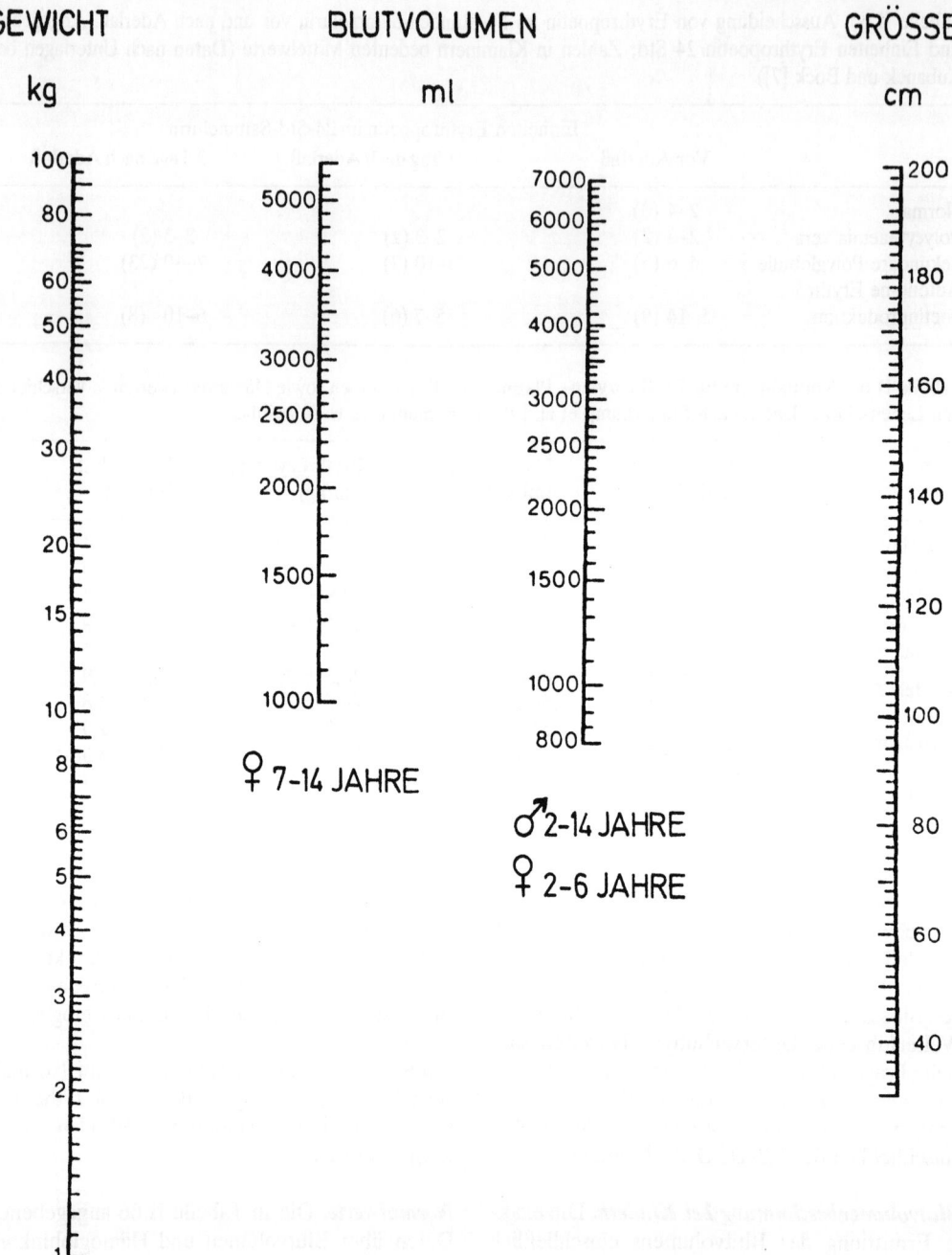

Abb. II.37. Nomogramm zur Ermittlung der Blutvolumina bei Kindern (nach Linderkamp et al. [9])

ten, Leukozyten und Thrombozyten, kombiniert mit Splenomegalie.

Ätiologie und Pathogenese. Die Ursache ist unbekannt. Morphologisches Substrat ist die Hyperplasie aller hämatopoetischen Elemente (Panmyelose), wobei der Defekt mit großer Sicherheit auf der Ebene der pluripotenten Stammzelle liegt und klonalen Ursprungs ist [2]. Von allen Hypothesen über die Ätiologie der Erythrozytose ist die Annahme eines autonomen Prozesses am wahrscheinlichsten. Gesichert ist, daß die übermäßige Erythropoese nicht durch Erythropoetin gesteuert wird (Tabelle II.65). Chromosomale Aberrationen sind verschiedentlich beschrieben worden; ihre Bedeutung im Zusammenhang mit der Erkrankung ist unklar. Zur weiteren Orientierung wird auf die Übersicht [4] verwiesen.

Häufigkeit. Die Erkrankung ist im Kindesalter sehr selten.

Klinische Symptome resultieren vorwiegend aus Kreislaufstörungen, die durch die Erhöhung der Erythrozytenmasse und des Blutvolumens ausgelöst werden. Kopfschmerzen, Dyspnoe, Schwindel, Sehstörungen und Blutungen sind häufig. Die Hautfarbe ist rot-blau, die Schleimhautgefäße sind stark gefüllt sichtbar. Die Splenomegalie ist ein sehr konstantes Symptom; die Leber ist in 40% der Fälle vergrößert. Hautjucken tritt gelegentlich auf, besonders verstärkt und häufiger nach einem warmen Bad.

Labordaten. Leukozytose über 12000/mm^3, Thrombozytose über 400000/mm^3, erhöhte alkalische Leukozytenphosphatase, arterielle O_2-Sättigung über 92%, erhöhte Erythrozytenmasse, erhöhtes Vitamin B_{12} im Serum sowie erhöhte ungesättigte Vitamin B_{12}-Bindungskapazität sind pathognomonisch. Außerdem sind Harnsäure (über 7 mg/100 ml) und Histamin (über 10 µg/ml) im Serum erhöht bei starker Ausscheidung von Histamin im Urin.
Im Knochenmark findet sich eine Panmyelose. Das Erythropoetin im Serum ist erniedrigt bis normal, seine Ausscheidung im Urin ist erniedrigt oder fehlt. Das Serumeisen ist erniedrigt; im Knochenmark ist kein anfärbbares Eisen sichtbar.

Prognose, Verlauf. Als Hämoblastose ist die Prognose schlecht. Je jünger die Patienten, um so länger sind die Überlebenszeiten. Die Überlebenschancen werden vom Verlauf und den Komplikationen bestimmt. Diese bestehen in kardiopulmonalen und vaskulären Komplikationen einschließlich Thrombose und Blutungen, sowie einer Hyperurikämie mit Gicht und Nierensteinen. Bei einem großen Teil der Erkrankungen erfolgt ein Übergang in eine Myelofibrose oder in eine chronische bzw. akute Myelose, wobei die Zusammenhänge zwischen Polycythaemia vera und Leukämieentstehung keineswegs klar sind [8].
Die *Therapie* verfolgt einige Ziele:
1. Reduktion des Blutvolumens durch Aderlässe. Die Gefahr der Stimulation der Hämatopoese muß bedacht werden. Deshalb ist die Phlebotomie nur initial angezeigt.
2. Kontrolle der Proliferation der Hämatopoese durch Radiophosphor (^{32}P) und Zytostatika (u. a. Chlorambucil, Busulphan, Cyclophosphamid). Damit wird auch die Hepatosplenomegalie günstig beeinflußt. Die Reduktion der Thrombozytose reduziert die thrombo-embolischen Komplikationen.
3. Die Hyperurikämie wird mit Allopurinol (Zyloric, Foligan) behandelt.
4. Zu warnen ist vor allem bei therapieresistenten Fällen vor einer zu forcierten Intensivierung der Chemotherapie.

Benigne familiäre Polyzythämie

Definition. Isolierte Erythrozytose ohne Leukozytose und Thrombozytose mit unterschiedlicher Ätiologie.

Ätiologie. Es handelt sich bei den familiären Formen um eine ätiologisch heterogene Krankheitsgruppe mit dominantem oder rezessivem Erbgang. Erst in den letzten Jahren ist es gelungen, diese familiären Formen durch Anwendung verschiedener Methoden weiter zu differenzieren. Dies gilt besonders für die Gruppe der anomalen Hämoglobine mit hoher O_2-Affinität und den 2,3-DPG-Mangel. Dagegen ist die Pathogenese und Ätiologie einiger Formen mit rezessivem Erbgang noch unbekannt. Es werden autonome Mechanismen der Erythropoetinproduktion vermutet. Dies ist wohl die einzige Form, die aus dieser ursprünglich großen Gruppe noch als primäre familiäre Polyzythämie übrig bleibt.

Nomenklatur. Die Benennung der benignen familiären Form in der Literatur ist verwirrend: Primäre Erythrozytose; Kryptogene Erythrozytose; Idiopathische Polyzythämie; Polycythaemia rubra; benigne familiäre Polyzythämie.

Klassifizierung. Im einzelnen lassen sich die familiären Formen wie folgt einteilen (nach Adamson [1]):
1. Veränderte Hämoglobinfunktion
   Primär durch Anomalien mit hoher O_2-Affinität (autosomal dominant).
   Sekundär durch erniedrigtes 2,3-DPG in Erythrozyten und 2,3-DPG-Mutasemangel (autosomal rezessiv).
2. Autonom erhöhte Erythropoetinproduktion (autosomal rezessiv).
3. Unbekannte Ätiologie (autosomal rezessiv und dominant).

Prognose. Benigne sind diese Formen, weil sie nicht in einer Neoplasie enden. Vonseiten der Polyglobulie können jedoch durchaus kardiovaskuläre Komplikationen auftreten. Dies erfordert eine sorgfältige Überwachung der Patienten.

Sekundäre Polyzythämie

Definition. Es handelt sich um eine Vermehrung von Erythrozyten bei sonst normaler Hämatopoese, verursacht durch eine gesteigerte Produktion von Erythropoese stimulierenden Faktoren, vorwiegend von Erythropoetin.

Ätiologie und Pathogenese. Es können drei große Gruppen unterschieden werden (vgl. dazu auch Tabelle II.63):
1. Erythrozytose bedingt durch eine vermehrte Bildung von Erythropoetin als Folge eines physiologisch erklärbaren hypoxischen Stimulus.
2. Erythrozytose bedingt durch eine vermehrte Bildung von Erythropoetin durch autonome Mechanismen. Das gilt besonders für die Formen mit Nierentumoren und Nierenzysten.
3. Erythrozytose bedingt durch hormonelle Wirkungen, z. B. bei zerebellaren Hämangiomen, Hepatomen und bestimmten endokrinen Erkrankungen.

Diagnostik. Die Anwendung der in Tabelle II.64 und II.65 aufgeführten diagnostischen Teste ermöglicht in vielen Fällen entweder durch direkten Nachweis oder durch Ausschluß eine einigermaßen befriedigende Einordnung des zur Diskussion stehenden Krankheitsbildes.

Sekundäre Polyzythämie durch Hypoxie bedingt

Hierbei ist die Polyzythämie „zwanghafte" Folge eines kompensatorischen Vorganges, der darauf abzielt, die O_2-Kapazität des Blutes zu erhöhen. Die Polyzythämie hat als Basis immer eine definierte Grundkrankheit und wird durch eine vermehrte Erythropoetinproduktion ausgelöst und unterhalten.

Kardiovaskuläre Erkrankungen. Ein intrakardialer oder extrakardialer Rechts-Links-Shunt kann zu einer ausgeprägten arteriellen O_2-Untersättigung führen. Die Folge ist ein Hämatokritanstieg auf Werte bis zu 85 Vol.-%. Das Volumen der Erythrozytenmasse kann bis auf das dreifache der Norm ansteigen; das Plasmavolumen ist mäßig vermindert; das Blutvolumen ist insgesamt stark erhöht. Zyanose, Trommelschlegelfinger, Uhrglasnägel und geringe Belastbarkeit sind sichtbare Symptome. In der Regel entwickeln die Kinder gleichzeitig extreme Hypochromien durch Eisenmangel (s. dort), die sich erst im späteren Alter ausgleichen.

Komplikationen. Plötzlicher Flüssigkeitsverlust, z. B. bei Durchfallserkrankungen oder bei starkem Schwitzen, kann akut zu kritischen Situationen über eine rasche Zunahme des Hämatokrits führen. Eine weitere Komplikation ist die relative Anämie, die meist als Folge eines Eisenmangels auftritt mit Häufigkeitsgipfel um das 2. Lebensjahr. Hämoglobinkonzentrationen unter 16 g/100 ml bzw. Hämatokritwerte unter 50 Vol.-% sind dann kritische Werte. In dieser Situation treten folgende Symptome auf: Anfallsweise auftretende Dyspnoe, Leistungsminderung, Anfälle mit Ohnmacht, Bewußtlosigkeit und Herdsymptome. Gerinnungsstörungen im Sinne einer mäßigen intravaskulären Koagulation (Erniedrigung von Faktor V und VII, Fibrinogen und Thrombozyten, Anwesenheit von Fibrinogenspaltprodukten) finden sich bei zyanotischen Vitien mit Polyglobulie.

Therapie. Diese hat im wesentlichen die Verhütung der Komplikationen zum Ziel. Eisenprophylaxe und -therapie s. Kapitel II.4.3. Eine relative Anämie ist, wenn sie akut Schwierigkeiten macht, mit Transfusion von Erythrozytenkonzentrat zu behandeln. Da die Polyglobulie kombiniert mit Hypervolämie die Effektivität der Sauerstoffversorgung des Gewebes begünstigt, sind Aderlässe erst bei Hämatokritwerten über 70–75 Vol. % erforderlich. Diese Richtlinie muß jedoch durch die individuell sehr unterschiedliche Beeinträchtigung des Patienten modifiziert werden.

Pulmonale Erkrankungen. Die obstruktiven chronischen Lungenerkrankungen gehen trotz arterieller Untersättigung mit Zyanose und Trommelschlegelfingern, selten mit ausgeprägter Polyzythämie, einher. Dies wird einerseits mit dem erhöhten Plasmavolumen, andererseits mit der Rechtsverlagerung der O_2-Assoziationskurve in Verbindung gebracht. Die Erklärungen sind unbefriedigend. Die alveoläre Hypoventilation, zentral oder peripher oder kombiniert ausgelöst (Enzephalitis, Schlafmittelintoxikation oder Insuffizienz der Atemmuskulatur oder Pickwick-Syndrom), kann zur Erythrozytose führen.

Die **Höhenanpassung** ist ein bekanntes Phänomen, das in zwei Phasen abläuft. Die rasche Kompensation erfolgt über die Erhöhung des 2,3-DPG mit Rechtsverlagerung der O_2-Dissoziationskurve, und erst später entwickelt sich die Erythrozytose.

Therapie. Diese richtet sich nach der pulmonalen Affektion.

Funktionelle Störungen des Hämoglobins. Die Bedeutung der kongenitalen Methämoglobinämien (enzymopenische Form und HbM-Anomalie) sowie der CO-Vergiftung für die Entwicklung einer Polyglobulie ist in entsprechenden Kapiteln beschrieben worden. Anomale ***Blutfarbstoffvarianten mit hoher O_2-Affinität*** sind eine interessante und wichtige Bereicherung in der Skala der Differentialdiagnose der Polyzythämie. Diese anomalen Hämoglobine zeichnen sich durch eine Linksverlagerung der O_2-Dissoziationskurve aus, wodurch die Sauerstoffabgabe an das Gewebe erschwert wird. Die Gewebshypoxie führt zur vermehrten Erythropoetinbildung. Die Erhöhung von Hämoglobin, Erythrozyten und Hämatokrit ist in der Regel deutlich, aber nie extrem. Subjektive Beschwerden werden von den Patienten nur selten angegeben. Der Erbgang ist autosomal dominant. Hauptsymptom dieser Krankheitsgruppe ist die Polyglobulie (Plethora) ohne Zyanose.

Kongenitaler Mangel an 2,3-DPG wird durch Mangel an 2,3-DPG-Mutase (autosomal rezessiver Erbgang) verursacht. Die Linksverlagerung der O_2-Dissoziationskurve löst die gleichen Mechanismen aus wie die oben genannten anomalen Blutfarbstoffvarianten. Eine weitere Ursache für einen Mangel an 2,3-DPG soll durch einen hohen ATP-Gehalt der Erythrozyten (autosomal dominanter Erbgang) verursacht werden.

Kobalt stimuliert die Erythropoese wahrscheinlich nicht über eine Gewebshypoxie, bedingt durch eine Störung des oxidativen Stoffwechsels, sondern durch eine direkte Steigerung der Erythropoetinproduktion und der Verfügbarmachung der Eisendepots. Eine Erythrozytose induziert durch Kobalt ist möglich.

Sekundäre Polyzythämie nicht durch Hypoxie bedingt

Dieser Form der Polyzythämie liegen verschiedene Erkrankungen zugrunde. Eine Gruppierung betrifft die ***Niere,*** wobei der Mechanismus wahrscheinlich über eine vermehrte autonome Erythropoetinproduktion funktioniert. Tumoren und Zysten der Niere, Hydronephrose, abnorme Durchblutung und Folgen der Nierentransplantation sind als Ursachen beschrieben worden. Daraus ergibt sich, daß die Nierendiagnostik (i. v. und retrogrades Pyelogramm, Gefäßdarstellung, Szintigraphie, Funktionsteste, Erythropoetin, Renin u. a.) für die Klärung einer Polyzythämie große Bedeutung hat.

Erkrankungen ***endokriner Organe*** betreffen das Cushing-Syndrom, Störungen im Bereich von Hypophyse und Hypothalamus („neurogene Polyzythämie"), Androgeneffekte und Aldosteronproduzierende Tumoren.

Das ***Hepatom*** bewirkt möglicherweise über das Erythropoetin eine Steigerung der Erythropoese. ***Zerebellare Hämangiome*** scheinen ebenfalls über das Erythropoetin wirksam zu werden.

Relative Polyzythämie

Definition. Die relative Polyzythämie ist charakterisiert durch eine Erhöhung des peripheren venösen Hämatokrits bei normalem oder reduziertem totalen Erythrozytenvolumen und erniedrigtem Plasmavolumen.

Gruppierung. Von den Formen, die im Zusammenhang mit einer Dehydration auftreten, sind jene zu trennen, die auch als „Streß-Polyzythämie", „Pseudopolyzythämie", „benigne Polyzythämie" oder „Gaisböck-Syndrom" bezeichnet werden [11]. Für das Kindesalter sind wichtig vor allem die Formen verursacht durch Flüssigkeitsverlust (Dehydration bei Gastroenteritis, Nierenschäden, starkes Schwitzen, mangelnde Flüssigkeitszufuhr, Feersche Krankheit). Die Neugeborenenpolyglobulie hat ihre Besonderheiten; sie wird im Kapitel Hämatologie des Neugeborenen dargestellt. Die Übertransfusion ist zwar selten, es sollte jedoch daran gedacht werden. Die Polyzythämie bei Neugeborenen mit Down-Syndrom kann als Ausdruck der Dyserythropoese [10], aber auch als Regulationsmechanismus [5, 6] gedeutet werden.

Klinische Bedeutung. Die relative Polyzythämie ist eine sekundäre Erkrankung mit sehr unterschiedlicher Bedeutung. Einerseits kann sie eine harmlose Variante der Norm sein, andererseits kann eine echte Störung im Bereich der Plasma- und Erythrozytenvolumina vorliegen, weshalb die Differenzierung eines möglichen Basisdefektes angestrebt werden muß. Hinsichtlich der Therapie und Prognose muß festgestellt werden, daß die Hämatokriterhöhung keinen Krankheitswert besitzt. Außerdem ist nicht mit einer abnormen Proliferation der Erythropoese zu rechnen. Beide Fakten sind so überzeugend, daß eine Reduktion der Erythrozytenmasse durch Aderlässe oder gar durch eine myelosuppressive Therapie nicht indiziert ist. Dagegen sind Folgekrankheiten, wie z. B. Hypertonie und kardiozirkulatorischen Störungen besondere Aufmerksamkeit zu schenken, da sie die Prognose ungünstig gestalten.

Literatur

1. Adamson, J. W.: Familial polycythemia. Semin. Hematol. **12**, 383 (1975).
2. Adamson, J. W., Fialkow, P. J., Murphy, S., Prchal, J. F., Steinmann, L.: Polycythemia vera: Stem-cell and probable clonal orign of the disease. New Engl. J. Med. **295**, 913 (1976).
3. Berlin, N. I.: Diagnosis and classification of polycythemias. Semin. Hematol. **12**, 339 (1975).
4. Gurney, C. W.: Pathogenesis of the polycythemias. In: Polycythemia: Theory and Management (Klein, H., Hrsg.), S. 42. Springfield/Ill.: Ch. C. Thomas 1973.
5. Kleihauer, E.: Anämie und Polyglobulie – Anpassung oder Krankheit. Mschr. Kinderheilk. **124**, 263 (1976).
6. Kohne, E., Kleihauer, E.: Beziehungen zwischen Polyglobulie und Hämoglobinmuster bei Neugeborenen mit G Trisomie. Klin. Wschr. **53**, 111 (1975).
7. Kubanek, B., Bock, E.: Die Erythropoetinausscheidung als differentialdiagnostisches Kriterium zur Abgrenzung von Polyglobulien und Polycythaemia vera. In: Erkrankungen der Myelopoese (Stacher, A., Höcker, P., Hrsg.), S. 480. München–Berlin–Wien: Urban und Schwarzenberg 1976.
8. Landaw, S. A.: Acute leukemia in polycythemia vera. Semin. Hematol. **13**, 33 (1976).
9. Linderkamp, O., Versmold, H. T., Riegel, K. P., Betke, K.: Estimation and prediction of blood volumn in infants and children. Europ. J. Pediat. **125**, 227 (1977).
10. Weinberg, M. M., Oelinick, A.: Congenital marrow dysfunction in Down's syndrome. J. Pediat. **77**, 273 (1970).
11. Weinreb, N. J., Chi-Fang, Shih: Spurious polycythemia. Semin. Hematol. **12**, 397 (1975).

5. Störungen des Porphyrinstoffwechsels

Biochemie und Stoffwechsel der Porphyrine

Porphyrine sind rot-violette Farbstoffe, deren spektrale Eigenschaften pH-abhängig sind. Im UV-Licht geben sie eine starke Rotfluoreszenz, womit sie sich einfach nachweisen lassen. Das chemische Grundgerüst ist der Pyrrolring. Bei der Biosynthese des Häms (s. dort) entstehen als Intermediärprodukte die Tetrapyrrole Uroporphyrin, Koproporphyrin und Protoporphyrin, von denen jeweils verschiedene Isomere bekannt sind. Die Synthese der Tetrapyrrolvarianten wird über eine Reihe von Enzymen gesteuert (Abb. II.38), deren Ausfall oder defekte Funktion zum Krankheitsbild der Porphyrien führt. Die entsprechenden Enzymsysteme in Leber und Knochenmark unterliegen wahrscheinlich nicht identischen Steuerungsmechanismen.

Porphyrine können in allen Zellen des Körpers gebildet werden. Das ist verständlich, weil diese Grundbausteine nicht nur für das Hämoglobin und Myoglobin geliefert werden müssen, sondern auch an der Zellatmung beteiligt sind. Allein für die Hämoglobinsynthese müssen täglich etwa 300 mg Häm produziert werden.

Normalwerte. Die Labordiagnostik zur Differenzierung der Porphyrien basiert primär auf dem qualitativen und quantitativen Nachweis der Porphyrie und der Hämpräkursoren im Urin, in den Faeces, im Plasma und in den Erythrozyten bzw. Erythroblasten. Die wichtigsten Daten dazu sind in Tabelle II.67 nach Unterlagen bei [1, 3, 14, 17] zusammengestellt.

Pathologische Effekte

Bekannt ist einerseits die photosensibilisierende Eigenschaft der Porphyrine, andererseits der toxische Effekt auf Gefäße, Intestinum und Nervensystem. Für alle Phänomene gibt es bislang keine befriedigende Erklärung. Dagegen ist das Prinzip der photosensibilisierenden Wirkung bestimmter Porphyrine bekannt: Es besteht in der photooxidativen Zerstörung biologischer Systeme in Gegenwart von molekularem Sauerstoff (Übersicht bei [15]). Die sensibilisierende Aktivität der Porphyrine und die Substratspezifität wird wesentlich beeinflußt von deren Struktur, insbesondere von der Metallbindung und die Art und Anordnung der Seitenketten des Moleküls. In einem solchen photodynamischen System entfalten sich Wirksamkeiten entweder über einen Wasserstoff- oder Elektronentransport, wobei Radikale entstehen, die mit Sauerstoff reagieren (Redoxmechanismen), oder über einen Energietransport, wobei letztlich aktivierter Sauerstoff gebildet wird. Bei der Photooxidation der Erythrozytenmembran geht der Hämolyse ein Ka-

Störungen des Porphyrinstoffwechsels

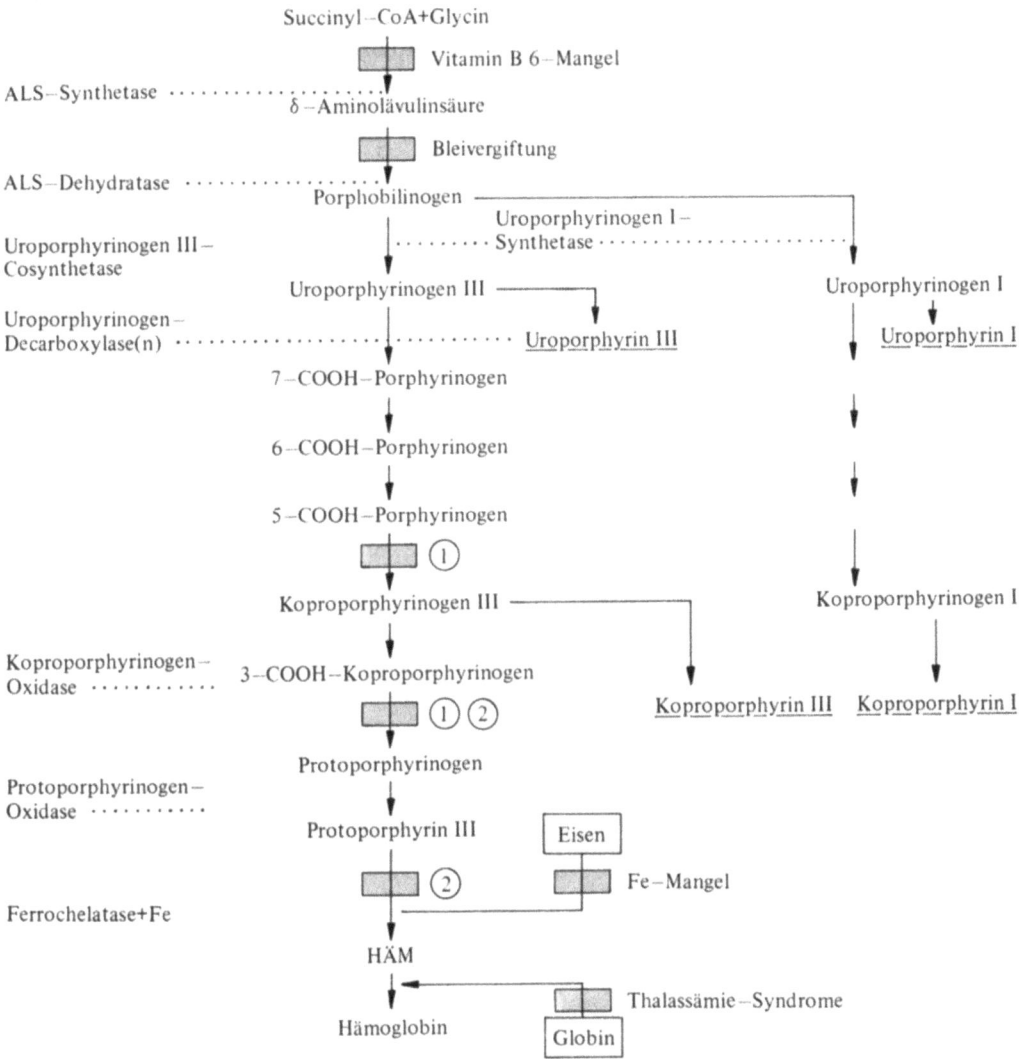

Abb. II.38. Synthese von Porphyrin und Häm. Die für die Porphyrien typischen Enzymdefekte sind nicht besonders gekennzeichnet. Die sekundären Defekte der Synthese bei erythrozytären Erkrankungen sind durch Balken markiert. Die Zahlen kennzeichnen den Ort des Defektes bei hereditären ① und symptomatischen ② sideroblastischen Anämien (modifiziert nach Stich [1] und Schwarz et al. [14])

liumverlust der Zelle voraus. Von den Aminosäuren sind vor allem Tyrosin, Tryptophan und Methionin von der Oxidation betroffen. Auch kleine Peptide sowie Purine, Pyrimidine und Nucleinsäuren unterliegen der oxidativen Zerstörung. Unter den protektiven Substanzen ist vor allem das β-Carotin zu nennen, das aktivierten Sauerstoff, freie Radikale und den aktivierten Zustand der sensibilisierenden Porphyrine „lähmt". Durch diese Eigenschaft hat β-Carotin Eingang in die Therapie gefunden. Die Photohämolyse von normalen Erythrozyten durch Porphyrine kann durch β-Carotin in vitro gehemmt werden, dagegen wird die hämolytische Anämie bei der Güntherschen Erkrankung nicht beeinflußt.

Die Porphyrien

Definition. Angeborene oder erworbene Störung der Porphyrinsynthese mit abnormer Bildung und Anreicherung in Körperzellen und/oder pa-

Tabelle II.67. Normalwerte der Porphyrine und Porphyrinvorstufen. Zusammengestellt nach Unterlagen bei [1, 3, 14, 17]. Die Angaben für Urin entsprechen in etwa auch der 24-Stunden-Ausscheidung

Urin (μg/24 Std-Urinvolumen)	
δ-Aminolävulinsäure	250–6400
Porphobilinogen	100–1700
Protoporphyrin	Spuren
Uroporphyrin	3–24
Heptacarboxyporphyrin	0–3
Pentacarboxyporphyrin	0–4
Koproporphyrin	14–78
Tricarboxyporphyrin	0–1
Dicarboxyporphyrin	0–1
Koproporphyrinisomer III	69–83%
Koproporphyrinisomer I	17–31%
Erythrozyten (μg/100 mg)	
δ-Aminolävulinsäure	31 ± 11
Koproporphyrin	0–2,0
Protoporphyrin	5–36,0
Uroporphyrin	Spuren
Fäzes (μg/g Trockengewicht)	
X-Porphyrine	0–4
Uroporphyrin	1–6
Heptacarboxyporphyrin	0–2
Pentacarboxyporphyrin	0–3
Isokoproporphyrine	0
Koproporphyrin	3–24
Tricarboxyporphyrin	0–5
Protoporphyrin	12–85
Leber (μg/g Trockengewicht)	
Uroporphyrin	0–0,1
Koproporphyrin	0–0,3
Protoporphyrin	0,2–1,3
Plasma (μg/100 ml)	
δ-Aminolävulinsäure	5,6 ± 0,02
Uroporphyrin	0–0,1
Koproporphyrin	0–0,2
Protoporphyrin	0–0,8

nicht immer übereinstimmen. Die Abgrenzung und Wertung „primärer" und „relativer" Enzymdefekte wird sowohl bei den hereditären als auch bei den sekundären Porphyrinstoffwechselstörungen angestrebt. Beide Gruppen der Porphyrien sind nach diesen Gesichtspunkten in Tabelle II.68 und Abb. II.38 zusammengestellt.

Diagnostik. In erster Linie sind die Suchteste zu nennen, die in der Durchführung und Interpretation einfach sind. Dieses Programm beinhaltet den Nachweis von Porphobilinogen und Porphyrinen im Urin (Tabelle II.69), z. B. mit dem Watson-Schwartz-Test bzw. der umgekehrten Ehrlichschen Aldehydprobe (Porphobilinogen), mit dem Hoesch-Test (Porphobilinogen) oder dem Fluoreszenz-Talkum-Test (Porphyrine). Der Nachweis in Erythrozyten bzw. Erythroblasten und Plasma ist erforderlich bei der erythropoetischen Porphyrie, bei den hereditären hepatischen Porphyrien, bei der Bleivergiftung und der Porphyria cutanea tarda. Der Nachweis im Stuhl ist sinnvoll bei der hereditären Koproporphyrie, bei der erythrohepatischen Protoporphyrie, bei der Porphyria variegata und der akuten intermittierenden Porphyrie. Der Nachweis im Leberpunktat ist besonders bei den chronischen hepatischen Formen und den erythropoetischen Porphyrinen erforderlich. Exakte Hinweise zur Probenvorbereitung und Verschickung finden sich u. a. bei Doss [2, 3].

Neben der erythropoetischen und erythrohepatischen Porphyrien werden im folgenden Abschnitt auch die wichtigsten hepatischen Formen berücksichtigt, einerseits aus Gründen der Differentialdiagnose, andererseits um die breite Palette der Störungen und der klinischen Manifestationsform zu zeigen (Übersicht bei [2, 8, 16, 18]).

thologischen Ausscheidungsmustern von Porphyrinen und Porphyrinvorstufen.

Klassifizierung. Aufgrund der von der Störung des Porphyrinstoffwechsels vorwiegend betroffenen Organ- und/oder Zellsysteme werden erythropoetische, erythrohepatische und hepatische Formen unterschieden [2]. Die gleichzeitige Berücksichtigung ätiologischer Faktoren auf der Basis definierter Enzymdefekte (Tabelle II.68) bereitet gegenwärtig noch einige Schwierigkeiten, da die ermittelten Enzymdefekte und die dazugehörigen Muster der Intermediärprodukte

Die erythropoetische Porphyrie

Definition. Bei dieser sehr seltenen Erkrankung handelt es sich um eine autosomal rezessive Störung der Hämsynthese mit schwerer Photodermatose und hämolytischer Anämie auf der Basis einer exzessiven Produktion von Uroporphyrin I, das in verschiedenen Geweben abgelagert und in sehr großen Mengen im Urin ausgeschieden wird.

Synonyma. Günthersche Erkrankung, Porphyria congenita erythropoetica, erythropoetische Uroporphyrie.

Störungen des Porphyrinstoffwechsels

Tabelle II.68. Klassifizierung der hereditären Porphyrien nach Unterlagen bei Doss [2] und Schwarz et al. [14]. Vergleiche Abb. II.38

Krankheitsbild	Erbgang	Ätiologie (primärer Enzymdefekt)
Erythropoetische Porphyrien		
Kongenitale erythropoetische Porphyrie (M. Günther)	autosomal rezessiv	Aktivität der Uroporphyrinogen III-Cosynthetase niedrig
Erythrohepatische Porphyrien		
Erythrohepatische Protoporphyrie	autosomal dominant (?)	Aktivität der Hämsynthetase = Ferrochelatase niedrig
Erythrohepatische Koproporphyrie	autosomal dominant (?)	Aktivität der Koproporphyrinogen-Oxidase erniedrigt
Hepatische Porphyrien		
Akute intermittierende Porphyrie	autosomal dominant	Aktivität der Uroporphyrinogen I-Synthetase und III-Cosynthetase (?) niedrig
Porphyria variegata	autosomal dominant	Aktivität der Ferrochelatase niedrig (?)
Porphyria cutanea tarda Chronische hepatische Porphyrien	angeboren und erworben	Uroporphyrinogen-Decarboxylase niedrig, Uroporphyrinogen I-Synthetase erhöht (?)
Hereditäre Koproporphyrie	autosomal dominant	Aktivität der Koproporphyrinogen-Oxidase erniedrigt

Ätiologie und Pathogenese. Für die dieser Erkrankung zugrunde liegende verminderte Aktivität der Uroporphyrinogen III-Cosynthetase [13] wird ein ursächlicher Zusammenhang mit dem Wegfall eines Repressorgens diskutiert [9, 10]. Die Folge des Defektes ist eine vermehrte Bildung von Uroporphyrinogen I aus Porphobilinogen (Abb. II.38). Die pathologische Isomerenform I kann von den Erythroblasten nicht weiter zur Protoporphyrin- und Hämsynthese verwertet werden. Die Anreicherung in den roten Blutzellen führt zur Hämolyse, wodurch Uroporphyrinogen I frei wird und sich in der Haut, in der Hornhaut und der Linse des Auges, in den Knochen und den Zähnen ablagert. Unter Lichteinwirkung, vorwiegend im UV-Bereich (< 400 nm), kommt es zu Schäden der genannten Gewebe, sowie zur Braun- bis Rotverfärbung der Zähne. Typisch ist die Rotfluoreszenz der Zähne [9], der Erythroblasten, des Stuhls und des Urins im UV-Licht. Neben der Vermehrung von Uro- und Koproporphyrin ist auch eine starke Vermehrung des normalen Protoporphyrins III in den roten Vorstufen nachzuweisen. Dieses Phänomen hat zur Entwicklung der Theorie der Repressorgenwirkung geführt [9, 10].

Klinischer Verlauf. Als hereditärer kongenitaler Defekt können die Symptome schon in der Neugeborenenperiode in Form einer schweren Lichtdermatose insbesondere nach Phototherapie einer Hyperbilirubinämie auftreten [17]. Hämolytische Anämie, Hepatosplenomegalie und Ausscheidung eines dunklen bis roten Urins sind schon früh ausgeprägt. Die Hämolyse kann bereits intrauterin beginnen, womit die alleinige photokatalytische Auslösung der Hämolyse widerlegt ist [17]. In der Regel ist der Verlauf in der frühen Kindheit jedoch leicht. Die durch die Photodermatose bedingten Hautläsionen (Blasenbildung, Ulzeration, Narben) führen an den Akren und somit stark belichteten Partien zu Verstümmelungen.

Labordiagnostik. Nachweis des typischen Porphyrinmusters (Tabelle II.69) sowie der Rotfluoreszenz von Erythroblasten und in frisch angefertigten Präparaten von Stuhl, Urin und Zähnen.

Therapie. Lichtschutz durch Abdecken (Hüte, Handschuhe, Para-Sol-Gesichtshelm) und Lichtschutzsalben. Fenster mit Para-Sol-Folie bekleben (Licht von Wellenlängen unter 513 nm kann nicht passieren). Erfolgversprechend ist die Gabe von β-Carotin (Präparate Ro-8-8427, Fa. Hoffmann-La Roche, Basel[3]) in einer Dosis von 100–200–300 mg/Tag [11]. Die Photosensitivität wird eindeutig herabgesetzt, der Therapieeffekt tritt 1–3 Monate nach Beginn der Medikation

---
[3] Nicht im Handel.

Tabelle II.69. Diagnostische Kriterien einiger Porphyrieformen. Die mit [a] versehenen Labordaten gelten nur für die Attacken

	Kongenitale erythropoetische Porphyrie	Erythrohepatische Protoporphyrie	Akute intermittierende Porphyrie	Porphyria variegata	Porphyria cutanea tarda
Klinische Symptome	Extreme Lichtdermatose, hämolytische Anämie, Splenomegalie	Mäßig ausgeprägte Photosensibilität	Neurologische, psychische, abdominelle Krisen bei normaler Haut	In Häufigkeit und Schwere variable Lichtdermatose, neurologische Krisen, Auslösung durch Medikamente	Gelegentliche Photodermatose
Heredität	autosomal rezessiv	autosomal dominant	autosomal dominant	autosomal dominant	meist erworben
Manifestationsalter	ab Geburt	in den ersten drei Lebensjahren	jenseits der Pubertät	jenseits der Pubertät	im Erwachsenenalter
Laborteste					
Urin	UP I +++ KP I +++	normal	PBG +++ ALS +++[a] UP ++	PBG ++[a] ALS ++[a]	UP I, III ++ CP I, II +
Stuhl	UP I +++ KP I ++	KP + PP ++	UP +	KP ++ PP +++	UP + KP + PP +
Erythrozyten	UP + ⎫ KP ++ ⎬ Literaturangaben uneinheitlich PP +++ ⎭	KP + PP +++	normal	normal	normal
Plasma	KP + PP +	KP + PP +++	normal	normal	normal
UV-Fluoreszenz der Erythrozyten	positiv bleibend	positiv nur an frischen Zellen	negativ	negativ	negativ
Watson-Schwartz-Test (Urin-PBG)	negativ	negativ	positiv, oft auch zwischen den Attacken	positiv meist nur während der Attacken	negativ

Abkürzungen: ALS = δ-Aminolävulinsäure, PBG = Porphyrobilinogen, UP = Uro-, KP = Kopro-, PP = Protoporphyrin

ein. Die hämolytische Anämie wird ebensowenig beeinflußt wie die Porphyrinsynthesestörung. Die Hämolyse kann durch Splenektomie gebessert werden.

Die erythrohepatische Protoporphyrie

Definition. Dies ist eine kongenitale autosomal dominante Störung des Porphyrinstoffwechsels mit exzessiver Vermehrung von Protoporphyrin und zeitweilig auch von Koproporphyrin in den Erythrozyten mit starker Photosensitivität und entsprechenden Hautveränderungen.

Synonyma. Erythropoetische Protoporphyrie, Protoporphyria erythropoetica.

Ätiologie, Pathogenese, Vorkommen. Als Defekt wird eine verminderte Aktivität der Ferrochelatase und eine sekundäre (?) Steigerung der Aktivität der δ-Aminolävulinsäure-Synthese angenommen. In den Erythrozyten ist Protoporphyrin III und Koproporphyrin III deutlich erhöht; Protoporphyrin kann im Stuhl vermehrt sein, im Serum ist es vermehrt, dagegen besteht keine Porphyrinurie. Das männliche Geschlecht ist doppelt so häufig betroffen wie das weibliche.

Klinische Symptome. Die Erkrankung wurde erstmals von Kosenow und Treibs [10] beschrieben und von Magnus et al. [12] genauer definiert. Sie manifestiert sich bereits im frühen Kindesalter, selten erst in der Pubertät, mit einer Photodermatose, besonders ausgeprägt an den Prädilektionsstellen wie Nase, Ohrmuschel, Handrücken und perioralen Radiärfurchen. Die Folge sind zahlreiche kleine kommaförmige atrophische Narben. Hämatologische Veränderungen finden sich außer einer leichten bis mäßigen hypo- oder normochromen Anämie nicht. Die Erythrozyten zeigen in frischen Präparaten deutlich eine Fluoreszenz. In dünner Schicht in vitro dem UV-Licht ausgesetzt, kommt es zur Hämolyse der Erythrozyten.

Diagnostik. Die Bestimmung von Protoporphyrinen in Erythrozyten, die Photohämolyse von Erythrozyten und die Erythrozytenfluoreszenz sind die wichtigsten Teste. Der Nachweis von Protoporphyrin im Stuhl ist ein wichtiger Hinweis, da es mit Ausnahme der Porphyria variegata nur bei der erythrohepatischen Protoporphyrie im Stuhl ausgeschieden wird.

Therapie. Lichtschutz und β-Carotin. Letzteres wird in einer Anfangsdosis von 50–100 mg/Tag gegeben; die Erhaltungsdosis ist 25 mg/Tag. Die Sonnentoleranz beginnt etwa 2 Monate nach Therapiebeginn. Nebenwirkungen sind Gelbverfärbung von Palmar- und Plantarfläche.
Die Therapie ermöglicht dem Patienten ein normales Leben im Freien (Übersicht über die Therapie bei [1, 11]. Vermeidung von photosensibilisierenden Medikamenten, wie u. a. Tetracycline und Nalidixinsäure.

Die erythrohepatische Koproporphyrie

Definition. Diese seltene Störung der Porphyrinstoffwechsels mit autosomal dominantem Erbgang ist durch abdominelle Krisen, neurologische Symptome und Photosensibilität charakterisiert. Bei vielen Merkmalsträgern verläuft die Erkrankung klinisch inapparent.

Ätiologie und Pathogenese. Als Enzymdefekt wird eine verminderte Aktivität der Koproporphyrinogen-Oxidase in Erythrozyten und Leberzellen bei gleichzeitig stark erhöhter Aktivität der δ-Aminolävulinsäure-Synthese angenommen. In Urin, Stuhl und Erythrozyten findet sich eine starke Vermehrung von Koprophyrin; δ-Aminolävulinsäure und Porphobilinogen werden nur im akuten Anfall ausgeschieden.

Klinische Symptome. Die Lichtdermatose ist oft nur gering ausgeprägt. Neuropsychiatrische Symptome und abdominelle Krisen entsprechen denen der akuten intermittierenden Porphyrie (s. dort), allerdings in geringerer Ausprägung. Die Symptome können durch Medikamente wie u. a. Barbiturate, Sedativa, Antikonvulsiva und Tranquilizer ausgelöst werden. Eine Kombination mit partieller Erythrodontie, die einziges Symptom sein kann, wurde beschrieben [14]. Klinisch inapparente Verlaufsformen sind nicht selten, so daß exakte Angaben über die Häufigkeit dieser Erkrankung kaum gemacht werden können.

Therapie. Diese richtet sich nach der Schwere der Symptome, wobei akute Krisen wie eine akute intermittierende Porphyrie behandelt werden.

Die akute intermittierende Porphyrie

Definition. Autosomal dominante hepatische Porphyrie mit hoher Sensitivität für Medikamente, deren vielgestaltiges klinisches Erscheinungs-

Tabelle II.70. Verbotsliste für Medikamente bei akuter intermittierender Porphyrie (nach Theile [16a])

Sulfonamide	Pyrazolonderivate
Griseofulvin	(Novalgin, Pyramidon)
Dimethyltetracyclin	Phenylbutazon
	Pethidin (Dolantin)
Barbiturate	Procain
Mepobramate (Miltaun)	Chloroform
Chlordiazepam[a]	
(Librium, Valium)	
Orale Antidiabetika	Quecksilber-, Blei-, Zink-,
Antikoagulantien	Phosphor-, Arsenverbin-
Hydantoine	dungen
	Alkohol
Oestrogene	Vorsicht bei: Schwanger-
Progesteron	schaft, Ovulationshemmern,
Ergotamin	psychischem Streß, körperli-
	cher Anstrengung

[a] Über Anwendung und Verbot von Diazepam besteht keine Einigkeit

bild sich auf abdominelle (9,5%) neurologische (50%) und vegetative (10–80%) Symptome konzentriert.

Ätiologie, Pathogenese, Häufigkeit. Der primäre relativ spezifische Enzymdefekt ist die verminderte Aktivität der Uroporphyrinogen-I-Synthetase mit vermehrter Aktivität der δ-Aminolävulinsäure-Synthetase. Zusätzlich wird ein Defekt der Uroporphyrinogen III-Cosynthetase vermutet. Die Folge ist eine vermehrte Ausscheidung besonders von δ-Aminolävulinsäure und Porphobilinogen im Urin. Die Häufigkeit wird mit 1:50000 angegeben; 75% der Merkmalsträger sind Frauen; Manifestationsalter ist am häufigsten zwischen dem 20. und 40. Lebensjahr. Der Anteil an den hepatischen Porphyrien macht etwa 60% aus.

Klinisches Bild. Abdominelle Krisen (kolikartige Schmerzen, Erbrechen, Meteorismus und paralytischer Ileus) führen oft zu operativen Eingriffen. Die neurologischen Symptome sind Schmerzen, Paraesthesien, Lähmungen vorwiegend an den Beinen, aber auch Tetraplegien, epileptiforme Krämpfe und komatöse Zustände. Psychische Alterationen (Reizbarkeit, Verwirrtheit, delirante Zustände, Halluzination) werden oft als Hysterie fehlinterpretiert. Vegetative Symptome äußern sich vorwiegend in Tachykardie, Hypertonie, Durchfälle und Schwitzen an atypischen Stellen. Bei 90% der Patienten ist eine Ursache (psychischer Streß, Medikamente, Schwangerschaft) der Auslösung zu eruieren.

Diagnose. Außer der klinischen Symptomatik ist typisch ein dunkler bis roter Urin, der auch erst bei Stehenlassen durch Licht nachdunkeln kann. Der Watson-Schwartz-Test (umgekehrte Ehrlichsche Aldehydprobe) ist positiv (1 Tropfen Urin + 1 ml Aldehydreagenz ergibt eine kirschrote Farbe); das Urobilinogen ist stark positiv, das Urobilin negativ; ferner gibt es ein typisches Ausscheidungsmuster der Hämpräkursoren (Tabelle II.69).

Therapie [12a]. Absetzen der Medikamente (Tabelle II.70), reichliche Kohlenhydratzufuhr: 500–600 g/Tag, Analgesie mit Aspirin oder Morphium. Sedieren mit Chloralhydrat oder Megaphen. Blutdrucksenkung und Tachykardiebehandlung mit Serpasil und Visken; Prostigmin bei paralytischem Ileus. Infusionen; evtl. Steroide. Auf jeden Fall für die Intensivtherapie vorbereitet sein.

Prognose. Etwa 25% der Patienten verstirbt innerhalb von 5 Jahren nach der Erstmanifestation. Deshalb sind einwandfreie Diagnostik, intensive Therapie und strenge prophylaktische Maßnahmen wichtig.

Prophylaxe. Verbot der in Tabelle II.70 aufgeführten Medikamente, Vermeidung von Streß, Notfallausweis, Familienuntersuchung und volle Information des Patienten.

Die Porphyria cutanea tarda

Bei dieser Erkrankung dürften hereditäre und konstitutionelle Faktoren in unterschiedlichem Maße eine Bedeutung haben. In den meisten Fällen ist sie wahrscheinlich das Endstadium (Typ D) einer erworbenen chronischen Hepatopathie, die sich über die Vorstadien Typ A–C nach Doss und Meinhof [4] entwickelt. Dies erklärt auch das relativ späte Manifestationsalter jenseits der Pubertät. Auslösende Faktoren bei erworbenen Formen sind u. a. chronische Hepatitis, Alkohol, Oestrogene, Hexachlorbenzol.

Die Photodermatose steht klinisch im Vordergrund. Im Urin wird stark vermehrt Uro- und Heptacarboxyporphyrin, weniger vermehrt Koproporphyrin ausgeschieden. Die Störung des Porphyrinstoffwechsels ist charakterisiert durch einen Defekt der Uroporphyrinogen-Decarboxylase und eine erhöhte Aktivität der Uroprophyrinogen I-Synthetase. Das Serumeisen ist meist auf das Doppelte der Norm erhöht, die Eisenbindungskapazität ist entsprechend vermindert [7].

In der Leber findet sich histologisch neben Verfettung, chronischer Hepatitis und Leberzirrhose eine vermehrte Eisenablagerung im Sinne einer Hämosiderose.

Therapie. Ausschaltung der Noxen. Behandlung der Photodermatose und der Hämosiderose.

Die Porphyria variegata

Die autosomal dominant vererbbare Porphyrie entspricht in der klinischen Symptomatik im wesentlichen der akuten intermittierenden Porphyrie, allerdings kombiniert mit mäßig starker Photosensibilität und Hypertrichose.
Die Erkrankung kommt nicht nur in der Bevölkerung Südafrikas vor, wie zunächst vermutet wurde [5].
Die abdominellen und neurologischen Krisen stehen oft im Zusammenhang mit der Einnahme von Medikamenten, insbesondere von Barbituraten, Sulfonamiden, Diphenylhydantoin, Oestrogenen, Griseofulvin und Meprobamat.
Für die Labordiagnostik typisch ist die erhöhte Kopro- und Protoporphyrinausscheidung im Stuhl (s. auch erythrohepatische Protoporphyrie).

Sekundäre Porphyrien bei erythrozytären Erkrankungen

Hämsynthesestörungen lassen sich regelmäßig bei der Gruppe der idiopathischen und symptomatischen sideroachrestischen Anämien nachweisen. Zur zuletzt genannten Gruppe gehören u. a. die Vitamin B_6-Mangelanämie, die Bleianämie, Anämien bei myeloproliferativen Erkrankungen, aber auch die Eisenmangelanämie und die Thalassämie-Syndrome.
Die Lokalisation der wichtigsten Störungen dieser Formen der sekundären Porphyrien ist aus Abb. II.38 ersichtlich.

Literatur

1. Beckert, E., Metz, J.: Erythropoetische Protoporphyrie. Klinik und Therapie. Fortschr. Med. **94**, 1981 (1976).
2. Doss, M.: Porphyrins in Human Diseases. Basel: Karger 1976.
3. Doss, M.: Laboratoriumsmedizin und klinische Biochemie des Porphyrinstoffwechsels einschließlich der Bleiintoxikation. Krankenhausarzt **50**, 110 (1977).
4. Doss, M., Meinhof, W.: Differenzierung hepatischer Prophyrinurien. Dtsch. med. Wschr. **23**, 1006 (1971).
5. Eales, L.: The porphyrins and the porphyrias. Ann. Rev. Med. **12**, 251 (1961).
6. Eales, L., Grosser, Y., Sears, W.G.: The clinical biochemistry of the human hepatocutaneous porphyrias in the light of recent studies of newly identified intermediates and porphyrin derivates. Ann. N. Y. Acad. Sci. **244**, 441 (1975).
7. Heilmann, E., Vakilzadeh, F.: Klinische Befunde bei Porphyria cutanea tarda. Fortschr. Med. **95**, 659 (1977).
8. Heilmeyer, L.: Die erythropoetischen Porphyrien. In: Handbuch der Inneren Medizin, 2. Bd., Teil 2 (Schwiegk, H., Hrsg.), Blut- und Blutkrankheiten, S. 705. Berlin-Heidelberg-New York: Springer 1970.
9. Heilmeyer, L., Clotten, R., Kerp, L., Merker, H., Parra, C. A., Wetzel, H. P.: Porphyria erythropoietica congenita Günther. Dtsch. med. Wschr. **51**, 2449 (1963).
10. Kosenow, W., Treibs, A.: Lichtüberempfindlichkeit und Porphyrinämie. Z. Kinderheilk. **73**, 82 (1953).
11. Leo, de V. A., Poh-Fitzpatrick, M., Mathews-Roth, M., Harber, L.C.: Erythropoietic protoporphyria – 10 years experience. Amer. J. Med. **60**, 8 (1976).
12. Magnus, J. A., Jarrett, A., Prankerd, T. A. F., Rimington, C.: Erythropoietic protoporphyria: a new prophyria syndrom with solar urticaria due to protoporphyrinaemia. Lancet **1961 II**, 448.
12a. Rösch, W.: Akute Porphyrie. Dtsch. Ärztebl. Heft 13, 870 (1977).
13. Romeo, G., Levin, E. Y.: Uroporphyrinogen-III-Cosynthetase in human congenital erythropoietic porphyria. Proc. nat. Acad. Sci. (Wash.) **63**, 856 (1969).
14. Schwarz, J. A., Gramer, L., Zilz, W.: Erythrohepatische Koproporphyrie. Inn. Med. **3**, 405 (1976).
15. Spikes, J. D.: Porphyrins and related compounds as photodynamic sensitizers. Ann. N. Y. Acad. Sci. **244**, 496 (1975).
16. Stich, W.: Klinisch bedeutsame Störungen der Hämsynthese. In: Synthese, Struktur und Funktion des Hämoglobins (Martin, H., Nowicki, L., Hrsg.), p. 393. München: Lehmanns Verlag 1972.
16a Theile, U.: Daran denken – akute intermittierende Porphyrie. Dtsch. Ärzteblatt, Heft 5, 291 (1971).
17. Tönz, O., Vogt, J., Filippini, L., Simmler, F., Wachsmuth, E. D., Winterhalter, K. H.: Schwere Lichtdermatose nach Phototherapie bei einem Neugeborenen mit kongenitaler erythropoietischer Uroporphyrie. Helv. paediat. Acta **30**, 47 (1975).
18. Waldenström, J. G.: The porphyrias, In: Hematology (Williams W. J., Beutler, E., Erslev, A. J., Rundles, R. W., Eds), p. 451–459. New York: McGraw-Hill 1972.

Kapitel III

Der Granulozyt

1. Die normale Zelle *210*
   Teste zur Bewertung des Zellsystems *210*
   Normalwerte *212*

2. Physiologie der Regulation, Struktur und Funktion *212*
   Myelopoese *212*
   Regulation *212*
   Morphologie *215*
   Funktion *216*
      Grundlagen *216*
      Molekularbiologie der Funktion *217*
         Chemotaxis *217*
         Opsonierung *217*
         Phagozytose *217*
         Degranulierung *218*
         Abtötung von Bakterien *218*
         Abtötung von Sproßpilzen *218*

   Ontogenetische Entwicklung *219*
      Intrauterine Entwicklung *219*
      Postnatale Entwicklung *219*

3. Pathologie der Regulation, Struktur und Funktion *219*
   Störungen der Regulation *219*
   Störungen der Struktur *219*
   Störungen der Funktion *220*
   Kompensation gestörter Funktionen *220*

4. Erkrankungen des Granulozytensystems *220*
   Quantitative Störungen der Granulozyten *220*
      Granulozytenwerte bei verschiedenen Krankheiten *220*
      Granulozytopenien *221*
         Definition, Nomenklatur *221*
         Prinzip der Klassifizierung der Neutropenie *222*
         Diagnostik der Granulozytopenie *222*

   4.1. Granulozytopenie: Krankheitsbilder und Syndrome *222*
   Neutropenie durch verminderte Produktion (Typ I) *222*
      Grundlagen *222*
      Klassifizierung *223*
      Angeborene oder primäre Neutropenien vom Typ I *223*
         Angeborene Agranulozytose *223*
         Benigne familiäre Neutropenie *225*
         Chronische benigne Neutropenie *225*
         Maligne familiäre Neutropenie *225*
         Zyklische Neutropenie *225*
         Neutropenie kombiniert mit anderen angeborenen Defekten *226*
            Shwachman-Syndrom *226*
            Dysgammaglobulinämie *227*

Dyskeratosis congenita 227
Trimethylaminurie 227
Alymphozytäre Neutropenie (retikuläre Dysgenesie) 227
Sekundäre oder erworbene Formen der Neutropenie vom Typ I 227
Durch Medikamente induzierte Neutropenien 227
Zytotoxische und radiomimetische Substanzen (Typ Ia) 227
Medikamente mit Stoffwechselinterferrenz (Typ Ib) 228
Medikamente: Wirkungsmechanismus Idiosynkrasie (Typ Ic) 229
Neutropenie durch ineffektive Produktion (Typ II) 230
Grundlagen 230
Angeborene oder primäre Formen vom Typ II 230
Sekundäre oder erworbene Formen vom Typ II 230
Durch Medikamente induzierte Formen (Typ IIa) 230
Neutropenie durch verkürzte Lebenszeit (Typ III) 230
Angeborene oder primäre Formen vom Typ III 231
Chronische benigne Neutropenie des Kindesalters 231
Sekundäre oder erworbene Formen vom Typ III 231
Neutropenie bei Splenomegalie 231
Neutropenie bei akuten Infektionen 231
Durch Medikamente induzierte Formen (Typ IIIa) 232
Allergische Agranulozytose 232
Kombinierte Formen (Typ IV) 233
Pseudoneutropenien (Typ V) 233
Unklassifizierbare Neutropenien 233
Immunneutropenien 233
Autoimmunneutropenien 233
Basopenien 234
Eosinopenien 234
Therapie der Granulozytopenien 234
Allgemeine Hinweise 234
Bekämpfung der Infektion bei akuter Granulozytopenie 234
Bekämpfung der Infektion bei chronischer Granulozytopenie 235
Andere Therapieformen 235

4.2. Granulozytosen 236
Definition 236
Grundlagen 236
Kinetik der Granulozytosen 236

Neutrophilien 236
Neutrophilie als Symptom 236

Eosinophilien 236
Definition 236
Ätiologie und Pathogenese 236
Klassifizierung 237

Basophilien 237
Definition und Ätiologie 237

4.3. Morphologische Abweichungen der Granulozyten 238
Grundlagen 238
Angeborene Veränderungen der Morphologie 238
Pelger-Hüet-Anomalie 238
Angeborene Hochsegmentierung der Granulozyten 238
Alder-Anomalie 238
May-Hegglin-Anomalie 239
Chediak-Higashi-Syndrom 239
Erworbene Veränderungen der Morphologie 239
Doehle-Körper 239

Kapitel III. Der Granulozyt 209

    Makroformen *239*
    Toxische Granulation *239*

  4.4. Qualitative Störungen der Granulozyten 239
    Grundlagen *239*
    Klassifizierung *239*
    Diagnostik der Funktionsstörungen *240*

  Angeborene funktionelle Defekte 240
    Chemotaxis: Zellenabhängige Defekte *240*
     Chediak-Higashi-Syndrom *240*
     Lazy-Leukocyte-Syndrom *242*
    Serumabhängige Chemotaxisdefekte *242*
    Störungen der Opsonierung *242*
     Definition, Ätiologie und Klinik *242*
    Störungen der Phagozytose (Ingestion) *243*
     Fehlen oder Defekt des Tuftsinpeptides *243*
    Störungen der Degranulierung *243*
    Störungen der intrazellulären Abtötung *243*
     Progressive septische Granulomatose *243*
     Job's Syndrom (Hiob-Syndrom) *244*
     Lipochrome Histiozytose *245*
     Myeloperoxidasemangel *245*
    Erworbene funktionelle Defekte *245*
     Grundlagen *245*
     Störungen der Chemotaxis *245*
     Störungen der Opsonierung *246*
     Störungen der Phagozytose *246*
     Störungen der Degranulierung *246*
     Störungen der intrazellulären Abtötung *246*
     Therapie *246*

Literatur *246*

1. Die normale Zelle

Erkrankungen des granulozytären Systems, die sich im Prinzip in einer Störung der Abwehr von Infektionen mit Bakterien und Pilzen manifestieren, konnten in den letzten Jahren in zunehmendem Maße differenziert werden. Gleichzeitig wurden auch viele neue Daten über die Regulationen der Kinetik und der Funktion normaler Granulozyten erarbeitet.

Die in dem folgenden Kapitel sehr ausführlich dargestellten normalen und pathologischen Eigenschaften der **Granulozyten** berücksichtigen diese jüngste noch nicht abgeschlossene Entwicklung der Forschung. So wird es verständlich, daß die Einordnung mancher Krankheitsbilder und Syndrome sowie ihre Zuordnung zu Pathomechanismen durchaus noch vorläufigen Charakter hat. Mit der Verbesserung und Neueinführung von Methoden zur Erfassung von Störungen des Systems ist eine zunehmende Komplettierung der Systematik zu erwarten.

Wir stehen erst am Anfang der Registrierung der klinischen Relevanz von quantitativen und qualitativen Störungen und so sind Aussagen über die Häufigkeit von hereditären und erworbenen Defekten im granulozytären System kaum möglich. Auch wenn manche Krankheitsgruppen selten bleiben, so ist ihre Dokumentation als Beitrag für die Physiologie und Pathophysiologie des Granulozyten immer sinnvoll.

Teste zur Bewertung des Zellsystems

Die angegebenen Teste ermöglichen eine weitgehende Differenzierung der später aufgeführten Krankheitsbilder. Hinsichtlich der funktionellen Teste fehlt es vielfach noch an verbindlichen

Tabelle III.1. Auflistung der wichtigsten Teste zur quantitativen und qualitativen Bewertung der Granulozyten

Quantitative und qualitative Daten	Methode/Wertigkeit/Kommentar
Leukozytenzahl/µl Blut (= mm³ Blut) (Neue Einheit Zahl × 10^9/L)	Kammerzählung und elektronische Zählung verläßlich
Granulozytenzahl a) Prozentualer Anteil an der Gesamtzahl der Leukozyten b) Absolute Zahl/µl Blut (= mm³ Blut)	Leukozytenzahl + Differentialblutbild ermöglichen Berechnung
Differentialblutbild	Bestimmung der prozentualen Anteile normaler Leukozyten und Auffinden von Granulationsanomalien, Strukturanomalien, Doehle-Körperchen, Auerstäbchen, Phagozytosen und pathologischen Zellen
Normale Färbungen: (Hinweis: Schnellfärbungen finden zunehmend Eingang in die klinische Hämatologie)	*Pappenheim* (Giemsa + May Grünwald): Intensive Färbung, feine Nuancen fallen weg. *Giemsa:* Optimale Darstellung bis auf die Granula. *Wright:* Mittelstellung zwischen Pappenheim und Giemsa, gebräuchlichste Färbung in USA
Spezialfärbung Myeloperoxidase:	*Positiv:* Auerstäbchen, Neutrophile und Eosinophile ab dem Promyelozytenstadium und Monozyten teilweise *Negativ:* Zellen bei ALL, ein Teil der Zellen bei AML und Neutrophile mit toxischer Granulation bei schweren Infektionen
Alkalische Phosphatase	*Aktivität erhöht:* leukämoide Reaktionen *Aktivität erniedrigt:* CML und PNH *Aktivität normal bis erhöht:* Polycythaenia vera

Die normale Zelle

Tabelle III.1. Fortsetzung

Quantitative und qualitative Daten	Methode/Wertigkeit/Kommentar
Saure Phosphate	*Positiv:* Plasmazellen des Plasmazytoms, Gaucherzellen *Negativ:* Normale Plasmazellen
Sudanschwarz B-Färbung	Unterscheidung von akuten Leukämieformen *Stark positiv:* AML, *schwach positiv:* Akute monozytäre Leukämie *Negativ:* Lymphatische Leukämie
PAS-Reaktion (Periodic-Acid-Schiff-Reaktion)	Differenzierung von „Stammzelleukämien", *Negativ:* Myeloblasten *Positiv:* Lymphoblasten, Monoblasten, Erythroleukämie
Esterase-Reaktion mit α-Naphthylacetat	*Positiv* in normalen und leukämischen monozytären Zellen
Funktionsteste: Chemotaxis [14, 29]	Quantitative Erfassung der gezielten Wanderung von Granulozyten oder Monozyten in Richtung eines definierten Reizes in vitro
Rebucksches Hautfenster [58]	Prüfung der Chemotaxis im in vivo-Test
„Random Mobility" [11]	Spontane, ungezielte Wanderung von Granulozyten in vitro
Adhäsivität [43]	Haftungsfähigkeit von Granulozyten an definierten Oberflächen
Phagozytose-Index [54]	Quantitative Bestimmung der Aufnahme von Partikeln, Pilzen, Bakterien
Phagozytose von Ölrot-O-Partikeln [64]	Erfaßt Phagozytose und Funktion des „alternativen" Komplementweges
Abtötungsfähigkeit [40, 57]	Die in vitro-Abtötungskapazität gegenüber Bakterien und Pilzen wird über die im Ansatz überlebenden Keime quantitativ bestimmt
Degranulierung	Quantitative Erfassung der Degranulierung in die Vakuole und das Medium
Stoffwechselteste: NBT-Test = Nitroblautetrazoliumtest [7]	Umwandlung von gelbem löslichem Farbstoff in blauen unlöslichen Farbstoff in Granulozyten durch Enzyme während der Phagozytose. *Negativ:* bei progressiver septischer Granulomatose
NBT-Index [54]	NTB-Index ist der Prozentsatz von NBT-positiven Zellen nach Phagozytose
Superoxid-Produktion [3] O_2-Verbrauch [31] Glucose-1-^{14}C-Oxidation [60] Format-^{14}C-Oxidation [6] Wasserstoffperoxidfreisetzung [59] Jodierung von phagozytierten Partikeln [52]	Mit diesen Testen werden verschiedene Teilschritte des mit der Phagozytose und Keimtötung verbundenen Granulozytenstoffwechsels quantitativ erfaßt
Weitere Teste: Leukozytenlebenszeit [12, 45]	Markierung mit DF^{32}P oder ^{51}Cr. Bisher noch keine Routinemethode
Adrenalin-Test [2]	Bestimmung des Randpools (Marginated pool)
Endotoxin- [44] Etiocholanolon- [26] und Prednisolon-Test [19]	Bestimmung der Knochenmarkreserve über die Mobilisierbarkeit von Granulozyten
Serum-Lysozym (Muramidase) [23]	Hinweis auf den Granulozytenumsatz, da Lysozym aus zerfallenden Granulozyten, aber auch aus Monozyten und Makrophagen freigesetzt wird
Antineutrophilenantikörper [13]	Texte noch mit erheblichen Mängeln behaftet

Normalwerten, so daß Angaben über Norm und Normabweichung zwischen verschiedenen Laboratorien erheblich differieren. Deshalb wird auf eine Angabe von „Normalwerten" in Tabelle III.1 verzichtet.

Normalwerte

Die Normalwerte für Granulozyten zeigen eine erhebliche Altersabhängigkeit sowie für gegebene Altersstufen einen weiten Extrembereich (Tabelle III.2). Diese Abhängigkeiten müssen bei der individuellen Beurteilung von Begriffen wie „Normalwert", „Granulozytopenie" oder „Granulozytose" berücksichtigt werden. Die bei entsprechenden Fragestellungen notwendigen häufigeren Kontrollen des weißen Blutbildes sowie die Teste zur Erfassung des marginalen und medullären Pools erlauben es, die tageszeitlichen Schwankungen sowie die Abhängigkeiten von der Nahrungsaufnahme oder dem Schreien der Kinder („Schreileukozytose") zu vernachlässigen. Die „Schreileukozytose" entspricht wahrscheinlich dem Adrenalin-Test. Dasselbe gilt auch für körperliche Anstrengungen. Bei Erwachsenen finden sich auch Rassen- und Geschlechtsunterschiede, wobei die Werte bei Frauen im Durchschnitt um $660/mm^3$ höher liegen als bei Männern. Weitere Einflüsse auf die Granulozytenwerte, wie Rauchen, Menstruationszyklus u. a. wurden beschrieben (Übersicht bei [21]).

2. Physiologie der Regulation, Struktur und Funktion

Myelopoese

Die Bildung von Granulozyten findet ausschließlich im Knochenmark statt. Aus den morphologisch nicht identifizierbaren determinierten Stammzellen entstehen durch mehrere aufeinanderfolgende Zellteilungen die morphologisch klar unterscheidbaren Vorläuferzellen, der Myeloblast, der Promyelozyt und der Myelozyt. Die Zahl der Teilungsschritte wird auf 3–7 geschätzt, doch können möglicherweise 10 oder 11 Teilungen zwischen den determinierten Stammzellen und dem reifen Granulozyten liegen. Nach dem Stadium des Myelozyten teilen sich die Zellen nicht mehr und reifen über die Jugendlichen und Stabkernigen zum neutrophilen Granulozyten heran. Für die Dauer des Entwicklungsprozesses von der determinierten Stammzelle bis zum reifen Granulozyten kann man etwa 10 Tage (4–14 Tage) annehmen.

Die Kenntnis dieser Zeitspanne ist wichtig für die Beantwortung der Frage, wann frühestens mit einer Restitution des granulozytären Systems z. B. bei Agranulozytosen oder nach Knochenmarktransplantationen zu rechnen ist.

Den Umfang der Produktion hat man unter „Ruhebedingungen" auf etwa $1,6 \times 10^9$ Zellen/kg KG/Tag berechnet. Das entspricht bei einer Zellzahl von 5000 Granulozyten/mm^3 etwa dem Gesamtgehalt in 25 l Blut. Nach Verlassen des Knochenmarkes verteilen sich die Granulozyten zu gleichen Teilen zwischen dem *zirkulierenden Granulozytenpool* und dem *Randpool* (Abb. III.1) entlang der Gefäßwände. Zwischen diesen beiden Pools findet ein freier Austausch statt. Die Halbwertzeit des Granulozyten beträgt im Blut um 6–7 Stunden. Zellen, die das Blut einmal verlassen haben, kehren nicht mehr zurück. Die Überlebenszeit im Gewebe wird unter normalen Bedingungen auf 4–5 Tage geschätzt. Die Erfüllung der Funktion führt unweigerlich zum Zelluntergang.

Bei erhöhtem Bedarf können rasch Granulozyten aus der **Knochenmarkreserve** in das Blut ausgeschüttet werden. Bei sehr starkem Verbrauch werden akut Stabkernige und Jugendliche in die Blutbahn ausgeschüttet (Linksverschiebung).

Regulation

Die Regulation der oben beschriebenen Zellteilungs- und Reifungsvorgänge ist ein komplexes, noch nicht voll geklärtes Geschehen. Die Regulation erfolgt nicht allein über ein „Granulopoetin" vergleichbar mit dem Erythropoetin der Erythropoese. Ein bakterieller Infekt führt zu einem raschen Verschwinden der Granulozyten aus der Blutbahn und einem nachfolgenden Anstieg über den Normalwert durch Nachschub aus der Knochenmarkreserve. Diese Tatsache würde bei Bestehen eines negativen Feed-back-Mechanismus automatisch zum Absinken der Neuproduktion im Knochenmark führen, eine bei Infektionen absolut nicht erwünschte Reaktion. Hieraus geht hervor, daß die Kontrollmechanismen komplizierter sein müssen. Ein mögliches Konzept sei hier kurz erwähnt (Abb. III.1).

Erhöhter Granulozytenverbrauch führt durch Freisetzung bestimmter Substanzen zu vermehrter Produktion und Entlassung von Granulozyten in die Peripherie. Geht der Verbrauch zurück, sammeln sich Segmentkernige im Knochenmark an, wodurch die Produktion gedrosselt wird. Die-

Tabelle III.2. Gesamtzahl der Leukozyten und die Verteilung der einzelnen Zelltypen in verschiedenen Lebensaltern (modifiziert nach Wissenschaftliche Tabellen, Dokumenta Geigy, 7. Auflage, p. 615, 1968)

Lebensalter		Leukozyten total		Neutrophile Granulozyten total		stab-kernig	seg-ment-kernig	Eosinophile Granulozyten		Basophile Granulozyten		Lymphozyten		Monozyten		Neutrophile Myelozyten*	
		Mittel-wert	95%-Bereich (in Klammern Extrembereich)	Mittel-wert	95%-Bereich (in Klammern Extrembereich)	Mittel-wert	Mittel-wert	Mittel-wert	95%-Bereich (in Klammern Extrembereich)	Mittel-wert	95%-Bereich (in Klammern Extrembereich)	Mittel-wert	95%-Bereich (in Klammern Extrembereich)	Mittel-wert	95%-Bereich (in Klammern Extrembereich)	Mittel-wert	95%-Bereich (in Klammern Extrembereich)
Geburt	Anzahl/mm^3	18100	(9000–30000)	11000	(6000–26000)	1650	9400	400	(20–850)	100	(0–640)	5500	(2000–11000)	1050	(400–3100)	–	–
	Prozent			61		9,1	52	2,2		0,6		31		5,8			
12 Stunden	Anzahl/mm^3	22800	(13000–38000)	15500	(6000–28000)	2330	13200	450	(20–950)	100	(0–500)	5500	(2000–11000)	1200	(400–3600)	–	0–1908
	Prozent			68		10,2	58	2,0		0,4		24		5,3			0–10
24 Stunden	Anzahl/mm^3	18900	(9400–34000)	11500	(5000–21000)	1750	9800	450	(50–1000)	100	(0–300)	5800	(2000–11500)	1100	(200–3100)	–	–
	Prozent			61		9,2	52	2,4		0,5		31		5,8			
1 Woche	Anzahl/mm^3	12200	(5000–21000)	5500	(1500–10000)	830	4700	500	(70–1100)	50	(0–250)	5000	(2000–17000)	1100	(300–2700)	–	0–437
	Prozent			45		6,8	39	4,1		0,4		41		9,1			0–3
4 Wochen	Anzahl/mm^3	10800	(5000–19500)	3800	(1000–9000)	490	3300	300	(70–900)	50	(0–200)	6000	(2500–16500)	700	(150–2000)	–	–
	Prozent			35		4,5	30	2,8		0,5		56		6,5			
4 Monate	Anzahl/mm^3	11500	(6000–17500)	3800	(1000–9000)	450	3300	300	(70–800)	50	(0–200)	6800	(3500–14500)	600	(100–1500)	–	–
	Prozent			33		3,9	29	2,6		0,4		59		5,2			
8 Monate	Anzahl/mm^3	12200	(6000–17500)	3700	(1000–8500)	410	3300	300	(70–700)	50	(0–200)	7600	(4500–12500)	580	(80–1200)	–	–
	Prozent			30		3,3	27	2,5		0,4		62		4,7			
12 Monate	Anzahl/mm^3	11400	(6000–17500)	3500	(1500–8500)	350	3200	300	(50–700)	50	(0–200)	7000	(4000–10500)	550	(50–1100)	–	–
	Prozent			31		3,1	28	2,6		0,4		61		4,8			
2 Jahre	Anzahl/mm^3	10600	(6000–17000)	3500	(1500–8500)	320	3200	280	(40–650)	50	(0–200)	6300	(3000–9500)	530	(50–1000)	–	–
	Prozent			33		3,0	30	2,6		0,5		59		5,0			
4 Jahre	Anzahl/mm^3	9100	(5500–15500)	3800	(1500–8500)	270	3500	250	(20–650)	50	(0–200)	4500	(2000–8000)	450	(0–800)	–	–
	Prozent			42		3,0	39	2,8		0,6		50		5,0			
6 Jahre	Anzahl/mm^3	8500	(5000–14500)	4300	(1500–8000)	250	4000	230	(0–650)	50	(0–200)	3500	(1500–7000)	400	(0–800)	–	–
	Prozent			51		3,0	48	2,7		0,6		42		4,7			
8 Jahre	Anzahl/mm^3	8300	(4500–13500)	4400	(1500–8000)	250	4100	200	(0–600)	50	(0–200)	3300	(1500–6800)	350	(0–800)	–	–
	Prozent			53		3,0	50	2,4		0,6		39		4,2			
10 Jahre	Anzahl/mm^3	8100	(4500–13500)	4400	(1800–8000)	240	4200	200	(0–600)	40	(0–200)	3100	(1500–6500)	350	(0–800)	–	–
	Prozent			54		3,0	51	2,4		0,5		38		4,3			
14 Jahre	Anzahl/mm^3	7900	(4500–13000)	4400	(1800–8000)	240	4200	200	(0–500)	40	(0–200)	2900	(1200–5800)	380	(0–800)	–	–
	Prozent			56		3,0	53	2,5		0,5		37		4,7			

* Diese Zellen sind auch bei den stabkernigen Granulozyten mitgezählt

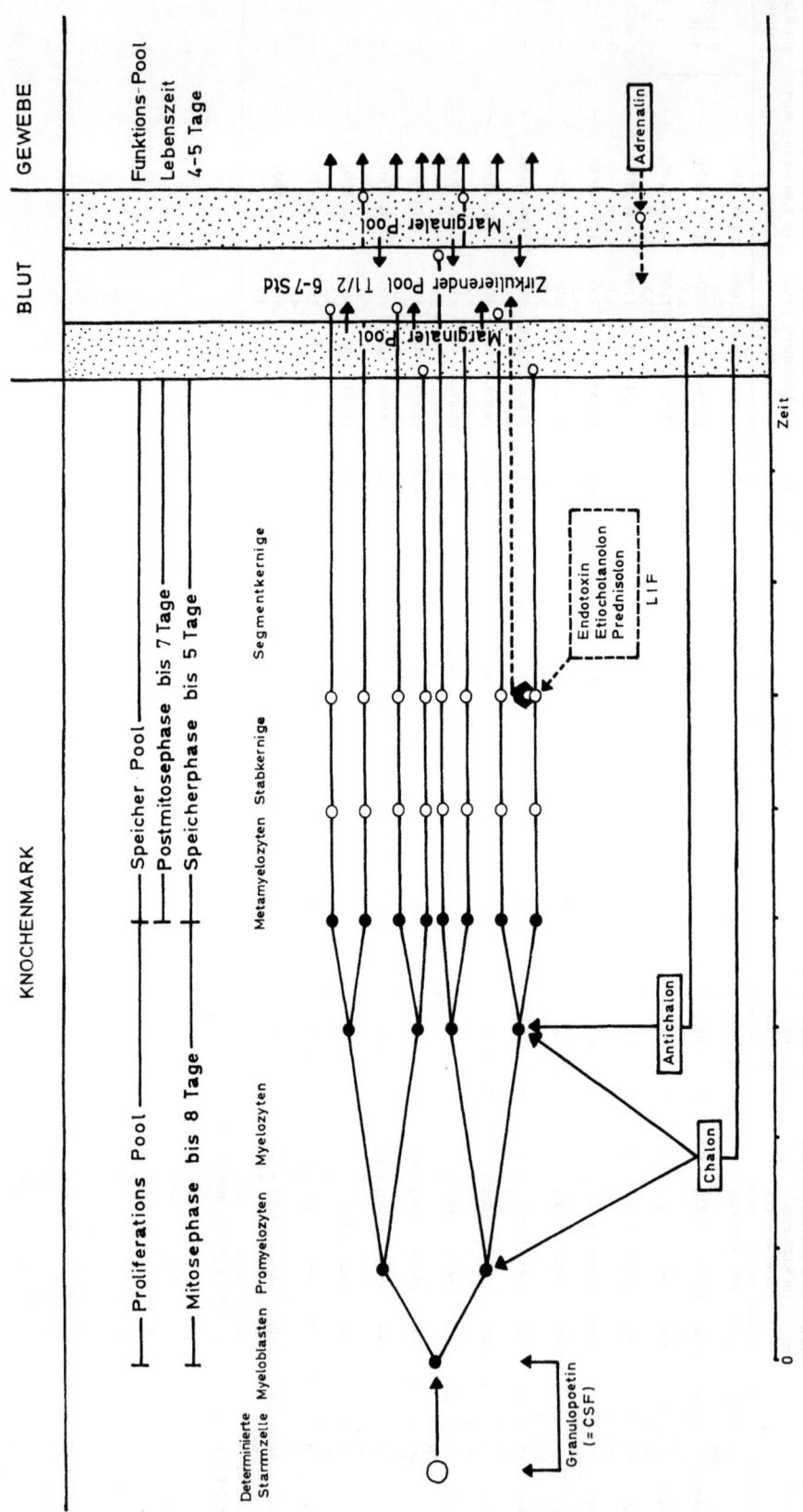

Abb. III.1. Die Granulozytopoese mit einigen Angaben über Regulationsmechanismen (Erklärung s. Text)

se Regulation erfolgt durch Faktoren mit stimulierenden und hemmenden Eigenschaften. Als positiv beeinflussende Faktoren wurden unter anderem ein „Leukocytosis inducing factor" (LIF), ein „Neutrophil releasing factor" (NRF) und ein „Granulocytosis promoting factor" (GPF) beschrieben. Als Wirkstoff in einem negativen Feed-back-Mechanismus wird das Chalon (Hemmstoff) angesehen, das von reifen Granulozyten freigesetzt wird. Dem wirkt wiederum ein Antichalon entgegen. Adrenalin ist in der Lage, die Granulozyten vom Randpool in den zirkulierenden Pool zu verschieben. Endotoxine, Etiocholanolon oder Hydrocortison üben einen positiven Reiz auf die Myelopoese aus. Diese Substanzen werden bei der Funktionsprüfung des granulozytären Systems verwendet.

Morphologie
Tabelle III.3 faßt die wichtigsten Merkmale der neutrophilen Granulozyten und ihrer Vorstufen zusammen. Die eosinophilen Vorstufen durchlaufen dieselben Stadien. Der Eosinophiloblast hat nur 2–4 Nukleolen, der Kern ist groß, das schmale Plasma kann schon achromatische „Lükken" aufweisen, die die Vorläufer der eosinophilen Granula sind. Ab dem Promyelozytenstadium sind neben azurophilen auch eosinophile Granula nachweisbar. Der reife eosinophile Granulozyt enthält meist nur zwei Segmente. Der Basophiloblast ist klein (12–15 μm) und der Kern färbt sich rötlich an. Ab dem Promyelozytenstadium enthält die Zelle grobe, basophile Granula. Bezogen auf die Gesamtleukozytenzahl des Knochenmarkes machen die basophilen Granulozyten etwa 0,5% aus [51].

Die Granula sind morphologisch, physikalisch und chemisch nicht homogen (Tabelle III.4). Neben den beiden Formen der azurophilen und spezifischen Granula wird die Abgrenzung einer dritten Form diskutiert. Außer der Myeloperoxidase enthalten sie eine größere Zahl von antimikrobiellen Substanzen und hydrolytischen Enzymen. Damit sind die Granula ein wichtiger Be-

Tabelle III.3. Auflistung morphologischer Kriterien granulopoetischer Zellen

Name	Durchmesser μm	Kern	Plasma	Azurophile Granula	Myeloperoxidase
Myeloblast	16	Rund, 1–8 Nukleolen, deutliches mittelstarkes, knäuelförmig in Längszügen angeordnetes Chromatin	Eher breit, klares Blau	keine	∅
Promyelozyt I	16	Wie Myeloblast	Wie Myeloblast	Vereinzelt	(+) in der Gegend der Granula
Promyelozyt II	22–25	Rund, kann noch Nukleolen haben	Mit Granula gefüllt, blau	Reichlich	+
Myelozyt	16–20	Rund, kleiner als bei Myeloblast und Promyelozyt. Nimmt mit zunehmender Reife an Größe ab. Fast keine Nukleolen mehr	Plasma geht in rosa Farbton über und ist bei reifen Myelozyten rosa	Nehmen ab und verschwinden bei reifen Myelozyten	++
Jugendlicher (Metamyelozyt)	14–16	Etwas eingebuchtet, dichteres Chromatingerüst, keine Nukleolen	Rosa	Schwach zu sehen	++
Stabkerniger	14–16	Tief eingebuchtet, schlank, nicht unterbrochen	Rosa	Schwach zu sehen	++
Segmentkerniger	14–16	Dichtes, verklumptes Chromatin, an einer oder mehreren Stellen abgeschnürt. Segmente hängen durch Chromatinfäden zusammen	Rosa	Schwach zu sehen	++

standteil der Granulozyten für die Unschädlichmachung von Bakterien und Pilzen.
Die azurophilen Granula sind Myeloperoxidasepositiv, die spezifischen Granula negativ. Ob die alkalische Phosphatase wirklich in den spezifischen Granula enthalten ist, ist noch umstritten [8]. Bei Patienten mit akuter myeloischer Leukämie wurden Granulozyten nachgewiesen, bei denen ein Granulatyp fehlte oder azurophile Granula ohne Myeloperoxidase vorhanden waren [9]. Dies mag zur erhöhten Anfälligkeit solcher Patienten für Infektionen beitragen.

Funktion

Grundlagen

Ein typisches Symptom einer bakteriellen Entzündung ist die Eiterbildung am Ort der Infektion. Im wesentlichen besteht Eiter aus Granulozyten, deren Aufgabe es ist, in den Körper eingedrungene Bakterien oder Pilze aufzunehmen und

Tabelle III.4. Wichtigste Eigenschaften der Granula in menschlichen neutrophilen Granulozyten

	Azurophile Granula	Spezifische Granula
Größe	0,8 µm	0,5 µm
Entstehung	Im Promyelozyten	Im Myelozyten
Ursprung	Innere Oberfläche des Golgi-Apparates	Äußere Oberfläche des Golgi-Apparates
Verteilung	25%	75%
Inhalt	(kristallin) Myeloperoxidase Saure Hydrolasen Kationische antibakterielle Proteine	(amorph)
		Lactoferrin Kollagenase
	Phagocytin Lysozym (Muramidase)	Phagocytin Lysozym (Muramidase) Alkalische Phosphatase (?)

abzutöten. Vielfach wird in der Literatur unter **Phagozytose** das gesamte komplexe Geschehen von der gezielten Bewegung der Zelle bis zur vollständigen Abtötung des Keimes verstanden. Exakt ist darunter jedoch nur die Einverleibung des Partikels selber zu verstehen.
Die Fähigkeit der Phagozytose ist eine Eigenschaft der neutrophilen und eosinophilen Granulozyten sowie der Monozyten. Der gesamte Vorgang läuft folgendermaßen ab (Abb. III.2): In das Gewebe eingedrungene Bakterien setzen Substanzen frei, die zusammen mit im Gewebe selbst entstehenden Stoffen einen chemotaktischen Reiz auf Granulozyten und Monozyten ausüben. Dies führt zu einer Wanderung der Granulozyten aus den Gefäßen in das infizierte Gewebe in Form einer gerichteten Migration **(Chemotaxis)**.
Bevor die Zelle die Bakterien phagozytiert, werden diese zunächst an die Zellmembran angelagert. Dazu sind im Serum nachweisbare Substanzen notwendig, die als Opsonine bezeichnet werden **(Opsonierung)**. Die angelagerten Partikel werden von Pseudopodien umschlossen. Gleichzeitig stülpt sich dieser Teil der Membran nach innen ein und bildet eine Vakuole, genannt Phagosom. Ein Granulozyt ist in der Lage, zahlreiche Bakterien zu phagozytieren, wobei sowohl meh-

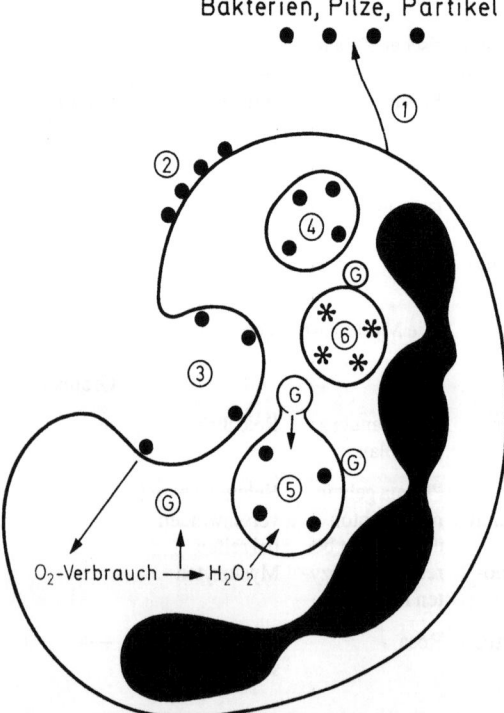

Abb. III.2. Die Funktion der Granulozyten von der Chemotaxis bis zur Abtötung (Modifiziert nach Baehner [4]).
Zeichenerklärung: 1 = Chemotaxis, 2 = Opsonierung, Anlagerung, 3 = Phagozytose, 4 = Phagosom, 5 = Degranulierung von Peroxidasen und Hydrolasen, 6 = Tod der Erreger. G = Peroxidase und Hydrolase in Granula

Physiologie der Regulation, Struktur und Funktion

rere Bakterien in einer Vakuole liegen können, als auch eine Zelle mehrere Phagosome enthalten kann. Schon wenige Minuten nach der Ingestion der Bakterien lagern sich neutrophile Granula an die Vakuolenmembran an, beide verschmelzen miteinander und die Granula werden somit zum Inhalt der Vakuole *(Degranulierung)*. Während der Phagozytose wird eine Reihe von Stoffwechselschritten aktiviert, die zusammen mit dem Inhalt der Granula zur **Abtötung** der Bakterien oder Pilze führen. Im weiteren Verlauf werden die Vakuolen undicht und entleeren ihren Inhalt in den Granulozyten, der dadurch zerstört wird. Dieser Untergang führt erneut zur Freisetzung chemotaktisch wirkender Substanzen, was zur weiteren Anlockung von Granulozyten führt.

Die *eosinophilen Zellen* haben nur begrenzte der oben beschriebenen Fähigkeiten. Über die eigentliche Bedeutung dieser Zellen ist wenig bekannt. Die Kapazität der Abwehrfunktion der *Monozyten* ist geringer als die der Granulozyten. Über die entsprechenden Eigenschaften der basophilen Granulozyten ist nichts bekannt.

Die Funktion der jugendlichen Granulozyten ist deutlich vermindert und auch die der stabkernigen Zellen ist noch etwas geringer als die der reifen Granulozyten. Eine starke Linksverschiebung ohne Leukozytose bedeutet demnach eine Einschränkung der antimikrobiellen Kapazität des Körpers.

Molekularbiologie der Funktion

Chemotaxis

Die gezielte Wanderung von Zellen auf einen chemischen Reiz hin (Chemotaxis) ist ein Prozeß, der von zellulären und humoralen Faktoren beeinflußt wird (Übersicht bei [62]). Ihre Bildung und Freisetzung ist recht kompliziert, was besonders für das beteiligte Komplementsystem (C) gilt [68]. Das *Komplementsystem* (s. Kapitel VI) spielt eine wichtige Rolle bei der Entzündung, u. a. auch in Form einer Wechselbeziehung zum Granulozyten. Ähnlich wie beim Gerinnungssystem werden die terminalen Komponenten des Systems durch schrittweise Aktivierung der einzelnen Komponenten in einen aktiven Zustand versetzt. Die wichtigsten chemotaktischen Faktoren, die durch das Komplementsystem freigesetzt werden, sind die Komponentenbruchstücke C3a und C5a sowie der Komplex C567.

Als weitere chemotaktische Faktoren kommen Enzyme, wie Plasmin, Trypsin, Thrombin und Kallikrein ebenso in Frage, wie Proteasen aus Gewebe, Gelenkflüssigkeit, Bakterien und aus abgestorbenen Granulozyten. Weiterhin sind vielfach nicht näher definierte Produkte aus Bakterien und Fibroblasten chemotaktisch aktiv, wie auch Substanzen, die aus der Interaktion zwischen Lymphozyten und Antigenen entstehen.

Die chemotaktisch wirksamen Stoffe müssen in bisher nicht bekannter Weise mit der Zelle reagieren, um die gerichtete Bewegung auszulösen. Es müssen aber auch *chemotaktisch hemmende Substanzen* vorhanden sein, um die Granulozyten im Entzündungsfeld zu konzentrieren. Diese Begrenzung der Bewegung macht die Chemotaxis erst sinnvoll.

Opsonierung

An diesem ebenfalls sehr komplizierten Vorgang sind verschiedene Substanzen beteiligt. Dazu gehören u. a. spezifische, hitzestabile Antikörper gegen Bakterien vom IgG-Typ sowie IgM im Komplex mit den Komplementfragmenten C1–C4, außerdem einige andere Komplementfragmente, die zur Erlangung der vollen Aktivität noch weiterer Systeme bedürfen, zu denen u. a. auch das Properdin gehört (Übersicht bei [66]).

Phagozytose

Für den nächsten Schritt, die eigentliche Phagozytose (Übersicht bei [66]) der Bakterien in die Zelle und die Bildung der Phagosome, wird Energie benötigt. Diese stammt vom ATP, das allein durch die anaerobe Glykolyse bereitgestellt wird. Stimulierend auf die Phagozytose wirkt ein Peptid, das nach der Tufts-University *Tuftsin-Peptid* genannt wurde [48]. Das Peptid stammt aus der Milz. Es hat die Struktur Threonin-Lysin-Prolin-Arginin und wurde bereits in vitro synthetisiert. Als Transporteiweiß dient ein γ-Globulin, genannt *Leukokinin*, das sich an die Granulozytenoberfläche anlagert. Dabei wird das Peptid durch ein an der Zelloberfläche befindliches Enzym (Leukokinase) vom Leukokinin abgetrennt und anschließend von der Zelle aufgenommen. Das Leukokinin wird dann wieder in der Milz mit einem neuen Peptidmolekül beladen. In hormonartig niedriger Dosierung (0,05–0,1 µg/ml) stimuliert es in vitro die Phagozytose in Bakterien. Für die optimale Aktivität scheint Sialinsäure notwendig zu sein. Nach Splenektomie verschwindet das Tuftsin-Peptid vollständig mit dem Ergebnis einer defekten in vitro-Phagozytose [18]. Für die Phagozytose von Candida albicans wird im Gegensatz zur Phagozytose von Erythrozyten, Pneumokokken und

Latexpartikeln das Komplementfragment C5 benötigt.

Degranulierung
Die Granula werden nach der Phagozytose in die Vakuolen oder nach Reizen durch bestimmte Antigen-Antikörper-Komplexe nach außen entleert. Die Entleerung der spezifischen Granula erfolgt vor der der azurophilen Granula. Die Mikrofilamente und das mikrotubuläre System spielen für einen geordneten Ablauf der Degranulation eine wesentliche Rolle.

Tabelle III.5. Meßbare Stoffwechselvorgänge bei der Phagozytose

---

Anstieg des Sauerstoffverbrauchs
Anstieg der Glucose-1-^{14}C-Oxidation
Anstieg der H_2O_2-abhängigen ^{14}C-Formiat-Oxidation
Anstieg des Glucoseverbrauchs und der Lactatproduktion
NBT-Reduktion
Iodierung der Bakterienmembran
Produktion von Peroxid- u. Superoxidradikalen

Abtötung von Bakterien
Als Folge der Phagozytose treten mehrere Veränderungen des intrazellulären Stoffwechsels auf (Tabelle III.5). Es kommt zu einem erhöhten Sauerstoffverbrauch, einer gesteigerten H_2O_2-Produktion und einer Steigerung des Hexosemonophosphat-Shunts. Diese Reaktionen scheinen für die Abtötungsfunktion unabdingbar zu sein (Übersicht bei [36]). Die für die Aufnahme von Bakterien notwendige Energie wird aus der anaeroben Glykolyse gewonnen, die während der Phagozytose um 20% ansteigt. Gleichzeitig wird dabei wahrscheinlich auch vermehrt reduziertes Nicotinadenindinucleotid gebildet, das für die Bildung von Wasserstoffperoxid (H_2O_2) in einer durch die NADH-Oxidase katalysierten Reaktion notwendig ist. Ein Teil des H_2O_2 perfundiert in die Phagozytose-Vakuole (Abb. III.2) und ist dort zusammen mit der Myeloperoxidase für die Abtötung der Bakterien verantwortlich. Dieses Enzym ist besonders in der azurophilen Granula der Granulozyten lokalisiert. Seine Aktivität wird durch die Phagozytose gesteigert. Außerdem scheint das Radikal Superoxid (O_2^-) eine Rolle bei der Bakterienabtötung zu spielen (Übersicht bei [5]). Für die antimikrobielle Potenz der Myeloperoxidase ist weiterhin ein Halogenion als oxidierbarer Cofaktor notwendig. Jod ist am wirksamsten und kann in zellfreien Systemen durch Schilddrüsenhormone ersetzt werden. Die Bakterienmembran wird durch diesen Mechanismus „jodiert" (Einbau des Halogenions), was zum Absterben der Keime führt [35]. Während an der Notwendigkeit der Mitwirkung verschiedener Enzyme kein Zweifel besteht, ist das genaue Zusammenwirken dieser Systeme in vielen Bereichen noch unklar.

Einen hemmenden Einfluß haben Prostaglandin E und Theophyllin auf die Freisetzung von lysosomalen Enzymen, auf die Glucose-Oxidation, die NBT-Reduktion und den Hexosemonophosphat-Shunt. Einen Überblick über die Faktoren und Stoffwechselvorgänge bei der Abtötung von Mikroorganismen gibt Tabelle III.6.

Tabelle III.6. Notwendige Faktoren und Stoffwechselvorgänge bei der Abtötung von Mikroorganismen

I. Chemotaxis	Bakterielle Substanzen
	Komplementfaktoren (C3, C5, C567)
	Produkte von mit Antigen stimulierten Lymphozyten
	Enzyme (Plasmin, Thrombin, Trypsin, Kallikrein)
II. Opsonierung	Spezifische Antikörper (IgG-Typ)
	IgM-Komplex mit C1, C4, C3b, C5
	Hitzelabiler Faktor, Properdin
III. Phagozytose	Energie (ATP aus der anaeroben Glykolyse)
IV. Degranulierung	Mikrotubuläres System
	Mikrofilamente
V. Abtötung	NADH- oder NADPH-Oxidase
	Glucose-6-P-Dehydrogenase
	Glutathion-Peroxidase
	Hexose-Monophosphat-Shunt
	Myeloperoxidase
	H_2O_2
	Halogene (Jod, Chlor)
	Lysozym
	Proteolytische Enzyme
	Superoxid (O_2^-)

Abtötung von Sproßpilzen
Für die Abtötung von Candida albicans ist die Anwesenheit von Myeloperoxidase und H_2O_2 notwendig. Granulozyten von Patienten mit einem kongenitalen Myeloperoxidasemangel töten Candida albicans nicht ab [41]. Auch Leukozyten von Patienten mit progressiver septischer Granulomatose vermögen diese Sproßpilze nicht abzu-

töten. Trotzdem führt der Myeloperoxidasedefekt nicht immer zu generellen Candida-Infektionen.
Die fungiziden Eigenschaften der Leukozyten werden wahrscheinlich durch eine immunsuppressive Therapie reduziert. Auch Sulfonamide verhindern in vitro die Abtötung von Sproßpilzen durch Hemmung des Myeloperoxidasesystems. Klinisch wichtig ist, daß einige Sulfonamide (Sulfadiazin, Sulfadisoxazol) bei einer Konzentration von 50 mg/100 ml, die bei Niereninsuffizienz durchaus vorkommen kann, die Abtötung von Sproßpilzen vollständig blockieren [39].

Ontogenetische Entwicklung

Intrauterine Entwicklung
Während die Erythropoese bereits im Dottersack um den 19. Schwangerschaftstag nachweisbar ist, beginnt die Entwicklung der Myelopoese erst im Knochenmark während des 4. bis 5. Lunarmonats. Ab dem 6. Monat macht sie quantitativ den überwiegenden Anteil der Hämatopoese aus. Nach Einsetzen der Myelopoese findet man bis zum 6. Lunarmonat nur wenige Granulozyten (< 1000 mm^3) in der Peripherie, danach steigen die Zahlen rasch an. Zum Zeitpunkt der Geburt bestehen dann die höchsten Granulozytenzahlen im Blut, die während des gesamten Lebens unter normalen Bedingungen erreicht werden.

Postnatale Entwicklung
Bei der Geburt überwiegen die Granulozyten in der Peripherie; eine mäßige Linksverschiebung ist nicht ungewöhnlich. Während der ersten Tage kommt es zu einer raschen Reduktion und ab dem 4. bis 7. Tag überwiegen die Lymphozyten. Zum Zeitpunkt der Geburt ist die Funktionsfähigkeit der Granulozyten bis auf einige Einschränkungen voll ausgebildet (s. Kapitel X.B.1).

3. Pathologie der Regulation, Struktur und Funktion

Störungen der Regulation

Störungen der Regulation können zur Über- oder Unterproduktion von Granulozyten führen. Die *Granulozytopenie* kann ein relativ harmloser Zustand sein, wenn die Werte nicht zu tief sinken. So sind z. B. Patienten mit einer chronischen nicht-familiären benignen Granulozytopenie nicht anfälliger für Infekte als andere Menschen. Das ändert sich allerdings bei einem Abfall auf Werte unter 1000 Granulozyten/mm^3. Unter 500/mm^3 sind die Patienten lebensbedrohlich durch Infektionen gefährdet.
Die Ursachen einer Agranulozytose sind recht unterschiedlich, das Krankheitsbild ist jedoch praktisch immer gleich: die fehlenden oder zu wenigen Granulozyten machen den Patienten anfällig gegenüber allen Bakterien und Pilzen, jedoch nicht gegenüber Viren.
Die *Granulozytose* ist dagegen häufig eine normale Reaktion auf bakterielle Infektionen. Dabei können in seltenen Fällen die Leukozytenwerte sogar auf über 100 000/mm^3 ansteigen (leukämoide Reaktion). Sehr hohe Werte finden sich auch bei bestimmten Granulozyten-Funktionsstörungen, z. B. bei der progressiven septischen Granulomatose des Kindesalters oder bei Störungen der Regulation der Granulopoese, z. B. bei den Leukämien. Werte über 100 000/mm^3 führen zu einem deutlichen Anstieg der Blutviskosität. Die dann drohende Stase kann periphere Thrombosen und Embolien mit sekundären Blutungen verursachen. Bei massiver Überproduktion sind Knochenschmerzen durch die rasche Ausdehnung des Markes sowie Bauchbeschwerden durch die Vergrößerung extramedullärer Blutbildungsherde in Leber und Milz möglich. Diese Symptome sind typisch für die akute myeloische Leukämie.
Eosinophilie ist ein Symptom und verursacht keine Beschwerden. Man beobachtet sie, wie auch die *Monozytose*, häufig im Rahmen von angeborenen und erworbenen Agranulozytosen. Die Vermehrung von Eosinophilen und Monozyten kann in diesem Zusammenhang als Kompensationsmechanismus gedeutet werden, da beide Zellarten die Funktion der neutrophilen Granulozyten, wenn auch in begrenztem Umfang, übernehmen können.

Störungen der Struktur

Angeborene Abweichungen von der normalen Struktur können ohne Einfluß auf die Funktion sein, wie z. B. die Pelger-Hüet-Anomalie. Die Strukturabweichung kann jedoch auch begleitet sein von einer schweren Funktionsstörung, wie z. B. beim Chediak-Higashi-Syndrom. Auch Granulozyten von Patienten mit schweren bakteriellen Infekten zeigen häufig Strukturanomalien.

Die bekannteste Änderung ist die toxische Granulation. Die Granula sind größer und dunkler gefärbt als die normalen neutrophilen Körnchen, die Zellen sollten nicht mit Basophilen verwechselt werden. Zusätzlich kommen bei bakteriellen Infekten noch Kernpyknosen, Degranulierung und Vakuolenbildung im Plasma vor. Besonders letzteres ist ein häufiger Hinweis auf eine bestehende Sepsis.

Störungen der Funktion

Angeborene und erworbene Störungen der Granulozytenfunktion werden in zunehmendem Maße entdeckt. Dabei kann es sich um isolierte Defekte einzelner Schritte handeln, die Funktion kann aber auch an mehreren Stellen gleichzeitig beeinträchtigt sein. Entsprechend sind die Krankheitsbilder auch unterschiedlich ausgeprägt. Eines haben sie jedoch alle gemeinsam: die erhöhte Anfälligkeit der Patienten für Infektionen durch einen oder mehrere Erreger.

Die häufigste und leichteste Störung der Granulozytenfunktion kommt zusammen mit der bei Infekten auftretenden Linksverschiebung ohne Erhöhung der Gesamtzellzahlen vor, da bei unreiferen Zellen die Funktionsfähigkeit noch nicht voll ausgebildet ist. Auch sie sind jedoch in der Lage, Keime abzutöten, wenn sie diese einmal phagozytiert haben. Ganz anders liegt dagegen die Situation bei der progressiven septischen Granulomatose des Kindesalters. Bei dieser angeborenen Funktionsstörung überleben phagozytierte Bakterien in den Zellen und sind hier sogar noch vor der Wirkung der Antibiotika geschützt. Neben den isolierten Störungen gibt es auch Kombinationen von Neutropenien mit eingeschränkter Funktion (z. B. Lazy-Leukocyte-Syndrome). Es kann sogar eine Leukopenie mit Funktionsanomalie und Strukturanomalie kombiniert sein (z. B. Chediak-Higashi-Syndrom).

Kompensation gestörter Funktionen

Eine quantitative Erniedrigung von Granulozyten ist nicht selten von einer Erhöhung der Monozyten und Eosinophilen begleitet. Dieser zahlenmäßige Ausgleich stellt hinsichtlich der Funktion jedoch keine volle Kompensation dar, weil ihre Phagozytoseleistung im weitesten Sinne nicht der der neutrophilen Granulozyten entspricht (s. oben). Trotzdem ist das klinische Bild

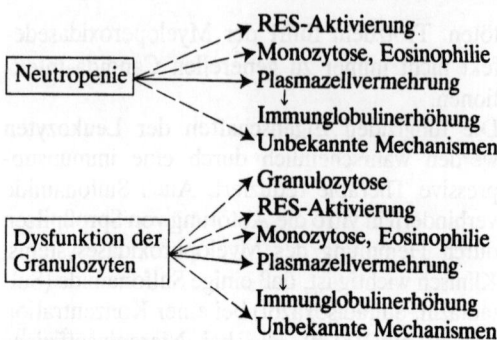

Abb. III.3. Kompensationsmechanismen bei Neutropenie und Dysfunktion der Granulozyten.
Zeichenerklärung. ⟶ meist vorhanden, ⟶ nur bei bestimmten Erkrankungen

in solchen Fällen oft weniger ernst. Bei angeborenen Funktionsstörungen der Granulozyten können gleichzeitig auch die Eosinophilen und Monozyten funktionell defekt sein. Der Versuch, den Funktionsdefekt über eine massive Vermehrung der Granulozyten auszugleichen, ist eine **insuffiziente Kompensation**, da aufgrund des Basisdefektes alle produzierten Zellen krank sind. Die Immunglobulinspiegel sind bei Neutropenien und Funktionsdefekten stark erhöht bei gleichzeitiger Vermehrung der Plasmazellen im Knochenmark. Dies ist ein Beispiel dafür, wie ein anderes Abwehrsystem mit vermehrter Aktivität einzuspringen versucht. Jedoch kann das eine das andere System nicht voll ersetzen. Klinische Beobachtungen zeigen, daß neben den genannten Mechanismen noch weitere effektive Kompensationssysteme verfügbar sein müssen. So gibt es gelegentlich schwere Neutrozytopenien oder Funktionsdefekte ohne eine wesentlich erhöhte Anfälligkeit gegenüber Infektionen. Inwieweit dabei unter entsprechenden Bedingungen der Aktivierung des RES und/oder die Summe der anderen Mechanismen eine Bedeutung zukommt, ist nicht bekannt (vgl. Abb. III.3).

4. Erkrankungen des Granulozytensystems

Quantitative Störungen der Granulozyten

Granulozytenwerte bei verschiedenen Krankheiten

Der Wert der Leukozytenzahl im peripheren Blutbild, des Differentialblutbildes und der morphologischen Veränderungen im Rahmen von

Erkrankungen des Granulozytensystems

verschiedenen Krankheiten wird häufig nicht richtig eingeschätzt. Die folgenden Tabellen (III.7, III.8, III.9) sollen eine Hilfe sein, die Untersuchungsergebnisse des weißen Blutes richtig beurteilen und anwenden zu können. Spezielle Hinweise für die Neugeborenenperiode finden sich in Kapitel X.B.

Granulozytopenien

Definition, Nomenklatur

Das völlige Fehlen von Granulozyten, die *Agranulozytose,* ist nur die schwerste Form einer Neutropenie und muß daher nicht als gesonderte Einheit besprochen werden. Die Ausdrücke *Granulozytopenie* und *Neutropenie* werden als Synonyma verwendet, obgleich das per definitionem

Tabelle III.7. Granulozytenwerte, die eine bakterielle Infektion vermuten lassen (modifiziert nach Weitzman [69])

Alter	Stabkernige /mm^3	Neutrophile /mm^3	Bemerkungen
Geburt	> 1500	in den ersten 3 Lebensta-	Doehlekörperchen, toxische Granu-
1. u. 2. Tag	> 2000	gen ohne diagnostischen	lierung oder Vakuolen in den Neu-
3. Tag	> 1600	Wert	trophilen sind in jeder Altersgruppe
4. Tag	> 1400	< 1350 > 8000	verdächtig auf eine bakterielle
5. Tag–4 Wochen	ohne diagnostischen Wert	< 1350 > 8000	Infektion
2 Monate–17 Jahre	> 500	< 10000	

Wichtige Ergänzung für das Alter 2 Monate–17 Jahre
> 500 Stabkernige oder > 10000 Neutrophile:
  80% Wahrscheinlichkeit einer bakteriellen Infektion
> 500 Stabkernige und < 10000 Neutrophile:
  Infektion mit gramnegativen Keimen wahrscheinlich
< 500 Stabkernige und > 10000 Neutrophile:
  Infektion mit grampositiven Keimen wahrscheinlich
Neugeborenenperiode s. Kapitel X, B

Tabelle III.8. Infektionen mit typischen weißen Blutbildwerten (modifiziert nach Weitzman [69])

Erkrankung	Typisches weißes Blutbild	Bemerkungen
Tuberkulose Typhus Paratyphus	Fehlen der Leukozytose und Neutrophilie	Bei Neutrophilie: Verdacht auf Komplikation oder Lokalisierung (z. B. Tbc-Meningitis)
Scharlach Brucellose	Eosinophilie	–
Keuchhusten	Absolute Lymphozytose (bei 75% der Patienten > 10000 Lympho/mm^3)	Die Gesamtleukozytenzahl ist ohne diagnostischen Wert, da sie von Leukopenie bis Leukozytose variieren kann
Adenovirus-Infektion	Werte des weißen Blutbildes können in allen Variationen mit denen des Keuchhustens identisch sein	
Shigellosen	85% der Kinder haben mehr Stabkernige als Segmentkernige	*Im Stuhl* finden sich bei Shigellosen, Salmonellosen und invasiver E. coli-Enteritis häufig Neutrophile. Dies kommt selten vor bei viralen oder parasitären Enteritiden

Tabelle III.9 *Nichtinfektiöse Erkrankungen.* Einfluß auf das weiße Blutbild (modifiziert nach Weitzman [69])

Erkrankung	Weißes Blutbild	Bemerkung
Adrenalingabe Streß	Leukozytose, Neutrophilie, keine Linksverschiebung	Tritt in Minuten auf
Cushing-Syndrom Steroid-Therapie	Leukozytose Neutrophilie Eosinophilie Linksverschiebung	Tritt innerhalb von 4 Stunden auf und normalisiert sich 24 Std nach der letzten Steroidgabe
M. Addison Panhypopituitarismus	Neutropenie Eosinophilie Lymphozytose	
Diabetische Ketoazidose	Leukozytose Neutrophilie Linksverschiebung	
Acetonämisches Erbrechen	Normale Leukozytenzahl Linksverschiebung	
Verbrennung Operative Frakturen Neoplasien	Leukozytose Neutrophilie Linksverschiebung	
Akute Blutung	Leukozytose Neutrophilie Linksverschiebung	Bei Blutungen in Pleura-, Peritoneal- und Subduralraum sind die Veränderungen ausgeprägter als bei Blutungen nach außen
Akute Hämolyse	Leukozytose Neutrophilie Linksverschiebung	Z. B. bei Sichelzellanämie, fetaler Erythroblastose, autoimmunhämolytischer Anämie

nicht richtig ist. Nicht selten besteht bei Neutropenien, bei denen die absolute Zahl der neutrophilen Granulozyten erniedrigt ist, eine Eosinophilie, d. h. eine Erhöhung der eosinophilen Granulozyten. Diese kann so ausgeprägt sein, daß die absolute Zahl der Granulozyten (neutrophile + eosinophile + basophile) im Normbereich liegt. Da jedoch die Funktion der Eosinophilen gegenüber den Neutrophilen erheblich eingeschränkt ist, ist für die Frage der Infektabwehr die absolute Zahl der Neutrophilen entscheidend. Daran sollte man stets denken, wenn man von Granulozytopenien spricht. Das Ausmaß der Neutropenie variiert stark innerhalb einer Krankheitsgruppe und bei einzelnen Patienten. Generell spricht man von einer Neutropenie, wenn die Leukozytenwerte unter 1500/mm^3 liegen (im Alter von 2 Wochen bis 10 Monaten unter 1000/mm^3).

Prinzip der Klassifizierung der Neutropenie
Wie bei anderen quantitativ verminderten Zellsystemen gibt es auch für die Granulozyten eine Klassifizierung auf der Basis pathogenetischer Prinzipien (Hauptgruppen), die sich dann jeweils nach bestimmten Richtlinien in Untergruppen differenzieren lassen (Tabelle III.10, III.11). Eine solche Einteilung kann für viele Belange sinnvoll sein.

Diagnostik der Granulozytopenie
Die Schwere der Erkrankung ist maßgebend für die Intensität der Diagnostik. Die wichtigsten Maßnahmen für die primäre Diagnostik sind in Tabelle III.12 aufgeführt.

4.1. Granulozytopenie: Krankheitsbilder und Syndrome

Neutropenie durch verminderte Produktion (Typ I)

Grundlagen
Bei dem ätiologisch heterogenen Syndrom der hyporegeneratorischen Granulozytopenie findet

sich eine verringerte Produktion der Myelopoese (hypo- bis aplastische Myelopoese). Dadurch fehlt der notwendige Nachschub für die Peripherie. Die Knochenmarkreserve und der Randpool sind erniedrigt. Oft besteht eine Linksverschiebung sowie eine relative und absolute Monozytose. Während Struktur und Funktion nicht gestört sind, ist die Fähigkeit zur Mobilisierung von Granulozyten reduziert.

Der Anteil der Myelopoese im Knochenmark kann selten einmal gesteigert sein. Dieser Widerspruch erklärt sich dadurch, daß verlängerte Verweildauer im Knochenmark und verringerte Ausschüttung miteinander kombiniert sein können, so daß trotz erniedrigter Produktion die Gesamtzahl im Mark erhöht ist. Die Abgrenzung gegenüber der ineffektiven Granulopoese kann schwierig sein.

Klassifizierung

Entsprechend den genannten Kriterien kann eine durchaus brauchbare Einteilung der Gruppe der Neutropenien aus den bisher vorliegenden klinischen Beobachtungen erfolgen (Tabelle III.13).

Angeborene oder primäre Neutropenien vom Typ I

Angeborene Agranulozytose

Definition. Es handelt sich um eine angeborene erbliche Störung der Ausreifung in der Myelopoese mit Arrest auf der Ebene der Promyelozyten und Myelozyten.

Synonyma. Morbus Kostmann, infantile genetic agranulocytosis (IGA), Agranulocytosis infantilis herediteria, chronic infantile agranulocytosis.

Ätiologie und Pathogenese. Die Ursache ist letztlich unbekannt. Ein früher vermuteter Serumfaktor (Inhibitor) scheint sich ebensowenig zu bestätigen wie ein primärer Defekt der granulozytären Stammzellen oder wie die Verminderung eines die Granulopoese stimulierenden Faktors. Neuerdings wird eine Störung der Beziehungen zwischen Stromazellen und Granulopoese diskutiert. Die Funktionsfähigkeit der Granulozyten, soweit sie bei der geringen Anzahl geprüft werden kann, ist nicht gestört [1]. Es kann angenommen werden, daß das Krankheitsbild der angeborenen Agranulozytose ätiologisch und klinisch uneinheitlich ist.

Tabelle III.10. Prinzip der Klassifizierung der **Hauptgruppen der Neutropenie** (modifiziert nach Finch [22])

Typ I	**Verminderte Produktion**
	Basis: Hypo- oder aregeneratorische Myelopoese
Typ II	**Ineffektive Produktion**
	Basis: Produktion von Granulozyten mit verkürzter Lebenszeit im Knochenmark. Deshalb kann die kompensatorische Hyperplasie der Myelopoese nicht effektiv sein. Das Ergebnis ist eine zu geringe Produktion von reifen Granulozyten
Typ III	**Verkürzte Lebenszeit**
	Basis: Vermehrte Zerstörung oder erhöhter Verbrauch von reifen Granulozyten in der Peripherie
Typ IV	**Kombinierte Formen**
	Basis: Variable Kombination der Typen I–III
Typ V	**Pseudoneutropenien**
	Basis: Verschiebung von zirkulierenden Granulozyten in einen anderen Pool

Tabelle III.11. Prinzip der Klassifizierung der *Untergruppen der Neutropenien*. Dieses Einteilungsprinzip ist auf jeden einzelnen Typ der Hauptgruppen anwendbar

Angeborene oder primäre Formen

Basis: Definierte hereditäre Defekte, die allein oder kombiniert mit anderen hereditären Störungen auftreten können.

Sekundäre oder erworbene Formen

Basis: Alle nicht eindeutig klassifizierbaren Formen aus der heterogenen Gruppe der Neutropenien und jene Formen, die Symptom einer definierten Krankheit oder eines Syndroms sind, können hier eingeordnet werden.

Durch Medikamente induzierte Formen

Basis: Je nach Wirkungsweise des Medikamentes (gekennzeichnet im Text und in den Tabellen durch die kleinen Buchstaben a, b und c) erfolgt eine Zuordnung zu der Hauptgruppe vom Typ I, Typ II, Typ III oder Typ IV.

Tabelle III.12. Fahrplan für das diagnostische Vorgehen bei Neutropenien

Test, Methode	Aussagewert
Anamnese	
a) Familienanamnese	Angeborene oder familiäre Form
b) Eigenanamnese	akut oder chronisch
c) Medikamentenanamnese	Ursache
Leukozytenzahl	Berechnung der Gesamtzahlen
Ausstrich	Morphologie
Ery, HK, Hb	
Thrombozytenzahl	Panzytopenie, Leukämie
Knochenmark	Reifungsstop, Zellularität, Leukämie, aplastische Anämie, etc.
Häufige Blutbildkontrollen über Wochen	Periodizität
Adrenalin-Test	Erfassung der Randpoolgröße
Pyrogen-Test (Endotoxintest)	Erfassung der Knochenmarkreserve
Cortison-Test	
Etiocholanolon-Test	
Granulozyten-Antikörper	Immunneutropenie
„Leberwerte", Leberbiopsie	Hepatitis, Zirrhose, Stauung
Virusantikörper	Ätiologische Klärung
Milzgröße (Radiologie, Szintigraphie)	Hyperspleniesyndrom
Abbaurate in der Milz	Hyperspleniesyndrom
Verschiedenes: Harnsäure, Coombstest, Serum-	Zelluntergang
Vitamin B_{12}, Folsäure und Kupfer	Mangelzustände

Hinweis:
Leukozytenkinetik, Leukoagglutinine, Leukotoxine und Wachstum in Gewebekulturen sind Spezialuntersuchungen mit fragwürdiger Aussagekraft

---

Tabelle III.13. Ätiologische Klassifizierung der Neutropenien (Fortsetzung Tabelle III.18)

Neutropenien durch verminderte Produktion (Typ I)

Angeborene oder primäre Formen
  Angeborene Agranulozytose
  Benigne familiäre Neutropenie
  Maligne familiäre Neutropenie
  Zyklische Neutropenie
  Neutropenie kombiniert mit anderen angeborenen Defekten
    Pankreasinsuffizienz
    Dysgammaglobulinämie
    Dyskeratosis congenita
    Trimethylaminurie

Sekundäre oder erworbene Formen
  Verschiedene Grundkrankheiten, u. a.
  Maligne Erkrankungen
  Panmyelopathien mit leerem Mark
  Anorexia nervosa

Durch Medikamente induzierte Formen
  Zytotoxische und radiomimetrische Substanzen
    (Typ I a)
  Medikamente mit Stoffwechselinterferenz (Typ I b)
  Idiosynkrasie (Typ I c)

Genetik. Die Erkrankung wurde von Kostmann [37] als autosomal rezessiv vererbbares Leiden beschrieben. Das wird für einige außerhalb von Schweden beobachtete Fälle angezweifelt, bzw. ist nicht sicher bewiesen. Konsanguinität ist nicht selten.

Klinisches Bild. Die Patienten erkranken im ersten Lebensjahr oft schon kurz nach der Geburt an chronischen und rezidivierend akuten bakteriellen Infekten, denen die Kinder meist zum Opfer fallen. Der Übergang in eine Leukämie wurde beschrieben. Ein Zusammenhang mit der Fanconi-Anämie wurde vermutet [10].

Hämatologische Kriterien. Eine Neutropenie besteht schon bei Geburt. Die Granulozytenwerte fallen dann meistens in den nächsten Lebenstagen auf Werte unter $300/mm^3$ ab. Die häufig begleitende Eosinophilie und Monozytose bewirken oft eine normale Leukozytenzahl. Das **Knochenmark** zeigt eine hypo-, normo- oder hyperzelluläre Myelopoese mit praktisch völligem Fehlen der Zellen jenseits des Promyelozyten-Myelozytenstadiums. Die Lebenszeit der wenigen ausgereiften Granulozyten ist normal. Oft findet sich eine Erhöhung der Immunglobuline, wahrscheinlich als Folge der häufigen bakteriellen Infektionen; die Blutsenkung ist extrem erhöht.

Therapie. Gezielte Antibiotikatherapie kann das Leben solcher Kinder verlängern. Da die Prognose infaust ist, stellt die Isolierung in keimfreier Umgebung neben der Knochenmarktransplantation die einzige Rettungsmöglichkeit dar. Nicht wirksam sind: Steroide, Somatotropin, Vitamin B_6 und Entfernung der Milz.

Benigne familiäre Neutropenie
Definition, Ätiologie und Pathogenese. Dies ist eine autosomal dominant vererbbare Neutropenie ohne wesentliche Infektionsgefährdung [25, 33], deren Ursache nicht bekannt ist. Ob ein Reifungsdefekt auf der Ebene der Myelozyten vorliegt, ist bislang nicht bewiesen. Dieses Syndrom ist ätiologisch wahrscheinlich heterogen. Gemeinsam ist allen Formen ein gutartiger klinischer Verlauf.

Synonyma. Familiäre Neutropenie, familial (benign) neutropenia.

Klinisches Bild. Meist erkranken die Kinder erst im 2. oder 3. Lebensjahr an chronischen bakteriellen Infektionen. Diese sind jedoch praktisch nie lebensbedrohlich. Oft findet man andere gesund erscheinende Familienmitglieder mit Neutropenie.

Hämatologische Kriterien. Es besteht bei den Patienten eine mäßige Neutropenie mit oder ohne Leukopenie. Etwa die Hälfte der Patienten hat eine allerdings nicht sehr ausgeprägte Monozytose. Eine Eosinophilie kann vorhanden sein. Das Blutbild bleibt durch das ganze Leben relativ konstant. Die Granulozyten sind normal im Bezug auf Struktur und Funktion. Im *Knochenmark* ist die Myelopoese normal. Der Lymphozytengehalt ist erhöht. Dies gilt bei etwa 50% der Fälle auch für die monozytären Zellen im Mark.

Therapie. Bei den seltenen schweren Infektionen gezielte Antibiotikatherapie. Die Entfernung der Milz ist ohne Erfolg. Die Einhaltung hygienischer Maßnahmen kann die Infektionshäufigkeit mindern.

Chronische benigne Neutropenie
Diese Form wird von manchen Autoren zur Neutropenie mit verringerter Lebenszeit der Neutrophilen gerechnet und daher dort beschrieben.

Maligne familiäre Neutropenie
Definition, Ätiologie und Pathogenese. Diese autosomal dominant vererbbare Erkrankung wurde erstmals 1959 von Hitzig [30] beschrieben. Eine Ursache ist unbekannt.

Synonyma. Familial (severe) neutropenie, (schwere) familiäre Neutropenie.

Klinisches Bild. Der Beginn häufiger Infekte liegt meist im Säuglingsalter. Bakterielle Entzündungen aller Art sind möglich, besonders typisch sind jedoch Infektionen der Mundhöhle. Eine Milzvergrößerung kann auftreten, ist jedoch nicht typisch.

Hämatologische Kriterien. Neben der Neutropenie besteht stets eine Monozytose, die sich oft umgekehrt proportional zur Zahl der Granulozyten verhält. Das *Knochenmark* ist normozellulär mit einem deutlichen Mangel an Zellen, die reifer als Myelozyten sind. Eine Erhöhung der Immunglobuline wird beobachtet.
Die *Prognose* ist ungünstig, wenn auch manche Patienten das Erwachsenenalter erreicht haben.

Therapie. Die Splenektomie scheint gelegentlich Erfolg zu bringen. Eine gezielte Antibiotikatherapie ist notwendig. Die Knochenmarktransplantation ist die einzige Chance einer kurativen Therapie.

Zyklische Neutropenie
Definition. Es handelt sich um eine in regelmäßigen Zeitabständen einsetzende Neutropenie. In diesen Phasen können bakterielle Infektionen auftreten, während die Patienten im Intervall gesund sind. Undulierende Zellzahlen im peripheren Blut lassen sich auch bei normalen Menschen nachweisen. Die Periodizität weist auf eine Kontrolle der Granulopoese auch durch feedback-Mechanismen hin.

Ätiologie und Pathogenese. Die Ätiologie ist nicht bekannt. Es findet sich auch eine zyklische Fluktuation der Monozyten und Retikulozyten. Im Knochenmark lassen sich während der neutropenischen Phase vermehrt myeloisch determinierte Stammzellen nachweisen. Die Funktion der Granulozyten ist normal.

Synonyma. Zyklische Agranulozytose, periodische Agranulozytose, periodische Neutrozytopenie, periodische Neutroerythropoese.

Erbgang. Ein autosomal dominanter Erbgang trifft nur für einen Teil der Patienten zu.

Klinisches Bild. Klinisch treten in regelmäßigen Abständen zwischen 14 und 45 Tagen (meist alle 19–21 Tage) für einige Tage Fieber, Schleimhautulzera, Peridontitis und Hautinfektionen auf. Zur gleichen Zeit beobachtet man eine Neutropenie bis Agranulozytose. Die Schwere des Bildes geht parallel mit dem Ausmaß der Erniedrigung der Granulozytenzahlen. Manche Patienten erkranken nicht bei jeder neutropenischen Periode. Mit dem Ansteigen der Neutrophilen heilen die Entzündungen rasch ab und die Patienten fühlen sich gesund. Eine Milzvergrößerung kann auftreten. Die Erstmanifestation liegt meist im Kindesalter, doch kann sie in jedem Alter beginnen.

Hämatologische Kriterien. Die Periodizität und die Dauer der Perioden wird erst nach häufiger Kontrolle des Blutbildes erkannt. Die neutropenischen Phasen dauern in der Regel 4 bis 5 Tage (Variation 4–10 Tage). Werte unter 200/mm³ werden beobachtet. Zwischen den Perioden ist das Blutbild normal. Gelegentlich findet sich eine mäßige Eosinophilie. 50% aller Fälle haben während des Verschwindens der Neutrophilen eine ausgeprägte Monozytose, die offensichtlich kompensatorisch manchmal voll wirksam ist. Das *Knochenmark* ist zwischen den neutropenischen Phasen unauffällig und zeigt während der Neutropenie entweder eine Verringerung der Myelopoese oder einen Reifungsstop auf der Stufe des Myelozytenstadiums.
Die *Prognose* ist relativ gut. Im Laufe der Zeit können die Perioden länger werden und sie verschwinden nicht selten nach 5–10 Jahren.

Therapie. Eine antibiotische Therapie ist nur in Phasen schwerer Infektionen notwendig. In letzter Zeit wird von dem positiven Effekt des Doxycyclins (Vibramycin) berichtet, wenn es einige Tage vor dem erwarteten Auftreten und während der Granulozytopenie in der üblichen therapeutischen Dosierung gegeben wird. Die Splenektomie scheint nur bei Splenomegalie in 35–50% der Fälle zu einer Besserung zu führen. Von einem positiven Einfluß des Testosteron wird berichtet [15]. Gammaglobulin-Gaben sind nur sinnvoll, wenn gleichzeitig eine Hypogammaglobulinämie besteht (siehe unten).

Neutropenie kombiniert mit anderen angeborenen Defekten

Shwachman-Syndrom

Definition. Autosomal rezessives Erbleiden, das nach der Erstbeschreibung [63] durch Pankreasinsuffizienz mit Dysfunktion des Knochenmarkes charakterisiert ist.

Ätiologie und Pathogenese. Die Ursache dieses nicht einheitlichen Syndroms ist unbekannt.

Klinisches Bild. Pankreasinsuffizienz, Gedeihstörung, Durchfälle und Wachstumsverzögerung stehen im Vordergrund. Als zusätzliche Symptome können vorkommen: M. Hirschsprung, Skelettdysplasien und geistige Retardierung, sowie ein mäßig ausgeprägter Diabetes mellitus [55]. Die typischen pulmonalen Symptome einer Mukoviszidose fehlen. Gelegentlich findet sich eine Splenomegalie.

Labordaten. Normaler Schweißtest, Fehlen oder Erniedrigung der exokrinen Pankreasenzyme, erhöhte Fettausscheidung im Stuhl, normale Xyloseabsorption, häufig inkonstante Galaktosämie.

Hämatologische Kriterien. Stets besteht eine zumeist ausgeprägte Neutropenie ohne kompensatorische Monozytose. Ein kurzzeitiger Anstieg der Granulozyten während Infektionen ist möglich. Häufig wird eine konstante Thrombozytopenie, in Einzelfällen eine Panzytopenie beobachtet. Die Neutropenie liegt im Durchschnitt zwischen 200 und 400 Zellen/mm³ und zeigt gelegentlich zyklische Tendenzen [17]. Die Granulozyten sind nur wenig segmentiert. Das Knochenmark ist im allgemeinen hypozellulär. (In einem Fall fand sich ein normal zellreiches Mark mit einem Reifungsstop in der Myelopoese [63]). Das fetale Hämoglobin ist erhöht, ein Hinweis auf die allgemeine Störung der Hämatopoese.
Die *Prognose* ist besser als bei der Mukoviszidose und hängt vom Ausmaß der Blutbildveränderungen ab.

Therapie. Neben der Substitution der Pankreasinsuffizienz sind die Infektionen durch gezielte Antibiotikagaben zu behandeln.

Dysgammaglobulinämie

Neutropenien kommen zusammen mit fehlenden, erniedrigten oder erhöhten γ-Globulinen vor (s. Kapitel V.4). Das Ausmaß der Neutropenie ist unterschiedlich, oft besteht eine kompensatorische Monozytose. Gelegentlich ist der Verlauf zyklisch. Selten sind Kombinationen mit Thymomen beschrieben worden. Die **Prognose** ist schlecht.

Therapie. Regelmäßige γ-Globulin-Gaben sind indiziert. Thymektomie, Splenektomie oder Steroide haben in der Regel geringen oder keinen Effekt. Die Knochenmarktransplantation dürfte für diese Patienten die einzige wirksame Therapieform sein.
In einzelnen Fällen führen γ-Globulin-Gaben zu einer Normalisierung des Blutbildes. Außerdem ist bei der Kombination von IgA-Mangel mit Neutropenie über den positiven Effekt einer Dauertherapie mit Kortikosteroiden berichtet worden, wobei jedoch eine Immunneutropenie nicht ausgeschlossen werden konnte.

Dyskeratosis congenita

Die Kombination mit Panzytopenie (Zinsser-Engman-Cole-Syndrom (s. Kapitel I.4.2) wird geschlechtsgebunden vererbt und betrifft nur das männliche Geschlecht. Das Mark ist hypozellulär, im peripheren Blut findet sich oft nur eine Neutropenie, vielfach begleitet von einer Monozytose.
Eine Dyskeratose mit Chemotaxis-Defekt (s. dort) ist beschrieben.

Trimethylaminurie

Diese Stoffwechselkrankheit ist durch eine Neutropenie mit verminderter Adhäsivität der Granulozyten, leichter Anämie und Thrombozytendysfunktion charakterisiert. Wahrscheinlich liegt den Störungen der hämatopoetischen Zellen ein durch Trimethylamin induzierter Membrandefekt zugrunde [34].

Alymphozytäre Neutropenie (retikuläre Dysgenesie)

Dies seltene Krankheitsbild ist in Kapitel V.4.5 erwähnt.

Sekundäre oder erworbene Formen der Neutropenie vom Typ I

Diese Gruppe umfaßt alle Formen einer verminderten Produktion, verursacht durch bekannte Grundkrankheiten oder durch chemisch-physikalische Einwirkungen. So ist die Neutropenie oft Teil von Panzytopenien. Lymphome, Myelome oder Karzinome und Fibrosen können durch Verdrängen oder über Funktionsstörungen der Matrix bzw. der hämatopoetischen Zellen zur teilweisen oder kompletten Aplasie des Knochenmarkes führen. Schwere Hungerzustände, wie z. B. bei der Anorexia nervosa, führen ebenfalls zur Neutropenie durch verringerte Produktion. Möglicherweise gehört in diese Gruppe auch ein Teil jener Formen, die unter den „unklassifizierbaren Neutropenien" aufgeführt sind.

Durch Medikamente induzierte Neutropenien

Zytotoxische und radiomimetische Substanzen (Typ Ia)

Substanzen mit gleicher Wirkung auf die Zelle verursachen auch die gleiche Form einer Neutropenie (Abb. III.4). Der toxische Effekt auf die Myelopoese ist abhängig von Dosis und Dauer der Therapie und variiert wenig zwischen den Menschen. Die Wirkung tritt im allgemeinen nach 7–10 Tagen auf, die Dauer bis zur Erholung beträgt 1–2 Wochen. Substanzen dieser Gruppe, die über unterschiedliche Mechanismen wirksam werden, sind in Tabelle III.14 aufgeführt.

Tabelle III.14. Liste der Radiomimetika, die eine hyporegeneratorische Neutropenie (Typ Ia) verursachen

Alkylierende Substanzen	
Stickstoff-Lost	Melphalan
Cyclophosphamid	Triethylenmelamin
Chlorambucil	Thio-TEPA
Busulfan	Hydroxyharnstoff
Trenimon	

Mitosehemmer
Vincristin, Vinblastin, Colchicin

DNA-depolymerisierende Substanzen
Procarbazin

DNA-bindende Substanzen
Dactinomycin

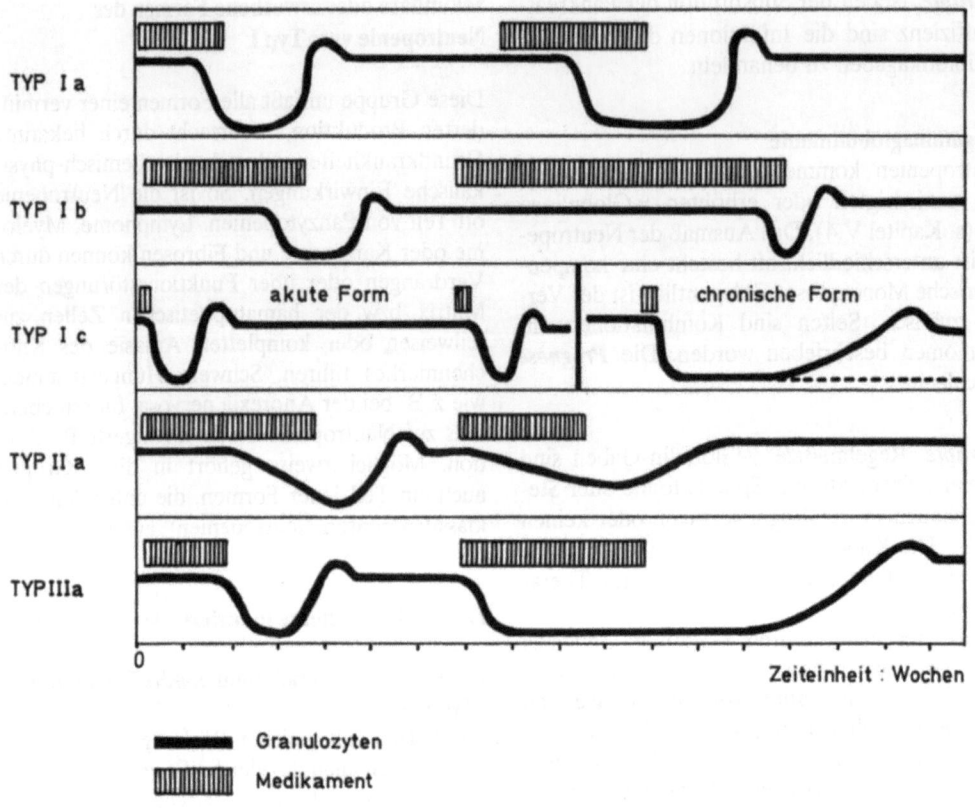

Abb. III.4. Schematische Darstellung der verschiedenen Formen der durch Medikamente verursachten Neutropenie

Erklärung zur Tabelle. **Typ Ia–Ic Neutropenien durch verminderte Produktion.** Typ Ia: Störung der DNA-Synthese durch Radiomimetika. Typ Ib: Interferenz mit der DNA-Synthese durch Substanzen vom Chemotherapie- und Phenothiazintyp. Typ Ic: Neutropenie durch Idiosynkrasie durch Medikamente, u. a. Chloramphenicol, Aminophenazon. **Typ IIa Neutropenie durch ineffektive Produktion** verursacht durch Störung der DNA-Synthese infolge Inferenz mit dem Folsäurestoffwechsel. **Typ IIIa Neutropenie durch verkürzte Lebenszeit** durch Medikament-Hapten-Antikörperreaktion.

Medikamente mit Stoffwechselinterferrenz (Typ Ib)

Substanzen vom Chemotherapietyp. Viele Chemotherapeutika, die in der Krebstherapie eingesetzt werden, wirken durch Stoffwechselinterferenz. Im Vordergrund stehen die Purin- und Pyrimidinantagonisten. Die Wirkung ist abhängig von der Dosis und der Therapiedauer. Sie ist in etwa vorausberechenbar. Die zu dieser Gruppe gehörenden Substanzen sind in Tabelle III.15 zusammengestellt.

Substanzen vom Phenothiazintyp. Diese Stoffe erzeugen Neutropenien durch Interferenz mit der DNA-Synthese, jedoch ist die Variationsbreite viel größer und die Voraussagbarkeit sehr viel unsicherer. Die Agranulozytose entsteht frühestens 20 Tage und praktisch nie später als 3 Monate nach Therapiebeginn, auch wenn das Medikament nicht abgesetzt wird. Im Knochenmark finden sich bei Neutropenie keine weißen Vorstufen. Nach Absetzen des Medikamentes erholt sich das Mark rasch. Nicht bei allen hier angege-

Erkrankungen des Granulozytensystems

Tabelle III.15. Substanzen vom Chemotherapietyp, die eine hyporegeneratorische Neutropenie (Typ Ib) verursachen

Cytosin-Arabinosid (Alexan)	Azaserin
5-Fluoruracil	Amethopterin (Methotrexat)
5-Fluordesoxyuridin	
5-Joddesoxyuridin	Trimethoprim (Bestandteil von Bactrim, Eusaprim)
6-Mercaptopurin (Puri-Nethol)	Pyrimethamin (Daraprim)
6-Thioguanin	
Azathioprin (Imurek)	Hydroxyharnstoff (Litalir)
Chloramphenicol (Leukomycin, Paraxin)	Amphoterizin B
	Benzol
Arsen	

Tabelle III.16. Substanzen vom Phenothiazintyp, die eine hyporegeneratorische Neutropenie (Typ Ib) verursachen

Phenothiazine	*Antibiotika*
Meparin	Ampicillin, Cephaloridin, Griseofulvin, Gentamycin, Lincomycin, Methicillin, Nafcillin, Streptomycin
Promazin (Atosil, Phenergan)	
Chlorpromazin (Megaphen)	
Dibenzazepinverbindungen	*Antihistaminika,*
Imipramin (Tofranil)	Tripelennamin
Desimipramin	Pyribenzamin
Desmethylimipramin	
	Antikonvulsiva
Thyreostatika	Phenobarbital (Luminal)
Thiouracilderivate (Favistan, Propycil, Thyreostat, Thyreostat II, Neo-Thyreostat, Neo-Morphazole)	Thalidomid (Contergan)
	Trimethadon (Tridione)
	Ethosuximid (Suxinothin)
Carbimazol	*Weitere Substanzen*
Methimazol	Penicillamin
	DDT, Dinitrophenol, Phenindion, Ethacrynsäure
Saluretika	
Azetazolamid (Diamox)	
Chlorthiazidabkömmlinge (Chlortride, Esidrix, Navidrex, Hygroton u.a.)	Thioglycolsäure
Sulfonamide	alle nicht mehr gebräuchlich
Sulfathiazol	
Sulfapyridin	
Sulfadiazin	

benen Medikamenten (Tabelle III.16) ist der Wirkungsmechanismus voll geklärt (Literatur über die medikamenteninduzierte Agranulozytose [27, 28]).

Medikamente: Wirkungsmechanismus Idiosynkrasie (Typ Ic)

Definition, Ätiologie und Pathogenese. Hierbei handelt es sich um eine – wahrscheinlich angeborene – Überempfindlichkeit eines Patienten gegen ein oder mehrere bestimmte Medikamente (Tabelle III.17). Diese seltenen Granulozytopenien zeichnen sich durch ein rasches Auftreten von milden Neutropenien bis schweren Agranulozytosen nach Gabe des Medikamentes aus (Abb. III.4). Die Ausprägung des Krankheitsbildes ist meistens unabhängig von Dosis und Therapiedauer. Als Mechanismus wird ein Defekt im Stammzellbereich vermutet.

Klinisches Bild. Eine akute Form, bei der das Mark sich nach Absetzen des Medikamentes rasch erholt, wird von einer chronischen Form unterschieden, bei der der Schaden irreversibel ist oder nur eine ganz langsame Erholung eintritt. Es sind auch Fälle beschrieben worden, bei denen die Agranulozytose erst Wochen nach Absetzen des Medikamentes aufgetreten ist. Übergang chronischer Formen in Panzytopenie und gelegentlich in eine Leukämie ist möglich.

Tabelle III.17. Liste von Substanzen, die über eine Idiosynkrasie eine hyporegeneratorische Neutropenie (Typ Ic) auslösen können

Akute Formen	
Chinin, Chinidin	Nitrofuradantin (Ituran)
Pamaquin (Plasmochin)	Thiazide
Primaquin	Diazepam (Valium)
Indometacin	Sulfonamide
Procainamid (Novocamid, Pronestyl)	Aminophenazon (Pyramidon)
Allopurinol (Foligan, Zyloric)	Phenylbutazon (Butazolidin)
Gentamycin (Refobacin)	Thyreostatika
Chronische Formen	
Chloramphenicol (Leukomycin, Paraxin)	Benzol
Phenylbutazon (Butazolidin)	Goldsalze

Diagnostik. Ein großes Problem für die Patienten und den Arzt liegt darin, daß es mit Labormethoden praktisch nie gelingt, die Idiosynkrasie zu beweisen. Der nochmalige Kontakt mit dem Medikament kann für den Patienten tödlich sein.

Neutropenie durch ineffektive Produktion (Typ II)

Grundlagen. Für diese Form der Neutropenie ist die gesteigerte Myelopoese im Knochenmark typisch. Die Ursache der Neutropenie ist ein beschleunigter Untergang der Vorstufen bereits im Mark und somit eine verringerte Ausschüttung in die Peripherie. Als Syndrom hat es eine uneinheitliche Ätiologie. Es kann Symptom einer anderen definierten Krankheit sein.

Blutbild und andere Labordaten. Gemeinsam ist allen Formen häufig eine Hypersegmentierung der noch vorhandenen Granulozyten. Eine kompensatorische Monozytose fehlt. Im Serum sind Harnstoff und Lysozym normal oder leicht erhöht; die LDH ist oft massiv erhöht. Im *Knochenmark* findet sich neben der Hyperzellularität eine Reifungsstörung mit Riesenzellen, Plasmavakuolen und Kernverklumpungen sowie ein erhöhter Mitoseindex.

Klassifizierung. Nach ätiologischen Gesichtspunkten kann die ineffektive Granulopoese mit Neutropenie folgendermaßen gegliedert werden (Tabelle III.18):

Tabelle III.18. Ätiologische Klassifizierung der Neutropenien (Fortsetzung von Tabelle III.13)

Neutropenien durch ineffektive Produktion (Typ II)

Angeborene oder primäre Formen
 Keine Krankheitsform gesichert

Sekundäre oder erworbene Formen
 „Refraktäre Anämien"
 Präleukämie
 Aleukämische Leukämie
 Zustand nach akuter Agranulozytose (nur kurzzeitig)

Durch Medikamente induzierte Formen
 Substanzen, die eine Störung des Folsäure- und Vitamin B_{12}-Stoffwechsels (DNA-Synthese) zur Folge haben

Angeborene oder primäre Formen vom Typ II

Es gibt keine bewiesenen Beispiele dieser Form von Neutropenie, doch nimmt man an, daß einige sogenannte chemische idiopathische Neutropenien in diese Gruppe gehören.

Sekundäre oder erworbene Formen vom Typ II

In Tabelle III.18 sind die wichtigsten Krankheiten zusammengefaßt, die diese Art einer Neutropenie verursachen.

Durch Medikamente induzierte Formen (Typ IIa)

Diese Form der Neutropenien wird durch solche Medikamente verursacht, die die Aufnahme von Folsäure im Darm reduzieren (Hydantoinpräparate) oder den Folsäurestoffwechsel hemmen (Folsäureantagonisten) und damit eine Störung der DNA-Synthese bzw. megaloblastäre Veränderungen zur Folge haben. Die in Tabelle III.19 aufgeführten Medikamente kommen in Frage. Vergleiche dazu auch Abb. III.4.

Tabelle III.19. Medikamente, die eine Neutropenie durch ineffektive Produktion (Typ IIa) verursachen können. Zusatz: Vor allem die Folsäureantagonisten können bei höherer Dosierung auch eine verminderte Produktion verursachen

Diphenylhydantoin (Zentropil)	Pyrimethamin (Daraprim)
Trimethadon (Tridione, Paradione)	Trimethoprim (Bactrim, Eusaprim)
Cytosin-Arabinosid (Alexan)	Primidon (Mylepsin)
Amethopterin (Methotrexat)	Chloramphenicol (Leukomycin, Paraxin)

Neutropenie durch verkürzte Lebenszeit (Typ III)

Grundlagen. Bei vermehrtem Abbau oder Verbrauch der Granulozyten in der Peripherie im Vergleich zur Produktion im Knochenmark kommt es zur Neutropenie. Ursache der verkürzten Lebenszeit der Granulozyten ist u. a. ein vermehrter Abbau in der Milz bzw. eine gesteigerte Phagozytose im RES und Zerstörung durch Leukotoxine oder Antikörper. Aus der gesamten

Erkrankungen des Granulozytensystems

Gruppe der Neutropenien verursacht durch eine verkürzte Lebenszeit kann nur die chronische benigne Neutropenie des Kindesalters als eigenständige Krankheit herausgestellt werden (s. unten).

Blutbild und andere Labordaten. Meist findet man als gemeinsame Symptome in der Peripherie eine Linksverschiebung und eine Verkürzung der Lebenszeit der Granulozyten. Morphologische Abnormalitäten können vorkommen, die Reservepools sind erniedrigt, eine begleitende Monozytose fehlt. Die Bedeutung des gelegentlichen Nachweises von Leukotoxinen oder Leukoagglutininen ist unklar. Die Myelopoese im Knochenmark ist gesteigert und ebenfalls linksverschoben.

Prognose. Die Beseitigung der Ursache führt rasch zur Normalisierung. Gelegentlich gehen die Neutropenien in eine Panmyelophthise über.

Klassifizierung. Wie bei den anderen Formen läßt sich auch in dieser Gruppe eine entsprechende Klassifizierung vornehmen (Tabelle III.20).

Angeborene oder primäre Formen vom Typ III

Chronische benigne Neutropenie des Kindesalters

Definition. Gutartige persistierende periphere Neutropenie ohne großes Infektionsrisiko mit einer normalen Ausreifung der Granulopoese bis zur Stufe der Stabkernigen.

Synonym. Chronic non familial (benign) Neutropenia.

Ätiologie und Pathogenese. Bisher wurde angenommen, daß diese Form der Neutropenie durch einen vermehrten Abbau hervorgerufen wird. Neuere Untersuchungen werfen ein anderes Licht auf die Pathogenese der Erkrankung [20]: Hydrocortison mobilisiert in normaler Weise Granulozyten aus dem Knochenmark. Adrenalin hat nur einen Späteffekt, der durch sekundär produziertes Cortisol hervorgerufen sein kann, während der akute Effekt der Mobilisation aus dem Marginalpool fehlt. Möglicherweise ist also unter normalen Bedingungen, d.h. ohne Stimulation der Übertritt aus dem Knochenmark in das periphere Blut gestört. Auch der normale Lyso-

Tabelle III.20. Ätiologische Klassifizierung der Neutropenien (Fortsetzung von Tabelle III.18)

Neutropenien durch verkürzte Lebenszeit (Typ III)

Angeborene oder primäre Formen
   Chronische benigne Neutropenie des Kindesalters

Sekundäre oder erworbene Formen
   Neutropenie bei Splenomegalie
   Neutropenie bei akuten Infektionen

Durch Medikamente induzierte Formen
   Wirkungen von Medikamenten über den Hapten-Antikörper-Mechanismus (Allergische Agranulozytose)

zymwert im Plasma spricht gegen eine vermehrte Zerstörung in der Peripherie.

Klinisches Bild. Die Manifestation der Neutropenie liegt meistens im Alter zwischen 6 und 20 Monaten. Die Infektanfälligkeit ist nicht sehr groß. Deshalb ist die Diagnose der Neutropenie meistens ein Zufallsbefund. Die Milz ist selten vergrößert.

Hämatologische Kriterien. Es besteht eine Granulozytopenie mit Werten zwischen 500 und 1500/mm^3. Die begleitende Monozytose ist meistens nur relativ. Das **Knochenmark** zeigt eine hyperzelluläre Myelopoese mit Verminderung der reifen Granulozyten. Die Reaktion im Cortisontest ist normal, die im Adrenalintest zeitlich verzögert.

Verlauf. Die Neutropenie normalisiert sich meist innerhalb eines Jahres.

Therapie. In der Regel ist eine Behandlung nicht notwendig, da die Krankheit selbstlimitierend ist. Bei bakteriellen Infektionen sind Antibiotika sinnvoll.

Sekundäre oder erworbene Formen vom Typ III

Neutropenie bei Splenomegalie

Definition. Ob die Neutropenie, verursacht durch Splenomegalie, in primäre und sekundäre Formen eingeteilt werden kann, ist sehr fraglich. In der Regel dürfte die Neutropenie ein Symptom des Hyperspleniesyndromes sein (s. Kapitel V.D.4.1).

Hämatologische Kriterien. Charakteristisch ist für alle Formen die Milzvergrößerung. Die Neu-

Tabelle III.21. Häufigste Infektionen, die mit einer Neutropenie einhergehen (vgl. dazu auch Tabellen III.7–9)

Virale Infekte	Bakterielle Infekte
Infektiöse Hepatitis	Brucellose
Infektiöse Mononukleose	Bakterielle Dysenterie
Influenza	Typhus
Poliomyelitis	Paratyphus
Psittacosis	
Pocken	
Masern	
Röteln	Protozoen
Denguefieber	
Colorado-Zecken-Fieber	Malaria
Exanthema subitum	Leishmaniose (Kala-Azar)

tropenie kann oft lebensbedrohliche Ausmaße annehmen. Bei einem Fünftel der Patienten besteht eine kompensatorische Monozytose. Die Granulozytenlebenszeit ist verkürzt. Die anderen Systeme (Erythropoese und Thrombopoese) können in variablem Maße beteiligt sein. Das Knochenmark zeigt in der Regel eine Hyperplasie der Myelopoese.

Prognose und Therapie. Die Milzentfernung bringt in allen Fällen eine Heilung, wenn die Splenomegalie die primäre Ursache für die Neutropenie ist.

Neutropenie bei akuten Infektionen
Akute Infekte können mit kurzzeitigen, gelegentlich aber — wie bei der Hepatitis — mit langanhaltenden Neutropenien einhergehen (Tabelle III.21).

Hinweis. Eine Neutropenie mit Linksverschiebung kann bei einer Sepsis entstehen. Dieser Befund ist besonders charakteristisch für die Sepsis bei Neugeborenen, verursacht durch gramnegative Keime (s. Kapitel X.B).

Durch Medikamente induzierte Formen (Typ III a)

Der Prototyp dieser durch Medikament-Hapten-Antikörper-Reaktionen ausgelösten Neutropenie mit verkürzter Lebensdauer der Granulozyten ist die Schultzsche Agranulozytose.

Allergische Agranulozytose
Definition. Durch Medikamente induzierte und gegen Granulozyten gerichtete Antikörper verursachen eine Neutropenie. Es handelt sich hierbei um eine echte Überempfindlichkeitsreaktion, deren genauer Mechanismus nicht klar ist.

Ätiologie und Pathogenese. Das Medikament („Pyramidontyp") wirkt über eine Bindung an Zellen- oder an Plasmaeiweiß als Antigen. Erneute Medikamentengabe führt zu einer Antigen-Antikörper-Reaktion und dadurch zur Zerstörung von Granulozyten. Bei der ersten Gabe kann es 7–20 Tage nach Beginn der Therapie zu entsprechenden Reaktionen kommen. Erneute Gabe führt zur Sofortreaktion (Abb. III.4). Eine Mischung von Plasma des Patienten mit dem Medikament verursacht eine Neutropenie bei einer Normalperson, nicht jedoch das Plasma allein.
Folgende *Medikamente* vom „Pyramidontyp" sind für die Auslösung solcher Mechanismen bekannt geworden: Aminophenazon (Pyramidon), Gold, Phenylbutazon (Butazolidin), Sulfapyridin.

Synonyma. Schultzsche Agranulozytose, maligne oder perniziöse Neutropenie.

Klinisches Bild. Die Hauptsymptome sind die einer akuten bakteriellen Allgemeininfektion: Plötzliches Auftreten von Schüttelfrost, Tachykardie, Kopfschmerzen, Fieber und Schockzeichen. Bei manchen Patienten entstehen rasch Schleimhautulzera, schwere nekrotisierende Angina, Bakteriämie und Sepsis.

Hämatologische Kriterien. Die peripheren Granulozytenwerte fallen rasch ab und können auf Null absinken. Das *Knochenmark* zeigt zunächst eine milde Hyperplasie, bei weiterer Wirkung des Medikamentes kommt es zu einem völligen Verschwinden der Myelopoese. Frühzeitiges Absetzen führt zu einer Erholung innerhalb von 6–8 Tagen. Die Erholungszeit scheint proportional zur Dauer der Therapie zu sein.

Diagnose. Der Antikörpernachweis ist extrem schwierig. Die Diagnose wird aus dem klinisch-hämatologischen Bild, dem Verlauf und der Medikamentenanamnese gestellt.

Therapie. Sofortiges Absetzen des auslösenden oder vermutlich auslösenden Medikamentes ist unbedingt notwendig. Bei schwerem Verlauf mit bakterieller Komplikation (Sepsis, nekrotisierende Prozesse) ist eine gezielte Antibiotikatherapie unterstützt durch Granulozytentransfusionen

Kombinierte Formen (Typ IV)

Grundlagen. Eine verminderte (Typ I) oder ineffektive (Typ II) Granulozytopoese ist häufig mit einer verminderten Granulozytenlebenszeit (Typ III) kombiniert. Fast regelmäßig findet man solche Kombinationen bei der Leukämie, bei Markschädigungen und anderen Erkrankungen, die primär durch vermehrten Abbau oder Verbrauch charakterisiert sind (Sepsis, Hypersplenismus, gesteigerte „Aktivität" des retikuloendothelialen Systems). Auch toxische Medikamente, die zur verringerten Produktion führen, verursachen möglicherweise eine Ausschüttung von Granulozyten mit verkürzter Überlebenszeit.

Klassifizierung. Die zu diesem Typ der Neutropenie gehörenden Krankheitsgruppen sind in Tabelle III.22 zusammengestellt.

Pseudoneutropenien (Typ V)

Grundlagen. Bei diesen Formen der Neutropenie ist nur der zirkulierende Pool verringert, da eine Verschiebung in den Randpool oder in die Knochenmarkreserve eingetreten ist. Die Kinetik der Granulozyten ist normal. Medikamente konnten als Ursache dieser Verschiebung beim Menschen bisher nicht eindeutig nachgewiesen werden. Es wird auch eine Störung der Ausschüttung aus dem Knochenmark diskutiert, deren Ursachen unklar sind.

Klinische Bedeutung. Eine klinische Bedeutung kommt der Pseudoneutropenie nicht zu. Sie findet sich zu Beginn einer Hämodialyse oder bei einer Endotoxinämie. Auch die genetisch bedingten niedrigeren Werte bei Negern wurden als Pseudoneutropenie bezeichnet.

Nachweismethoden. Mit dem Adrenalintest kann man die Verschiebung in den Marginalpool, mit dem Prednisolon- oder Etiocholanolon-Test die Verschiebung in die Knochenmarkreserve nachweisen.

Unklassifizierbare Neutropenien

Bei folgenden Erkrankungen bzw. Zuständen sind permanente oder passagere, ätiologisch oft

Tabelle III.22. Ätiologische Klassifizierung der Neutropenien (Fortsetzung von Tabelle III.20)

Kombinierte Formen (Typ IV)

Angeborene oder primäre Formen
Chediak-Higashi-Syndrom

Sekundäre oder erworbene Formen
Neutropenie bei:
megaloblastärer Anämie
schwerer bakterieller Infektion
verschiedenen Leukämieformen

Durch Medikamente induzierte Formen
Purinantagonisten
Pyrimidinantagonisten
Immunneutropenie vom Medikament-Hapten-Antikörpertyp

nicht geklärte Neutropenien beschrieben worden:
Hyperglycinämie, Hyperglycinurie mit Ketoazidose, Orotazidurie, Carotinämie (Überfütterung mit Karotten), Kupfermangel, Verbrennungen, kaltes Klima.

Immunneutropenien

Grundlagen. Diese Gruppe von Erkrankungen ist hinsichtlich der Ätiologie und Pathogenese sehr heterogen.
Nachweis und Differenzierung der verschiedenen Antikörpergruppen (Autoantikörper, Isoantikörper) bereiten große technische Schwierigkeiten. Das gilt in gleicher Weise auch für den Antikörpertyp (z. B. Leukoagglutinine, leukotoxische Antikörper, Phagozytose hemmende Antikörper etc.). Lediglich bei den durch Medikamente verursachten Immunneutropenien ist eine gewisse Ordnung und Differenzierung auch vom klinischen Bild her möglich, wie unter Typ I–IV beschrieben. Für die selten auftretenden Neutropenien bei Lupus erythematodes, rheumatoider Arthritis und Felty-Syndrom werden immunologische Phänomene diskutiert. Die immunologisch bedingte Neutropenie des Neugeborenen wird in Kapitel X. B. besprochen.

Autoimmunneutropenien

Definition. Es handelt sich um Neutropenien, die durch die Wirkung von Autoantikörpern hervorgerufen werden.

Ätiologie und Pathogenese. Während Thrombozytopenien und hämolytische Anämien auf der Basis von Autoantikörpern ein bekanntes Phänomen sind, ist die Existenz entsprechender Neutropenien umstritten. Das liegt möglicherweise an der Schwierigkeit, entsprechende Antikörper nachzuweisen. In der letzten Zeit sind jedoch Fälle beschrieben worden, bei denen Antikörper nachgewiesen wurden, entweder über eine Agglutinationsmethode [38] oder durch die Phagozytose von neutrophilen Granulozyten durch Kaninchenmakrophagen, die mit Serum der Patienten inkubiert wurden [13]. Die Ursache der Bildung von Autoantikörpern ist unklar.

Klinisches Bild. Das klinische Bild entspricht dem der chronischen benignen Neutropenie des Kindesalters (s. oben). Nur selten scheint es zu schwereren Infektionen zu kommen.

Hämatologische Kriterien. Die Granulozytenwerte liegen teilweise unter 1000/mm³ Blut, zum Teil deutlich unter 500/mm³ Blut. Im Knochenmark findet sich eine normo- bis hyperzelluläre Myelopoese mit einer Erniedrigung der segmentierten Granulozyten.

Verlauf. Der Verlauf ist meist gutartig, jedoch wesentlich langwieriger als bei der chronischen benignen Neutropenie.

Therapie. Steroide führen in der Regel zu einem Anstieg der Granulozyten. Falls die klinische Symptomatik zur Steroidgabe zwingt, genügt eventuell eine alternierende Gabe [13].

Basopenien

Eine solche Diagnose hat nur theoretischen Wert. Man spricht von Basopenie bei Zellzahlen unter 20/mm³ Blut.
Folgende Ursachen kommen für eine Verringerung der Basophilen in Frage:
Überempfindlichkeitsreaktionen: Medikamente, Urtikaria, Anaphylaxie.
Hormone: ACTH, Schilddrüsenhormone, Oestrogene und Progesteron, Adrenalin.
Weitere Zustände: Tageszeitlicher Rhythmus (morgens erniedrigt), Alter, Hyperthyreose, Bestrahlung, Chemotherapie, Infekte.

Eosinopenien

Als Eosinopenie bezeichnet man Werte unter 50/mm³ Blut. Die Diagnose wird selten gestellt, da ihr beim Menschen kein Krankheitswert zukommt. Folgende Ursachen sind bekannt: Psychischer und physischer Streß, Traumen, Entzündung, Erschöpfungszustände, Anoxie, Schock, Hormone: ACTH, Cortison, Adrenalin, Histamin; tageszeitliche Variationen.

Therapie der Granulozytopenien

Allgemeine Hinweise

Die typische Komplikation der Granulozytopenien sind Infektionen durch Bakterien und Pilze. Fieber muß nicht – zumindest bei akuten Formen – ein Zeichen von Infektion sein. Die Eiterbildung (z. B. Abszeß) kann minimal sein, da die Leukozyten fehlen; das gilt auch für die Leukozyturie bei Harnwegsinfektionen und die granulozytäre Pleozytose im Liquor bei bakteriellen Meningitiden. Körpereigene Erreger sind als Krankheitskeime am wahrscheinlichsten; aber auch sonst seltene Keime kommen durchaus vor. Wichtig ist die frühzeitige Keimsuche (Blutkultur, Urin, Stuhl, Abstriche von Rachen, Nase, Hautfalten) und Resistenzbestimmung. Bei dem geringsten Verdacht einer Infektion muß energisch und gezielt behandelt werden.

Granulozytenwerte unter 1000/mm³ bedeuten erhöhte Gefahr, Werte unter 500/mm³ beinhalten ein absolutes Infektionsrisiko. Einige Autoren empfehlen bei Neutropenien die Krankenhauseinweisung und halten bei Werten unter 500/mm³ eine strenge Isolierung für notwendig. Dabei sollte jedoch die extrem hohe Gefährdung durch Hospitalkeime nicht außer Acht gelassen werden. Deshalb ist möglichst eine vorauskalkulierbare Entwicklung (z. B. Initialtherapie der ALL, toxische Agranulozytose) in alle therapeutischen Überlegungen mit einzubeziehen.

Bekämpfung der Infektion bei akuter Granulozytopenie

Erreger. Die wahrscheinlichsten Erreger sind Staph. areus, E. coli, Pseudomonas und Proteus, sowie nach unserer Erfahrung Klebsiella. Nach Abnahme der Blutkulturen bei vermuteter Infektion ist zur Antibiotikatherapie ein breites Spektrum zu wählen (Therapieschemata s. Kapitel VII.5.2). Rasches Reagieren auf die Blutkultur-

ergebnisse ist notwendig. Wenn sich nach 48 Stunden Therapie keine Normalisierungstendenz der Temperatur zeigt, sollte man das Umsetzen auf eine andere Kombination nicht scheuen. Ergeben die Abstriche ungewöhnliche Keime mit anderen Resistenzspektren, dann müssen unter Beibehaltung der Basistherapie auch diese abgedeckt werden.
Orale *Antimykotika* (Nystatin, Amphotericin B) gehören zum Therapieschema. Da eine generalisierte Candidainfektion nicht selten ist, muß bei dem geringsten Verdacht auf eine Organmanifestation oder eine Septikämie systemisch behandelt werden (s. Kapitel VII.5.2).

Isolation, Intensivpflege. Der Wert der strikten Isolierung (z.B. Life Island, Lamina-Flow-Raum) ist bei schon bestehenden Infektionen umstritten. Trotzdem sind die Patienten so weit wie möglich von anderen Kindern in der Klinik abzuschirmen (steriles Essen, Isolierräume, sterile Kleidung des Pflegepersonals). Da gerade bei der Agranulozytose die häufig auftretenden nekrotisierenden Anginen, Laryngitiden und Tracheitiden oft zu Atemproblemen mit den entsprechenden Komplikationen führen, ist nach unserer Erfahrung bei solchen Symptomen die Unterbringung auf einer Intensiveinheit wichtiger als eine strenge Isolierung ohne Möglichkeiten der Notfalltherapie.

Substitution von Granulozyten. Mit Hilfe eines Zellseparators oder durch Filtration werden große Mengen von Granulozyten ($> 10^{10}$ Zellen) von gesunden Spendern gewonnen. Bei Leukämiepatienten mit therapieresistenter Agranulozytose können auch Zellen von Patienten mit chronischer myeloischer Leukämie verwendet werden. Die tägliche Transfusion ist erforderlich (s. Kapitel I.6). Die Verwendung des „buffy coat" von vielen Blutkonserven hat den Nachteil der Immunisierung und der Hepatitisgefahr.
Der therapeutische Effekt von Granulozytentransfusionen zur Behandlung schwerer Infektionen ist gesichert [53, 61]. Diese Therapie ist vor allem bei akuten Agranulozytosen indiziert, um die Zeit bis zum Wiederauftreten der Myelopoese zu überbrücken.

Weitere Maßnahmen. Sofortiges Weglassen verdächtiger Medikamente. Kreuzallergie zwischen Medikamentengruppen ist zwar selten, jedoch eindeutig nachgewiesen. Aus diesem Grunde sollten bei unbekannter Ätiologie alle mit Agranulozytosen in Zusammenhang gebrachten Medikamente vermieden werden. Bei Patienten mit Asthma bronchiale, die besonders häufig an Pyramidon-induzierten Agranulozytosen erkranken, muß man daran denken, daß viele Kombinationspräparate Aminophenazon und verwandte Substanzen enthalten.
Glukokortikoide haben eher einen negativen Effekt. Androgene bringen zumindest kurzfristig angewandt keine Nachteile und können sogar gelegentlich helfen (Oxymetholon 1–2 mg/kg KG/ die). Gammaglobulin-Gaben sind sinnvoll bei schweren Infektionen. Zudem erreicht man damit auch jene schwer zu diagnostizierenden seltenen Formen, deren Neuproduktion von Granulozyten γ-Globulin-abhängig ist.
Zur Fiebersenkung sollte man nach Möglichkeit auf eine medikamentäre Therapie verzichten. Wärmeentzug durch kalte Wickel, Eisbeutel oder auch Einläufe mit Eiswasser sind sinnvolle Maßnahmen. Voraussetzung für ihre Wirksamkeit ist aber die Verhinderung einer Frierreaktion mit Kältezittern und Vasokonstriktion der Haut. Hier bewährt sich Pethidin (Dolantin) und das Mutterkornalkaloid Hydergin.

Bekämpfung der Infektion bei chronischer Granulozytopenie
Allgemeine Hinweise. Hier richtet sich die Therapie nach der Schwere der Neutropenie. Die Anamnese und der Verlauf können Richtlinien geben. Wichtig ist die Anweisung, bei geringstem Verdacht auf einen Infekt das Kind einem Arzt, der mit der Diagnose vertraut ist, vorzustellen. Das Fernhalten von Kindergarten und Schule ist nur in schweren Fällen notwendig. Bei manchen Patienten hat sich die alternierende Gabe von oralen Antibiotika über 10 Tage mit 3 Tagen Pause und Wechsel der Antibiotika bewährt. Generelle Richtlinien lassen sich nicht geben. Individuell auf den Kranken bezogene Schemata müssen sich mit dem Verlauf der Erkrankung entwickeln.

Andere Therapieformen
Splenektomie. Diese ist nur bei eindeutigem „Hypersplenismus" zu erwägen. Das Alter des Kindes und die Schwere der Neutropenien müssen dabei berücksichtigt werden (s. Kapitel V.D.6).

Kortikosteroide. Sie allein bringen keinen Erfolg. Auch die Nebenwirkungen der Dauergabe lassen eine solche Therapie wenig sinnvoll erscheinen.

Androgengaben. Sie sind gelegentlich wirksam (Oxymetholon 1–2 mg/kg KG/Tag oral); dabei kann eine zusätzliche Gabe von Prednisolon (10–20 mg/Tag) sinnvoll sein. Insgesamt sind die Therapieerfolge bei den chronischen Formen unbefriedigend.

4.2. Granulozytosen

Definition
Unter einer Granulozytose versteht man eine über die Altersnorm erhöhte Granulozytenzahl im Blut. In den meisten Fällen handelt es sich um einen Anstieg der neutrophilen Granulozyten. Eine Abgrenzung gegenüber der Eosinophilie oder Basophilie ist notwendig. Exzessive Granulozytenwerte werden als *leukämoide Reaktion* bezeichnet. Dabei können Werte bis 100000/mm^3 und darüber vorkommen. Oft sind die Granulozytosen von einer mehr oder weniger starken Linksverschiebung begleitet. Gleichzeitige Erhöhungen der Thrombozyten und Erythrozyten sind möglich.

Grundlagen
Im Gegensatz zu den Neutropenien kommt den Granulozytosen normalerweise kein eigener Krankheitswert zu, sondern es handelt sich praktisch stets um Sekundärreaktionen. Man sollte jedoch nie vergessen, daß hohe Zellzahlen zur Erhöhung der Blutviskosität und damit zu Thrombosen und Blutungen führen können (s. oben).

Kinetik der Granulozytosen
Folgende prinzipielle Mechanismen sind vom Standpunkt der Kinetik möglich, um den zirkulierenden Granulozytenpool zu erhöhen:
1. Erhöhte Produktion und vermehrte Ausschwemmung von Granulozyten aus dem Speicherpool im Knochenmark (z. B. Infektionen, Polyglobulie, Tumoren, Endotoxin, Steroide, chronische myeloische Leukämie, Etiocholanolon, psychischer und physischer Streß).
2. Quantitative Verschiebung vom Randpool in den zirkulierenden Pool (z. B. Intoxikationen, Hypoxie, Infektionen, Adrenalin).
3. Hemmung der Auswanderung aus dem zirkulierenden Pool in den marginalen Pool (z. B. Langzeitwirkung von Steroiden).

Die neutrophilen Granulozyten erscheinen als erste am Ort der Entzündung, d. h. sie wandern aus den Blutbahnen aus. Die Folge ist eine vermehrte Ausschüttung aus dem Knochenmark und bei länger anhaltenden Infekten eine Steigerung der Myelopoese. Dasselbe gilt für die Monozyten, doch ist der Reaktionsmechanismus wesentlich langsamer.

Neutrophilien

Neutrophilie als Symptom
Die Mobilisierung von Neutrophilien auf den gleichen Reiz ist von Mensch zu Mensch verschieden. Kinder reagieren im allgemeinen stärker als Erwachsene. Gelegentlich findet man Familien oder einzelne Patienten mit erhöhten Granulozytenzahlen ohne primäre Erkrankung. Bestimmte Granulozytenfunktionsstörungen gehen ebenfalls mit Erhöhung der Granulozyten einher (s. unten).
Zahlreiche Erkrankungen bzw. Einflüsse können eine Erhöhung der Neutrophilenzahlen bewirken. Manche davon werden auch als Ursache für eine Neutropenie genannt (Tabelle III.23).

Eosinophilien

Definition
Als Eosinophilie werden Werte über 450/mm^3 bezeichnet. Die genaue Zahl der Eosinophilen muß im Zweifelsfalle durch eine direkte Zählmethode ermittelt werden, wenn der Anteil unter 8% liegt. Dies wird jedoch nur selten notwendig sein.

Ätiologie und Pathogenese
Die Regulation der Eosinophilen entspricht im wesentlichen der der Neutrophilen. Antigen-Antikörper-Komplexe, Histamin und ähnliche Substanzen lösen eine gezielte Chemotaxis der Eosinophilen aus. Die Abwanderung aus der Blutbahn erfolgt 2–4 Stunden nach entsprechendem Reiz. Dies bewirkt wiederum einen Ausstrom aus dem Knochenmark und innerhalb von 12 Stunden ist eine ausgeprägte Neuproduktion

Tabelle III.23. Erkrankungen und Einflüsse, die zu einer **Neutrophilie** führen können. Einige dieser Faktoren können auch Neutropenien verursachen

Physikalische Reize: Hitze, Kälte und körperliche Aktivität

Infektionen: Bakterien, Pilze, Spirochaeten, Viren, Rickettsien und Parasiten. Die Höhe der Neutrophilie ist abhängig von der Art des Erregers und der Ausdehnung der Infektion.

Nicht primär bakteriell entzündliche Erkrankungen: Colitis, Pankreatitis, rheumatoide Arthritis, rheumatisches Fieber, Nephritis, Myositis

Hämatologische Erkrankungen: Zustand nach Agranulozytose, Zustand nach Splenektomie, Transfusionsreaktionen, Hypertransfusion, hämolytische Anämien, megaloblastäre Anämien (Therapieperiode), verschiedene Tumoren, myeloische Leukämien

Hormonwirkungen: Noradrenalin, Schilddrüsenhormon, Adrenalin, Etiocholanolon, Steroide

Medikamente: Digitalis, Heparin, Kaliumchlorat

Körpereigene Substanzen: Cystein, Serotonin, Heparin, Histamin, Acetylcholin

Andere Substanzen: Blei, Quecksilber, Äthylenglykol, Kohlenmonoxid, Schlangengifte, Benzol, Terpentin, Casein, Peptone

Verschiedenes: Erbrechen, Übelkeit, Krämpfe, Verbrennungen, Traumen, Schock, Phokomelie

Tabelle III.24. Krankheiten, bei denen es zu einer signifikanten **Eosinophilie** kommen kann (nach Lukens [42])

Parasiten: Würmer (Askariden, Toxocarien[a], Echinokokken, Tänien, Cysticercien, Hakenwürmer[a], Trichinen, Filarien[a], Trematoden), Krätze, Protozoen (Pneumocystis, Toxoplasmose, Amöben[a], Malaria[a])

Allergische Erkrankungen: Heuschnupfen, Asthma, angioneurotisches Ödem, Urtikaria, Serumkrankheit, allergische Vaskulitis, Steven-Johnson-Syndrom, Überempfindlichkeitsreaktionen

Hauterkrankungen: Psoriasis[a], Ekzem, Dermatitis herpetiformis[a], Pemphigus vulgaris, Ichthyosis, Neugeborenenexanthem

Hypereosinophile Syndrome: Löffler's Syndrom[a], Löffler's Endokarditis[a], eosinophiles Granulom, Periarteriitis nodosa[a]

Maligne Erkrankungen: Eosinophilen Leukämie[a], Hodgkin- und Non-Hodgkin-Lymphome, Hirntumoren

Erkrankungen des Magen-Darm-Traktes: Colitis ulcerosa, eosinophile Gastroenteritis

Verschiedenes: Chronische Nierenentzündung, Goodpasture-Syndrom, Zustand nach Splenektomie, Zustand nach fieberhaften Infekten („Morgenröte"), familiäre Eosinophilie, Nebennierenrindeninsuffizienz

[a] Erkrankungen, die in unseren Breiten bzw. im Kindesalter selten sind.

---

im Knochenmark in Gang gesetzt. 24 Stunden nach dem Initialreiz entwickelt sich eine Eosinophilie im Blut. Gelegentlich kann die absolute Leukozytenzahl durch eine massive Vermehrung der Eosinophilen erhöht sein. Diese übersteigerte Reaktion kann bei Parasitenbefall, aber auch bei der Tuberkulose und dem Morbus Hodgkin auftreten. Ist die Vermehrung sehr ausgeprägt, bezeichnet man das Bild auch als „eosinophiles Leukämoid". Die Differentialdiagnose zur eosinophilen Leukämie ist in Kapitel VII.6 dargestellt.

Klassifizierung
Die Eosinophilie ($> 450/mm^3$) ist vorwiegend ein Begleitsymptom und kann bei verschiedenen Erkrankungen auftreten. Einige der in Tabelle III.24 genannten Krankheiten sind im Kindesalter oder in unseren Breiten extrem selten.

Basophilien

Definition und Ätiologie
Über die Regulation der Basophilen ist praktisch nichts bekannt. Direkte Zählmethoden stehen zur Verfügung. Der diagnostische Wert einer Basophilie oder Basopenie als Symptom ist sehr gering. Systemische Mastzellenerkrankungen werden in Kapitel VII.6 erörtert. Über die Bedeutung der Mastzellen im Knochenmark s. Kapitel I.4.1. Erhöhung ($> 50/mm^3$) von Basophilen im peripheren Blut sind unter verschiedenen Bedingungen beschrieben worden. Sie haben keine pathogenetische Bedeutung.

Basophilien treten auf bei **Überempfindlichkeitsreaktionen,** ausgelöst durch Medikamente, Nahrungsmittel und Inhalationsallergene.

Außerdem werden sie beobachtet bei:
Myxödem, Colitis ulcerosa, Tuberkulose, Diabetes mellitus, systemische Mastzellenerkrankung, hämolytische Anämie, Zustand nach Splenektomie, Influenza, Hakenwurm, Karzinome.

4.3. Morphologische Abweichungen der Granulozyten

Grundlagen
Abweichungen von der normalen Granulozytenmorphologie können sowohl den Kern als auch die darstellbaren Anteile im Plasma betreffen. Sie sind durch mikroskopische Betrachtung zu erkennen und sollten ebenso registriert werden wie Formanomalien der Erythrozyten. Einige morphologische Eigenarten, wie Phagozytosen oder Kernanhänge finden hier keine Erwähnung. Die Formanomalien können entweder angeboren oder erworben sein. Bis auf die Veränderungen beim Chediak-Higashi-Syndrom haben die morphologischen Varianten keine pathologische Bedeutung.

Angeborene Veränderungen der Morphologie

Pelger-Hüet-Anomalie
Definition. Formanomalien der Kerne der Granulozyten mit autosomal rezessivem Erbgang.

Hämatologische Kriterien. Nach neuesten Schätzungen trägt einer von 6000 Menschen diese angeborene Anomalie. Bei der homozygoten Form haben praktisch alle Granulozyten einen runden Kern mit verklumptem Chromatin. Bei den typischen heterozygoten Genträgern findet man zur Hälfte Zellen, die nicht segmentiert sind und einen eingebuchteten Kern haben. Die andere Hälfte der Granulozyten hat zwei Segmente (Brillenform). Abweichungen mit weniger segmentierten Zellen oder mit etwa 20% trisegmentierten kommen vor. Als dritte Variante gibt es die der Teilträger, bei denen nur etwa 20% heterozygote Pelger-Zellen sind, während der Rest nicht von der Norm abweicht. Die Anomalie scheint funktionell keine Rolle zu spielen; eine erhöhte Infektanfälligkeit besteht nicht.

Praktische Bedeutung. Die Pelgeranomalie wird oft als „Linksverschiebung" registriert. Sekundär können solche Pelger-Zellen („Pseudopelger") bei Leukosen, schweren Infektionen oder Knochentumoren vorkommen. Eosinophile haben überwiegend Kernformen, die denen der Pelger-Zellen entsprechen.

Angeborene Hochsegmentierung der Granulozyten
Definition. Autosomal dominant vererbbare Anomalie der Kerne der Granulozyten in Form einer Übersegmentierung (mehr als drei Segmente). Eine Sonderform ist die Kombination mit Makrozytose. Dieser Anomalie kommt funktionell keine Bedeutung zu.

Hämatologische Kriterien. Beim Homozygoten finden sich in über 80% der Zellen vier und mehr Segmente (normal im Durchschnitt etwas weniger als drei). Die heterozygoten Individuen haben in 60% vier und mehr Segmente. Eine ähnliche Hypersegmentierung wird auch isoliert für die Eosinophilen beschrieben. In einer weiteren Form besteht neben der Hypersegmentierung eine Makrozytose. Der mittlere Durchmesser dieser Granulozyten liegt bei 16,9 µm (normal 12 µm). Die Zahl der Segmente beträgt 6–10 und das Volumen der Zellen ist etwa doppelt so groß wie das der normalen Granulozyten. Differentialdiagnostisch muß man an einen Vitamin B_{12}-Mangel denken. *Sekundär* entstehen solche Formen auch bei Sepsis und chronischer Hypoxämie, wie z. B. bei Herzinsuffizienz.

Alder-Anomalie
Definition. Speicherung von Mukopolysacchariden in Form von groben Granula in Leukozyten auf der Basis eines Hydrolasemangels. Die Funktion der Zellen ist nicht gestört.

Synonyma. Aldersche Granulationsanomalie, Alder-Reilly-Anomalie.

Hämatologische Kriterien. Bei dieser Anomalie finden sich bei der Pappenheimfärbung große, intensiv violett gefärbte Granula in allen Leukozyten, aber auch isoliert nur in Lymphozyten oder Granulozyten. Ähnliche Granulationen finden sich gelegentlich auch bei Panmyelopathien.

Ätiologie und Pathogenese. Die Anomalie ist ein Teil eines Stoffwechseldefektes. Aufgrund eines Hydrolasemangels werden in den Lysosomen selbstproduzierte Mukopolysaccharide und Sphingomyeline gespeichert. Die Anomalie ist daher mit den Mukopolysaccharidosen vergesellschaftet. Die Merkmalsträger sind homozygot.

May-Hegglin-Anomalie
Definition. Hierbei handelt es sich um eine seltene angeborene Kombination von Leukopenie mit Doehle-Körperchen in allen Neutrophilen und Riesenplättchen. Bei etwa 30% der Anomalieträger besteht zusätzlich eine Thrombopenie.

Klinisches Bild. Die meisten Patienten sind trotz Leukopenie und Thrombopenie gesund. Gelegentlich kommen hämorrhagische Manifestationen vor. In der Folge von Infektionen bei einer Zytostatikabehandlung können ähnliche Bilder entstehen.

Chediak-Higashi-Syndrom
Diese Kombination von Riesengranula mit Leukopenie und Funktionsdefekten wird ausführlich weiter unten beschrieben.

Erworbene Veränderungen der Morphologie

Doehle-Körper
Bei den Doehle-Körpern handelt es sich möglicherweise um eine plasmatische Reifungsstörung. Es sind hellblaue homogene Einschlüsse von 1 bis 2 µm Größe, die meistens in der Peripherie der Granulozyten liegen. Sie treten einzeln oder zu mehreren auf und kommen gelegentlich auch in neutrophilen Vorstufen, Lymphozyten und Monozyten vor. Am häufigsten findet man sie bei Patienten mit Infektionen, Verbrennungen, Traumen, Malignomen und in der Schwangerschaft. Angeboren finden sich die Doehle-Körper bei den oben beschriebenen Bildern der Alder-Anomalie und der May-Hegglin-Anomalie. Durch Zytostatika wie Cyclophosphamid können sie ebenfalls induziert werden.

Makroformen
Vergrößerungen der Granulozyten sind ein Ausdruck gestörten Stoffwechsels. Sie finden sich typischerweise bei Folsäure- und Vitamin B_{12}-Mangel oft schon vor der Makrozytose der Erythrozyten. Die Vorstufen im Mark sind ebenfalls größer als normal. Auch bei chronischen Infekten, myeloischen Leukämien und anderen myeloproliferativen Erkrankungen können solche Veränderungen gefunden werden. Antimetaboliten wie 6-Mercaptopurin, Methotrexat, Hydroxyharnstoff und Cytosin-Arabinosid haben eine ähnliche Wirkung.

Toxische Granulation
Die Granulation kann bei schweren Infekten abnorm verstärkt sein. Diese „toxische" Granulation findet man dann sowohl in den Vorstufen als auch in den reifen Granulozyten. Auch bei Regeneration nach einer Agranulozytose tritt sie oft massiv auf. Verwechslungen mit einer Alderschen Granulationsanomalie sind möglich. Es handelt sich wahrscheinlich um einen Überschuß an Peroxidase-positiven Granula (azurophilen Granula), die normalerweise beim reifen Granulozyt nur noch 25% ausmachen. Unter Streß bei schweren Infektionen machen die Zellen eventuell weniger Teilungsschritte durch, was zu einer geringen „Verdünnung" der azurophilen Granula führen mag.
Auerstäbchen s. Kapitel VII.

4.4. Qualitative Störungen der Granulozyten

Grundlagen
Seitdem durch die Arbeitsgruppe um Good [32, 57] als Ursache für die chronische Granulomatose des Kindesalters ein biochemischer Defekt in den Granulozyten nachgewiesen wurde, ist eine größere Zahl von Krankheitsbildern beschrieben worden, denen allen eine Dysfunktion der Granulozyten eigen ist. Solche Störungen betreffen oft nur einen Schritt zwischen Chemotaxis und Abtötung von Bakterien. Es gibt aber auch Defekte, bei denen mehrere Schritte gleichzeitig gestört sind. Viele Einzelbeschreibungen auf diesem Gebiet bedürfen noch der Bestätigung und so werden hier nur die wesentlichen Normabweichungen dargestellt werden (Tabelle III.25 und III.26). Prinzipiell sollte daran gedacht werden, daß für rezidivierende bakterielle und fungale Infektionen bei Kindern neben Defekten im zellulären und humoralen Immunsystem auch funktionelle Störungen der Granulozyten verantwortlich sein können. Nur in seltenen Fällen erlaubt die Art des Erregers Rückschlüsse auf die Ätiologie des Krankheitsbildes (Literatur bei [49, 50, 65]).

Klassifizierung
Grundsätzlich gibt es auch bei den Granulozytenfunktionsstörungen angeborene (Tabelle III.25) und erworbene Defekte (Tabelle III.26). Die pri-

Tabelle III.25. Übersicht über **angeborene Funktionsstörungen** der Granulozyten, geordnet nach den Teilschritten der Funktion. Vergleiche dazu Tabelle III.27

Störungen	Krankheit/Syndrom/Ursache
I. Chemotaxis (Übersicht bei [46, 62])	Chediak-Higashi-Syndrom (siehe auch IV u. V) Lazy-Leukocyte-Syndrome Job-Syndrom (siehe auch V) Fehlen von chemotaktischen Substanzen (C3, C5) Hemmfaktoren gegen Granulozyten und chemotaktische Substanzen Neugeborene (siehe auch V) Morbus Down (siehe auch III und V)
II. Opsonierung (Übersicht bei [64, 66])	Komplementdefekte (C5) Sichelzellanämie (Pneumokokken) Humorale Immundefekte
III. Phagozytose (Übersicht bei [66])	Morbus Down Tuftsin-Mangel
IV. Degranulierung (Übersicht bei [66])	Chediak-Higashi-Syndrom Septische Granulomatose des Kindesalters (siehe auch V)
V. Abtötung von Mikroorganismen (Übersicht bei [5, 56])	Septische Granulomatose des Kindesalters a) NADH-Oxidase-Mangel (?) b) Glucose-6-phosphat-Dehydrogenase-Mangel c) Glutathionperoxidase-Mangel Lipochrome Histiozytose Job-Syndrom Myeloperoxidase-Mangel Chediak-Higashi-Syndrom Neugeborene (E. coli) IgA-Mangel (?) Hemmfaktoren gegen PHA-Stimulierung Morbus Down

Tabelle III.26. Übersicht über **erworbene Funktionsstörungen** der Granulozyten

Störungen	Krankheit/Medikament/Chemikalien
I. Chemotaxis	Diabetes mellitus Rheumatoide Arthritis, Lupus erythematodes Tumoren, Plasmozytom Erworbene Agammaglobulinämie Nierenerkrankungen Verbrennungen terminaler Schock Masern Leberzirrhose Medikamente Histamin Alkohol
II. Opsonierung	Lupus erythematodes
III. Phagozytose	Lupus erythematodes Urämie Paroxysmale nächtliche Hämoglobinurie Atopische Dermatitis Bestrahlung Tetracyclin
IV. Degranulierung	Colchicin Steroide (?)
V. Abtötung	Diabetes mellitus Leukämien, Anämie Nephrotisches Syndrom Proteinmangel Bestrahlung Myeloperoxidase-Mangel bei refraktären megaloblastären Anämien und schweren Infektionen (?) Verbrennungen „Linksverschiebung", z. B. bei schweren bakteriellen Infektionen Medikamente

märe Störung kann dabei jeweils entweder in der Zelle selbst (zellenabhängige Defekte) oder extrazellulär im Bereich humoraler Faktoren (serumabhängige Defekte) liegen.

Diagnostik der Funktionsstörungen
Die diagnostischen Möglichkeiten bei angeborenen und erworbenen Störungen sind in Tabelle III.27 zusammengefaßt. Außerdem wird auf die Methoden zur Testung des Zellsystems verwiesen (Tabelle III.1).

Angeborene funktionelle Defekte

Chemotaxis: Zellenabhängige Defekte

Chediak-Higashi-Syndrom
Definition. Autosomal rezessive Erkrankung charakterisiert durch eine Kombination von Gra-

Tabelle III.27. Untersuchungsmöglichkeiten bei Verdacht auf Störungen der Granulozytenfunktion. Die Klassifizierung der Defekte I–V entspricht dem Schema in Tabelle III.25 und III.26. Hinweise zu den Funktionstesten finden sich in Tabelle III.1

Defekt	Funktionsteste	Weitere Untersuchungen
I. Chemotaxis	a) Chemotaxis in Boydenkammer b) Random Mobility c) Hautfenster nach Rebuck d) Adhäsivität	Komplementsystem
II. Opsonierung	Phagozytose-Index	Komplementsystem Immunglobuline
III. Phagozytose	Phagozytose-Index	Tuftsin-Peptid Stoffwechselaktivitätsbestimmung[a]
IV. Degranulierung	Degranulationsteste a) in das Medium b) in die Vakuole	Licht- und Elektronenmikroskopie
V a. Abtötung von Mikroorganismen	a) Abtötung von Bakterien b) Abtötung von Spaltpilzen c) Iodierung der Bakterienmembran	
V b. Enzyme	a) NBT-Index[b] und NBT-Test[b] b) Myeloperoxidase (histiochemisch)	a) NADH- oder NADPH-Oxidase b) Glucose-6-phosphat-Dehydrogenase c) Glutathion-Peroxidase

[a] Zusatz: Die metabolischen Folgen der Phagozytose (III), die in Tabelle III.5 zusammengestellt sind, können quantitativ erfaßt werden.
[b] Zahlreiche methodische Variationen beschrieben

nulationsanomalie mit Leukopenie, Funktionsdefekten der Granulozyten und Albinismus. Die herausragende Eigentümlichkeit dieser Erkrankung liegt in den Riesengranula aller granulahaltigen Zellen. Der Durchmesser dieser Körnchen beträgt 2 bis 5 µm (zum Vergleich: Durchmesser normaler Granulozyten 12–15 µm).

Synonyma. Chediak-Steinbrinck-Anomalie, Chediak-Steinbrinck-Higashi-Syndrom, Brégnez-César-Montero-Chediak-Steinbrinck-Anomalie, Steinbrinck-Chediak-Granulationsanomalie, Granulargigantismus der Leukozyten.

Ätiologie und Pathogenese. Bei den Riesengranula scheint es sich um abnorme Lysosomen zu handeln. Da in den Zellen im Bereich der Hypopigmentation der Haut abnorm große Melanosomen nachweisbar sind, liegt der Verdacht nahe, daß dem Chediak-Higashi-Syndrom ein genereller Defekt der membrangebundenen intrazellulären Organellen zugrunde liegt.
Möglicherweise führt die Granulagröße zu einer starreren Struktur der Zellen, wodurch die Mobilität und Plastizität beeinträchtigt wird. Diese Änderung der Plastizität läßt sich über die Filtrationsrate durch sehr kleine Poren demonstrieren.

Als Folge der gestörten Mobilität ist wahrscheinlich auch der in vitro nachweisbare Chemotaxisdefekt und die deutliche Beeinträchtigung der Granulozyteneinwanderung in das Rebucksche Hautfenster in vivo zu deuten. Während die Phagozytose nicht gestört ist, findet sich eine verzögerte Degranulierung und eine ebenso verlangsamte intrazelluläre Abtötung von Staphylococcus aureus, β-hämolysierenden Streptokokken, Pneumokokken und Serratia marcescens. Eine abnorme Verteilung und verminderte Aktivität verschiedenster lysosomaler Enzyme wurde beschrieben, wie auch eine Erhöhung von cyclischem AMP.

Klinisches Bild. Die Erkrankung ist durch teilweisen Albinismus und rezidivierende Infektionen gekennzeichnet. Der Albinismus ist unterschiedlich stark ausgeprägt; er betrifft die Uvea und den Fundus (Photophobie und Nystagmus). Die Haut ist blaß, bei Sonnenbestrahlung bekommt sie einen Grauton oder zeigt eine Hyperpigmentation. Das Haar ist blond oder brünett mit grauen Strähnen. Viele Patienten entwickeln im Verlauf der Erkrankung eine Hepatosplenomegalie und Lymphadenopathie.

Histologisch finden sich in Leber, Milz, Lymphknoten und ZNS lymphozytäre und histiozytäre Proliferationen. Die Histologie der Haut stimmt mit der eines Albinos überein.

Hämatologische Kriterien. Die Riesengranula sind weder zu übersehen noch mit anderen Krankheitsbildern zu verwechseln. Eine Leukopenie oder später Panzytopenie sind mit zunehmendem Alter der Patienten regelmäßig nachweisbar. Die Leukopenie resultiert aus vorzeitigem intramedullärem und peripherem (?) Zelluntergang. Ein zusätzlicher Faktor ist die Hypersplenie. Im Knochenmark sind die weißen Vorstufen durch ausgeprägte Vakuolisierung und azidophile Einschlüsse gekennzeichnet.

Diagnose. Albinismus kombiniert mit Riesengranula der Leukozyten und verzögerter Abtötungsrate gegenüber verschiedenen Bakterien und Chemotaxisdefekt charakterisieren das Krankheitsbild. Der NBT-Test und der Phagozytoseindex sind normal. Untersuchungen über die Abtötung von Candida liegen nicht vor.

Differentialdiagnose. Alle oben genannten Leukozytenanomalien mit intrazellulären Einschlüssen lassen sich leicht abgrenzen.

Therapie. Erfahrungen über Knochenmarktransplantationen auch im Stadium der Panzytopenie liegen nicht vor. Nach neuesten Untersuchungen hat Vitamin C durch Senkung von cyclischem AMP überzeugende Effekte; der Einfluß auf die an sich schlechte *Prognose* ist nicht bekannt. Die Patienten sterben meist vor dem 10. Lebensjahr an einem malignen Lymphom, einer Sepsis oder einer thrombozytopenischen Blutung bei Panzytopenie.

Lazy-Leukocyte-Syndrom

Definition. Kombination von Chemotaxisdefekt mit Neutropenie.

Klinische und diagnostische Kriterien. Miller et al. [47] beschrieben 1973 zwei Patienten mit rezidivierenden Infekten und einer Neutropenie; zusätzlich ließ sich ein zellabhängiger Chemotaxisdefekt der Granulozyten nachweisen. Durch Zugabe von Normalplasma konnte der Chemotaxisdefekt nicht beseitigt werden. Die Autoren nannten dieses Syndrom Lazy-Leukocyte-Syndrom (träge Leukozyten-Syndrom). Während NBT-Test, Phagozytose und intrazelluläre Abtötung von Bakterien nicht gestört waren, fand sich eine Verringerung der ungezielten Beweglichkeit (Random Mobility). Inzwischen sind weitere Patienten mit zellabhängigen Chemotaxisdefekten beschrieben worden. Allerdings sind die Testergebnisse an den Granulozyten sehr unterschiedlich ausgefallen und nur in wenigen Fällen scheinen klinische Symptome und Testergebnisse übereinzustimmen. Auffallend ist eine relative Häufigkeit von gleichzeitigem Auftreten mit chronischen Ekzemen, kongenitaler Ichthyosis und IgE-Erhöhung.

Serumabhängige Chemotaxisdefekte

Kasuistische Übersicht. Neben den oben beschriebenen Formen des zellulären Chemotaxisdefektes wurden einzelne Patienten beschrieben, bei denen ein Chemotaxisdefekt bestand, der nach Zugabe von Normalplasma in vitro und in vivo verschwand. In zwei Fällen konnte ein Komplement-C3- oder -C5-Mangel festgestellt werden. In drei weiteren Fällen schien ein Inhibitor vorhanden zu sein. Aber hier stimmen klinische Bilder und Testergebnis nicht immer überein. Diese ganze Gruppe von extrazellulär ausgelösten Chemotaxisdefekten bedarf einer weiteren Präzisierung (Übersicht bei [46]).

Störungen der Opsonierung

Definition, Ätiologie und Klinik

Die bisher bekannt gewordenen Beobachtungen einer mangelnden Opsonierung aufgrund eines funktionellen Komplement-C5-Defektes weisen vier Kardinalsymptome auf: Generalisierte seborrhoische Dermatitis, schwere Diarrhoe, rezidivierende, lokale und generalisierte Infektionen (meistens gramnegative Erreger) und Dystrophie. Die immunologischen Messungen von C5 ergaben Normalwerte. Dagegen war die Phagozytose von Partikeln, die einer Opsonierung durch C5 bedürfen (z.B. Hefe, nicht aber Erythrozyten, Pneumokokken und Latex-Partikel), eindeutig defekt. Gabe von Frischplasma, das C5 enthält, führte bei zwei Patienten einer Familie zu einer dramatischen Besserung. Trotz der Ähnlichkeit des klinischen Bildes und des funktionellen C5-Defektes bestehen Unterschiede zwischen den beiden beobachteten Familien in Bezug auf die chemotaktische Aktivität, Erbgang, Reaktion auf Plasmagaben und den Komplement-C4-Wert. Eine Störung der Opsonierung von Pneumokokken wurde für die Sichelzellanämie beschrieben.

Störungen der Phagozytose (Ingestion)

Fehlen oder Defekt des Tuftsinpeptides

Definition und Ätiologie. Beeinträchtigte Phagozytose durch Mangel an Tuftsinpeptid (s. Kapitel V.D). Theoretisch ist der gleiche Effekt auch bei Mangel an Leukokinin zu erwarten, das das Transporteiweiß für das Peptid darstellt.

Klinisches Bild. Zwei nicht verwandte Patienten mit strukturell anomalem Tuftsinpeptid litten an rezidivierenden Infekten, besonders Pneumonien, aber auch an Haut- und Lymphknoteninfektionen. Jeweils ein Elternteil zeigte denselben Defekt ohne krank zu sein. Mit γ-Globulin-Gaben war der Krankheitsverlauf gut zu beeinflussen. Ein völliges Fehlen des Peptids ist typisch für splenektomierte Menschen. Dies kann die Sepsisgefährdung nach Splenektomie teilweise erklären. Auch bei angeborener Milzhypoplasie mit rezidivierenden Infekten ist ein Mangel an Tuftsinpeptid beschrieben worden.
Weitere angeborene und erworbene Störungen der Phagozytose sind in den Tabellen III.25 und III.26 zusammengestellt.

Störungen der Degranulierung

Eigene Krankheitsbilder mit einer Störung der Degranulierung sind bisher nicht beschrieben worden. Dagegen wurde eine verzögerte Entleerung der Granula in die Phagosomen beim Chediak-Higashi-Syndrom und der chronischen progressiven septischen Granulomatose des Kindesalters beschrieben.

Störungen der intrazellulären Abtötung

Progressive septische Granulomatose

Definition. Heterogenes Syndrom charakterisiert durch einen Abtötungsdefekt der Granulozyten für Katalase-positive Bakterien wahrscheinlich auf der Basis von intrazellulären Enzymdefekten. Histologisches Substrat ist die Granulombildung.

Synonyma. Chronic granulomatous disease (CGD), chronic granulomatous disease of childhood, septische Granulomatose des Kindesalters, progressive septische Granulomatose, chronische familiäre Granulomatose, familiäre septische Granulomatose, chronische septische Granulomatose, kongenitale Dysphagozytose. Die Bezeichnung progressive septische Granulomatose wird im deutschen Sprachbereich favorisiert.

Ätiologie und Pathogenese. Der kritische Defekt in den Granulozyten scheint die Unfähigkeit zu sein, ausreichende Mengen von H_2O_2 zu bilden. Der Anstieg des O_2-Verbrauches und die Stimulation des Hexose-Monophosphat-Shuntes nach der Phagozytose bleibt aus, die Jodierung der Bakterienmembran findet nicht statt. Die Folge dieses Defektes ist die Unfähigkeit der Granulozyten, Katalase-positive[1] Keime abzutöten. Der häufigste Erreger ist der Staphylococcus aureus, es folgen Klebsiellen, Enterobacter-Gruppe, E. coli, Serratia marcescens, Pseudomonas, Proteus und Salmonellen. Katalasenegative Keime (z. B. Pneumokokken, β-hämolysierende Streptokokken und Haemophilus influenzae), also Keime, die ihr selbstproduziertes H_2O_2 nicht abbauen können, werden durch eben dieses Wasserstoffperoxid abgetötet.
Da die Bakterien von den Granulozyten phagozytiert, jedoch intrazellulär nicht abgetötet werden, bleiben sie in den Zellen liegen. Dort sind sie vor der Wirkung von Antibiotika geschützt und werden in die verschiedensten Organe verschleppt. Eine typische Organmanifestation ist die Granulombildung.

Vererbung. Die ersten beschriebenen 32 Patienten mit chronischer progressiver septischer Granulomatose waren männlich. Ihre Väter zeigten normale, ihre Mütter und einige Schwestern sowie die Großmütter mütterlicherseits Intermediärwerte im NBT-Test (Konduktorinnen). Die Funktion der Granulozyten bei den Frauen war völlig normal. Die Vererbung in diesen Fällen ist also eindeutig X-chromosomal.
Inzwischen wurden auch weibliche Patienten und Knaben, deren Mütter normal waren, gefunden. In diesen Fällen wird ein autosomal-rezessiver Erbgang angenommen. Andererseits ist auch eine Erklärung über die Lyon-Hypothese (s. Kapitel II.4.4; G-6-PD-Mangel) möglich.
Der *molekulare Defekt* der Erkrankung ist nicht einheitlich. Neben dem Mangel an NADH-Oxidase ist außerdem bei mehreren Mädchen ein Glutathionperoxidase-Mangel nachgewiesen worden. Weiterhin wurde das völlige Fehlen der Glucose-6-Phosphatdehydrogenase (G-6-PD) oder eine erhöhte Instabilität dieses Enzyms be-

---

[1] Katalasereaktion: $2 H_2O_2 \rightarrow 2 H_2O + O_2$

schrieben. Bei der G-6-PD-abhängigen Form ist der klinische Verlauf milder und mit der Restaktivität des Enzyms korreliert. Ein totaler Defekt der G-6-PD ist extrem selten; schon bei 20% der normalen Aktivität ist keine Dysfunktion der Granulozyten mehr nachweisbar. Möglicherweise gibt es noch andere Defekte; so wird z. B. eine verzögerte Degranulierung diskutiert.

Klinisches Bild. Das klinische Bild ist charakterisiert durch zahlreiche Infektionen, die bereits im ersten Lebensjahr beginnen. Es findet sich in fast allen Fällen eine ausgeprägte Lymphadenitis, oft mit Abszeßbildung, sowie eine Splenomegalie. Die häufigste infektiöse Erkrankung ist eine rezidivierende Pneumonie. Typisch sind ferner eine Dermatitis, die granulomatös, ekzematoid oder lupusähnlich aussehen kann, Leberabszesse, Osteomyelitiden, eine ständige eitrige Rhinitis und Konjunktivitis sowie häufige Diarrhoen und Stomatitiden. Auch eine Perikarditis ist nicht selten. Eine große Zahl der Patienten stirbt vor dem siebten Lebensjahr. *Histologisch* finden sich typische Granulome in Lymphknoten, Lunge, Leber, Milz und Haut mit Riesenzellen, zentralen Nekrosen und lymphohistiozytären, invasiv zerstörenden Entzündungen. Die Histiozyten sind häufig pigmentiert.

Hämatologische Kriterien. Bei vielen dieser Patienten findet sich eine ausgeprägte Leukozytose mit Werten über 40000/mm^3. Die überwiegende Zahl der Zellen sind morphologisch unauffällige Granulozyten. Hypergammaglobulinämie und chronische Infektanämie sind typisch. Die Blutsenkung ist hoch. Der Immunstatus ist bis auf einige Einzelfälle normal.

Diagnostik. Typisch sind die rezidivierenden Infekte mit den oben erwähnten Erregern und zusätzlich Pilzerkrankungen. Praktisch beweisend ist der negative NBT-Test. Weiterhin kann man die mangelnde Abtötung der Bakterien in den Zellen und die fehlende Jodierung der Bakterienmembran nachweisen. Bei histologischen Untersuchungen finden sich die typischen Granulome.

Differentialdiagnose. Differentialdiagnostisch kommen alle angeborenen Abwehrdefekte des lymphozytären und granulozytären Systems in Frage.

Therapie. Eine ursächliche Therapie gibt es nicht. Gute Überwachung und baldige Antibiotikagaben bei Infektionen sind notwendig, während eine Prophylaxe im allgemeinen abgelehnt wird. Die Dauer der Therapie sollte stets noch einige Zeit über das Abklingen der Infektion hinausgehen. Neuere Beobachtungen über einen positiven Einfluß von Cotrimoxazol auf die keimtötende Fähigkeit der Granulozyten von Patienten mit chronischer Granulomatose lassen eventuell günstige Ergebnisse von einer Langzeittherapie erwarten. Als Möglichkeit bleibt weiterhin die Knochenmarktransplantation.

Job's Syndrom (Hiob-Syndrom)

Definition, Ätiologie und Pathogenese. Bei diesem im klinischen Verlauf der chronischen progressiven septischen Granulomatose ähnlichen Krankheitsbild leiden die Patienten hauptsächlich an rezidivierenden Staphylokokkenabszessen, während sonst nur eine mäßige Infektanfälligkeit besteht. Die Ätiologie ist nicht geklärt. Fälle mit normalem und pathologischem NBT-Test wurden beschrieben. Auch die übrigen Testergebnisse (Chemotaxis, Abtötung) sind nicht einheitlich.

Klinisches Bild. Die ersten beschriebenen Fälle waren charakterisiert durch helle Haut, rote Haare und die rezidivierenden, relativ blande verlaufenden („kalten") Abszesse. Außerdem bestanden Ekzeme, Otitiden, Sinusitiden, Pneumonien und Pilzinfektionen. Andere Verlaufsformen zeigen, daß das Krankheitsbild offensichtlich variabel ist. Gemeinsam ist jedoch allen die Neigung zu häufigen Abszeßbildungen, was auch als einziges Symptom auftreten kann.

Hämatologische Kriterien. Die Leukozytose entspricht der normaler Menschen mit Infekten. Die Testergebnisse im Bezug auf die Granulozytenfunktion sind variabel. Granulome finden sich histologisch nicht.

Diagnostik und Differentialdiagnose. Die Diagnose muß vorwiegend klinisch gestellt werden. Granulozytenfunktionsteste sollten unbedingt durchgeführt werden, um auf die Dauer eine klare Unterteilung der verschiedenen Krankheitsbilder zu erreichen. Der NBT-Test allein erlaubt eine Abgrenzung gegenüber der chronischen progressiven septischen Granulomatose.

Therapie. Häufig müssen die Abszesse inzidiert werden. Die Abheilungstendenz danach ist jedoch sehr gut.

Lipochrome Histiozytose

Definition, Ätiologie und Pathogenese. Dies ist ein der progressiven septischen Granulomatose im klinischen Verlauf ähnliches, in den Testergebnissen (NBT-Test) identisches Krankheitsbild. Der Unterschied besteht in der fehlenden Granulombildung und in einer lipochromen Pigmentierung der Histiozyten.

Klinisches Bild. Neben der Infektanfälligkeit zeichnet sich diese Erkrankung durch eine rheumatoide Arthritis aus. Weiterhin findet man Splenomegalie und Lungeninfiltrate.

Hämatologische Kriterien. Die Testergebnisse der Granulozytenfunktion sind wie beim Job's-Syndrom nicht einheitlich.

Diagnostik und Differentialdiagnose. Das Krankheitsbild läßt sich von der chronischen progressiven septischen Granulomatose durch die rheumatoide Arthritis, die fehlenden Granulome und die Pigmentierung der Histiozyten abgrenzen.

Myeloperoxidasemangel

Definition, Ätiologie und Pathogenese. Autosomal-rezessives Leiden charakterisiert durch einen Abtötungsdefekt für bestimmte Pilze und Bakterien auf der Basis eines Peroxidasemangels. Die klinische Manifestation ist ausgesprochen variabel.

Klinik und Kasuistik. Seit 1920 ist mehrfach über Patienten mit verminderter oder negativer Aktivität der Myeloperoxidase berichtet worden. Im Zusammenhang damit wurden folgende Erkrankungen beobachtet: Ein Patient mit Pneumokokkenpneumonie, zwei Patienten mit Economo-Enzephalitis, drei Patienten mit refraktärer, megaloblastärer Anämie, von denen einer an einem Klebsielleninfekt, ein anderer an einer Aspergillose verstorben ist. Patienten mit rezidivierenden Candida-Infekten, aber auch solche ohne jede Infektanfälligkeit wurden beschrieben. Die Granulozyten können in vitro Candida albicans nicht abtöten und die Abtötungsfähigkeit gegen Staphylococcus aureus und Serratia marcescens ist reduziert. Eine Abwehrschwäche gegenüber bakteriellen Infekten besteht jedoch nicht. Möglicherweise wird der Mangel an Myeloperoxidase durch vermehrte H_2O_2-Bildung kompensiert, wodurch die nicht-enzymatische Komponente der Bakterienabtötung gefördert wird.

Erworbene funktionelle Defekte

Grundlagen

Seit der Entdeckung hereditärer Granulozytendysfunktionen sind auch zahlreiche Untersuchungen veröffentlicht worden, in denen über sekundäre Funktionsstörungen berichtet wurde. Dabei handelt es sich einerseits um die Auswirkung von Allgemeinerkrankungen, andererseits um die Wirkung bestimmter Medikamente oder Substanzen auf die Granulozyten. Bei den meisten dieser beschriebenen Phänomene ist der molekulare Defekt nicht geklärt. In einigen Fällen liegen widersprüchliche Ergebnisse vor (Übersicht bei [50]).

Die Auflistung in der Tabelle III.26 kann daher nicht vollständig sein und manche erwähnte Kombination wird möglicherweise wieder gestrichen werden müssen. Das liegt vor allem daran, daß es bisher nicht gelungen ist, die Teste zu standardisieren. Für jeden der Funktionsschritte werden zahlreiche Variationen jedes Einzeltestes angewendet. So gibt es zum Beispiel mehrere Modifikationen des NBT-Testes und die Ergebnisse sind bei verschiedenen Krankheiten teilweise so widersprüchlich, daß zum jetzigen Zeitpunkt der NBT-Test einen sicheren und eindeutigen Wert nur bei der Diagnostik der chronischen progressiven septischen Granulomatose des Kindesalters und verwandten angeborenen Störungen der Granulozytenfunktion besitzt.

Außerdem muß festgestellt werden, daß oft keine eindeutige Korrelation zwischen Art und Häufigkeit der Infektionen und der in vitro ausgetesteten Defekte besteht.

Störungen der Chemotaxis

Es sind zahlreiche Krankheiten und chemische Substanzen bekannt geworden, die mit einer Störung der chemotaktischen Aktivierbarkeit der Granulozyten einhergehen bzw. sie verursachen.

Krankheiten. Rheumatoide Arthritis, Lupus erythematodes, Diabetes mellitus, Nierenerkrankungen, Tumoren, erworbene Agammaglobulinämien, Verbrennungen, terminaler Schock, Masern, Leberzirrhose.

Medikamente und andere Substanzen: Alkohol, Chinin, Chloroquin, Colchicin, Histamin, Phenylbutazon, Steroide, Tetracycline, Vinblastin, Theophyllin.

Rheumatoide Arthritis und Lupus erythematodes. Es ist gesichert, daß Rheumafaktoren in Komplexen mit Immunglobulinen von Granulozyten phagozytiert werden können. Während einige Autoren eine eindeutige Störung der Produktion von chemotaktisch wirksamen Substanzen bei diesen Erkrankungen nachwiesen, fanden andere einen zellabhängigen Chemotaxisdefekt mit fehlender Aktivierbarkeit in vitro. Dies ist möglicherweise auf eine dauernd bestehende Aktivierung der Zellen durch die Immunkomplexe zurückzuführen, so daß die Granulozyten nicht mehr auf einen neuen Reiz reagieren können. Die Störung der Chemotaxis kann bereits viele Wochen vor der Ausprägung der klinischen Symptomatik der rheumatoiden Arthritis nachweisbar sein.

Diabetes mellitus. Der Defekt der Chemotaxis bei Diabetes mellitus scheint aus zwei Komponenten zu bestehen. Einerseits sind die Granulozyten von diabetischen Kindern im Serum von Normalpersonen vermindert aktivierbar, aber auch die chemotaktische Aktivität des Serums von Diabetikern liegt unter der Norm. Neben diesem Defekt besteht zusätzlich eine erniedrigte Kapazität der intrazellulären Abtötung von Staphylococcus aureus. Eine klare Korrelation zu Insulin-, Blutzucker- und Ketosewerten besteht nicht.
Es ist bisher keineswegs geklärt, ob diese Defekte überhaupt eine klinische Bedeutung haben. Diese Frage ist berechtigt, weil die erhöhte Infektanfälligkeit diabetischer Kinder nicht allgemein anerkannt ist und heute auch kein Problem mehr darstellt.

Nierenerkrankungen. Eine gesteigerte spontane Chemotaxis findet sich bei Patienten mit Glomerulonephritis und nephrotischem Syndrom. Dies kann damit erklärt werden, daß Immunkomplexe einen dauernden chemotaktischen Reiz auf die Granulozyten ausüben. Da sich jedoch die Chemotaxis bei diesen Patienten nicht weiter aktivieren läßt, scheint insgesamt ein Chemotaxisdefekt zu bestehen. Möglicherweise sprechen die Granulozyten auf zusätzliche chemotaktische Impulse infolge der Daueraktivierung in vivo nicht mehr an. Dies würde mit der Beobachtung übereinstimmen, daß Granulozyten auf einen zweiten chemotaktischen Reiz nicht mehr reagieren, wenn sie bereits einmal exponiert waren.

Verbrennungen. Patienten mit schweren Verbrennungen sterben häufig an Infektionen. Dafür wird vorwiegend die zerstörte Hautoberfläche (Keiminvasion!) verantwortlich gemacht. Daneben findet sich jedoch auch eine verminderte intrazelluläre Abtötung von Bakterien und eine starke Beeinträchtigung der Chemotaxis. Die chemotaktische Kapazität der Granulozyten verhält sich in den ersten 72 Stunden umgekehrt proportional zur Ausdehnung der Verbrennung und hat über 72 Stunden hinaus eine signifikante Voraussagekraft für die Mortalität der Patienten.

Störungen der Opsonierung
Da in den Testen die Opsonierung nur schwer von der Phagozytose (Ingestion) getrennt werden kann, liegen hier bisher nur wenige Ergebnisse vor. Beim Lupus erythematodes scheint jedoch die opsonierende Fähigkeit des Serums eindeutig gestört zu sein.

Störungen der Phagozytose
Zu den in Tabelle III.26 aufgelisteten erworbenen Störungen der Ingestion ist hinzuzufügen, daß Tetracycline isoliert die Phagozytose von Hefen und E. coli beeinflussen.

Störungen der Degranulierung
Hierüber ist nur wenig bekannt. Während die negative Wirkung von Colchicin sicher zu sein scheint, ist ein gleicher Einfluß von Steroiden noch umstritten.

Störungen der intrazellulären Abtötung
Solche Störungen sind häufiger bei verschiedenen Situationen beschrieben worden (Tabelle III.26), ohne daß dies für jedes der genannten Krankheitsbilder ein regelmäßiges Ereignis ist.

Therapie
Die Behandlung erworbener funktioneller Defekte besteht in der Beseitigung des Grundleidens.

Literatur

1. Amato, D., Freedman, M. H., Saunders, E. F.: Granulopoesis in severe congenital neutropenia. Blood **47**, 531 (1976).
2. Athens, J. W., Raab, S. O., Haab, O. P., Mauer, A. M., Ashenbrucker, H., Cartwright, G. E., Wintrobe, M. M.: Leukokinetic studies. III. The distribution of granulocytes in the blood of normal subjects. J. clin. Invest. **40**, 159 (1961).
3. Babior, B. M., Kipnes, R. S., Carnutte, J. T.: Biological defense mechanisms. The production by

leukocytes of superoxide – a potential bactericidal agent. J. clin. Invest. **52**, 741 (1973).
4. Baehner, R. L.: Disorders of leukocytes leading to recurrent infections. Pediat. Clin. N. Amer. **19**, 935 (1972).
5. Baehner, R. L.: Microbe ingestion and killing by neutrophils: Normal mechanisms and abnormalities. Clin. Haematol. **4**, 609 (1975).
6. Baehner, R. L., Gilman, N., Karnovsky, M. L.: Respiration and glucose oxidation in human and guinea pig leukocytes – comparative studies. J. clin. Invest. **49**, 692 (1970).
7. Baehner, R. L., Nathan, D. G.: Quantitative nitroblue tetrazolium test in chronic granulomatous disease. J. clin. Invest. **47**, 187 (1968).
8. Bainton, D. F.: Annotation: Neutrophil granules. Brit. J. Haemat. **29**, 17 (1975).
9. Bainton, D. F.: Abnormal neutrophils in acute myelogenous leukemia: Identification of subpopulations based on analysis of azurophil and specific granules. Blood Cells **1**, 191 (1975).
10. Baumann, T.: Konstitutionelle Panmyelophthise mit multiplen Abarten (Fanconi-Syndrom). Ann. Paediat. **177**, 65 (1951).
11. Becker, E. L., Showell, H. J.: The effect of Ca^{2+} and Mg^{2+} on the chemotactic responsiveness and spontanous mobility of rabbit polymorphnuclear leukocytes. Z. Immunitätsforsch. exp. klin. Immunol. **143**, 466 (1972).
12. Bishop, C. R., Athens, J. W.: A kinetic classification of neutropenia based on half disappearance time (T 1/2) and granulocyte turnover rate (GTR). Clin. Res. **18**, 175 (1970).
13. Boxer, L. A., Greenberg, M. S., Boxer, G. J., Stossel, T. P.: Autoimmune Neutropenia. New Engl. J. Med. **293**, 748 (1975).
14. Boyden, S.: The chemotactic effect of mixture of antibody and antigen on polymorphnuclear leucocytes. J. exp. Med. **115**, 453 (1962).
15. Brodsky, I., Reimann, H. A., Dennis, L. H.: Treatment of cyclic neutropenia with testosterone. Amer. J. Med. **38**, 802 (1963).
16. Chikkappa, G., Corcino, J., Greenberg, M., Herbert, V.: Correlation of total blood leukocyte pools with B_{12} binding proteins. Blood **34**, 828 (1969).
17. Colebatch, J. H., Anderson, C. M., Simons, M. J., Burke, V.: Neutropenia and pancreatic disorder. Lancet **1965 II**, 496.
18. Constantopoulos, A., Najjar, V. A., Wish, J. B., Necheles, T. H., Stolbach, L. L.: Defective phagocytosis due to tuftsin deficiency in splenectomized subjects. Amer. J. Dis. Child. **125**, 663 (1973).
19. Dale, D. C., Fauci, A. S., Guerry, D. P., Wolff, S. M.: Comparison of agents producing a neutrophilic leukocytosis in man. J. clin. Invest. **56**, 808 (1975).
20. Deinard, A. S., Page, A. R.: A study of steroid-induced granulocytosis in a patient with chronic benign neutropenia of childhood. Brit. J. Haemat. **28**, 333 (1974).

21. England, J. M., Bain, B. J.: Total and differential leukocyte count. Brit. J. Haemat. **33**, 1 (1976).
22. Finch, S. C.: Granulocyte disorders-benign quantitative abnormalities of granulocytes. In: Hematology (Williams, W. J., Beutler, E., Erslev, A. J., Rundles, R. W., (Eds.), p. 628. New York: Mc Graw-Hill 1972.
23. Fink, M. E., Finch, S. C.: Serum muramidase and granulocyte turnover. Proc. Soc. exp. Biol. (N. Y.) **127**, 365 (1968).
24. Gasser, C.: Die Pathogenese der essentiellen chronischen Granulocytopenie im Kindesalter auf Grund der Knochenmarksbefunde. Helv. paediat. Acta **7**, 426 (1952).
25. Glansslen, M.: Konstitutionelle familiäre Leukopenie (Neutropenie). Klin. Wschr. **20**, 922 (1941).
26. Godwin, H. A., Zimmerman, T. S., Kimball, H. R., Wolff, S. M., Perry, S.: The effects of etiocholanolone on the entry of granulocytes into the blood. Blood **31**, 461 (1968).
27. Gross, R., Hellriegel, K. P.: Arzneimittelbedingte Agranulozytosen. Blut **32**, 409 (1976).
28. Hartl, P. W.: Drug induced agranulocytosis. In: Blood disorders due to drug and other agents (Girdwood, R. H., Ed.), p. 147. Amsterdam: Excerpta Medica 1973.
29. Hill, H. R., Hogan, N. A., Mitchell, T. G., Quie, P. G.: Evaluation of a cytocentrifuge method for measuring neutrophil granulocyte chemotaxis. J. Lab. clin. Med. **86**, 703 (1975).
30. Hitzig, W. H.: Familiäre Neutropenie mit dominantem Erbgang und Hypergammaglobulinämie. Helv. med. Acta **26**, 779 (1959).
31. Holmes, B., Page, A. R., Good, R. A.: Studies of the metabolic activity of leukocytes from patients with a genetic abnormality of phagocytic function. J. clin. Invest. **46**, 1422 (1967).
32. Holmes, B., Quie, P. G., Windhorst, D. B., Good, R. A.: Fatal granulomatous disease of childhood. An inborn abnormality of phagocytic function. Lancet **1966 I**, 1225.
33. Huber, H.: Stammbaumuntersuchungen bei Panmyelophthisekranken. Klin. Wschr. **18**, 1145 (1939).
34. Humbert, J. R., Hammond, K. B., Hathaway, W. E., Marcoux, J. G., O'Brien, D.: Trimethylaminuria: The fishodour syndrome. Lancet **1970 II**, 770.
35. Klebanoff, S. J.: The myeloperoxidase-mediated antimicrobial systems. In: Phagocytic mechanism in health and disease (Williams, R. C., Fudenberg, N. N., (Eds.), p. 3. Stuttgart: Thieme 1972.
36. Klebanoff, S. J.: Antimicrobial Mechanisms in neutrophilic polymorphonuclear leukocytes. Semin. Hematol. **12**, 117 (1975).
37. Kostmann, R.: Infantile genetic agranulocytosis. Acta Paediat. scand. **64**, 362 (1975).
38. Lalezari, P., Jiang, A.-F., Yegen, L., Santorineou, M.: Chronic autoimmune neutropenia due to anti-

39. Lehrer, R. J.: Inhibition by sulfonamides of the candidacidal activity of human leukocytes. J. clin. Invest. **50**, 2498 (1971).
40. Lehrer, R. J., Cline, M. J.: Interaction of candida albicans with human leukocytes and serum. J. Bact. **98**, 996 (1969).
41. Lehrer, R. J., Cline, M. J.: Leukocyte myeloperoxydase deficiency and disseminated candidiases. The role of myeloperoxydase in resistance to candida infection. J. clin. Invest. **48**, 1478 (1969).
42. Lukens, J. N.: Eosinophilia in children. Pediat. Clin. N. Amer. **19**, 969 (1972).
43. Mac Gregor, R. R., Spagnuolo, P. E., Lentnek, A. L.: Inhibition of granulocyte adherence by ethanol, prednisone, and aspirin. New Engl. J. Med. **291**, 642 (1974).
44. Marsh, J. C., Perry, S.: The granulocyte response to endotoxin in patients with hemolytic disorders. Blood **23**, 58 (1964).
45. McMillan, R., Scott, J. L.: Leukocyte labeling with ^{51}chromium. I. Technic and results in normal subjects. Blood **32**, 738 (1968).
46. Miller, M. E.: Pathology of chemotaxis and random mobility. Semin. Hematol. **12**, 59 (1975).
47. Miller, M. E., Norman, M. E., Koblenzer, P. J., Schonauer, T.: A new familiar defect of neutrophil movement. J. Lab. clin. Med. **82**, 1 (1973).
48. Najjar, V. A., Nishioka, N.: Tuftsin: A natural phagocytosis stimulating peptide. Nature **228**, 672 (1970).
49. Niethammer, D., Wildfeuer A., Kleihauer, E., Haferkamp, O.: Granulocytendysfunktion. I. Angeborene Störungen. Klin. Wschr. **53**, 643 (1975).
50. Niethammer, D., Wildfeuer, A., Kleihauer, E., Haferkamp, O.: Granulocytendysfunktion. II. Erworbene Störungen. Klin. Wschr. **53**, 739 (1975).
51. Parwaresch, M. R., Nottbohm, F.: Quantitative Zusammensetzung der Basophilen-Population im menschlichen Knochenmark. Klin. Wschr. **53**, 661 (1975).
52. Pincus, S. H., Klebanoff, S. J.: Quantitative leukocyte iodination. New Engl. J. Med. **284**, 744 (1971).
53. Pole, G., Davie, M., Kershaw, I., Barter, D. A. C., Willoughby, M. L. N.: Granulocyte transfusion in treatment of infected neutropenic children. Arch. Dis. Childh. **51**, 521 (1976).
54. Preisig, E., Hitzig, W. H.: Nitroblue-tetrazolium test for the detection of chronic granulomatous disease-technical modification. Europ. J. clin. Invest. **1**, 409 (1971).
55. Pringle, E. M., Young, W. F., Haworth, E. M.: Syndrome of pancreatic insufficiency, blood dyscrasia and metaphysical dysplasie. Proc. roy. Soc. Med. **61**, 776 (1968).
56. Quie, P. G.: Pathology of bactericidal power of neutrophils. Semin. Hematol. **12**, 143 (1975).
57. Quie, P. G., White, J. G., Holmes, B., Good, R. A.: In vitro bactericidal capacity of human polymorphnuclear leukocytes: Diminished activity in chronic granulomatous disease of childhood. J. clin. Invest. **46**, 668 (1967).
58. Rebuck, J. W., Crowley, J. H.: Part II. Techniques in the study of leukocytic functions. A method of studying leukocytic functions in vivo. Ann. N. Y. Acad. Sci. **59**, 757 (1955).
59. Root, R. K., Metcalf, J., Oshino, N., Chance, B.: H_2O_2 release from human granulocytes during phagocytosis. I. Documentation, quantitation, and some regulation factors. J. clin. Invest. **55**, 945 (1975).
60. Root, R. K., Rosenthal, A. S., Balestra, D. J.: Abnormal bactericidal, metabolic, and lysosomal functions of Chediak-Higashi syndrome of leukocytes. J. clin. Invest. **51**, 649 (1972).
61. Schmitz-Valckenberg, H. Borberg: Behandlung mit Granulozytentransfusionen. Dtsch. med. Wschr. **101**, 1458 (1976).
62. Senn, H. J., Jungi, W. F.: Neutrophil migration in health and disease. Semin. Hematol. **12**, 27 (1975).
63. Shwachman, H., Diamond, L. K., Oski, F. A., Khaw, K.-T.: The syndrome of pancreatic insufficiency and bone marrow dysfunction. J. Pediat. **65**, 645 (1964).
64. Stossel, T. P.: Evaluation of opsonic and leukocyte function with a spectrophotometric test in patients with infection and with phagocytic disorders. Blood **42**, 121 (1973).
65. Stossel, T. P.: Phagocytosis (Three Parts). New Engl. J. Med. **290**, 717 (1974); New Engl. J. Med. **290**, 774 (1974); New Engl. J. Med. **290**, 833 (1974).
66. Stossel, T. P.: Phagocytosis: Recognition and ingestion. Semin. Hematol. **12**, 83 (1975).
67. Stossel, T. P., Mason, R. J., Hartwig, J., Vaughan, M.: Quantitative studies of phagocytosis by polymorphnuclear leukocytes. Use of emulsions to measure the initial role of phagocytosis. J. clin. Invest. **51**, 604 (1972).
68. Ward, P. A.: Leucotactic factors in health and disease. Amer. J. Path. **64**, 521 (1971).
69. Weitzman, M.: Diagnostic utility of white blood cell and differential cell counts. Amer. J. Dis. Child. **129**, 1183 (1975).
70. Zuelzer, W. W., Bujogheli, M.: Chronic granulocytopenia in childhood. Blood **23**, 359 (1964).
71. Zurier, R. B., Weissmann, G., Hoffstein, S.: Cytochalasin B: Effect on lysosomal enzyme release from human leukocytes. Proc. nat. Acad. Sci. (Wash.) **70**, 844 (1973).

Kapitel IV

Der Monozyt

1. Das Monozyten-Makrophagen-System *251*
  Grundlagen *251*
  Teste zur Bewertung des Zellsystems *251*
  Normalwerte *251*

2. Physiologie der Regulation, Struktur und Funktion *251*
  Monopoese *251*
  Morphologie *253*
  Stoffwechsel und Funktion *253*
    Abwehr von Mikroorganismen *254*
    Beseitigung von organischem und anorganischem Material *254*
    Immunologische Funktionen *255*
    Antitumoraktivität *255*
    Einfluß auf Granulopoese und Erythropoese *255*

  Ontogenetische Entwicklung *255*

3. Pathologie der Regulation, Struktur und Funktion *255*·
  Grundlagen *255*

4. Erkrankungen des Monozyten-Makrophagen-Systems *255*
  4.1. Qualitative Veränderungen *255*
    A. Erkrankungen der gesamten Hämatopoese und des Monozyten-Makrophagen-Systems *255*
    B. Erkrankungen der Myelopoese und des Monozyten-Makrophagen-Systems *255*
    C. Erkrankungen mit isoliertem Befall des Monozyten-Makrophagen-Systems *256*
      Lipidspeicherkrankheiten *256*
        Allgemeines *256*
        Krankheitsbilder *257*
          Hermansky-Pudlak-Syndrom *257*
          Syndrom der blauen Pigmentmakrophagen *257*
      Idiopathische Histiozytosen *259*
        Histiozytose X (Retikuloendotheliosen) *259*
        Eosinophiles Granulom *259*
        Morbus Hand-Schüller-Christian *260*
        Morbus Abt-Letterer-Siwe *261*
        Sinushistiozytose mit massiver Lymphoadenopathie *262*
        Lymphohistiozytose *262*
    D. Erkrankungen, die die Lymphozyten und das Monozyten-Makrophagen-System betreffen *263*
    E. Erkrankungen, die die Thrombozyten und das Monozyten-Makrophagen-System betreffen *263*
  4.2. Quantitative Veränderungen *263*
    Monozytopenie *263*
    Monozytose *263*

4.3. Andere Erkrankungen mit Beteiligung des Monozyten-Makrophagen-
    Systems 263
  Infektionskrankheiten 263
  Organische und anorganische Fremdkörper 264
  Zerstörung von Zellen der Hämatopoese 264
Zusammenfassung 264

Literatur 264

1. Das Monozyten-Makrophagen-System

Grundlagen

Die Granulozyten sind nicht die einzigen Zellen im Körper, die in der Lage sind, Bakterien, Pilze und anorganische Partikel zu phagozytieren. Ihnen zur Seite stehen die **Monozyten** und die wahrscheinlich aus ihnen entstehenden **Makrophagen.** Die Nomenklatur der letzteren ist verwirrend, da sie je nach Topographie und Funktion mit verschiedenem Namen belegt wurden (Histiozyt, Keimzentrummakrophage, Germinoblast, Adventitiazelle, „Transitional cell", Promonozyt, Retikuloendothelialzelle, Kupffersche Sternzelle u. a.).

Das Zellsystem der Monozyten-Makrophagen ist relativ schwer zu erfassen, da der Gehalt an zirkulierenden Monozyten viel geringer ist als an Granulozyten. Außerdem ist die Trennung von den anderen mononukleären Zellen oft nicht einfach, und schließlich sind die meisten Makrophagen im Gewebe angesiedelt und daher für Untersuchungen nur schwer oder kaum zugänglich. Früher hat man für die Gesamtheit der Gewebsmakrophagen den Ausdruck *retikuloendotheliales System* (RES, RHS) geprägt, da man annahm, daß diese Zellen aus dem Endothel der Gefäße stammen. Die Tendenz dieser Zellen, ein Netzwerk (Retikulum) von fibrillären Fortsätzen zu bilden, machte den Namen komplett. Heute weiß man, daß selbst die Kupfferschen Sternzellen in der Leber kontinuierlich durch Monozyten aus dem Blut ersetzt werden. Am entsprechenden Ort angekommen, entwickeln sie die Fähigkeit, durch eine oder mehrere Zellteilungen die entsprechende Makrophagenform auszubilden. Während man früher geglaubt hat, daß die Funktion des „retikulohistiozytären" Systems generell in der Beseitigung von Partikeln besteht, weiß man heute, daß das Monozyten-Makrophagen-System eine wichtige Rolle in der gesamten Abwehrfunktion des menschlichen Organismus spielt (Übersicht bei [1, 2, 3, 5, 6, 11]).

Synonyma. Mononuclear Phagocyte System (MPS), Monocyte Macrophage Complex.

Teste zur Bewertung des Zellsystems

Spezielle Teste für die Monozyten gibt es nicht. Praktisch alle bei den Granulozyten angegebenen Untersuchungsmethoden gelten auch für die Monozyten. Injektionen von Endotoxin, Glukokortikoiden und mit Antikörper beladenen Erythrozyten führen zu einer Erniedrigung der zirkulierenden Monozyten. Die zytochemischen Reaktionen sind bei den Granulozyten beschrieben.

Normalwerte (vgl. auch Tabelle III.2)

Erwachsene 1–6% relativ, 285–500 pro mm^3 absolut, Kinder bis ungefähr 9% relativ, 750–800 pro mm^3 absolut. Neugeborene haben oft höhere Werte. Die oben angegebenen Normalwerte für Kinder werden erst etwa am Ende des zweiten Lebensjahres erreicht.

2. Physiologie der Regulation, Struktur und Funktion

Monopoese

Es gibt einige Hinweise dafür, daß die Granulozyten und Monozyten gemeinsame Vorläuferzellen haben (Abb. IV.1). Die frühe Vorstufe – der Monoblast – ist im Knochenmark weder morphologisch noch histiochemisch eindeutig zu definieren. Die erste klar erkennbare Zelle ist der Promonozyt. Die Gewebsmakrophagen entstehen wahrscheinlich aus den Monozyten, die wiederum von ihrem Ursprungsort Knochenmark in das Gewebe ausgewandert sind. Von dort stammen auch die Monozyten, die man in Entzündungsherden findet. Für die Monozyten besteht ebenfalls ein zirkulierender und ein marginaler

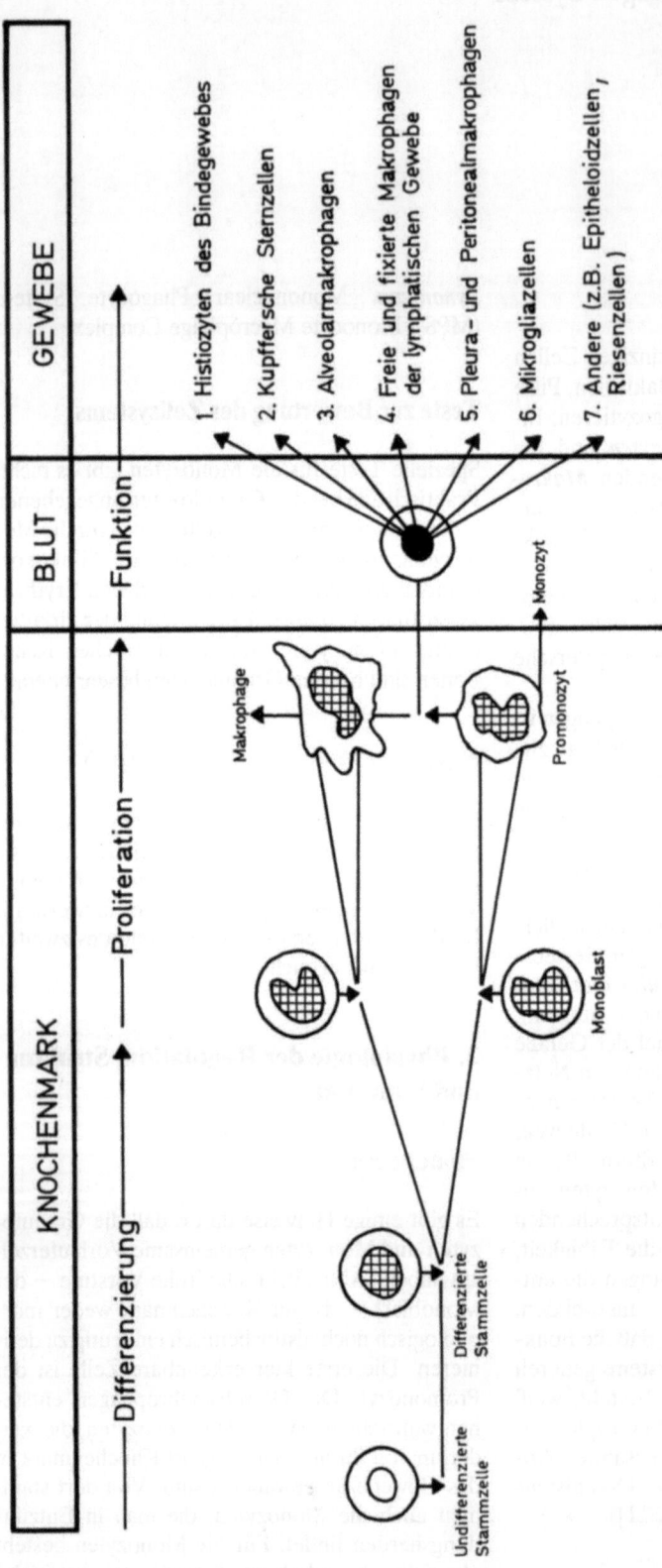

Abb. IV.1. Das Monozyten-Makrophagen-System. Die differenzierte Stammzelle ist wahrscheinlich identisch mit der der Myelopoese (modifiziert nach van Furth et al. [1])

Pool, wie das für die Granulozyten beschrieben ist. Der marginale Pool ist etwa dreimal so groß. Im Knochenmark eines Erwachsenen umfaßt der gesamte Monozytenpool etwa 6×10^8 Zellen/kg KG, die Neuproduktion liegt bei 7×10^6 Zellen/kg KG und die Gefäßhalbwertzeit beträgt 8,4 Stunden. Sind die Monozyten einmal aus dem Gefäß ausgewandert, kehren sie nicht mehr in die Blutbahn zurück.

Aus den Blutmonozyten entstehen mit größer Wahrscheinlichkeit die Gewebsmakrophagen. Während sich die Monozyten im Blut nicht teilen, scheinen sie die Teilungsfähigkeit im Gewebe zurückzugewinnen. Dort findet man jüngere Makrophagen, die sich durch Zellteilung in reifere Formen umwandeln, die dann offensichtlich Endzellen sind. Makrophagen können durch Zellfusion Riesenzellen bilden, wie man sie in chronischen granulomatösen Entzündungen sieht. Während sich die Monozyten normalerweise im Blut nachweisen lassen, findet man die Makrophagen in der Pleurahöhle, im Peritonealraum, in den Alveolen der Lunge und in den parenchymatösen Organen. Besonders reichlich sind sie in den Lymphknoten enthalten, sowie entlang der Sinusoide in der Milz.

Morphologie

Morphologisch kann man im allgemeinen drei verschiedene Monozytentypen und zwei verschiedene Makrophagentypen unterscheiden (Tabelle IV.1). Der Monoblast ist morphologisch und histochemisch nicht eindeutig zu identifizieren und es ist nicht sicher, ob und wie weit er sich vom Myeloblasten unterscheidet.

Stoffwechsel und Funktion

Der Stoffwechsel der Monozyten ist sehr ähnlich dem der Granulozyten. Wie diese aktivieren sie den Hexose-Monophosphat-Shunt im Rahmen der Phagozytose und beziehen die für den Zellstoffwechsel notwendige Energie primär aus der Glykolyse. Eine interessante Ausnahme sind die Alveolarmakrophagen. Durch die ständige Exposition gegenüber einem hohen Sauerstoffdruck haben sich diese Zellen wahrscheinlich angepaßt und sie beziehen ihre Energie aus der oxidativen Phosphorylierung. Der erhöhte Sauerstoffverbrauch im Rahmen der Phagozytose bleibt aus. Während die Gewebsmakrophagen auch bei einem Sauerstoffpartialdruck unter 25 Torr ihre Funktion ausüben können, sind die Alveolarmakrophagen dazu nicht mehr in der Lage. Mit Zunahme des Reifungsgrades steigt der Gehalt an lysosomalen Granula an. Diese verschmelzen mit den Vakuolen, die durch die Phagozytose entstehen und entleeren ihren Inhalt in diese.

Funktion. Die Monozyten und Makrophagen haben ausgeprägte Fähigkeiten der Pinozytose (Ingestion von Flüssigkeit durch Einstülpung) und der Phagozytose (Ingestion von Partikeln). Da-

Tabelle IV.1. Eigenschaften und Morphologie des mononukleären Phagozyten

Zellentyp	Größe	Eigenschaften
Promonozyt	10–20 μm	Basophiles Plasma, großes Kern/Plasmaverhältnis, mäßige Peroxidaseaktivität, positive unspezifische Esterasen, Haftfähigkeit an Glas, Erythrophagozytosefähigkeit, relativ geringe Phagozytoseeigenschaften
Großer Monozyt	20–30 μm	Großer, exzentrischer, oft nierenförmiger oder gelappter Kern, charakteristisches Chromatingerüst, keine Nukleolen, graublaues Plasma, variable Zahl von kleinen rosa Granula, oft auch größere Granula und Vakuolen im Plasma, gute Phagozytosefähigkeit
Kleiner Monozyt	15–20 μm	Oft schwer von großen Lymphozyten zu unterscheiden. Exzentrisch gelegener runder bis ovaler Kern, das Chromatin ist dichter, intensiv blaues Plasma, gelegentlich einige azurophile Granula
Gewebsmakrophage „A" (unreif)	20–80 μm	Exzentrischer, oft nierenförmiger Kern mit ganz lockerem Chromatingerüst, ein oder zwei deutlich erkennbare Nukleoli, eindeutige juxtanukleäre Aufhellung (Golgi-Apparat), basophiles Plasma mit vielen großen azurophilen Granula
Gewebsmarkophage „B" (reif)	20–80 μm	Wie A, aber rosa oder leicht rotes Plasma in spezieller Färbung (Romanovsky). Kern ist dichter als bei A.

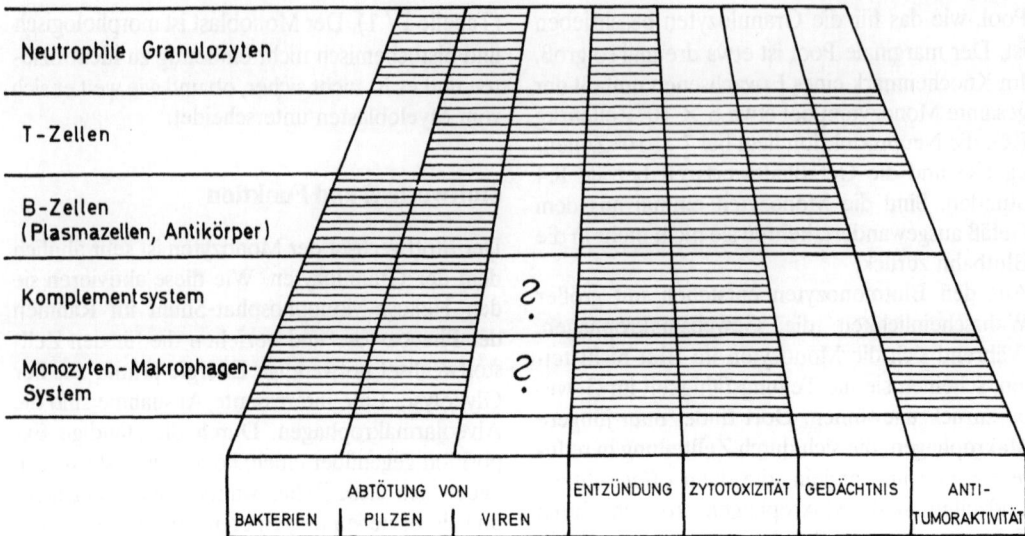

Abb. IV.2. Die derzeitigen Vorstellungen über die Beteiligung der verschiedenen Abwehrsysteme des Menschen an den verschiedenen Abwehrfunktionen

mit sind sie ein wesentliches Funktionsglied in der Kette der verschiedenen an der Abwehr beteiligten Systeme. Einerseits wird die Funktion der Phagozytose im Sinne der Abtötung erfüllt, andererseits sind die in das Entzündungsfeld eingewanderten und dort immobilisierten Zellen direkt am Entzündungsgeschehen beteiligt, und schließlich üben sie Helfer- und Kontrollfunktionen für das System der B- und T-Zellen aus. Die Funktionsgemeinschaft des Abwehrsystems kann letztlich nur im Zusammenwirken gesehen werden. Die Beziehungen der Systeme untereinander sind in den Abb. IV.2, V.A.3 und V.A.4 dargestellt.

Das Monozyten-Makrophagen-System ist grundsätzlich an drei verschiedenen Mechanismen beteiligt:
1. Abwehr von Mikroorganismen,
2. Beseitigung von organischem und anorganischem Material,
3. Zusammenarbeit mit den Lymphozyten bei immunologischen Reaktionen.

Abwehr von Mikroorganismen

Die Funktionseigenschaften der Monozyten gleichen denen der Granulozyten. Durch chemotaktische Reize werden sie an den Ort des Geschehens gelockt. Die Monozyten/Makrophagen sind das Hauptabwehrsystem gegen pathogene Bakterien, Pilze und Parasiten mit intrazellulärem Wachstum (Salmonellose, Listeriose, Brucellose, Lues, Tuberkulose, Kryptokokkose, Histoplas-

mose, Toxoplasmose, Malaria und andere). Offensichtlich können die Makrophagen immunologisch durch Lymphozyten in ihren Eigenschaften beeinflußt werden (s. Kapitel V.A.2). Man nimmt an, daß die molekularen Abläufe der Keimabtötung denen in den Granulozyten weitgehend gleichen. Dafür spricht, daß bei Patienten mit chronischer progressiver septischer Granulomatose des Kindesalters die Monozyten ebenfalls defekt sind. Dagegen scheinen bei manchen Patienten mit Agranulozytose die erhöhten Monozytenzahlen ein relativ wirksamer Kompensationsmechanismus zu sein. Über die keimtötende Fähigkeit der Monozyten im Vergleich zu den Granulozyten gibt es unterschiedliche Ansichten. Auf der einen Seite wird eine geringere Funktionskapazität angenommen, auf der anderen Seite wird vermutet, daß die Monozyten nur deshalb schlechter in ihrer Funktion sind als die Granulozyten, weil sie – wie im Rebuck-Fenster nachgewiesen – erst Stunden später am Ort der Infektionen eintreffen.

Beseitigung von organischem und anorganischem Material

Neben den chemotaktischen haben die Monozyten ausgeprägte nekrotaktische Fähigkeiten. Veränderungen an der Membran (Beladung mit Immunglobulinen, chemische Einwirkung, Alter) von Zellen führen zur Phagozytose und Beseitigung durch die Monozyten und Makrophagen. Das gilt besonders ausgeprägt für diese Zellen der Milz. Weiterhin entfernen sie wie andere Makrophagen aus dem Gewebe durch Phagozytose Partikel wie Metall, Sand, Kohle, Eisenoxid usw.

Immunologische Funktionen
Bei zwei wesentlichen immunologischen Schritten spielen die Makrophagen eine zentrale Rolle. Auf der einen Seite sind sie in der Lage, Antigene zu verarbeiten und eine Immunantwort im Lymphozyten zu induzieren (s. Kapitel V.A.2). Dabei übernehmen die Makrophagen die Funktion einer Regulation der Kooperation zwischen ihnen, den B-Zellen und den T-Zellen. Auf der anderen Seite haben sie Anteil an der zellulären Immunität vom verzögerten Typ. Dabei besteht u. a. eine nicht unwesentliche Mitwirkung der Makrophagen bei der Transplantatabstoßung. Darüber hinaus sind für die Monozyten noch zwei wichtige Funktionen zu nennen:

Antitumoraktivität
Aus vielen Tierversuchen ergeben sich Hinweise, daß die Makrophagen auch eine gewisse Antitumoraktivität haben, die teilweise eine Immunspezifität aufweist.

Einfluß auf Granulopoese und Erythropoese
Monozyten und Makrophagen sind die Hauptquelle für CSF (= colony stimulating factor) für die Granulopoese in vitro. Es ist jedoch nicht sicher, ob dieser Faktor auch in vivo eine Rolle spielt. Manche Autoren vermuten, daß diese Zellen als „Amme" für die Erythropoese im Knochenmark dienen.

Ontogenetische Entwicklung

Über die Entwicklung des mono-histiozytären Systems ist nichts bekannt. Bei Geburt scheint es im wesentlichen ausgereift zu sein. In den ersten zwei Lebensjahren sind im Vergleich zu später die Monozytenzahlen hoch. Das entspricht dem Verhalten der Lymphozyten und mag ein Hinweis darauf sein, daß in diesem Zeitraum das Immunsystem sich mit den meisten fremden Antigenen auseinandersetzen muß und die Monozyten dabei eine wesentliche Rolle bei der Ausbildung der spezifischen Immunität bilden.

3. Pathologie der Regulation, Struktur und Funktion

Grundlagen

Das Monozyten-Makrophagen-System ist bei vielen Krankheiten beteiligt. Es ist oft nicht möglich zu entscheiden, ob es sich um eine primäre Erkrankung des Systems selbst oder um eine Reaktion im Rahmen der körpereigenen Abwehr handelt.
Das Zusammenwirken mit anderen Zellsystemen ist sehr komplex und kompliziert. Relativ wenig ist bekannt über die Spezifität der qualitativen Defekte der Makrophagen im Rahmen der Abwehrfunktion. Die Störungen, die in Kombination mit der septischen Granulomatose, dem Wiskott-Aldrich-Syndrom, dem Chediak-Higashi-Syndrom und mit der mukokutanen Candidiasis auftreten, weisen auf einen übergeordneten Defekt hin, der Granulozyten und Makrophagen in gleicher Weise trifft.

4. Erkrankungen des Monozyten-Makrophagen-Systems

4.1. Qualitative Veränderungen

In Tabelle IV.2 ist der Versuch einer Klassifizierung der Erkrankungen, bei denen das Monozyten-Makrophagen-System beteiligt ist, unternommen worden. Das Schema hält sich eng an die von Meuret [6] dargestellten pathogenetischen Vorstellungen.

A. Erkrankungen der gesamten Hämatopoese und des Monozyten-Makrophagen-Systems

Bei allen nicht-lymphatischen Leukämien ist das Monozyten-Makrophagen-System mit beteiligt. Das gilt auch für andere hämatologische Erkrankungen wie die Präleukämie, die Polycythaemia vera, die Osteomyelofibrose und die Panmyelopathie.

B. Erkrankungen der Myelopoese und des Monozyten-Makrophagen-Systems

Bei verschiedenen angeborenen Funktionsdefekten der Granulozyten findet sich die gleiche Störung auch in den Monozyten. Das gilt zum Beispiel für die progressive septische Granulomatose, das Chediak-Higashi-Syndrom und den Mye-

Tabelle IV.2. Versuch der Klassifizierung der Erkrankungen, bei denen das Monozyten-Makrophagen-System beteiligt ist (modifiziert nach Meuret [6]).

Gruppe	Beteiligte andere Systeme	Erkrankung
A	Myelopoese Erythropoese Thrombozytopoese	Akute und chronische nicht lymphozytäre Leukämien Präleukämie Polycythaemia vera Osteomyelofibrose Panmyelopathie
B	Myelopoese	Progressive septische Granulomatose Chediak-Higashi-Syndrom Myeloperoxidase-Mangel andere Granulozytenfunktionsstörungen einige Formen von Neutropenie

C	–	Lipidspeicherkrankheiten
		  Niemann-Pick
		  Gaucher
		  Fabry
		  G_{M1}-Gangliosidose u. a.;
		  „Sea-blue"-Histiozyten-Syndrom
		Idiopathische Histiozytosen
		  Eosinophiles Granulom
		  Hand-Schüller-Christian-Syndrom
		  Abt-Letterer-Siwe-Syndrom
		  Sinushistiozytose mit massiver Lymphoadenopathie
		  Lymphohistiozytose (familial hemophagocytic reticulosis, histiocytic medullary reticulosis)

D	Lymphozyten	Entzündliche, infektiöse, immunologisch bedingte und maligne Erkrankungen
E	Thrombozyten	Hermansky-Pudlak-Syndrom

loperoxidasemangel. Bei einigen Formen der Neutropenie (s. dort) und der retikulären Dysgenesie fehlen die Monozyten ebenfalls, während sie bei anderen Formen sogar im Sinne eines wirksamen Kompensationsmechanismus vermehrt sein können.

C. Erkrankungen mit isoliertem Befall des Monozyten-Makrophagen-Systems

Diese Gruppe wird unter den Begriffen Lipidspeicherkrankheiten und idiopathische Histiozytosen zusammengefaßt.

Lipidspeicherkrankheiten

Allgemeines

Eine vermehrte Ansammlung von Lipiden in den Makrophagen kann grundsätzlich zwei Ursachen haben. Auf der einen Seite kann es zu einer massiven Aufnahme von Lipiden durch Phagozytose von hämatopoetischen Zellen kommen. Dies geschieht bei Erkrankungen wie hämolytische Anämien, Thalassämien, idiopathische Thrombozytopenien oder chronische myeloische Leukämien. Auf der anderen Seite verursachen kongenitale Defekte von katalytischen Enzymen eine vermehrte Speicherung von Lipiden, die nicht abgebaut werden können. Lipidspeicherkrankheiten führen zu einer Vermehrung der Makrophagen, die sich in zwei verschiedene Formen von Speicherzellen umwandeln können, die Schaumzellen und die „seablue" Histiozyten.

Die Schaumzellen sind zunächst symptomatisch für eine größere Zahl von Erkrankungen, wobei darauf hingewiesen werden muß, daß nur beim Morbus Gaucher typische Zellen zu beobachten sind, die sich von Schaumzellen bei anderen Erkrankungen deutlich unterscheiden.

Während es sich bei den später zu besprechenden Histiozytosen wahrscheinlich um echte Erkrankungen des Monozyten-Makrophagen-Systems handelt, ist die Bildung von Schaumzellen bei den Lipidspeicherkrankheiten wahrscheinlich nur ein sekundäres Phänomen.

Schaumzellen. Ihre Größe variiert zwischen 20 und 90 µm und sie sind normalerweise rund oder oval. Zweikernigkeit ist häufig, gelegentlich sieht man drei oder noch mehr Kerne, die meist exzentrisch liegen und häufig einen Nukleolus haben. Das Zytoplasma ist schwach rosa und hat eine schaumige oder wabige Struktur. Die äußeren Zellgrenzen können unscharf sein. Beim M. Gaucher kann man 0,1–1 µm dicke, verschieden lange gewellte Fibrillen im Plasma unterscheiden, die in dieser Form nur noch bei der chronischen myeloischen Leukämie beobachtet werden können.

Nicht selten macht es Schwierigkeiten, Schaumzellen in gefärbten Präparaten zu erkennen. Zum besseren Nachweis sollte man deshalb ungefärbte Knochenmarkpräparate sofort nach dem Ausstreichen eindeckeln und anschließend betrachten. Im Dunkelfeld imponieren Schaumzellen als große weiße Kugeln und bei der Anwendung von Phasenkontrastbeleuchtung sieht man sie als große glitzernde oder selten glasige Zellen. Unter polarisiertem Licht imponieren die gespeicherten Lipide häufig als Malteserkreuze. Besonders beim Phasenkontrast sieht man deutlich die Fibrillen in den Gaucherzellen.

Krankheitsbilder

In Tabelle IV.3 sind die wichtigsten Einzelheiten der Erkrankungen mit Schaumzellen zusammengefaßt. Für eine genauere Beschreibung muß auf entsprechende Fachbücher verwiesen werden. Andere hier nicht erwähnte Lipidosen haben keine Schaumzellen. Dazu gehören der Morbus Krabbe, die verschiedenen Formen der metachromatischen Leukodystrophie und die Tay-Sachssche Erkrankung. Schaumzellen lassen sich dagegen bei den fünf Formen der familiären Hyperlipoproteinämie und einer Form von Hypolipoproteinämie (Tangiersche Erkrankung) nachweisen und werden außerdem im Knochenmark von Patienten mit Glykogenosen und Mukopolysaccharidosen beschrieben. Bei letzteren kann man auch die Aldersche Granulationsanomalie in den Monozyten finden.

Hermansky-Pudlak-Syndrom

Bei dieser sehr seltenen Erkrankung handelt es sich um ein Syndrom mit folgenden Charakteristika: Albinismus, mäßige hämorrhagische Diathese aufgrund einer Thrombozytendysfunktion, sowie Ansammlung von ceroidartigem Pigment in den Knochenmarkmakrophagen, in einem Teil der peripheren Monozyten, in den gesamten Zellen des retikuloendothelialen Systems und in den Parenchymzellen verschiedener Organe. Eine erhöhte Infektanfälligkeit besteht nicht [13].

Syndrom der blauen Pigmentmakrophagen

Dieses Syndrom wurde erstmals von Wewalka [12] beschrieben. Die seltene Speicherkrankheit ist charakterisiert durch eine exzessive Anhäufung von Phosphsphingolipiden, Glykosphingolipiden und Phosphoglyceriden in Hystiozyten von Leber, Milz, Knochenmark, Lunge, ZNS und Gastrointestinaltrakt. Zusätzlich scheint eine Störung des Mukopolysaccharidstoffwechsels vorzuliegen. Das gespeicherte Material färbt sich in den Histiozyten mit der Giemsafärbung seeblau an = sea blue histiocytes.

Führendes **klinisches Symptom** ist die Splenomegalie; in der Hälfte der Fälle besteht auch eine Hepatomegalie. Andere Organsymptome wie Leberzirrhose, Anämie, Thrombozytopenie, Lungeninfiltrate, weißer Fovealring sowie geistige und motorische Retardierung kommen seltener und inkonstant vor. Wahrscheinlich existieren zwei Formen [9].

1. *Primäre Formen,* wahrscheinlich hereditär bedingt. Folgende Charakteristika werden dafür gefordert: Nachweis blauer Pigmentmakrophagen in der vergrößerten Milz und Leber, sowie im Knochenmark, im Biopsiematerial des ZNS, der Lunge und des Gastrointestinaltraktes. Ferner muß ein typisches Lipidmuster im Leberpunktat nachweisbar sein. Augenhintergrundsveränderungen sind nicht obligat.

2. *Sekundäre Formen.* Blaue Pigmentmakrophagen lassen sich bei zahlreichen Krankheiten im Knochenmarkaspirat nachweisen: Niemann-Picksche Krankheit, Wolmansche Krankheit, Tay-Sachssche Erkrankung, septische Granulomatose des Kindesalters, idiopathische Thrombozytopenie, Hyperlipoproteinämie, Sichelzellanämie, chronische myeloische Leukämie.

Bei allen sekundären Formen findet man nur einzelne blaue Pigmentmakrophagen im Knochenmark, dagegen nicht in der Leber. Außerdem weist die Leber kein abnormes Lipidmuster auf.

Der klinische Verlauf und damit die Prognose wird wesentlich durch Ausmaß und Zahl der befallenen Organe bestimmt.

Tabelle IV.3. Lipidspeicherkrankheiten mit Schaumzellen (modifiziert nach Sloan u. Breslow [10])

Erkrankung	Klinischer Beginn/Alter	Lebenserwartung	Gespeicherte Lipide	Enzymdefekt	Erstmanifestation	Besonderheiten	Vererbung
Niemann-Pick, Typ A	½ Jahr	< 4 Jahre	Sphingomyelin Cholesterin	Sphingomyelinase	Gedeihstörung, Hepatosplenomegalie, psychomotorische Retardierung	kirschroter Makulafleck, retikuläre pulmonale Infiltrate, vakuolisierte Lymphozyten, Juden bevorzugt	Autosomal rezessiv
Niemann-Pick, Typ B	2–4 Jahre	?	Sphingomyelin Cholesterin	Sphingomyelinase	Hepatosplenomegalie	retikuläre, pulmonale Infiltrate	Autosomal rezessiv
Niemann-Pick, Typ C	3–5 Jahre	< 15 Jahre	Sphingomyelin Cholesterin	?	Hepatosplenomegalie, psychomotorische Retardierung		Autosomal rezessiv
Niemann-Pick, Typ D	3–5 Jahre	< 20 Jahre	Sphingomyelin Cholesterin	?	Hepatosplenomegalie, psychomotorische Retardierung	Vorkommen in Novia Scotia	Autosomal rezessiv
M. Gaucher, Typ I	0–91 Jahre	verschieden	Glucosylceramid (GL 1a)	GL 1a-β-Glucosidase	Hepatosplenomegalie, Thrombozytopenie und Blutungen	häufig Juden, Knochenläsionen, retikuläre pulmonale Infiltrate	Autosomal rezessiv
M. Gaucher, Typ II	½ Jahr	< 2 Jahre	Glucosylceramid (GL 1a)	GL 1a-β-Glucosidase	Hepatosplenomegalie, psychomotorische Retardierung	Opisthotonus, Husten, Trismus, Laryngospasmus, abnormes Aussehen, Nystagmus	Autosomal rezessiv
M. Gaucher, Typ III	1–3 Jahre	< 30 Jahre	Glucosylceramid (GL 1a)	?	Psychomotorische Retardierung, Hepatosplenomegalie		Autosomal rezessiv
G_{M1} Gangliosidose Typ I	Geburt	< 2 Jahre	Ganglioside G_{M1}	G_{M1}-β-Galaktosidase	Gedeihstörung, psychomotorische Retardierung, Hepatosplenomegalie	Kirschroter Makulafleck, Knochenläsionen, abnormes Aussehen, vakuolisierte Lymphozyten, saure Mukopolysaccharide im Urin	Autosomal rezessiv
G_{M1} Gangliosidose Typ II	1–2 Jahre	< 10 Jahre	Ganglioside G_{M1}	G_{M1}-β-Galaktosidase	Psychomotorische Retardierung	Variabler Gehalt an Schaumzellen	Autosomal rezessiv
Lactosyl-Ceramidose	1 Jahr	< 4 Jahre	Lactosylceramid (GL 2a)	GL 2a-β-Galaktosidase	Gedeihstörung, psychomotorische Retardierung, Hepatosplenomegalie		?

Erkrankung	Erkrankungsalter		Speichersubstanz	Enzymdefekt	Symptome		Erbgang
M. Fabry	5–20 Jahre	verschieden	Trihexosylceramid (GL 3) und Dihexosylceramid (GL 2b)	GL 3 α-α-Galaktosidase	Fieber, Gelenkschwellung, Schmerzen und Ödeme, Teleangiektasien	Nierenbeteiligung, Katarakte, häufig in Skandinavien	Geschlechtsgebunden
M. Wolman	Geburt	< 1 Jahr	Cholesterylester Triglyceride	Saure Cholesterylester-Hydrolase, Saure Triglyceridlipase	Gedeihstörung, Gastrointestinale Symptome	Nebennierenrindenverkalkung	Autosomal rezessiv
Cholesterylesterspeicherkrankheit	3–19 Jahre	verschieden	Cholesterylester Triglyceride	Saure Cholesterylester-Hydrolase, Saure Triglyceridlipase	Hepatomegalie	Hypercholesterinämie	?

Idiopathische Histiozytosen

Histiozytose X (Retikuloendotheliosen)

Definition. Unter diesen Begriffen werden Krankheitsbilder zusammengefaßt, die folgende Gemeinsamkeiten auszeichnen: Unbekannte Ursache, Hyperplasie des Monozyten-Makrophagen-Systems mit typischem histologischem Bild: herdförmige Infiltrationen von großen, schwach anfärbbaren Schaumzellen oder großen mononukleären Zellen in Vergesellschaftung mit Eosinophilen, Plasmazellen, Riesenzellen und gelegentlich neutrophilen Granulozyten. Bei lokalisiertem Befall oder in neuen Herden sind die Eosinophilen die hervorstechende Begleitzelle, bei chronischen Formen finden sich häufig Schaumzellen.

Allgemeines. Im allgemeinen werden drei verschiedene Erkrankungen mit dem Begriff Histiozytose X zusammengefaßt: Das eosinophile Granulom, die Hand-Schüller-Christiansche Erkrankung und der M. Abt-Letterer-Siwe. Dies bleibt jedoch nicht unwidersprochen. Nach Meinung von Meuret [6] ist der M. Hand-Schüller-Christian ein generalisiertes eosinophiles Granulom, während z. B. von Golde [2] die Abtrennung der beiden Krankheitsbilder aufrechterhalten, dagegen der M. Abt-Letterer-Siwe als gesonderte pathophysiologische Einheit abgegrenzt wird. Im folgenden werden die Krankheitsbilder einzeln besprochen, jedoch Therapie und Prognose gemeinsam abgehandelt.

Eosinophiles Granulom

Definition. Es handelt sich um eine Granulombildung einzelner oder mehrerer isolierter Herde in den Knochen. Die Krankheit ist damit die am meisten lokalisierte und auch gutartigste Form der Histiozytosen. Haut, innere Organe und Bindegewebe sind nie befallen.

Klinik. Im Vordergrund stehen Knochenschmerzen, die von der Lokalisation der Herde abhängen. Jeder Knochen kann befallen sein, aber der Schädel ist am häufigsten betroffen. Danach folgen Rippen, Femur und das Becken. Herde in verschiedenen Knochen können gleichzeitig vorkommen. Weichteilschwellungen sind häufig.

Laborbefunde. Es gibt keine typischen Laborbefunde oder Blutbildveränderungen. Es besteht auch keine Eosinophilie.

Diagnostik. Im Röntgenbild findet sich eine lokale Knochenrarefizierung. Am Schädel sieht diese wie ausgestanzt aus, und ist ohne Randsklerosierung oder periostale Reaktion. Befallene Wirbelkörper sind verschmälert und wirken dichter. Von den Röhrenknochen ist gewöhnlich die Diaphyse befallen und der Herd hat seinen Beginn in der Markhöhle. Periostale Reaktionen können hier einen malignen Tumor vortäuschen.
Die ***Histologie*** aus einem Herd führt zur Diagnose. Die dichtgepackten eosinophilen Granulozyten sind neben den Histiozyten die hervorstechenden Zellen.

Erkrankungsalter. Das eosinophile Granulom tritt gewöhnlich bei älteren Kindern oder jungen Erwachsenen auf. Ein Vorkommen bei Säuglingen wurde beschrieben.

M. Hand-Schüller-Christian

Definition. Neben den Skelettherden, die wiederum den Schädel bevorzugen, sind auch innere Organe und Bindegewebsherde vorhanden, die besonders die Haut, die Lungen und das Ohr betreffen. Die noch oft beschriebene typische Trias von Exophthalmus, Diabetes insipidus und Landkartenschädel ist ein seltenes Ereignis und als solches nicht typisch für die Erkrankung [4].

Klinik. Die Klinik hängt von dem jeweiligen Befall ab. Eine Literaturzusammenstellung faßt die Erstmanifestation bei 68 Patienten zusammen (Tabelle IV. 4). Der Verlauf ist variabel. Während einer mehr akuten Phase können die rasch aufflammenden Herde entzündlich wirken, bei mehr chronischem Verlauf wirken die Herde eher fibrotisch. Die Symptomatik der Knochenherde hängt natürlich von der Lokalisation ab. Herde im Felsenbein oder Mastoid verursachen meist eine chronische Otitis media. Beim häufigen Befall der Oberkiefer sitzen die Herde oft in Nähe der Zahnhälse, so daß mehrere Zähne ausfallen können.
Der Exophthalmus kann ein- oder beidseitig sein und ist mit destruierendem Orbitabefall vergesellschaftet. Neben einem partiellen oder totalen Diabetes insipidus kann es zu Minderwuchs und verzögerter sexueller Entwicklung als Ausdruck einer hypothalamischen Infiltration kommen. Zentralnervöse Störungen kommen vor (Krämpfe, Stauungspapille, Hydrozephalus, geistige Retardierung, zerebellare Ataxie). Die Dermatitis befällt typischerweise den behaarten Kopf, das Gesicht und den Rumpf, kann aber generalisiert sein. Auch Schleimhautveränderungen kommen vor im Bereich des Mundes, des Larynx und der Trachea. Die Augenlider, aber auch die Konjunktiven können befallen sein. Die Primäreffloreszenz ist eine stecknadelkopfgroße braungelbe Papel, deren Zentrum eine xanthomatöse Speicherung zeigt. Zunächst gleicht die Farbe oft der der Haut; besonders in den dem Licht ausgesetzten Partien dunkeln sie nach. Bei Ausdehnung wird die Dermatitis häufig schuppend und ähnelt einer seborrhoischen Dermatitis, kann jedoch makulopapulös sein und Ulzerationen und Blutungen zeigen. Lymphadenopathie und Hepatosplenomegalie können vorkommen. Der Lungenbefall kann isoliert oder generalisiert sein mit Lungenfibrose und Cor pulmonale. In 20–50% tritt ein Pneumothorax auf, wenn die Lunge einbezogen ist. Herde in inneren Organen verursachen entsprechende Symptome. Fieber, Krankheitsgefühl und Blässe sind nicht ungewöhnlich.

Laborbefunde. Die Blutsenkung kann erhöht sein. Sonst gibt es keine typischen Befunde.

Blutbild. Neutropenie und Thrombozytopenie sind bei Splenomegalie nicht ungewöhnlich. Ebenso beobachtet man häufig eine Anämie.

Knochenmark. Im Gegensatz zum eosinophilen Granulom kommen Knochenmarkinfiltrationen in Einzelfällen vor.

Krankheitsbeginn. Gewöhnlich beginnt die Erkrankung im Alter zwischen 1 und 3 Jahren. Sie kann jedoch auch bei älteren Kindern und Erwachsenen auftreten.

Tabelle IV.4. Erstmanifestation beim M. Hand-Schüller-Christian (nach einer Literaturzusammenstellung von 68 Patienten [4])

Knochenherde	65 Patienten	96%
Otitis media	29 Patienten	43%
Dermatitis	23 Patienten	34%
Hepatomegalie	20 Patienten	29%
Lymphadenopathie	19 Patienten	28%
Anämie	18 Patienten	26%
Diabetes insipidus	15 Patienten	22%
Splenomegalie	12 Patienten	18%
Exophthalmus	11 Patienten	16%
„Typische" Trias	7 Patienten	10%

Histologie. In den Herden findet sich eine variable Mischung von Lymphozyten, Plasmazellen, Eosinophilen, Neutrophilen und Fibroblasten zusätzlich zu den Histiozyten, die nicht selten in lipidbeladene Speicherzellen umgewandelt sind. Ausgeprägte Fibrosen sind bei chronischem Verlauf häufig.

M. Abt-Letterer-Siwe

Definition. Es handelt sich um die maligneste Form der Histiozytose X, gekennzeichnet durch foudroyanten Verlauf, Hepatosplenomegalie, Lymphadenopathie und Allgemeinsymptome zusätzlich zu den bereits oben beschriebenen Befunden.

Klinik. Neben dem beim M. Hand-Schüller-Christian bereits beschriebenen Symptom besteht praktisch immer eine Hepatosplenomegalie und Lymphadenopathie. Meist tritt intermittierend oder kontinuierlich Fieber auf. Bei fast allen Patienten treten die Hautveränderungen auf. Die Herde sind linsengroß, makulopapulös oder papulös. Generalisierung, Nekrosen und Hämorrhagien sind häufig. Eine hämorrhagische Diathese aufgrund einer Thrombozytopenie ist ebenfalls häufig. Die Patienten wirken meist sehr krank und verfallen rasch.
Knochenherde sind oft zu Beginn nicht nachweisbar.

Laborbefunde. Auch hier gibt es keine typischen Laborbefunde. Die Blutzuckerwerte sollen oft niedrig sein. Im Harn finden sich gelegentlich doppelbrechende Substanzen.

Blutbild. Eine Anämie im Sinne einer chronischen Infekt- oder Blutungsanämie ist die Regel. Hämolytische oder aregeneratorische Anämien kommen gelegentlich vor. Oft besteht eine ausgeprägte Leukozytose mit Vermehrung von typischen und atypischen Monozyten sowie unreifen Blasten. Daneben besteht oft eine Lymphopenie. Thrombozytopenien sind häufig.

Knochenmark. Eine Infiltration des Knochenmarkes kann vorkommen.

Histologie. Histologisch überwiegen die mäßig differenzierten Histiozyten.

Erkrankungsbeginn. Der M. Abt-Letterer-Siwe ist eine Erkrankung des Säuglings- und Kleinkindesalter. Erkrankungen im späteren Lebensalter sind extrem selten. Sie wurde beschrieben bei neugeborenen und totgeborenen Kindern, gelegentlich tritt sie bei Geschwistern auf und sie wurde bei identischen Zwillingen beobachtet.

Häufigkeit der Histiozytose X. Über die echte Inzidenz ist nichts bekannt. Am häufigsten ist das eosinophile Granulom, am seltensten die Abt-Letterer-Siwesche Erkrankung. Das Verhältnis männlich zu weiblich ist 3:2.

Ätiologie der Histiozytose X. Die Ätiologie ist unbekannt. Genetische Faktoren mögen eine Rolle spielen.

Therapie der Histiozytose X. Lokale Herde werden chirurgisch ausgeräumt oder bestrahlt. Eine Kombination beider Therapieformen ist sinnvoll. 500–1500 rad sind für Herde im Oberkiefer, Wirbelkörper oder Becken ausreichend [7]. Chirurgisch nicht erreichbare Einzelherde werden nur bestrahlt. Bei generalisierten Erkrankungsformen ist Vinblastin (Velbe) das Mittel der Wahl. Dosierung: wöchentlich 1×4–7 mg/m^2 6–8 Wochen mehrfach im Jahr. Die Dosis orientiert sich nach der Leukozytenzahl, die nicht < 3000/mm^3 abfallen sollte. Zusätzlich können Steroide (Prednisolon, Ultralan – 40 mg/m^2 täglich p.o. über 4 Wochen) gegeben werden. Möglicherweise haben Vincristin und Cyclophosphamid (Endoxan 2,5–5 mg/kg/die p.o.) oder Chlorambucil (Leukeran 0,1–0,2 mg/kg/die oral) einen identischen Effekt. Der Wert einer Kombinationstherapie ist noch nicht bewiesen. Ein Diabetes insipidus wird mit Pitressin eingestellt.

Prognose. Der Verlauf ist sehr variabel, wodurch die Beurteilung des Wertes einer Therapie erschwert wird. In seltenen Fällen geht ein eosinophiles Granulom in einen M. Hand-Schüller-Christian oder einen M. Abt-Letterer-Siwe über. Grundsätzlich hängt die Prognose vom Alter bei Erkrankungsbeginn, vom Ausmaß der Erkrankung und der Lokalisation ab. Am schlechtesten ist die Prognose bei Kindern unter 6 Monaten. Liegt der Krankheitsbeginn jenseits eines Alters von 3 Jahren, ist ein tödlicher Ausgang extrem selten. Ungünstige Faktoren sind Hepatosplenomegalie, Lungenbefall oder Beeinträchtigung der Hämatopoese, während alleinige Skelettherde oder Beteiligung der Hypophyse prognostisch eher günstig sind. Ein einmal vorhandener Diabetes insipidus bleibt allerdings bestehen. Eine sehr günstige Prognose hat das eosinophile Granulom.

Sinushistiozytose mit massiver Lymphoadenopathie

Definition. Diese wahrscheinlich gutartige Erkrankung wurde erstmals 1969 beschrieben und zeichnet sich durch geringe Allgemeinsymptome und massive Lymphknotenschwellungen mit vorwiegender Lokalisation am Hals aus (Übersicht bei [8]).

Klinik. Im Vordergrund steht die vorwiegend bilaterale massive Vergrößerung von Gruppen von zervikalen Lymphknoten. Vergrößerungen einzelner Lymphknoten können vorkommen. Während sie am Anfang verschieblich sind, verbacken sie später häufig zu Konglomerattumoren. Andere Lymphknotenbereiche können befallen sein, so z. B. in Einzelfällen die des Mediastinums. Sie sind jedoch meist weniger stark vergrößert als die am Hals. Intermittierendes oder kontinuierliches Fieber bis 39°C ist häufig. Sonst existieren keine weiteren typischen Befunde. Die Patienten fühlen sich wohl und sind in gutem Allgemeinzustand.

Blutbild. Eine mäßige normochrome Anämie ist häufig. Leukozytenwerte bis 35000/mm^3 mit absoluter Neutrophilie sind nicht ungewöhnlich.

Knochenmark. Typische Veränderungen fehlen.

Laborbefunde. Eine hohe Blutsenkung ist die Regel. γ-Globulinerhöhung mit Erhöhung von IgG allein, aber auch IgA und/oder IgM scheinen häufig zu sein.

Histologie. Eine deutliche Kapselfibrose der Lymphknoten ist typisch. Die Sinus sind erweitert und in fortgeschrittenem Stadium ist die Lymphknotenstruktur aufgehoben. Typisch ist eine Vermehrung von verschiedenen Zelltypen in den erweiterten Sinus. Es finden sich Histiozyten mit klarem Plasma, in dem häufig Lymphozyten, aber auch Erythrozyten und sogar Plasmazellen, teilweise in großer Zahl eingelagert sind. Weiterhin enthalten die Sinus Lymphozyten, Plasmazellen und neutrophile Granulozyten. Eosinophile und Granulombildungen fehlen. Die Histiozyten sind häufig mehrkernig und gelegentlich atypisch.

Therapie. Keine.

Verlauf und Prognose. Die Dauer der Erkrankung kann 6 Monate bis Jahre betragen. Bei ständig gutem Allgemeinzustand ist die Prognose gut.

Differentialdiagnose. Wichtig ist die Abgrenzung zu allen malignen Erkrankungen mit Lymphoadenopathien, die nur histologisch möglich ist (s. Kapitel V.A.8). Bei den weiteren unten beschriebenen Lymphohistiozytosen besteht eine Familiarität. Im Plasma der Histiozyten finden sich dort vorwiegend Erythrozyten und nicht Lymphozyten.

Die *Ätiologie* ist unklar. Eine infektiöse Ursache wird ebenso diskutiert wie eine abnorme Immunantwort.

Lymphohistiozytose

Definition. Hierbei handelt es sich um eine familiäre Erkrankung mit infauster Prognose, die sich histologisch deutlich von der Histiozytose X unterscheiden läßt (Übersicht bei [4]).

Synonyma. Familial hemophagocytic reticulosis, Histiocytic medullary reticulosis.

Klinik. Akuter Krankheitsbeginn mit Fieber, Schwäche und Gewichtsverlust sowie Hepatosplenomegalie ist die Regel. Durchfälle wie auch Lungenbefall sind häufig. In Spätstadien entwickelt sich fast stets eine hämorrhagische Diathese. Lymphoadenopathie und neurologische Symptome wurden beobachtet.

Im *Blutbild* besteht eine Anämie und Leukopenie.

Im *Knochenmark* findet sich eine Infiltration von abnormen Histiozyten, deren großer Plasmasaum beladen ist mit Erythrozyten oder deren Fragmenten, Thrombozyten oder selten auch Normoblasten und neutrophilen Granulozyten.

Histologisch finden sich auch in anderen Organen Infiltrationen von Histiozyten. Die starke Verringerung von Lymphozyten in manchen Organen spricht für einen Immundefekt.

Erkrankungsbeginn. Säuglinge und Kleinkinder beiden Geschlechtes werden befallen.

Ätiologie. Es handelt sich eindeutig um eine familiäre Erkrankung, deren Ursache nicht klar ist.

Therapie und Prognose. Eine wirksame Therapie ist nicht bekannt, die Prognose ist infaust. Die Gesamtdauer der Erkrankung liegt unter 5 Monate.

D. Erkrankungen, die die Lymphozyten und das Monozyten-Makrophagen-System betreffen

Hierbei handelt es sich um „reaktive" Ansammlungen dieser beiden Zellarten bei entzündlichen, infektiösen, immunologisch bedingten oder malignen Erkrankungen, wobei den Lymphozyten und Monozyten-Makrophagen die Aufgabe zukommen soll, die entsprechende Erkrankung zu bekämpfen.

E. Erkrankungen, die die Thrombozyten und das Monozyten-Makrophagen-System betreffen

Die Berechtigung einer Abgrenzung dieser Form ist nicht sicher. Das hierher gehörende Hermansky-Pudlak-Syndrom hat viel Ähnlichkeit mit den Lipidosen und wurde daher dort besprochen.

4.2. Quantitative Veränderungen

Monozytopenie

Die Abgrenzung eines solchen Symptoms ist mit großer Wahrscheinlichkeit nicht gerechtfertigt, zumal fehlende Monozyten im peripheren Blutausstrich nichts ungewöhnliches sind.

Monozytose

Grundlagen. Eine Erhöhung der Monozytenzahl ist nach augenblicklichen Kenntnissen immer sekundärer Natur und keine Erkrankung per se. Von einer relativen Monozytose spricht man bei Werten über 10%. Die absoluten normalen Höchstwerte liegen bei Erwachsenen bei 500/mm^3 und bei Kindern über zwei Jahre bei 800/mm^3. Eine relative Monozytose ist häufig bei Neugeborenen und kann mehrere Monate bis zwei Jahre dauern.

Einteilung. Tabelle IV, 5 faßt Erkrankungen zusammen, die mit einer Erhöhung der Monozytenzahlen einhergehen.

Differentialdiagnose der Monozytose. Die wichtigste Erkrankung ist in diesem Zusammenhang die infektiöse „Mononukleose" (Pfeiffersches Drüsenfieber), bei der es zu einer Vermehrung von mononukleären Zellen im Blut kommt, die teilweise Monozyten sehr ähnlich sind. Es handelt sich jedoch nicht um Monozyten, sondern um lymphatische Reizformen.

4.3. Andere Erkrankungen mit Beteiligung des Monozyten-Makrophagen-Systems

Infektionskrankheiten

Verschiedene Infektionskrankheiten (Tabelle IV.5) verursachen eine Hepatosplenomegalie und Lymphknotenschwellung mit mikroskopi-

Tabelle IV.5. Erkrankungen mit Monozytose (nach Golde [2])

Infektionskrankheiten
    Subakute bakterielle Endokarditis
    Tuberkulose
    Rickettsiosen
    Lues
    Brucellose
    Typhus
    Folgezustand nach akuten Infektionen

Parasiten
    Malaria
    Trypanosomen
    Leishmaniosen

Maligne Erkrankungen
    Myelomonozytäre Leukämien
    Morbus Hodgkin
    Lymphome
    Präleukämien
    Multiples Myelom

Verschiedene hämatologische Erkrankungen
    Polycythaemie vera
    Erholungsphase nach Agranulozytose
    Einige Formen von Neutropenien
    und Agranulozytosen
    Zustand nach Splenektomie
    Hämolytische Anämien

Kollagenkrankheiten
    Rheumatische Endokarditis
    Lupus erythematodes visceralis
    Rheumatoide Arthritis

Chronische Darmerkrankungen
    Colitis ulcerosa
    Enteritis regionalis

Verschiedenes
    Sarkoidose
    Leberzirrhose

schem Nachweis einer Hyperplasie der Makrophagen. In tuberkulösen Herden finden sich Monozyten und Makrophagen in allen Reifungsstufen mit zum Teil phagozytierten Erregern, die sogar in der Zelle für einige Zeit überleben können. Mit einer Entwicklung der spezifischen Immunantwort vom verzögerten Typ gewinnen die Makrophagen die Fähigkeit, die Erreger zu töten.

Weitere durch intrazelluläre Erreger und Parasiten verursachte Erkrankungen führen zu einer histiozytären Proliferation: Lepra, Brucellose, Lues, Malaria, Toxoplasmose, Leishmaniosen, Histoplasmosen, Kryptokokkosen.

Organische und anorganische Fremdkörper.

Proliferation des Monozyten-Makrophagen-Systems werden auch bei Fremdkörperreaktionen beobachtet, wie sie u. a. für die Silikose und Berylliose typisch sind. Ähnliche Reaktionen gibt es auch auf Schimmelpilze. In Fremdkörpergranulomen findet man die typischen Riesenzellen.

Zerstörung von Zellen der Hämatopoese.

Bei hämolytischen Anämien werden die Erythrozyten vorwiegend in der Milz und der Leber abgebaut. Neben der osmotischen Lyse während der Stase in den Milzsinus werden die Erythrozyten auch von Histiozyten phagozytiert und zerstört. Die verstärkte Phagozytose führt zur Zellproliferation, die bei länger dauernden Erkrankungen Ursache für die Splenomegalie sein kann. Extravasate in der Lunge führen zu Hämoglobin- und Hämosiderin-beladenen Alveolarmakrophagen bei der Lungenhämosiderose, beim Goodpasture-Syndrom (Glomerulonephritis und Blutungen in die Lungenalveolen) und bei schwerer Mitralstenose. Auch bei chronisch myeloischen Leukämien und idiopathischer thrombozytopenischer Purpura kommt es zu einer Proliferation der Milzmakrophagen, induziert durch den verstärkten Untergang von Leukozyten und Plättchen.

Zusammenfassung

Im Prinzip ist die Darstellung von Krankheiten mit Monozytose und Beteiligung des Makrophagensystems nicht mehr als eine Auflistung numerischer oder morphologischer Auffälligkeiten, die in diesem wichtigen Abwehrsystem im Zusammenhang mit verschiedenen Erkrankungen gefunden werden. Das System bedarf weiterer Erforschung, um zu einer differenzierten Bewertung dieser Beobachtungen zu kommen.

Literatur

1. Furth, van R., Langevoot, H. L., Schaberg, A.: Mononuclear phagocytes in human pathology-proposal for an approach to improved classification. In: Mononuclear Phagocytes in Immunity, Infection, and Pathology (Furth, van R., Ed.), p. 1. London: Blackwell 1975.
2. Golde, D. W.: Disorders of mononuclear phagocyte proliferation, maturation and function. Clin. Haematol. **4**, 705 (1975).
3. Leder, L. D.: Der Blutmonozyt. Berlin-Heidelberg-New York: Springer 1967.
4. Mauer, A. M., Lampkin, B. C., Mc Williams, N. B.: Reticuloendotheliosis. In: Hematology of Infancy and Childhood (Nathan, D. G., Oski, F. A., Eds.), p. 710. Philadelphia: Saunders 1974.
5. Meuret, G., Batara, E., Fürstle, H. O.: Monocytopoesis in normal man: pool size, proliferation activity and DNA synthesis time of promonocytes. Acta haemat. (Basel) **54**, 261 (1975).
6. Meuret, G.: Disorders of the mononuclear phagocyte system. An analytical review. Blut **34**, 317 (1977).
7. Ochsner, S. F.: Eosinophile granuloma of bone. Experience with 20 cases. Amer. J. Roentgenol. **97**, 719 (1966).
8. Rosai, J., Dorfman, R. F.: Sinus histiocytosis with massive lymphadenopathy: a pseudolymphomatous benign disorder. Analysis of 34 cases. Cancer (Philad.) **30**, 1174 (1972).
9. Silverstein, M. N., Ellefson, R. D.: The syndrome of the sea-blue histiocyte. Semin. Hematol. **9**, 299 (1972).
10. Sloan, H. R., Breslow, J. L.: Foam cells. In: Hematology of Infancy and Childhood, (Nathan, D. G., Oski, F. A., Eds.), p. 760. Philadelphia, London, Toronto: Saunders 1974.
11. Territo, M. C., Cline, M. J.: Mononuclear phagocyte proliferation, maturation and function. Clin. Haematol. **4**, 685 (1975).
12. Wewalka, F.: Zur Frage der „blauen Pigmentmakrophagen" im Sternalpunktat. Wien. klin. Wschr. **62**, 788 (1950).
13. White, J. G., Witkop, C. J., jr., Gerritsen, S. M.: The Hermansky-Pudlak Syndrome: Inclusion in circulating leucocytes. Brit. J. Haemat. **24**, 761 (1973).

Kapitel V
Das lymphatische System

A. Der Lymphozyt

1. Der Lymphozyt *267*
  Teste zur Bewertung des Zellsystems *267*

2. Physiologie der Regulation, Struktur und Funktion *268*
  Lymphopoese und Lymphozytenzirkulation *268*
  Funktion der Rezirkulation *268*
  Die Entwicklung immunologisch kompetenter Lymphozyten *269*
    T-Lymphozyten *270*
    B-Lymphozyten *270*
    Andere Lymphozytentypen *271*
    Identifizierung der Lymphozytentypen *271*

  Prinzip der Immunreaktion *271*
  Morphologie und Proliferationskinetik *273*
  Die humoralen Antikörper *275*
  Ontogenetische Entwicklung *276*
  Normalwerte *279*

3. Pathologie der Regulation, Struktur und Funktion *279*
  Grundlagen der Immundefekte *279*

4. Erkrankungen der Lymphopoese *281*
  4.1. Klassifizierung der Immundefekte *281*
  4.2. B-Zellendefekte (Antikörpermangelsyndrom) *282*
  Definierte Krankheitsbilder *283*
    Transitorische Hypogammaglobulinämie *283*
    Infantile geschlechtsgebundene Agammaglobulinämie (Morbus Bruton) *284*
    Geschlechtsgebundener Immundefekt mit IgM-Vermehrung *284*
    Immundefekt bei Normo- oder Hypergammaglobulinämie *284*
    Selektiver Immunglobulinmangel *284*

  4.3. T-Zellendefekte und kombinierte Defekte *285*
  4.4. T-Zellendefekte *286*
  Definierte Krankheitsbilder *286*
    Di George-Syndrom (Thymushypoplasie) *286*
    Episodische Lymphopenie mit Lymphozytotoxin *286*
    Mukokutane Candidiasis *287*

  4.5. Stammzellendefekte (kombinierte Immundefekte) *287*
  Definierte Krankheitsbilder *287*
    Schwerer kombinierter Immunmangel (Swiss-type) *287*
    Varianten *287*

  4.6. Kombinierte Immundefekte ohne nachweisbaren Stammzellendefekt *288*
  Definierte Krankheitsbilder *288*
    Immunmangel mit Thymom *288*
    Immunmangel mit Thrombozytopenie und Ekzem *288*
    Immunmangel mit Ataxia teleangiectatica *288*

Differentialdiagnose der angeborenen Immundefekte 289
4.7. *Klinik der sekundären Immundefekte 289*
   Exogen bedingter Immunglobulinmangel 289
   Endogen bedingter Immunglobulinmangel 289
   Störung der Proliferation und Differenzierung der B-Zellen 291
   Störung der Proliferation der T-Zellen 292
   Störung der Infektabwehr mit unklarer Ursache 292

5. Therapie der Immundefekte 292
   Präventive Maßnahmen 292
   Verbote 293
   Impfungen 293
   Allgemeine Richtlinien für die Behandlung und Betreuung 293

   5.1. Spezielle Therapie 293
      Primärer humoraler Immundefekt 294
         Bruton-Typ und geschlechtsgebundener Immundefekt mit IgM-Vermehrung 294
         Selektiver IgA-Mangel 295
         Transitorische Hypogammaglobulinämie 295
      Zelluläre und kombinierte Immundefekte 295
         Transfer-Faktor 295
         Humorale Thymusfaktoren 296
         Transplantation 296

6. Allergische Erkrankungen und Autoimmunkrankheiten 297
   Die allergische Reaktion 297
   Die Autoimmunität (Autoaggression) 298

7. Die lymphozytäre Reaktion 298
   Definition 298
   Histologie 298
   Pathophysiologie der Reaktion 298
   Diagnostische Bedeutung 299

8. Krankheiten mit Lymphknotenvergrößerung 300
   Generalisierte entzündliche Lymphknotenschwellung 301
   Regionale entzündliche Lymphknotenschwellung 302

9. Lymphknotenpunktion, Lymphknotenbiopsie 302

Literatur 302

Das lymphozytäre System ist auf viele Organe und Regionen des gesamten Körpers verteilt. Die übergreifende Gemeinsamkeit des Systems besteht in der Funktion des Erkennens und der sich daraus ergebenden Elimination des „Fremden". Damit sind die verschiedenen eigenen und körperfremden Stoffklassen mit antigenem Charakter gemeint. Das lymphozytäre System garantiert durch seine Funktion den Erhalt der Individualität auf der Basis biochemischer Reaktionen.

Dieses Kapitel enthält neben den quantitativen Störungen des Systems auch die funktionellen Defekte (Immundefekte). Ausgeschlossen wurden die malignen Erkrankungen (Hodgkin- und Non-Hodgkin-Lymphome, Leukämien), die in Kapitel VII und Kapitel VIII dargestellt werden. Dies ist aus praktischen Gesichtspunkten zu rechtfertigen.

Die Ausführlichkeit dieses Kapitels entspricht dem enormen Neuerwerb an Wissen.

1. Der Lymphozyt

Definition. Lymphozyten sind kleine runde Zellen mit einem Kerndurchmesser zwischen 5–10 µm. Sie befinden sich vorwiegend im Blut, in der Lymphe und in den lymphatischen Organen. Die morphologisch ziemlich einheitliche Zellpopulation offenbart ihre Heterogenität in funktionellen Eigenschaften. So können „Lymphozyten" die Funktion von hämatopoetischen Stammzellen im Knochenmark und peripheren Blut haben. Andere Lymphozyten dienen dem Organismus zum Schutz gegen externe und interne schädigende Stoffe oder Erreger. Sie spielen u. a. eine entscheidende Rolle bei Abstoßungsreaktionen nach Transplantationen. Als Fremdlymphozyten erzeugen sie schwere, oft letale Reaktionen, wenn sie bei einer Knochenmarktransplantation übertragen werden. Aus der Sicht der Immunreaktionen können drei verschiedene Lymphozytentypen unterschieden werden: B-, T- und O-Lymphozyten.

Teste zur Bewertung des Zellsystems

Wie bei anderen Systemen gibt es eine Reihe von Methoden, mit denen das System morphologisch und funktionell untersucht werden kann (Tabelle V.A.1).

Normalwerte. Wie in anderen Systemen besteht auch bei den Lymphozytenzahlen eine deutliche Altersabhängigkeit (Tabelle V.A.2). Altersabhängige Veränderungen ergeben sich auch für die Subpopulationen, d. h. für die T- und

Tabelle V.A.1. Methoden zur quantitativen und qualitativen Erfassung des lymphatischen Systems

Zahl, Verteilung, Funktionsteste	Methode/Kommentar
Leukozytengesamtzahl/µl Blut = Angaben in 1000/mm³ (neue Einheit: Zahl × 10^9/l)	Kammerzählung und elektronische Zählung verläßlich. Die Leukozytengesamtzahl ist notwendig, um die Absolutzahl von Lymphozyten zu ermitteln
Differenzierung der Leukozyten im gefärbten, peripheren Blutausstrich	Bestimmung des prozentualen Anteils der Lymphozyten. Umrechnung auf Absolutwerte/mm³ Blut bzw. Zahl × 10^9/l. Auffinden von pathologischen sowie krankheitsspezifischen Zellen
Nachweis der Produkte lymphatischer Zellen	Immunglobuline, Antikörper: wichtig für die Diagnostik von Immundefekten und durchgemachten Infektionen
Nachweis immunologischer Reaktionen von Lymphozyten	Differenzierung anhand von Oberflächenmarkern und Blastentransformation
Beurteilung der Morphologie	Histologie und Zytologie lymphatischer Organe und Zellen

Tabelle V.A.2. Normalwerte für die Lymphozytenzahl des peripheren Blutes in Abhängigkeit vom Alter. Angegeben sind die absoluten Zahlen/mm^3 und der prozentuale Anteil (%) an der Gesamtzahl der Leukozyten [9]

Lebensalter	Gesamt-Leukozyten Anzahl/mm^3 Blut	Lymphozyten Anzahl/mm^3 Blut	%
1. Tag	15250–45000	2000–8700	9–36
3.–5. Tag	4000–18000	600–5200	15–45
6.–8. Tag	7600–16400	1300–7000	17–61
9.–11. Tag	8100–16500	2900–9500	22–69
3 Monate bis 3 Jahre	7500–14000	4000–9000	50–60
3–5 Jahre	6000–12500	2500–6000	40–50
5–15 Jahre	5500–10800	1500–4500	30–40
Erwachsene	5000–10000	1000–3000	20–30

B-Lymphozyten. Im Vergleich zum späteren Alter haben Kinder unter 18 Monaten einen geringeren prozentualen Anteil an T-Lymphozyten, während die absoluten Zahlen höher liegen und mit zunehmendem Alter abnehmen (Tabelle V.A.3).

2. Physiologie der Regulation, Struktur und Funktion

Lymphopoese und Lymphozytenzirkulation

Durch markierte autologe Lymphozytentransfusion wurde beim Menschen nachgewiesen, daß etwa 90% der Lymphozyten des peripheren Blutes dieses mit einer Halbwertszeit von 20 Minuten wieder verlassen. Einige Stunden nach Transfusion finden sich die markierten Lymphozyten in der Lymphe des Ductus thoracicus. Diese Lymphozyten, die man durch Ductus-thoracicus-Drainage gewinnen kann, werden als *leicht mobilisierbarer Lymphozytenpool* bezeichnet, der etwa die Hälfte des gesamten Lymphozytenbestandes des menschlichen Körpers von 400 × 10^9 Zellen (Angabe für Erwachsene ausmacht. *Bildungsorte* dieser Lymphozyten (Abb. V.A.1) sind die Lymphknotenrinde, die Milz und das lymphoepitheliale Gewebe, zu dem die solitären Lymphknoten in der Submukosa des Verdauungstraktes, die Peyerschen Plaques, die Lymphknoten des Appendix und die Tonsillen gehören. Etwa 30% aller Lymphozyten werden in der Milz gebildet. Von den Bildungsorten strömen die Lymphozyten vorwiegend über den Ductus thoracicus in das Blut. Von dort geht der Weg über besondere Venolen entweder direkt zurück in das Lymphsystem, oder die Lymphozyten durchwandern zuvor das Bindegewebe, um dann in die lymphatischen Organe zurückzufließen [36].

Der beschriebene Kreislauf des leicht mobilisierbaren Lymphozytenpools wird *Rezirkulation von Lymphozyten* genannt. Der Vorgang läuft in wenigen Stunden ab. Beinahe alle rezirkulierenden Lymphozyten sind T-Zellen, die zum überwiegenden Teil zur langlebigen Lymphozytenpopulation gehören (s. unten) und die etwa $^2/_3$ der Blutlymphozyten ausmachen [12, 17].

Funktion der Rezirkulation

An dem Vorgang der Rezirkulation nehmen die Lymphozyten nicht nur mehrfach teil, sondern sie werden dadurch auch innerhalb der lymphatischen Organe ausgetauscht. Der Vorgang der Rezirkulation dient folgenden Funktionen:
1. Induktion einer Immunantwort. Ein Antigen, z.B. im Rahmen eines Virusinfektes, findet sich zunächst lokalisiert in einem lymphatischen Gewebe, gebunden an die Oberfläche der Lymphozyten. Durch die Rezirkulation bekommt eine Vielzahl von Lymphozyten Kontakt mit dem Antigen.
2. Die Rezirkulation wirkt einer immunologischen Paralyse entgegen, die durch zu hohe Antikörperkonzentrationen, z.B. in einem Lymphknoten, entstehen könnte.
3. Die Lymphozyten sind einerseits Träger der Antigene, andererseits bilden sie gleichzeitig Antikörper. Bei diesem Vorgang werden offensichtlich Gewebsmakrophagen benötigt. Durch Wanderung und Rezirkulation der Lymphozyten wird ein enger Zell-zu-Zell-Kontakt zwischen Lymphozyten und Makrophagen ermöglicht.

Neben dem beschriebenen Rezirkulationsstrom existiert eine Population von Lymphozyten, die aus ihren Bildungsorten in Knochenmark, Thymus, Milz und Keimzentren der Lymphknoten über das Blut wieder zurück in die Bildungsorte wandern. Diese Verhältnisse sind in Abb. V.A.1 durch den rechten Kreis symbolisiert. Bei diesen Lymphozyten handelt es sich überwiegend um B-Lymphozyten vom kurzlebigen Typ, deren Anteil $^1/_3$ der Blutlymphozyten ausmacht [3, 10].

Tabelle V.A.3. Altersabhängige Anteile der T- und B-Lymphozyten an der Gesamtlymphozytenzahl (Daten nach Fleisher et al. [16])

	Altersgruppe bis 18 Mo.	18 Mo.–10 J.	Erwachsene
In Prozent:		**T-Lymphozyten**	
Mittelwert ± 1 SD	50,2 ± 8,7	56,9 ± 5,9	64,0 ± 6,9
95% Bereich	33–67	45–69	51–78
Zahl/mm³ Blut			
Mittelwert ± 1 SD	2970 ± 690	1840 ± 640	1910 ± 590
95% Bereich	1620–4320	590–3090	750–3070
In Prozent:		**B-Lymphozyten**	
Mittelwert ± 1 SD	26 ± 6,3	22,7 ± 3,4	17,2 ± 3,1
95% Bereich	14–39	16–29	11–23
Zahl/mm³ Blut			
Mittelwert ± 1 SD	1530 ± 540	720 ± 280	540 ± 170
95% Bereich	470–2590	170–1270	170–910

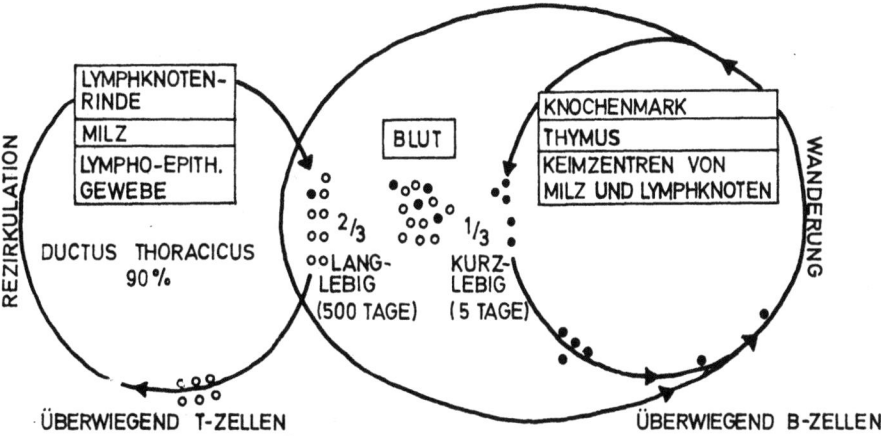

Abb. V.A.1. Schematische Darstellung der Bildungsorte und der Lymphozytenzirkulation. Der linke Kreis symbolisiert die Rezirkulation vorwiegend der T-Zellen. Im rechten Kreis sind die Wanderwege dargestellt, die vorwiegend von den B-Zellen benutzt werden. Offene Kreise: T-Zellen; geschlossene Kreise: B-Zellen; Erklärung siehe Text

Die Entwicklung immunologisch kompetenter Lymphozyten

Immunreaktionen werden zellulär und humoral durch Lymphozyten übermittelt, die von einer gemeinsamen Knochenmarkstammzelle abstammen. Dabei kommt es intrauterin und in der frühen Kindheit unter dem Einfluß des Thymus zur Bildung von sogenannten *T-Lymphozyten* (Thymus-abhängig) und unter dem Einfluß von sogenannten Bursa-Äquivalenten zu *B-Lymphozyten* (Bursa-abhängig). Der Begriff Bursa-fabricii-abhängige Lymphozyten stammt von experimentellen Daten, erhoben bei Hühnern. Beim Menschen ist die Existenz von Bursa-Äquivalenten nicht bewiesen. Somit sind die folgenden Vorstellungen über die B-Zellprägung hypothetisch.

Immunkompetente Lymphozyten entwickeln sich folgendermaßen (Abb. V.A.2): Die undeterminierte Stammzelle, identisch mit der hämatopoetisch undeterminierten Stammzelle (s. Kapitel I.2), differenziert sich unabhängig von einem Antigenreiz in Thymus und Bursa-Äquivalenten zu T- und B-Vorläuferzellen, wobei gleichzeitig eine Vermehrung dieser Zellen stattfindet. Danach differenzieren sie sich in Lymphknoten, Milz, lymphoepithelialem Gewebe und Knochenmark unter der Wirkung von Antigenen zu determinierten Zellen, d. h. die Pluripotenz wird weitgehend eingeschränkt. Jetzt ist der einzelne Lym-

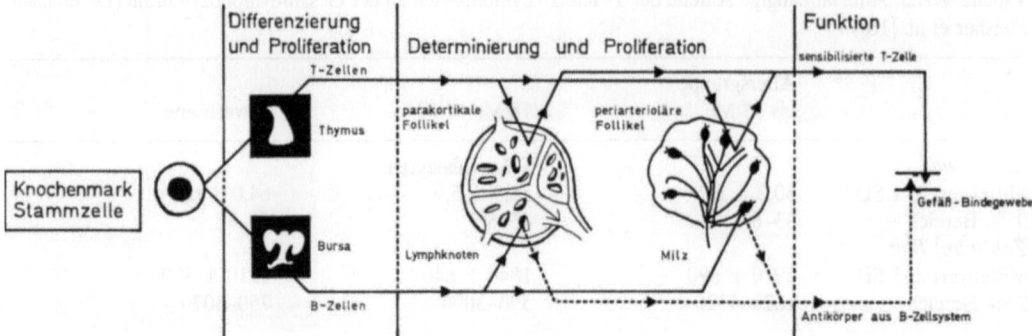

Abb. V.A.2. Hypothese der Entwicklung, Kinetik und Funktion des lymphozytären Immunsystems (modifiziert nach Haferkamp [21])

phozyt mit einem Rezeptor für ein oder mehrere Antigene ausgestattet. Nach Vermehrung werden diese determinierten Zellen zu Effektorzellen, die ihre spezifische Funktion als T- und B-Zellen ausüben (Übersicht bei [20]).

T-Lymphozyten

Die T-Lymphozyten sind für die zelluläre Immunität verantwortlich. Im Lymphknoten finden sie sich besonders in der rindennahen Zone. Hier erfolgt auch die T-Zell-Rezirkulation über die postkapillären Venolen. Die langlebigen T-Zellen proliferieren wahrscheinlich nur im Thymus, während die kurzlebigen Lymphozyten als Antwort auf einen Antigenreiz wahrscheinlich in Milz und Lymphknoten gebildet werden. Die Funktion der T-Zellen ist definiert durch eine Reihe von in-vitro-Testen: So können die T-Zellen durch unspezifische Antigene wie z. B. Phytohämagglutinin (PHA) zur Teilung und Transformation in Blasten stimuliert werden. Sie sind beteiligt an der sogenannten gemischten Lymphozytenreaktion, d. h. es kommt zur Blastenformation von T-Lymphozyten, wenn man die Lymphozyten zweier verschiedener Individuen in der Kultur zusammengibt. In-vivo und in-vitro können T-Zellen durch spezifische Antigene, z. B. Tuberkulin, stimuliert werden, falls eine Vorsensibilisierung stattgefunden hat. Klinisch dient diese Eigenschaft zum Nachweis einer Tuberkulinallergie. Einige T-Zellen (**Helferzellen**) kooperieren mit B-Zellen und stimulieren diese zur Produktion von Antikörpern. Ein Antigenkontakt führt zu einer raschen Vermehrung der Zellen. Sensibilisierte T-Lymphozyten haben immunologische Gedächtnisfunktion, d. h. diese Zellen können bei erneutem Kontakt das gleiche Antigen wieder erkennen und ihre Zahl erneut vermehren. Bestimmte T-Zellen können Immunreaktionen unterdrücken (*Suppressorzellen*). Andere T-Zellen (*Effektorzellen*) bilden Mediatoren, die als Lymphokine bezeichnet werden und zum Teil gut definiert sind. Neben Faktoren, die die Funktion von Makrophagen inhibieren und dem Lymphotoxin (s. unten), ist ein aktivierender Faktor für Osteoklasten bekannt. Schließlich gibt es chemotaktische Faktoren, das Interferon, den Transferfaktor und einen Faktor, der die Umwandlung zu Blasten bewirkt.

B-Lymphozyten

B-Lymphozyten sind verantwortlich für die humorale Immunität. Zum Zeitpunkt der Determinierung und anschließenden Proliferation befinden sie sich besonders in der Milz, im lymphoepithelialen Gewebe und im Knochenmark. In den Lymphknoten sind sie besonders in den Keimzentren und Marksträngen lokalisiert, wobei die Proliferation vorwiegend in den Keimzentren und die sekretorische Funktion hauptsächlich in den Marksträngen erfolgt. Beim Übergang zu den Effektorzellen verändern sie zu einem Großteil ihre Morphologie, indem aus Lymphozyten **Plasmazellen** werden, die die Immunglobuline produzieren. Antikörper sezernierende Zellen vom Typ der reifen Plasmazellen sind sehr kurzlebig. Ihre Halbwertzeit soll in den lymphatischen Geweben beim Menschen nicht länger als 2 Tage betragen. Ein Teil der B-Zellen übernimmt die Gedächtnisfunktion und entspricht morphologisch dem Typ des kleinen Lymphozyten. Diese Zellen rezirkulieren über das Blut- und Lymphgefäßsystem.

Andere Lymphozytentypen

Neben B- und T-Lymphozyten sind die sogenannten *O-Zellen* beschrieben worden, die mit keiner der Nachweismethoden der B- und T-Lymphozyten reagieren. Ihr Anteil an der Gesamtlymphozytenzahl beträgt im Mittel 5%. Es gibt Anhalte dafür, daß eine weitere Subpopulation existiert, die sowohl Eigenschaften von T- als auch von B-Zellen besitzt; ihr Anteil beträgt 3–4%.

Bei direktem Kontakt mit Fremdzellen entwickeln besondere Lymphozyten, „**K-Lymphozyten**" (Killer-Lymphozyten), zytotoxische Eigenschaften ähnlich wie die zytotoxisch wirkenden T-Lymphozyten. Die K-Lymphozyten sollen bei der Transplantatabstoßung wirksam werden.

Identifizierung der Lymphozytentypen

Der Nachweis von B- und T-Lymphozyten basiert auf den unterschiedlichen Oberflächeneigenschaften dieser Zellen [20, 26]. Diese Oberflächeneigenschaften werden im allgemeinen in Zellsuspensionen entweder des peripheren Blutes oder lymphatischer Organe festgestellt. Die Oberflächenmarker können aber auch in Gefrierschnitten histologischer Gewebe mittels Immunfluoreszenzmethoden dargestellt werden.

B-Lymphozyten. Diese Zellen werden identifiziert durch (Tabelle V.A.4):
1. Oberflächenimmunglobuline (SIg) mit Immunfluoreszenzmethoden;
2. Rezeptoren für Komplement (C3) über die Bindung von Antigen (E = Schafserythrozyten), Antikörper (A) und Komplement (C) = EAC-Rosettentechnik;
3. Rezeptoren für aggregierte Immunglobuline. Die Zelle besitzt einen sogenannten Fc-Rezeptor für die Bindung des Fc-Anteiles des IgG. Nachweis durch Bindung von IgGEA = (Schafserythrozyten (E) beschichtet mit IgA-Antikörpern (A)) = EA Rosetten;
4. Spezifischen Antigene durch Reaktion mit Anti-B-Zellseren (Ag).

T-Lymphozyten werden durch folgende Methoden nachgewiesen:
1. Fähigkeit zur Bildung nicht immunologisch induzierter E-Rosetten unter Verwendung gewaschener Schafserythrozyten (E);
2. Bindung von speziellen Anti-T-Zellseren (Ag).

Tabelle V.A.4. Testergebnisse zur Differenzierung von T- und B-Zellen mit Oberflächenmarkern im Vergleich zu Mono-Histiozyten

Test	B-Zellen	T-Zellen	Mono-Histiozyten
Membran-Ig	+	–	–
Anti-T-Zellen-Serum	–	+	–
Rosettenbildung			
E	–	+	–
EAC (IgM)	+	–	+
EA (IgG)	+	–	+

Prinzip der Immunreaktion

Bei Vorliegen bereits determinierter lymphatischer Stammzellen verläuft die immunologische Reaktion folgendermaßen (Abb. V.A.3): Nach dem Eindringen eines Antigens (Viren, Bakterien, Pilze) in den Körper reagieren als immunologisch kompetente Zellen zunächst die determinierten T-Lymphozyten. Diese Zellen besitzen für den gesamten Vorgang der Abwehr eine zentrale Bedeutung durch ihre breite spezifische Funktionskapazität. Einerseits haben sie Kontrollfunktion über die Antikörper-bildenden B-Lymphozyten, indem sie Faktoren produzieren, die die B-Lymphozyten nach ihrer Determinierung zur Zellteilung und Differenzierung anregen. Andererseits werden Makrophagen über drei verschiedene Effektoren der T-Zellen im Entzündungsbereich beeinflußt:
1. Stimulierung chemotaktischer Eigenschaften,
2. Proliferation,
3. Inhibition der Wanderung, die die Makrophagen daran hindern, den Infektionsherd zu verlassen.

Zytotoxische in-vitro Reaktionen von Lymphozyten gegen Zielzellen erfolgen entweder durch direkten Kontakt der beteiligten Zellen (T-Zellen und K-Zellen) oder durch Substanzen, die von aktivierten Lymphozyten sezerniert werden (T-Zellen). Diese Stoffe sind Glykoproteide und werden zu den sog. Lymphokinen gerechnet.

Lymphokine, Lymphotoxine. Neben der Blastentransformation und der Proliferation ist die Produktion und Sekretion von Lymphokinen ein

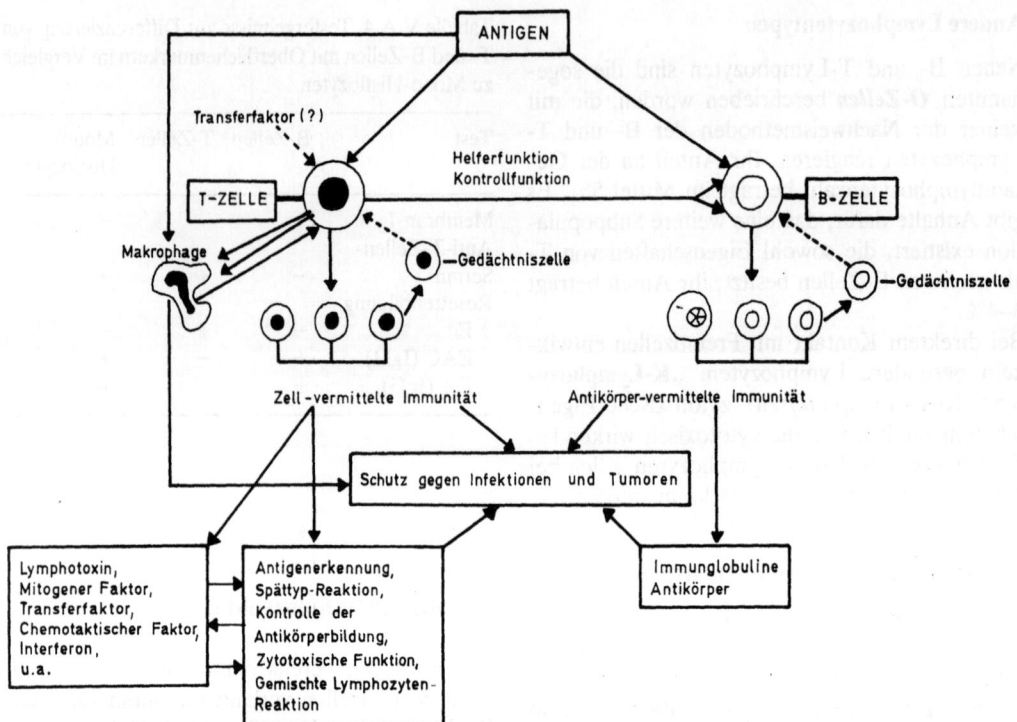

Abb. V.A.3. Schematische Darstellung der Folgen eines Antigenreizes. Beachte die Beziehungen zwischen T-Zelle und B-Zelle sowie die Einbindung der Makrophagen. Ergänzung dazu ist Abb. V.A.4

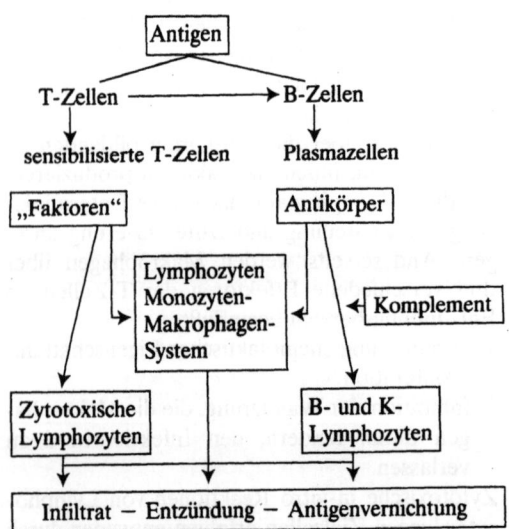

Abb. V.A.4. Abwehr und Vernichtung eines Antigens im Zusammenhang mit einer entzündlichen Reaktion

weiteres Charakteristikum von Lymphozyten, wenn sie einem Stimulationsreiz ausgesetzt sind. Lymphokine sind als humorale Substanzen dadurch ausgezeichnet, daß sie keine Eigenschaften von Antikörpern haben; ihre Wirkung besteht darin, auf verschiedene Zellen einen aktivierenden, hemmenden oder lysierenden Effekt auszuüben. Eine wichtige Substanzgruppe sind die Lymphotoxine. Sie werden als Ausdruck funktioneller Leistungsfähigkeit von immunkompetenten T-Lymphozyten gebildet. Die Wirkung besteht darin, vorwiegend nicht-lymphozytäre Zellen zu zerstören. Die Fähigkeit zur Lymphotoxinbildung ist ein Maß für die Funktionstüchtigkeit einer T-Zelle. Bei einer Reihe von Erkrankungen werden dissoziierte Störungen der Lymphotoxin-Bildung und der Lymphozyten-Blastentransformation beobachtet.

Abwehr eines Antigens. Erst das Zusammenwirken von T- und B-Lymphozyten über spezifische Eigenleistungen und das Mitwirken von Makrophagen ermöglicht eine volle Abwehrleistung (Abb. V.A.4). Auf diesen komplexen Vorgang nehmen neben dem Ort des Eindringens und der Vermehrungsfähigkeit sowie der Art des Infektionserregers viele andere Faktoren Einfluß. Auch die Fähigkeit des Organismus, eine Entzündungsreaktion zu entwickeln, ist von großer Bedeutung. Hierbei nehmen die T-Lymphozyten eine zentrale Stellung als Vermittler der zellulären Immunität (Allergie) ein. Durch das Antigen und die Mitwirkung von Makrophagen vermehren sich die T-Lymphozyten und treten als aktivierte T-Zellen aus dem lymphatischen Gewebe in das Blut über, um dann in den Entzündungsherd einzuwandern. Dort beeinflussen sie über die Freisetzung von Mediatoren zusammen mit dem Komplement das Makrophagensystem. Damit ist das lokale immunologische (allergische) Abwehrsystem für die Vernichtung des Antigens komplett. Zusätzlich werden in das Abwehrsystem die zytotoxischen Eigenschaften der Lymphozyten und die Immunglobuline einbezogen, deren Notwendigkeit durch die Klinik der entsprechenden Defekte dokumentiert wird (Übersicht bei [29]).

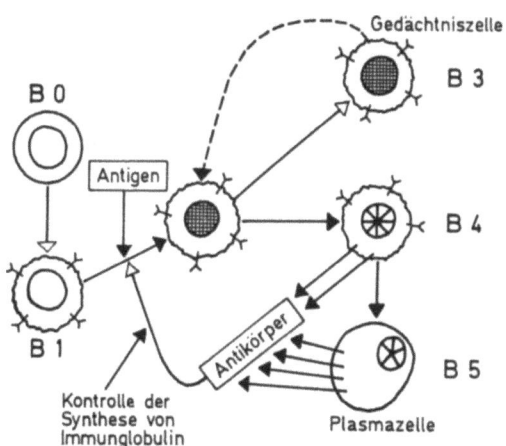

Abb. V.A.5. Proliferation und Differenzierung der B-Zellen durch einen Antigenreiz (vgl. Abb. V.A.9). B 0 = Knochenmarksstammzelle; B 1 = ungeprägter Lymphozyt mit B-Zell-Eigenschaften (Y). Unter Antigenreiz differenziert die Zelle zu B 2 = Immunoblast, B 3 = Gedächtniszelle, B 4 = Plasmazytoider Lymphozyt und B 5 = Plasmazelle. Die Kontrolle der Synthese der Immunglobuline erfolgt über eine Rückkopplung durch Antikörper (modifiziert nach Hitzig [23])

Morphologie und Proliferationskinetik

Morphologie. Will man die verschiedenen Funktionszustände der lymphatischen Zellen einer bestimmten Morphologie des Lymphozyten zuordnen, erweist sich dies als nahezu unmöglich, da gerade der Lymphozyt bei gleicher Morphologie die unterschiedlichsten Differenzierungsgrade erreicht haben kann. Immerhin lassen sich einige Anhaltspunkte geben: Ursprungszellen der Lymphopoese (Stammzellen), Endzellen, d. h. periphere Lymphozyten sowie Gedächtniszellen entsprechen dem Typ des kleinen Lymphozyten mit einem Kerndurchmesser unter 8 μm [13]. Elektronenmikroskopisch sollen sich die undeterminierten Stammzellen vom kleinen Lymphozyten unterscheiden lassen. Zellteilungen oder autoradiographisch nachweisbare DNA-Synthese findet in den kleinen Lymphozyten nicht statt; es handelt sich also um diploide zytokinetisch ruhende Zellen.

Die kleinen Lymphozyten können sich jederzeit durch Transformation, d. h. ohne zwischengeschaltete Zellteilung, in mittelgroße (8–10 μm Kerndurchmesser) oder große Lymphoblasten (Kerndurchmesser über 10 μm) umwandeln; als solche sind sie teilungsfähig. Im peripheren Blut läßt sich dies z. B. durch Zusatz von Phytohämagglutinin (PHA-Stimulation) nachweisen.

Proliferation. Die ersten Teilungen in Thymus und „Bursa" (Abb. V.A.5) verlaufen unabhängig vom Antigen. Danach werden die Vorgänge durch spezifische Antigene eingeleitet. Während die Vorläufer der Lymphozyten im Thymus und Knochenmark als Lymphoblasten bezeichnet werden, kann man sie im übrigen lymphatischen System als „Immunoblasten" ansprechen. Beide Zellformen sind morphologisch identisch. Für die Entwicklung von einem Lymphoblasten oder Immunoblasten zu einem kleinen Lymphozyten in der Peripherie werden insgesamt mindestens vier Reifeteilungen vermutet. Morphologisch entsprechen diese Formen großen oder mittelgroßen Lymphozyten. Ein Ausreifungskompartiment, wie es bei der Hämopoese bekannt ist, fehlt bei der Lymphopoese [31].

Die *Generationszeit,* d. h. die Zeit zwischen zwei Zellteilungen, beträgt beim Lymphozyten des Menschen etwa 10–24 Stunden. Dabei sind für die Lymphoblasten eher Werte um 10 Stunden, für die mittelgroßen Lymphozyten Werte um 24 Stunden anzusetzen [7].

Die *Plasmazellen* entstehen aus den gleichen Vorläufern wie die Lymphozyten. Die Vorläufer der Plasmazellen können statt Lymphoblasten bzw. Immunoblasten auch Plasmoblasten genannt werden. Plasmazellen sind echte Endzellen, die eine Lebenszeit von nur 2 bis 5 Tagen besitzen. Nur selten werden sie in das periphere Blut ausgeschwemmt. Normalerweise rezirkulieren sie nicht und gehen in den Bildungsorganen zugrunde [30].

Lebensdauer und Untergang der Zellen. Für die langlebige Population, vorwiegend T-Zellen, er-

gibt sich eine maximale Lebenszeit von mehr als 22 Jahren bei einer durchschnittlichen Lebenszeit von 500 Tagen. Bei der kurzlebigen Population, vorwiegend B-Zellen, beträgt die durchschnittliche Lebenszeit 5 Tage. In diesem Zusammenhang ist zu bedenken, daß Lymphozytenpopulationen nach dem Ausmaß ablaufender immunologischer Funktionen im Organismus verbraucht werden [5].
Der Untergang der Zellen erfolgt innerhalb des lymphatischen Gewebes, im Blut und durch Auswanderung in das Darmlumen. Der „Tod" kleiner Lymphozyten kann aber auch durch Umwandlung in große proliferierende Blasten durch unspezifische oder spezifische Antigene vorgetäuscht werden. Daneben ist eine Umwandlung in Makrophagen möglich, was zumindest in der Leber für die Kupfferschen Sternzellen erwiesen ist [24].

Regulation. Für die Regulation des lymphatischen Systems ist zwischen primären (der Thymus und die sogenannten Bursa-Äquivalente) und sekundären lymphatischen Organen (Lymphknoten, Milz und lymphoepitheliales Gewebe) zu unterscheiden. Die Lymphopoese im Knochenmark kann in dieses System nicht eingeordnet werden, da hier einerseits Stammzellen für B- und T-Lymphozyten vorkommen und andererseits differenzierte B-Zellen produziert werden. Für die regulativen Vorgänge in den ausgebildeten sekundären lymphatischen Organen ist kein einheitlicher und allein verantwortlicher Faktor bekannt. Lymphozytenspezifische Hemmstoffe (Chalone), die die Proliferation von Lymphoblasten in vitro hemmen können, sind aus der Milz extrahiert worden. Die Lymphopoese stimulierende Faktoren im Sinne einer Regulation über feed-back-Mechanismen scheinen nicht zu existieren. So dauert es z. B. nach Ductus-thoracicus-Drainage, Chemotherapie oder Ganzkörperbestrahlung oft Monate, bis im peripheren Blut wieder normale Lymphozytenwerte erscheinen [4].
Folgende Faktoren haben als Regulatoren eine Bedeutung:
Antigene. Unter physiologischen Bedingungen scheint die Lymphozytenmenge nahezu gleich zu bleiben, da die Umwelt einen konstanten Antigenreiz ausübt. Kommt es zu einer Zunahme der Antigenmenge (Infektion), beobachtet man ein erhebliches Anwachsen der Lymphozytenzahlen und eine Hyperplasie der lymphatischen Organe. Diese Zunahme wird klinisch kenntlich z. B. an der Vergrößerung von Lymphknoten und Milz, aber auch an der „Ausschwemmung" größerer teilungsfähiger Lymphozyten in der Peripherie, die als „Reizformen" bezeichnet werden. Für die Bedeutung des Antigenreizes spricht auch die Abnahme des Lymphozytengehaltes und die Entwicklung einer Hypoplasie des lymphatischen Gewebes bei künstlicher Reduktion der Antigenkonzentration, z. B. im Zustand der „Keimfreiheit".

Der *Transfer-Faktor* (s. Therapie) soll eine spezifische Wirkung auf die Funktion der T-Lymphozyten, insbesondere auf die Produktion von „Lymphokinen" haben. Zu den Lymphokinen gehören u. a. das Lymphotoxin, der Makrophagen-Immobilisations-Faktor (MIF), der Chemotaxis-Faktor und das Interferon. Über diese Faktoren wird das Geschehen im Entzündungsfeld weitgehend kontrolliert.

Das **Wachstumshormon** hat im Tierexperiment eine stimulierende Wirkung auf die DNA-Synthese von Lymphozyten der Milz und Lymphknoten. Auch die RNA-Synthese in Thymuslymphozyten wird angeregt. Weiterhin erfolgt durch STH eine Zunahme der Ausdehnung der lymphatischen Organe, wobei der Einfluß auf B- und T-Lymphozyten nicht geklärt ist. Diese stimulierenden Effekte sind nur bis zur Ausbildung des lymphatischen Systems wirksam. Später wird die Lymphopoese nicht mehr von STH-Gaben beeinflußt.

Kortikosteroidhormone hemmen die DNA-Synthese in proliferierenden Lymphozyten. Klinisch wird die zelluläre Abwehr gebremst, nachweisbar an der verzögerten Abstoßung eines Haut- oder Organtransplantates. Dagegen bleibt die Zahl der T-, B- oder O-Lymphozyten unbeeinflußt.

Choriongonadotropin (HCG) besitzt einen konzentrationsabhängigen hemmenden Effekt auf die PHA-Stimulation von Lymphozyten. Der Effekt ist reversibel und frei von zytotoxischen Einflüssen. Die Bedeutung dieser Beobachtung liegt in einer möglichen Blockierung mütterlicher Lymphozyten während der Schwangerschaft, wodurch die Implantation des Trophoblasten und die Entwicklung des Feten ohne immunologische Probleme erfolgen kann (immunologische Toleranz). Übersicht über die Hormonwirkung auf Lymphozyten bei [11].

Antikörper können indirekt als Regulatoren einer immunologischen Reaktion auftreten. Ein bekanntes Beispiel ist die Verhütung der Rhesusimmunisierung. Anti-D-Antikörper verhindern durch Zerstörung der eingedrungenen Fremdzellen (Rh-positive Erythrozyten) den Kontakt mit den sensibilisierten Lymphozyten.

Die **Adenosin-Deaminase** (ADA) übt einen nicht exakt definierten Einfluß auf die Entwicklung und Funktion der Lymphozyten aus. Beispiele dafür sind schwere kombinierte Immundefekte mit ADA-Mangel (s. unten).

Die humoralen Antikörper

Die humoralen Antikörper sind Produkte der Plasmazellen und der B-Lymphozyten. Ihre Funktion besteht in der Bindung von Antigenen. Sie lassen sich immunelektrophoretisch als verschiedene Immunglobuline (IgA, IgG, IgM, IgD, IgE) qualitativ und quantitativ nachweisen. Zwischen den Serumimmunglobulinen und den sekretorischen Immunglobulinen bestehen strukturelle und funktionelle Unterschiede [28].

Eigenschaften und Struktur. Die Antikörpermoleküle der Immunglobuline sind aus 4 Polypeptidketten aufgebaut. Die Struktur entspricht in der Form einem Y (Abb. V.A.6 (a)). Die Polypeptidketten sind jeweils paarig angelegt und durch Disulfidbrücken verbunden. Die H-Ketten (heavy chains, Mol. Gew. 52 000) bestimmen mit ihrer Proteinstruktur (α-, γ-, μ-, δ- und ε-Ketten) den Typ der Immunglobuline (IgA, IgG, IgM, IgD und IgE). Die L-Ketten (light chains, Mol. Gew. 22 000) bei den genannten Immunglobulinen sind aus zwei Anteilen aufgebaut, die als Kappa (ϰ-Typ) und Lambda (λ-Typ) bezeichnet werden. Das quantitative Verhältnis von ϰ:λ ist bei den einzelnen Immunglobulinen unterschiedlich (Tabelle V.A.5). Die Differenz zwischen den einzelnen Antikörpern, d. h. die Art der Antigenbindungsstellen wird durch die „variablen" Anteile der Enden der Y-Arme bestimmt, während die übrigen Anteile „konstant" sind. IgM-Globuline aggregieren zu Makromolekülen. Der Zu-

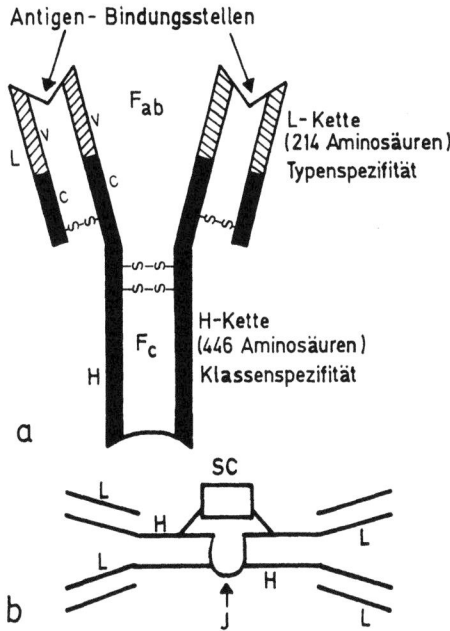

Abb. V.A.6. Strukturen der γ-Globulin-Moleküle. a) IgG-Molekül: Fab = Antigen bindendes Fragment; Fc = kristallisierbares Fragment; V = Abschnitte mit der größten Variabilität in der Aminosäurensequenz; C = konstante Anteile hinsichtlich der Aminosäurensequenz. b) Sekretorisches IgA-Molekül: SC = Sekretorische Komponente, J = Verbindungs-Kette

sammenhalt der Einzelmoleküle im Makromolekül geschieht über die sogenannte J-Kette (joining chain). Letztere besitzt ein Molekulargewicht von ca. 20 000. Sie wird wahrscheinlich von Plasmazellen in der Lamina propria des Darmes produziert. Neben den Immunglobulinen im Serum findet sich im Speichel, im Bronchialsekret, in der Tränenflüssigkeit und im Darmsekret das sogenannte *sekretorische Immunglobulin,* das eine von dem Serumimmunglobulinspiegel unabhängige Regulation besitzt. Es hat eine eigene chemische Struktur. Am besten untersucht wurde bisher das sekretorische IgA (Sedimentationsko-

Tabelle V.A.5. Struktur und einige Eigenschaften der Immunglobuline (nach Fischer [14])

Ig-Klasse	Struktur H-Ketten	L-Ketten	Sedimentationskoeffizient	Mol. Gew.	Halbwertszeit/Tage	Plazentagängigkeit
Ig A	α	ϰ:λ = 1:1	7 S (85%) 10 S (15%)	160 000 390 000	6,0	–
Ig G	γ	ϰ:λ = 2:1	7 S	160 000	23–33	+
Ig M	μ	ϰ:λ = 3:1	19 S	900 000	5,0	–
Ig D	δ	ϰ:λ = 1:4	7 S	160 000	2,8	–
Ig E	ε	?	8 S	200 000	2,3	–

Tabelle V.A.6. Daten über Konzentration, Synthese und Katabolisierung von Immunglobulinen (Erwachsene)

	IgG	IgA	IgM
Plasma mg/100 ml	1210	26	98
Gesamtbestand mg/kg KG	1150	230	49
Syntheserate mg/kg KG/Tag	34	24	6.7
Intravasaler Katabolismus %	6.8	25	18.0

effizient 11 S, Mol. Gew. > 390000). Das Molekül besteht aus zwei 7 S IgA-Monomeren und einem Glykoproteid. Dieses Glykoproteid ist die sekretorische Komponente (SC); sie wurde auch als secretory piece oder Transportkette (T-Kette) bezeichnet. Das secretory piece verbindet über Disulfidbrücken die beiden H-Ketten der IgA-Monomeren (Abb. V.A.6 (b)).
Die *Synthese* des sekretorischen Immunglobulins erfolgt in den Plasmazellen in der Submukosa z. B. des Gastrointestinaltraktes. Diese Plasmazellen bilden einerseits Serum-IgA mit einem Sedimentationskoeffizienten von 10 S, das über die Lymphgefäße in die Blutbahn gelangt. Die 15% des Serum 10 S-IgA sollen aus dieser Quelle stammen, während die 85% 7 S-IgA aus B-Zellen des lymphatischen Systems stammen (Tabelle V.A.5). Andererseits produzieren die Plasmazellen der Darmsubmucosa IgA-Dimere, die durch die Basalmembran und die Epithelzellen in das Darmlumen gelangen. In welchem Stadium der Sekretion zwei IgA-Moleküle durch das secretory piece (Glykoproteid) verbunden werden, ist unbekannt.
Über den *Umsatz* der Immunglobuline soll Tabelle V.A.6 einige Informationen geben.
Biologische Funktion der Immunglobuline. Auf eindringende Antigen (Viren, Bakterien, Pilze, Nahrungsmittelantigene) üben die Immunglobuline einen agglutinierenden, neutralisierenden oder lytischen Einfluß aus. Die Bindung der Antigene erfolgt an spezifischen Stellen der beiden Schenkel (Fab) des Moleküls, während der Fuß mit den H-Ketten die biologische Aktivität bestimmt, u. a. Bindung von Komplement und Fixierung an Makrophagen. Komplementbindungsfähigkeit wurde bisher nur für IgG und IgM nachgewiesen.

Antikörper können auch zelluläre Immunreaktionen unterdrücken, z. B. die Abstoßung eines Fremd- oder Tumortransplantates (Enhancement). Es scheint dabei eine Bindung von Antikörpern an die Fremdzellen stattzufinden, die antigensensitive Lymphozyten daran hindert, die Antigendeterminanten an der Oberfläche der Fremdzellen zu besetzen und damit die zytotoxische Abstoßungsreaktion einzuleiten. Tabelle V.A.7 faßt die wesentlichsten biologischen Eigenschaften der Immunglobuline zusammen.
Die Funktion des *sekretorischen Immunglobulins* IgA ist der Schutz der Schleimhäute. Beobachtungen, daß Patienten mit fehlendem sekretorischen Immunglobulin bei normalen Serumimmunglobulinspiegeln häufig an Virusinfekten der Mukosa erkranken, bestätigen diese Hypothese. Bei bakteriellen Infekten und Pilzerkrankungen ist die Bedeutung der sekretorischen Immunglobuline nicht bekannt.
Die **Serumimmunglobuline** treten dann in Funktion, wenn Antigene über die Barriere von Haut und Schleimhäuten in den Körper eingedrungen sind.
Über die Funktion von IgD ist nichts bekannt. Das IgE tritt vermehrt bei Patienten mit allergischen Reaktionen auf und ist identisch mit dem „Reagin".
IgG macht 80% der Immunglobuline im Serum aus und umfaßt damit den Hauptteil der antibakteriellen, antiviralen und antitoxischen Aktivitäten im Blut. Führt ein Antigenreiz zur Bildung von IgG-Antikörpern, so ist dies mit der Entwicklung eines immunologischen Gedächtnisses verbunden. Das gilt nicht für die IgM-Antikörper, die als erste nach Eindringen eines Antigens gebildet werden. Fehlen sie, so kommt es zur foudroyant verlaufenden Sepsis. Die Immunglobuline vom IgA-Typ, soweit es sich nicht um das sekretorische IgA handelt, sind, soweit bekannt, für keinen spezifischen Abwehrmechanismus notwendig. Möglicherweise verhindern sie die Bildung von Autoantikörpern, da solche auffallend häufig bei Patienten mit selektivem IgA-Mangel auftreten.

Ontogenetische Entwicklung

Die Ansichten über die Entwicklung der menschlichen Immunität haben sich gewandelt. Die beim Nager nachgewiesene *„immunologische Toleranz"* gibt es offenbar beim Menschen nur partiell. Immunologische Toleranz eines Empfän-

Tabelle V.A.7. Zusammenfassung der wichtigsten biologischen Eigenschaften der Immunglobuline

IgG	IgM	IgA	Sekretorisches IgA	IgD	IgE
Spätantikörper verbunden mit immunologischem Gedächtnis	Sofort-Antikörper Hohe Bindungsvalenz			Antinukleäre Aktivität	
Komplementbindend	Komplementbindend	Anlagerung von aggregiertem IgA an Granulozyten, Aktivierung des C 3-Bypasses			Bewirkt nach Antigenkontakt die Degranulation von Mastzellen mit Freisetzung von gefäßaktiven Substanzen
Agglutination	Agglutination				
Opsonierung	Opsonierung				
Virus-Neutralisation	Virus-Neutralisation		Virus-Neutralisation		
Hämolyse	Hämolyse				
Hauptantikörper (antitoxisch, antiviral, antibakteriell)	Antikörper gegen Polysaccharide und gramnegative Keime	Keine spezielle AK-Funktion	Hauptantikörper in Sekreten	Keine gemeinsame Antigenspezifität mit IgA, IgM und IgG	Reagine
Blockierende Ak bei Allergien	Bedeutung bei Bakteriämie		Schleimhautschutz		
Inkomplette Rhesus-Ak Immun-anti-A- und -anti-B-Isoagglutinine	Natürliche Isoagglutinine	Verhinderung von Autoimmun-Ak			
Heterophile Ak Rheumafaktor	Heterophile Ak Rheumafaktor				

gertieres gegenüber Fremdzellen kann erreicht werden durch Übertragung solcher Zellen vor der Geburt oder kurz nach der Geburt mit dem Effekt, daß zu einem späteren Entwicklungszeitpunkt gegenüber Zellen des gleichen Spenders keine Abstoßungsreaktion auftritt. Während jedoch bei Ratten- und Mäusefeten und selbst noch bei neugeborenen Tieren immunologische Reaktionen kaum nachweisbar sind, ist die zelluläre und humorale Immunität beim Menschen bereits lange vor der Geburt gut ausgebildet. Auf die Bedeutung von Choriogonadotropin für die immunologische Toleranz wurde bereits hingewiesen.

Periphere Lymphozyten können bereits ab der 16. Gestationswoche durch in vitro-Testung (gemischte Lymphozytenkultur, HLA-System) erkannt werden. Diese Daten beweisen für den Menschen eine sehr frühzeitige Entwicklung der zellulären Immunität, die für die Transplantation fetaler allogener Zellen von Bedeutung ist.

Zelluläre Immunität (T-Zellen): Beim Menschen entwickelt sich als erstes lymphatisches Organ in der 6. Gestationswoche der Thymus. Unter seinem Einfluß differenzieren sich hämatopoetische Stammzellen, deren Herkunft vermutlich der Dottersack ist, zu Lymphozyten. Dieser Vorgang ist Antigen-unabhängig. Ab der 20. Gestationswoche lassen sich T-Lymphozyten im Thymus nachweisen [1].

Humorale Immunität (B-Zellen): Der Beweis für die Entwicklung von B-Lymphozyten läßt sich am besten über den Nachweis von Immunglobulinen erbringen. Plasmazellen werden bis zur Geburt unter physiologischen Bedingungen nicht gefunden. Ab der 20. Gestationswoche sind durch Immunfluoreszenz Spuren von IgG und IgM in der Milz nachgewiesen worden (Abb. V.A.7). Bei Neugeborenen ist der Anteil an IgM und selbstgebildetem IgG unter physiologischen Bedingungen gering, während der des mütterli-

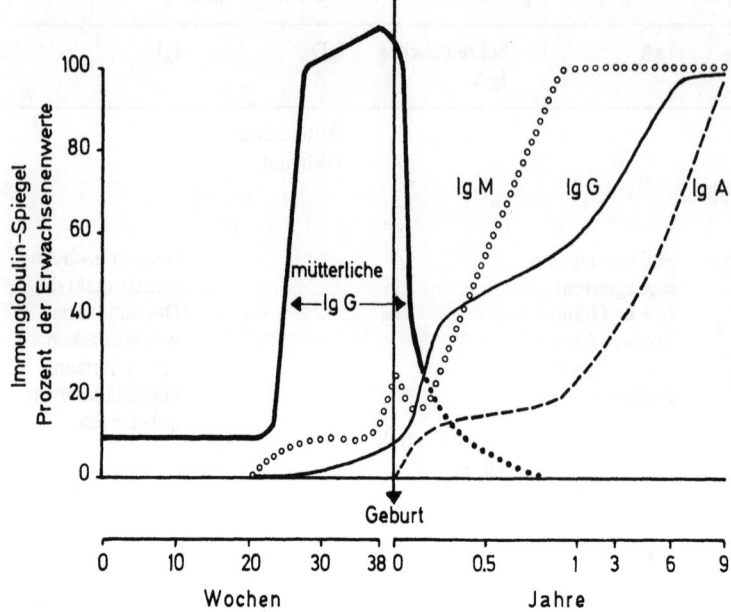

Abb. V.A.7. Ontogenetische Entwicklung der Immunglobuline

chen IgG sehr hoch ist, da es als einziges Immunglobulin diaplazentar übertragen wird. Das mütterliche IgG verschwindet innerhalb der ersten 3 Lebensmonate linear. IgE findet sich in geringer Menge im Nabelschnurblut.

Die IgA-Synthese beginnt unter physiologischen Bedingungen erst nach der Geburt. Sekretorische Immunglobuline vom IgA-Typ wurden beim Neugeborenen in der Parotis, im Urin und in der Tränenflüssigkeit nachgewiesen, ohne daß eine intrauterine Infektion bestand.

Der physiologische Stimulus zur körpereigenen Synthese von Immunglobulinen ist nach der Geburt die belebte Umwelt des Kindes. Den physiologischen Schutz des Neugeborenen bietet das diaplazentar übertragene Serum-IgG. Andererseits ist der menschliche Fet und das Neugeborene immunologisch kompetent und jederzeit in der Lage, durch Ausbildung eigener Schutzmechanismen Infekte abzuwehren.

So findet man bei intrauterinen Infektionen, z. B. bei einer Rötelninfektion, hohe IgM-Konzentrationen im Nabelschnurblut. Sekretorisches IgA werden in der Tränenflüssigkeit von Neugeborenen vermehrt bei infektiöser Konjunktivitis gefunden. Auch wurde bei Neugeborenen mit Staphylokokken-Infektion eine gesteigerte Produktion von körpereigenem IgG nachgewiesen. Mütterliche Antikörper vom IgA- und IgM-Typ können möglicherweise, wenn sie durch intrauterine maternofetale Transfusion in den kindlichen Kreislauf gelangen, zu einer Suppression der körpereigenen IgA- und IgM-Synthese führen, die auch noch lange Zeit postnatal weiterbestehen soll [33].

Immunologische Beziehungen zwischen Mutter und Fetus. Der Vergleich der Gesamtzahl der Lymphozyten und der T-Zellen zeigt eine enge Korrelation zwischen Mutter und Kind. Daraus wird abgeleitet, daß sowohl die zelluläre als auch die humorale Immunität transplazentar von der Mutter zum Feten übertragen werden kann. Als Mediatoren kommen Transfer-Faktor, Lymphokine und humorale Thymus-Faktoren in Frage. Diese Substanzen können aufgrund des niedrigen Molekulargewichtes die Plazenta passieren. Die meisten erythrozytären Antigene (A und B, Rh, MN, i) sind bei Geburt serologisch faßbar. Aus Einzelbeobachtungen geht hervor, daß sie bereits intrauterin gebildet werden. Neugeborene haben dagegen noch kein Anti-A- oder Anti-B-Isoagglutinin. Die Eigenproduktion der Isoagglutinine (sogenannte „natürliche" Antikörper) ist nicht vor der 20. bis 22. Woche post partum nachweisbar.

Anders liegen die Verhältnisse bei der AB0-Blutgruppen-Unverträglichkeit zwischen Mutter und Kind: Die fetalen Erythrozyten mit den Antigenen A oder B gelangen in den mütterlichen Kreislauf und regen die Produktion mütterlicher Anti-A oder -B-Antikörper an. Diese Antikörper gehören der IgG-Globulin-Klasse an und sind als solche Plazenta-durchgängig. Sie führen

Tabelle V.A.8. Die normale Konzentration der Immunglobuline in verschiedenen Altersstufen. Angaben in mg/100 ml Serum; x̄ ± 2 S.D. (Mancini-Technik; Daten nach Johannson [27])

	IgG	IgA	IgM
Nabelschnurblut	1240 (837–1727)	fehlt	7,7 (3,2–11)
6 Wochen – 3 Monate	550 (287–924)	10 (1–81)	39 (13–57)
3–9 Monate	483 (220–846)	15 (3–47)	49 (18–104)
9 Monate – 2 Jahre	646 (321–1125)	27 (7–66)	57 (20–97)
2–5 Jahre	863 (530–1406)	69 (29–163)	75 (34–166)
5–10 Jahre	1039 (637–1692)	86 (36–202)	77 (35–170)
10–20 Jahre	1504 (923–2450)	132 (56–311)	81 (37–178)

klinisch zum Krankheitsbild des Morbus haemolyticus neonatorum im AB0-System. Das beim Neugeborenen nachweisbare Anti-A- oder -B-Globulin ist in diesen Fällen mütterlicher Herkunft. Die physiologischen Isoagglutinine gehören zur Gruppe der IgM-Globuline.

Zusammengefaßt ist die humorale Immunität beim Menschen eine Resultante aus frühzeitig vorhandenen B-Zellen und antigener Stimulation. Der Fetus reagiert bei intrauterinen Infektionen mit der Synthese von Immunglobulinen. Während der Neonatalperiode können materne Antikörper die Immunglobulinsynthese modifizieren.

Normalwerte

Die Normalwerte der einzelnen Ig-Klassen sind stark altersabhängig (Tabelle V.A.8).
Neben der Altersabhängigkeit muß man bei den Immunglobulinspiegeln mit erheblichen individuellen Differenzen rechnen. Bei Neugeborenen existiert für IgG eine Abhängigkeit der Normalwerte vom Gestationsalter: Diaplazentar soll mit fortschreitender Schwangerschaft mehr und mehr IgG übertreten. So wurde bei Frühgeborenen der 30.–33. Gestationswoche im Mittel nur 600 mg% IgG im Nabelschnurblut gemessen. Jenseits des zweiten Lebensmonats unterscheiden sich die Werte nicht mehr von denen reif geborener Kinder. Da für den Anstieg der IgM- und IgA-Werte bei Frühgeborenen kein signifikanter Unterschied gegenüber reifen Neugeborenen nachgewiesen wurde, kann angenommen werden, daß eine Abhängigkeit der Immunglobulinspiegel vom Gestationsalter vor allem für die „Leihimmunität" (IgG) besteht.

3. Pathologie der Regulation, Struktur und Funktion

Grundlagen der Immundefekte

Die Immunantwort des Organismus auf Antigene (Bakterien, Viren, Pilze) ist humoraler und zellulärer Art. Grundelemente sind: Gemeinsame undeterminierte Stammzelle, Differenzierung in T- und B-Lymphozyten und jeweils zwei Speicher proliferierender Zellen in beiden Systemen. Dadurch wird nach Etablierung des Systems eine Unabhängigkeit von einem permanenten Nachstrom von Stammzellen garantiert (Abb. V.A.5 und V.A.10).

Definition. Defekte der Lymphopoese innerhalb der Entwicklungsreihe der B- und/oder T-Lymphozyten haben für die betroffenen Patienten eine Störung der Immunantwort auf Infektionen zur Folge. Die kongenitalen und erblichen Formen manifestieren sich überwiegend im Säuglingsalter. Diesen primären Immundefekten stehen die im späteren Leben erworbenen sekundären Immundefekte gegenüber.

Ätiologie, Pathogenese. Je nach dem Überwiegen der pathophysiologischen Störung erfolgt eine Einordnung der Krankheitsbilder in T-Zellendefekte (zellulärer Immundefekt) und B-Zellendefekte (Antikörpermangelsyndrom). Beim Antikörpermangelsyndrom sind zwei Formen bekannt: der Mangel an Serumimmunglobulinen und das Fehlen sekretorischer Immunglobuline. Die vielfältigen Kombinationen von T- und B-Zellendefekten, die häufiger sind als die reinen Formen, sind für die Heterogenität der klinischen Erscheinungsformen der Immundefekte verantwortlich. Die Vielfalt der Kombinationen kommt

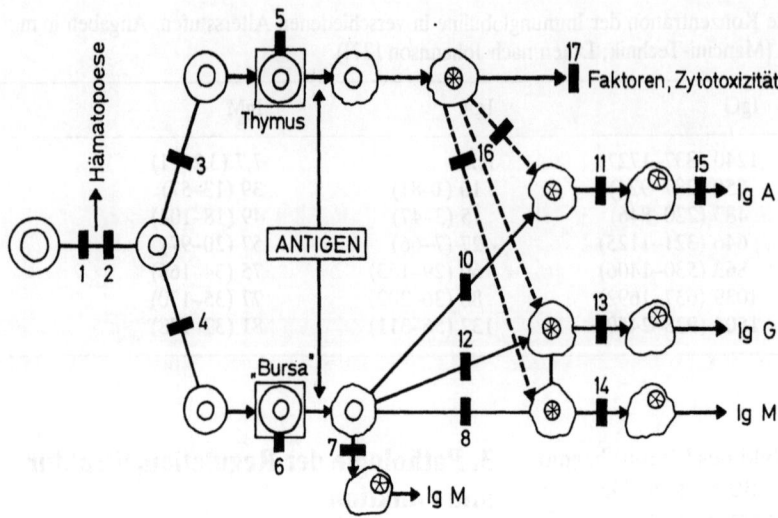

Abb. V.A.8. Lokalisation der Defekte in der funktionellen Differenzierung der Lymphozyten bei angeborenen Immundefekten (modifiziert nach Burgio et al.: Rev. ital. Pediat. **2**, 372 (1976)). Die schwarzen Balken kennzeichnen die Defekte: 1 = Retikuläre Dysgenesie; 2 (oder 3 + 4) = Schwerer kombinierter Immundefekt; 5 = Thymushypoplasie; 6 = Geschlechtsgebundene Agammaglobulinämie; 7 = Immundefekt bei Wiskott-Aldrich-Syndrom; 8 (oder 9) = Geschlechtsgebundener Immundefekt mit erhöhtem IgM; 10, 11 und 15 = Selektiver IgA-Mangel; 12 und 13 = IgG-Mangel bei verschiedenen Defekten; 14 = selektiver IgM-Mangel; 16 = Modifizierende Faktoren für verschiedene kombinierte und selektive Immundefekte; 17 = Mukokutane Candidiasis (Einzelfälle ?)

auch in den Ergebnissen der Laborteste zum Ausdruck. Bei den Kombinationsformen liegt der Defekt in der gemeinsamen undeterminierten lymphopoetischen Stammzelle. Die Störungen der isolierten Defekte der B-Zellen und T-Zellen liegen auf der Ebene des Thymus und der Bursa-Äquivalente (Übersicht bei [6]). In Abb. V.A.8 ist der Versuch unternommen, die Defekte im Ablauf der verschiedenen Phasen der Differenzierung zu lokalisieren.

Häufigkeit. Die Inzidenz primärer Antikörpermangelsyndrome liegt bei Anwendung strenger Kriterien (IgG unter 100 mg/100 ml) bei 1:100000. Das sind jedoch relativ grobe Schätzungen, da alle Fälle, die vor Diagnosestellung verstarben, statistisch nicht erfaßt werden.
Bei einer Aufschlüsselung von 1000 Fällen aus der Literatur (1952–1972) ergeben sich folgende Diagnosen:
Antikörpermangelsyndrome 60%,
kombinierte Defekte 25%,
zelluläre Defekte 15%.

Erblichkeit. Genetische Faktoren spielen bei den meisten Formen primärer Immundefekte eine Rolle. Ihre Kenntnis ist hilfreich bei differentialdiagnostischen Überlegungen, frühzeitiger Diagnosestellung, genetischer Beratung und therapeutischen Maßnahmen. Folgende Erbgänge können als gesichert gelten:
X-chromosomale Erkrankungen sind die infantile geschlechtsgebundene Agammaglobulinämie, der schwere kombinierte Immundefekt, der geschlechtsgebundene Immunmangel mit IgM-Vermehrung und das Wiskott-Aldrich-Syndrom.
Autosomal rezessiv vererbt wird der Immunmangel mit Ataxia teleangiectatica. Diesen Erbgang zeigt auch ein Teil der Fälle des schweren kombinierten Immundefektes.
Familiarität wird vermutet bei selektivem IgA-Mangel und mukokutaner Candidiasis.

Neoplastische Erkrankungen bei primären Immundefekten. Aus verschiedenen Erhebungen geht hervor, daß Kinder mit primären Immundefekten ein ungewöhnlich hohes Risiko haben, an Neoplasien zu erkranken. Das Risiko ist in dieser Patientengruppe 100fach größer als in der Normalbevölkerung. Es überwiegen lymphoretikuläre Tumoren (ca. 60%), gefolgt von Leukämien (25%), der Rest verteilt sich auf ZNS-, Knochen- und andere Tumoren [18].

4. Erkrankungen der Lymphopoese

4.1. Klassifizierung der Immundefekte

Primäre Immundefekte. Die folgende Tabelle V.A.9 versucht eine Klassifizierung nach ätiologischen Gesichtspunkten. Bei kombinierten Immundefekten beobachtet man nicht selten zusätzliche Symptome, z. B. Immundefekt und Ataxia teleangiectatica (Louis-Bar Syndrom) oder Immundefekt und Thrombozytopenie und Ekzem (Wiskott-Aldrich-Syndrom). Als Form der „primären Immundefekte" gilt auch der physiologische Mangel an Immunglobulinen bei Frühgeborenen und Neugeborenen.

Tabelle V.A.9. Ätiologische Klassifizierung der primären Immundefekte in Anlehnung an die WHO 1971 [35]. Das Kreuz (×) zeigt die Lokalisation des Defektes s. ADA = Adenosin-Deamidase

Krankheitsbild	Defekt der B-Zellen	T-Zellen	Stamm-Zellen
„Physiologische" Immundefekte			
Transitorische Hypogammaglobulinämie des Säuglings	×	–	–
Immundefekt des Frühgeborenen	×	–	–
Antikörpermangelsyndrome			
Infantile geschlechtsgebundene Agammaglobulinämie (Bruton)	×	–	–
Selektiver IgM-Mangel	×		
Selektiver IgA-Mangel	×	–	–
Geschlechtsgebundener Immundefekt bei IgM-Vermehrung	×	?	–
Immundefekt bei Normo- oder Hypergammaglobulinämie	×	–	–
Zelluläre Immundefekte			
Thymushypoplasie (Di George-Syndrom)	–	×	–
Episodische Lymphopenie mit Lymphozytotoxin	?	×	–
Mukokutane Candidiasis	–	×	–
Kombinierte Immundefekte (Stammzellen-Defekte)			
Immunmangel mit Zwergwuchs und epiphysärer Dysostose	×	×	×
Immunmangel bei generalisierter hämatopoetischer Hypoplasie (sogen. retikuläre Dysgenesie)	×	×	×
Schwerer kombinierter Immundefekt (SCID) (Swiss type agammaglobulinemia)			
a) Klassische Formen			
1) sporadisch	×	×	×
2) geschlechtsgebunden (ADA +)	×	×	×
3) autosomal rezessiv (ADA +)	×	×	×
4) autosomal rezessiv (ADA –)	×	×	× (?)
b) Mit B-Zellen			
1) mit B-Zellen (ADA +)	×	×	×
2) mit B-Zellen und Immunglobulinen (Nezelof)	×	×	×
Kombinierte Immundefekte ohne Nachweis eines Stammzellendefektes			
Immunmangel mit Thymom	×	×	?
Immunmangel mit Thrombopenie und Ekzem (Wiskott-Aldrich-Syndrom)	×	×	?
Immunmangel mit Ataxia teleangiectatica	×	×	?
Variable, nicht klassifizierte Immunmangelkrankheiten	×	× teilweise	?

Nomenklatur. Oft werden gleiche Krankheitsbilder mit verschiedenen historischen Namen belegt. Eine Klassifizierung in Anlehnung an Empfehlungen der WHO (Tabelle V.A.9) entspricht den für Klinik und Forschung notwendigen Belangen [35].

Sekundäre Immundefekte begleiten eine ganze Reihe ätiologisch verschiedener Erkrankungen (Tabelle V.A.13). Auch diese Patienten fallen durch eine erhöhte Anfälligkeit gegenüber Infektionen auf. Für die klinischen Symptome, für Diagnostik und Therapie gilt das gleiche wie für die primären Immundefekte. Bei zunächst intaktem Immunsystem kommt es im Rahmen einer Systemerkrankung zu einer vorübergehenden oder dauerhaften Immundefizienz. Diese kann sowohl die humorale, als auch die zelluläre Immunität isoliert oder beide kombiniert betreffen. Sekundäre Immundefekte sind weit häufiger als die primären Formen.

Klinik der primären Immundefekte

Allgemeine Aspekte

Familienanamnese. Wird ein primärer Immundefekt vermutet, sollte in der Familiengeschichte auf Todesfälle durch Infektionen im frühen Kindesalter und Blutsverwandtschaft der Eltern geachtet werden. Bei den Familienmitgliedern interessieren außerdem rheumatische Erkrankungen, Kollagenosen, Allergien und Neoplasien.

Eigenanamnese. Im Vordergrund stehen häufige und schwere Infektionen. Der Zeitpunkt ihres Auftretens ist wichtig: Männliche Säuglinge mit isoliertem B-Zellendefekt (Morbus Bruton) gedeihen innerhalb der ersten 6 Lebensmonate normal. Erst danach treten schwere bakterielle Infektionen auf. Bei Patienten mit zellulären Immundefekten beginnt die Gefährdung schon in der Neugeborenenperiode. Weiterhin interessiert die Reaktion auf vorhergehende Impfungen. Eine normale Reaktion auf eine Pockenimpfung, positive Tuberkulinprobe nach BCG-Impfung oder Exantheme im Rahmen von Viruserkrankungen sprechen z.B. für eine intakte zelluläre Immunität. Die Anamnese der Patienten sollte auch die Frage nach einer Tonsillektomie oder Adenotomie und nach Chemotherapie oder Bestrahlung insbesondere der Thymusgegend mit einbeziehen.

4.2. B-Zellendefekte
(Antikörpermangelsyndrome)

Hauptsymptom eines humoralen Immundefektes ist die ungewöhnliche Anfälligkeit gegenüber Infektionen mit bakteriellen Erregern. Bei den Patienten beginnt die Erkrankung meistens im Alter von 6 Monaten. Einige Patienten erkranken aber auch wesentlich später, so z.B. der von Bruton (1952) erstbeschriebene Fall im Alter von 4 Jahren. Die rezidivierenden Infektionen beruhen bei den Patienten überwiegend auf folgenden Erregern: Pneumokokken, Streptokokken, Haemophilus influenzae, Meningokokken und Pseudomonas aeruginosa. Die Patienten sprechen auf eine gezielte Antibiotikagabe normal an. Die Resistenz gegen Viruserkrankungen und Pilzerkrankungen ist nicht beeinträchtigt, so daß die Patienten z.B. Masern, Mumps oder Varizellenerkrankungen gut überstehen. Eine Pockenimpfung führt im allgemeinen zur normalen Impfreaktion. Aus nicht bekannten Gründen verläuft dagegen die Hepatitis bei diesen Patienten oft sehr schwer. Bei den bakteriellen Infekten stehen im Vordergrund eitrige Otitis, Bronchitis, Tonsillitis, Rhinitis und Sinusitis, sowie gegebenenfalls Mastoiditis. Nicht selten ist die Ausbildung von Bronchiektasen oder Lungenabszessen. Weiterhin kann ein Immundefekt vermutet werden bei mehrfachem Auftreten von bakteriellen Pneumonien, Meningitiden oder Osteomyelitiden sowie bei ungewöhnlich schwerem Verlauf und verzögerter Ausheilung dieser Erkrankungen. Immunologisch normale Patienten, die in der Sprechstunde wegen gehäufter respiratorischer Infektionen unter dem Verdacht eines Immundefektes vorgestellt werden, haben im Gegensatz zu den geschilderten Krankheitsbildern jeweils nur kurzdauernde, relativ mild verlaufende Infekte ohne nachfolgende Komplikationen.

Begleitsymptome. Etwa 20% der Patienten mit Antikörpermangelsyndrom haben chronische Diarrhoe und Malabsorption. Sie neigen zu Arthritis, Vaskulitis, Dermatomyositis und anderen mesenchymalen Erkrankungen. Die Kinder gedeihen allgemein schlecht; sie sind kleinwüchsig und untergewichtig und haben eine verzögerte psychomotorische Entwicklung.

Diagnostik. Bei der *klinischen Untersuchung* finden sich normale, zum Teil vergrößerte Lymphknoten. Die Milz ist in der Regel nicht vergrößert, die Tonsillen sind hypoplastisch und wirken wie nach einer Tonsillektomie. Im seitlichen Röntgenbild sieht man kein adenoides Gewebe. Je nach dem Manifestationsort einer vorausgegangenen bakteriellen Infektion findet man perforierte Trommelfelle mit eitrigem Sekret, entzündete verkrustete Nasenlöcher, eine chronische Bronchitis oder eine Windeldermatitis aufgrund der Diarrhoe. Nicht selten sind Gelenkergüsse mit einer schmerzhaften Bewegungseinschränkung, die vorwiegend ein großes Gelenk betreffen.

Histologie und Zytologie. Lymphknoten, Milz und Appendix enthalten keine Keimzentren. Im Knochenmark sowie in den Lymphknoten und in der Milz fehlen die Plasmazellen. Im peripheren Blut, in den Lymphknoten und in der Milz sowie auch im Thymus sind Lymphozyten in nahezu normaler Menge vorhanden.

Laborteste. Die wichtigsten Teste zur Beurteilung eines B-Zellendefektes sind aus Tabelle V.A.10 ersichtlich.
Für die Bewertung der **humoralen Antikörperspiegel** im Blut muß der gemessene Immunglobulinspiegel jeweils mit den entsprechenden Werten der Altersnormen verglichen werden (Tabelle V.A.8).

Weitere Teste. Eine Untersuchung der sekretorischen Antikörper erübrigt sich meistens, da nur ganz selten ein sekretorischer Immunglobulinmangel vorkommt. Der Nachweis ist außerdem sehr schwierig, weil das Immunglobulin in nur geringen Mengen im Speichel und in den Tränen sowie im Bronchial- und Darmsekret zu finden ist. Im allgemeinen ist ein sekretorischer IgA-Globulinmangel kombiniert mit einem Serum-IgA-Mangel.

Unterklassen von IgG. Die einzelnen Komponenten des IgG-Moleküls, das sich aus IgG_1, IgG_2 usw. zusammensetzt, können durch spezifische Antiseren quantitativ erfaßt werden. Die Untersuchung ist nur sinnvoll bei einem Antikörpermangelsyndrom mit normalen Immunglobulinspiegeln.

Praktisches Vorgehen. Bei Verdacht auf einen humoralen Immundefekt wird man zunächst die Immunglobuline und die Isoagglutinintiter quantitativ bestimmen. Falls die Immunglobuline fehlen oder extrem niedrig sind und die Isoagglutinine fehlen, dienen die übrigen Teste letztlich nur noch zur Bestätigung der Diagnose.

Tabelle V.A.10. Teste zum Nachweis eines B-Zellendefektes

Hautteste: Schicktest.
Serum-Bestimmungen:
Eiweißelektrophorese
Quantitative Immunglobulinbestimmung
„Natürlicher Antikörper":
A- und B-Isohämagglutinin-Titer
Serumtiter 14 Tage nach aktiver Immunisierung mit kommerziellem DPT-Impfstoff und/oder mit abgetöteter Poliovakzine, evtl. auch mit Antigen von Pneumokokken und Haemophilus influenzae oder Injektion von Phage $\Phi X 174$

In vitro-Teste
Nachweis von B-Lymphozyten mit den im Text angegebenen Methoden

Organe
Knochenmarkpräparate und Dünndarm- oder Rektumbiopsie zur Beurteilung der Plasmazellen, Lymphknotenhistologie

Definierte Krankheitsbilder

Die Gruppe der B-Zellendefekte umfaßt die ätiologisch heterogene Gruppe der reinen Antikörpermangel-Syndrome (AMS), die in ihrer speziellen Diagnostik und der allgemeinen Symptomatik oben dargestellt wurden (Tabelle V.A.9).

Transitorische Hypogammaglobulinämie

Definition. Passagerer, auf etwa 12 Monate postnatal begrenzter Mangel an Immunglobulinen unbekannter Ätiologie.

Grundlagen. Neugeborene besitzen bei Geburt mütterliche Antikörper der IgG-Klassen; sie haben keine nennenswerte Eigenproduktion von IgA, IgG und IgM. Dieser zunächst physiologische Zustand der Hypogammaglobulinämie des jungen Säuglings kann länger als wenige Lebensmonate anhalten und damit zum Krankheitsbild der transitorischen Hypogammaglobulinämie führen. Die Erkrankung begrenzt sich immer selbst und kommt besonders bei Frühgeborenen vor. Sie ist bei beiden Geschlechtern gleich häufig zu beobachten.

Klinik und Verlauf. Die Patienten leiden unter rezidivierenden bakteriellen Infekten. Nach Beendigung des passageren Zustandes kann man altersgemäße Immunglobulinspiegel im Serum nachweisen. Es finden sich keinerlei Hinweise für das Vorliegen eines zellulären Defektes; die Lymphozytenzahlen sind normal, die Immunglobulinspiegel erniedrigt. Im Gegensatz zur geschlechtsgebundenen Agammaglobulinämie ist die Lymphknotenhistologie unauffällig und bei der Rektumbiopsie finden sich Plasmazellen. Die gezielte Antikörperbildung ist intakt.

Infantile geschlechtsgebundene Agammaglobulinämie (Morbus Bruton)

Definition. Es handelt sich um ein rezessiv geschlechtsgebundenes Krankheitsbild, charakterisiert durch einen Mangel an Immunglobulinen mit rezidivierenden schweren bakteriellen Infektionen.

Krankheitsverlauf. Die Patienten erkranken an rezidivierenden bakteriellen Infekten nicht vor dem 6. Lebensmonat, da solange ein Schutz durch diaplazentar übertragenes IgG der Mutter besteht. In etwa der Hälfte der Fälle steht zu Beginn der Symptomatik eine Gelenkschwellung mit schmerzhafter Bewegungseinschränkung im Vordergrund. Kollagenosen stellen eine zusätzliche Erkrankung dar. Bei Verläufen mit langdauernden rezidivierenden Enteritiden beobachtet man manchmal die Entwicklung maligner Tumoren des Verdauungstraktes. Rezidivierende schwere pulmonale Affektionen sind quoad vitam prognostisch ungünstig.

Labordaten. Sämtliche Immunglobulinklassen sind stark vermindert. Bei der Testung findet sich ein genereller Defekt der humoralen Immunität. In entsprechenden Organen sind keine Plasmazellen, in den Lymphknoten keine Keimzentren bei normaler Lymphozytenzahl nachweisbar. Der Thymus ist normal ausgebildet. Die T-Zellen sind normal, die B-Zellen fehlen in der Regel oder sind stark erniedrigt.

Sonderformen. Es sind vereinzelt Patienten mit kongenitaler Agammaglobulinämie beschrieben worden, die über B-Zellen verfügen und die nur ungenügend auf die γ-Globulin-Substitution ansprechen. Gabe von Transfer-Faktor (s. Therapie) soll das Bild dramatisch bessern. Es wird vermutet, daß bei diesen Patienten die Dysfunktion der B-Zellen durch einen Defekt der T-Zellen hervorgerufen wird, wodurch es zu einer Störung der Interaktion zwischen B-Zellen und T-Zellen kommt.

Geschlechtsgebundener Immundefekt mit IgM-Vermehrung

Definition. Das Krankheitsbild ist charakterisiert durch erniedrigte IgG- und IgA-Konzentrationen und erhöhte Konzentration von IgM im Serum. Das klinische Bild entspricht einer milden Form des Morbus Bruton.

Besonderheiten. Obgleich die Patienten einen erhöhten IgM-Spiegel haben, kann bei Testen nachgewiesen werden, daß das IgM funktionell nicht vollwertig ist.

Immundefekt bei Normo- oder Hypergammaglobulinämie

Definition. Antikörpermangelsyndrom mit Immunglobulinkonzentrationen, die im oder über dem Normbereich liegen.

Klinik, Pathogenese. Die wenigen bisher beschriebenen Patienten entsprechen im klinischen Bild einer Hypogammaglobulinämie, da die gebildeten Immunglobuline funktionell unterwertig sind. Die Krankheit zeigt die Notwendigkeit, bei Verdacht auf Antikörpermangelsyndrom sich nicht mit der Bestimmung der Immunglobulinkonzentration im Serum zufrieden zu geben, sondern andere Teste zum Nachweis einer defekten Antikörperproduktion heranzuziehen (Tabelle V.A.10).

Selektiver Immunglobulinmangel

Definition. Isolierter Mangel bestimmter Typen von Immunglobulinen.

Selektiver IgA-Mangel. Dieser Defekt findet sich mit einer Häufigkeit von 1:700 bezogen auf Normalpersonen. Das Krankheitsbild ist definiert durch niedrige Konzentrationen von Serum-IgA, normale Konzentrationen der übrigen Immunglobuline, eine normale zelluläre Immunität und in der überwiegenden Anzahl der Fälle durch einen zusätzlichen Mangel an sekretorischem IgA.

Klinik. Der überwiegende Teil der Defektträger bleibt klinisch gesund. Bei Erkrankungen sind es besonders bakterielle Infektionen des Respirationstraktes und chronische Malabsorption und Gastroenteritis. Außerdem finden sich häufig Fälle von rheumatoider Arthritis und Kollagenosen, gelegentlich auch anderen Autoimmunerkrankungen, z. B. Thyreoiditis, chronische aggressive Hepatitis, Vaskulitis, Colitis ulcerosa, Fälle mit Coombs-positiver hämolytischer Anämie und perniziöser Anämie. Schließlich ist auch die Kombination von IgA-Mangel mit Malabsorption und entzündlich-degenerativer Myopathie beschrieben worden. Malabsorption und Myopathie bessern sich unter der Kortikosteroidtherapie.

Ein *selektiver IgM-Mangel* wurde bisher nur in wenigen Fällen beschrieben; auch diese Patienten erkranken an rezidivierenden bakteriellen Infektionen, häufig an Meningokokkensepsis.

4.3. T-Zellendefekte und kombinierte Defekte

Hauptsymptom bei isoliertem oder kombiniertem Immundefekt ist wiederum die enorme Infektanfälligkeit. Der Unterschied gegenüber dem B-Zellendefekt besteht darin, daß die Infektionen direkt nach Geburt auftreten können und beim reinen T-Zellendefekt nur Pilz- und Virusinfektionen betreffen. Bei der allgemeinen Tendenz zur Generalisierung der Infektionen findet sich ein bevorzugter Befall der Haut, des Gastrointestinaltraktes und des Respirationstraktes. An der Haut und im Gastrointestinaltrakt sind es vor allen Dingen Infektionen mit Candida. Praktisch alle Patienten leiden an einer chronischen therapierefraktären Diarrhoe, meist beginnend im Neugeborenenalter. Außer Pilzen können häufig gramnegative Keime aus dem Stuhl kultiviert werden. Sekundär kommt es nicht selten im Rahmen eines Malabsorptionssyndroms zum Disaccharidase-Mangel und totaler Atrophie der Dünndarmzotten.

Bei den Lungenaffektionen sind überwiegend Infektionen mit Pneumocystis carinii Hauptursachen für den deletären Ausgang der Erkrankung im frühen Säuglingsalter.

Bei Viruserkrankungen treten gehäuft Meningitiden auf und der Verlauf von Varizellen, Masern, Zytomegalieerkrankung oder Infektionen mit Adenoviren ist ungewöhnlich schwer. Nach der BCG-Impfung kommt es in der Regel zu einer BCG-Sepsis. Nach Pockenimpfung entwickelt sich eine Vaccinia generalisata.

Diagnostik. Bei der klinischen Untersuchung der Patienten fällt ein stark reduzierter Allgemeinzustand mit meist geblähtem Abdomen auf. Auf der Haut finden sich Zeichen bakterieller oder fungaler Infektionen, oder Exantheme unklarer Ätiologie. Eine Konjunktivitis und Mundulzera sind häufig. Lymphknoten sind nicht tastbar; auf Röntgen-Aufnahmen des Thorax fehlt der Thymus. Selten kommen neurologische Symptome im Sinne einer Ataxie vor.

Im übrigen ist bei einem kombinierten Immundefekt zusätzlich mit dem Auftreten derjenigen Befunde zu rechnen, die beim Antikörpermangelsyndrom beschrieben werden.

Zytologie und Histologie. Im peripheren Blut besteht im allgemeinen eine extreme Lymphopenie, sie ist aber nicht obligatorisch. Auch in den lymphatischen Organen fehlen die Lymphozyten weitgehend, wobei allerdings die Keimzentren in den Lymphknoten bei einem reinen T-Zellendefekt erhalten sind, während sie bei einem kombinierten Defekt ebenfalls fehlen. Im Knochenmark und in der Darmschleimhaut fehlen bei kombiniertem Immundefekt die Plasmazellen. Bei einem T-Zellendefekt ist der Gehalt an Plasmazellen in den genannten Organen normal [25].

Laborteste. Folgende Teste zur Bewertung des T-Zellensystems sind gebräuchlich: Tabelle V.A.11.

Praktisches Vorgehen. Bei Verdacht auf einen zellulären oder kombinierten Immundefekt wird man als wichtigste Teste zunächst die absolute Lymphozytenzahl im peripheren Blut bestimmen und mit Röntgenthoraxaufnahmen nach dem Thymus suchen. Darauf folgen die Hautteste, die, falls sie mit der angegebenen Dosis negativ sind, mit höherer Dosis wiederholt werden. Der wichtigste Hauttest ist der DNCB-Test, der bei 95% aller normalen Personen positiv ist. Bei anderen Testen kann der Hauttest nur positiv sein, wenn vorher gegen das Agens eine Sensibilisierung stattgefunden hat. Falls der Candida-Hauttest negativ ist, muß man allerdings an einen zellulären Immundefekt denken, da praktisch alle Kinder Kontakt mit Candida haben. Bei den Testen zur Lymphozytenstimulation in vitro ist besonders die Transformation von Lymphozyten

Tabelle V.A.11. Teste zum Nachweis eines T-Zellendefektes

Hautteste
Tuberkulin 0,1 ml i. c. 1:10000 (1 TE)
1:1000 (10 TE)
Candidin 0,1 ml i. c. 1:10
Streptokinase (Kabikinase, Streptase) oder
Streptokinase + Streptodornase (Varidase)
10 E/0,1 ml i. c.
Eventuell wiederholen mit 100 E in 0,1 ml

2,4-Dinitrochlorbenzol (DNCB) p. c. 0,1 ml der 0,10%-Lösung 14 Tage nach Vorsensibilisierung mit 0,1 ml der 2%igen Lösung

In vitro-Teste
E-Rosettentest, Oberflächenmarker
Lymphozytentransformation nach Stimulation
Mixed Lymphocyte Culture (MLC)
Macrophage Inhibitory Factor
Mitogener Faktor

Klinik
Absolute Lymphozytenzahl im peripheren Blutbild
Histologie lymphatischer Organe
Thymus-Nachweis im Röntgenbild
Hauttransplantat-Abstoßung

Phytohämagglutinin (PHA) gebräuchlich. Die übrigen Teste dienen besonders auch der Kontrolle eines Therapieerfolges, z. B. nach Transplantation. Mit diesen Testen werden verschiedene Funktionen von T-Zellen geprüft.

4.4. T-Zellendefekte

Diese Gruppe repräsentiert verschiedene Syndrome, charakterisiert durch eine Störung der zellulären Immunität. Die spezielle Diagnostik sowie die allgemeinen Symptome sind bereits dargestellt (Tabelle V.A.9). Die Vorstellung einiger typischer Vertreter des T-Zellendefektes ist als Ergänzung dazu gedacht.

Definierte Krankheitsbilder

Di George-Syndrom (Thymushypoplasie)

Definition. Das Di George-Syndrom ist charakterisiert durch ein vollständiges Fehlen der T-Zellen bei gleichzeitig normalem humoralem Anteil des Immunsystems. Zusätzlich besteht eine Dysplasie der Nebenschilddrüse und eine typische Gesichtsdysplasie (Hypertelorismus, antimongoloide Lidspalte, kurzes Philtrum, niedrig sitzende Ohren, Mikrognathie).

Ätiologie. Bei dieser Erkrankung ist die Entwicklung der 3. und 4. Kiementasche gestört. Als Folge sind Parathyreoidea und Thymus unterentwickelt. Häufig, aber nicht konstant, sind Abnormitäten des Aortenbogens (rechtsseitiger Aortenbogen, Fallotsche Tetralogie u. a.) und seltener Hypothyreoidismus und Oesophagusatresie.

Klinik und Labordaten. Ein typisches Frühsymptom ist die Neugeborenentetanie. Außerdem besteht eine starke Lymphopenie. Die Plasmazellen in Knochenmark, Milz und Lymphknoten sind normal, ebenso die Serum-Immunglobulinspiegel. Im Röntgenbild fehlt der Thymusschatten. Die Calciumwerte liegen regelmäßig unter 2 mMol/l, die Phosphorwerte sind erhöht. Die alkalische Phosphatase im Serum zeigt normale Werte. Im Urin wird kein Calcium nachgewiesen. Eine Bestimmung des Parathormons im Serum ergibt erniedrigte Werte.

Prognose. Die bei Geburt vorhandene Tetanie kann erfolgreich behandelt werden. Trotzdem überleben diese Kinder selten, da sie infolge der Insuffizienz der zellulären Immunität den Infektionen mit Pilzen und Viren, aber auch sekundären chronischen bakteriellen Infektionen erliegen.

Familienplanung. Im Gegensatz zu den meisten anderen kongenitalen Immundefekten ist beim Di George-Syndrom nicht mit Geschwistererkrankungen zu rechnen.

Episodische Lymphopenie mit Lymphozytotoxin

Definition. Die episodische Lymphopenie ist ein seltener primärer Immundefekt, der mit wenigen Ausnahmen nur die zelluläre Immunität betrifft.

Ätiologie und Pathogenese. Bei den Patienten besteht wahrscheinlich von Geburt an ein larvierter immunologischer Defekt, der mit den zur Verfügung stehenden Methoden nicht nachweisbar ist. Man diskutiert, daß die frühe Verarmung an T-Zellen durch Lymphozytotoxine bewirkt wird, die bei viralen Infektionen freigesetzt werden. In einem beschriebenen Fall war neben der zellulären Immunität auch ein Mangel an humoraler Immunität nachweisbar.

Erkrankungen der Lymphopoese

Klinik. Die Krankheit tritt im allgemeinen nicht vor dem 2. Lebensjahr auf. Die Kinder erkranken plötzlich an schweren Virusinfektionen, die häufig zum Tode führen.

Mukokutane Candidiasis

Definition. Die chronische mukokutane Candidiasis ist ein heterogenes Syndrom, das durch dauernde Candidainfektionen der Haut und Schleimhäute charakterisiert ist. Es gibt mehrere Varianten des Krankheitsbildes in Form von Kombinationen mit endokrinen und hämatologischen Störungen. Eine familiäre Häufung kommt vor, jedoch ist die Genetik des Defektes unbekannt.

Klinik. Das klinische Bild ist gekennzeichnet durch Candidainfektionen der Haut und der Nägel sowie des Gastrointestinaltraktes und Respirationstraktes, die in den ersten Lebensmonaten beginnen. Nur in seltenen Fällen kommt es zu einer Candidia-Sepsis, so daß im allgemeinen das Krankheitsbild gutartig verläuft. Die endokrinen Störungen bestehen in Addisonscher Erkrankung, Hypoparathyreoidismus, Hypothyreoidismus, ovarieller Dysfunktion oder Diabetes mellitus. Die zusätzlichen hämatologischen Störungen äußern sich als perniziöse Anämie, aplastische Anämie oder Eisenmangel. Ferner sind Thymome und Dysfunktion der Makrophagen beschrieben worden. Die Kinder erkranken neben Candidiasis auch an Virusinfektionen besonders im Bereich des Respirationstraktes, seltener dagegen an pyogenen Infektionen. Eine über der Norm liegende Häufung von Hepatitis wurde ebenfalls bei diesen Kindern beschrieben.

4.5. Stammzellendefekte (kombinierte Immundefekte)

Diese Gruppe stellt die schwerste Form der Immundefekte dar, bei der beide lymphozytären Systeme betroffen sind.

Definierte Krankheitsbilder

Schwerer kombinierter Immunmangel (Swiss-type)

Definition. Der schwere kombinierte Immundefekt ist eine kongenitale erbliche Erkrankung, die sowohl die humorale wie die zelluläre Immunität betrifft. Das klinische Bild, wie auch die Labordaten sind uneinheitlich, so daß sich das heterogene Syndrom in verschiedenen Untertypen oder Varianten manifestiert.

Ätiologie und Pathogenese. Es wird ein Defekt auf der Ebene der Stammzellen vermutet, wobei ein Reifungsfaktor für die Stammzellen fehlen soll, so daß es zu keiner normalen Entwicklung des Immunsystems kommen kann.

Erbgang. In einem Drittel der Fälle handelt es sich um ein X-chromosomal vererbtes Leiden, in zwei Drittel der Fälle findet sich ein autosomalrezessiver Erbgang. Außerdem sind sporadische Fälle bekannt geworden.

Klinik, Verlauf und Labordaten. Beginn der Krankheit in der frühen Säuglingszeit. Schwere Enteritiden, Dystrophie, Toxikose, Bakterien-, Virus- und Pilzinfektionen führen in der Regel innerhalb des 1. Lebenshalbjahres zum Tode. Pathologisch-anatomisch ist der Defekt durch ein Fehlen der T- und B-Zellen und einen aplastischen oder hypoplastischen Thymus charakterisiert. Zytologisch-histologisch beobachtet man eine starke Lymphopenie, die jedoch nicht obligat ist, das Fehlen von Lymphozyten und Plasmazellen im Knochenmark, in Milz, Lymphknoten und in der Lamina propria im Darm. Im Thymus kann eine Mastzellenhyperplasie vorkommen.

Varianten

Nezelof-Syndrom. Dies ist ein schwerer kombinierter Immundefekt mit autosomal rezessivem Erbgang, bei dem aber im Gegensatz zu dem oben beschriebenen Krankheitsbild normale oder wenig veränderte Immunglobulinspiegel im Serum gemessen werden. Diese Fälle verlaufen im klinischen Krankheitsbild weniger dramatisch. Die Testung der humoralen Immunität ergibt jedoch, daß trotz normaler Serum-Immunglobuline deren Funktion eingeschränkt oder aufgehoben ist. Es ist daher berechtigt, das Nezelof-Syndrom als Variante des schweren kombinierten Immundefektes vom Swiss-type einzuordnen.

Adenosin-Deaminase-Mangel. Bei einem Teil der Patienten mit schwerem kombinierten Immundefekt konnte gleichzeitig ein Mangel an Adenosin-Deaminase (ADA) nachgewiesen werden. Die erkrankten Personen weisen zusätzlich röntgenologisch nachweisbare Skelettanomalien im Bereich der Rippen, der Wirbelsäule und des Beckens auf. Die Knochenveränderungen haben gewisse Ähnlichkeiten mit den unten angegebenen Syndromen.

Andere Syndrome. Es gibt das Syndrom eines kombinierten Immundefektes mit **ektodermaler Dysplasie** oder mit einer besonderen Form der **epiphysären Dysostose.** Bei letzterem Syndrom handelt es sich um eine besondere Art des Zwergwuchses mit kurzen Extremitäten. Eine andere Untergruppe des kombinierten Immundefektes ist die **Knorpel-Haar-Dysplasie.** Bei diesem Syndrom handelt es sich um Skelettdysplasie mit Zwergwuchs, kombiniert mit abnorm feinem Haar. Bei einigen dieser Fälle wurde auch eine Neutropenie beschrieben (s. Kapitel III.4.1).

Eine weitere Form des schweren kombinierten Immundefektes ist die **retikuläre Dysgenesie.** Sie ist extrem selten [8]. Neben dem kombinierten B- und T-Zellendefekt fehlt auch die Myelopoese im Knochenmark vollständig. Die Erythropoese und Thrombopoese sind normal. Die Kinder sterben alle kurz nach der Geburt, da das gesamte System der Abwehr (T-Zellen, B-Zellen, Granulozyten) fehlt.

4.6. Kombinierte Immundefekte ohne nachweisbaren Stammzellendefekt
Definierte Krankheitsbilder

Immunmangel mit Thymom

Bei diesen Kindern kommt es nach der Geburt progressiv zu abfallenden Lymphozytenzahlen. Plasmazellen sind in den Geweben nicht erkennbar. Die zelluläre und humorale Immunität sind stark reduziert. Die Thymome bestehen histologisch meist aus epithelialen Stromazellen. Auffallend ist auch der Mangel an Eosinophilen im Blut und Knochenmark. Einige Fälle wurden beschrieben, die mit einer Panmyelophthise kombiniert waren. Das Krankheitsbild verläuft wie ein schwerer kombinierter Immundefekt.

Immunmangel mit Thrombozytopenie und Ekzem

Definition. Das **Wiskott-Aldrich-Syndrom** ist ein geschlechtsgebundener rezessiver immunologischer Defekt, der neben den Befunden eines kombinierten Immundefektes eine Thrombozytopenie und ein Ekzem aufweist.

Synonym. Wiskott-Aldrich-Syndrom

Pathogenese, Labordaten. Bei den Kindern finden sich regelmäßig erniedrigte Thrombozyten- und Lymphozytenzahlen im peripheren Blut, während die Anzahl der Plasmazellen in den Geweben im allgemeinen normal ist. Die Spiegel der Serum-Immunglobuline sind unterschiedlich hoch. In der Regel findet sich ein erniedrigtes IgM, während IgA meistens erhöht und IgG normal bis erhöht ist. In allen Fällen läßt sich mit den entsprechenden Testen ein Defekt der humoralen Immunität nachweisen. Auch die Teste zur Prüfung der zellulären Immunität fallen besonders mit dem Fortschreiten der Krankheit negativ aus.

Die Thrombozyten sind morphologisch (Ultrastruktur) und funktionell defekt; ihre Lebenszeit ist verkürzt. Der primäre Defekt betrifft wahrscheinlich die Megakaryozyten.

Klinik. Das klinische Bild ist gekennzeichnet durch rezidivierende Infekte mit Bakterien, Viren, Pilzen und einem klassischen Ekzem. Die Kinder haben meistens eine Hepato-Splenomegalie. Im Röntgenbild findet sich ein normaler Thymusschatten. Patienten mit diesem Syndrom erkranken mit einer erhöhten Frequenz an lymphoretikulären Tumoren. Neben der Gefährdung durch schwere Infektionen sind die Kinder besonders in den ersten sechs Lebensmonaten durch Blutungen bedroht.

Histopathologisch sind zumeist in den Lymphozyten die Keimzentren erhalten, in der Rinde der Lymphknoten findet sich eine Verminderung von Lymphozyten. Die Zahl der Megakaryozyten im Knochenmark ist normal oder erhöht. Elektronenoptisch weisen sie wie die Thrombozyten veränderte Ultrastrukturen auf.

Immunmangel mit Ataxia teleangiectatica

Definition. Es handelt sich um eine autosomal rezessive Erkrankung, die durch Ataxie, Teleangiektasien und Infektanfälligkeit auf der Basis eines teilweise kombinierten Immundefektes gekennzeichnet ist.

Synonym. Louis-Bar-Syndrom

Klinik. Das Krankheitsbild ist vergesellschaftet mit einer progressiven **cerebellaren Ataxie:** Anfangs beobachtet man Gangunsicherheit, Sprachstörungen, athetotische Bewegungen und Strabismus. Die Kinder haben darüberhinaus häufig zunehmende Teleangiektasien, besonders an den Konjunktiven, der Nase und den Ohren. Die Teleangiektasien betreffen auch die inneren Organe. Bei Mädchen findet sich häufig eine Dysgenesie der Ovarien.

An *Infektionen* stehen die Sinubronchitis und die dadurch entstehenden Bronchiektasen im Vordergrund. Die sinupulmonalen Erscheinungen finden ihre Erklärung in einem Mangel an IgA.

Labordaten. Es finden sich variable Lymphozytenzahlen in der Peripherie; auch die Zahl der Plasmazellen in den Geweben schwankt. Bei den Serum-Immunglobulinen differieren die Werte sehr zwischen den einzelnen Patienten. Häufig ist das IgA erniedrigt. Teste zur Prüfung der zellulären und humoralen Immunität decken in der Regel Defekte auf.

Histopathologisch hat der Thymus einen embryonalen Aufbau; es fehlen die Hasallschen Körperchen und die typische Anatomie von Mark und Rinde. In den Lymphknoten ist die Anzahl der Keimzentren meist vermindert, ebenso wie die Anzahl der Lymphozyten in der Rinde.

Differentialdiagnose der angeborenen Immundefekte

Die globale Diagnostik eines angeborenen Immundefektes ist im Prinzip einfach, da das Kriterium der enormen Anfälligkeit gegenüber Infektionen leicht nachzuweisen ist. Wenn die Abgrenzung gegenüber Defekten der Granulozyten erfolgt ist, bleibt noch die Aufgabe der Einordnung in die verschiedenen Syndrome. Dafür stellt die Tabelle V.A.12 ein Hilfsmittel dar [6, 18, 25, 35].

4.7. Klinik der sekundären Immundefekte

Patienten mit intaktem Immunsystem können im Rahmen einer Systemerkrankung oder durch Therapie bedingt vorübergehend einen Defekt der humoralen oder zellulären Immunantwort oder beider erwerben. Die Folge ist wie beim primären Immundefekt eine erhöhte Anfälligkeit für infektiöse Erkrankungen. Die Krankheitsbilder haben eine große praktische Bedeutung, da sie weitaus häufiger vorkommen als die primären Immundefekte. Darüber hinaus sind sie oft bestimmend für die Prognose der Grundkrankheit. Die Symptomatik ist grundsätzlich die gleiche wie bei den primären Immundefekten.

Die *Ursachen* für einen erworbenen Immundefekt sind in Tabelle V.A.13 zusammengestellt. Dazu ist im einzelnen folgendes anzumerken:

Exogen bedingter Immunglobulinmangel

Nach ausgedehnten *Verbrennungen* kommt es zu einem Verlust an Immunglobulinen im Verbrennungsgebiet, zur arteriellen Konstriktion und venösen Stase der Gefäße sowie zur Zerstörung von Makrophagen und Retikulumzellen. Die Serumimmunglobulinspiegel fallen je nach dem Ausmaß der Verbrennung innerhalb der ersten Tage stark ab; der Tiefpunkt wird 2 Tage nach der Verbrennung erreicht.

Die Gefahr für den Patienten besteht vor allem in einer Septikämie mit Pseudomonas, Proteus oder Staphylococcus aureus. Bakterielle Infekte sind deshalb so häufig, weil bei der Verbrennung zusätzlich die Auswanderung von Granulozyten in das Verbrennungsgebiet behindert ist. Patienten mit Verbrennung sind außerdem sehr gefährdet durch generalisierten Herpes simplex oder eine Varizelleninfektion. Die Ursache dafür ist in einer Lymphopenie zu suchen, die kurz nach der Verbrennung beobachtet wird. Gleichzeitig findet sich in den lymphatischen Organen eine Lymphozytenverarmung. Teste zur Prüfung der zellulären Immunität fallen pathologisch aus.

Eine *Immunsuppression* bewirken auch verschiedene Medikamente. Dazu gehören Steroide, Zytostatika und Antilymphozytenserum. Diese Medikamente wirken auf die Proliferationsspeicher der T- und B-Lymphozyten. Im Falle der Steroide ist der Effekt auf die T- und B-Endlymphozyten nicht gesichert.

Iosierende Strahlen schädigen sowohl die proliferierende wie die zytogenetisch ruhende Lymphozytenpopulation. Ähnlich wirken auch die Radiomimetika, d.h. die alkylierenden Substanzen (s. Kapitel VII.5.1).

Endogen bedingter Immunglobulinmangel

Alle Formen der *exsudativen Enteropathie* führen zu einem starken Verlust an Immunglobulinen innerhalb des Gastrointestinaltraktes. Kinder mit folgenden Erkrankungen sind vor allem gefährdet: Zöliakie, Jejunummißbildungen,

Tabelle V.A.12. Differentialdiagnostische Übersicht über die angeborenen Immundefekte

Krankheitsbild	Manifestationsalter	Erbgang	Immunologische Defekte	Klinisches Krankheitsbild	Begleitkrankheiten	Prognose
Transitorische Hypogammaglobulinämie	Ab 3. Lebensmonat	Unbekannt	Verzögerte Eigenproduktion von IgA, IgM, IgG	Rezidivierende Infekte mit extrazellulären Bakterien	Keine	Sehr gut
Morbus Bruton	6. Lebensmonat	X-chromosomal rezessiv	Fehlen oder starke Erniedrigung der Immunglobuline	Rezidivierende Infekte mit extrazellulären Bakterien	Gelenkschwellung, Arthritis, enterale Tumoren, maligne Lymphome	Unter Substitution gut
Immunmangel mit IgM-Vermehrung	6. Lebensmonat	X-chromosomal rezessiv	Erniedrigtes IgA und IgG. Erhöhtes funktionell unterwertiges IgM	Rezidivierende Infekte mit extrazellulären Bakterien	Wie Morbus Bruton	Unter Substitution sehr gut
Selektiver Immunglobulinmangel	6. Lebensmonat	Unbekannt. Kleiner Teil der Fälle: autosomal rezessiv	Fehlen der sekretorischen und zirkulierenden IgA oder selten des IgM	Bronchitis, Sinusitis, Malabsorption, Gastroenteritis; einige Fälle: gesund	Arthritis, Autoimmunerkrankungen	Unterschiedlich
Di George-Syndrom	Frühes Säuglingsalter	Unbekannt, keine familiäre Häufung	Reiner kompletter zellulärer Immundefekt mit typischer Fazies und Hypoparathyreoidismus	Schwere Virus-, Pilz- oder Pneumocystis-Infektionen	Aortenbogen-Mißbildungen, Fehlen der Parathyreoidea (Tetanie)	Infaust
Mukokutane Candidiasis	Erste Lebensmonate	unbekannt, familiäre Häufung	Partieller zellulärer Immundefekt	Candidainfektion der Haut und Schleimhäute	Morbus Addison, Hyperparathyreoidismus, Hypothyreoidismus u. a.	Gut
Schwerer kombinierter Immundefekt (Klassische Form)	Frühes Säuglingsalter	a) sporadisch b) X-chromosomal (ADA+) c) autosomal (ADA+) d) rezessiv (ADA–)	Fehlen oder starke Erniedrigung der Immunglobuline und der zellulären Immunität	Schwere Virus-, Pilz-, Bakterien- oder Pneumocystis-Infektionen	Enteritis, Candidiasis, häufig klinisches Bild der Mukoviszidose	Infaust
Kombinierter Immundefekt mit B-Zellen „Nezelof"	Frühes Säuglingsalter	Autosomal rezessiv	a) Normale B-Zellzahlen b) Normale B-Zellzahlen und normale Immunglobuline, jedoch funktionell defekt	Schwere Virus-, Pilz- oder Pneumocystis-Infektionen	Enteritis, Dystrophie, Verlauf weniger dramatisch als bei klassischer Form	Infaust

Erkrankung	Erbgang	Beginn	Klinik	Labor	Begleitbefunde	Prognose
Immunmangel mit Thymom (Good)	Unbekannt	Erste Lebensmonate bis Erwachsenenalter	Rezidivierende bakterielle Infekte, z. T. Virus- und Pilzinfektionen	Erniedrigte Immunglobuline. Gestörte zelluläre Immunität	Thymom, Fehlen von Eosinophilen im Blut. Vereinzelt: aplastische Anämie	Unterschiedlich, meist infaust
Wiskott-Aldrich-Syndrom	X-chromosomal rezessiv	Ende des ersten Lebensjahres	Häufige bakterielle Virus- und Pilzinfektionen	Immunglobulin-Klassen unterschiedlich erniedrigt, Isoagglutinine fehlen immer. Gestörte zelluläre Immunität	Ekzem, Thrombozytopenie, Hepatosplenomegalie, maligne Lymphome	Unterschiedlich im Säuglingsalter und Kleinkindesalter. Später infaust
Ataxia teleangiectatica (Louis-Bar-Syndrom)	Autosomal rezessiv	Erstes Lebensjahr	Rezidivierende Sinusitis, Bronchitis, Gastroenteritis	Inkonstant erniedrigte Immunglobuline, oft niedriges IgA. Gestörte zelluläre Immunität in Teilbereichen	Zerebellare Ataxie, Teleangiektasien in allen Organen. Dysgenesie der Ovarien, maligne Lymphome	Unterschiedlich, einige Patienten erreichen Erwachsenenalter

Tabelle V.A.13. Einteilung sekundärer Immundefekte (modifiziert nach Bläker [2])

Grundkrankheit	Zellulärer Defekt B-Zellen	T-Zellen
Malignome		
Chron. lymphatische Leukämie	+	
Plasmozytose Waldenström	+	
Lymphogranulomatose		+
Infektionen		
Rubella-Syndrom	+	+
Chronische granulomatöse Candidiasis		+
Slow Virus Infektion		+
Lepra		+
M. Boeck		+
Andere Formen		
Verbrennung	+	+
Ionisierende Strahlen	+	+
Immunsuppressive Substanzen	+	+
Ductus-thoracicus-Drainage	+	+
Antilymphozytenserum		+
Proteinverlust	+	

chronische Gastroenteritis, regionale Enteritis (M. Crohn), Colitis ulcerosa, Morbus Hirschsprung. Die Erniedrigung der im Plasma gemessenen Immunglobuline ist individuell je nach der Syntheserate und Verlust der Immunglobuline verschieden. Im Einzelfall ist mit erhöhter Infektanfälligkeit besonders durch bakterielle Erreger zu rechnen.

Eine signifikante Hypoproteinämie mit Immunglobulinmangel wird auch bei Patienten mit **nephrotischem Syndrom** aufgrund des renalen Verlustes gefunden. Im allgemeinen kann der Verlust nicht durch Steigerung der Synthese ausgeglichen werden. Die Patienten sind besonders gefährdet durch Infektionen mit Haemophilus influenzae und Pneumococcus (Pneumokokkenperitonitis). Diese Infektionen wurden auch vor der Cortisonaera beobachtet, so daß sie nicht der immunsuppressiven Wirkung der Kortikoide allein angelastet werden können.

Störung der Proliferation und Differenzierung der B-Zellen

Bei einigen **hämatologischen Erkrankungen** kommt es zu einem humoralen Immundefekt, dessen Ursache in Störungen der Proliferationsspeicher der B-Zellenreihe gesehen wird. Dagegen führen primäre Störungen der Differenzierung, die auf jeder Stufe erfolgen können, zu definierten Krankheitsbildern, charakterisiert durch monoklonales Wachstum der Zelltypen B1–B5 (vgl. Abb. V.A.5). Diese Krankheitsbilder lassen sich unter den Begriff der malignen Lymphome zusammenfassen und reichen von der chronischen lymphatischen Leukämie über das Burkitt-Lymphom bis zum multiplen Myelom. Insgesamt wird im Kindesalter bei den Leukämien und den malignen Lymphomen eine erhöhte Anfälligkeit gegenüber Infektionen beobachtet. Welche Faktoren im einzelnen dafür verantwortlich sind, ist schwer zu entscheiden. In Frage kommen die Neutropenie und die Funktionsstörung der Granulozyten sowie die Lymphopenie mit beeinträchtigter zellulärer Immunität und defekter Antikörpersynthese. Beide Formen der Störung sind einerseits durch die Krankheit selbst, andererseits durch die Chemotherapie bedingt.

Störung der Proliferation der T-Zellen

Für die *Lymphogranulomatose Hodgkin* (s. Kapitel VIII.2) wird eine ineffektive Proliferation von T-Zellen bei der Determinierung als Substrat der malignen Erkrankung angesehen. Die Folge ist ein partieller zellulärer Immundefekt. Zu diesen Vorstellungen paßt die Beobachtung, daß bei Hodgkinscher Erkrankung eine erhöhte Infektanfälligkeit besteht. Besonders gefährlich sind Erkrankungen mit Pseudomonas und Klebsiellen, Staphylococcus aureus, Listerien, Candida und Pneumocystis carinii. Teste für die zelluläre Immunität fallen bei Patienten mit Hodgkinscher Erkrankung, je nach dem Stadium der Erkrankung, unterschiedlich deutlich pathologisch aus. Die humorale Immunität scheint unbeeinflußt zu sein.

Störung der Infektabwehr mit unklarer Ursache

Nierenerkrankungen. Bei chronischen Nierenerkrankungen im Übergang zur Urämie findet sich eine extreme Anfälligkeit gegenüber Infektionen und in einigen Fällen eine Erniedrigung der absoluten Lymphozytenzahlen und ein pathologischer Ausfall einzelner Teste für die T-Zellen-Immunität. Zum Beispiel werden Hauttransplantate verzögert abgestoßen, die PHA-Stimulation ist erniedrigt, und in der gemischten Lymphozytenkultur kommt es mit Fremdlymphozyten zu keiner Reaktion. Zusätzlich wird auch eine bisher nicht bewiesene Granulozytendysfunktion zur Erklärung der erhöhten bakteriellen Infektionsrate vermutet.

Splenektomie. Nach Milzextirpation kommt es gehäuft zur Septikämie und Meningitis besonders durch Pneumokokken, Haemophilus influenza und Escherichia coli. Obwohl immer wieder ein zellulärer oder humoraler Immundefekt vermutet wurde, konnte nur für die IgM-Konzentration ein länger dauernder signifikanter Abfall nachgewiesen werden. Eine andere Ursache der Infektionen ist in einer Granulozytendysfunktion zu suchen. Auffallend ist auch die Abhängigkeit schwerer Infektionen von der zur Splenektomie führenden Grundkrankheit, wobei die Ursachen dafür nicht sicher bekannt sind. Es scheinen Beziehungen zum Eisenhaushalt zu bestehen.

5. Therapie der Immundefekte

Die Behandlung von Immundefekten bietet eine ganze Reihe von Möglichkeiten, deren Skala von präventiven Maßnahmen bis zur Substitution von Immunglobulinen bzw. Stammzellen reicht. Jede einzelne hier dargestellte Maßnahme kann wesentlich zur Verbesserung der Situation beitragen. Ziel der Therapie ist die Heilung.

Präventive Maßnahmen

Heterozygotenteste für primäre Immundefekte existieren nicht, mit Ausnahme des ADA-Mangels. Bei denjenigen primären Immundefekten, die X-chromosomal oder autosomal rezessiv erblich sind, ist für die Eltern mit einem bereits erkrankten oder verstorbenen Kinde eine genetische Beratung notwendig. Der Erbgang ist letztlich nur durch Anfertigung eines detaillierten Stammbaumes zu ermitteln. Entschließen sich die Eltern dennoch zur erneuten Schwangerschaft, kann bei vermutetem X-chromosomalem Erbgang durch Amniozentese die pränatale Geschlechtsbestimmung durchgeführt werden. Bei einer vermuteten Erkrankung sollte das Neugeborene durch Sectio caesarea entbunden und unter sterilen Bedingungen sofort in ein Isoliersystem verbracht werden. Unter keimfreien Bedingungen können dann die notwendigen Teste zum Ausschluß oder Beweis eines Immundefektes durchgeführt werden. Im Falle eines zellulären oder kombinierten Immundefektes sind dadurch ideale Bedingungen für eine Thymus- oder Knochenmarktransplantation geschaffen. Ist das Kind gesund, kann es ohne Schaden aus der Keimfreiheit entlassen werden.

Verbote

Patienten mit zellulärem und kombiniertem Immundefekt dürfen keine Bluttransfusionen erhalten, da mit dem Blut immunologisch kompetente Lymphozyten übertragen werden, die eine graft-versus-host-Reaktion (GvH) begünstigen. Sollte eine Transfusion unabdingbar sein, muß das Blut mit 1500 rad bestrahlt werden. Eine 1%ige Beimengung weißer Blutzellen in einer Erythrozytenkonserve kann schon eine GvH mit tödlichem Ausgang hervorrufen. Auf der Verbotsliste stehen weiterhin: Splenektomie, Lebendimpfungen und Cortisontherapie.

Impfungen

Besonders wichtig ist das Verbot von Lebend-Impfungen (z. B. Pocken, Poliomyelitis, Masern, Röteln und BCG). Oft wird der Immundefekt erst durch die schwere Impfreaktion erkannt (generalisierte BCG-Infektion, Vaccinia gangraenosa oder Masernpneumonie). Bei reinem zellulärem Immundefekt ist die Immunisierung mit Toxoiden gefahrlos, bei kombiniertem Immundefekt ist sie sinnlos. Bei reinem humoralen Immundefekt (Antikörpermangelsyndrom) können Lebend-Impfungen durchgeführt werden, Immunisierung mit Toxoiden ist sinnlos, was sich am Fehlen eines Impftiters zeigt (Tabelle V.A.14).

Allgemeine Richtlinien für die Behandlung und Betreuung

Patienten mit einem Immundefekt benötigen eine dauernde pädiatrische Überwachung und Behandlung [2]. Das gilt besonders für die Fälle mit Antikörpermangelsyndrom und die leichteren Fälle von kombiniertem Immundefekt, wie z. B. das Wiskott-Aldrich-Syndrom, den Immunmangel mit Thymom und das Louis-Bar-Syndrom. Die notwendigen Maßnahmen der Infektionsprophylaxe sind in Kapitel VII.5.2 beschrieben. Tuberkulinteste und Röntgenkontrollen des Thorax sollten jährlich durchgeführt werden. Ei-

Tabelle V.A.14. Schutzimpfungen bei Immundefekten

Art der Impfung	Defekte		
	Humorale	Zelluläre	Kombinierte
Lebend-Impfung: z. B. BCG, Pocken, Poliomyelitis, Masern, Röteln, Mumps	ja	kontraindiziert	
Toxoide	sinnlos	ja	sinnlos

ne Zahnsanierung ist erforderlich. Die Komplikationen durch bakterielle Erreger, wie Otitis media, Sinusitis, Bronchitis und Bronchiektasenbildung werden grundsätzlich wie bei anderen Patienten behandelt. Bei rezidivierenden pulmonalen Erkrankungen empfiehlt sich die Durchführung von Lungenfunktionsprüfungen in regelmäßigen Abständen.

Antibiotika-Prophylaxe ist beim isolierten Mangel an Immunglobulinen oftmals unumgänglich, wenn die Patienten trotz optimaler γ-Globulin-Therapie an rezidivierenden bakteriellen Erkrankungen leiden. Eine Dauertherapie mit 400 000 E Penicillin/tgl. oder Ampicillin 0,5–1 g pro Tag in 4 Dosen wird empfohlen. Die prophylaktische Antibiotikagabe ersetzt nicht die γ-Globulin-Substitution; die Gefahren bestehen in einer Induktion einer Pilzerkrankung und der Entwicklung resistenter Keime.

Antibiotika-Therapie. Die Behandlung bakterieller Erkrankungen erfordert einen frühzeitigen Einsatz von Antibiotika entsprechend den in Kapitel VII.5.2 gegebenen Richtlinien. Falls die Antibiotikatherapie nicht erfolgreich ist, muß in erster Linie an Infektionen mit Pneumocystis carinii oder Candida gedacht werden.

5.1. Spezielle Therapie

Die spezielle Therapie richtet sich nach dem zugrundeliegenden Defekt und umfaßt heute prinzipiell folgende Möglichkeiten:
1. γ-Globulin-Substitution
2. Transfer-Faktor
3. Humorale Thymusfaktoren
4. Transplantation

Tabelle V.A.15. Zusammenstellung der wichtigsten γ-Globulinpräparationen mit Hinweis auf Halbwertszeit und Dosierung

Präparation	Applikations-Art	Halbwertszeit	Einzeldosis mg/kg KG
1. 16%iges γ-Globulin	i. m.	3–4 Wochen	100–200
2. Pepsin-angedautes γ-Globulin	i. v.	12–36 Std.	50–75
3. Säurehydrolysiertes γ-Globulin	i. v.	4–14 Tage	50–75
4. Propiolactonstabilisiertes γ-Globulin	i. v.	8–21 Tage	50–75
5. Plasmin-angedautes γ-Globulin	i. v.	18–20 Tage	50–75

Tabelle V.A.16. Auflistung der therapeutisch anwendbaren Hyperimmunglobuline

Masern	Der Antikörpergehalt ist in der Regel standardisiert.
Mumps	
Pertussis	Dosierung für Prophylaxe und Therapie sind dem Prospekt zu entnehmen
Varizellen[a]	
Röteln	
Tetanus	

[a] In Deutschland nicht erhältlich. Produktion und Lieferung erfolgt durch das Zentrallaboratorium des Schweizerischen Roten Kreuzes, Bern. Ersatzweise kann Zoster-Immunglobulin (Biotest, Frankfurt) versucht werden.

Primärer humoraler Immundefekt

Bei reinen humoralen Immundefekten erreicht man mit lebenslanger **Dauersubstitution von γ-Globulin** bei zahlreichen Patienten Symptomfreiheit. Dagegen hat γ-Globulin keinen Einfluß auf den Krankheitsverlauf von Patienten mit kombinierten Immundefekten und ist nutzlos bei zellulären Immundefekten. Eine Therapie des Mangels an sekretorischem Immunglobulin ist nicht bekannt. γ-Globulin beeinflußt die Sekretionsrate von sekretorischem Immunglobulin nicht.

Gamma-Globulin-Präparationen. Die längsten Erfahrungen liegen über die 16%igen γ-Globulin-Präparationen vor, die nur i. m. verabfolgt werden dürfen. Intravenös applizierbare γ-Globulin-Präparate (Tabelle V.A.15) sind in Erprobung, teilweise stehen sie kommerziell zur Verfügung.
Der Vorteil der i. v. anwendbaren Präparate liegt darin, rasch einen hohen, allerdings auch nur kurzdauernden Immunglobulinspiegel zu erreichen. Ob die i. v. Präparate mit langer Halbwertszeit die intramuskuläre Dauersubstitution ersetzen werden, bleibt abzuwarten.

Nebenwirkungen. Eine intramuskuläre Injektion von γ-Globulin verursacht Schmerzen, sterile Abszesse, lokale Fibrose und periphere neurologische Symptome. Selten sind anaphylaktische Reaktionen (Erbrechen, Zyanose und Bewußtlosigkeit). Bei derartig reagierenden Patienten müssen mittels einer Testdosis die verschiedenen im Handel befindlichen γ-Globuline auf ihre Verträglichkeit ausgetestet werden. Die Entwicklung von Antikörpern gegen γ-Globulin, im allgemeinen gegen IgG und IgA, kommt nur bei Patienten mit partiellem Immundefekt vor. Weiterhin kann die exogene γ-Globulin-Substitution die endogene Restsynthese von γ-Globulin behindern.

Hyperimmunglobuline sind spezielle Präparationen von γ-Globulin. Ihr Indikationsbereich ist die Therapie und Prophylaxe zahlreicher gefürchteter Viruserkrankungen (Tabelle V.A.16).

Bruton-Typ und geschlechtsgebundener Immundefekt mit IgM-Vermehrung

A. 16%iges γ-Globulin i. m.: Initial 1,8 ml/kg KG oder 200 mg/kg KG; anschließend in Abständen von 3 Wochen 0,6–0,8 ml/kg KG oder 60–100 mg/kg KG. Die einzelne Injektionsmenge sollte je nach Alter nicht mehr als 5–10 ml wegen der lokalen Reaktion betragen; größere Mengen an verschiedenen Stellen injizieren. Dosierung und Zeitabstände der Injektion sind Richtwerte. Sie müssen entsprechend der Effektivität für den einzelnen Patienten ermittelt werden. Bei Infektionen zusätzliche Gaben in kürzeren Abständen, vorzugsweise i. v. Präparate in einer Dosierung von 75–100 mg/kg KG pro Injektion.

B. Propiolacton-stabilisiertes γ-Globulin (z. B. Intraglobin): 2,5 ml/kg KG = 125 mg/kg KG in

Abständen von 3–4 Wochen. Es fehlen Erfahrungswerte; Modifikationen von Dosierung und Häufigkeit der Injektionen sind sicher erforderlich.

C. Transfer-Faktor kann auf der Basis der Helferfunktion der T-Zellen für die B-Zellen versucht werden, wenn der Effekt einer ausreichenden γ-Globulin-Substitution gering ist. Die Wirksamkeit von Transfer-Faktor ist nicht sicher bewiesen.

Selektiver IgA-Mangel
Eine Substitution mit IgA ist kontraindiziert, da es die Bildung von IgA-Antikörpern auslöst, die einerseits zugeführtes IgA wirkungslos machen, andererseits schwere Reaktionen auslösen können.

Transitorische Hypogammaglobulinämie
Indikationen zur Dauersubstitution sind rezidivierende Infekte und Dystrophie. Durchführung wie bei Bruton-Typ. Dauer maximal 18 Monate oder bis durch Eigenproduktion die IgG-Konzentration 600 mg/100 ml erreicht hat.

Zelluläre und kombinierte Immundefekte

Die Therapie dieser schweren Defekte beschränkt sich auf zwei Möglichkeiten:
1. Gabe von Transfer-Faktoren aus Lymphozyten bei Störungen der zellgebundenen Immunität.
2. Transplantation von Thymusgewebe oder von Stammzellen aus Knochenmark bzw. peripherem Blut bei zellulären und kombinierten Immundefekten.

Transfer-Faktor
Beim Transfer-Faktor [22, 23] handelt es sich um eine niedermolekulare dialysierbare Substanz (Mol. Gew. < 10000) aus Lymphozyten. Die Substanz ist nicht identisch mit Immunglobulin oder Immunglobulinbruchstücken.
Der Transfer-Faktor erzeugt im Empfänger für eine begrenzte Zeit (die Angaben schwanken zwischen Monaten bis 2 Jahren) ein immunologisches Gedächtnis, d.h. die Reaktionsfähigkeit der T-Lymphozyten vom Spender wird vermittelt. Transfer-Faktor ist bisher nur von einigen Zentren erhältlich. Das lyophilisierte Präparat wird in destilliertem Wasser aufgelöst. 1 Einheit Transfer-Faktor entspricht dem Extrakt aus 1,5–3,5 × 10^9 Leukozyten (Anzahl aus ca. 800 ml Blut). Der sogenannte „unspezifische Transfer-Faktor" enthält nur diejenigen Kapazitäten, die in den Lymphozyten des entsprechenden Spenderkollektivs vorhanden sind. Im Gegensatz dazu kann ein „spezifischer Transfer-Faktor" von Rekonvaleszenten gewonnen werden.

Tabelle V.A.17. Ergebnisse der Transfer-Faktor-Behandlung bei verschiedenen Erkrankungen (modifiziert nach Hitzig u. Grob [23])

Diagnose	Anzahl Patienten behandelt	gebessert
Infektionskrankheiten		
Chronische mukokutane Candidiasis	38	22
Vaccina generalisata	4	4
Coccidiomycosis disseminata	5	2
Lepra	35	13
Miliar-Tuberkulose	1	0
Hepatitis chronica	1	0
Stomatitis aphthosa	3	0
Immunmangelkrankheiten		
Di George-Syndrom	4	2
Schwerer kombinierter Immundefekt	9	3
Knorpel-Haar-Dysplasie	1	1
Variable Hypogammaglobulinämie	3	1
Wiskott-Aldrich-Syndrom	22	11
Ataxia teleangiectatica	7	4
Maligne Erkrankungen		
Mamma-Karzinom	5	1
Nasopharyngeales Karzinom	5	3
Melanom	24	7
Sarkom	3	1
Lupus erythematodes	1	0
Mycosis fungoides	1	0

Indikationen. Die Anwendung des Transfer-Faktors gehört immer noch zur experimentellen Therapie. Es gibt eine ganze Reihe von Erkrankungen, die durch Gaben von Transfer-Faktor angeblich günstig beeinflußt werden, und solche, bei denen die Anwendung nutzlos ist (Tabelle V.A.17). Wenig überzeugende Resultate liegen z.B. für die subakute sklerosierende Panenzephalitis (SSPE), die rheumatoide Arthritis und autoimmunhämolytische Anämien vor. Positive Effekte waren dagegen bei schwer verlaufenden Masernerkrankungen, bei der multiplen Sklerose, bei Sonderformen der Agammaglobulinämie und bei schwerer atopischer Allergie (Asthma und Ekzem) festzustellen. Weitere kontrollierte Studien sind erforderlich, zumal es Anhalte dafür gibt, daß die anfänglichen Erwartungen zu optimistisch beurteilt wurden.

Nebenwirkungen sind beschrieben worden, doch vergleichsweise gering. Neben Lokalreaktionen und Fieber kommen immunhämolytische Anämien und Lupus erythematodes vor. Weiterhin wird berichtet über Sepsis, unkontrollierte Lymphozytenproliferation und Tumoren; diese Komplikationen treten aber auch spontan bei Patienten mit kombinierten Immundefekten auf, so daß es nicht sicher ist, ob sie als Therapiefolge angesehen werden müssen.

Humorale Thymusfaktoren

Aus Thymusgewebe (z. B. Kälberthymus) lassen sich einige immunologisch wirksame Substanzen extrahieren: Thymosin, LSH (Lymphozyten stimulierendes Hormon), HTH (Homöostatisches Thymus-Hormon), THF (Thymus-humoraler Faktor) und Thymosterin. Soweit bisher bekannt, hat Thymosterin einen Steroid-artigen Aufbau, sein Molekulargewicht liegt bei 400. Die übrigen genannten Substanzen sind Proteine oder hitzestabile Peptide mit Molekulargewichten zwischen 2000 (HTH) und 20000 (LSH). Die Substanzen haben unter Kulturbedingungen eine stimulierende Wirkung auf die DNA- und RNA-Synthese von Lymphozyten. Im Tierexperiment stimulieren sie die zelluläre Immunität nach Thymektomie. HTH und THF sollen neben der zellulären auch die humorale Immunantwort stimulieren können. Da die Befunde weitgehend an in vitro Modellen erhoben wurden, ist zum gegenwärtigen Zeitpunkt ein Urteil über den therapeutischen Wert der Substanzen beim Menschen nicht möglich.

Einzelberichte über THF-Therapie bei Patienten mit erworbenem zellulärem Immundefekt oder Autoimmunerkrankungen sind jedoch vielversprechend. Durch tägliche Gabe von 1–2 mg THF/kg Körpergewicht wurde ein günstiger Einfluß auf den klinischen Verlauf der Erkrankungen beobachtet. Auch in den entsprechenden Testen war eine Verbesserung der zellulären Immunität nachweisbar. Der Effekt der THF-Gabe war nur für die Dauer der Applikation nachweisbar.

Transplantation

Transplantationen wurden bisher mit Zellen aus Knochenmark, Milz, Lymphknoten, peripheren Blutzellen, fetaler Leber oder Thymus durchgeführt. Von allen Methoden hat sich nur die Transplantation von Knochenmarkstammzellen bewährt, mit gewissen Einschränkungen auch die Transplantation von fetalem Thymus [19, 34] und fetaler Leber.

Die **Transplantation von fetalem Thymus** ist bei reinem zellulärem Immundefekt (z. B. Di George-Syndrom) indiziert und hat hier in einigen Fällen zu guten Ergebnissen geführt. Sie hat sich als nicht sinnvoll erwiesen bei kombiniertem Immundefekt vom Swiss-type, da hier ein Defekt der hämatologischen Stammzelle vorliegt. Hierbei sind jedoch auch einige Teilerfolge mit fetaler Leber erzielt worden. Eine ausführliche Darstellung des Prinzips, der Techniken und der Gefahren dieser Therapieform findet sich bei der Therapie der Panmyelopathie. Hier sollen nur die im Zusammenhang mit den Immundefekten wichtigsten Daten genannt werden.

Knochenmarktransplantation. Folgende Zellzahlen werden für die Knochenmarktransplantation beim kombinierten Immundefekt empfohlen: Falls Knochenmark von HLA-identischen und MLC-negativen Spendern (s. Kapitel I.5) zur Verfügung steht, sollten 5×10^6 Knochenmarkzellen pro kg Körpergewicht des Empfängers gegeben werden. Bei HLA-inkompatiblem, aber MLC-negativem Spender ist mehr Vorsicht geboten: es sollten nicht mehr als $0,5 \times 10^6$ Knochenmarkzellen pro kg Körpergewicht transplantiert werden. Wird separiertes Spenderknochenmark verwendet, können bei diesen Fällen bis zu 2×10^6 Zellen pro kg Körpergewicht injiziert werden.

Isolierung unter gnotobiotischen Bedingungen. Kinder mit kombiniertem Immundefekt bleiben von der Geburt bis zur Korrektur des Defektes lebensgefährdet. Außerdem verbessert Keimfreiheit zumindest im Tierexperiment die Ergebnisse der Transplantation. Unter diesen Aspekten bietet die Schaffung keimfreier Bedingungen für Kinder mit kombinierten Immundefekten möglicherweise verschiedene Vorteile [15].

1. Schutz vor letalen Infektionen, so daß diagnostische und therapeutische Maßnahmen in Ruhe durchgeführt werden können.
2. Mögliche Minderung der GvH und damit bessere Transplantationsergebnisse.

Keimfreie Aufzucht ist nur nach steriler Sectiocaesarea-Entbindung möglich. Auch bei bereits kontaminierten Kindern kann die körpereigene Mikroflora bis zu einem gewissen Grad durch entsprechende Maßnahmen supprimiert bzw. auch ganz eliminiert werden. In jedem Fall bietet

die gnotobiotische Pflege mehr Sicherheit für das Kind. Das gilt auch für die Phase nach der Transplantation, die verschiedene Risiken hat und eine keimfreie Aufzucht sinnvoll erscheinen läßt:
1. Nichtangehen des Spenderknochenmarkes.
2. Abstoßungsreaktion bei restlicher immunologischer Kapazität (Host-versus-Graft-Reaktion).
3. Graft-versus-Host-Reaktion.
4. Persistenz des Immundefektes bis zum Aufbau des Immunsystems nach erfolgreicher Transplantation des Knochenmarkes. Dies dauert mehrere Monate.

6. Allergische Erkrankungen und Autoimmunkrankheiten

Diese Syndrome gehören im weiteren Sinne zu den Störungen des lymphozytären Systems. Die krankmachenden Prozesse spielen sich zwischen Antikörper, Antigen und Zellen verschiedener Organsysteme ab. Hier sollen ohne klinische Korrelate nur die Prinzipien zur Erweiterung des Verständnisses für immunologische Reaktionen erwähnt werden.
Als pathologische Reaktionsformen nehmen sie ihren Ausgang entweder von T- oder B-Lymphozyten, die beide identische Prozesse auslösen können (Tabelle V.A.18).

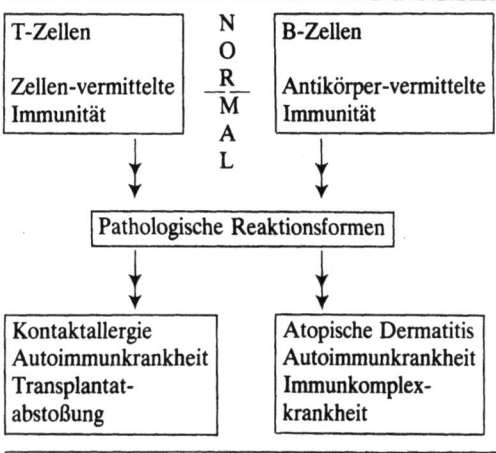

Tabelle V.A.18. Prinzip pathologischer Immunreaktionen

Die allergische Reaktion

Definition. Bei allergischen Reaktionen handelt es sich um immunologische Prozesse mit pathogenem Charakter. Die Reaktionen sind durch unterschiedliche Reaktionstypen und uneinheitliche Manifestation an verschiedenen Organen und Zellsystemen charakterisiert.

Pathogenese. Die Basis ist die Reaktion von Allergenen mit spezifisch gegen sie gerichteten Antikörpern oder sensibilisierten T-Lymphozyten. Der eigentlichen allergischen Reaktion geht die

Tabelle V.A.19. Übersicht über die allergisch/immunologischen Reaktionstypen

Reaktionstyp nach Coombs	Antikörpertyp/ Reaktion	Klinische Beispiele
Typ I Anaphylaktische Reaktion	IgE, IgG. Allergische Sofortreaktion. Antikörper an der Oberfläche von Mastzellen reagieren mit freiem Antigen → Histaminfreisetzung	Anaphylaktischer Schock. Allergische Haut- und Schleimhautreaktionen, allergisches Asthma bronchiale
Typ II Zytotoxische Reaktion	IgG-Antikörper reagieren mit Antigen, das an die Zellmembran fixiert ist. Komplement-abhängige Zytolyse	Immunhämolytische Anämie, Autoimmunkrankheiten, Transfusionsreaktion
Typ III Arthus-Reaktion (Immunkomplex-Reaktion)	IgG. Es entstehen Antikörper-Antigenkomplexe; Komplementaktivierung. Endresultat: nekrotisierende Entzündung im Bereich der Gefäßwand	Vaskulitis, Serumkrankheit, Kollagenosen, postinfektiöse Glomerulonephritis
Typ IV Spätreaktionstyp („Tuberkulintyp")	Spezifisch sensibilisierte Lymphozyten reagieren mit Antigenen. Endresultat: Lymphozytär-monozytäre Entzündung	Autoimmunkrankheiten, z. B. sympathische Ophthalmie, Thyreoiditis (?), Kontaktekzem, bestimmte Verlaufsformen der Tuberkulose, allergische Enzephalomyelitis

Sensibilisierungsphase voraus, in der Antikörper bzw. sensibilisierte Lymphozyten gebildet werden. Aus der heterogenen Gruppe allergischer Reaktionen lassen sich vier Grundtypen differenzieren (Tabelle V.A.19).

Ätiologie. Ausgelöst werden allergische Erkrankungen durch Allergene aus der belebten und unbelebten Umwelt. Die Manifestation der Krankheit wird durch die Art der Zufuhr (Kontakt, Inhalation, Ingestion, Absorption) bestimmt. Kontaktorgan und Erfolgsorgan müssen nicht immer identisch sein.

Die Autoimmunität (Autoaggression)

Definition. Reaktionen humoraler und/oder zellständiger Antikörper gegen körpereigene Bestandteile, die primär oder sekundär antigenen Charakter haben.

Pathogenese und Ätiologie. Vorstellungen darüber gehen nicht über Spekulationen hinaus. Die Entwicklung einer Autoimmunität ist nur möglich, wenn normale körpereigene Bestandteile nicht als körpereigen erkannt werden (Versagen der immunologischen Toleranz, endogener Toleranzbruch). Andererseits können körpereigene Bestandteile durch verschiedene Vorgänge so verändert werden, daß sie als Antigen wirksam werden (exogener Toleranzbruch). Vergleiche dazu das Kapitel der autoimmunhämolytischen Anämien.

Krankheitsbilder. Tabelle V.A.20 gibt einen Überblick über jene Krankheitsbilder, die sicher, wahrscheinlich oder möglich den Autoimmunkrankheiten zugeordnet werden können.

Tabelle V.A.20. Autoaggressionskrankheiten (modifiziert nach Fischer u. Poschmann [14])

sicher	wahrscheinlich	möglich
Autoantikörper – Anämie – Thrombozytopenie – Thyreoiditis – Agranulozytose	Lupus erythematodes visceralis, Myasthenia gravis, rheumatoide Arthritis, chronisch-aggressive Hepatitis, Colitis ulcerosa, Nephritis/Nephrose	Sklerodermie, Dermatomyositis, Periarteriitis nodosa, Rheumatische Karditis

7. Die lymphozytäre Reaktion

Definition

Die lymphozytäre Reaktion ist eine Antwort der Lymphopoese auf den Antigenkontakt mit der Folge einer Hyperplasie der lymphatischen Organe.

Histologie

Man findet eine Vermehrung von Lymphozyten in den Tonsillen und im übrigen lymphoepithelialen Gewebe der Milz, dem Knochenmark und in den Periportalfeldern der Leber. In den Lymphknoten sieht man eine Rindenverbreiterung und Ausbildung von Sekundärknötchen und in den Marksträngen der Lymphknoten eine Plasmazellvermehrung. Die Vermehrung der Lymphozyten geht über die teilungsfähigen großen und mittelgroßen Lymphozyten. Ein Teil dieser Zellen erscheint im peripheren Blut als „lymphatische Reizformen". Parallel dazu erfolgt ein Anstieg an zirkulierenden Antikörpern im Blut durch die Aktivierung von B-Zellen. Nach Rückbildung der lymphozytären Reaktion verschwinden die lymphatischen Reizformen, ein Teil von ihnen wird zu kleinen Lymphozyten mit Gedächtnisfunktion (Abb. V.A.9).

Pathophysiologie der Reaktion

Die lymphozytäre Reaktion entscheidet über den Verlauf infektiöser Erkrankungen. Folgende klinische Verlaufsbilder gibt es:

Infektion mit vollständiger Heilung. Ein Antigen, z. B. Virus dringt in den Organismus ein und vermehrt sich. Die Virusvermehrung bedeutet Krankheit. Durch die immunologischen Reaktionen kommt es zur „Heilung". Heilung bedeutet Beendigung der Replikationsfähigkeit des Virus, so daß ein Gleichgewicht zwischen Organismus und Antigen erreicht wird. Durch die abgelaufene immunologische Reaktion sind aber auch im Organismus Gedächtniszellen entstanden, die bei einem erneuten Kontakt mit dem gleichen Antigen frühzeitig die Replikation des Virus verhindern können. Dieser Zustand wird als Immunität gegenüber einer bestimmten Erkrankung bezeichnet.

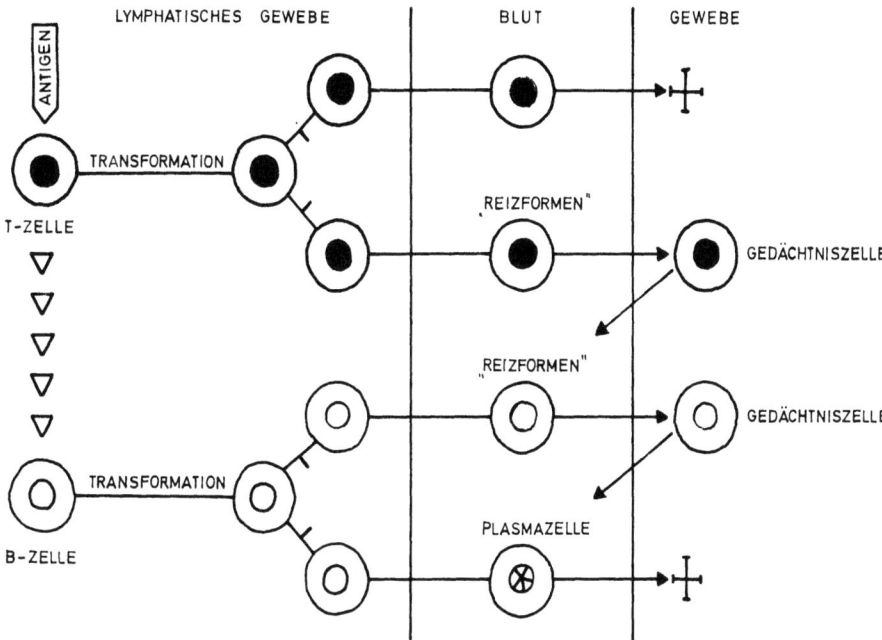

Abb. V.A.9. Schematische Darstellung der lymphatischen Reaktion. Vergleiche dazu auch Abb. V.A.5

Asymptomatische Infektion. Eine asymptomatische Infektion beobachtet man bei Patienten, die bereits eine Immunität gegen ein bestimmtes Antigen besitzen. Das Antigen, z. B. Virus, dringt zwar in den Organismus ein, aber die Replikation wird frühzeitig verhindert, so daß es klinisch zu keinerlei Symptomen kommt. Man beobachtet bei diesen Patienten lediglich eine Lymphozytose und einen Anstieg des Antikörpertiters gegenüber dem Antigen.

Diagnostische Bedeutung

Die verschiedenen Reaktionen des lymphozytären Systems können für die Bewertung und den Verlauf von bestimmten Infektionskrankheiten herangezogen werden (Tabelle V.A.21). Man bezeichnet als *lymphozytäre Reaktion* jene Formen, bei denen vor allen Dingen eine Lymphozytose mit morphologisch unauffälligen kleinen Lymphozyten beobachtet wird. Diese Lymphozytosen finden sich besonders bei Pertussis, akuten Infekten mit lymphotropen Viren sowie bei Toxoplasmose, Brucellose, Histoplasmose, Listeriose. Demgegenüber steht die *lymphozytoide Reaktion,* bei der besonders große oder mittelgroße Lymphozyten mit breitem basophilem Plasmasaum im peripheren Blut beobachtet werden. Diese Zellen kommen u. a. beim Pfeifferschen Drüsenfieber und bei infektiöser Hepatitis vor. Die *plasmazelluläre Reaktion* ist gekennzeichnet durch die typischen Plasmazellen im peripheren Blut, die besonders bei Röteln beschrieben worden ist. Bei der Tay-Sachs-Erkrankung sind typische zytoplasmatische Einschlüsse in den Lymphozyten beschrieben.

Tabelle V.A.21. Reaktion des lymphatischen Systems bei verschiedenen Krankheiten

	Lymphozytäre Reaktion	Lymphozytoide Reaktion	Plasmazelluläre Reaktion
Morphologie	Lymphozytose mit normalen kleinen Lymphozyten	Große – mittelgroße Lymphozyten mit breitem basophilen Plasmasaum	Typische Plasmazellen
Krankheitsbilder	Pertussis, lymphotrope Virusinfektion, Brucellose, Histoplasmose, Toxoplasmose, Listeriose, Allergien	Infektiöse Mononukleose, infektiöse Hepatitis	Röteln

8. Krankheiten mit Lymphknotenvergrößerung

Verschiedene Erkrankungen im Kindesalter gehen mit einer Lymphknotenschwellung einher. Pathologisch-anatomisch kommt es zur Vergrößerung von Lymphknoten, entweder durch Proliferation des lymphatischen Gewebes oder durch Infiltration ortsfremder Zellen in die Lymphknoten. Es lassen sich bei einer groben Einteilung folgende Krankheitsbilder mit Lymphknotenschwellung unterscheiden (Übersicht bei [37]).

Tabelle V.A.22. Die wichtigsten Krankheiten und Charakteristika bei akuten (A) und chronischen (B) *generalisierten Lymphknotenschwellungen* sowie bei Speicherkrankheiten (C)

A	Akut entzündliche Lymphknotenschwellung

Schmerzhafte, mäßig derbe multiple Lymphknotenvergrößerungen, oft kombiniert mit Splenomegalie

Krankheit	Charakteristika
Generalisierte bakteriell oder pilzbedingte Lymphknotenschwellung	Ausgangsort: Infizierte Dermatitis, Tonsillitis mit Eindringen der Erreger in die Lymphbahnen. Leukozytose, Linksverschiebung
Typhus, Paratyphus	Leukopenie mit Linksverschiebung. Leukozytose bei Paratyphus möglich
Infektiöse Mononukleose	Häufig Angina tonsillaris, Hepatosplenomegalie, Ikterus, Exanthem. Antikörper gegen EBV-Antigene
Röteln	Lymphknotenschwellung gleichzeitig mit dem Auftreten eines Exanthems
Benigne Sinushistiozytose	Seltene Erkrankung im Kindesalter, Ursache unbekannt. Plötzlich generalisiert auftretende extreme Lymphknotenvergrößerung. Bis zu Jahren andauernd. Bioptisch: Sinushistiozytose
Lupus erythematodes, Morbus Still	Im Anfangsstadium Lymphknotenschwellungen bei $2/3$ der Patienten
Serumkrankheit	Anfangs Lymphknotenschwellung, die mit Auftreten eines Exanthems verschwindet

B	Chronisch entzündliche Lymphknotenschwellung

Morbus Boeck	Fast alle Fälle haben generalisierte nichtschmerzhafte Lymphknotenschwellung. Peribronchitis, Hautläsionen, Iridozyklitis
Toxoplasmose, Zytomegalie	Monate anhaltende nichtschmerzhafte Lymphknotenschwellungen
Brucellose	Uncharakteristischer klinischer Verlauf mit wochenlangem Fieber, meist Leukopenie
Progressive septische Granulomatose	Durch chronische bakterielle oder fungale Infektionen bedingte chronische Lymphknotenschwellung, Leukozytose und Granulozytose, NTB-Test negativ
DPT-Impfung	1–3 Wochen nach Impfung schmerzhafte Lymphknotenvergrößerung, oft über Monate

C	Lymphknotenschwellung bei Speicherkrankheiten

| Morbus Gaucher | Hepatosplenomegalie, Hautverfärbung, Knochenveränderungen, gelegentlich Panzytopenie. Speicherzellen in Knochenmark und Milzpunktat |
| Morbus Niemann-Pick | Hepatosplenomegalie, Makula-Degeneration, neurologische Ausfälle |

1. Erkrankungen, bei denen die Lymphknotenschwellung das charakteristische und oft einzige konstante Symptom darstellt,
2. Erkrankungen, bei denen neben der Lymphknotenschwellung andere führende Symptome vorhanden sind, die die Diagnose ermöglichen, z. B. akute kindliche Leukämie, infektiöse Mononukleose,
3. Erkrankungen mit lokalisierter Lymphknotenschwellung, die einen Hinweis auf den Ort des zugrundeliegenden Prozesses ermöglichen.

Differentialdiagnostisch muß daneben noch folgendes bedacht werden: Plötzliches Auftreten von schmerzhaften Lymphknotenschwellungen spricht für eine entzündliche Genese. Ein schleichender Beginn mit nichtschmerzhafter Lymphknotenschwellung deutet auf eine bösartige Erkrankung hin. Tabellen V.A.22 und V.A.23 sollen eine Hilfe für die Differentialdiagnose der nichtmalignen Lymphknotenschwellung darstellen. Über neoplastische Lymphknotenvergrößerungen sind Daten im entsprechenden Kapitel zu finden.

Generalisierte entzündliche Lymphknotenschwellung

Definition. Befall von mindestens zwei topographisch unabhängigen Lymphknotenregionen mit mehreren einzeln tastbar vergrößerten Lymphknoten.

Tabelle V.A.23. Zusammenfassung der wichtigsten Infektionskrankheiten mit ***regionaler Lymphknotenschwellung***

Krankheit	Häufigste Lokalisation und Charakteristika
Seborrhoische Dermatitis Pediculosis capitis	*Okzipitale Lymphknoten* bilateral, erbsgroße Lymphknoten, wenig schmerzhaft
Entzündliche Augenerkrankungen insbesondere Keratokonjunktivitis durch Adenoviren	*Präaurikuläre Lymphknoten* und/oder *okzipitale Lymphknoten*, bilateral, erbsgroße Lymphknotenschwellung, leichtes Fieber
Entzündliche Erkrankungen der Zähne, Lippen, Mundschleimhaut, z. B. Stomatitis aphthosa	*Submaxilläre und submandibulläre Lymphknoten* bilateral, kirschgroß, schmerzhaft
Virale Infekte der oberen Luftwege; bakterielle Infekte meist durch Streptococcus oder Staphylococcus aureus	*Zervikale Lymphknoten* (L. noduli prof., superfic., retroauricularis, supralavicularis) Bilaterale, weiche große Lymphknotenschwellung, schmerzhaft
Sarkoidosis	Bilaterale Lymphknotenschwellung, zusätzlich Lungenbefund, meist Keratitis, Iritis, Tonsillitis
Pfeiffersches Drüsenfieber	Große, schmerzhafte bilaterale Lymphknotenschwellung, Fieber, Tonsillitis
Katzenkratzkrankheit, Entzündung meist an der oberen Extremität	*Axilläre Lymphknoten*, unilateral pflaumengroße Lymphknoten, oft monatelang dauernd
BCG-Impfung am Oberarm	Kleine unilaterale Lymphknotenschwellung schmerzlos, 6 Wochen nach Impfung
Tuberkulose	*Hilus-Lymphknoten* unilateral, häufig Verkalkung, gelegentlich Erythema nodosum
Kokzidioidomykose, Histoplasmose, Sarkoidose	Bilaterale Lymphknotenschwellung, selten Verkalkung
Infektionen der Genito-Analgegend und der unteren Extremitäten	*Inguinale Lymphknoten* bilateral, bzw. unilateral
BCG-Impfung	Kleiner schmerzloser Lymphknoten 6 Wochen nach Impfung unilateral

Krankheitsbilder und einige zusätzliche Daten sind in der Tabelle V.A.22 dargestellt.

Regionale entzündliche Lymphknotenschwellung

Definition. Tastbare Vergrößerung einzelner oder mehrerer Lymphknoten, die im Abflußgebiet entsprechender Körperregionen liegen.

Krankheitsbilder, Lokalisation der Lymphknotenschwellung und einige Charakteristika sind in Tabelle V.A.23 zusammengestellt.

9. Lymphknotenpunktion, Lymphknotenbiopsie

Bei einigen Erkrankungen mit Lymphknotenschwellung führt eine Lymphknotenpunktion mit Zytologie und Bakteriologie zur richtigen Diagnose. Eine Hauptindikation ist die Differentialdiagnose zwischen akuten bakteriellen und viralen Lymphadenitiden, aber auch Malignome können erkannt werden. Die Beurteilung zytologischer Präparate setzt große Erfahrung voraus. Außer bei einer entzündlichen Lymphadenitis ist jedoch in jedem Fall die histologische Diagnose aus einer Lymphknotenbiopsie unumgänglich, da der zytologische Befund eine hohe Irrtumswahrscheinlichkeit hat. Für die Versendung in entsprechende pathologische Institute empfiehlt es sich zur besseren Fixierung des Lymphknotens, diesen zu halbieren, da eine intakte Lymphknotenkapsel die Fixation behindert.

Technik der Lymphknotenpunktion. Nach Desinfektion und Fixation gegen die Unterfläche wird mit normaler Injektionskanüle (Stärke 1) und gut saugender 20 ml-Spritze punktiert und aspiriert. Das Material erscheint oftmals nicht in der Spritze, sondern befindet sich nur in der Nadel. Deshalb muß die Spritze nach Punktion von der Nadel abgesetzt werden, und nach Zurückziehen des Spritzenstempels wird der Inhalt auf einen Objektträger ausgeblasen. Anschließendes Ausstreichen ist zu vermeiden, da die Zellen leicht lädierbar sind. Färbung nach Pappenheim. Bei eitriger Lymphadenitis wird in der Regel soviel Material gewonnen, daß eine bakterielle Untersuchung möglich ist.

Literatur

1. Adinolfi, M., Lessof, M. H.: Development of humoral and cellular immunity in man. J. med. Genet. **9**, 86 (1972).
2. Bläker, F.: Immunmangelkrankheiten. In: v. Harnack, G. A. (Hrsg.) Therapie der Krankheiten des Kindesalters, S. 282–288. Berlin-Heidelberg-New York: Springer 1976.
3. Brahim, F., Osmond, D. G.: Migration of bone marrow lymphocytes demonstrated by selective bone marrow labeling with thymidine-^{3} H. Anat. Rec. **168**, 139 (1970).
4. Brent, L., Davies, A. J. S.: Die Regulation des lymphatischen Systems. Verh. Dtsch. Ges. inn. Med. **79**, 112 (1973).
5. Buckton, K. E., Smith, P. G., Court Brown, W. M.: The estimation of lymphocyte lifespan from studies on males treated with X-rays for ankylosing spondylitis. In: Evans, H. J., Court Brown, M. W. McLean, A. S. (Hrsg.): Human Radiation Cytogenetics, p. 106–114. Amsterdam: North Holland 1967.
6. Cooper, M. D., Faulk, W. P., Fudenberg, H. H., Good, R. A., Hitzig, W., Kunkel, H., Rosen, F. S., Seligmann, M., Soothill, J., Wedgwood, R. J.: Classification of primary immundeficiencies. New Engl. J. Med. **288**, 966 (1973).
7. Cronkite, E. P.: Kinetics of leukemic cell proliferation. In: Dameshek, W., Dutcher, R. M. (eds.): Perspectives in Leukemia, p. 158–186. New York, London: Grune and Stratton 1968.
8. De Vaal, O. M., Seynhaeve, V.: Reticular dysgenesia. Lancet **1959 II**, 1123.
9. Documenta Geigy: Wissenschaftliche Tabellen, 6. Aufl., S. 550. Basel: J. R. Geigy S. A. 1962.
10. Doenhoff, M., Festenstein, H., Lenchars, E., Davies, A. J. S.: Thymic origin of lymphocytes. Lancet **1968 I**, 531.
11. Dougherty, T. F., Berliner, M. L., Berliner, D. L.: Hormonal control of lymphocyte production and destruction. Progr. Hematol. **3**, 155 (1962).
12. Everett, N. B., Caffrey, R. W., Rieke, W.: Recirculation of lymphocytes. Ann. N. Y. Acad. Sci. **113**, 887 (1964).
13. Everett, N. B., Caffrey, R. W.: Radioautographic studies of bone marrow small lymphocytes. In: Yoffey, J. M. (ed.): The Lymphocyte in Immunology and Haemopoiesis, p. 108–119. London: Arnold 1967.
14. Fischer, K., Poschmann, A.: Autoaggressionskrankheiten. In: v. Harnack, G. A. (Hrsg.) Therapie der Krankheiten des Kindesalters, S. 288–295. Berlin-Heidelberg-New York: Springer 1976.
15. Flad, H. D., Genscher, U., Dietrich, M., Krieger, D., Trepel, F. W., Hochapfel, G., Teller, W., Fliedner, T. M.: Immunological deficiency syndrome in non-identical twins: Maintenance in a gnotobiotic state and attempts at treatment with transplants of

bone marrow and foetal thymus. Rev. Europ. d'Etude Clin. Biol. **16**, 328 (1971).
16. Fleisher, Th. A., Luckasen, J. R., Sabad, A., Gehrtz, R. C., Kersey, J. H.: T and B lymphozyte subpopulations in children. Pediatrics **55**, 162 (1975).
17. Ford, W. L., Gowans, J. R.: The traffic of lymphocytes. Semin. Hematol. **6**, 67 (1969).
18. Good, R. A., Biggar, W. D., Park, B.: Immundeficiency in man. In: Progress in Immunology (Amos, B., Ed.), p. 700. New York-London: Academic Press 1971.
19. Good, R. A., Bach, F. H.: Bone marrow and thymus transplants cellular engineering to correct primary Immundeficiency. In: Clinical Immunobiology (Bach, F. H., Good, R. A., Eds), Vol. II, p. 65. New York-London: Academic Press 1974.
20. Haas, R. J., Niethammer, D., Kleihauer, E.: Diagnostik und Therapie primärer Immundefekte. Klin. Pädiat. **187**, 484 (1975).
21. Haferkamp, O.: Der schutzlose Organismus. Dtsch. med. Wschr. **99**, 203 (1974).
22. Hanson, L. A.: Transfer Factor − a new form for immunotherapy. Acta med. scand. **198**, 1 (1975).
23. Hitzig, W.: Plasmaprotein, Pathophysiologie und Klinik, 2. Aufl. Berlin-Heidelberg-New York: Springer 1977.
23a. Hitzig, W. H., Grob, P. J.: Therapeutic uses of transfer factor. In: Progress in clinical Immunology (Schwartz, R. S., Ed.), Vol. 2, p. 69. New York: Grune and Stratton 1974.
24. Howard, J. G., Boak, J. L., Christie, G. H.: Macrophagetype cells in the liver derived from thoracic duct cells during graft-versus-host-reactions. In: The Lymphocyte in Immunology and Haemopoiesis (Yoffey, J. M., Ed.), p. 216–232. London: Arnold 1967.
25. Hoyer, J. R., Cooper, M. D., Gabrielsen, A. E., Good, R. A.: Lymphopenic forms of congenital immunologic deficiency diseases. Medicine (Baltimore) **47**, 201 (1968).
26. Jondahl, M., Holm, G., Wigzell, H.: Surface markers on human T- and B-lymphocytes. I. A large population of lymphocytes forming non-immune rosettes with SRBC. J. exp. Med. **136**, 207 (1972).
27. Johannsson, G. O., Berg, T.: Immunglobulin levels in haelthy children. Acta paediat. scand. **56**, 572 (1967).
28. Mancini, G. A., Carbonara, J. F., Heremans, J. F.: Immunochemical quantitation of antigens by single radial immunodiffusion. Immunochemistry **2**, 235 (1965).
29. Meuwissen, H. J., Stutman, O., Good, R. A.: Functions of the lymphocytes. Semin. Hematol. **6**, 28 (1969).
30. Parrott, D. M. V., de Sousa, M. A. B.: Thymus-dependent and thymus-independent populations: Origin, migratory patterns and lifespan. Clin. exp. Immunol. **8**, 663 (1971).
31. Perry, S., Irvin, G. L. III, Whang, J.: Studies of lymphocyte kinetics in man. In: The Lymphocyte in Immunology and Haemopoiesis (Yoffey, J. M., Ed.), p. 99–107. London: Arnold 1967.
32. Rosenau, W., Tsoukas, C. D.: Lymphotoxin. A review and analysis. Amer. J. Path. **84**, 580 (1976).
33. Smith, R. T., Robbins, J. B.: General physiology: The specific immune response; Developmental aspects of immunity. In: The biologic basis of pediatric practice (Cooke, R. E., Ed.), p. 495, 507, 521. New York: McGraw Hill 1968.
34. Van Bekkum, D. W.: Strategy of clinical bone-marrow transplantations with emphasis on treatment of combined immune deficiency. Transplant. Proc. **4**, 373 (1974).
35. WHO Committee: Primary immundeficiencies. Report of WHO Organization Committee. Pediatrics **47**, 927 (1971).
36. Yoffey, J. M., Rich, W. J. C. C., Tidman, M. K., Cummins, B. H., Roy, R. R.: The source of the lymphocytes in thoracic duct lymph during prolonged drainage. Ann. N. Y. Acad. Sci. **113**, 1053 (1964).
37. Zuelzer, W. W., Kaplan, J.: The child with lymphadenopathy. Semin. Haematol. **12**, 323 (1975).

Kapitel V

Das Lymphatische System

B. Plasmazelldyskrasien

1. Pathophysiologie *306*

Definition *306*
Grundlagen *306*
Ätiologie und Pathogenese *306*

2. Erkrankungen mit Plasmazelldyskrasien *307*

2.1. „Benigne" monoklonale Gammopathie *307*
2.2. Multiples Myelom *307*
2.3. Morbus Waldenström (Makroglobulinämie) *308*
2.4. Schwer-Ketten-Krankheit *308*
2.5. Leicht-Ketten-Krankheit *308*

Literatur *308*

1. Pathophysiologie

Definition

Bei dieser Gruppe von Erkrankungen handelt es sich um eine exzessive Proliferation einer immunkompetenten Zelle bzw. eines Zellklons, die entweder lokalisiert oder generalisiert auftritt, und die in der Mehrzahl der Fälle einen bösartigen Verlauf nimmt. Morphologisch abnorme Plasmazellen können vorkommen. Gemeinsames Kriterium ist die Produktion großer Mengen bestimmter (monoklonaler) Gammaglobuline (Paraproteine).

Synonyma. Paraproteinämie, monoklonale Gammopathie, Dysgammaglobulinämie, paraproteinämische Hämoblastosen.

Grundlagen

Die abnormen Eiweißkörper (Paraproteine) haben bei Verwendung einfacher Nachweismethoden gleiche elektrophoretische, antigene und strukturelle Eigenschaften wie die normalen Immunglobuline. Sie wurden früher als M-Protein, M-Gradient oder M-Komponente bezeichnet; das M steht symbolhaft für „Myelom" oder „monoklonal". Immunologische Methoden, z. B. Immunelektrophorese und die Bestimmung der Sedimentationskonstanten erlauben eine einwandfreie Differenzierung in die verschiedenen Paraproteintypen IgG, IgA, IgM, IgD, IgE und Bence-Jones-Protein. Letzteres ist identisch mit der L-Kette des Immunglobulins und wird aufgrund seines niedrigen Molekulargewichtes im Urin ausgeschieden. Ferner gehören zu den Paraproteinämien Störungen im Bereich der Synthese der H- bzw. L-Ketten. Aus der Sicht der Proteinchemie lassen sich die monoklonalen Immunglobuline in drei Gruppen unterteilen:
1. Komplette Immunglobuline: IgG, IgA, IgM, IgD, IgE.
2. Inkomplette Immunglobuline: Bence-Jones-Eiweißkörper (L-Ketten); γ-, μ- und α-Ketten (H-Ketten).
3. Bruchstücke von Immunglobulinen: z. B. Fc-Fragmente oder defekt produzierte Kettenteile.

Häufig, aber nicht obligat ist bei den Paraproteinämien eine verminderte Produktion der normalen Immunglobuline. Nicht selten sind diese Erkrankungen mit einer sogenannten „primären" Amyloidose vergesellschaftet. Di-, tri- und multiklonale Gammopathien sind beschrieben worden.

Da Plasmazelldyskrasien im Kindesalter praktisch nicht vorkommen, sollen nur die wichtigsten Daten über dieses Syndrom dargestellt werden. Zur eingehenden Information wird auf die im Literaturverzeichnis aufgeführten Übersichten verwiesen. Die Literaturzitate sind dem Text nicht speziell zugeordnet.

Ätiologie und Pathogenese

Die Plasmazelldyskrasien gehören zur Gruppe der B-Zelltumoren. Die Ätiologie dieser Erkrankung ist nicht geklärt. Die vielfach geäußerte Ansicht, diese γ-Globuline seien funktionell defekt, ist nicht bewiesen. Eher ist anzunehmen, daß es sich um solche Antikörper handelt, die gegen ganz spezifische Antigene gerichtet sind. Da wahrscheinlich der Rückkopplungsmechanismus defekt ist (vgl. Abb. V.A.5), nimmt die Produktion exzessive Ausmaße an. Es besteht praktisch immer eine monoklonale Proliferation, d. h. nur eine Zellinie produziert ein ganz spezifisches Protein; selten sind zwei verschiedene Proteine nachweisbar. Die Antikörpersynthese erfährt im Verlauf der Erkrankung keine qualitative Änderung.

Während es sich bei dem größeren Teil der Fälle um bösartige Erkrankungen handelt, kann der Nachweis eines „M-Proteins" auch ein Zufallsbefund sein. Diese Formen werden als gutartig oder reaktiv bezeichnet. Plasmazelldyskrasien treten erst im späteren Erwachsenenalter auf und sind bei jungen Menschen sehr selten beobachtet worden. Mit der Plasmazell-Leukämie besteht keine Identität; dabei wird auch kein Paraprotein synthetisiert.

2. Erkrankungen mit Plasmazelldyskrasien

Klassifizierung. Die bekanntesten Krankheitsbilder sind in Tabelle V.B.1 zusammengefaßt. Die „primäre" Amyloidose ist nicht als eigene Erkrankung aufgeführt, da sie bei verschiedenen Krankheitszuständen vorkommt. Daneben gibt es asymptomatische und passagere Formen im Zusammenhang mit verschiedenen infektiösen, allergischen und malignen Grundkrankheiten, die am besten den benignen Verlaufsformen zugeordnet werden.

Paraproteintypen und Häufigkeit. Die Paraproteine vom Typ IgG, IgA, IgD und IgE sowie das Bence-Jones-Protein finden sich vorwiegend beim Plasmozytom. Das IgM-Paraprotein kommt hauptsächlich beim M. Waldenström und bei der Kälteagglutinin-Krankheit vor; γ-, μ- und α-Ketten sind typisch für die „Schwer-Ketten-Krankheit". Bence-Jones-Proteine allein kommen bei der Amyloidose und der „Leicht-Ketten-Krankheit" vor. Die Häufigkeit der monoklonalen Gammopathie verteilt sich annähernd wie folgt: IgG 60%; IgA 18%; IgM 13%; IgD 0,3%; IgE 0,07%; Leicht-Ketten-Krankheit 6% und diklonale Gammopathien 2%.

2.1. „Benigne" monoklonale Gammopathie

Nicht selten findet man bei anscheinend gesunden Menschen „M-Komponenten" in der Elektrophorese bei fehlenden Bence-Jones-Eiweißkörpern im Urin. Dies kommt bei 1% der normalen Menschen über 50 Jahre und bei 3% der über 70jährigen vor. Häufig enthält die Vorgeschichte Hinweise auf Infektionen, besonders auf akute oder chronische Gallenblasenentzündungen mit Chlolelithiasis. Eine weitere Gruppe von Patienten leidet an nicht-retikulären Neoplasien, bei denen man Plasmazelleninfiltrate in den Tumoren findet. Nicht auszuschließen ist bei einem Teil der Patienten die spätere Entwicklung eines Myeloms. Viele dieser Gammopathien sind möglicherweise eine Antwort auf einen dauernden Antigenreiz.

Tabelle V.B.1. Einteilung der Plasmazelldyskrasien

Benigne monoklonale Gammopathie
Multiples Myelom (Plasmozytom)
Morbus Waldenström
„Schwer-Ketten-Krankheit" (Heavy-chain-disease)
„Leicht-Ketten-Krankheit" (Light-chain-disease)

2.2. Multiples Myelom

Definition. Maligne Proliferation von morphologisch normalen und veränderten Plasmazellen ausgehend vom Knochenmark mit Tendenz der Generalisation. Dem exzessiv vermehrten Gamma- (γ) Globulintyp entsprechend kann eine Klassifizierung in das γG-, γA-, γU (Bence-Jones)-, γD- und γE-Plasmazytom erfolgen.

Synonyma. Plasmozytom, Kahlersche Krankheit.

Häufigkeit. Diese maligne Erkrankung findet sich bevorzugt (ca. 65%) bei Männern über 40 Jahre. Häufigkeit: 1:100000.

Klinischer Verlauf und Laborbefunde. Ein asymptomatisches Vorstadium mit Veränderungen in der Proteinsynthese (s. unten) wird in der Regel von einem typischen Krankheitsbild abgelöst. Es treten zunächst Knochenschmerzen auf und es finden sich zunehmend Destruktionsherde im Skelettsystem (Myelomherde). Bei länger dauernder Erkrankung entwickelt sich stets eine unterschiedlich stark ausgeprägte normochrome Anämie. Eine Leukopenie und Thrombozytopenie sind selten. Im Blutausstrich und in Knochenmarkpräparaten sieht man die typische Geldrollenbildung der Erythrozyten bei negativem Coombstest und extrem hoher Blutsenkungsgeschwindigkeit. Eine Vermehrung von Plasmazellen im peripheren Blut läßt sich bei etwa $^1/_4$ der Fälle nachweisen. Das Knochenmarkpunktat enthält reichlich bis massenhaft morphologisch abnorme Plasmazellen. Ein negativer Knochenmarkbefund spricht nicht unbedingt gegen eine Plasmazelldyskrasie. Gelegentlich geht das Tumorstadium in eine Plasmazelleukämie über. Die Produktion normaler Antikörper ist vermindert und es entwickelt sich eine erhöhte Anfälligkeit gegen Infektionen mit Bakterien, besonders gegen Pneumokokken. Auch Herpes zoster tritt gehäuft auf. Neuropathien entstehen sowohl durch Knochenkompressionen als auch durch Amyloideinlagerungen in den peripheren Nerven. Im

Serum findet sich eine Hyperproteinämie (8–10 g/100 ml) mit massiver Vermehrung eines Immunglobulins. Diese „M-Proteine" bestehen entweder aus schweren oder leichten Ketten der Immunglobuline. Bei etwa der Hälfte der Myelompatienten kommt es zur Ausscheidung von Bence-Jones-Eiweißkörpern im Urin.

Therapie und Prognose. Solitäre Herde können eventuell durch Bestrahlung kurativ behandelt werden. Chemotherapie besonders mit Cyclophosphamid (Endoxan) und Melphalan (Alkeran) führen häufig zu lang anhaltenden Remissionen.

2.3. Morbus Waldenström (Makroglobulinämie)

Charakteristika. Diese Erkrankung ist durch eine exzessive Proliferation jener Plasmazellen charakterisiert, die für die IgM-Synthese verantwortlich sind. Deshalb steht im Vordergrund eine massive Produktion von „M-Proteinen" aus der IgM-Klasse, die oft auch als Kryoglobuline imponieren. Während Skelettläsionen fehlen, findet sich nach dem asymptomatischen Stadium eine Hepatosplenomegalie, Lymphadenopathie, Blutungsneigung (Störung der Blutgerinnung durch das Makroglobulin) und eine ausgeprägte Anämie. Typisch ist auch die Geldrollenbildung der Erythrozyten; häufig ist der Coombstest positiv. Eine Autoagglutination führt zu Schwierigkeiten beim Ablesen der Kreuzprobe. Eine Ausscheidung von Bence-Jones-Eiweißkörper und Amyloideeinlagerungen werden nur selten beobachtet.
Im Knochenmark imponiert eine Vermehrung von meist nacktkernigen lymphoiden und plasmozytären Zellen, wobei Übergangsformen zwischen beiden vorkommen. Das Bild ähnelt dem einer chronischen lymphatischen Leukämie. Zusätzlich findet sich häufig eine Vermehrung von Eosinophilen und Mastzellen, sowie eine Granulozytopenie und Thrombopenie. Eine erhöhte Plasmaviskosität kann zu zentralnervösen Erscheinungen mit Beeinträchtigung des Sehvermögens führen.

Therapie und Verlauf. Viskositätsprobleme können durch Plasmaverdünnung beseitigt werden. Sind sie schwer oder bestehen Blutungskomplikationen, dann ist eine Therapie mit Chlorambucil (Leukeran) indiziert. Langzeitremissionen sind mit Dauerbehandlung zu erzielen.

2.4. Schwer-Ketten-Krankheit

Diese extrem seltene Erkrankung geht mit einer Vermehrung von schweren Ketten (H-Ketten) der IgG- oder IgA-Immunglobuline einher. Bei der α-Ketten-Krankheit kommt es durch Infiltration der Darmmukosa zu schweren gastrointestinalen Syndromen und einem Malabsorptionssyndrom. Insgesamt haben diese Krankheitsbilder von der klinischen Symptomatik her (Hepatosplenomegalie, ausgeprägte Lymphoadenopathie) große Ähnlichkeit mit den malignen Lymphomen. So erscheint z. B. die μ-Ketten-Krankheit unter dem Bild einer chronischen lymphatischen Leukämie.

2.5. Leicht-Ketten-Krankheit

Dieses ebenfalls sehr seltene Syndrom führt einerseits über den Verlust von Bence-Jones-Proteinen zum Proteinverlust-Syndrom, andererseits zum Krankheitsbild der Amyloidose.

Literatur

1. Fatek-Moghadam, A.: Paraproteinämische Hämoblastosen. In: Handbuch der Inneren Medizin, II/5. (Schwiegk, H., Hrsg.). Berlin–Heidelberg–New York: Springer 1974.
2. Hitzig, W.: Plasmaproteine, Pathophysiologie und Klinik, 2. Aufl. Berlin–Heidelberg–New York: Springer 1977.
3. Humphrey, J. H., White, R. G.: Störungen der Immunglobulin-Synthese. Kurzes Lehrbuch der Immunologie. Stuttgart: Thieme 1972.
4. Kindler, U.: Zur Differenzierung der Paraproteinämien. Dtsch. med. Wschr. **97**, 646 (1972).
5. Osserman, E. F.: Multiple Myeloma and related plasma cell dyscrasia. In: Immunological Diseases (Samter, M., Ed.), p. 520. Boston: Little, Brown and Co. 1971.
6. Osserman, E. F., Takatsaki, K., Talal, N.: The pathogenesis of „amyloidosis": Studies on the role of abnormal gamma globulins and gamma globulin fragments of the Bence-Jones (l-polypeptide) type in the pathogenesis of „primary" and „secondary amyloidosis" and the amyloidosis associated with plasma cell myeloma. Semin. Hemat. **1**, 3 (1964).
7. Queisser, W., Kesser, Chr., Kampmann, G., Wilhi, F.: Differenzierung von Plasmocytom und essentieller Paraproteinämie. Inn. Med. **2**, 269 (1975).

Kapitel V

Das Lymphatische System

C. Der Thymus

1. Ontogenese *310*
2. Postnatale Entwicklung *310*
3. Funktion des Thymus *310*
4. Erkrankungen des Thymus *311*
   Literatur *311*

Die zentrale Rolle des **Thymus** bei der Entwicklung des zellulären Immunsystems ist noch nicht lange bekannt. Früher wurde seine Vergrößerung für den plötzlichen Kindstod verantwortlich gemacht und bei Atembehinderung im Säuglingsalter bestrahlt. Dabei kam es zu einer raschen Verkleinerung des Organs, die jedoch im allgemeinen keine Verbesserung der Atemfunktion nach sich zog. Die Bezeichnung als Thymusdrüse schien bis vor kurzem für ein lymphatisches Gewebe nicht gerechtfertigt. Neuere Untersuchungen zeigen jedoch, daß in diesem Organ hormonartige Substanzen gebildet werden, die möglicherweise einen stimulierenden Effekt auf das zelluläre Immunsystem nach der Geburt haben. Zur weiteren, über den Inhalt des Kapitels hinausgehenden Orientierung wird auf die Übersichtsliteratur verwiesen.

1. Ontogenese

Der epitheliale Anteil des Thymus, der später zum Mark wird, entstammt dem 3. und 4. Kiemenbogen und ist paarweise angelegt. Diese Anlagen wandern nach unten in das obere Mediastinum. Bereits in der 8. Schwangerschaftswoche sind die typischen Hassalschen Körperchen histologisch nachweisbar, die möglicherweise der Rest von zerfallenen Thymozyten und anderen zellulären Elementen sind. In die Rinde wandern Lymphozyten (oder Knochenmarkstammzellen) ein und immunkompetente T-Zellen sind etwa ab der 11. Schwangerschaftswoche nachweisbar.

2. Postnatale Entwicklung

Der Thymus wiegt bei der Geburt etwa 15 g. Seine Größe nimmt etwa bis zum 5. Lebensjahr bis zu einem Durchschnittsgewicht von 30 g (Maximalgewicht etwa 60 g) zu, um dann konstant zu bleiben. Nach der Pubertät kommt es dann zu einer langsamen Involution.

Röntgenologisch sitzt der Thymusschatten dem des Herzens auf und ist oft schwer von diesem zu trennen. Auffallend ist dabei die schwankende Größe bei demselben Kind und beim Vergleich verschiedener Kinder gleichen Alters. Das gilt auch für die Befunde bei Autopsien. Ein großer Thymus findet sich sowohl bei gesunden als auch bei akut verstorbenen Kindern. Streß, Fieber, Hunger, schwere Allgemeinerkrankungen oder exogen zugeführte Steroide oder ACTH führen zu einer raschen Verkleinerung der Organs, die sich röntgenologisch bereits nach 4 Tagen nachweisen läßt. In der Rekonvaleszenzphase erreicht dann der Thymus oft wieder seine alte Größe.

Nach einer Gabe von Steroiden (z. B. 1 mg/kg Prednisolon) beginnt der Röntgenschatten des Thymus bereits nach einem Tag kleiner zu werden, die Verkleinerung ist nach 4 bis 5 Tagen am größten. Eine Woche später hat der Thymus seine alte Größe wieder erreicht. Die Ursache dieses Geschehens ist nicht ganz klar. Wahrscheinlich hängt es damit zusammen, daß die T-Lymphozyten der Rinde im Gegensatz zu denen im Mark extrem steroidempfindlich sind.

Die Verkleinerung des Thymus bei Streß ist wahrscheinlich ebenfalls steroidbedingt. Dieses Phänomen erklärt auch, warum bei Autopsien von nach Krankheit verstorbenen Patienten der Thymus meist als sehr klein beschrieben wird. Umgekehrt findet sich bei Kindern mit plötzlichem Kindstod ein großer Thymus, der früher fälschlicherweise als Ursache des akuten Todes angesehen wurde. Möglicherweise demonstriert aber der große Thymus bei diesen Kindern eine Unfähigkeit, auf Streß zu reagieren.

3. Funktion des Thymus

Die Bedeutung des Thymus für die Prägung des zellulären Immunsystems wurde im Lymphozyten-Kapitel (V.A) diskutiert. Hier soll noch auf die *Thymushormone* eingegangen werden. Der Thymus scheint Substanzen zu produzieren, die in hormonartig niedrigen Konzentrationen wirken. Näher charakterisiert ist bisher nur das *Thymosin* (Synonyma: Thymin, Thymic Humoral Factor (THF), Thymopoetin I). Es handelt sich um ein niedermolekulares Polypeptid, das möglicherweise bereits bei der Ontogenese eine Rolle spielt. Es läßt sich im Blut aller Säugetiere nachweisen; seine Konzentration nimmt mit dem Alter ab. Niedrige Spiegel finden sich beim Morbus Hodgkin, bei der chronischen myeloischen Leukämie und bei bestimmten Immundefekten. In vitro hat es eine induzierende Wirkung auf die Differenzierung von Vorläuferzellen in Richtung T-Zellen, ein Effekt, der zum Beispiel bei Patienten mit schweren kombinierten Immundefekten nicht ausgelöst werden kann.

Die Produktion der Thymushormone wird wahrscheinlich vom Hypophysen-Zwischenhirnsystem reguliert. Möglicherweise hat STH eine thymotrope Wirkung. Dafür sprechen folgende Fakten: (a) Thymozyten haben Oberflächenrezeptoren für STH, (b) STH fördert die DNA- und RNA-Synthese von T-Zellen, (c) bei Hypophysektomie atrophiert der Thymus und (d) nach Thymektomie kommt es zu vermehrter STH-Produktion. Neuerdings wurde ein zweites Hormon beschrieben, daß die Benennung in Thymopoetin I und II erforderlich machte.

4. Erkrankungen des Thymus

Dysplasie oder Aplasie sind bei den zellulären und kombinierten Immundefekten besprochen.

Thymome. Maligne Tumoren können auch den Thymus befallen. Das gilt besonders für Lymphosarkome. Primäre Thymome sind meistens gutartige Tumoren. Sie sind extrem selten und werden fast nie im Kindesalter beobachtet. Im Erwachsenenalter (der jüngste Patient war 20 Jahre alt) sind etwa 20 Fälle vergesellschaftet mit einem kombinierten Immundefekt beschrieben worden (Good's-Syndrom). Unter diesen Patienten befinden sich auch einige mit malignen Thymomen.

Bestrahlung des Thymus. Diese wurde früher bei Atemnot von Neugeborenen oder kleinen Säuglingen als nicht indizierte Maßnahme vorgenommen; sie erfolgt heute nur noch bei Bestrahlung des oberen Mediastinums aus anderen Gründen (z.B. Morbus Hodgkin). Das Risiko der Entwicklung von malignen Tumoren anderer Gewebe bei der Bestrahlung ist hoch: Leukämie 10fach, Schilddrüsenkarzinom 100fach gegenüber einer Normalbevölkerung. Die T-Zellfunktion wird offensichtlich nicht beeinträchtigt.

Literatur

1. Humphrey, J. H., White, R. G.: Kurzes Lehrbuch der Immunologie. Stuttgart: Thieme 1972.
2. Holborow, E. J.: An ABC of Modern Immunology. Boston: Little, Brown and Co. 1973.
3. Rosen, F. S.: The thymus gland and the immune deficiency syndromes. In: Immunologic diseases (Samter, E., Ed.), p. 497. Boston: Little, Brown and Co. 1971.

Kapitel V
Das Lymphatische System

D. Die Milz

1. Milz und Blutzellen *314*
    Teste zur Bewertung des Organsystems *314*

2. Physiologie der Regulation, Struktur und Funktion *314*
    Funktion *314*
    Funktionelle Histologie *314*
    Abwehr bakterieller Infektionen *317*

3. Pathologie der Regulation, Struktur und Funktion *317*
    Splenomegalie und Speicherung normaler Blutzellen *317*
    Ursachen für die Zerstörung kranker Zellen *318*

4. Erkrankungen der Milz *318*
    4.1. Hypersplenie-Syndrom (Hypersplenismus) *318*
    4.2. Beziehungen zwischen Hämatopoese und Splenomegalie *320*
    4.3. Milzagenesie, Milzhypoplasie und funktionelle Asplenie *320*
    4.4. Splenosis *321*
    4.5. Milzruptur *321*

5. Erkrankungen mit Splenomegalie *321*

6. Splenektomie *321*
    Postsplenektomie-Syndrom *323*
    Komplikationen der Splenektomie *323*

Literatur *324*

1. Milz und Blutzellen

Die Milz hat auch nach dem Erlöschen der lienalen Blutbildung in der Fetalzeit zahlreiche hämatologische Funktionen, von denen nur ein Teil genau definiert werden kann. Innerhalb der roten Pulpa besteht eine enge Beziehung zwischen Blutgefäßen und der spezifischen Struktur des retikulohistiozytären (RES) Systems, die eine Sequestration und Zerstörung gealterter oder abnormer Blutzellen ermöglicht. Die Beobachtung, daß nach Splenektomie die Blutzellzahlen ansteigen, ist ein Hinweis auf die Bedeutung der Milz als *Speicher-Abbauorgan für Blutzellen.* Das Abräumen vollzieht sich zum großen Teil über die Phagozytose, die eine wesentliche Funktion des RES der Milz auch im Rahmen der Abwehr darstellt. Offenbar übt die rote Pulpa daneben auch einen Einfluß auf die *Granulozytenfunktion* aus, wobei besonders die Opsonierung und Phagozytose gefördert werden.

Mit der weißen Pulpa ist die Milz ein *lymphatisches Organ.* Durch die zirkulär um die Arteriolen liegenden lymphatischen Milzknötchen rezirkuliert ständig über die Hälfte des gesamten Lymphozytenbestandes des Menschen.

Teste zur Bewertung des Organsystems

Neben den unten angegebenen funktionellen Testen (Tabelle V.D.1) steht an erster Stelle als Teil einer allgemeinen Untersuchung die Beurteilung von Größe, Form und Konsistenz der Milz. Das Splenoportogramm, die Splenomanometrie und die Milzpunktion sind jeweils immer nur in Operationsbereitschaft des Chirurgen durchzuführen.

2. Physiologie der Regulation, Struktur und Funktion

Funktion

Unter den vielfältigen Funktionen einer normalen Milz hat die der Phagozytose in dem enormen Reservoir des retikuloendothelialen Systems eine eminente Bedeutung. Die Phagozytose betrifft kernlose und kernhaltige Blutzellen ebenso wie Bakterien, Pilze und Fibrinmonomere. Der Sinn der Phagozytose liegt in der Beseitigung (Abräumen und Abbau) unbrauchbarer Partikel. Ein Teil der Abbauprodukte (Antigene) fließt dem lymphozytären System zur Induktion der Antikörperbildung zu. Die einzelnen Funktionen der Milz sind in Tabelle V.D.2 aufgeführt. Erläuterungen dazu finden sich im nachfolgenden Text.

Funktionelle Histologie

Die Funktion der Filtration, der Phagozytose, der Blutspeicherung und des Blutzellenabbaus findet ihre Erklärung in dem feingeweblichen Aufbau der Milz (Abb. V.D.1): Das Blut fließt vom Milzhilus zunächst durch „Balkenarterien" in die Zentralarterien, die ihren Namen daher tragen, daß sie im Zentrum eines Milzknötchens liegen. Die Summe der Milzknötchen stellt die weiße Pulpa dar. Es handelt sich um ein lymphozytenreiches Gewebe mit Keimzentren entsprechend den Reaktionszentren der Lymphknoten. Innerhalb der weißen Pulpa zweigen Kapillaren ab. Das Blut wird hier durch Plasmaabgabe eingedickt. Zusätzlich vollzieht sich ein Lymphozytenaustausch bei der Rezirkulation von Lymphozyten. Das eingedickte Blut verläßt die Milzknötchen und kann nun entweder direkt in die Milzsinus oder in die Milzkammern fließen. Das erfolgt über arterielle Kapillaren, die aus einer Aufsplitterung der Zentralarterien hervorgehen. Ein Teil dieser Kapillaren endet im retikulären Kammerwerk der roten Pulpa. Ein anderer Teil hat direkten Anschluß an die den Milzvenen vorgeschalteten Milzsinus. Die Endothelauskleidung der Milzsinus bildet gleichzeitig die Wandung der Milzkammern, und die Basalmembran der Sinusendothelien weist kleine Öffnungen auf, die die Blutzellen passieren müssen. Weiterhin können zahlreiche Bindegewebsfasern durch aktive Ver-

Tabelle V.D.1. Darstellung der wichtigsten Teste zur Prüfung der Milzfunktion

Funktioneller Test	Methode/Kommentar
Splenoportogramm	Perkutane Milzpunktion und Injektion jodhaltigen Kontrastmittels manuell oder mit Druckspritze, Rö-Aufnahmeserie und Kontrolle des Kontrastmittelabflusses bei Durchleuchtung
Splenomanometrie	Ergänzung der Splenoportographie zur Feststellung des intralienalen Drucks. Beide Methoden informieren über: Zirkulationsstörungen im hepatolienalen System bei Splenomegalie. Indikationen: Verdacht auf Milzvenenverschluß, portale Hypertension, Gefäßmißbildungen
Untersuchung des Erythrozytenabbaus	In vitro-Markierung von Patientenerythrozyten mit Chrom-51 (^{51}Cr). Nach Reinjektion wird die Halbwertszeit der Erythrozyten bestimmt. Durch Oberflächenmessung ist eine Organlokalisierung des Erythrozytenabbaus möglich. Die Elution des Chroms aus den Erythrozyten (Hämoglobin) begrenzt die Verläßlichkeit der Methode
Untersuchung des Thrombozytenabbaus	Prinzipiell wie die Untersuchung des Erythrozytenabbaus
Szintigramm	Durchführung mit Technetium-markiertem (^{99m}Tc) kolloidalem Schwefel, der selektiv im RES gespeichert wird. Die Methode mit geschädigten (thermisch, chemisch, serologisch) und markierten Erythrozyten [7] tritt zunehmend in den Hintergrund. Informiert über: Milzgröße, Nebenmilzen, Tumoren, Abszesse, Infarkte, Funktion
Milzpunktion	Mit Punktionsnadel in Lokalanesthesie, anschließend Ausstriche für Zytologie. Informiert über: extramedulläre Blutbildung, Milztumoren, Speicherkrankheiten. Keine Routinemethode

Tabelle V.D.2. Die Funktionen der normalen Milz (modifiziert nach Bowdler [2])

Funktion	Prinzip, Bedeutung
Filtration von Partikeln aus dem Kreislauf	Prinzip des Reusensystems auf der Basis eines speziellen Gefäßsystems
Phagozytose	Aufnahme von Partikeln, Zellen, Bakterien, Pilzen etc. im Makrophagensystem
Zerstörung von Blutzellen unter normalen Bedingungen	Abbau von Erythrozyten und Thrombozyten; dies ist keine essentielle Funktion
Speicherung („Pooling")	Wesentlich für die zirkulierenden Thrombozyten, von denen 20–35% gespeichert werden; außerdem wichtig für Eisen und Faktor VIII. Unwesentlich für die Erythrozyten
Hämatopoese	Vorübergehend in der Fetalzeit; später nur unter pathologischen Bedingungen
Lymphopoese	Geringe Lymphozytenproduktion unter normalen Bedingungen, die bei Antigenstimulierung stark gesteigert werden kann. Rezirkulation der Lymphozyten
Immun-/Infektabwehr	Humorale und zelluläre (Phagozytose) Abwehr gegen Antigene; Förderung der Granulozytenfunktion
Regulation der Hämatopoese	Nicht gesichert; „Splenogene Markhemmung"

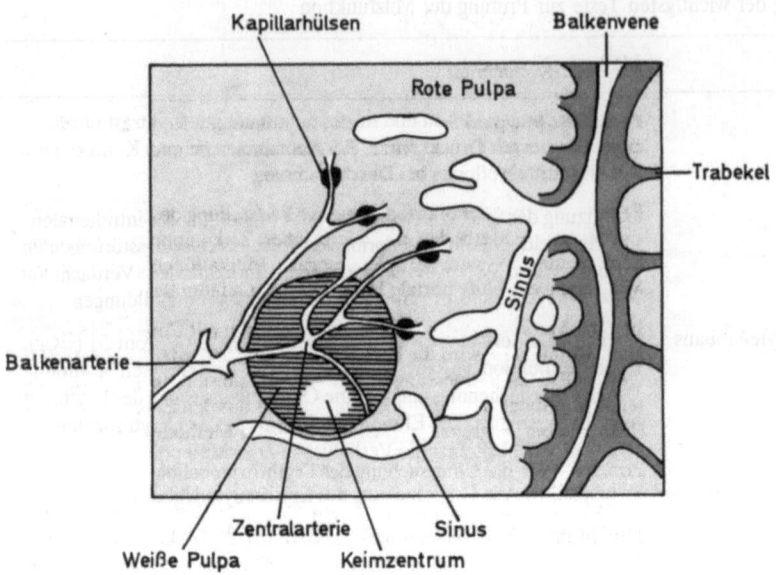

Abb. V.D.1. Schema der Histologie der Milz (modifiziert nach Stutte [22])

formung der Sinus engere und weitere Lücken für Blutzellen entstehen lassen. Damit gewinnt das Milzkammer-Sinus-System die Wirkung eines Filters, durch den ein Großteil der Blutzellen von der Zentralarterie via Milzkammern in die Milzvenensinus hindurch wandern muß, um in den venösen Kreislauf zurückzugelangen [4, 11]. Befunde nach Perfusion der Milzarterie bestätigen die Existenz zweier vaskulärer Kompartimente innerhalb der roten Milzpulpa: Die Blutzellen treten an der Milzvene in einer frühen und einer späten Phase aus [10].

Die sogenannte *„Speicherfunktion"* der Milz besteht beim Menschen nicht darin, ein Blutreservoir zu sein. Die Milz beherbergt nur ca. 30 ml Blut. Die Speicherfunktion bedeutet vielmehr eine über Stunden nachweisbare Stagnation der Blutzellen innerhalb der Milzkammerräume. Hierbei entsteht durch Plasmaabgabe in die Milzsinus ein Zellkonzentrat. Während dieser Speicherphase werden offenbar die Voraussetzungen zur Aussortierung gealterter und somit veränderter roter Blutzellen geschaffen. Die Konditionierung dieser Zellen beginnt in dieser Phase mit Veränderungen in ihrem Stoffwechsel (Glucosemangel, Hypoxie, Azidose) und endet mit dem Verlust der Verformbarkeit der Zellmembran, so daß alte oder sonst nicht normale Erythrozyten den Durchtritt durch die feinen Lücken der Milzsinuswandung nicht mehr schaffen. Die Phagozytose derartiger Zellen übernehmen weitgehend die Adventitiazellen der Milzsinus [5, 26]. Geschädigte oder überalterte Erythrozyten gehen in dem „Irrgarten" der Milz durch zwei Mechanismen zugrunde: Einmal kann der Durchmesser von Gefäß- und Sinussystem so verkleinert werden, daß nur jene Erythrozyten passieren können, die eine normale Verformbarkeit (Plastizität) aufweisen. Zum anderen kann die Länge der Strombahn so ausgedehnt werden, daß geschädigte Zellen „auf der Strecke bleiben". Für den Abbau alter Erythrozyten spielt die Milz eine zentrale Rolle [20, 27], die jedoch nach Milzexstirpation von anderen Organen des RES übernommen wird. Die Milzexstirpation verlängert nicht die Lebenszeit normal gealterter Erythrozyten.

Einfluß auf die Erythrozytenmembran. Die normale Milz soll einen bisher wenig definierten Effekt auf die Erythrozytenmembran ausüben. Wahrscheinlich betrifft er im Prinzip die Abnahme der Plastizität und damit die Verschlechterung der rheologischen Eigenschaften. Zudem erkennt die Milz eine veränderte Oberfläche, die zum vorzeitigen Abräumen derart veränderter Erythrozyten führt [16].

Einfluß auf Einschlüsse in Erythrozyten. Die normale Milz kann einige solide Partikel, wie Siderinkorpuskel, Howell-Jolly-Körper oder Heinzsche Innenkörper aus den roten Blutkörperchen „ausmelken". Diese Partikel werden wahrscheinlich beim Durchtritt der Erythrozyten durch die Endothelmembran der roten Pulpa entfernt, ohne daß es unbedingt zu einer Schädigung der Erythrozyten kommen muß [5]. Die Folge einer Splenektomie ist demnach ein Auftreten oder eine quantitative Zunahme von Zellen mit den oben genannten Einschlüssen im peripheren Blut.

Einfluß auf die Thrombozyten. Er besteht darin, daß die normale Milz einen frei austauschbaren Pool von Thrombozyten besitzt, der etwa 25–35% des gesamten Körperpools an Thrombozyten ausmacht. Die Speicherfunktion für *Granulozyten* ist unter normalen Bedingungen ebenso gering wie die für Erythrozyten.

Abwehr bakterieller Infektionen

Die *rote Milzpulpa* ist der bevorzugte Phagozytoseort für in die Blutbahn eingedrungene Bakterien. Dies scheint insbesondere für Pneumokokken zuzutreffen. Der Einfluß der Milz auf die Opsonierung von Bakterien durch die Granulozyten erklärt sich mit dem in der Milz gebildeten IgM, das neben dem Komplement für diesen Vorgang notwendig ist. Die Phagozytose von Bakterien durch Granulozyten wird von dem in der Milz in Spuren produzierten Leukokinin (ein γ-Globulin) und dem Tuftsin-Peptid aktiviert (s. Kapitel III. 4.4.). Diese Stoffe fehlen nach einer Splenektomie. Neben der unspezifischen Wirkung auf die Granulozytenfunktion kann die Milz spezifische Antikörper gegen korrespondierende Antigene von Bakterien, z. B. Pneumokokken, bilden [1, 21].

Weiße Milzpulpa. Die Milzfollikel (Malpighische Körperchen) haben einen charakteristischen anatomischen Aufbau wie es in Abb. V.D.1 dargestellt ist. Um die Zentralarterie sind dichtgepackt Lymphozyten vom kleinzelligen Typ angeordnet. Zentripetal von der Arterie ist die perifolliculäre Zone, in der sich retikuläres Bindegewebe und Lymphozyten befinden. Daneben erkennt man aufgrund der großen hellen Zellen die sogenannten Keimzentren. In diesen Zentren sieht man gehäuft Mitosen der großen und mittelgroßen Lymphozyten. Diese Vorläuferzellen bilden die Lymphozyten und Plasmazellen, die direkt in die rote Pulpa über den Randsinus abgegeben werden. Daneben finden sich auch zahlreiche Lymphozyten vom kleinzelligen Typ in der roten Milzpulpa, während Mitosen hier fast nie anzutreffen sind [11].

Die beschriebenen Strukturen bilden Kompartimente für Lymphozyten mit verschiedenen Funktionen. So enthält die periarterielle Zone überwiegend thymusabhängige Lymphozyten (T-Zellen). Die perifolliculäre Zone und die rote Milzpulpa enthalten dagegen überwiegend B-Zellen, deren Herkunft vermutlich das Knochenmark ist.

Die T-Zellen der Milz machen quantitativ etwa 30% aller Lymphozyten aus. Dieser Anteil, der dem leicht mobilisierbaren Lymphozytenpool entspricht und identisch mit den langlebigen T-Zellen ist, nimmt an der Rezirkulation teil (Abb. V.A.1).

3. Pathologie der Regulation, Struktur und Funktion

Splenomegalie und Speicherung normaler Blutzellen

Bei einer Vergrößerung der Milz verstärkt sich die physiologische Speicher- und Abbaufunktion des Organs [10, 22], so daß es zu einer vermehrten Sequestration und einem gesteigerten Untergang von Erythrozyten, Granulozyten und Thrombozyten kommt. Außerdem bewirkt ein vermehrter Abbau von Erythrozyten eine Milzvergrößerung, die auf einer Proliferationssteigerung des retikulohistiozytären Gewebes beruht [15]. Somit ergibt sich ein Circulus vitiosus: Durch veränderte Eigenschaften phagozytierter Erythrozyten entsteht eine Splenomegalie, die ihrerseits wiederum den Abbau von Erythrozyten durch das aktivierte RES verstärkt. In dieser Situation kann eine vergrößerte Milz im Gegensatz zur normalen Milz außerdem wesentlich mehr der zirkulierenden Erythrozyten speichern. Die Speicherung bedeutet eine zur Grundkrankheit zusätzliche Anämisierung bei gleichbleibender Gesamterythrozytenmasse. Als weiterer Faktor für die Entstehung einer Anämie muß die Zunahme des Blutvolumens in Abhängigkeit vom Ausmaß der Splenomegalie in Betracht gezogen werden. Dabei ergeben sich prinzipiell folgende Zusammenhänge [12, 23], die allerdings in den Einzelheiten nicht ganz geklärt sind: Bei einer Größenzunahme der Milz um 1 cm (gemessen ab Rippenbogen) kann sich das Blutvolumen um ca. 1–2% über den individuellen Normalwert erhöhen. Dabei betrifft die Volumenerhöhung mehr den Plasmaanteil als die Erythrozyten. Dieses Ereignis zusammen mit der vermehrten Erythrozytenspeicherung bei Splenomegalie führt zu dem Phänomen der Verdünnungsanämie, die z. B. durch Splenektomie korrigierbar ist [12]. Die Expansion des Blutvolumens ist jedoch nicht bei allen Formen der Splenomegalie obligat. Nicht nur die Grundkrankheit, sondern auch das Ausmaß der Splenomegalie scheint ein wesentlicher Faktor zu sein. Insgesamt ist die „Verdünnungsanämie" ein Faktor, dem neben der Hämolyse und der vermehrten Sequestration für die Entstehung einer Anämie bei Splenomegalie eine Bedeutung zugewiesen werden muß.

Ein anderer Faktor ist das „pooling" von Erythrozyten in einer vergrößerten Milz. Dabei ergeben sich direkte Korrelationen zwischen beiden Größen unabhängig von der Ursache der zugrundeliegenden Krankheit. So speichert z. B. eine 1000 g schwere Milz ca. 10% der Gesamterythrozytenmasse, während sich der Anteil bei einer 4000 g schweren Milz auf 40% erhöht.

Für die Thrombozyten ist nachgewiesen, daß über 40% des Gesamtbestandes in einer vergrößerten Milz gespeichert werden können (Tabelle V.D.2).

Ursachen für die Zerstörung kranker Zellen

Die Prinzipien, die für den Untergang normal gealterter Blutzellen zutreffen, gelten in vieler Hinsicht auch für abnorme Blutzellen. Untersuchungen nach Milzperfusion mit einem Gemisch aus Kugelzellen und normalen Erythrozyten zeigen z. B., daß die Kugelzellen selektiv in der Milz bleiben [23]. Generell sind für den Untergang abnormer roter Blutzellen die veränderten rheologischen Eigenschaften verantwortlich, die überwiegend auf eine herabgesetzte Verformbarkeit der Zelle zurückzuführen sind. Derartig veränderte Zellen können den Milzfilter nicht passieren. Experimentell ist die behinderte Passage an künstlichen Filtern nachweisbar. Ursachen für eine verminderte Plastizität sind primäre und sekundäre Membrandefekte, die in ähnlicher Weise zum Zelluntergang führen, wie es bei gealterten Erythrozyten beschrieben wurde.

Typische Beispiele sind die hereditäre Sphärozytose und die Stomatozytose. Aber auch die Veränderung der Erythrozytenoberfläche durch Beladung mit *Antikörpern* [17] führt zum Untergang im retikulohistiozytären Gewebe der Milz. Das gilt in gleicher Weise für entsprechende Veränderungen an der Lymphozytenmembran. Das experimentelle Beispiel für diese Form der Membranalteration und den Abbau der Zellen in der Milz geben mit Neuraminidase vorbehandelte Erythrozyten, die durch Entfernung der Sialinsäure eine Veränderung der Membranoberfläche erfahren [9]. Schließlich werden auch durch anomale Hämoglobine veränderte Erythrozyten, z. B. durch HbS, HbC und instabile Hämoglobine oder bei den Thalassämie-Syndromen vermehrt in der Milz zerstört. Die Ursache dafür sind wiederum veränderte rheologische Eigenschaften, häufig kombiniert mit Permeabilitätsstörungen. Ein Beispiel für eine bevorzugte Selektion von jungen Erythrozyten in der Milz auf der Basis einer energetischen Insuffizienz ist der Pyruvatkinasemangel.

4. Erkrankungen der Milz

4.1. Hypersplenie-Syndrom (Hypersplenismus)

Der Begriff *Hypersplenismus* ist in Mißkredit geraten, weil Zusammenhänge nicht richtig erkannt, überbewertet oder falsch interpretiert wurden. Gegen die Verwendung des Begriffes ist an sich nichts einzuwenden, wenn man ihn allein auf die Funktion der Milz als Abbauorgan für Blutzellen begrenzt und die unklaren Vorstellungen einer „splenogenen Markhemmung" völlig ausklammert (s. unten).

Definition. Splenomegalie kombiniert mit Verminderung von mindestens einer Art von Blutzellen mit der Folge einer Anämie und/oder Leukozytopenie und/oder Thrombozytopenie. Gleichzeitig muß eine Hyperplasie jenes Zellsystems im Knochenmark bestehen, das von der peripheren Verminderung betroffen ist; schließlich wird gefordert, daß die Splenektomie zur Korrektur der peripheren Zellwerte führt. Eine periphere Zytopenie, verursacht durch einen primären Defekt der betroffenen Zellsysteme mit sekundärer Splenomegalie, wird nicht zum Hypersplenie-Syndrom gerechnet.

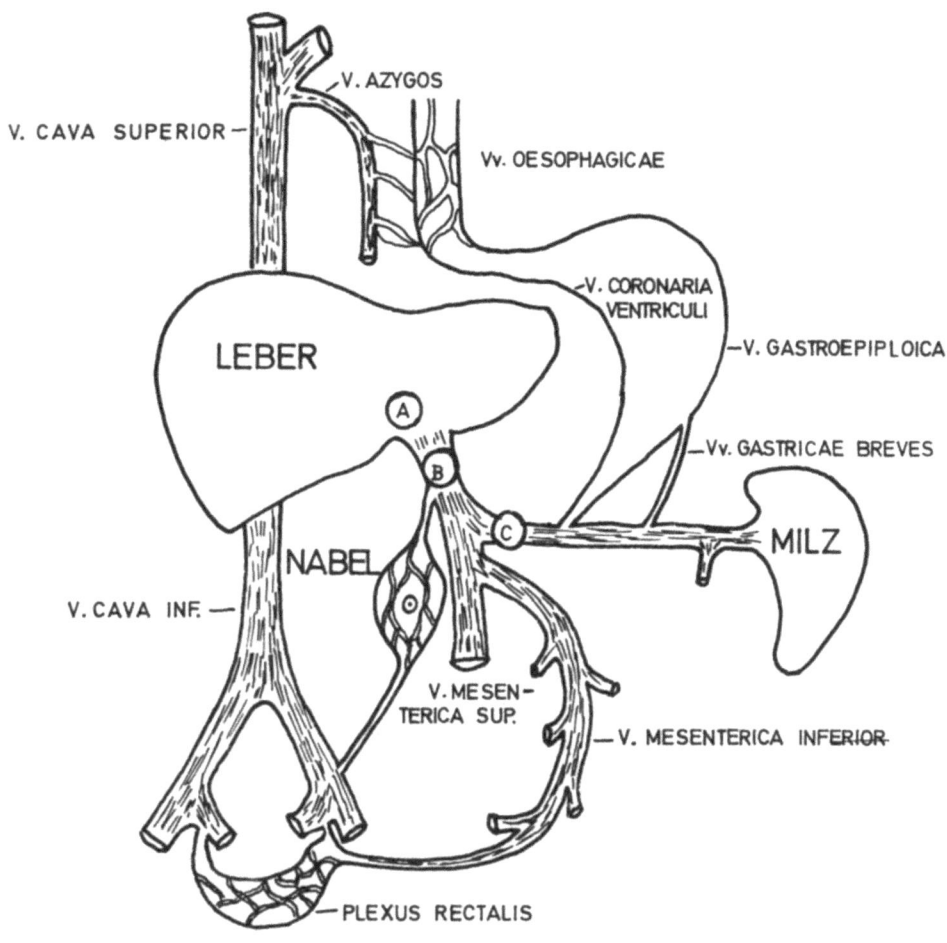

Abb. V.D.2. Schema der Ursache der mechanisch bedingten Splenomegalie. Topographie des Gefäßsystems.
A = Intrahepatischer Stop
B = Prähepatischer Stop
C = Milzvenenstenose

Pathogenese. Es wird für die periphere Zytopenie eine gesteigerte Funktion der Hämokatharese, d. h. der Sequestration und Phagozytose (funktionelle Hyperaktivität) der Milz angenommen.

Klinisches Bild. Bei den verschiedenen Erkrankungen mit dominierender Milzbeteiligung (sekundärem Hypersplenismus) wie Morbus Gaucher, splenoportale Verschlußsyndrome (Abb. V.D.2), M. Still, Milztuberkulose, Hodgkinsche Erkrankung, Lues connata, Typhus abdominalis, Morbus Bang u. a. kann sich im Verlauf der Erkrankung eine periphere Verminderung eines oder mehrerer Blutzellsysteme entwickeln. Dabei findet man in der Initialphase ein entsprechend hyperzelluläres Knochenmark, z. T. mit Linksverschiebung der Erythro- und Granulopoese. Im weiteren Verlauf kann der Zellgehalt des Markes jedoch abnehmen. Der Übergang in eine Panmyelopathie ist in der Regel direkt bedingt durch die Grundkrankheit. Gerade in diesen Übergangsphasen werden Abgrenzung und Einordnung des Hypersplenie-Syndroms und der beginnenden Panmyelopathie schwierig.

Therapie. Die Grundkrankheit muß behandelt werden. Eine Splenektomie ist indiziert, wenn die vergrößerte Milz die Ursache der Zytopenie ist.

4.2. Beziehungen zwischen Hämatopoese und Splenomegalie

Überlegungen zu diesem Thema haben überwiegend spekulativen Charakter und beruhen vielfach auf kasuistischen Mitteilungen ohne exakte wissenschaftliche Beweisführung. Da nicht jede Milzvergrößerung eine Verminderung der peripheren Zellzahlen hervorruft, müssen auch andere Faktoren als die rein hämokatharetischen Vorgänge eines durch „Pooling" oder Phagozytose bestimmten Abräumens wirksam werden. Dazu sind einige Überlegungen angestellt worden, die die Möglichkeiten pathophysiologischer Reaktionen demonstrieren [2]:

1. Hormonelle Faktoren, die von der Milz gebildet werden, üben einen hemmenden Effekt auf die Ausschwemmung der verschiedenen Anteile der normal gebildeten Hämatopoese aus. Für diese Annahme gibt es keine Beweise. Sicher ist es abwegig, für diese Situation Parallelen in der embryonalen Blutbildung zu suchen.
2. Die Zerstörung der peripheren Blutzellen in der Milz erfolgt durch zellspezifische Antikörper. Für diese Antikörperhypothese fehlt jedoch jeder direkte Beweis. Als Beispiel wird oft die idiopathische Thrombozytopenie angeführt, da sie durch Splenektomie heilbar ist.
3. Die Kombination mehrerer Faktoren muß der Vollständigkeit halber erwähnt werden.

Diskussionen über die Beziehungen zwischen Milz und Knochenmark sind durch den Begriff der „splenogenen Markhemmung" belastet. Es gibt in dieser Beziehung aber auch andere interessante Aspekte: Bei Erkrankungen der Knochenmarkmatrix, wie z. B. bei der Osteomyelofibrose, kommt es in der Milz zur extramedullären Blutbildung. Daraus ist die Annahme berechtigt, daß hämatopoetische Stammzellen prinzipiell in der Milz „ruhen" können [19]. Sehr unwahrscheinlich ist die Vorstellung, daß die Milz wieder die Funktion der Hämatopoese wie in der Fetalzeit übernimmt („Atavismus"), da ja überhaupt keine fetalen Zellen gebildet werden.

Bei der aplastischen Anämie (Panmyelophthise) wird deshalb keine extramedulläre Blutbildung beobachtet, weil die Erkrankung primär die Stammzellen und nicht die Matrix betrifft.

Die Diagnose *Banti-Syndrom* ist wie die des Hypersplenie-Syndroms oft falsch angewendet worden, nicht zuletzt auch deswegen, weil sich bei vielfältigen Untersuchungen keine Übereinkunft hinsichtlich einer Ätiologie, Pathogenese und Definition erzielen ließ.

Das Krankheitsbild wurde von Banti als „Splenomegalie mit Leberzirrhose" bezeichnet. Anämie, Leukozytopenie und Thrombozytopenie sind die hervorragenden hämatologischen Symptome. Ursächlich wird eine primäre Milzerkrankung angenommen, bei der auch heute noch nicht mit Sicherheit geklärt ist, welche Bedeutung immunologischen Phänomenen zukommt. Die synonyme Verwendung von Hypersplenie-Syndrom und dem sogenannten symptomatischen Banti-Syndrom ist unglücklich. Somit findet der Begriff Banti-Syndrom weder in der einen, noch in der anderen Bedeutung einen dem ursprünglichen Sinn entsprechenden Inhalt.

4.3. Milzagenesie, Milzhypoplasie und funktionelle Asplenie

Bei angeborener *Milzagenesie* finden sich als diagnostische Zeichen in den Erythrozyten des peripheren Blutes Jolly-Körperchen, sowie auch Targetzellen. Ein weiteres zytologisches Kriterium ist die erhöhte Anzahl von Erythrozyten mit Heinzkörpern, die in diesem Fall nicht nur für Neugeborene und Frühgeborene typisch sind. Außerdem ist das Tuftsin-Peptid vermindert oder es fehlt völlig. Eine Milzagenesie kommt gehäuft assoziiert mit Mißbildungen vor. Am bekanntesten ist das *Ivemark-Syndrom* [14], charakterisiert durch 1. Milzagenesie, 2. Vitium cordis congenitum, 3. Mißbildungen und Lageanomalien der Abdominalorgane. Zusätzlich findet man eine psychomotorische Retardierung und symmetrische Lungenlappung. Eine *Milzhypoplasie* beobachtet man gelegentlich bei Patienten mit Zöliakie. Diese Situation ist durch eine makrozytäre Anämie mit Jolly-Körperchen und Targetzellen charakterisiert. Bei der Sichelzellenkrankheit kommt es zur *funktionellen Asplenie* jenseits des 6. Lebensmonates. Die funktionelle Asplenie ist definiert als Verlust der retikulohistiozytären Aktivität des tastbar vergrößerten Organs [18]. Die Ursache sind die zahlreichen Mikroinfarkte durch Sichelzellen.

Die *Diagnose* einer Milzagenesie kann durch ein Milz-Szintigramm mit hitzealterierten radioaktiv markierten Erythrozyten gesichert werden. Die markierten Zellen werden stark verlangsamt aus dem peripheren Blut eliminiert. Der Nachweis der funktionellen Asplenie gelingt mit ^{99m}Tc-kolloidalem Schwefel.

4.4. Splenosis

Definition und Pathogenese. Die Splenosis ist eine Autotransplantation von Milzgewebe, die in der Regel als Folge einer traumatischen Milzruptur und viel seltener nach operativer Manipulation an der Milz auftritt. Eine Rarität ist dagegen die hämatogene Aussaat von Milzgewebe (Übersicht bei [8]).

Klinisches Bild. Überwiegend finden sich die Implantate in allen Bereichen der Bauchhöhle; ihre Zahl schwankt erheblich (bis zu 400). Die Größe variiert zwischen wenigen Millimetern bis zu 7 cm, wobei seltener Ausmaße von 3 cm Durchmesser überschritten werden. Eine Absiedlung im Pleuraraum und im Perikard wurde beschrieben. Klinische Symptome fehlen. Sie können allerdings durch eine besondere Lokalisation ausgelöst werden, die dann z. B. zur Obstruktion des Darmes führt.

Pathophysiologische Aspekte. Da die Milzimplantate die spezifische Funktion der Milz besitzen, können sie eine Bedeutung im Rahmen entsprechender hämatologischer Erkrankungen erlangen. Ein an sich durch Splenektomie zu erwartender, aber nicht eintretender Effekt auf ein hämatologisches Krankheitsbild sollte u. a. an eine Splenosis denken lassen. Der Nachweis kann allerdings nur mit absoluter Sicherheit durch Speicherung von ^{99m}Tc erbracht werden, wenn die Implantate 3 cm und größer sind.

Diagnose und Differentialdiagnose. Die häufigste Differentialdiagnose im Kindesalter ist die akzessorische Milz (Nebenmilz), die bei 20% aller Menschen vorkommt und die aufgrund der Lokalisation im näheren Milzbereich, der Gefäßversorgung durch die Milzarterie und der äußeren Form (Splenosisherde haben keinen Hilus wie die Nebenmilz) von Milzimplantaten unterschieden werden kann. Ferner ist an Hämangiome, Endometriose und ein metastasierendes Karzinom zu denken.

Behandlung. Ohne Symptome ist eine Therapie durch Resektion nicht erforderlich.

Komplikationen. Bei diesen Kindern besteht im Vergleich zu gesunden Altersgenossen eine ganz ausgeprägte Neigung, an Meningitis oder Sepsis (bevorzugt Pneumokokken) zu erkranken.

4.5. Milzruptur

Diese tritt im Rahmen hämatologischer Erkrankungen insbesondere durch Traumatisierung einer vergrößerten Milz auf. Die isolierte Milzruptur nach Trauma läßt sich aus der Anamnese der Gewalteinwirkung und dem lokalen Schmerz vermuten; oft führt aber erst der Blutungsschock zur Diagnose.

Die Milzruptur ohne Blutung ist möglich bei sofortiger Verklebung des Kapselrisses und bei lokalen Verwachsungen. Diese Situation macht die Diagnose schwierig und beinhaltet außerdem noch das Risiko einer sog. zweizeitigen Ruptur, die durch folgende Symptome gekennzeichnet ist: Lokaler Druck- und Klopfschmerz, Druckschmerz des Phrenikus im linken lateralen Halsdreieck, Schulterschmerz links, Hodenhochstand links, Zwerchfellhochstand, herabgedrängte linke Kolonflexur und Konturveränderungen im Bereich der großen Kurvatur des Magens.

Therapie. Splenektomie.

5. Erkrankungen mit Splenomegalie

Die Tabelle V.D.3 gibt einen Überblick über verschiedene Erkrankungen im Kindesalter, bei denen eine Splenomegalie beobachtet wird. Durch Neoplasien bedingte Milzvergrößerungen im Rahmen hämatologischer Systemerkrankungen werden nicht berücksichtigt.

Seltener vorkommende Milzerkrankungen sind angeborene Epidermoidzysten mit Epithelauskleidung oder Pseudozysten nach Entzündung und Traumen. Gelegentlich werden auch Milzabszesse als Komplikation bakterieller Erkrankungen bei primärer Splenomegalie beobachtet.

6. Splenektomie

Die Splenektomie wird bei einer Vielzahl von Erkrankungen therapeutisch mit gutem Erfolg durchgeführt [24].

Indikationen. Neben den chirurgischen Indikationen wie Milzruptur, Milztumor, splenoportalem Hochdruck und ähnlichem gibt es einige hämatologische Erkrankungen, bei denen eine Splenektomie indiziert ist oder diskutiert werden kann.

Tabelle V.D.3. Ätiologische Klassifizierung der **sekundären Splenomegalie**. Die Tabelle enthält nicht alle Krankheiten, die sekundär zur Milzvergrößerung führen

Splenomegalie bei hämolytischer Anämie	Charakteristika
Kongenitale Formen	Erythrozytenlebensdauer verkürzt, Retikulozytose, Anämie, Hyperbilirubinämie, Splenomegalie in 75% der Fälle, Heredität
Erworbene Formen	Fehlende Heredität, plötzlich auftretende Anämisierung, Hyperbilirubinämie, Hepatosplenomegalie. Im Vergleich zu kongenitalen Formen geringere Splenomegalie. Oft Coombstest positiv
Mechanisch bedingte Splenomegalie	Charakteristika
Prähepatischer Block Entweder: Abflußhindernis im Bereich der Milzvene (Stenose, Thrombose) oder Abflußhinderung im Bereich der Pfortader (kongenitale Mißbildungen, Thrombose, Stenose)	Extreme Splenomegalie, Oesophagusvarizen mit Blutung, normale Leberfunktionstests, hyperzelluläres Knochenmark bei Panzytopenie *Anatomische Beziehungen s. Abb. V.D.2.*
Intrahepatischer Block Nach Leberparenchymerkrankung; Fructoseintoleranz, Galaktosämie, Wilsonsche Erkrankung, angeborene Gallengangsatresie, α_1-Antitrypsinmangel, Mukoviszidose, Cholangitis, kongenitale Leberfibrose	Extreme Splenomegalie, Kollateralkreislauf-Bildung: Oesophagusvarizen, Hämorrhoiden, Caput medusae, Aszites. Pathologische Leberfunktionsproben
Entzündlich bedingte Splenomegalie	Charakteristika
Akute Entzündungen Milzvergrößerung bei Typhus, Paratyphus	Derber Milztumor schon in den ersten Tagen der Infektion, Fieber, häufig Leukopenie
Endocarditis lenta, Sepsis	Weicher, schlecht tastbarer Milztumor
Morbus Pfeiffer, Hepatitis epidemica, Viruspneumonie, Röteln, Zytomegalie, Malaria, Toxoplasmose, Kala-Azar	Lange persistierender Milztumor
Chronische Entzündungen Milzvergrößerung u. a. bei: Morbus Still, Lupus erythematodes, Tuberkulose, Morbus Boeck	Mäßige Splenomegalie, Eosinophilie, Leukopenie. Temporär: Lymphknotenschwellungen
Splenomegalie bei Speicherkrankheiten	Charakteristika
Morbus Gaucher	Hochgradige Hepatosplenomegalie, Lymphknotenvergrößerung, Hautverfärbung, Knochenveränderung, Panzytopenie. Speicherzellen im Knochenmark und Milzpunktat
Morbus Niemann-Pick	Hepatosplenomegalie, Makuladegeneration, neurologische Ausfälle
Mukopolysaccharidosen	Typ Hurler und Typ Hunter haben eine ausgeprägte Splenomegalie

Einzelheiten dazu finden sich bei den jeweiligen Krankheitsbildern. Hier kann folgendes zusammengefaßt dargestellt werden:
1. Die einzig gesicherte Indikation mit voraussagbarem Erfolg ergibt sich bei: Hereditärer Sphärozytose und hereditärer Elliptozytose.
2. Bei folgenden Krankheitsbildern muß die Splenektomie unter Berücksichtigung bestimmter Kriterien in Erwägung gezogen werden:

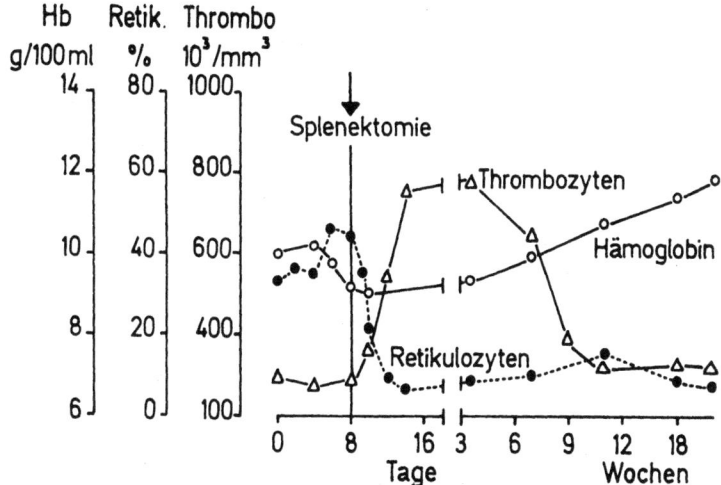

Abb. V.D.3. Verhalten peripherer Blutzellwerte nach Splenektomie bei hereditärer Sphärozytose. Weitere Erklärung s. Text

Idiopathische chronische Thrombozytopenie,
Hypersplenie-Syndrom, Haarzell-Leukämie,
Chronische autoimmunhämolytische Anämie,
Thalassämie-Syndrome, CML,
Hämolytische Anämien bei Pyruvatkinase-Mangel und anderen Defekten der glykolytischen Enzyme,
Instabile Hämoglobinvarianten.

Postsplenektomie-Syndrom

Nach Milzexstirpation (Abb. V.D.3) gleich welcher Indikation kommt es innerhalb der ersten Tage zu einer **Thrombozytose** mit Höchstwerten zwischen dem 4. und 14. Tag. Bei einzelnen Patienten übersteigen die Werte vorübergehend $1 \times 10^6/mm^3$. Wegen der Thrombosegefahr empfiehlt sich in solchen Fällen eine Behandlung mit einem Thrombozytenaggregationshemmer (obligat bei Werten über $800\,000/mm^3$): Acetylsalicylsäure 80 mg/kg/tgl. und/oder Dipyridamol 5 mg/kg/tgl. verteilt auf 3–4 Dosen.

Die **Granulozyten** steigen unmittelbar nach der Splenektomie auf Absolutwerte um $10\,000/mm^3$ an. Nach 2 bis 3 Wochen werden wieder Normalwerte erreicht. Häufig beobachtet man auch vorübergehend eine Linksverschiebung. Eine Änderung der **Erythrozytenzahl** tritt bei Entfernung einer gesunden Milz z. B. nach Milztrauma nicht auf. Anders liegen die Verhältnisse, wenn die Indikation zur Splenektomie eine hämolytische Anämie war. Ein Anstieg der Hämoglobinkonzentration und eine Abnahme der Retikulozyten (Ausnahme: Pyruvatkinase-Mangel) und der Transfusionshäufigkeit kennzeichnen den Erfolg einer Splenektomie. Bleibende morphologische Veränderungen der Erythrozyten nach Splenektomie sind: Jolly-Körperchen, vermehrt Siderozyten, Heinzsche Innenkörper und Targetzellen. Vorübergehend können nach einer Splenektomie auch kernhaltige rote Vorstufen im peripheren Blut erscheinen.

Immunologische Veränderungen sind durch einen signifikanten und länger als ein Jahr bleibenden Abfall des IgM gekennzeichnet [1]. Veränderungen der *Granulozytenfunktion* sind einerseits mit dem Verschwinden des Tuftsin-Peptids korreliert, andererseits ist die Opsonierung (IgM-abhängig) beeinträchtigt.

Komplikationen der Splenektomie

Die *operative Mortalität* wird mit etwa 0,2% angegeben. Davon entfallen etwa $^1/_5$ auf die postoperative Mortalität und $^4/_5$ auf die Grundkrankheit, die zur Splenektomie geführt hat (s. auch Kapitel VIII.2.1).

Infektionsgefährdung. Die Häufigkeit schwerer bakterieller Infektionen nach Splenektomie ist vor allem abhängig von der Grundkrankheit und vom Alter des Patienten. Besonders gefährdet sind Kinder bis zum 4. Lebensjahr. Dieses Risiko ist im 1. Lebensjahr 10fach größer als jenseits des 6. Lebensjahres [6, 13].

Häufig sind folgende Krankheitsbilder und Erreger: Septikämie, Meningitis und andere Organ-

Tabelle V.D.4. Quantitative Beziehungen zwischen Grundkrankheit und schwerer bakterieller Infektion nach Splenektomie [6]

Splenektomie	Inzidenz bakterieller Infektionen in %
Kongenitale hämolytische Anämie	2%
Idiopathische Thrombozytopenie	1%
Trauma	1%
Thalassämie	bis 20%

manifestationen durch Haemophilus influenzae und Pneumokokken, seltener durch Streptokokken und E. coli. Die Infektion kann bereits innerhalb der ersten 36 Stunden nach Krankheitsbeginn zum Tode führen. Die Ursache dieser Infektionsgefährdung nach Splenektomie ist komplex: Gesichert ist die Bedeutung der verringerten IgM-Produktion, der gestörten Granulozytenfunktion und der fehlenden Phagozytosekapazität der Milz in der direkten Bakterienabwehr. Die Inzidenz bakterieller Infektionen nach Splenektomie ist aus größeren Statistiken bekannt (Tabelle V.D.4).
Wenn auch in der Literatur die Angaben über bedrohliche Infektionen nach Splenektomie erheblich schwanken, muß mit einer solchen Komplikation bei etwa 3% der splenektomierten Patienten gerechnet werden. Die Letalität solcher Infektionen beträgt etwa 50%, wovon annähernd 90% auf die ersten zwei Jahre nach der Splenektomie entfallen.

Prophylaxe der Komplikationen. Um die Gefährdung durch Infektionen zu reduzieren, sind folgende Regeln zu empfehlen:
1. Durchführung der Splenektomie nach Möglichkeit erst jenseits des 4. Lebensjahres,
2. Penicillinprophylaxe mit tgl. 2 × 200000 E oder Benzathin-Penicillin (Tardocillin) alle 4 Wochen 1,2 Mio. I.E. i. m.
Über die Dauer der Prophylaxe besteht keine Einigkeit. Es werden mindestens 2 Jahre empfohlen, wahrscheinlich ist ein längerer Zeitraum sinnvoll.
3. Sorgfältige Überwachung aller Patienten, insbesondere bei Infektionen auch banaler Art.
4. Unterrichtung von Eltern und Hausarzt über die möglichen ernsten Komplikationen.

Das Problem der Überwachung hat sich somit von der hämatologischen Erkrankung zur Infektionsgefährdung verschoben. Wenn man die Gefahren unter Einschluß der Möglichkeiten der prophylaktischen Maßnahmen realistisch einschätzt, sollte die Entscheidung zur Durchführung der Splenektomie bei entsprechender Indikation nicht übermäßig schwer fallen.

Literatur

1. Anderson, V., Cohn, J., Freisleben, S.: Immunological studies in children before and after splenectomy. Acta paediat. scand. **65**, 409 (1976).
2. Bowdler, A. J.: The spleen and haemolytic disorders. Clin. Haematol. **4**, 231 (1975).
3. Burnet, F. M.: The new approach to immunology. New Engl. J. Med. **264**, 24 (1961).
4. Chen, L. T., Weiss, L.: Electron microscopy of the red pulp of the human spleen. Amer. J. Anat. **134**, 425 (1972).
5. Crosby, W. H.: Normal functions of the spleen relative to red blood cells: a review. Blood **14**, 399 (1959).
6. Eraklis, A. J., Filler, R. M.: Splenectomy in childhood. A review of 1413 cases. J. pediat. Surg. **7**, 382 (1972).
7. Fischer, J., Wolf, R.: Grundlagen und Technik der Milzszintigraphie. Acta hepato-splenol. (Stuttg.) **10**, 209 (1963).
8. Fleming, C. R., Dickson, E. R., Harrison, E. G., jr.: Splenosis: Autotransplantation of splenic tissue. Amer. J. Med. **61**, 414 (1976).
9. Gilcher, R., Conrad, M.: The relationship of RBC surface charge to RBC deformability. Blood **38**, 807 (1971).
10. Harris, I. M., McAllister, J. M., Pankerd, T. A. J.: Splenomegaly and the circulating red cell. Brit. J. Haemat. **4**, 970 (1958).
11. v. Herrath, E.: Bau und Funktion der normalen Milz. Berlin: De Gruyter 1958.
12. Hess, C. E., Ayers, C. R., Wetzel, R. A., Mohler, D. N., Sanduzki, W. R.: Dilutional anaemia of splenomegaly: an indication for splenectomy. Ann. Surg. **173**, 693 (1971).
13. Isa, S. S., Mirhij, N. J., Firzli, S. S., Slim, M. S.: Post-splenectomy infections in childhood. Z. Kinderchir. **14**, 245 (1974).
14. Ivemark, B. I.: Implication of agenesis of the spleen on the pathogenesis of cono-truncus anomalies in childhood. Acta pediatr. scand. **44** (Suppl. 104), 1 (1955).
15. Jandl, J. H., Files, N. M., Barnett, S. B., McDonald, R. A.: Proliferative response of the spleen and liver to hemolysis. J. exp. Med. **122**, 299 (1965).
16. Jandl, J. H., Simmons, R. L., Castle, W. B.: Red cell filtration in the pathogenesis of certain hemolytic anemias. Blood **28**, 133 (1961).
17. Mollison, P. L., Crome, P., Hughes-Jones, N. C., Rochna, E.: Rate of removal from the circulation of red cells sensitized with different amounts of antibodies. Brit. J. Haemat. **11**, 461 (1965).

18. O'Brien, R.T., McIntosh, S., Aspnes, G.T., Pearson, H.A.: Prospective study of sickle cell anemia in infancy. Pediatrics **89**, 205 (1976).
19. Pribilla, W.: Über einige Funktionen der Milz. Internist (Berl.) **8**, 345 (1967).
20. Rand, R.P., Burton, A.C.: Mechanical properties of the red cell membrane. I. Membrane stiffness and intracellular pressure. Biophys. J. **4**, 115 (1964).
21. Schumacher, M.J.: Serum immunoglobulin and transferrin levels after childhood splenectomy. Arch. Dis. Childh. **45**, 114 (1970).
22. Stutte, H.J.: Zur Pathogenese des Hypersplenismus. Dtsch. med. Wschr. **98**, 388 (1973).
23. Toghill, P.J., Green, S.: The influence of spleen size on the distribution of red cells and plasma. J. clin. Path. **25**, 570 (1972).
24. Weinreich, J.: Indikationen zur Splenektomie bei Blutkrankheiten. Ergebn. inn. Med. Kinderheilk. **19**, 1 (1963).
25. Weiss, L.: The spleen. In Histology (Greep, R., Ed.), p. 445. New York: Mc Graw Hill 1973.
26. Weiss, L., Tavassoli, M.: Anatomical hazards to the passage of erythrocytes through the spleen. Semin. Hemat. **7**, 372 (1970).
27. Wennberg, E., Weiss, L.: The structure of the spleen and hemolysis. Ann. Rev. Med. **20**, 29 (1969).

Kapitel VI

Das Komplementsystem

1. Übersicht *328*
 Teste zur Bewertung des Systems *328*

2. Physiologie der Regulation, Struktur und Funktion *328*
 Allgemeines, Nomenklatur *328*
 Der klassische Komplementweg *329*
 Der alternative Weg *330*
 Kontrollschritte im Komplementsystem *330*
 Funktion des Komplementsystems *330*

3. Pathologie des Komplementsystems *331*
 3.1. Angeborene Komplementdefekte *331*
 3.2. Erkrankungen mit Beteiligung des Komplementsystems *332*

Literatur *333*

1. Übersicht

Seit vielen Jahren ist bekannt, daß es neben den Immunglobulinen weitere Faktoren im Plasma gibt, die eine wichtige Rolle bei der Entzündung spielen. Erst in den letzten Jahren sind die einzelnen Komponenten eines komplexen Geschehens, das man als **Komplementsystem (C)** bezeichnet, in ihren Eigenschaften genauer charakterisiert worden. Die biologischen Aktivitäten des Komplements sind vorwiegend gegen Zellmembranen gerichtet. Dabei können grundsätzlich drei verschiedene Wirkungsmechanismen unterschieden werden: Die eine Wirkung richtet sich direkt gegen die Membran (Lyse), die zweite führt durch Bindung von Komplementbestandteilen zu Änderungen der Oberflächeneigenschaften (Immunadhärens, Phagozytose) und durch eine dritte kommt es zur „Aktivierung" der Membran (Histaminfreisetzung, Phagozytose, Chemotaxis).

Obgleich die Einzelkomponenten relativ gut charakterisiert sind, ist vieles über die biologischen Eigenschaften dieses Systems und seiner Beziehung zur Entzündung noch unklar. Angeborene Erkrankungen des Komplementsystems und deren Auswirkungen auf den Organismus haben die Bedeutung dieses Abwehrmechanismus deutlich gemacht. Übersichten bei [2, 4, 5].

Tabelle VI.1. Teste zur Bewertung des Systems

Quantitative und qualitative Daten	Methode/Wertigkeit/Kommentar
Messung der einzelnen Komponenten durch spezifische Antiseren (Radiale Immunodiffusion)	Quantitative Bestimmung von verschiedenen Faktoren; erlaubt keine Aussage über die Funktion
Gesamtkomplement $(CH_{50})^a$	Aktivitätstest für das Gesamtkomplement durch die Immunhämolyse
Nachweis von gebundenen Komplementkomponenten mit Fluoresceinmarkierten Antikörpern	Gibt Hinweise auf die Beteiligung des Komplementsystems bei verschiedenen Erkrankungen
Metabolismus von Komplementkomponenten durch Injektion markierter Komponenten	Technisch aufwendig und selten angewendet
Indirekte Aktivitätsteste: Teste der Bakterienabtötung, der Chemotaxis, der Phagozytose, der Immunadhärens	Aussage über einzelne Aktivitäten des Komplementsystems

[a] CH_{50}: Definiert als Anzahl hämolytischer Einheiten in 1 ml Serum, die in einem festgelegten Hämolysesystem durch Wirkung des Serumkomplements 50% aller sensibilisierten Erythrozyten lysiert.

Teste zur Bewertung des Systems

Methoden zur Erfassung des Komplementsystems (C) haben erst in neuerer Zeit zunehmend Eingang in die klinische Routine gefunden. Das gilt sowohl für die Bestimmung der funktionellen Kapazität des gesamten Systems über Hämolyseteste als auch für die quantitative Bestimmung vor allem der klinisch wichtigen C3-Komponente. Für beide Teste sind standardisierte Systeme entwickelt worden. Derzeit müssen die Durchführung der meisten Techniken und die Interpretation der Ergebnisse noch entsprechenden Speziallaboratorien vorbehalten bleiben. In Tabelle VI.1 sind die wichtigsten Methoden zur Orientierung aufgeführt. Übersichten bei [2, 4].

2. Physiologie der Regulation, Struktur und Funktion

Allgemeines, Nomenklatur

Das klassische Komplementsystem besteht aus insgesamt 11 Proteinen (C1q, C1r, C1s und C2 bis C9) (Tabelle VI.2). Der „alternative Weg" enthält mindestens 4 weitere Proteine. Diese 15

Proteine machen zusammen mit ihren Inhibitoren etwa 10% der Globulinfraktion (α-, β- und γ-Globuline) des menschlichen Serums aus. Die Inhibitoren und das Properdin werden mit zum Komplementsystem gerechnet, da sie eine funktionelle Einheit bilden. Während die Aktionssequenz des „klassischen Komplementweges" bekannt ist, bleibt bei dem „alternativen Weg" noch einiges hypothetisch. Mit den Symbolen a und b werden aktivierte Spaltprodukte (Bruchstücke) einzelner Komponenten gekennzeichnet. Ein Querstrich über den Zahlen bedeutet, daß es sich um aktivierte Komponenten oder Komplexe handelt. Der Bildungsort ist nicht bei allen Komplementkomponenten bekannt. C3 und der C1-Inhibitor werden zum Beispiel in der Leber gebildet.

Tabelle VI.2. Eigenschaften der Proteine des klassischen Komplementsystems (nach [Literatur])

Komponenten	Serumkonzentration mg/100 ml	Mol.-Gew.	Elektrophorese-Wanderung mit γ-Globulinen
C1q	19	400000	γ_2
C1r	10	168000	β
C1s	12	79000	α_2
C2	2–4	117000	β_2
C3	120	185000	β_1
C4	43	240000	β_1
C5	7.5	180000	β_1
C6	6	95000	β_2
C7	5	130000	β_2
C8	8	150000	γ_1
C9	20	79000	α

Der klassische Komplementweg (Abb. VI.1)

In den meisten Studien über das Komplementsystem werden mit Kaninchenantikörpern (A) behandelte Schafserythrozyten (E) verwendet. Die einzelnen Komplementfaktoren (C) reagieren mit diesen Erythrozyten (EAC). Am Ende des Reaktionsablaufes steht die Hämolyse. Dieser Mechanismus erfaßt global die Kapazität, sagt aber wenig über die biologische Funktion des Komplementsystems aus. Die Nummern der Komplementfaktoren (C1–C9) in der Sequenz entsprechen der Reihenfolge der Entdeckung und nicht vollständig dem Ablauf der Reaktion. Im folgenden ist die Aktivierungssequenz kurz beschrieben:

Die erste Komponente besteht aus 3 Untereinheiten (C1q, C1r und C1s), die durch Calciumabhängige Bindungen im Verhältnis 1:2:4

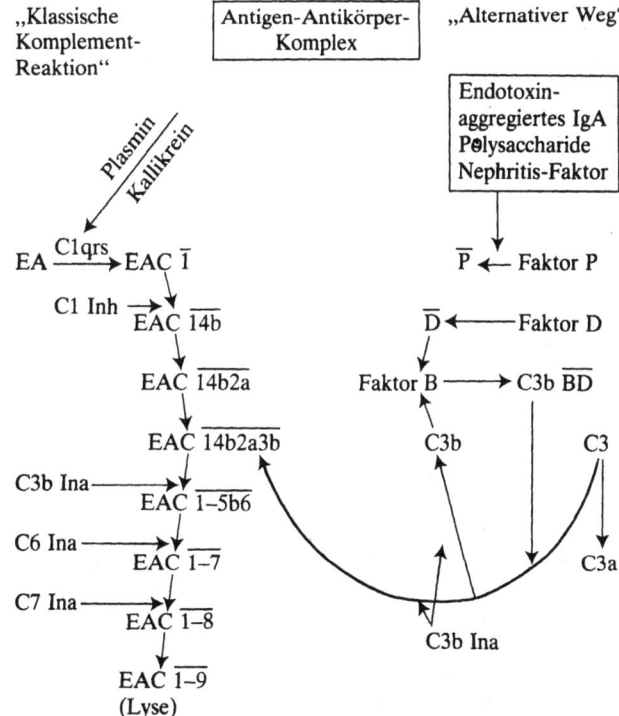

Abb. VI.1. Schematische Darstellung der Reaktionen des Komplementsystems über den klassischen und alternativen Weg.
Abkürzungen: Inh = Inhibitor; Ina = Inaktivator; — = aktivierte Formen; P = Properdin; D = Serin-Esterase; B = C3-Proaktivator; C3b$\overline{BD}$ = C3-Aktivator; EAC $\overline{1}$ = C 1-Esterase; EAC $\overline{14b2a}$ = C3-Konvertase (modifiziert nach Gelfand et al. [3])

zusammengehalten werden. Durch die Bindung der IgM-Antikörper oder komplementfixierenden IgG-Antikörper an die entsprechenden Oberflächenantigene von Zellen wird die Struktur des Fc-Teils der Antikörper so umgewandelt, daß die Bindung von C1q erfolgen kann. Dies führt zur Aktivierung von C1s (→ $\overline{\text{C1s}}$), wahrscheinlich durch die Vermittlung von C1r. Das $\overline{\text{C1s}}$ spaltet als esterolytisches Enzym das C4 in ein kleineres C4a-Fragment, das in das Serum übergeht, und in ein größeres C4b-Fragment, das sich an einen spezifischen Rezeptor der Zelloberfläche anlagert (EAC$\overline{\text{14b}}$). Dieser Komplex bindet C2, das durch C1s gespalten wird, und es entsteht der Komplex EAC$\overline{\text{14b2a}}$, auch C3-Konvertase genannt. Diese spaltet wiederum C3 in ein kleineres (C3a) und ein größeres Fragment (C3b). C3b bindet sich an der Oberfläche der Zellen in der Nähe der C3-Konvertase (EAC $\overline{\text{14b2a3b}}$) und löst verschiedene Reaktionen aus. So koppeln C3b-bedeckte Zellen an spezifische Rezeptoren von Erythrozyten, Granulozyten, Thrombozyten und B-Lymphozyten an; weiterhin erfolgt eine Stimulierung der Phagozytose durch Oxidierung und die Reaktion mit weiteren Komplementfaktoren (Abb. VI.1).
Ein C3b-Inaktivator spaltet C3b in C3c und C3d, die beide inaktiv sind, und greift damit bremsend in den Reaktionsablauf ein. Als nächster Schritt wird C5 gespalten in C5a, das in das Serum übergeht, und in das größere Fragment C5b, das zusammen mit C6 nun einen neuen Komplex bildet (EAC $\overline{\text{14b2a3b5b6}}$), der C7 bindet. In der Folge werden C8 und C9 gebunden, was zu einer zunehmenden Lyse der Erythrozyten führt. Der Komplex C5b67 kann die Zelloberfläche auch verlassen und sich an bisher nicht beladene Zellen anheften, was zusammen mit C8 und C9 zur Lyse dieser Zellen führt.

Der alternative Weg (Abb. VI.1)

Die Vorstellung über die Sequenz dieser Reaktionen basiert überwiegend auf einer Arbeitshypothese. Verschiedene Substanzen wie mikrobielle Polysaccharide, Endotoxin, aggregierte Immunglobuline und ein Nephritis-Faktor aktivieren Properdin ($\overline{\text{P}}$) von seiner inaktiven Form (Faktor P). Properdin wiederum aktiviert möglicherweise eine Serin-Esterase aus der Proesterase (Faktor D).
Nach anderen Vorstellungen hat das Properdin nur eine stabilisierende Funktion für das Enzym.

Dieses spaltet einen Faktor B in ein sehr kleines Fragment und ein größeres C3-Aktivatormolekül (C3b$\overline{\text{BD}}$), das C3 in C3a und 3b spaltet. C3b geht dann in den klassischen Weg ein, kann aber möglicherweise auch zu einer weiteren Spaltung von Faktor B führen, was eine Verstärkung der Reaktion zur Folge hat. Damit ist C3, das mengenmäßig bei weitem alle Faktoren überwiegt, das Schaltstück für die beiden Reaktionswege. Wahrscheinlich ist sein Spaltprodukt C3b, wie bereits oben beschrieben, funktionell in vivo die wichtigste Komponente.

Kontrollschritte im Komplementsystem
Verschiedene Inaktivatoren kontrollieren den Ablauf der Reaktion durch raschen Abbau verschiedener Komplexe, während einzelne Inhibitoren gewisse Reaktionen blockieren (Abb. VI.1).

Funktion des Komplementsystems
Wie bereits oben erwähnt, ist unser Wissen über die Funktion des Komplementsystems noch bruchstückhaft. Einzelne Aktivitäten sind bei den verschiedenen Schritten erwähnt worden. Fehlen einzelner Komponenten wie auch die Überreaktion dieses Systems führen zu Krankheiten, aus deren Symptome die komplexe Rolle des Komplementsystems deutlich wird. Insgesamt spielt das Komplementsystem zusammen mit dem alternativen Weg eine komplexe Rolle im Rahmen der *Entzündung* (Abb. VI.2). C3a und C5a lösen in vivo eine erhöhte Gefäßdurchlässigkeit durch Freisetzung von Histamin aus Mastzellen aus. Auf diese Weise gelangt weiteres Komplement an die Entzündungsstelle wie auch Leukozyten, die durch diese Spaltprodukte und den Komplex $\overline{\text{C567}}$ angelockt werden. C3b führt dann zu einer Opsonierung durch ein Immunadhärens. Die Reaktionen dienen einmal der Abwehr gegen Bakterien, zum anderen können sie aber auch als Überempfindlichkeitsreaktionen ablaufen. Werden zum Beispiel Antikörper gegen Fremdeiweiße in der Gefäßwand als Aggregate abgelagert, dann kann es durch Aktivierung des Komplementsystems zu lokaler Nekrose, d. h. zur Arthusreaktion kommen. Das gilt im Prinzip auch für eine hämolytische Anämie oder die Transfusionsreaktion, wo die Reaktion des Komplements gegen die eigenen oder übertragenen Erythrozyten abläuft. Die einzelnen Reaktionsbereiche sind in Tabelle VI.3 zusammengestellt.
Über die Zusammenhänge zwischen Komplementsystem und Blutgerinnung s. Kapitel XI.B.2.

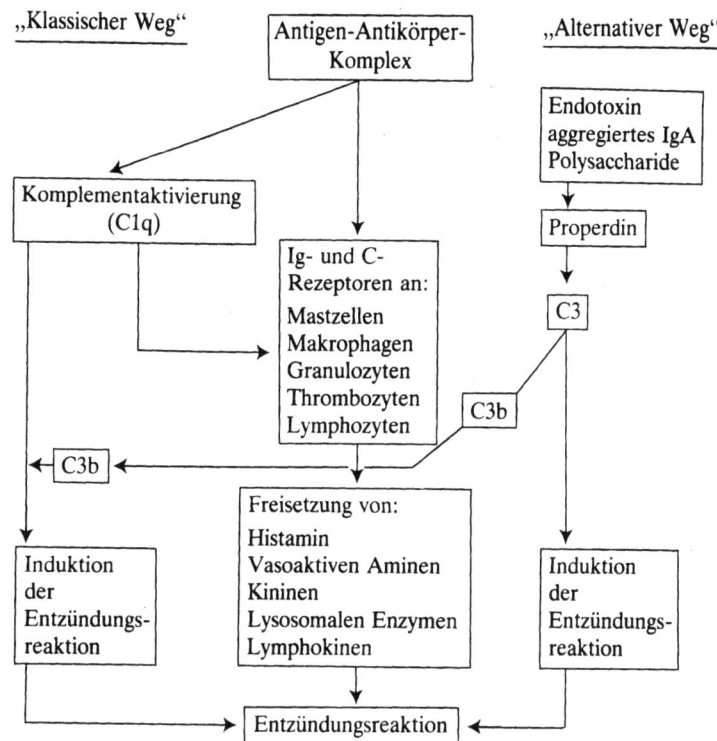

Abb. VI.2. Ablauf und Sequenz der durch Immunkomplexe verursachten Entzündungsreaktionen

Tabelle VI.3. Funktion des Komplementsystems (nach Austen [1])

	In vitro	Benötigte Komponenten	In vivo Abwehr	Überempfindlichkeit
Nichtzytotoxische Reaktionen	Virus-Neutralisation	C14	Virus-Neutralisation	–
	Immunadhärens und stimulierte Phagozytose	C3b (1–3)	Beschleunigte Phagozytose von Bakterien	Arthus-Reaktion
	Anaphylatoxine	C3a (1–3) C5a (1–5)	Erhöhte Gefäßdurchlässigkeit	Arthus-Reaktion
	Chemotaktische Faktoren	C3a (1–3) C5a (1–5) C567 (1–7)	Ansammlung von Leukozyten	Arthus-Reaktion
Zytotoxische Reaktionen	Zellyse	C1–9	Bakterienabtötung	Transfusions-Reaktion

3. Pathologie des Komplementsystems

3.1. Angeborene Komplementdefekte

In Tabelle VI.4 sind die bekanntesten Defekte zusammengefaßt. Insgesamt sind es seltene Erkrankungen, aber sie geben wichtige Hinweise auf die Funktion des Komplementsystems. Einige Krankheitsbilder sind nachfolgend erwähnt. Übersichten bei [1, 3, 5, 6, 7].

Das *hereditäre angioneurotische Ödem* ist mit dem Fehlen des C1-Inhibitors vergesellschaftet, der die Wirkung von C1s auf C2 und C4 blockiert. Klinisch treten plötzlich und rezidivierend subepitheliale Ödeme der Haut, des Gastrointestinaltraktes und des Respirationstraktes auf, wobei es zu lebensbedrohlichen Larynxödemen kommen kann. Das Ödem kann über 24–48 Stunden zunehmen und verschwindet dann langsam. Die Häufigkeit des lebensbedrohlichen Larynxödems macht eine exakte Diagnostik und volle Information des Patienten notwendig.

Tabelle VI.4. Angeborene Komplementdefekte beim Menschen (nach Gelfand et al. [3])
Zeichen- und Symbolerklärung: ↓ = Verminderte Aktivität; ∅ = keine Aktivität; CH_{50} = Lyseeinheit; Inh = Inhibitor; Ina = Inaktivator

Defekte Komponenten	Serologische Befunde	Klinische Manifestation
C1q	CH_{50} ↓ C1q ↓	Vergesellschaftet mit lymphopenischen schweren kombinierten Immundefekten und Agammaglobulinämie
C1r	CH_{50} ↓–∅ C1r ↓	Ähnlich dem systemischen Lupus erythematodes oder der chronischen Glomerulonephritis (nur 4 Patienten beschrieben, autosomal rezessiv vererbbar (?))
C1 Inh	C1 Inh fehlt C2 ↓ C4 ↓	Hereditäres, nicht allergisches angioneurotisches Ödem, autosomal dominant vererbt
C2	CH_{50} ↓ C2 < 5%	Oft keine Symptome, aber gehäuft verbunden mit systemischem Lupus erythematodes, Dermatomyositis und anaphylaktoider Purpura (autosomal rezessiv vererbt)
C3	CH_{50} ↓ C3 ↓	Rezidivierende bakterielle Pneumonien, Meningokokkenmeningitis. Fehlende Mobilisation von Granulozyten während schwerer Infekte.
Hyperkatabolismus von C3	CH_{50} ↓ C3 ↓ C3b Ina ↓ Faktor B ↓	Zahlreiche eitrige Infektionen, fehlende Aktivität des Serums für Hämolyse, Chemotaxis, Phagozytose und Keimabtötung in vitro
C5-Dysfunktion	Serum: keine Opsonierung von Candida oder Staph. aureus	Lokale und systemische Infektionen mit gramnegativen Keimen und Staph. aureus. Schwere Durchfälle, seborrhoische Dermatitis, Gedeihstörung, normale hämolytische Aktivität im Plasma, Besserung des Krankheitsbildes durch Frischplasmagabe
C6	CH_{50} ↓ C6 ↓	Wahrscheinlich kein eigenes Krankheitsbild Hämolytische und chemotaktische Aktivität des Serums ist normal
C7	CH_{50} ↓ C7 ↓	Kein eigenes Krankheitsbild
Neugeborenes	C3 ↓ C5 ↓ Faktor B ↓	Mögliche Ursache für eine erhöhte Infektanfälligkeit

Ätiologie Der C1-Inhibitor fehlt in über 80% der Fälle ganz, in den restlichen Fällen läßt er sich zwar mit Antigen nachweisen, funktioniert jedoch nicht. C2 und C4 sind ebenfalls reduziert, während sich eine vasoaktive Substanz (wahrscheinlich „C-Kinin") im Plasma findet. Möglicherweise wird die Krankheit durch eine spontane Aktivierung des Hageman-Faktors (Faktor XII) ausgelöst, was zu einer Aktivierung von zwei proteolytischen Enzymen, Plasmin und Kallikrein, führt, die wiederum C1 aktivieren. Das mag erklären, warum Plasmininhibitoren wie ε-Aminocapronsäure die Attacken verhindern können.

C6-Mangel. Interessant ist, daß trotz C6-Mangel das Serum mit bakteriellem Endotoxin oder hitzeaggregiertem menschlichem IgG normale chemotaktische Aktivitäten entwickelt, was vermuten läßt, daß C5a allein genügend chemotaktische Aktivität hat und der Komplex $\overline{C567}$ nicht unbedingt dafür notwendig ist. Auch die fehlenden Krankheitssymptome bei *C7-Mangel* zeigen, daß die Spaltprodukte der C1- bis C5-Komponenten den entscheidenden Anteil bei Infektabwehr tragen.

3.2. Erkrankungen mit Beteiligung des Komplementsystems

Es gibt eine Vielzahl von Erkrankungen, die mit Veränderungen im Komplementsystem einhergehen (Tabelle VI.5). Die pathogenetischen Zu-

Tabelle VI.5. Erkrankungen mit Beteiligung des Komplementsystems

Krankheit	Veränderungen des Komplementsystems	Bemerkungen
Lupus erythematodes	Erniedrigung von C1, C4, C2 und C3 und Faktor B (C3-Proaktivator) C4 im Liquor erniedrigt	Bei Verschwinden der Symptome Normalisierung der Komplementwerte Nur bei Patienten mit zerebraler Symptomatik
Akute Glomerulonephritis	Gesamtkomplement kann erniedrigt sein, C1–C5: eines oder mehrere Komponenten erniedrigt, C3 kann an Basalmembranen der Glomerula gebunden sein	Keine Korrelation zum Krankheitsbild
Rheumatoide Arthritis	Serum normal bis leicht erhöht, Komplement in Synovialflüssigkeit erniedrigt (besonders C1–C4)	Ablagerung von C3 und C4 an der Synovialmembran. In neutrophilen Granulozyten in Gelenken Einschlüsse von C1q, C4 und C3
Immunhämolytische Anämien	a) Kein Komplement an Erythrozyten b) Sublytische Mengen an Erythrozyten c) Nur Komplement an Erythrozyten ad b: CH_{50} und C3 erniedrigt ad c: Gesamtkomplement häufig erniedrigt	a) Nur IgG allein an Erythrozyten b) Plus IgG an Erythrozyten c) Kein IgG a und b sind Wärmeantikörper, c Kälteantikörper (IgM)
Kryoglobulinämie	CH_{50} und C2 kann erniedrigt sein	Normales Komplement im Serum bei PNH und medikamenteninduzierten immunhämolytischen Anämien
Lebererkrankung: akute Hepatitis, chronische Hepatitis und Zirrhose	C3 erhöht CH_{50}, C3 und C4 wechselnd stark erniedrigt	C3-Erniedrigung durch Bildungsstörung in der Leber
Erkrankungen mit Komplementverbrauch des alternativen Weges:		
Hypokomplementämische chronische Glomerulonephritis	Bei 60% der Patienten typisch C3, C5 und C3-Proaktivator erniedrigt	Chronisch progrediente membran-proliferative Veränderungen; „Nephritischer Faktor" im Plasma vermehrt, Inaktivierung von C3 über den alternativen Weg
Taubenzüchterkrankheit	Serum von Patienten wird durch minimale Menge von Taubenkot für C3 dekomplementiert	Krankheitsbild: allergische Alveolitis

sammenhänge sind nicht in allen Einzelheiten geklärt. In vielen Fällen hat der Nachweis eines veränderten Komplementsystems diagnostischen oder prognostischen Wert.

4. Literatur

1. Austen, K. F.: Inborn and acquired abnormalities of the complement system of man. Hopkins med. J. **128**, 57 (1971).
2. Cooper, N. R., Polley, M. J., Müller-Eberhard, H. J.: Biology of complement. In: Immunological Diseases (Samter, M., Ed.), 2nd Ed., p. 289. Boston: Little Brown 1971.
3. Gelfand, E. W., Biggar, W. D., Orange, R. P.: Immune deficiency, evaluation, diagnosis and therapy. Ped. Clin. N. Amer. **21**, 745 (1974).
4. Müller-Eberhard, H. J.: Complement. Ann. Rev. Biochem. **45**, 697 (1975)
5. Opferkuch, W.: Die klinische Bedeutung des Komplementsystems. Immunität und Infektion **5**, 5 (1977)
6. Spath, P., Huber, H.: Zur klinischen Bedeutung des Komplementsystems. Wien. klin. Wschr. **85**, 445 (1973).
7. Wellek, B., Opferkuch, W.: Die klinische Bedeutung des Komplements. Dtsch. med. Wschr. **98**, 2356 (1973).

Kapitel VII

Leukämien

1. **Grundlagen** *337*
   Häufigkeit 337
   Ätiologie 337
     Virusätiologie *337*
     Genetische Faktoren *338*
     Familiäre Häufungen *339*
     Exogene Faktoren *339*
     Die maligne Entartung *339*

   Kinetik leukämischer Zellen 339

2. **Pathophysiologie des leukämischen Zellsystems** *340*
   Unbehandelte akute Leukämien 340
   Behandelte akute Leukämien 340

3. **Pathophysiologie der morphologisch intakten Blutzellen** *340*
     Lymphozyten *340*
     Granulozyten *341*
     Erythrozyten *341*
     Thrombozyten *341*

4. **Die akuten Leukämien** *341*
   Klassifizierung 342
     Akute lymphatische Leukämie *342*
     Akute myeloische Leukämie *343*

   Klinik der akuten Leukämien 343
     Allgemeinsymptome *343*
     Organmanifestationen *344*
     Laborbefunde *346*

   Differentialdiagnose 347
   Prognose der akuten lymphatischen Leukämie 348
   Risiken der Therapie 348

5. **Therapie der Leukämie** *348*
   5.1. Grundlagen und Prinzipien 348
   Die spezifische Therapie 348
   Zytostatika. Wirkung und Nebenwirkung 348
     Chemikalien, Stoffklassen, Medikamente *349*

   Bestrahlung. Prinzip, Dosierung, Nebenwirkungen 353
   Immunotherapie 355
   Knochenmarktransplantation 355
   Die unterstützende Therapie 356
   Die psychologische Betreuung 356
   5.2. Durchführung der Therapie 357
   Die unterstützende Therapie 358
   Die spezifische Therapie 358
     Untersuchungen vor Beginn der Therapie *358*
     Untersuchungen während der Therapie *359*

Kontrollen nach Beendigung der Therapie   *359*
Begriffsdefinitionen zur Therapie   *359*
Therapie der akuten lymphatischen Leukämie   *359*
Therapie der akuten myeloischen Leukämie   *362*
Therapie der Komplikationen der Behandlung akuter Leukämien   *364*

6. Seltene Leukämieformen   366
Leukämien des Monozyten-Makrophagen-Systems   366
  Akute Monozytenleukämie (Typ Schilling)   *366*
  Akute myelomonozytäre Leukämie   *367*
  Haarzell-Leukämie   *368*

Promyelozytenleukämie   369
Chronische myeloische Leukämie   369
Erythroleukämie   371
Eosinophilenleukämie   373
Mastzellenleukämie   373
Basophilenleukämie   373
Plasmazellenleukämie   373
Angeborene Leukämie   373
Präleukämie   374

Literatur   375

Unter Berücksichtigung nosologischer Gesichtspunkte wäre es nach dem derzeitigen Stand des Wissens ebenso sinnvoll, die heterogene Krankheitsgruppe der **Leukämien** den entsprechenden Zellsystemen zuzuordnen. Aus der Sicht klinischer Belange ist die Zusammenfassung leukämischer Erkrankungen in einem geschlossenen Kapitel aber durchaus gerechtfertigt. Legt man ätiologische Faktoren zugrunde, wird die Leukämie vielleicht einmal eine Zuordnung zu den Viruserkrankungen erfahren.

Aussagen zur Ätiologie und Klassifizierung der Leukämien haben nur begrenzte Gültigkeit. Das gilt in gleicher Weise auch für die Therapieschemata, die immer wieder durch wirksamere Modifikationen abgelöst werden.

1. Grundlagen

Unter Leukämie versteht man eine Erkrankung der Hämatopoese mit Störung der quantitativen und qualitativen Regulations- und Reifungsmechanismen. Sie ist gekennzeichnet durch eine Infiltration des hämatopoetischen Systems mit atypischen unreifen Zellen von bestimmten Zellinien. Diese haben Eigenschaften maligner Zellen und können als solche im peripheren Blut zirkulieren und andere, nicht blutbildende Organe (u. a. Meningen, Hoden, Nebenhoden, Haut, Nieren) befallen. Die Erkrankung manifestiert sich schließlich infolge des Verlustes an Funktionszellen (Erythrozyten, Granulozyten, Thrombozyten) als hämatopoetische Insuffizienz. Zum gegenwärtigen Zeitpunkt existiert kein einheitliches System einer Nomenklatur und Klassifizierung. Die Grundlagen für eine Zuordnung der atypischen Zellen beruhen auf zytologischen, zytochemischen und immunologischen Kriterien.

Häufigkeit

Die Gesamtzahl neu entdeckter Leukämien bei Kindern pro Jahr wird für die Bundesrepublik mit ca. 650 angegeben [46, 58]. Die akuten Leukämien überwiegen bei weitem im Kindesalter. Der Häufigkeitsgipfel der Altersverteilung liegt für die akute Leukämie zwischen dem 3. bis 5. Lebensjahr. Knaben werden etwas häufiger betroffen als Mädchen. Die Häufigkeit der einzelnen Formen im Kindesalter ist aus Tabelle VII.1 zu ersehen.

Ätiologie

Virusätiologie

In Analogie zu vielen tierischen Tumoren ist auch bei entsprechenden menschlichen malignen Erkrankungen eine Virusbeteiligung sehr wahrscheinlich. Bei tierischen Leukämien, Lymphomen und Sarkomen lassen sich regelmäßig RNA-haltige Viren nachweisen, die als Onkorna-Viren bezeichnet werden. Diese Tumorviren besitzen ein spezifisches Enzym, die sogenannte „Reverse Transcriptase", die für die tumorerzeugenden Eigenschaften von Viren eine große Bedeutung hat. Die Transcriptase kann DNA an einer RNA-Matrize synthetisieren (normalerweise funktioniert der umgekehrte Mechanismus) und damit genetische Information von der Virus-RNA auf die DNA der Wirtszelle umschreiben. Dadurch wird die Information in Zellen des Körpers und der Keimdrüsen gespeichert; sie ist jederzeit abrufbar und kann an Nachkommen weitergegeben werden. Diese Viren sind außerdem durch die Anwesenheit einer besonders hochmolekularen RNA charakterisiert. Auch in menschlichen Leukämiezellen, bei der Präleukämie, bei Lymphomen und Sarkomen wurde in unterschiedlicher Frequenz neben biochemischen Analogen der reversen Transcriptase eine hochmolekulare RNA mit charakteristischer Basensequenz und

Tabelle VII.1. Übersicht über Formen und Häufigkeit [14, 19, 28, 90, 95] der Leukämien im Kindesalter. Das Prinzip der Klassifizierung der einzelnen Formen ist dem Text zu entnehmen (vgl. auch Tabelle VII.4)

	Häufigkeit bezogen auf alle Leukämien
I. Akute Leukämien	
Akute lymphatische Leukämien (ALL)	68–78%
Akute myeloische Leukämie (AML)	17–23%
Myelomonozytäre Leukämie	1–15%
Erythroleukämie	unter 1%
Promyelozytenleukämie	unter 1%
Eosinophilenleukämie	unter 1%
Basophilenleukämie	
Plasmazelleukämie	extrem selten
Megakaryozytenleukämie	
II. Chronische Leukämien	
Chronische myeloische Leukämie (CML)	1,3–5%
Chronische lymphatische Leukämie (CLL)	im Kindesalter extrem selten
Chronische Monozytenleukämie	
III. Angeborene Leukämien	
Überwiegend akute myeloblastische Formen	Bis 1975 etwa 100 gesicherte Fälle publiziert
IV. Präleukämie	
Morphologisch nicht faßbar	Keine Zahlen für Kinder bekannt

Tabelle VII.2. Die Leukämiegefährdung (zusammengestellt nach Daten bei Oehme und Kötz [71a])

	Risiko
Normalbevölkerung	1:1000
Eineiige Zwillinge von Leukämiekranken	1:5
Geschwister von Leukämiekindern	1:720
Bloom-Syndrom	1:80 bis 1:8
Fanconi-Syndrom	1:10
Down-Syndrom	1:95 bis 1:50
Myeloproliferative Erkrankungen (Osteomyelofibrose, Polyzythämie, PNH)	1:50 bis 1:10
Ionisierende Strahlen	1:100 bis 1:10
Überlebende der Atombombenexplosion in Hiroshima (bis 1000 Meter vom Zentrum entfernt)	1:60
Wegen Morbus Bechterew bestrahlte Patienten	1:270
Wegen Polycythaemia vera bestrahlte Patienten	1:6

typischen physikalischen Eigenschaften gefunden, die in normalen Zellen (Leukozyten, Gewebe) fehlt. Der direkte Nachweis von Viren ist wegen der Instabilität und des Vorkommens maskierter Formen schwierig. Bisher beschriebene Partikel werden bis zum Beweis der biologischen Aktivität als „virusähnlich" bezeichnet. Über die Bedeutung der Viren für die Tumorentstehung beim Menschen ist wenig Konkretes bekannt. Nur für das Epstein-Barr-Virus (EB-Virus) aus der Gruppe der Herpes-Viren ist mit Sicherheit nachgewiesen, daß es Tumoren erzeugen kann und zwar das Burkitt-Lymphom und ein lymphoepitheliales Nasopharynx-Karzinom. In der Regel verläuft die Infektion mit dem EB-Virus harmlos. Etwa 90% der Bevölkerung Mitteleuropas besitzen Antikörper dagegen. Eine relativ bekannte klinische Manifestation einer Primärinfektion ist die infektiöse Mononukleose. Unser Wissen über die Beteiligung des Herpes-simplex-Virus und der Viren aus der Onkorna-, Adeno- und Papova-Gruppe an der Tumorenentstehung beim Menschen geht über Vermutungen nicht hinaus.

Genetische Faktoren

Diese haben für die Entstehung der Leukämie einen bestimmten, jedoch nicht exakt definierbaren Stellenwert. Immerhin wird ihre Bedeutung durch bestimmte Chromosomenanomalien mit hoher Leukämiefrequenz unterstützt (Tabelle VII.2). Das gilt hauptsächlich für die Trisomie G (Down-Syndrom), bei der die Inzidenz für Leukämie 15mal höher ist als im Durchschnitt. Das gilt ebenso, wenn auch in geringerem Prozentsatz für die Fanconi-Anämie, das Bloom-, Turner-,

Klinefelter- und Poland-Syndrom sowie für die Ataxia teleangiectatica. Bei dem für die adulte Form der chronischen myeloischen Leukämie typischen Philadelphia-Chromosom handelt es sich dagegen ziemlich sicher um eine erworbene Anomalie. Mit der „banding"-Technik sind bei Patienten mit akuter Leukämie in über 50% der Fälle Chromosomenanomalien nachgewiesen worden [69].

Familiäre Häufungen

Eine höhere als statistisch zu erwartende Frequenz von Leukämien unter Verwandten ist in erster Linie für die lymphatischen Leukämien nachgewiesen worden, wobei die chronische lymphatische Leukämie (CLL) zu überwiegen scheint. Viel seltener sind familiäre Häufungen bei der CML. Die Angaben über die Häufigkeit des Auftretens von zwei Leukämiefällen in einer Familie schwanken beträchtlich [41]. Insgesamt dürfte die Leukämiehäufigkeit zwischen Familienmitgliedern etwa 2,5fach höher liegen als in der Normalbevölkerung. Aus diesen Daten ergibt sich, daß auf 220 Fälle einmal mit einer familiären Leukämie zu rechnen ist. Das entspricht etwa den Daten, wie sie auch für solide Tumoren angegeben werden. Außerdem findet man gehäuft Leukämien und Tumoren in einer Familie. Bei monozygoten Zwillingen besteht eine signifikant höhere Konkordanz für Leukämie; das gilt besonders für die angeborenen Formen. Bei Zwillingserkrankungen liegt vorwiegend der gleiche Leukämietyp vor, wie auch die Leukämie fast zur gleichen Zeit klinisch in Erscheinung tritt. Alle hier für die genetische „Disposition" angeführten Argumente könnten ebenso für die Existenz eines übertragbaren Agens verwendet werden.

Hinsichtlich anderer mit der Leukämie gekoppelter Eigenschaften findet sich u. a. eine familiäre Häufung der immunologischen Eigentümlichkeiten der myelomonozytären Leukämien.

Exogene Faktoren

Hierbei spielen ionisierende Strahlen eine nicht unbedeutende Rolle. Aus Beobachtungen bei therapeutischen Bestrahlungen, ferner bei röntgendiagnostischen Maßnahmen, besonders während der Gravidität, und bei der Atombombenexplosion in Hiroshima, ergeben sich genügend Hinweise für den begünstigenden Einfluß von ionisierenden Strahlen auf die Leukämieentstehung (Tabelle VII.2). Ihr Stellenwert ist jedoch nicht genau bekannt. Von chemischen Noxen kann generell gesagt werden, daß jede Substanz, die das Knochenmark schädigt, ein potentielles Leukämogen ist [17]. Gesichert ist das einzig für Benzol. Weitere infrage kommenden Substanzen sind Phenylbutazon [27] und Chloramphenicol [32].

Die maligne Entartung

Zum Prozeß der malignen Entartung sind verschiedene Theorien entwickelt worden. Die eine besagt, daß onkogenes Material in allen Zellen von Anbeginn vorhanden ist. Es muß nur entkoppelt werden, um die Umwandlung einer normalen in eine maligne entartete Zelle zu bewirken (Onkogen-Theorie). Die andere Theorie vertritt eine direkte Infektion mit Viren (Provirus-Theorie), die sofort oder nach einer Latenzzeit unter der Mitwirkung exogener und genetischer Faktoren, die sich gegenseitig beeinflussen, zu einer Entartung der Zelle führt.

Kinetik leukämischer Zellen

Durch den Vorgang der Differenzierung wird innerhalb einer normalen Zellreihe ein Gleichgewicht zwischen Zellproduktion und Zelltod aufrechterhalten. Daher sind Leukämien, unter dem Aspekt gestörter Zelldifferenzierung betrachtet, konsequenterweise gekennzeichnet durch unkontrolliertes Wachstum einer leukämisch transformierten Population. Dabei erfolgt die Akkumulation von leukämischen Zellen keineswegs durch mehr und schnellere Zellteilungen als sie in einer normalen hämatopoetischen Zellinie gefunden werden. Umfangreiche proliferationskinetische Untersuchungen in den letzten 15 Jahren haben auf dem Gebiet der ALL im Kindesalter folgendes ergeben:

1. Leukämische Blasten des Proliferationspools gehen entweder wieder in denselben ein oder sie wandern in das Kompartiment ruhender (G_0) Zellen ab [66]. Vergleiche dazu Abb. VII.4.
2. Leukämische Blasten in der G_0-Phase rezirkulieren in den Pool proliferierender Zellen [84]. Dieses Phänomen scheint allen Formen der ALL eigen und eine Voraussetzung für das Überleben einer leukämisch transformierten Population innerhalb des menschlichen Organismus zu sein [34].
3. Der Anteil der proliferierenden Zellen an der Gesamtzahl leukämischer Blasten ist zum Zeit-

punkt der Diagnose ein anderer als im Falle eines hämatologischen Rezidivs. Bei Diagnosestellung schwankt die „growth fraction", d. h., der Anteil an Zellen, die sich in G_1-, S-, G_2- und M-Phase befinden, zwischen 7–15%, während sich die Hauptmasse an leukämischen Blasten aus dem Pool ruhender Zellen rekrutiert. Dagegen sieht man im Falle eines hämatologischen Rezidivs eine Zunahme der in der Proliferation befindlichen Zellen.

4. Leukämische Blasten der ALL haben längere Generationszeiten als normale hämatopoetische Zellen des Menschen [104].

5. Die Zeitangabe für den Generationszyklus von leukämischen Blasten, selbst innerhalb der ALL, differiert von Patient zu Patient.

6. Leukämische Blasten des peripheren Blutes bestehen zum Zeitpunkt der Diagnose hauptsächlich aus Zellen in G_0-Phase.

Die langsam proliferierenden Zellen, insbesondere aber die sich jeweils in Ruhe befindlichen Zellpopulationen, sind für die Behandlung der Leukämie ein Problem, da Zytostatika nur Zellen treffen, die sich in der DNA-Synthese oder in der Mitose befinden.

Die kinetischen Untersuchungen haben zur Gültigkeit der beiden Theorien über die Pathogenese der Leukämie nicht viel beitragen können. Diese Theorien sind: 1. Entstehung durch eine somatische Mutation einer einzigen Stammzelle, 2. Reifungsdefekt aller Zellen einer definierten hämatopoetischen Zellreihe.

2. Pathophysiologie des leukämischen Zellsystems

Unbehandelte akute Leukämien

Der Verlauf ist durch eine zunehmende Ansammlung von funktionell minderwertigen Zellen in praktisch allen Organen gekennzeichnet. Gleichzeitig werden aber auch weniger normale Blutzellen gebildet. Beide Phänomene bedingen die charakteristischen Krankheitserscheinungen der Leukämie, die einerseits organbezogen sind, andererseits betreffen sie aber auch das gesamte übergeordnete System des regulativen Gleichgewichtes. Damit ist die Summe aller Funktionen im Rahmen der Ökologie des Organismus gemeint: Infektionen können sich ungehemmt ausbreiten, Blutungen werden unbeherrschbar und die Fehlregulation hinsichtlich der Neubildung von Blutzellen betrifft auch die normale Zellpopulation. Die Interaktionen zwischen pathologischen und normalen Zellen, Matrix und Knochenmark sind weitgehend unbekannt. Bis zu ihrer Klärung wird es offen bleiben, warum sich in dieser Funktionseinheit am gleichen Ort eine leukämische Zellpopulation entwickelt, während die Produktion der normalen Population immer mehr zurückgeht. Dieses Phänomen läßt sich nicht allein mit der Vorstellung einer „Verdrängung" erklären. Wahrscheinlich haben dafür die nachgewiesenen funktionellen Defekte der morphologischen normalen Zellinien (s. unten) eine Bedeutung.

Behandelte akute Leukämien

Behandelte Leukämien weisen eigene Gesetzmäßigkeiten auf (Abb. VII.1). Das Ziel der Therapie liegt in der Vernichtung der proliferierenden leukämischen Zellen (Heilung). Ein unerwünschter Nebeneffekt ist die Reduktion auch der normalen Zellen. Diese vermehren sich jedoch aufgrund der raschen Proliferation im Gegensatz zur leukämischen Restpopulation bald wieder zur Norm und unterliegen dann hinsichtlich der Produktion der Begrenzung durch die bekannten Regulationen. Damit ist die Phase der *Remission* erreicht. Da die langsam proliferierenden malignen Zellen regulativ nicht effektiv überwacht werden, führt ihre Vermehrung zu jener Situation, die wir als *Rezidiv* bezeichnen. Ein Rezidiv kann seinen Ausgang auch von einer ruhenden, also für Zytostatika nicht erreichbaren Stammzelle aus nehmen. Je nach Dauer des „Schlafes" manifestiert sich das Rezidiv vielleicht erst nach Jahren.

3. Pathophysiologie der morphologisch intakten Blutzellen

Lymphozyten

Die Beurteilung „normaler" Lymphozyten ist schwierig, da eine Trennung von leukämischen Lymphozyten nur nach morphologischen Gesichtspunkten erfolgen kann. Weiterhin sind die Effekte einer zytostatischen Therapie auf Funktionsprüfungen nicht genügend untersucht. Dies erklärt es möglicherweise, warum z. B. die PHA-Stimulation so unterschiedlich beurteilt wird [9,

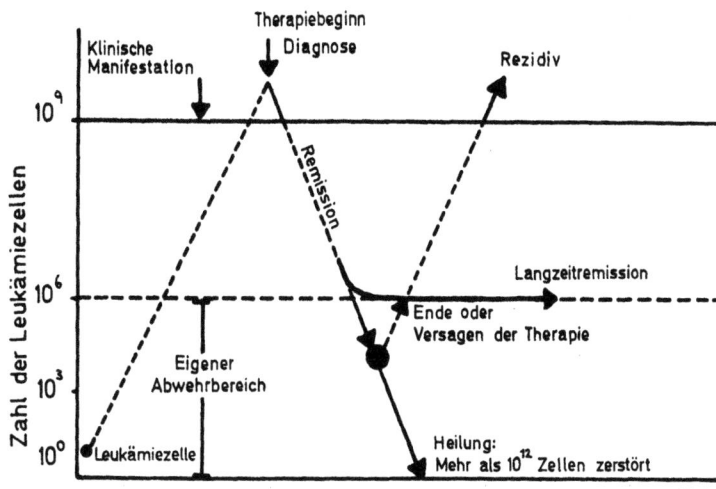

Abb. VII.1. Entwicklung einer Leukämie und Schicksal während oder nach Beendigung der Therapie (modifiziert nach Valeriote und Vietti [103]

20, 105]. Während der immunsuppressiven Erhaltungstherapie scheint eine verminderte Stimulierbarkeit vorzuliegen, die sich jedoch bei schweren bakteriellen und viralen Infekten normalisiert. Ein interessanter Befund ist die erhöhte Spontanproliferation von Lymphozyten, die sich durch PHA sogar hemmen läßt [20]. Außerdem ist die Lymphotoxin-Bildung, die ein bei der Stimulation meßbares Produkt der funktionellen Leistung ist, häufig gestört [20]. Diese Befunde haben zweierlei Bedeutung: Einerseits signalisiert eine stark erhöhte Spontanproliferation eine ungünstige Prognose für den Leukämieverlauf. Andererseits wird damit gezeigt, daß die morphologisch normal aussehenden Lymphozyten funktionell inaktiv sein können. Es ist anzunehmen, daß die Übergänge zu Leukämiezellen fließend sind.

Granulozyten

Im Rezidiv läßt sich eine Verschlechterung der Funktionen der Auswanderung, Phagozytose und Abtötungsaktivität nachweisen. Diese funktionellen Defekte sind kombiniert mit oder werden verursacht durch relative Enzymdefekte, die sich auch in morphologisch identifizierten Leukämiezellen nachweisen lassen. Die Effizienz der granulozytären Infektabwehr bei der Leukämie wird demnach nicht nur durch die quantitativen Defekte erheblich beeinträchtigt.

Erythrozyten

Die morphologisch intakten Zellen weisen gehäuft Enzymdefekte der Pyruvatkinase und Glutathionreductase auf. Außerdem sind Änderungen der osmotischen und mechanischen Resistenz sowie ein beschleunigter Kationenumsatz nachgewiesen worden. Diese kombinierten Defekte wirken sich negativ auf die Lebenszeit der Erythrozyten und damit auch auf die Effektivität der Kompensation einer Anämie aus.

Thrombozyten

Für Thrombozyten und Megakaryozyten sind ebenfalls funktionelle und strukturelle Defekte nachgewiesen worden mit entsprechenden Konsequenzen für die Qualität dieses Systems.
Die Gesamtheit dieser erworbenen „leukämischen" Veränderungen reifer Blutzellen normalisiert sich in der Remission der Erkrankung. Hinsichtlich Fragen der Leukämieentstehung kann aus diesen Daten der Schluß gezogen werden, daß die primäre maligne Transformation bei der Leukämie im Bereich des pluripotenten Stammzellenspeichers zu suchen ist.

4. Die akuten Leukämien

Die beiden typischen Vertreter der akut verlaufenden kindlichen Leukämie, die akute lymphatische (ALL) und die akute myeloische (AML) Leukämie, werden wegen ihrer Ähnlichkeit im klinischen Verlauf gemeinsam besprochen. Dabei finden die durchaus vorhandenen Unterschiede zwischen den beiden Leukämieformen eine entsprechende Berücksichtigung.

Klassifizierung

Akute lymphatische Leukämie

Die *akute lymphatische Leukämie* (Synonyma: Akute undifferenzierte Leukämie, akute Lymphoblasten-Leukämie, Stammzell-Leukämie) ist die häufigste Form aller kindlichen malignen Erkrankungen. Zugleich ist sie die Leukämieform mit der besten Prognose. Die Übergänge zum Lymphosarkom sind fließend.

Eine Unterscheidung der ALL in Subtypen scheint besonders für vergleichende Therapiestudien und als Basis für neue Einteilungsprinzipien immer mehr an Bedeutung zu gewinnen. Neben der in Tabelle VII.4 angegebenen Unterteilung in eine lymphoblastäre und eine undifferenzierte Form ist neuerdings eine durchaus praktikable Klassifizierung in die drei Subtypen L_1-L_3 vorgeschlagen worden (Tabelle VII.3), die primär auf der Morphologie der Zellen des Knochenmarkes und des peripheren Blutes basiert und durch zytochemische Methoden unterstützt wird [5].

Seit der Entdeckung von **Oberflächenmarkern** auf menschlichen lymphoiden Zellpopulationen wurden viele Versuche unternommen, Leukämien und Lymphome aufgrund ihrer Zelleigenschaften in B-, T- oder O-Typen zu klassifizieren [3, 4, 10, 11, 21, 39, 88]. Obwohl die biologische Bedeutung dieser verschiedenen Oberflächenmarker auf Leukämiezellen unbekannt ist, hat sich ihre genaue Charakterisierung für die frühe Diagnose von präleukämischen Zuständen, von Rezidiven oder für prognostische Beurteilungen bewährt. Daraus werden sich in zunehmendem Maße Richtlinien für eine Spezifikation der Therapie der verschiedenen Krankheitsverläufe ergeben [20, 102]. Andererseits ist zu bedenken, daß die Therapie die immunologische Situation durch die quantitative Veränderung der B- oder T-Zellen beeinflußt. In der einfachsten Form läßt sich das an der Korrelation zwischen dem Abfall

Tabelle VII.3. Morphologische Klassifizierung lymphoblastischer (akuter lymphatischer) Leukämien (French-American-British (FAB) Co-operative Group [5])

Zytologische Kriterien	L_1	L_2	L_3
Größe der Zellen	Überwiegend kleine Zellen, bis doppelte Größe kleiner Lymphozyten; geringe Größenvariation	Größer als L_1; variabel in der Größe	Groß und in der Größe wenig variabel
Form des Zellkerns	Regelmäßig; gelegentliche Einkerbungen und Einbuchtungen	Unregelmäßig, Einbuchtungen und Einkerbungen häufig	Regelmäßig, oval bis rund
Kernchromatin	Homogen strukturiert, manchmal schollig	Variabel, heterogen	Gleichmäßig fein und dicht getüpfelt
Nukleoli	Nicht vorhanden oder sehr klein und unauffällig	Ein oder mehrere, oft groß	Ein oder mehrere deutlich vorhanden, oft vesikulär
Anteil des Zytoplasmas	Wenig	Variabel; meist reichlich vorhanden	Reichlich vorhanden
Basophilie des Zytoplasmas	Wenig ausgeprägt; selten etwas intensiver	Variabel; intensiv an einigen Stellen	Sehr intensiv
Zytoplasmavakuolen	Variabel	Variabel	Oft sehr ausgeprägt
Summe der Charakteristika und Besonderheiten	Große Homogenität der Zellmorphologie; häufigster Leukämietyp bei Kindern	Große Variabilität zwischen Einzelzellen und verschiedenen Patienten. Abgrenzung gegen myeloblastische Leukämie kann schwierig sein (s. dort). „Undifferenzierte Leukämie"	Große Homogenität zwischen Einzelzellen und denen verschiedener Patienten. Hoher Mitose-Index (ca. 5%) „Burkitt-Typ" = überwiegend B-Lymphozyten

der Zahl der B-Zellen und der Abnahme der Immunglobulinkonzentration im Serum zeigen [21]. Bei der chronischen lymphatischen Leukämie (CLL) scheint es sich ausschließlich um eine Proliferation von B-Lymphozyten zu handeln, während die akute lymphatische Leukämie (ALL) ein heterogenes Muster aufweist [4]. Der B-Typ der ALL ist mit ca. 4% an der Gesamtzahl extrem selten; die ALL vom T-Typ wird mit etwa 26% angegeben, während bei dem Rest keine Oberflächenmarker für Eigenschaften der B- oder T-Zellen nachweisbar sind (O-Zellen). Es wird vermutet, daß die ALL-Zellen ohne Rezeptoreneigenschaften (O-Zellen) ihren Ursprung in der pluripotenten Stammzelle haben. Akute lymphatische Leukämien mit O-Zellen-Eigenschaften scheinen die beste Prognose zu haben, während der B-Zellen-Typ die schlechteste Prognose hat. Bei etwa 10–15% der ALL-Patienten finden sich vermehrt massive leukämische Infiltrationen (z.B. Mediastinaltumoren), eine schwache oder negative PAS-Reaktion, eine positive saure Phosphatase-Reaktion und eine schlechte Prognose. Diese malignen lymphoblastischen Lymphome mit leukämischem Verlauf gehören überwiegend dem T-Zell-Typ an [33].

Akute myeloische Leukämie

Die *akute myeloische Leukämie* (Synonym: Akute Myelose) ist die zweithäufigste Form der kindlichen Leukämien. Sie ist bei ähnlichem klinischem Bild therapeutisch sehr viel schlechter zu beeinflussen als die ALL. Sie kann grundsätzlich durch zytologische und zytochemische Untersuchungen von der ALL gut unterschieden werden (Tabelle VII.4). Dies ist auch für die Wahl der Therapieform wichtig.

Die Bemühungen [5] um eine zytomorphologische Klassifizierung hat zu einer Untergliederung in 6 Subtypen (M_1–M_6) geführt (Tabelle VII.5). Wesentliche Kriterien sind dabei der Differenzierungs- und Reifungsgrad. Die Typen M_1–M_3 sind durch eine überwiegende granulozytäre Differenzierung mit unterschiedlichem Reifungsgrad gekennzeichnet; der Typ M_4 repräsentiert die myelomonozytäre Leukämie, Typ M_5 entspricht der Monozytenleukämie, während M_6 die erythroblastische Entdifferenzierung der Erythroleukämie darstellt.

Klinik der akuten Leukämien

Allgemeinsymptome

Die Anfangssymptome (Tabelle VII.6) sind oft uncharakteristisch. Auffallende Blässe wird fast ebenso häufig angegeben wie Fieber ohne und mit Nachweis von schwer zu beherrschenden bakteriellen Infektionen. Dann folgen Blutungen aus Nase und Zahnfleisch, sowie petechiale Hautblutungen und flächenhafte Hämatome, ferner Blutbeimengungen im Urin und Stuhl. Nach

Tabelle VII.4. Einteilung der akuten unreifzelligen Leukosen nach zytologischen und zytochemischen Kriterien (zusammengestellt nach Daten bei Bucher [13])

Form	Akute myeloische Leukämie (AML)			Akute Erythroleukämie (AEL)	Akute lymphatische Leukämie (ALL)	
Typ	myeloblastär	promyelozytär	myelomonozytär	(myelo)-erythroblastär	lymphoblastär	undifferenzierte Form
Kern/Plasma-Verhältnis	mittel	niedrig	niedrig	mittel	hoch	hoch
Granula	(+)	++	+	keine	keine	keine
Auer-Stäbchen	(+)	+	eventuell	keine	keine	keine
Kern	± rund	rund bis gebuchtet	gebuchtet	rund, z.T. mehrkernig	rund	rund
Nukleolen	mehrere	mehrere	keine	mehrere	1–2	1–4
Peroxidase/Sudan-B	5% +	++	(+)	negativ	negativ	negativ
PAS: diffus	0 bis ++	0 bis ++	+	+++ (einzelne)	negativ	negativ
granulär	(+)	(+)	(+) bis +	(+)	+ bis ++	0 bis +
Naphthol-AS-acetat-Esterase	(+)	+	++	negativ	(+)	negativ
-NaF-hemmbar	nicht	nicht	stark	–	nicht	–

Tabelle VII.5. Morphologische Klassifizierung der akuten myeloischen Leukämie (French-American-British (FAB) Co-operative Group [5])

M_1 = *Myeloblastische Leukämie ohne Reifezeichen*
Entweder große nichtgranulierte Zellen mit ein oder mehreren diskreten Nukleolen; über 3% dieser Blasten sind Myeloperoxidase-positiv oder einige Azurgranula und Auerstäbchen in wenigen oder mehreren Zellen. Die Abgrenzung gegenüber Typ L_2 (s. Tabelle VII.3) kann Schwierigkeiten machen

M_2 = *Myeloblastische Leukämie mit Reifezeichen*
Charakteristikum sind Reifezeichen der Leukämiezellen, die bis über das Promyelozytenstadium hinaus gehen. Das Knochenmark enthält mehr als 50% Myeloblasten und Promyelozyten. Nukleolen, Azurgranula und Auerstäbchen sind typisch. Myelozyten, Metamyelozyten und Granulozyten sind in unterschiedlicher Zahl vorhanden

M_3 = *Stark granulierte Promyelozyten-Leukämie*
Die Mehrzahl der abnormen Promyelozyten besitzt übermäßig viele rosa bis rote Granula. In weniger stark granulierten Zellen häufiges Vorkommen von Gruppen von Auerstäbchen. Der Kern ist in Größe und Form variabel. Verwechslung mit M_2 ist möglich

M_4 = *Myelomonozytäre Leukämie*
Diese Form entspricht im Prinzip den Kriterien von M_2 mit der Ausnahme, daß mehr als 20% der kernhaltigen Zellen im Knochenmark aus Promonozyten und Monozyten bestehen. Die Unterscheidung von Promonozyten und Promyelozyten erfolgt durch die NaF-hemmbare-Naphthol-AS-Acetat-Esterase-Reaktion

M_5 = *Monozyten-Leukämie*
Diese Form muß durch die zytochemische NaF-hemmbare Esterase-Reaktion gesichert werden. Die weniger differenzierte monoblastische Form kann durch den differenzierten Typ mit mehr Promonozyten und Monozyten durch die typische Morphologie dieser Zellen unterschieden werden

M_6 = *Erythroleukämie*
Das Überwiegen einer morphologisch oft abnormen Erythropoese sowie der fast regelmäßige Übergang in M_1, M_2 und M_4 ist charakteristisch
Die Typen M_3–M_6 werden bei den „seltenen Leukämieformen" ausführlich dargestellt

Tabelle VII.6. Häufigkeit von Allgemeinsymptomen bei der akuten Leukämie

Fieber	61%	Knochenschmerzen	30%
Blässe	55%	Gelenkschmerzen	15%
Blutung	52%	Bauchschmerzen	19%
Anorexie	33%	Gewichtsverlust	13%
Müdigkeit	30%		

unserer Erfahrung gehören Knochenschmerzen mit zu den führenden Frühsymptomen. Die Schmerzen können auch die Gelenke betreffen, teilweise verbunden mit Rötung und Schwellung, typischerweise wechselnd. Seltener sind Abdominalschmerzen.

Neurologische Symptome. Bei ZNS-Befall sind Kopfschmerzen und Erbrechen Zeichen eines erhöhten Hirndrucks; Hirnnervenläsionen betreffen vorwiegend Fazialis, Abduzens und Okulomotorius infolge Infiltration der Nervenwurzeln. Als hypothalmisches Syndrom findet sich ein enormer Appetit mit starker Gewichtszunahme. Wesensveränderung und eventuell Diabetes insipidus.
In den Abb. VII.2 und VII.3 sind die Symptome einer akuten Leukämie bei Kindern in ihrer Häufigkeit aus anamnestischen Erhebungen und bei Diagnosestellung einander gegenübergestellt.

Organmanifestationen

Die Häufigkeit und das Ausmaß sowie die Gleichzeitigkeit des Befalls verschiedener Organe hängt von der Dauer und der Progredienz der Erkrankung sowie von der Effektivität der Therapie ab.
Über die Organmanifestation liegen Ergebnisse von einer neueren Studie [71] über 50 Autopsien bei Leukämiekranken Kindern vor (Tabelle VII.7).

Haut. Blutungen in Form von Petechien und Hämatomen. Infiltrationen als Leucaemia cutis charakterisiert durch papulöse oder kleinknotige spezifische Infiltrate. Das Leukämid imponiert klinisch als unspezifische, dem Erythema exsudativum multiforme ähnliche Reaktion der Haut; histologisch handelt es sich um spezifische Infiltrationen. Bei der myelomonozytären Leukämie sind Hautveränderungen oft xanthomatös.

Leber. Vergrößerung unterschiedlichen Ausmaßes initial durch leukämische Infiltrate. Später können sich auch Leberfibrosen (posthepatitisch, Medikamenten-bedingt) mit entsprechenden Folgen entwickeln.

Milz. Die Vergrößerung durch leukämische Infiltrate führt zur schmerzhaften Kapselspannung.

Lymphknoten. Vergrößerung generalisiert oder lokalisiert, meist nur mäßigen Grades, in einzelnen Fällen jedoch monströs, insbesondere bei der ALL.

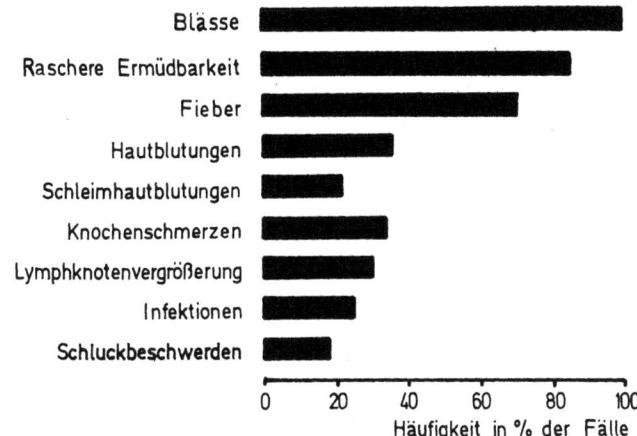

Abb. VII.2. Häufigkeit der Symptome akuter Leukämien zusammengestellt nach anamnestischen Angaben (nach Oehme und Kötz [71a])

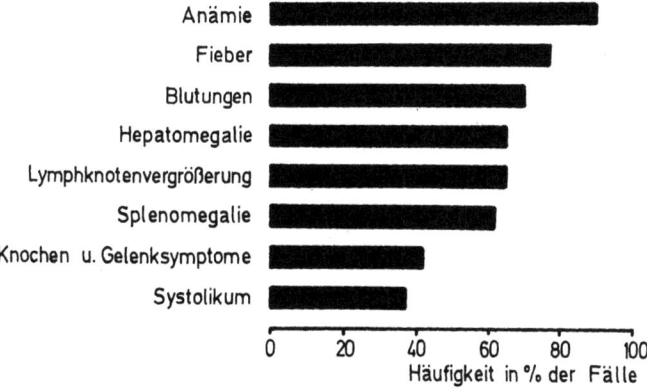

Abb. VII.3. Häufigkeit der Symptome akuter Leukämien zusammengestellt nach Erhebungen zum Zeitpunkt der Diagnosestellung (nach Oehme und Kötz [71a])

Tränen- und Speicheldrüsen. Die leukämische Infiltration beider Organe (Mikulicz-Syndrom) ist sehr selten.

Knochen. Schmerzen entstehen durch Knochennekrosen, gesteigerten Druck vom Markraum her oder durch subperiostale spezifische Infiltrationen. Frakturen können vorkommen. Röntgenbefunde s. unten.

Verdauungstrakt. Mundschleimhaut-Ulzera und eine Oesophagitis entstehen in der Regel als Folge der Agranulozytose. Die Hypertrophie der Gingiva scheint nicht, wie allgemein beschrieben wird, typisch für die Monozytenleukämie zu sein. Leukämische Infiltrationen im gesamten Magen-Darm-Trakt finden sich in bis zu 75% der Fälle, vom Duodenum zum Ileum hin zunehmend. Mögliche Komplikationen sind Blutungen, Ulzerationen und Perforationen, die allerdings auch als Komplikationen der zytostatischen Therapie beachtet werden müssen.

Tabelle VII.7. Prozentuale Verteilung von leukämischen Infiltraten in Organen bei 50 Autopsien [71]

Organe	Prozent	Organe	Prozent
Leber	62	Nebenniere	34
Knochenmark	60	Lunge	26
Milz	56	Thymus	25
Niere	54	Pankreas	23
Lymphknoten	50	Gastro-Intestinum	23
Meningen	47		
Gonaden	45	Herz	11

Lunge. Infektionen vorwiegend mit gramnegativen Keimen, Pilzen und Pneumocystis carinii sind häufiger als Zytomegalie und Tuberkulose, sowie die Aktivierung einer Tuberkulose unter der Therapie. Spezifisch leukämische Infiltrationen bleiben klinisch im allgemeinen stumm. An eine allergische Pneumonie als Nebenwirkung von Methotrexat ist zu denken.

Nieren. Spezifische Infiltrationen sind häufig, bleiben aber klinisch im allgemeinen stumm. Eine Beeinträchtigung der Funktion durch die Hyperurikämie im Verlauf der Behandlung ist möglich.

Gonaden. Infiltration und Vergrößerung kommen meistens in der Rezidivphase vor.

Herz. Infiltrationen des Herzmuskels werden bei 11 bis 37% der Obduktionen Leukämiekranker gefunden [71, 80]. Die klinische Manifestation besteht in einer Arrhythmie oder in einer Myo- oder Perikarditis. Ein Perikarderguß ist selten. Herzkomplikationen als Folge der Anämie (Sauerstoffmangel, Volumenbelastung) und der zytostatischen Therapie (toxisch) sollten bei entsprechender Symptomatik mit in Erwägung gezogen werden.

ZNS. Die Meningosis leucaemica kann bereits bei Diagnosestellung vorhanden sein, häufiger entwickelt sie sich im Verlauf der Erkrankung. Vor Einführung der prophylaktischen Schädelbestrahlung trat sie in 50% der Fälle von ALL auf. Die Folgen einer Infiltration im Bereich von Hypothalamus, Hirnnerven und Liquorräumen verursachen entsprechende neurologische Symptome und Hirndruckzeichen wie Kopfschmerzen (75%), Übelkeit und Erbrechen (70%), Stauungspapille (60%), Meningismus (15%), Polyphagie, Polydipsie und Adipositas (5%), Hirnnervenlähmung, Visusverlust und Spinalnervenbeteiligung (je 5%). Ein chronisches subdurales Hämatom wurde bei 10% der Autopsien bei ALL, meist im Zusammenhang mit einer ZNS-Leukämie nachgewiesen [74].

Laborbefunde

Die Diagnose einer Leukämie kann sicher nur aus der Zytomorphologie des Knochenmarkes gestellt werden. Klinischen Befunden und Labordaten ist danach ein entsprechender Platz in der diagnostischen Wertigkeit zuzuweisen. Für Verlaufskontrollen sind Labordaten wichtige Parameter. Die Beurteilung von Vollremission und Rezidiv wird wiederum vorwiegend vom Knochenmarkbefund bestimmt.

Blutbild. Das periphere Blutbild kann in den Anfangsstadien einer Leukämie selbst bei einer Infiltration des Knochenmarkes noch völlig normal sein. Je nach Ausmaß der Beeinträchtigung der normalen Hämatopoese finden sich eine Anämie und Retikulozytopenie sowie alle Grade einer Leukopenie oder Leukozytose mit Granulozytopenie und relativer Lymphozytose. Eine Thrombozytopenie gehört mit zu den Frühsymptomen. Der Nachweis von leukämischen Blasten ist oft nicht einfach; meist werden diese Zellen unter den Lymphozyten registriert. Das Vollbild ist repräsentiert durch die periphere Panzytopenie (Anämie, Granulozytopenie, Thrombozytopenie). Leukopenische (aleukämische) Formen sind häufiger als leukämische Formen.

Knochenmark. Im allgemeinen findet sich eine Hyperzellularität und ein uniformes Bild mit Vorherrschen von atypischen Blasten bei starker Verminderung der Erythropoese, Granulopoese und der Megakaryozyten. Die atypischen Blasten sind gänzlich undifferenzierte oder mehr lymphoide Zellen. Sie haben rundliche, evtl. eingekerbte Kerne mit feinretikulärem bis schollige Chromatinnetz. Oft lassen sich bis zu 2 Nukleolen nachweisen. Vakuolen in Kernen und Plasma kommen vor. Bei der ALL sind im Plasma keine Einschlüsse nachweisbar, bei der AML findet sich eine feine Granulation oder Auerstäbchen (anomale Lysosomen). Abhängig vom Zeitpunkt der Diagnosestellung kann man auch noch eine gut erhaltene Hämatopoese finden und einen geringen Blastenanteil. Bei sehr vollem Mark kombiniert mit fortgeschrittenen Strukturveränderungen des Knochens gelingt die Aspiration vom Material oft nicht (Punctio sicca). In jedem Fall sollte in solcher Situation die Punktionsnadel auf den Objektträger ausgespritzt werden. Selbst mit wenig Zellmaterial kann die Diagnose gestellt werden, allerdings wird man zur sicheren Abgrenzung gegenüber der Panmyelopathie in Zweifelsfällen eine Knochenstanze durchführen. Neben der panoptischen Färbung der Knochenmarkausstriche zur zytologischen Klassifizierung müssen in jedem Fall ***zytochemische Reaktionen*** zur weiteren Charakterisierung durchgeführt werden (Tabelle VII.4). Die ALL zeigt hierbei eine positive granuläre PAS-(Perjodsäure-Schiff)Reaktion. Nach Untersuchungen von Feldges et al. [24] ist der Grad der PAS-Positivität mit der Dauer der 1. Remission korreliert. Bei der AML sind Granula und Auerstäbchen Peroxidase-(blau-schwarz)positiv.

Serum bzw. Plasma. Die Erhebung dieser Daten ist wichtig für die Erkennung sekundärer Veränderungen, bedingt durch die Grundkrankheit oder Therapie.

Häufig erhöht sind: SGOT, SGPT, Aldolase, LDH, alkalische Phosphatase, Harnsäure. Seltener erhöht sind Phosphor (bei gleichzeitig erniedrigtem Kalium), Milchsäure, Eisen. Bei AML kann Vitamin B_{12} erhöht sein. Unter der Asparaginasetherapie kann es zu Veränderungen von Blutzucker, Fibrinogen und Amylase kommen.

Serumeiweiß. Insgesamt finden sich uncharakteristische Veränderungen. Das gilt auch für das Komplementsystem. Selten ist eine Vermehrung von Paraproteinen (meist der IgG-Klasse).

Immunglobuline. Bei Beginn der Erkrankung sind diese im allgemeinen normal oder leicht erniedrigt. Nach Induktionsbehandlung ist ein leichter Abfall und während der Erhaltungstherapie ein Wiederanstieg auf Ausgangswerte zu erkennen. Niedrige IgG-Spiegel unter 350 mg% sind häufig mit einer schlechten Prognose korreliert. IgA ist bei bestrahlten Kindern niedriger als bei nicht bestrahlten; IgG-Spiegel fallen bei einem Viertel der immunsuppressiv behandelten Kinder ab [9, 20, 21].

Gerinnungssystem. Eine Verminderung von Fibrinogen, Faktor II, Faktor V, Faktor VII, Faktor IX und Faktor X ist eine Folge eines gleichzeitig vorliegenden Leberschadens infolge der Grundkrankheit oder der Therapie. Außerdem sind bekannt eine disseminierte intravaskuläre Gerinnung und Fibrinolyse infolge Freiwerden von thromboplastischem, fibrinolytischem und proteolytischem Material.

Liquor. Bei ZNS-Befall kommt es zu einer Erhöhung der Zellzahl (bis 5000/mm³), des Drucks und des Eiweißgehaltes und zu einer Verminderung der Glucose. Als pathologisch gilt eine Zellzahlerhöhung über 10/mm³. Zur sicheren Klassifizierung der Zellen sollten die Liquorpräparate mit der Zytozentrifuge angefertigt werden. Neben der panoptischen Färbung ist in unsicheren Fällen und bei sehr niedrigen Zellzahlen eine PAS-Färbung des Zentrifugats zur Auffindung von Lymphoblasten sehr hilfreich.

Röntgenbefunde. Am häufigsten finden sich spezifisch leukämische Veränderungen an den langen Röhrenknochen; es können jedoch auch die übrigen Skeletteile befallen sein. Die Veränderungen manifestieren sich als Aufhellungszonen im Bereich der Metaphysen, weiterhin als Osteolysen, Osteoporosen, Periostabhebungen oder Osteosklerosen. Eine Mediastinalverschattung infolge Thymus- oder Lymphknotenvergrößerung ist prognostisch ungünstig.

Differentialdiagnose

Für die Differentialdiagnose einer Leukämie gelten folgende Gesichtspunkte.

1. Bei der **idiopathischen thrombozytopenischen Purpura** ist die Zahl der Megakaryozyten normal bis erhöht, der übrige Markbefund ist normal.

2. Bei der **Panzytopenie** wird bei zytologisch leerem Mark die Diagnose in der Regel erst durch die Markhistologie mittels Stanzbiopsie gesichert.

3. Die **Infektiöse Mononukleose** zeigt pleomorphe lymphozytäre Zellen im peripheren Blut und ein reaktives Knochenmark wie bei Infekt.

4. *Erkrankungen des rheumatischen Formenkreises* zeigen normale Knochenmarkbefunde, entsprechende Röntgenveränderungen und serologische Befunde. Diese Erkrankungen werden oft wegen der wechselnden Knochen- und Gelenkschmerzen vorgetäuscht.

5. Die größten differentialdiagnostischen Schwierigkeiten bereiten im allgemeinen alle *Erkrankungen des lymphatischen Systems.* Hier müssen die sogenannten „altersabhängigen Lymphozytosen" bei Kleinkindern genannt werden, Lymphozytose bei Infektionskrankheiten (z. B. Keuchhusten), Lymphadenitis colli bei bakteriellen oder viralen Infekten, auch Milzvergrößerung mäßigen Grades, die im Kindesalter nicht allzu selten sind. Bei sämtlichen Erkrankungen mit Lymphknotenvergrößerung als einzigem charakteristischem und konstantem Symptom müssen auch andere maligne Erkrankungen wie Lymphosarkom, Rhabdomyosarkom und Morbus Hodgkin erwogen werden. Von der klinischen Symptomatik her spricht ein plötzliches Auftreten von schmerzhaften Lymphknotenschwellungen eher für eine entzündliche Genese, schleichender Krankheitsverlauf mit nicht schmerzhafter Lymphknotenschwellung deutet auf eine maligne Erkrankung hin. Bei allen unklaren Erkrankungen mit Lymphknotenschwellung sollte die Lymphknotenpunktion oder -biopsie durchgeführt werden.

6. Seltener werden die **Thalassaemia major** und das **Imerslund-Najman-Gräsbeck-Syndrom** als Leukämie diagnostiziert.

Prognose der akuten lymphatischen Leukämie

Durch die Erfolge einer intensiven und konsequenten Therapie hat sich heute die Überlebenszeit bei der kindlichen akuten lymphatischen Leukämie entscheidend verlängert. Während in der Zeit um 1960 kaum 2% der Patienten eine Chance zum Überleben hatten, belegen größere amerikanische Statistiken 1975 ein rezidivfreies Überleben von 42% der Patienten 30 Monate nach Diagnosestellung. Nach vorläufigen Ergebnissen bis 1976 ist mit dem Riehm-Protokoll eine Rezidivfreiheit bei etwa 70% der behandelten Patienten zu erwarten. Die Prognose verschlechtert sich allgemein mit den Risikofaktoren (s. unten) [79].
Eine Prognose beinhaltet aber nicht nur prozentuale Überlebensraten, sondern auch die Qualität des Lebens unter und nach Beendigung der Therapie. Zumindest während der Dauertherapie führen die Kinder ein weitgehend normales Leben, da die meisten Maßnahmen ambulant durchgeführt werden. Der Krankenhausaufenthalt ist meistens nur notwendig zu Beginn und während intensiver Phasen der Therapie sowie bei Komplikationen.

Risiken der Therapie

Die Risiken der Therapie sind erheblich. Die Aussicht, trotzdem mit einem Rezidiv rechnen zu müssen, belastet Patient und Familie. Die Folgen der ZNS-Bestrahlung scheinen sich im wesentlichen auf das Somnolenz-Syndrom zu „beschränken", allerdings sind Spätfolgen zum jetzigen Zeitpunkt nicht exakt voraussehbar. Eine Zerstörung von Hirnzellen durch die Bestrahlung mit entsprechenden Folgen scheint extrem selten zu sein. Dagegen ist zu erwarten, daß neoplastische Entartungen im Bereich des Bestrahlungsfeldes (Haut, Knochen, ZNS) mit höherer Frequenz als in der Normalbevölkerung auftreten werden. Begünstigt wird dies einerseits durch Faktoren, die primär schon bei der Entstehung der Leukämie eine Rolle spielen, zum anderen durch Immunsuppression und eine direkte Zytostatikafolge. Spätfolgen durch Zytostatika beeinträchtigen ebenfalls die Prognose durch Leberfibrose, Lungenfibrose, Lähmungen, Infertilität und die bekannten mutagenen, teratogenen und kanzerogenen Effekte dieser Substanzen. Das größte Risiko sind Infektionen.

Todesursachen. Haupttodesursachen während der Induktion und Reinduktion der Therapie sind Infektionen mit besonderer Häufung von neutropenischen Enterokolitiden. In 15–20% der Fälle ist die Todesursache eine Massenblutung in Gehirn, Lunge und Gastrointestinaltrakt [71].

5. Therapie der Leukämie

5.1. Grundlagen und Prinzipien

Die Behandlung der Leukämie hat drei Schwerpunkte:
1. Die „spezifische" Therapie in Form der Anwendung von
   Zytostatika
   Bestrahlung
   Immuntherapie
   Knochenmarktransplantation
2. Die unterstützende Therapie
3. Die psychologische Betreuung von Kind und Eltern

Die spezifische Therapie

Detaillierte Angaben dazu finden sich bei der Darstellung der jeweiligen Leukämieformen. In den folgenden Abschnitten werden allein die Grundlagen jener Möglichkeiten dargestellt, die zur Zeit (1977/78) für die Behandlung der Leukämie zur Verfügung stehen.

Zytostatika. Wirkung und Nebenwirkung

Zytostatika greifen entsprechend ihrer Wirkungsmechanismen [55] an verschiedenen Stellen in den Generationszyklus der Tumorzellen ein (Abb. VII.4) und unterbinden die weitere Proliferation. Der unterschiedliche Angriffspunkt der Zytostatika schafft zahlreiche Kombinationsmöglichkeiten hinsichtlich der Effekte.
Ein interessantes Therapieprinzip ist die **Synchronisation** (Übersicht bei [83]): Das Wachstum der Zellpopulation einer Leukämie oder eines Tumors ist asynchron, d. h. einzelne Zellen befinden sich in verschiedenen Phasen des Generationszyklus. Durch entsprechende Zytostatika kann man Zellen in einer bestimmten Phase des Zyklus auflaufen lassen und bringt so viele Zellen

Therapie der Leukämie

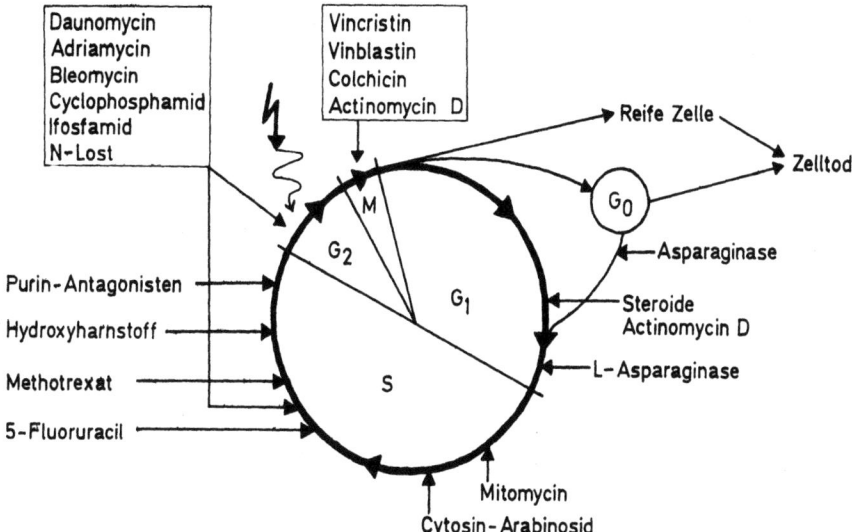

Abb. VII.4. Zellzyklus mit Angriffspunkten für die Wirkung von Zytostatika. M = Mitose; G_0 = Ruhephase; G_1 = postmitotische Ruhephase; S = DNA-Synthesephase; G_2 = prämitotische Ruhephase

an die gleiche Startlinie. Nimmt man das Zytostatikum weg, gerät die gesamte Kohorte synchron in einen neuen Generationszyklus, wo man sie in einer fast wählbaren Phase mit entsprechenden Zytostatika tödlich vernichten kann (Abb. VII.5). Ein Problem in der Synchronisation stellt der ruhende Pool (G_0-Phase) der malignen Zellen dar, der von der zytostatischen Therapie erst dann erreicht wird, wenn die Zellen in den proliferierenden Pool eingehen. Dieser Übergang kann beschleunigt werden; der Vorgang wird als „Recruitment" bezeichnet. Dieses theoretisch ideale Therapiekonzept stößt in der praktischen Durchführung noch auf Schwierigkeiten, da die Synchronisation anscheinend von verschiedenen Faktoren in unterschiedlichem Maße beeinflußt wird. Ein neuer Weg wird bei der Synchronisation der AML mit Cytosin-Arabinosid aufgezeigt.

Chemikalien, Stoffklassen, Medikamente

Kortikoide
Medikamente: Prednison und Prednisolon, z. B. Ultralan oral oder Decortin.

Wirkungsmechanismus (Übersicht bei [23]). Widersprechende Angaben existieren über den lympholytischen Effekt als Folge der Hemmung der RNA- und Protein-Synthese in lymphatischen Zellen ohne Myelosuppression. Die Letztere ist

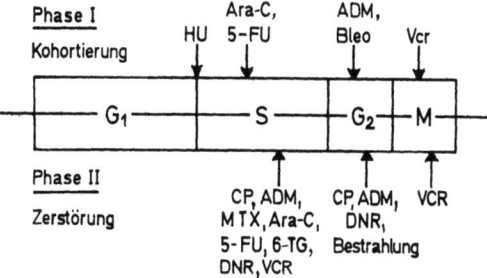

Abb. VII.5. Die Synchronisation: Angriffspunkt der Medikamente bei der Kohortierung (Phase I) und der Zerstörung (Phase II) der Zellen. Die Abkürzungen der Medikamente ist dem Text und Tabelle VII.11 zu entnehmen (nach [83])

dosisabhängig. Prednison allein soll keinen Effekt auf die Zahl der B-, T- und O-Lymphozyten haben [50]. Indirekte Wirkungen bestehen in der günstigen Beeinflussung der Blutstillung (Förderung der Aggregationsneigung der Thrombozyten?) und des Allgemeinzustandes. Die antileukämische Wirksamkeit der Kortikoide ist meßbar am Abfall der an der DNA-Synthese beteiligten Enzyme Thymidin-Kinase und DNA-Polymerase sowie am Abfall der Einbauraten der DNA-Vorstufen Thymidin und Desoxyuridin [108]. Ein Absinken dieser Enzyme unter Kortikoiden findet sich nur bei der ALL. Bei der AML kommt es dagegen zu einer Enzymaktivierung und zu erhöhten Einbauraten, weshalb hier eine Steroidbehandlung kontraindiziert ist.

Nebenwirkungen. Diese sind unter dem Bild des iatrogenen Cushing-Syndroms mit der ganzen Palette von Störungen bekannt.

Alkaloide

Medikamente: Vincaalkaloide aus Vinca rosea (Immergrün): Vincristin, Velbe (Vinblastin).

Wirkungsmechanismus. Mitosehemmer in der Metaphase.

Nebenwirkungen (Übersicht bei [81]). Die Neurotoxizität ist gemischt sensorisch-motorisch, dosisabhängig und reversibel. Der Angriffspunkt ist der Muskelspindelapparat. Achillessehnenreflexverlust, Paraesthesien und Dysaesthesien sind die ersten Symptome. Hirnnervenlähmungen manifestieren sich am häufigsten in Form von Ptose und Augenmuskellähmungen. Das autonome Nervensystem ist mit Obstipation, Abdominalschmerzen, paralytischem Ileus und Blasenentleerungsstörungen beteiligt. Wesensveränderung und Krämpfe können vorkommen.
Weitere Nebenwirkungen sind: Hyponatriämie infolge erhöhter ADH-Sekretion, reversibler Haarausfall, selten Knochenmarkdepression; schwere lokale Nekrosen bei paravenöser Injektion.

Antimetaboliten

Medikamente: Amethopterin = Methotrexat: Folsäureantagonist; 6-Mercaptopurin = Puri-Nethol: Purinantagonist; 6-Thioguanin = Lanvis: Purinantagonist;
Cytosin-Arabinosid = Alexan: Pyrimidinantagonist; 5-Fluoruracil = Fluorouracil Roche: Pyrimidinantagonist.
Die folgenden Substanzen sind in Deutschland noch nicht im Handel:
6-Azauridin: Pyrimidinantagonist; Bromdesoxyuridin: Pyrimidinantagonist; 5-Azacytidin: Cytidinantagonist.

Wirkungsmechanismus. Methotrexat wirkt auf die DNA- (und RNA-)Synthese proliferierender Zellen, und zwar durch kompetitive Hemmung der Reduktion von Folsäure zu den wirksamen Coenzymen. Die anderen Antimetaboliten bewirken infolge chemisch ähnlicher Struktur einen Stop in der DNA-Synthese durch kompetitive Hemmung des Einbaus der natürlichen Purinbasen in das Nucleosid.

Nebenwirkungen. Schleimhautulzerationen, Diarrhöen, Knochenmarkdepression.

Speziell für Methotrexat. Toxische Hepatose, Leberzirrhose, Megaloblastose; Knochenschmerzen verursacht durch Osteoporose und Mikrofrakturen bei Dauertherapie. Allergische Pneumonie.
Nach *intrathekaler Methotrexatapplikation* ist folgendes Syndrom beschrieben worden:
Kopfschmerzen, Erbrechen und Fieber mit gleichzeitiger Pleozytose im Liquor. Die Symptomatik wird häufiger bei alleiniger intrathekaler Methotrexatgabe ohne gleichzeitige Schädelbestrahlung beobachtet [36]; die Abgrenzung dieses Syndroms gegen die Meningosis leucaemica durch Liquorzytologie ist erforderlich.
Außerdem ist auch ein komplettes Querschnitts-Syndrom nach erstmaliger intrathekaler Methotrexatapplikation ohne Zeichen einer vorhergehenden ZNS-Beteiligung bekannt [64]. Ob die bei 22 an Leukämie verstorbenen Kindern postmortal festgestellte subkortikale fibrilläre Gliose eine Beziehung zur intrathekalen Applikation von Medikamenten oder zur Bestrahlung hat, ist zwar nicht bewiesen, muß jedoch diskutiert werden [45]. Eine weitere Komplikation ist die subakute Leukenzephalopathie. Diese wurde insbesondere dann beobachtet, wenn im Anschluß an eine ZNS-Bestrahlung mit 2000 rad oder mehr in der Erhaltungsphase das Methotrexat in einer Dosis von 50–80 mg/m^2 wöchentlich i.v. gegeben wurde [75, 92].

Speziell für Puri-Nethol. Cholestase, Gallenthromben. Die Leberschäden bei Puri-Nethol sind dosisabhängig und innerhalb von 4–6 Wochen reversibel. Die Dosis von Puri-Nethol muß auf $^1/_3$ reduziert werden, wenn gleichzeitig Allopurinol gegeben wird.

Speziell für 5-Fluoruracil. Alopezie und zerebellare Ataxie.

Speziell für Cytosin-Arabinosid. Im Vordergrund der Knochenmarkdepression steht die Thrombopenie; typisch sind ferner megaloblastäre Veränderungen. Schwindel, Erbrechen und Durchfälle kommen vor; seltener sind Leberschäden und Stomatitis.

Alkylierende Substanzen

Medikamente: Cyclophosphamid = Endoxan bzw. Ixoten (oral), Busulphan = Myleran, Chlorambucil = Leukeran.

Wirkungsmechanismus. Die Alkylierung, d.h. Ersatz eines H-Atoms durch eine Alkylgruppe

(R = CH$_2$) führt über eine Störung der Depolymerisierung zu Veränderungen der DNA, der RNA und des Proteins und damit zum Zelltod. Es handelt sich also um Substanzen, die ähnlich einer Bestrahlung nicht Zellzyklus-spezifisch wirken („Radiomimetika").

Nebenwirkungen. Häufig ist Übelkeit. Die hämorrhagische Zystitis kann durch hohe Flüssigkeitszufuhr vermieden werden; sie ist reversibel nach Absetzen. Nach Verschwinden der Symptome kann das Medikament weitergegeben werden. Mundschleimhautulzera, Alopezie und Knochenmarkdepression sind kurzdauernd bei Endoxan, langdauernd bei Leukeran. Myleran und Leukeran verursachen Addison-ähnliche Hautpigmentierungen. Nach langer Myleranapplikation treten Knochenmark- und Lungenfibrosen auf.

Zytostatische Antibiotika

Medikamente: Daunorubicin = Ondena, Daunoblastin; Adriamycin = Adriblastin; Aktinomycin D = Lyovac-Cosmegen; Bleomycinsulfat = Bleomycinum Mack.

Wirkungsmechanismus. Hemmung der RNA-Synthese infolge Komplexbildung mit der DNA-Helix.

Nebenwirkungen. Starke Myelosuppression, Alopezie, Stomatitis. Kardiotoxizität (Reizleitungsstörung, Myokardnekrosen) besonders bei Daunomycin, seltener bei Adriamycin; sie ist dosisabhängig: kritische Summationsdosis 550–600 mg/m^2 Körperoberfläche.
Zytostatische Antibiotika sind nicht zur Erhaltungstherapie geeignet!

Symptome der Kardiotoxizität. Tachykardie, Tachypnoe, Hepatomegalie, Kardiomegalie, periphere Ödeme oder Lungenödeme, Venenstauung, Pleuraerguß. Regelmäßige EKG-Kontrollen sind erforderlich.

Enzyme

Medikamente: L-Asparaginase = Crasnitin als E. coli-Asparaginase oder Erwinia-Asparaginase: Sie zeigen keine Kreuzallergie.

Wirkungsmechanismus. Das Enzym katalysiert die Hydrolyse von L-Asparagin. Damit kommt es zum Entzug von Asparagin, das sensible Tumorzellen zum Wachstum benötigen.

Nebenwirkungen. Starke allergische Reaktionen, bis zum Schock (Reinheit der Substanz ist schwierig zu erreichen); Blutgerinnungsstörungen infolge Synthesestörung von Gerinnungsfak-

Tabelle VII.8. Auflistung der Zytostatika mit Applikationsart und Dosierung (nach Landbeck 1976 [57])

Präparat/Substanz	Applikationsart	Dosierung mg/m^2 oder E/m^2 KO	Intervall	Begrenzung in der Häufigkeit der Gabe in einem Zyklus
Prednison	oral	40–60	täglich	× 28–42
Amethopterin	oral	20–30	7tägig	
	i. v.	30–45	7tägig	
	i. v.	75–150	14tägig	
	i. th.	6	3–4tägig	
	i. th.	12	7tägig	× 5–8
6-Mercaptopurin	oral	50–90	täglich	
Thioguanin	oral	30–75	täglich	
Cytosin-Arabinosid	i. v.	60	täglich	× 7–10
	i. th.	30	7tägig	× 5–8
Vincristin	i. v.	1,5–2,0	7tägig	× 6–9
Cyclophosphamid	i. v./oral	200–300	7tägig	
	i. v.	450–600	14tägig	
Daunorubicin	i. v.	30	7tägig	× 4
Rubidomycin	i. v.	12	1–2mal/Woche	× 4
Adriamycin	i. v.	24	10tägig	× 4
L-Asparaginase	i. v.	6000 E	täglich	× 28
		300000 E	7tägig	× 4–6
Busulfan	oral	1,8	täglich	

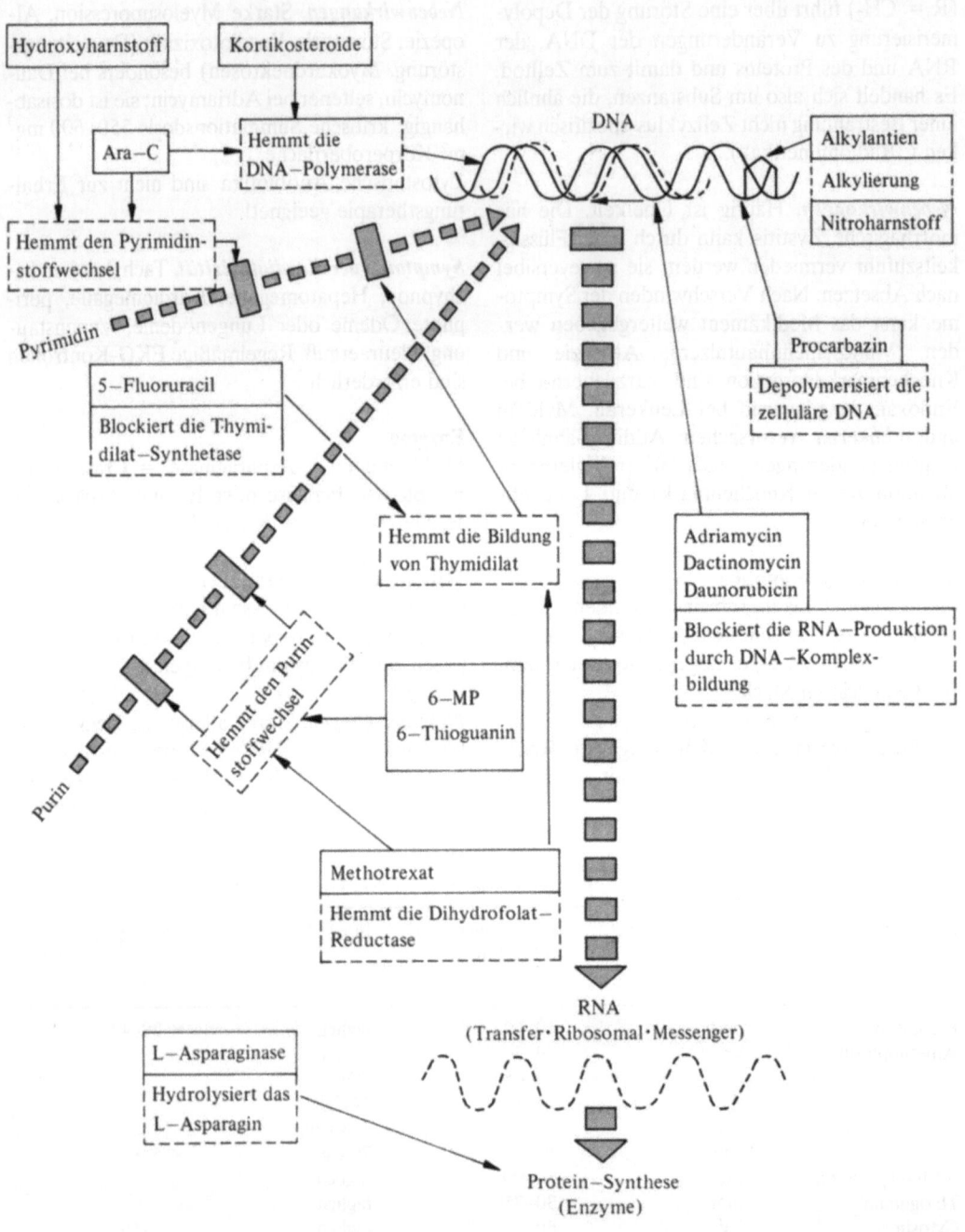

Abb. VII.6. Angriffspunkte der verschiedenen Zytostatika im Zellstoffwechsel (modifiziert nach Research News Artikel, Science **184** 9, 970 (1974)

toren insbesondere von Fibrinogen; Hypoproteinämie, Pankreatitis, Hyperglykämie. Infolge der starken Myelosuppression ist die Anwendung in Form einer Kombinationstherapie gut abzuwägen. ZNS-Symptome wie Somnolenz, Verwirrtheit und Agitation sind selten.

Applikationsart und Dosierung von Zytostatika
In Tabelle VII.8 sind entsprechend einer Empfehlung von Landbeck [57] die wichtigsten Daten über die praktische Anwendung der meisten zur Zeit zur Verfügung stehenden Zytostatika aufgeführt.

Tabelle VII.9. Technische Daten und klinische Anwendung verschiedener Bestrahlungsverfahren. Zeichenerklärung: kvp = Kilovolt peak, mev = Megaelektronenvolt (modifiziert nach Perez [72])

	Konventionelle Röntgen-Strahlen	Orthovoltage	van de Graaf-Generator	^{60}Co	Betatron	Neutronen-Bestrahlung
Energie	50–140 kvp	200–400 kvp	2 mev	1–2 mev	18–40 mev	4–35 mev
Dosis-Rate rad/min	50–300 (Filter abhängig)	50–75	50–200	50–200	50	200–1000
Maximum der Tiefen-Ionisation	Haut	Haut	0,5 cm unter der Haut	0,5 cm unter der Haut	4 cm unter der Haut	0,8–5 cm unter der Haut
Klinische Anwendung	Haut-Läsionen	Haut-Läsionen	tiefsitzende Läsionen	tiefsitzende Läsionen	tiefsitzende Läsionen	tiefsitzende Läsionen

Zusammenfassung. Der phasenspezifische Angriffspunkt von Zytostatika hat seine biochemische Basis im hemmenden oder blockierenden Einfluß überwiegend auf die DNA-Synthese. Diese in Abb. VII.6 skizzierten Mechanismen stellen eine Zusammenfassung der im vorangegangenen Abschnitt diskutierten Wirkungsweisen von Zytostatika dar.

Bestrahlung. Prinzip, Dosierung, Nebenwirkungen

Wirkungsmechanismus (Übersicht bei [72]). Bestrahlung von Geweben hat neben den genetischen folgende somatische Wirkungen: Eine indirekte, die sich vor allem in einer Ionisation des Zellwassers äußert, und eine direkte, die vor allem den Zellkern betrifft. Dabei werden die DNA und RNA durch die Zerstörung der Pyrimidin-Basen Cytosin, Thymidin und Uracil betroffen. Zusätzlich kommt es zu strukturellen Veränderungen an der DNA-Helix in Form von Brüchen. Schließlich sind Veränderungen der Enzymaktivitäten, der Membranpermeabilität und der RNA- und Proteinsynthese bekannt. Die biologische Wirkung äußert sich im Verlust der Zellviabilität in Form einer exponentiellen Funktionskurve. Die mittlere letale Dosis für ein Gewebe ist diejenige Strahlendosis, bei der 63% der Zellen zerstört werden. Für die Empfindlichkeit einer Zelle gegenüber Strahlen ist die jeweilige Zellzyklusphase zur Zeit der Bestrahlung von Bedeutung. Besonders empfindlich sind Zellen während der späten G_1- und G_2-Phase und der Mitose. Insgesamt gilt immer noch die Aussage, daß ein Gewebe um so strahlenempfindlicher ist, je teilungsaktiver es ist. Bei einer Bestrahlung im Kindesalter, z. B. bei der prophylaktischen Schädelbestrahlung bei der akuten lymphatischen Leukämie, sollte möglichst wenig Schaden im gesunden Gewebe auftreten und dennoch muß die Reichweite der Strahlen groß genug sein, um die relativ tief in den perivaskulären Räumen der Arachnoidae befindlichen Leukämiezellen zu erreichen.

Therapeutische Aspekte. Generell wird eine Strahlentherapie fraktioniert angewandt, normalerweise 4- bis 5mal pro Woche. Das geschieht unter der Vorstellung, daß mehrfache Dosen mit einem Zeitintervall weniger schädlich für gesundes Gewebe sind, da normale Zellen eine größere Möglichkeit zu Repair-Mechanismen haben als Tumorzellen. Bei Bestrahlung mit hohem linearem Energietransport (LET)[1] (z. B. Neutronenstrahlung) sind jedoch Repair-Mechanismen nicht möglich, unabhängig davon, ob eine einmalige oder fraktionierte Bestrahlung durchgeführt wird.

Schließlich muß für die therapeutische Wirksamkeit einer Bestrahlung das Maß der Tiefenwirkung im Gewebe berücksichtigt werden. In Tabelle VII.9 sind verschiedene Energieformen von Strahlenquellen dargestellt. Für die klinische Anwendung ergibt sich, daß je nach dem Sitz der zu

---

[1] LET ist diejenige Energie einer ionisierenden Strahlung (gemessen an der Anzahl der Ionisationen), die sie beim Durchqueren eines Gewebes freisetzt.

verhindern. Auch eine alleinige intrathekale Applikation von Zytostatika, z. B. Methotrexat, ist nicht ausreichend zur Verhütung einer ZNS-Leukämie. Seit Einführung der prophylaktischen Gehirnschädelbestrahlung bei gleichzeitiger intrathekaler Methotrexat-Applikation oder Schädel- plus Rückenmarkbestrahlung ohne intrathekales Methotrexat ist die Frequenz der Meningosis leucaemica von 50% auf 10% gesenkt worden.

Methode. Die Bestrahlung erfolgt als Gegenfeldmethode mit Kobalt-60, mit Einschluß des Retroorbitalraumes, der Meningen im Schädelbereich und der ersten beiden Brustwirbel und unter Abschirmung des Gesichtsschädels (Abb. VII.7).

Richtlinien für die Gesamtdosis
Unter 1 Jahr   1500 rad
1 bis 2 Jahre   2000 rad
über 2 Jahre   2400 rad

Die Bestrahlung wird täglich an 5 Tagen der Woche mit je 125 rad durchgeführt, bis die Gesamtdosis erreicht ist. Der Schädelbestrahlung mit gleichzeitiger intrathekaler Gabe von Methotrexat (s. unten) wird der Schädel- und Rückenmarkbestrahlung ohne intrathekale Methotrexatgabe der Vorzug gegeben, da sie besser verträglich ist, weniger myelosuppressiv wirkt und eine Beeinträchtigung des Längenwachstums kaum zu erwarten ist.

Eine *therapeutische Bestrahlung* kann bei nachgewiesenem ZNS-Befall mit 1000 bis 2000 rad Gesamtdosis über 2–6 Wochen bei gleichzeitiger Methotrexatapplikation durchgeführt werden.

Nebenwirkungen. Bei Einhaltung der angegebenen Dosen sind dauerhafte nachteilige Folgen der prophylaktischen Schädelbestrahlung hinsichtlich der psychischen und neurologischen Entwicklung der Kinder bislang nicht festgestellt worden.

Der Haarausfall ist reversibel; die Zeit der Kahlköpfigkeit wird mit einer Perücke überbrückt. Ein Mangel an Wachstumshormon wird im Zusammenhang mit der Bestrahlung diskutiert [89].

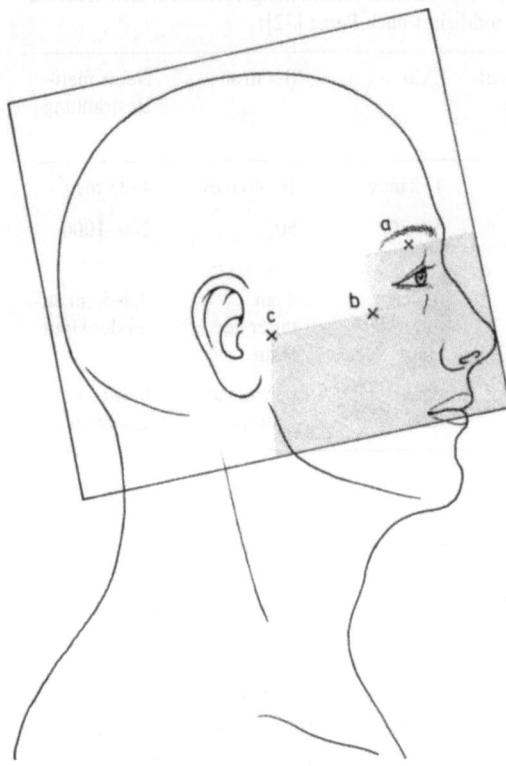

Abb. VII.7. Feld der Gehirnschädelbestrahlung mit Telekobalt bei akuter Leukämie. Der schraffierte Bereich entspricht der Bleiabschirmung (nach Landbeck) [57])

bestrahlenden Region unterschiedliche Energiequellen gewählt werden müssen. Bei der prophylaktischen Schädelbestrahlung der akuten lymphatischen Leukämie wird man in der Regel eine Kobalt-60-Strahlenquelle wählen, da konventionelle Röntgenstrahlen nicht tief genug wirksam sind, Neutronenbestrahlung jedoch wegen der fehlenden Repair-Mechanismen eine zu große negative Wirkung auf das gesunde Gewebe hat. Wird eine Kobalt-60-Quelle benutzt, ergeben sich folgende Toleranzgrenzen: Sie liegen bei einer einmaligen Bestrahlung zwischen 1350 und 1750 rad, bei fraktionierter Gabe zwischen 4000 und 7000 rad. Außerhalb der Toleranzgrenze muß mit Hirnnekrosen gerechnet werden.

Indikation. Die Notwendigkeit einer prophylaktischen ZNS-Bestrahlung bei der ALL ergibt sich aus der Tatsache, daß Zytostatika die Bluthirnschranke nicht in genügend hoher Konzentration überschreiten, um im Bereich des ZNS das Wachstum von leukämischen Blasten wirksam zu

Somnolenz-Syndrom. In einem gewissen Prozentsatz, die Angaben schwanken zwischen 10% und 40%, kommt es etwa 6 Wochen nach der Beendigung der prophylaktischen Gehirnschädelbestrahlung zu einer schweren Allgemeinbeeinträchtigung mit Somnolenz, Lethargie und Anorexie. Gleichzeitig sind EEG-Veränderungen nachweisbar. Das Krankheitsbild und die EEG-Veränderungen sind ohne weitere Maßnahme voll reversibel. Als Ursache wird eine Hemmung der Myelinsynthese und Demyelinisation diskutiert [29]. Dieses Somnolenz-Syndrom ist möglicherweise eine „Schwachform" der *Enzephalomalazie,* die nach kombinierter Anwendung von ZNS-Bestrahlung und intrathekaler Gabe von Methotrexat beobachtet wird und eine Todesursache sein kann [79].

Immunotherapie

Tierexperimentelle Befunde und eine Reihe klinischer Beobachtungen weisen auf die Bedeutung immunologischer Faktoren bei Tumorentstehung und Tumorwachstum hin. Dafür einige Beispiele: Spontanremissionen bei Wilmstumor und Neuroblastom; die gelegentliche Entdeckung von symptomlosen Neuroblastomen bei Obduktionen; der Rückgang von Burkitt-Tumoren bei nicht adäquater Chemotherapie; der Rückgang von Metastasen nach Entfernung des Primärtumors; die höhere Inzidenz von lymphatischen Malignomen bei immunsuppressiv behandelten Patienten bzw. bei Patienten mit angeborenen Immundefekten.

Es sind Vorstellungen entwickelt worden, nach denen es möglich erscheint, mit Hilfe einer Immunotherapie bestimmte Immunmechanismen des Körpers so zu aktivieren, daß Leukämiezellen entweder zerstört oder am weiteren Wachstum bzw. an der Metastasierung verhindert werden [22]. Über die eigentlichen Wirkungsmechanismen ist nichts bekannt.

Folgende Therapieprinzipien werden unterschieden: Die *„aktive Immunotherapie"* bei der Leukämie beinhaltet die Anwendung von BCG-Impfstoff im Sinne einer unspezifischen Aktivierung des T-Zellensystems und die „spezifische Therapie" mit formalininaktivierten und bestrahlten oder durch Neuraminidase modifizierten Blasten [48]. Unter *„passiver Immunotherapie"* versteht man die Übertragung von Antikörpern oder immunkompetenten Zellen.

Kritik. Hinsichtlich Anwendungsbereich und Nutzen der BCG-Immunotherapie bei Leukämien zeichnen sich jetzt konkrete Ergebnisse ab. Es scheinen nur der Typ der „Mikrolymphoblasten-Leukämie" und die AML für eine solche Zusatztherapie geeignet zu sein. Ferner muß der BCG-Impfstoff frisch und nicht lyophilisiert sein. Ein Erfolg ist nur zu erwarten, wenn eine BCG-Septikämie erzeugt wird. Bei der AML soll zusätzlich zur Chemotherapie die kombinierte „aktive Immunotherapie" mit BCG und Leukämiezellen oder allein mit Neuraminidase-modifizierten Zellen [48] die Remissionsdauer signifikant verlängern. Insgesamt geht die augenblickliche Empfehlung für die Anwendung von BCG bei der Tumortherapie dahin, daß keine echten Kontraindikationen bekannt sind, und daß der Nutzen (längere Überlebenszeit bei unveränderter Überlebensrate) größer sein dürfte als der Schaden.

Nebenwirkungen der BCG-Therapie. Bei der Skarifikationsmethode kommen gelegentlich stärkere lokale Entzündungen vor, außerdem Adenopathien (BCG-Adenitis) und gelegentlich Fieber, Exantheme und Dermatosen. Bei intraepidermaler Injektion kann es schwere lokale ulzerative Veränderungen und allgemeine Unverträglichkeit geben, abhängig von der Anzahl der Keime. Die orale Applikation kann abdominelle Beschwerden machen, wahrscheinlich verursacht durch Beteiligung der mesenterialen Lymphknoten. Die i.v. Gabe verursacht hohes Fieber, Schüttelfrost und Erbrechen; Dauer ca. 2 Tage. Eine intratumorale Applikation kann zu Ulzerationen im Tumor und zu schweren Allgemeinreaktionen führen.

Weiterhin sind beschrieben worden: Lymphopenie, Hepatopathie (20% aller Patienten), granulomatöse Hepatitis, Chorioretinitis, Arthritis, Bronchospasmen. Es muß selten auch mit einer Beschleunigung des Tumorwachstums gerechnet werden (Übersicht bei [87]).

Knochenmarktransplantation

Bisher wurden Knochenmarktransplantationen bei akuten Leukämien (Übersicht bei [54]) nur durchgeführt bei Patienten, bei denen alle chemotherapeutischen Maßnahmen keinen Erfolg mehr hatten. Verwendet wurden einerseits syngene Transplantate von identischen Zwillingen oder allogene Transplantate von HLA-identischen Geschwistern. Nach den bisher vorliegenden Erfahrungen sind Teilerfolge mit längeren Remissionszeiten erzielt worden [51]. Als Todesursache bei den nach Transplantation verstorbenen Patienten werden Leukämierezidive und die bekannten Komplikationen nach Transplan-

tation angegeben. Bei zwei transplantierten Kindern trat die Leukämie später wieder in den Spenderzellen auf [98]. Die Grundlagen der Knochenmarktransplantation sind in Kapitel I.4 dargestellt.
Zum jetzigen Zeitpunkt stellt die Knochenmarktransplantation bei Leukämien noch eine experimentelle Therapie dar, die zukünftig durchaus Chancen als eine unter anderen Therapieformen haben kann [101 a].

Die unterstützende Therapie

Das Wesen dieser Therapie besteht in der Substitution von Blutbestandteilen, der Prävention der Hyperurikämie, der Prophylaxe und Bekämpfung von Infektionen und auch der Therapie der Komplikationen. Dazu finden sich detaillierte Hinweise bei der „Durchführung der Therapie".

Die psychologische Betreuung

Bei kaum einer anderen Krankheitsgruppe wie bei der Leukämie und den malignen Tumoren ist eine so enge Bindung zwischen Patient, Eltern und Arzt notwendig.
Anders als bei derartigen Erkrankungen des Erwachsenen, richten sich das aufklärende Gespräch und alle weiteren Entscheidungen nicht an den Patienten direkt. Dies mag einerseits für den behandelnden Arzt leichter sein, andererseits beinhaltet das aber, daß neben dem Patienten auch die Eltern mit durch die Krankheit geführt werden müssen. Nach Möglichkeit sollen Patient und Eltern immer von demselben Arzt betreut werden, der dann zunehmend mehr in die Familie „hineinwächst" und mit allen ihren Problemen vertraut wird. Die Familie muß spüren, daß der Arzt, der ihr Kind behandelt, es nicht nur in rein medizinischem Sinne tut, sondern daß er bereit ist, sich teilweise mit dieser Familie zu identifizieren, um ihre Probleme und Sorgen mitzutragen (Übersicht bei [46, 96, 100, 112]).
Nach Diagnosestellung soll der weiterbehandelnde Arzt beide Eltern in einem ersten Gespräch voll aufklären. Trotz des Hinweises auf eine verbesserte Prognose, gerade bei der ALL, die mit diesem ersten Gespräch erfolgen soll, ist der Schock meist so groß, daß das beabsichtigte Gespräch mit den Eltern lediglich zu einer Information wird. Erst in den folgenden Tagen kommen Fragen, besonders nach dem Woher, aber auch Selbstvorwürfe sind nicht selten, und darüber möchten sich die Eltern mit einem Arzt aussprechen, der Zeit für sie hat und der auf ihre Probleme eingeht und sie versteht. Damit ist der Zeitpunkt gekommen, an dem man die einzelnen Schritte der geplanten Therapie und das Therapieprinzip möglichst ausführlich besprechen soll.
Für manche Eltern ist es hilfreich, wenn sie andere Eltern in derselben Situation kennenlernen und sich mit diesen aussprechen können. Andere Eltern dagegen weichen diesen Begegnungen, z. B. in der Spezialsprechstunde, bewußt aus. In größeren Zentren haben sich Gruppendiskussionen mit Eltern, Ärzten und Psychologen bewährt [43, 96]. Das Kind selbst wird, je jünger es ist, zunächst in diesen Prozeß nur passiv einbezogen. Es sollte jedoch seinem Alter entsprechend informiert werden, indem man ihm zumindest alle Manipulationen wie Spritzen, Punktieren, Bestrahlen etc. ankündigt und zu erklären versucht. Dabei muß man dem Kind klarmachen, daß das alles notwendig ist, und daß alles so vorsichtig als irgend möglich geschieht. Wenn das größere Kind mehr nach dem Wesen seiner Erkrankung fragt, wenn es eventuell aus dem Gespräch oder aus Akten seine Diagnose erfahren hat und sich darüber „beliest", dann sollten Eltern und Arzt einem Gespräch auf keinen Fall ausweichen. Ein solches Gespräch mit einem älteren Kind ist so zu führen, daß man Fragen des Kindes zur Krankheit verständlich beantwortet. Das Kind braucht Information zu dem was es wissen möchte, nicht mehr. Somit ist auch in der Regel eine „schonungslose" Aufklärung über Art, Verlauf und Chancen der Krankheit nicht notwendig. Ebenfalls sollte man Kind und Eltern Ratschläge geben für Bemerkungen und Fragen, die aus der im allgemeinen nicht sehr taktvollen Umgebung auf sie zukommen.
Während der Behandlungsphasen, in denen es dem Kind subjektiv gut geht, soll es ein möglichst „normales" Leben führen. Darauf sind auch die Eltern wiederholt hinzuweisen, die in Gefahr sind, das Kind durch ihre eigene Unsicherheit zu verunsichern. Ebenso muß darauf geachtet werden, daß nicht infolge Bevorzugung Geschwisterrivalitäten entstehen, die später nach dem Tod des Patienten in Schuldgefühle umschlagen können.
Während der Rezidive, und besonders während der letzten Phase der Erkrankung, ist ein intensiver „Beistand" des Arztes für Patienten und Eltern notwendig. Es muß zusammen mit den El-

tern entschieden werden, ob das Kind in der Klinik bleibt oder ob es in der Geborgenheit der Familie ohne den Druck der Klinikatmosphäre sein Leben beenden kann. Auch in diesem Fall sollte die Verbindung zum betreuenden Arzt der Klinik unbedingt aufrecht erhalten bleiben, da die Eltern während dieser schwersten Zeit den ihnen vertrauten Arzt brauchen.

Es ist selbstverständlich, daß der Hausarzt in Behandlung, Kontrollen und Betreuung voll einbezogen wird. Über die Aufgabenverteilung in der Zusammenarbeit gibt es kein Schema; das Zusammenwirken wird sich mit entsprechender Gewichtung entwickeln. Dabei sind auch die Wünsche und Vorstellungen der Eltern zu berücksichtigen.

5.2. Durchführung der Therapie

Die ersten überzeugenden Behandlungsergebnisse bei der ALL wurden mit den Therapieprotokollen V–VIII des St. Jude Hospitals, Memphis, erzielt. Diese Schemata der kombinierten zytostatischen und radiologischen Therapie (Pinkel [73]) werden von den verschiedenen Behandlungsgruppen seit vielen Jahren fortlaufend modifiziert, um die bisher erzielten Erfolge zu verbessern (Tabelle VII.10). Der gegenwärtige Stand der Diskussion um die Intensivierung der Behandlung geht davon aus, daß die ALL heilbar ist. Die Therapieerfolge steigen proportional mit der Intensität der Therapie. Diese hat heute ein derartiges Ausmaß erreicht, daß die Anwendbarkeit nach den Risiken bemessen wird. Risiken und Therapieerfolge ergeben sich aus der Polychemotherapie, aus der Einbeziehung nicht-hämatopoetischer Krankheitsmanifestationen (z. B. Meningen) in die Therapie und die Steuerung der Therapie bis an die Toleranzgrenze. *Dadurch sind nicht zuletzt auch allgemeine moralische Prinzipien einer Therapie in Grenzbereiche geraten*. Eine entsprechende Intensivierung hat auch die unterstützende Therapie erfahren.

Die Grundlagen der Therapieverfahren (supportive Therapie, „spezifische" Therapie, psychologische Betreuung) sind bereits dargestellt. Hinsichtlich der Durchführung besitzt die unterstützende Therapie die meisten Freiheitsgrade, während die Schemata der zytostatischen und radiologischen Therapie nur dann modifiziert werden dürfen, wenn diese einen besseren Therapie-

Tabelle VII.10. Übersicht über die Entwicklung der Therapieschemata der akuten lymphatischen Leukämie im Kindesalter am St. Jude Children's Research Hospital, Memphis, Tenessee (nach Simone [91])

Studie und Jahre	Induktion der Remission	Phase der intensiven Chemotherapie	Prophylaktische ZNS-Therapie	Langzeit Chemotherapie
V 1967–68	Pred + VCR	6-MP i. v. tgl. 3mal MTX i. v. tgl. 3mal Cyclo i. v. 1mal	2400 rad kranial + intrathekal MTX	6-MP p. o. tgl. MTX i. v. wchtl. Cyclo i. v. wchtl. Pred + VCR, 2 Wochen Zyklus alle 10 Wochen
VI 1968–70	Pred + VCR + Dauno	Wie in V oder keine	2400 rad kraniospinal oder keine	6-MP p. o. tgl. MTX p. o. wchtl. Cyclo p. o. wchtl. Pred + VCR, 2 Wochen Zyklus alle 12 Wochen
VII 1970–71	Pred + VCR	Keine	2400 rad kranial + intrathekal MTX oder 2400 rad kranio-spinal	6-MP p. o. tgl. MTX p. o. wchtl. Cyclo p. o. wchtl. ± Pred + VCR, 2 Wochen Zyklus alle 12 Wochen
VIII 1972–	Pred + VCR + Asp	Keine	2400 rad kranial + intrathekal MTX	1. MTX i. v. wchtl. 2. 1 + 6-MP p. o. tgl. 3. 2 + Cyclo i. v. wchtl. 4. 3 + Ara-C i. v. wchtl.

Pred = Prednison, VCR = Vincristin, 6-MP = 6-Mercaptopurin, Ara-C = Cytosin-Arabinosid, Cyclo = Cyclophosphamid, MTX = Methotrexat, Dauno = Daunorubicin, ASP = L-Asparaginase

erfolg erwarten lassen, was allein durch kontrollierte Studien geprüft werden kann. Somit sind „eigene" Modifikationen ohne Kontrolle abzulehnen.

Die unterstützende Therapie

Die Substitution von Blut bzw. Blutbestandteilen muß gezielt erfolgen. Zur Verfügung stehen Vollblut, Erythrozytenkonzentrat, Thrombozytenkonserven bzw. plättchenreiches Plasma und Granulozytenkonzentrat.
Folgende relative Indikationen können als Richtlinien gegeben werden: *Erythrozytensubstitution* (10–15 ml/kg KG) bei Hämoglobinkonzentrationen unter 8 g/100 ml Blut. *Thrombozytensubstitution* generell bei thrombozytopenischen Blutungen. *Granulozytensubstitution* bei schweren Infektionen, wenn die Granulozytenzahlen absolut unter 500/mm^3 Blut liegen. Erforderlich sind täglich 1×10^{11} Granulozyten/m^2 Empfänger-Körperoberfläche.

Vermeidung einer Hyperurikämie. Die zur Harnsäurenephropathie prädisponierende Hyperurikämie wird durch Gabe von Allopurinol (Zyloric, Foligan) behandelt. Als Xanthinoxidase-Hemmer verhindern diese Substanzen die Umwandlung von Hypoxanthin und Xanthin in Harnsäure; Dosis 10 bis 20 mg/kg KG/die in 3 Dosen per os, beginnend 2 Stunden vor Einsetzen der Chemotherapie; sie ist fortzusetzen bis zum Abfall der Leukozyten bzw. Verkleinerung von Leber und Milz oder bis zur Normalisierung eines eventuell erhöhten Harnsäurespiegels. Unter der Behandlung kommt es gelegentlich zu einem Hautrush.
Reichliche Flüssigkeitszufuhr; optimal sind 2000–3000 ml/m^2 Körperoberfläche/die. Eventuell zusätzliche Alkalisierung des Urins auf pH 6,8–7,0 durch Gabe von Natriumbicarbonat 50 mÄq/m^2 alle 12 Stunden oral oder i. v.

Achtung. Bei Allopurinolgabe muß Puri-Nethol auf $^1/_3$ der Dosis reduziert werden.

Die spezifische Therapie

Das Protokoll. Es muß nach wie vor das Protokoll eines bewährten Schemas exakt eingehalten werden. Dosismodifikation bei nichthämatologischen Nebenwirkungen von Zytostatika sind nur bei folgenden Medikamenten angezeigt: *Vincristin:* Reduktion bei schwerer Neurotoxizität; *Asparaginase:* Absetzen bei Hyperglykämie mit Ketonurie oder bei konstanter Amylaseerhöhung; Insulin kann indiziert sein. Bei Hyperglykämie ohne Ketonurie soll die Asparaginasetherapie fortgeführt werden unter eventueller Substitution von Insulin.

Untersuchungen vor Beginn der Therapie

Körpermeßwerte. Größe, Gewicht, Oberfläche, Kopfumfang.

Blutbild. Vollständig einschließlich Thrombozyten und Retikulozyten.

Knochenmark. Zytomorphologische Differenzierung, Zytochemie.

Blutanalysen. Blutsenkung, Blutgruppe. Harnstoff, Harnsäure, Kreatinin; alkalische Phosphatase, SGOT, SGPT, Bilirubin, Gesamteiweiß, Elektrophorese, Amylase und Blutzucker (Asparaginase!); Immunglobuline; Quick-Wert, PTT, Rekalzifizierungszeit, Thrombinzeit. Kulturen auf Bakterien und Pilze.

Liquor. Druck, Zellzahl, Eiweiß (quantitativ), Zucker. Bei Zellzahl über 5/mm^3 Zytozentrifuge zur Differenzierung. Bakteriologische Untersuchung.

Urin. Vollständiger Status mit bakteriologischer Untersuchung; Einfuhr, Ausfuhr.

Röntgen. Schädel, NNH, Thorax, Extremitäten.

Sonstiges. EEG, EKG, Tuberkulintestung, Hautabstriche (Falten inguinal und axillar) für Kulturen auf Bakterien und Pilze.

Spezielle Untersuchungen
1. Typisierung der ALL-Zellen aus peripherem Blut, Knochenmark oder Liquor: Zelloberflächen-Charakterisierung = T-, B- oder O-Zellen (Rosetten-Bildung, Oberflächen-Immunglobuline).
2. Funktionelle Charakterisierung: Hautteste (Reaktionen vom verzögerten immunologischen Typ).
3. Bestimmung der Immunglobuline, HLA-Typisierung (zur supportiven Therapie).
   Hinweise zu diesen Untersuchungen finden sich in Tabelle V.A.10 und V.A.11.

Untersuchungen während der Therapie

Dafür können keine einheitlichen Richtlinien gegeben werden, da sie von Protokoll zu Protokoll variieren.

Kontrollen nach Beendigung der Therapie

Blutbild, Blutsenkung und körperliche Untersuchung sind in Abständen von vier Wochen erforderlich. Knochenmark und Liquor sollten in sich vergrößernden Abständen (3, 6, 12 Monate) kontrolliert werden. Für die Früherkennung eines Rezidivs können auch immunologische Marker in die Verlaufskontrolle mit einbezogen werden. Wird beispielsweise ein vorher positiver Hauttest (Tuberkulin, Candidin) negativ, dann kann das im Sinne einer Rezidivanbahnung verwertet werden [42]. Weiterhin wird zukünftig den quantitativen Veränderungen der Oberflächenmarker (T-, B-, O-Zellen) und der Blastentransformation für die Beurteilung eines Rezidivs mehr Aufmerksamkeit geschenkt werden müssen. Vor einer breiten praktischen Anwendung müssen diese Teste hinsichtlich der Zuverlässigkeit noch weiter gesichert werden.

Begriffsdefinitionen zur Therapie

Vollremission. Der Patient ist symptomfrei; keine Vergrößerung von Leber, Milz oder Lymphknoten. Das Knochenmark enthält höchstens 5% Blasten und 35% Lymphozyten. Peripheres Blutbild: Hb über 10 g/100 ml, Thrombozyten über 100000/mm^3, Granulozyten über 1500/mm^3. Liquor: Normalbefund.

Teilremission. Das Knochenmark enthält 5–25% Blasten, zeigt jedoch ebenfalls eine ausreichende Hämatopoese.

Rezidiv. Das Rezidiv beinhaltet immer eine vorausgegangene Vollremission. Manifestation als Knochenmarksrezidiv mit Blastenanteil von über 25%; ein ZNS-Befall oder ein Hodenbefall gelten auch bei anhaltender hämatologischer Remission als Rezidiv.

Risikofaktoren. Die Bedeutung von Risikofaktoren muß jeweils im Zusammenhang mit dem Therapieschema definiert werden. Als Risikofaktoren bei Diagnosestellung gelten derzeit: Alter des Patienten entweder unter 2 Jahre oder über 10 Jahre. Leukozytenzahlen über 20000/mm^3. Starke Vergrößerung von Leber, Milz oder Lymphknoten, oder Mediastinaltumor durch mediastinale Lymphknoten- bzw. Thymusvergrößerung. Initialnachweis einer ZNS-Leukämie. Nachweis von T-Zellen-Eigenschaften (Rosetten-Test oder Reaktion mit Anti-T-Zellserum) und wahrscheinlich auch von B-Zelleneigenschaften [110].

Therapie der akuten lymphatischen Leukämie

Das im folgenden aufgeführte Therapieschema „Pinkel-Schema" beschreibt die Studie VII der Memphis-Therapieschemata. Dieses Protokoll hat inzwischen erhebliche Modifikationen erfahren (Kritik s. unten).

1. Phase (Induktion)

Prednison 40 mg/m^2 in 3 Dosen täglich oral,
Vincristin 1,5 mg/m^2 1mal wöchentlich i. v.
Beides über 6 Wochen. Anschließend Abbau von Prednison, indem die Dosis alle drei Tage halbiert wird. Bei Vollremission folgt in der 7. Woche die Phase 2 der Therapie.

2. Phase (ZNS- und systemische Therapie)

^{60}Co-Bestrahlung des Gehirnschädels (s. Abschnitt Bestrahlung), um eventuell bereits an den Meningen vorhandene Leukämiezellen zu zerstören. Parallel dazu 2mal wöchentlich Methotrexat intrathekal 12 mg/m^2 pro Dosis, max. 15 mg pro Injektion, insgesamt 5 Injektionen. Die Methotrexat-Konzentration soll 1 mg pro ml Injektionsvolumen betragen. Zunächst wird eine der Injektionsmenge entsprechende Liquormenge abgelassen, dann Methotrexat rasch innerhalb von 15–30 Sekunden intrathekal injiziert. Die erste Methotrexat-Injektion wird am 2. oder 3. Bestrahlungstag durchgeführt.

Systemisch erhält der Patient während der ZNS-Therapie täglich 50–60 mg/m^2 Puri-Nethol per os in einer Dosis und 1mal wöchentlich 200 mg/m^2 Endoxan als Stoß per os.

3. Phase (Erhaltungstherapie)

Puri-Nethol 50–60 mg/m^2	täglich per os in 1 Dosis
+ Methorexat 20–30 mg/m^2	beides 1mal wöchentlich an dem selben Tag als
+ Endoxan 200 mg/m^2	Stoß per os oder i. v.

Die angegebenen Dosierungen für die drei Medikamente sind Richtdosen. Sie müssen für den einzelnen Patienten so modifiziert werden, daß die Leukozytenzahl zwischen 2000 und 3500/mm³ und die absolute Lymphozytenzahl um 500/mm³ gehalten wird.

Hinweise zur Erhaltungstherapie
1. Nach den derzeitigen Kenntnissen ist die Durchführung der Erhaltungstherapie nur mit Puri-Nethol und Methotrexat, aber ohne Endoxan bei gleicher antileukämischer Wirksamkeit weniger immunsuppressiv. Die so behandelten Patienten haben eine geringere Komplikationsrate, wie z. B. Pneumocystispneumonien.
2. Die Reinduktion, d. h. die vierteljährliche Gabe von 2–3 Injektionen Vincristin in wöchentlichen Abständen, kombiniert mit Prednison oral (40 mg/m²/Tag in 3 Dosen) während dieser Zeit zusätzlich zur Erhaltungstherapie, hat eine Verbesserung der Therapieerfolge der Studie VII gebracht. Bei anderen aggressiveren Schemata (V, VI, VIII) waren die Ergebnisse mit und ohne Reinduktion statistisch nicht signifikant unterschiedlich, so daß bei diesen Schemata die Reinduktion wieder verlassen wurde.

Untersuchungen während der Therapie
Induktionstherapie. In den ersten drei Behandlungstagen täglich, danach wöchentlich:
Vollständiges Blutbild, vollständiger Urinstatus, SGOT, Harnstoff, Harnsäure.
Blutdruck; Körpergewicht; Kontrolle vorher pathologischer Befunde (Leber, Milz. Lymphknoten etc.).
Drei Tage nach der letzten Vincristin-Injektion: Kontrolle von Blutbild, Knochenmark, Liquor, Röntgen-Thorax und vorher pathologischer Befunde.
Während der Therapie mit Asparaginase wöchentlich Leberchemie und Amylase, zweimal wöchentlich Blutzucker, zweimal täglich Urinzucker.

ZNS-Therapie. Wöchentlich Blutbild, Urin, Blutdruck. Bei Abschluß der Bestrahlung Liquor einschließlich Zytologie, EEG.

Erhaltungstherapie. 8–14tägig Blutbild. Alle drei Monate SGOT, SGPT, alkalische Phosphatase, Bilirubin; Harnstoff, Kreatinin, BSG. Alle sechs bis zwölf Monate EEG und Röntgen-Thorax. Die Frequenz der Knochenmarkpunktion richtet sich nach dem Verlauf und dem angewandten Therapieschema. Es ist selbstverständlich, daß bei jeder Kontrolle eine ganze körperliche Untersuchung eingeschlossen ist.

Kritik an dem Protokoll. Das oben genannte Protokoll wurde bis 1976 in Deutschland bevorzugt angewandt. Da es im Vergleich zu den anderen Protokollen der Studie V–VIII (Tabelle VII.10) weniger günstige Ergebnisse zeigte [91], ist es heute (1976/77) praktisch überholt. Es ist zu spät, Fragen zu den Ursachen für die unglückliche Wahl des Protokolls zu stellen. Die Heilungsquote liegt mit 30% zu niedrig. Wir empfehlen deshalb, die jeweils neuen und effektiven Therapieverfahren bei der Deutschen Arbeitsgemeinschaft für Leukämie-Forschung und -Behandlung im Kindesalter e. V., oder bei internationalen Studiengruppen zu erfragen.

West-Berliner Studie (Riehm-Protokoll)
In den vergangenen Jahren wurde zunächst nur bei *Risikofällen* während der Induktionsphase zum Prednison und Vincristin zusätzlich Adriblastin und Asparaginase gegeben. Außerdem führten die vergleichsweise nicht so guten Ergebnisse der Studie VII in jüngster Zeit unabhängig von den Risikofaktoren dazu, diese Medikamente generell bei der Induktionstherapie zu verwenden. In Deutschland findet derzeit die West-Berliner Studie immer mehr Anhänger. Hier soll nur das Prinzip dieser in der 8wöchigen Induktionsphase sehr aggressiven Therapie dargestellt werden. Eine ausführliche Darstellung geben die Autoren des Protokolls [79].

Phase 1 über 28 Tage

Prednison 2,5 mg/kg KG	täglich oral in 3 Dosen,
+ Vincristin 0,06 mg/kg KG	1mal wöchentlich i. v.,
+ Daunoblastin 1 mg/kg KG	1mal wöchentlich i. v.,
+ Asparaginase 200 E/kg KG	täglich i. v.

Phase 2 über 28 Tage

Gehirnschädelbestrahlung	(^{60}Co) 1800 rad (Lebensalter berücksichtigen),
+ Methotrexat intrathekal	0,5 mg/kg KG 1mal wöchentlich, maximale Einzeldosis 20 mg,
+ Cytosin-Arabinosid	3 mg/kg KG an 4 aufeinanderfolgenden Tagen in der Woche i. v. Insgesamt 4 Zyklen,
+ Endoxan	40 mg/kg KG 14tägig i. v. (insgesamt 3mal),

Therapie der Leukämie

+ Puri-Nethol   2,5 mg/kg KG täglich oral.

Phase 3 über 1¹/₂ Jahre
Puri-Nethol   2,5 mg/kg KG täglich oral 3 Monate lang, danach
Methotrexat   2,5 mg/kg KG i. v., alle 14 Tage (insgesamt 6–7mal), danach
Vincristin   0,06 mg/kg KG i. v., alle 7 Tage (insgesamt 6mal), dazu
Prednison   2,5 mg/kg KG oral in 2 Dosen täglich über 28 Tage.

Dann beginnt wieder der Zyklus mit Puri-Nethol, gefolgt von Methotrexat usw.

Die *unterstützende Behandlung* beim Riehm-Schema ist während der ersten beiden Behandlungsphasen über 57 Tage in einem festen Plan geregelt. Dieser enthält in unterschiedlicher zeitlicher Anwendung und Dauer neben Allopurinol, Pankreasenzymen und Antazida auch Colistin, Clotrimazol, γ-Globin i. v. und Pentamidin bzw. Cotrimoxazol.

Kritik am Riehm-Protokoll. Die Therapie ist in der Induktionsphase sehr aggressiv und die Komplikationsrate entsprechend hoch. Diese kann nur in solchen Zentren unter Kontrolle gehalten werden, die über eine große Erfahrung mit diesem Schema verfügen. Es ist leicht einzusehen, daß ein Teil der Patienten („low risk"-Gruppe) eine für den „Typ" der Erkrankung zu intensive Therapie erhält und dadurch unverhältnismäßig hoch gefährdet wird.

Konsequenzen

Es muß entweder eine Klassifizierung der ALL-Typen im Hinblick auf das anzuwendende Therapieschema entwickelt werden, um die jeweiligen Risiken der Behandlung verantworten und rechtfertigen zu können. Ein anderer Weg ist die „Entschärfung" der Risiken in der Therapie durch Entwicklung neuer Schemata, die für die meisten Verlaufsformen der ALL eine kurative Therapie garantieren. Die derzeitigen Möglichkeiten liegen leider nur in der Variation der Kombination von Medikamenten, Dosis und Dauer der Therapie.

Zusatztherapie bei besonderen Verlaufsformen

1. Bei Vorhandensein eines *Mediastinaltumors* (malignes lymphoblastisches Lymphom) wird ab 2. Woche in der Induktionsphase das Mediastinum mit 2000–3000 rad Gesamtdosis über 2–3 Wochen bestrahlt.

3. *ZNS-Komplikationen*
Hinweis: Bei allen intrathekalen MTX-Gaben muß jede andere MTX-Gabe unterbleiben.
a) ZNS-Leukämie bei Diagnose
Vorgehen: Methotrexat 12 mg/m² intrathekal werden in der Induktionsphase gegeben (Tag 1, 7, 14, 21). Die Bestrahlung nach der Intensivphase erfolgt mit 3000 rad, daneben 5 Injektionen MTX intrathekal.
b) ZNS-Leukämie bei Erreichen der Remission. Methotrexat 12 mg/m² intrathekal. 2mal wöchentlich, bis der Liquor klar ist; Bestrahlung wie bei a).
c) ZNS-Rezidiv bei anhaltender hämatologischer Remission. Reinduktion mit Vincristin 1,5 mg/m² i. v. wöchentlich, insgesamt 3 Wochen, Prednison 40 mg/m² per os, täglich über 14 Tage. Methotrexat 12 mg/m² intrathekal alle 5–7 Tage bis zur Sanierung des Liquors; d. h. der Liquor soll 2mal keine Blasten aufweisen. Danach alle 2 Monate Methotrexat 1mal intrathekal [101].
Bei *Methotrexat-Resistenz* kann versucht werden, Cytosin-Arabinosid intrathekal in einer Dosierung von 1,5 mg/kg KG täglich bis zur Sanierung des Liquors zu geben. Die orale 6-Mercaptopurin-Therapie wird fortgesetzt, während die wöchentlichen Gabe von Methotrexat oral erst wieder mit Beendigung der intrathekalen Gabe von Methotrexat begonnen wird. Tritt bis zum Ende der Chemotherapie (30 Monate wie geplant) kein hämatologisches Rezidiv auf und auch kein erneutes ZNS-Rezidiv, wird der Patient vor Absetzen der Therapie kraniospinal mit 2400 rad bestrahlt. Mit diesem Vorgehen blieben u. a. 11 von 20 Patienten des St. Jude's Hospital, die nach der ZNS-Prophylaxe bei anhaltender hämatologischer Remission ein ZNS-Rezidiv erlitten, weiterhin in kompletter Remission (5 Monate – 4,5 Jahre ohne Therapie).

4. *Hodenrezidiv bei anhaltender hämatologischer Remission*
Radiotherapie mit minimal 1000 und maximal 2800 rad auf den befallenen Hoden [97], daneben Reinduktion mit einem Schema entsprechend dem der 1. Induktion.
Dauertherapie weiter wie bisher. Die Chemotherapie sollte mindestens 1 Jahr über das letzte Hodenrezidiv hinaus fortgeführt werden.

Rezidiv und Rezidivtherapie

Das *Rezidiv* ist charakterisiert durch das Wiederauftreten von Leukämiezellen im Blut oder anderen Organen nach erreichter Vollremission. Das Rezidiv wird am häufigsten und auch am frühesten in Form der Knochenmarkmanifestation erkannt. Bei hämatologischer Vollremission gilt jedoch ein ZNS-Befall als Kriterium für ein Rezidiv.

Therapie des 1. Rezidiv einer ALL. Zunächst Versuch einer erneuten Induktion mit denselben Medikamenten der 1. Induktion. Insbesondere bei Rezidiven, die nach Absetzen der Therapie auftreten, können hiermit nochmals Langzeitremissionen erzielt werden [59]. Wird keine Remission erreicht, sollte eines der bei der Therapie der Mehrfachrezidive aufgeführten Schemata versucht werden. Bei ZNS-Rezidiv oder Hodenbefall wird wie oben angegeben verfahren.
Nach Erreichen einer erneuten Vollremission folgt dann die *Erhaltungstherapie* mit:
Methotrexat 15–20 mg/m^2 2mal wöchentlich oral,
+ Adriblastin 30 mg/m^2 alle 3 Wochen i. v.,
alternativ mit:
Methotrexat 15–20 mg/m^2 2mal wöchentlich oral,
+ Cytosin-Arabinosid 100–120 mg/m^2 1mal wöchentlich i. v.
Weitere Empfehlungen im deutschen Schrifttum finden sich bei Marsmann et al. [65], Gröbe und Schellong [40] und Wündisch [111].

Therapie von Mehrfachrezidiven bei der ALL. Es sind mehrere Schemata in Erprobung von denen drei genannt werden.
Das **COAP-Protokoll** wird in Form von 5tägigen Zyklen mit der Kombination Cyclophosphamid, Vincristin, Cytosin-Arabinosid und Prednison durchgeführt. Eine ausführliche Beschreibung des Schemas einschließlich der Remissionserhaltung findet sich bei der Therapie der akuten myeloischen Leukämie (s. unten).
Das *Schema des National Institute of Health (NIH), Bethesda* [12], enthält für die Therapie von Mehrfachrezidiven folgende Kombinationen:
Induktion mit:
Cytosin-Arabinosid 100 mg/m^2 2mal tgl. i. v.
+ 6-Thioguanin 75–100 mg/m^2 2mal tgl. oral über 6 bis 31 Tage, je nach Erfolg und Zytotoxizität. Nach Erreichen einer Remission: *Konsolidierung,* die mit BCNU 75–250 mg/m^2 1mal i. v. als Kurzinfusion eingeleitet wird.
24 Stunden später:
Cytosin-Arabinosid 100 mg/m^2 i. v. 1mal tgl.
+ 6-Thioguanin 100 mg/m^2 oral 1mal tgl.
über 5 Tage. Dieser Zyklus (Cytosin-Arabinosid, 6-Thioguanin, BCNU) wird alle 2 Wochen insgesamt 4 mal wiederholt. Bei starker hämatologischer Depression können auch größere Abstände gewählt werden.
Danach *Erhaltungstherapie* mit der gleichen Kombination einschließlich BCNU-Einleitung über 5 Tage, jedoch in Abständen von 4 Wochen.
Das *RAGAB-Schema* [77] wird für die Therapie der Mehrfachrezidive von ALL, AML und Erythroleukämie empfohlen (17 von 46 Patienten mit ALL = 37% erreichten eine Remission): Adriblastin 15 mg/m^2 alle 6 Stunden i. v. 6mal; Knochenmarkkontrolle nach 3 Wochen.

Beendigung der Therapie
Die zytostatische Therapie kann nach 2–3jähriger rezidivfreier Zeit abgesetzt werden. Bei der Entscheidung zur Rezidivtherapie sollten Prognose (infaust) und Zumutbarkeit berücksichtigt werden. Der Verzicht auf eine Rezidivtherapie ist eine Alternative.

Therapie der akuten myeloischen Leukämie
Im Gegensatz zu den akuten lymphoblastischen Leukämien sind die Ergebnisse der Therapie bei der AML wesentlich unbefriedigender, sowohl was die Remissionsquote und -dauer betrifft, als auch die Dauer der Überlebenszeit. Bis 1962 stand zur Behandlung der AML nur 6-Mercaptopurin zur Verfügung. Die damit erzielten Remissionsquoten lagen zwischen 10 und 20%, die mittlere Remissionsdauer betrug ca. 4 Monate. Auch die Kombination von Vincristin mit Prednison oder Methotrexat brachte keine besseren Ergebnisse. Höhere Remissionsquoten wurden durch die Neueinführung von Cytosin-Arabinosid und von Daunorubicin erzielt.
Für die AML existieren eine Vielzahl von Therapiekombinationen, von denen keine hinsichtlich der Häufigkeit der Remissionen deutlich überlegen ist, während sich für die Dauer der Remissionen einige Unterschiede abzeichnen (Tabelle VII.11). Dabei spielen das Alter der Patienten, die Applikationsform der Zytostatika und das unterschiedliche aggressive therapeutische Vorgehen eine Rolle [2].
Insgesamt erweisen sich Cytosin-Arabinosid und die Anthracycline als die wirksamsten Zytostatika bei der AML. Insbesondere werden mit der Kombination von COAP (*C*yclophosphamid – *O*ncovin – *A*rabinosyl-Cytosin – *P*rednison) die längsten bisher beschriebenen mittleren Remissionszeiten erreicht.
Die unten angegebene Therapieempfehlung rich-

Tabelle VII.11. Vergleich der Wirksamkeit verschiedener Therapieschemata bei der AML bei Kindern und Erwachsenen

Kombination zur Einleitung der Remission	Quote der Vollremission (Zahl der Patienten)	Kombination zur Erhaltung der Remission	Mittlere Dauer der Remission (Spanne)	Literatur
DNR + ARA-C	9/13	6-MP	3,9 Mon.	[18]
DNR + ARA-C + ASP	5/10	+ MTX	(0,5–10)	
6-AZA-U + 6-MP + VCR	12/17	6-MP 6 AZA-U +6-MP+VCR	7 Mon. (11–22) 6 Mon. (3–12)	[106]
ARA-C+DNR	16/30	ARA-C	12 Mon. (5–19)	[38]
ARA-C + THIOGUANIN	19/36	ARA-C + TG	6 Mon. (1,5–13)	[35]
ARA-C+CYC + MTX	7/14	ARA-C+CYC + MTX	7 Mon. (1–20)	[94]
COAP	32/64 (AML + ALL)	COAP	14 Mon.	[8a]
COAP	17/39	COAP	10,5 Mon. (0,5–29)	[107]

Eine weitere Studie, die verschiedene Kriterien vergleicht, ist von Ansari et al. [2] vorgelegt werden.

ARA-C	= Cytosin-Arabinosid (Alexan)	MTX	= Methotrexat (Methotrexat)
ASP	= L-Asparaginase (Crasnitin)	VCR	= Vincristin (Vincristin, Oncovin)
6-AZA	= 6-Azauridin (Triazur)	PRED	= Prednison (Ultracorten)
CYC	= Cyclophosphamid (Endoxan)		= Prednisolon (Ultralan)
DNR	= Daunorubicin (Daunoblastin, Ondena)	TG	= Thioguanin
6-MP	= 6-Mercaptopurin (Purinethol)	COAP	= CYC – Oncovin – ARA-C – PRED

Die genaue Dosierung der Medikamente ist Tabelle VII.8 zu entnehmen.

tet sich weitgehend nach dem Schema von Whitecar et al. [107], das nur hinsichtlich der Dosis von Cyclophosphamid und der Verabreichungsart von Cytosin-Arabinosid modifiziert wurde.
Da Cytosin-Arabinosid im Blut sehr rasch durch eine Deaminase abgebaut wird, ist eine optimale Wirkung am besten durch eine kontinuierliche i. v. Gabe jeweils über 12 Stunden zu erzielen.

1. **Remissionseinleitung** (Induktionsphase = 5 Tage)

Cyclophosphamid	80 mg/m^2 i. v. Tag 1–5
Vincristin	1,5 mg/m^2 i. v. Tag 1 und 5
Cytosin-Arabinosid	80 mg/m^2/Tag im Dauertropf (jeweils über 12 Stunden vom 1.–5. Tag)
Prednison	40 mg/m^2/Tag p. o. Tag 1–5

Dieses 5tägige Schema wird in 14tägigen Abständen (gerechnet vom 1. Tag des Therapieplans) gegeben. Vor jedem neuen Behandlungszyklus wird eine Knochenmarkpunktion, ggf. mit Knochenmarksbiopsie durchgeführt. Der 14tägige Abstand zwischen den einzelnen Zyklen sollte nur dann verlängert werden, wenn a) zum Zeitpunkt des erneuten Therapiebeginns die Knochenmarkkontrolle eine starke Hypozellularität zeigt (weniger als 20% der Norm), oder, falls eine Knochemarkbiopsie nicht möglich ist, b) die peripheren Leukozyten unter 1000/mm^3 liegen.

Ist nach drei Zyklen keine Knochenmarkremission eingetreten, oder ist nach zwei Zyklen die absolute Blastenzahl im Knochenmark unverändert, wird der Patient aus dem COAP-Schema ausgeschlossen.

2. **Remissionserhaltung**

Adriamycin	30 mg/m^2/Tag 1 i. v.
Vincristin	1,5 mg/m^2/Tag 1 und 5 i. v.
Cytotosin-Arabinosid	60 mg/m^2 alle 12 Std i. m. (insgesamt 10 Dosen)
Prednison	40 mg/m^2/Tag 1–5 p. o.

Dieses Schema wird im Abstand von 3 Wochen wiederholt (gerechnet vom 1. Tag des Therapieplanes). Sobald eine kumulative Adriblastin-Dosis von 500 mg/m^2 erreicht ist, wird dieses Medikament wegen seiner kardiotoxischen Wirkung nicht weitergegeben.

3. **ZNS-Prophylaxe (bzw. Therapie)**

Auch bei der AML wird mit längerer Überlebensdauer ein ZNS-Befall bis zu 50% beobachtet. In Anlehnung an die Behandlung der akuten lymphoblastischen Leukämie werden deshalb alle Patienten in Remission einer Bestrahlung des Hirnschädels von 2400 rad in 3 Wochen zugeführt. Sie erhalten während dieser Zeit 5mal in 3–4tägigen Abständen Cytosin-Arabinosid (40 mg/m^2) intrathekal. Dementsprechend wird die systemische Chemotherapie während der Zeit der ZNS-Bestrahlung und intrathekalen Zytostatikaapplikation modifiziert: Cytosin-Arabinosid wird nur in einer Dosis von 40 mg/m^2, 2mal i. m./die, verabreicht, bzw. es werden nur $^2/_3$ der Dosis von Cytosin-Arabinosid des letzten Zyklus gegeben.

Die Synchronisation mit Cytosin-Arabinosid

Diese Therapieform scheint nach den vorläufigen Ergebnissen [56] durchaus günstig in der Remissionsquote bei der AML zu liegen. Die Synchronisation beginnt mit einer i. v. Bolusinjektion von 5 mg/kg KG; nach 18 bis 24 Stunden schließt sich eine Dauerinfusion über 12 Stunden mit 5 mg/kg KG an. Anschließend 6–12 Stunden Therapiepause und erneuter Beginn des Zyklus mit der 12 Std. Dauerinfusion, solange bis eine ausgeprägte Hypozellularität des Markes erreicht ist. Größere Erfahrungen wird man abwarten müssen.

Weitere Therapiemöglichkeiten der AML

Einerseits kann das NIH-Schema für Mehrfachrezidive der ALL (s. oben) empfohlen werden, andererseits wird auf andere Schemata einschließlich Kombinationen mit einer Splenektomie [26] hingewiesen. Einzelheiten sind den entsprechenden Veröffentlichungen zu entnehmen [2, 7, 85]. Bei Kindern hat sich auch das Schema der intensiven ALL-Therapie bewährt.

Tabelle VII.12. Derzeitige Empfehlung von Antibiotika-Kombinationen für die Anwendung bei bakteriellen Infektionen ohne Erregernachweis. Die angegebene Tagesdosis wird auf vier Dosen verteilt. Jedes Medikament einer gewählten Kombination ist einzeln nacheinander innerhalb von 30 Minuten i. v. zu infundieren

Präparat	Dosierung
1. Azlocillin	150 mg/kg/KG/Tag
+ Gentamycin	5 mg/kg/KG/Tag
2. Gentamycin	5 mg/kg/KG/Tag
+ Cephalotin	50–100–200 mg/kg/KG/Tag

Therapie der Komplikationen der Behandlung akuter Leukämien

Die Verbesserung der Heilungschancen der akuten Leukämien ist nicht zuletzt das Ergebnis der sehr aggressiven Behandlungsverfahren, womit sich aber gleichzeitig die Komplikationsrate erheblich erhöht hat. Vermeidung, frühzeitige Erkennung und Therapie der Komplikationen ist somit zwangsläufig zu einem wichtigen Bestandteil der Therapie der Leukämie geworden.

Infektionen

Bakterielle, virale und fungale Infektionen sind die häufigste Todesursache (5–16%) bei Leukosen auf der Basis der Grundkrankheit und der immunsuppressiven Therapie [60].

Bakterielle Infektionen

Diese können foudroyant verlaufen, wenn die Granulozytopenie Werte von 500/mm^3 (absolut) unterschreitet. Die häufigsten bakteriellen Erreger sind: Pseudomonas aeruginosa, E. Coli, Klebsiella, Enterobacter-Serratia, Proteus-Gruppe, Staphylococcus aureus [71].

Diagnostik. Zur Identifizierung der Keime des Patienten sind in bestimmten zeitlichen Abständen Blut-, Urin-, Sputum- und Stuhlkulturen anzulegen. Blutkulturen sollen direkt in flüssige Medien verimpft werden (z. B. Biotest Blutkulturflasche). Liquor- und Knochenmarkkulturen können notwendig werden; außerdem regelmäßig Abstriche von Rachen, Anus sowie inguinalen und axillären Hautfalten.

Behandlung. Die Infektionsbekämpfung beginnt bei der Verkürzung des Krankenhausaufenthaltes und der Unterbringung in Einzelzimmern bzw. in Räumen mit laminar air flow. Sterile Isoliereinheiten sind bei jungen Kindern wegen der psychischen Belastung durch die Isolierung problematisch und außerdem umstritten, da der Patient über ein eigenes Erregerreservoir verfügt.
Eine *Antibiotikaprophylaxe* ist nicht generell indiziert. Der Wert der Suppression der endogenen Darmflora mit nicht-resorbierbaren Antibiotika ist umstritten.

Antibiotikatherapie vor Erregernachweis. Ist eine antibiotische Therapie erforderlich, solange die Keime noch nicht identifiziert sind, muß sie das ganze Spektrum der fakultativ pathogenen Keime erfassen und mit bakteriziden Antibiotikakombinationen erfolgen (Tabelle VII.12).

Therapie der Leukämie

Antibiotikatherapie mit Erregernachweis. Sie erfolgt entsprechend dem Resistenzspektrum.

Pilzinfektionen.
Immunsuppressive Therapie, Granulozytopenie, Antibiotika und veränderte Bakterienflora begünstigen Pilzwachstum und -Invasion.
Häufigste Erreger sind: Candida albicans, Aspergillus fumigatus, Cryptococcus neoformans. Sie kommen häufig aus dem endogenen Erregerreservoir, wie Magen-Darm-Trakt, Genitale, Lunge und Hautfalten.

Behandlung. Die Testung nachgewiesener Pilze gegen die verfügbaren Antimykotika ist anzustreben.

Intestinale Candidiasis. Nystatin: 1 Million Einheiten 4–6mal täglich.

Systemische Pilzinfektion. 5-Fluorcytosin (Ancotil) 100–150 mg/kg KG oral in 4 Dosen; die Substanz wird ausgezeichnet resorbiert. Der Einsatz von Amphotericin B (Anwendung und Dosierung siehe spezielle Hinweise des Herstellers) ist problematisch infolge toxischer Nebenwirkungen, in manchen Situationen jedoch unumgänglich. Unter den i. v. Präparaten ist dem Ancotil der Vorzug zu geben. Bei einer durchaus indizierten kombinierten Gabe von Ancotil und Amphotericin B kann letzteres so dosiert werden, daß die Toxizität wesentlich geringer ist.

Virusinfektionen
Eine Reihe von Virusinfektionen können während der zytostatischen Behandlung zu bedrohlichen Komplikationen führen. Häufigste Erreger sind: Masern, Varicella-Zoster, Herpes, Zytomegalie, Hepatitis A und B, Epstein-Barr.
Varizellen sind bei Patienten unter zytostatischer Therapie wegen der Häufigkeit und Schwere der viszeralen Komplikationen (Lunge, Pankreas, ZNS) gefürchtet. Ein tödlicher Ausgang wird in der Regel nur bei der Varizellenpneumonie beobachtet; die Gesamtmortalität beträgt 7% [25].
Der Grad der Lymphopenie scheint mit dem Ausmaß der viszeralen Komplikationen korreliert zu sein. Patienten, die keine zytostatische Therapie mehr erhalten, unterscheiden sich in der Komplikationsrate nicht von Normalpersonen.

Behandlung. Nach Kontakt mit Varizellen sofortiges Absetzen der Zytostatika; eine begonnene Steroidtherapie ist dagegen in gleicher Dosierung fortzuführen. Innerhalb der ersten 72 Stunden nach Exposition verhindert die Injektion von Zoster-Immunglobulin (Biotest, Frankfurt) oder Immunglobulin Anti-Varicellae (SRK-Zentrallaboratorium, Bern) den Ausbruch der Erkrankung oder schwächt sie ab [37].
Die Gabe von γ-Globulin verhindert den Ausbruch der Erkrankung nicht. Bei Viszeralbefall Therapieversuch mit Cytosin-Arabinosid 100 mg/m^2/Tag über 5 Tage kontinuierlich infundiert oder mit Joddesoxyuridin 40–80 mg/kg KG/Tag i.v.; die Tagesdosis wird auf 4 Dosen verteilt. Gesamtdauer dieser Therapie 5 Tage.

Herpes zoster
Cytosin-Arabinosid 6 mg/kg KG/die oral, lokal mit Cytosin-Arabinosid-Lösung 3mal täglich betupfen. Vermeidung und Therapie von Sekundärinfektion. Bei Zosterpneumonie wie bei viszeralen Varizellen behandeln.

Herpes simplex
Identisch mit der Behandlung von Herpes zoster; lokal außerdem mit Joddesoxyuridin (Virunguent). Bei Viszeralbefall wie Varizellen behandeln.

Zytomegalie
Eine Infektion mit Virämie wird mit hoher Frequenz bei kindlichen akuten Leukämien nachgewiesen [16]. Klinische Symptome sind: Pneumonie, Hepatitis, Enteritis, Mononukleose-Syndrom oder Chorioretinitis mit Fieber. Ein vorübergehender makulärer Rush ist selten.

Behandlung. Bei asymptomatischem Verlauf ist keine Therapie erforderlich. Bei übrigen Verlaufsformen wird ein Versuch mit Joddesoxyuridin empfohlen (Dosierung wie bei Varizellen). Die Anwendung von Cytosin-Arabinosid ist nicht unbedingt zu empfehlen, da es im Tierexperiment die Zytomegalie-Virus-Infektion begünstigt. Nach eigenen Erfahrungen ist ein günstiger Effekt mit Tetracyclin zu erzielen. Damit werden gleichzeitig auch die röntgenologisch oft ähnlich aussehenden Mycoplasma-Pneumonien erfaßt.

Masern
Sie zeigen eine hohe Komplikationsrate vor allem in Form der Masernenzephalopathie und Riesenzellenpneumonie. Insgesamt zeigen Masern unter immunsuppressiver Therapie einen atypischen Verlauf mit verlängerter Inkubationszeit und fehlendem oder sehr lang dauerndem

Exanthem. Der Antikörpernachweis gelingt selten. In der Histologie ähnelt die Masernenzephalitis bei den erkrankten Leukämiekindern mehr einer degenerativen Enzephalopathie. Therapeutisch können wiederholte Gaben hoher Dosen von γ-Globulin (90 mg/kg KG) die Riesenzellenpneumonie günstig beeinflussen. Prophylaktisch haben übliche Gamma-γ-Globulindosen keinen Effekt. Geschwister und andere Kinder in der engen Umgebung der Patienten sollten nach Inkubation Masern lebend geimpft werden und danach 14 Tage lang vom Leukämiepatienten getrennt werden.

Andere Infektionen

Pneumocystis carinii. Die häufigste Manifestation [93] ist eine Pneumonie mit Fieber, Husten, Tachypnoe (80 bis 100/min), Dyspnoe und Einziehungen sowie Nasenflügeln, aber typischerweise ohne Auskultationsbefund. Röntgenbefunde bei größeren Kindern sind vor allem durch asymmetrische perihiläre konfluierende Infiltrationen mit positivem Luftbronchogramm gekennzeichnet. Für die Diagnose sind serologische Teste unzuverlässig; die Nadelbiopsie ist nicht ohne Risiko.

Behandlung. Pentamidin 4 mg/kg KG/Tag in 1 Dosis täglich über 2–4 Stunden in 5% Glucose-Lösung i. v. infundiert, 10–14 Tage lang. Nebenwirkungen, wie Hypoglykämie oder Hyperglykämie und Kreislaufbeeinträchtigungen, sind zu beachten. Co-Trimoxazol: 20 mg Trimethoprim + 100 mg Sulfamethoxazol/kg KG/Tag in 4 Dosen (Bactrim, Eusaprim) ist dem Pentamidin ebenbürtig. Neuerdings wird es zur Prophylaxe über viele Monate nach Knochenmarktransplantation und bei Leukämien in der Phase der Dauertherapie empfohlen.

Impfungen

Während einer zytostatischen Behandlung sollen keine Lebend-Impfungen durchgeführt werden.

6. Seltene Leukämieformen

Die Angaben über den Anteil der seltenen Leukämieformen an der Gesamtzahl schwankt erheblich (s. Tabelle VII.1), nicht zuletzt auch wegen der fehlenden einheitlichen Nomenklatur und Klassifizierung. Dies bedingt auch die oft nicht unerheblichen diagnostischen Schwierigkeiten sowie die mangelhafte Erfahrung über die Effektivität der Therapie. Diese Umstände sollten beim Studium dieses Kapitels berücksichtigt werden.

Leukämien des Monozyten-Makrophagen-Systems

Den Empfehlungen und Ausführungen von Meuret [68] folgend, kann die maligne Transformation dieses Systems je nach Vorherrschen eines zytologisch und zytochemisch definierten Zelltyps folgendermaßen eingeteilt werden:
1. **Akute Monozytenleukämie** (Typ Schilling) mit Dominanz der Promonozyten.
2. **Chronische Monozytenleukämie** mit Dominanz von Promonozyten und Monozyten. Diese Form kommt nur bei Erwachsenen vor. Es ist überhaupt fraglich, ob es sich um eine Leukämie und nicht um eine extreme und benigne Proliferation der Monozytopoese handelt.
3. **Akute myelomonozytäre Leukämie** mit Dominanz von Promonozyten und Monozyten mit Beteiligung der Granulopoese und eventuell auch der Erythropoese und Thrombopoese.
4. **Haarzell-Leukämie**.

Zu diesem Einteilungsschema wird auch auf die Klassifizierung der akuten myeloischen Leukämie hingewiesen (Tabellen VII.4 und VII.5).

Akute Monozytenleukämie (Typ Schilling)

Definition. Diese Form repräsentiert eine neoplastische Erkrankung des Monozyten-Makrophagen-Systems mit Auftreten von unreifen Promozyten im Knochenmark, im peripheren Blut und anderen Organen.

Synonym. Histiozyten-Leukämie. Diese Bezeichnung wird zu Unrecht verwendet, da die Störung nicht die Histiozyten betrifft.

Morphologie. Gekennzeichnet ist der unreife Promonozyt (Monoblast) durch einen runden bis ovalen, teilweise gelappten, feinretikulierten Kern mit Nukleolen. Der graublaue relativ breite Zytoplasmasaum enthält vereinzelt eine feine rote Granula. Die Zellgrenzen sind oft unscharf und weisen teilweise Pseudopodien auf. Die Zellen zeigen eine NaF-hemmbare positive unspezifische Esterase-Reaktion. Ein weiteres Kriterium ist die hohe Lysozymaktivität im Serum. Die Zellen besitzen weiterhin Membranrezeptoren für IgG und die Fähigkeit der Transformation zu phagozytierenden Makrophagen. Morphologisch kann die Zuordnung nach Kriterien der Pappenheimfärbung große Schwierigkeiten bereiten. Die häufigste Verwechslung sind „myeloische" und „undifferenzierte" Leukämie.

Klinik. Klinische Besonderheiten dieser Leukämieform, aber nicht pathognomonisch, sind Hypertrophien und Ulzerationen im Bereich der Gingiva, die bei 30% der Patienten nachweisbar sind. Hautulzera, Hautinfiltrate und makulopapulöse Exantheme finden sich häufiger, desgleichen besteht eine vermehrte Blutungsneigung, auch im Bereich des Magen-Darmtraktes.
Im ***Blutbild*** findet sich häufiger eine Leukozytose als eine Leukopenie mit bis zu 70% atypischen Monozyten (Monoblasten) mit den oben genannten morphologischen Charakteristika. Frühzeitig besteht schon eine Anämie. Im **Knochenmark** findet man bei noch lange relativ gut erhaltener Erythro-, Myelo- und Thrombopoese viele Monoblasten und Störungen im Bereich der Reifung und Differenzierung der weißen Vorstufen.

Laborchemische Besonderheiten sind ein erhöhter Muramidasegehalt (= Lysozym) im Blut und im Urin.
Die ***Prognose*** ist schlecht; die mittlere Überlebenszeit 6–12 Monate.

Therapieempfehlungen gibt es nicht; man wird die Schemata der AML anzuwenden versuchen.

Differentialdiagnose. Reaktive Monozytose, infektiöse Mononukleose, Panmyelopathie.

Akute myelomonozytäre Leukämie

Definition. Dieses Krankheitsbild ist charakterisiert durch eine Störung aller hämatopoetischer Zellen des Knochenmarkes mit Vermehrung unreifer Zellen der Granulopoese und Monopoese. Alle Zellsysteme können sowohl morphologisch als auch funktionell und quantitativ gestört sein.

Synonyma. Die Nomenklatur ist verwirrend. Identisch mit der akuten myelomonozytären Leukämie ist der Typ Naegeli der akuten Monozyten-Leukämie und der myelomonozytäre Typ der akuten myeloischen Leukämie. Eine Identität scheint zu bestehen mit dem juvenilen Typ der Ph^1-negativen chronischen myeloischen Leukämie (vgl. Tabelle VII.13).

Morphologie. Zytologische Kriterien sind: Vermehrung von granulozytären Vorstufen sowie von reifen und unreifen Monozyten im peripheren Blut.

Tabelle VII.13. Vergleich der Symptomatik der akuten myelomonozytären (AMML) und der chronischen myeloischen (CML) Leukämie im Kindesalter (weitere Erklärungen s. Text)

	AMML (juveniler Typ der CML, Ph^1-negative CML)	CML (adulter Typ der CML, Ph^1-positive CML)
Bevorzugtes Alter	bis 3. Lebensjahr	jenseits des 5. Lebensjahres
Leukozytenzahl/mm³	meist < 100000	meist > 100000
Blutbild	Myeloblasten sowie unreife und reife Monozyten überwiegen	Reife Granulozyten überwiegen
Thrombozytenzahl/mm³	meist erniedrigt	normal bis erhöht
Normoblasten	häufiger erhöht	selten gering erhöht
Verhältnis Granulopoese:Erythropoese	2:1 bis 5:1	10:1 bis 50:1
Gesichtsrush	häufig (?)	nicht beobachtet
Blutungsneigung	+++	keine
Splenomegalie	mäßig	ausgeprägt
Lymphadenitis, eitrig	häufig	selten
HbA_2	normal bis erniedrigt	normal
HbF	15–50%	normal
Carboanhydrase-Isoenzyme	Muster wie bei Neugeborenen	normal
Ph^1-Chromosom	negativ	positiv (90% der Fälle)
ALP	erniedrigt (s. Text)	erniedrigt
Serum-Vitamin B_{12}	erhöht	erhöht
Überlebenszeit	Mittel: 9 Monate	Mittel: 3 Jahre

Häufigkeit und Vorkommen. Mit einer Häufigkeit von 4% aller Leukämien tritt sie vorwiegend in den ersten drei Lebensjahren auf.

Klinisches Bild. Nicht selten lassen sich Vorkrankheiten (Präleukämie) in Form von längerdauernden Panzytopenien, Thrombopenien oder Anämien mit hyperzellulärem oder normozellulärem Mark nachweisen. Familiäre Häufungen von Knochenmarkinsuffizienz verschiedener Ätiologie sind beschrieben worden [62]. Etwa ²/₃ der Fälle beginnen spontan mit makulopapulösen oder xanthomatösen Hautveränderungen. Eine verstärkte Blutungsneigung sowie gehäufte bakterielle Infektionen mit zur Suppuration neigender Lymphadenitis stehen im Vordergrund. Die Hepatosplenomegalie ist meist nur mäßig ausgeprägt.

Hämatologische Kriterien. Anämie mit morphologischen Veränderungen wie Poikilozytose und Anisozytose sowie Normoblasten und Siderozyten kennzeichnen das rote Blutbild. Die Thrombozyten, morphologisch oft abnorm, sind regelmäßig und schon im frühen Krankheitsbeginn auf unter 100000/mm³ erniedrigt. Die Leukozytenzahl schwankt zwischen 50000 und 100000/mm³ mit zahlreichen Promyelozyten, Myelozyten, reifen und unreifen Monozyten; eine Eosinophilie kann vorhanden sein. Die Aktivität der alkalischen Phosphatase in den Leukozyten fehlt oder ist erniedrigt; im Blastenschub wird sie normal bis erhöht. Das Knochenmark ist hyperzellulär mit Vorherrschen von myelomonozytären Zellen und morphologisch veränderten roten Vorstufen, oft im Sinne einer megaloblastären Entartung. Nicht selten sind Zellen vom Gaucher-Typ. Die Thrombopoese ist reduziert.

Besonderheiten. Die „fetalen" Eigenschaften der Erythrozyten äußern sich nicht nur im hohen HbF-Gehalt (11–54%) und dem neonatalen Muster der Carboanhydrase-Isoenzyme (Tabelle VII.13), sondern auch in den entsprechenden Enzymaktivitäten für Hexokinase, Enolase, Glucose-6-Phosphatdehydrogenase, Triosephosphat-Isomerase, Glyceraldehyd-3-Phosphatdehydrogenase und Monophosphoglyceromutase. Die Aktivität der Pyruvatkinase ist erniedrigt. Es läßt sich kein Ph¹-Chromosom nachweisen. Neben einem hohen Lysozymspiegel im Blut findet sich oft eine Vermehrung von Immunglobulinen. Die Zellen des „juvenilen Typs der CML" differenzieren in vitro in Agarkulturen ausschließlich zu monozytären Zellen [1]. Dieser Befund sollte ein weiteres Argument dafür sein, dieses Krankheitsbild nicht der CML bzw. der „chronic granulocytic leukemia" zuzuordnen.

Differentialdiagnose. Die Abgrenzung zur adulten Form der CML geht aus Tabelle VII.13 hervor. Weitere differentialdiagnostische Überlegungen sollten vor allem folgende Krankheitsbilder mit einbeziehen: Progressive septische Granulomatose, Infektionen wie u. a. Histoplasmose, Leptospirose, Brucellose, Thalassaemia major und leukämoide Reaktionen. Die einwandfreie Sicherung der Diagnosen kann im Einzelfall sehr schwierig sein; oft muß erst der Verlauf Klarheit bringen.

Verlauf und Prognose. Im allgemeinen progredienter Verlauf mit einer mittleren Überlebenszeit von 9 Monaten. Der letale Verlauf wird durch einen Myeloblasten-Schub eingeleitet.

Therapie. Die Behandlung entspricht im Prinzip derjenigen der akuten myeloischen Leukämie.

Haarzell-Leukämie

Definition. Bei der Haarzell-Leukämie handelt es sich um eine extrem seltene chronisch verlaufende Leukämieform mit Panzytopenie, Splenomegalie, typischen lymphozytären Zellen mit haarförmigen Ausläufern des Zytoplasmas und erhöhtem Fasergehalt im Knochenmark. Die Zuordnung zur Gruppe der lymphoproliferativen Erkrankungen wird diskutiert. Die pathologischen Zellen haben B-Zelleigenschaften, aber auch Charakteristika von Monozyten (Phagozytose, Zytochemie). Übersicht bei [15, 47, 67].

Synonyma. Hairy cell leukemia, leukämische Retikuloendotheliose, lymphoide Myelofibrose, chronic reticulolymphocytic leukemia, Histiolymphocytose médullaire et splénique d'apparence primitive.

Klinik. Im Vordergrund stehen die Symptome einer Osteomyelosklerose, d. h., eine Hypersplenie und eine Panzytopenie. Ausgesprochen hoch ist das von der Milz gespeicherte Erythrozytenvolumen, das 15–48% des Gesamterythrozytenvolumens ausmachen kann [61]. Dies muß als zusätzlicher Faktor für die Anämieentstehung, aber auch für die Therapie gewertet werden.

Blutbild. Panzytopenie wechselnden Ausmaßes, mononukleäre Zellen mit haarförmigen Ausläufern des Zytoplasmas.

Knochenmark. Vermehrung der Haarzellen bei Verminderung der normalen Hämatopoese und erhöhtem Fasergehalt.

Diagnose. Nachweis der Haarzellen und eines durch Tartrat nicht hemmbaren Isoenzyms der sauren Phosphatase (Isoenzym 5) in den pathologischen Zellen. Die Färbungen der Peroxidase, Chloracetat-Esterase und alkalischen Phosphatase sind negativ, die PAS-Reaktion fällt stets schwach aus. Der Nachweis der α-Naphthylacetat-Esterase ist wechselnd, oft mäßig positiv. Die Phagozytosefähigkeit der Zellen ist unterschiedlich ausgeprägt. Die immunologischen Charakteristika sind von Rieber et al. [78] ausführlich dargestellt.

Therapie und Prognose. Eine Chemotherapie ist sinnlos. Die Splenektomie bringt häufig eine deutliche Besserung der peripheren Blutbildwerte. Der Verlauf kann insgesamt über Jahre gehen.

Promyelozytenleukämie

Definition. Es handelt sich um eine seltene Variante der akuten myeloblastischen Leukämie, gekennzeichnet durch das Überwiegen atypischer Promyelozyten. Diese relativ großen Zellen besitzen einen „primitiven" Kern, reichlich Nukleolen und eine grobe Granulation oder Auerstäbchen im umgebenden spärlichen hellbasophilen Zytoplasma.

Als *klinische Besonderheit* ist die sehr ausgeprägte Blutungstendenz mit Nachweis von erniedrigtem Plasmafibrinogen und Faktor V-Mangel zu nennen. Als Ursache wird bei nachgewiesener normaler Fibrinogensynthese eine disseminierte intravaskuläre Gerinnung angenommen, ausgelöst durch Aktivatoren, die beim Zugrundegehen von atypischen Promyelozyten freiwerden.

Therapie. Sehr schlechtes Ansprechen auf Zytostatika; Kombinationen mit Daunoblastin werden empfohlen. Die Therapie der Blutungen erfolgt mit Heparin und ε-Aminocapronsäure.

Chronische myeloische Leukämie

Definition. Es handelt sich um eine neoplastische Erkrankung des granulozytären Systems mit exzessiver unkontrollierter Produktion von Granulozyten im Knochenmark und in extramedullären Blutbildungsherden. Das Krankheitsbild endet nach unterschiedlicher Dauer häufig in einer Blastentransformation; in dieser Situation entspricht das Bild dann dem einer akuten Leukämie.

Synonyma. Chronische Myelose; adulte Form der CML.

Nomenklatur. Aufgrund verschiedener Besonderheiten wird zwischen der juvenilen und adulten Form unterschieden (Tabelle VII.13). Unter dem Oberbegriff „chronische myeloische Leukämie des Kindesalters" wird von manchen Autoren auch eine Unterteilung in den infantilen und juvenilen Typ vorgenommen.

Begriffsbestimmung. Unter CML wird hier nur jene Form aufgeführt, die einerseits durch einen chronischen Verlauf, andererseits durch eine starke überwiegend myeloische Proliferation gekennzeichnet ist. Die „juvenile Form der CML" ist oben in Form der akuten myelomonozytären Leukämie beschrieben (vgl. dazu Tabelle VII.13), da sie keinen chronischen Verlauf hat und die Zellen in vitro zu monozytären Zellen differenzieren [1]. Die Trennung der beiden CML-Formen und die andere Zuordnung der juvenilen Form wird Kritik auslösen. Die Problematik der Klassifizierung der CML wird auch dann evident, wenn aus retrospektiven Studien versucht wird, Beziehungen der Effektivität verschiedener Therapieformen herzustellen [52]. Zur Diskussion einer Klassifizierung wird auf verschiedene Arbeiten verwiesen [2, 52, 62, 82, 95, 109, 113].

Pathogenetische Besonderheiten. Bei der CML sind die Stammzellen verändert und wie die Myeloblasten auch eindeutig vermehrt. Dadurch kommt es zu einer vermehrten Produktion granulozytärer Zellen, deren Lebenszeit im peripheren Gefäßsystem verlängert ist. Diese beiden Mechanismen führen zu einer massiven Vergrößerung des Gesamtpools an Zellen der Myelopoese.

Klinische Kriterien. Die CML tritt meist jenseits des 5. Lebensjahres mit Häufung nach dem 10. Lebensjahr auf; selten ist sie im Kleinkindalter. Typisch ist der sehr schleichende Beginn mit ausgeprägter Hepatosplenomegalie zum Zeitpunkt der Diagnosestellung. Teilweise finden sich subkutane oder periostale Knoten. Es besteht keine besondere Infektanfälligkeit. In ca. 7% der Fälle muß mit einer ZNS-Beteiligung gerechnet werden [86].

Blutbild. Initial liegt die Leukozytenzahl meist über 100000/mm³, die Thrombozyten sind normal bis erhöht. Eosinophilie, Basophilie und Pseudopelgerzellen können vorkommen. Im peripheren Blut findet sich eine enorme Vermehrung der reifen Granulozyten.

Im **Knochenmark** liegt das M:E-Verhältnis zwischen 10:1 und 50:1; die Megakaryozyten können vermehrt sein.

Besonderheiten. Fetales Hämoglobin und Carboanhydrasemuster sind normal. Diese Form der CML zeigt in den meisten Fällen (bis 90%) eine typische chromosomale Anomalie, das **Philadelphia-Chromosom** (Ph^1-Chromosom). Dabei handelt es sich um ein Chromosom der G-Gruppe mit Verlust des einen Teils des langen Arms. Das Ph-Chromosom ist bei der CML nicht nur in der weißen, sondern auch in der roten Reihe und in den Megakaryozyten nachweisbar, sowohl im Schub als auch während der Remission; es ist jedoch nicht nachweisbar in lymphatischen Zellen, Hautzellen und Fibroblasten des Knochenmarks.

Neben dem Ph-Chromosom finden sich in den Blasten oft zusätzliche chromosomale Aberrationen, z.B. Aneuploidie. Das Ph^1-Chromosom ist ein erworbener und kein hereditärer Defekt. Es findet sich u.a. sporadisch auch bei Normalpersonen, Präleukämie, Erythroleukämie, Polycythaemia vera und akuter myeloischer Leukämie.

Differentialdiagnose. Die Abgrenzung zur juvenilen CML bzw. AML ist in Tabelle VII.13 zusammengefaßt. Die häufigste Verwechslungsmöglichkeit ergibt sich mit leukämoiden Reaktionen, wie sie u.a. bei schweren Infektionen oder aber auch bei Defekten der Granulozytenfunktion vorkommen können. Außerdem ist das Osteomyelosklerose-Syndrom (s. dort) in Erwägung zu ziehen (Tabelle VII.14), das allerdings im Kindesalter sehr selten ist.

Der **Wert einer Chemotherapie** bei der CML ist umstritten hinsichtlich der Verbesserung der Überlebenszeit [99]. In nicht abgeschlossenen Studien wird die Effektivität von Splenektomie, extrakorporaler Bestrahlung, Leukapherese und Immuntherapie mit oder ohne gleichzeitige Che-

Tabelle VII.14. Hämatologische Daten zur Differenzierung der chronischen myeloischen Leukämie, des Osteomyelosklerose-Syndroms und der leukämoiden Reaktionen (nach Unterlagen bei Löffler [63a])

	Chronische myeloische Leukämie (CML)	Osteomyelosklerose und Myelofibrose	Leukämoide Reaktionen
Leukozytenzahl	Stark erhöht (über 50000/mm³ Blut)	Mäßig erhöht (selten über 50000/mm³ Blut)	Meistens unter 50000/mm³, Werte über 100000/mm³ Blut kommen vor
Blutausstrich	Linksverschiebung bis zu den Myeloblasten; Vermehrung der Basophilen und Eosinophilen möglich	Ähnlich wie CML, zusätzlich: mehr Erythroblasten, Poikilozytose, Megakaryozytenkerne	Linksverschiebung bis zu den Promyelozyten, Basophile fehlen
Knochenmark-Ausstrich	Sehr zellreich, Granulopoese überwiegt, Eosinophile und Basophile vermehrt	Blutreich und wenig Zellen Punctio sicca („leeres Mark")	Je nach Ursache meistens zellreich mit gesteigerter Granulopoese
Histologie	Zellreich, keine Faservermehrung	Faservermehrung zum Teil mit Spongiosazunahme, polymorphe Megakaryozyten	Zellreich, Überwiegen der Myelopoese, Linksverschiebung
Alkalische Leukozytenphosphatase	Stark erniedrigte oder fehlende Aktivität	Normale bis erhöhte Aktivität	Erhöhte Aktivität
Milz	Meist stark vergrößert	Oft extrem vergrößert	Meist nicht vergrößert
Philadelphia-Chromosom. In der Regel:	vorhanden	fehlt	fehlt

motherapie geprüft. Die Splenektomie wird erwogen, da die Blastentransformation möglicherweise extramedullär in der Milz beginnt [70]. Unabhängig davon sind die Indikationen zur Therapie und die Therapieschemata (s. unten) erarbeitet und empfohlen worden.

Therapie der chronischen myeloischen Leukämie
Diese wird durchgeführt, wenn folgende Kriterien vorliegen:
  Ausgeprägte Milzvergrößerung, die dem Patienten Beschwerden macht.
  Milzvergrößerung, die die Linie Beckenkamm und Nabel nach unten überschreitet.
  Leukozytenzahlen über 50000/mm^3.
  Thrombozytenzahlen über 1000000/mm^3.
  Knochenveränderungen.
  Augenhintergrundveränderungen, insbesondere Retinablutungen.
  Hautinfiltrate.
  Beeinträchtigung des Allgemeinzustandes.

Therapieschema
1. *Induktionsphase*
(bis zur klinischen Remission, mindestens 30 Tage)
Chemotherapie: Busulfan (Myleran)
0,06 mg/kg täglich bei Leukozytenzahlen zwischen 50000 und 100000/mm^3,
0,09 mg/kg täglich bei Leukozytenzahlen zwischen 100000 und 200000/mm^3,
0,11 mg/kg täglich bei Leukozytenzahlen über 200000/mm^3.
Bei abfallender Tendenz Halbierung der Dosis, bei Abfall der Leukozytenzahlen unter 30000/mm^3 Absetzen der Therapie. Die Leukozytenzahl sollte auf ein Niveau zwischen 5000 und 15000/mm^3 eingestellt werden. Bei Nichtansprechen nach 3wöchiger Behandlung zunächst Erhöhung der Dosis auf 0,15 mg/kg täglich für 3 Wochen. Bei weiterem Nichtansprechen der CML auf Busulfan: Dibrommannitol (Myelobromol) 4–6 mg/kg KG täglich über mehrere Wochen.

Röntgentherapie: Röntgenbestrahlung der Milz mit einzelnen Dosen von 100 rad, bis zu Gesamtdosen von 600–1200 rad über mehrere Wochen, wenn die Milzvergrößerung sich nach Chemotherapie nicht zurückbildet, oder bei Nichtansprechen.
2. *Erhaltungsphase*
(wenn die Doppelungszeit der Leukozyten $\leq$ 70 Tage beträgt)

Chemotherapie: a) entweder 4,0 mg/m^2 Busulfan täglich,
b) oder 150 mg/m^2 Dibrommannitol täglich.
3. *Therapie des Myeloblastenschubs*
Siehe Behandlungsschema der akuten Leukämie.
4. *Therapie der Meningosis*
Gutes Ansprechen auf Methotrexat intrathekal.
5. *Unspezifische Therapie*
Während der Induktionstherapie sollte grundsätzlich Allopurinol in einer Dosierung zwischen 200 und 600 mg täglich gegeben werden.

Prognose. Die mittlere Überlebenszeit wird mit etwa 3 Jahren angegeben. Die Progredienz geht parallel mit der Blastentransformation.

Erythroleukämie

Definition. Diese Form der Leukämie mit deletärem Verlauf ist dadurch charakterisiert, daß zu Beginn der Erkrankung die Störung der Erythropoese das morphologische Bild bestimmt. Im weiteren Verlauf wird jedoch immer mehr die Myelopoese einbezogen, so daß schließlich keine sichere Abgrenzung mehr zur akuten myeloischen Leukämie möglich ist, zu der prinzipiell auch kein Unterschied besteht.

Synonyma. Erythrämie, Di Guglielmo-Syndrom, Leukämie mit Beteiligung der Erythropoese. Die chronische Erythroleukämie ist auch als Heilmeyer-Schöner-Erythroblastose bekannt.

Klinik. Das klinische Bild unterscheidet sich im gesamten Verlauf nicht von dem einer akuten Leukämie.

Blutbild. Die Anämie ist normochrom bis makrozytär. Häufig sind Normoblasten ohne morphologische Abweichungen und eine Thrombozytopenie zu finden. Die Leukozytenzahl ist sehr variabel. Myeloblasten sind regelmäßig vorhanden, daneben andere unreife myeloische Formen; sie nehmen im Verlauf der Erkrankung zahlenmäßig zu.
Das **Knochenmark** ist gekennzeichnet durch eine Hyperplasie der Erythropoese mit morphologischen Veränderungen wie u. a. typische bizarre megaloblastoide Formen, Entkernungsanomalien, Riesenzellen, Gigantoblasten, Plasmavakuolen, Vermehrung von Sideroblasten und Ringsideroblasten. Die PAS-Reaktion und die Esterase-Reaktion sind oft erheblich verstärkt [49]. Die Ergebnisse der Zytochemie machen es

wahrscheinlich, daß die abnormen erythropoetischen Zellen von myeloblastischen Stammzellen gebildet werden [53].

Besonderheiten. Zytogenetische Befunde, wie aneuploide Stammlinien, Chromosomenbrüche, abnorme Karyotypen und sehr selten das Ph^1-Chromosom sind uncharakteristisch. Neben den morphologischen Veränderungen innerhalb der Erythropoese finden sich unspezifische HbF-Erhöhungen bei normalem HbA$_2$; auch wird HbH beschrieben. Die Erythrozytenenzyme sind entsprechend der jungen Zellpopulation erhöht. Vitamin B$_{12}$ und Folsäure im Serum sind normal (Übersicht bei [53]).

Prognose und Therapie. Die Prognose ist infaust, da diese Leukämieform therapieresistent ist. Solange die Anämie das einzige Krankheitssymptom ist, sollte man lediglich transfundieren. In jüngster Zeit hat die Kombination Cytosin-Arabinosid + Thioguanin die Möglichkeiten einer zytostatischen Therapie etwas erweitert. Der Versuch mit dieser Kombination sollte auf jeden Fall unternommen werden. Außerdem steht das RAGAB-Schema zur Verfügung. Beide Schemata finden sich bei der Therapie der Mehrfachrezidive der ALL.

Differentialdiagnose. Megaloblastäre Anämien durch Mangel an Folsäure und Vitamin B$_{12}$, hämolytische Anämien, sideroblastische Anämien. Die Abgrenzung gegenüber anderen Leukämieformen kann schwierig sein.

Eosinophilenleukämie

Definition. Die Erkrankung ist charakterisiert durch eine ausgeprägte persistierende Eosinophilie mit Organsymptomen, die denen einer Leukämie bzw. einer myeloproliferativen Erkrankung entsprechen. Es ist bis heute nicht klar, ob die Eosinophilenleukämie ein eigenständiges Krankheitsbild oder eine Variante einer anderen Leukämieform ist, z. B. der chronischen myeloischen Leukämie oder einer akuten unreifzelligen Leukämie.

Hauptsymptome. Das Spektrum der klinischen Manifestation [6] betrifft vorwiegend das Herz, die Lunge und das zentrale Nervensystem mit den Symptomen: Husten, Atemnot, Schmerzen im Bereich des Thorax, Fieber, Juckreiz und Schweißausbruch. Ferner Übelkeit, Erbrechen sowie komatöse Zustände, Verwirrtheit oder Lähmungen als Ausdruck einer neurologischen Manifestation. In der Regel findet sich eine Hepatosplenomegalie und Lymphknotenvergrößerungen.

Das ***Blutbild*** zeigt eine erhebliche Leukozytose von 50 000–200 000/mm^3 mit einer Eosinophilie bis über 60%. Eine Anämie und Thrombozytopenie sind sehr häufig zu finden. In etwa 25% der Fälle sieht man peripher Normoblasten. Promyelozyten, Myelozyten und unreife Myeloblasten werden in wechselnder Zahl angetroffen. Das Krankheitsbild endet häufig im akuten Myeloblastenschub.

Alters- und Geschlechtsverteilung. Nur 15% der berichteten Fälle betreffen Kinder; Männer sind zu 75% an der Gesamtzahl beteiligt.

Differentialdiagnose, Zuordnung, Klassifizierung. Die Abgrenzung gegenüber Eosinophilien anderer Ätiologie kann sehr schwierig sein (Tabelle VII.15). Das gilt insbesondere für das eosinophile Leukämoid, die Löfflersche Endokarditis sowie für Erkrankungen aus dem Bereich der Kollagenosen und für die familiäre Eosinophilie. Kombinationen von starker Eosinophilie mit M. Hodgkin, Mycosis fungoides, Melanomen und

Tabelle VII.15. Differentialdiagnose der Eosinophilenleukämie

Symptome	Eosinophilenleukämie	Löffler's Endokarditis	Periarteriitis nodosa	Kollagenosen mit Eosinophilie
Herz	+	+++	-	-
Lunge	+	+	+	+
ZNS	+	+	+	+
Hepatosplenomegalie	+++	++	+	+
Eosinophilie	+++	++	+	+
Unreife Granulozyten und Blasten	+++	-	-	-
Normoblasten	+	-	-	-
Anämie	+++	-	+	+
Thrombopenie	++	-	-	+

Lymphomen sind beschrieben worden. Parasitäre und allergische Erkrankungen müssen ausgeschlossen werden. Verlauf und Zytomorphologie sind von Patient zu Patient sehr variabel, was Klassifizierungsbemühungen schwierig gestaltet. Kombinationen mit akuten oder chronischen myeloischen Leukämien sind relativ häufig; andere Verlaufsformen entsprechen wiederum der Osteomyelofibrose. Entscheidend für den Patienten ist die praktische Konsequenz: einwandfreie Abgrenzung gegenüber nichtmalignen Formen der Eosinophilie.

Therapie. Eosinophile Leukozyten scheinen wenig ansprechbar zu sein auf die üblicherweise zur Anwendung kommenden Zytostatika. Spezielle Empfehlungen zur Behandlung gibt es nicht.

Mastzellenleukämie

Dies ist eine seltene Sonderform der generalisierten Mastozytose. Krankheitsspezifisch ist die Besiedlung von Knochenmark und Blut mit massenhaft atypischen Mastzellen unterschiedlicher Reifungsstadien. Infolge Freisetzung von Histamin und Heparin aus den Granula der Zellen weist das klinische Krankheitsbild zusätzlich zur Leukämiesymptomatik Hautveränderungen (Flush, Urtikaria), Magen-Darmulzera und Gerinnungsstörungen auf. Der Nachweis der Mastzellen erfolgt durch spezifische Färbemethoden zur Darstellung der metachromatischen Granula. Diagnostisch hilfreich ist ferner die Bestimmung erhöhter Konzentrationen von Histamin und Heparin im Serum bzw. von Glucosaminoglykanen im 24-Stunden-Urin.

Basophilenleukämie

Diese Leukämieform ist extrem selten. Sie tritt entweder als Variante der chronischen myeloischen Leukämie, auch in Form eines Basophilenschubs auf, oder sie tritt als Variante bzw. im Verlauf akuter unreifzelliger Leukämien in Erscheinung. Bei der zuletzt genannten Form ist die Zahl der Basophilen wechselnd, im Rahmen der CML kann die Basophilenzahl bis zu 50% aller Zellen ausmachen. Bei der CML-Variante ist das Ph^1-Chromosom positiv.

Plasmazellenleukämie

Die *Plasmazellenleukämie* [31, 76] kommt im Kindesalter nicht vor. Passagere plasmazelluläre Reaktionen, die zu Fehldiagnosen führen könnten, sind bei rheumatischem Fieber, bei chronischer Nephritis und in der Erholungsphase von Agranulozytosen gesehen worden. In einer eigenen Beobachtung ging eine starke plasmazelluläre Reaktion im Knochenmark dem Ausbruch einer akuten unreifzelligen Leukämie um etwa drei Monate voraus.

Angeborene Leukämie

Definition. Hierunter versteht man Leukämieerkrankungen, die am 1. Lebenstag oder im Verlauf der ersten Lebenswoche nachgewiesen werden. Eine Untergliederung in die kongenitale Form (Nachweis bis 1. Lebenstag) und in die neonatale Form (Nachweis in der 1. Lebenswoche) ist für klinische Belange nicht notwendig.

Häufigkeit und Formen. Es sind bislang etwa 100 Fälle beschrieben worden. Jungen erkranken doppelt so häufig wie Mädchen. Es handelt sich überwiegend (75% aller Fälle) um akute myeloblastische Leukämien mit sehr schlechter Prognose und foudroyantem Verlauf. Die Mütter dieser Kinder, wie auch Kinder aus nachfolgenden Schwangerschaften, erkranken nach vorliegenden Berichten nicht. Auffällig häufig ist das Zusammentreffen mit anderen angeborenen Mißbildungen und Chromosomenanomalien, z. B. mit dem Down-Syndrom [8].

Typische Symptome. Hautinfiltrationen, die an verschiedensten Stellen vorkommen, sind meist derbknotig und braun-livide verfärbt; teilweise sind sie verschieblich und haben Durchmesser bis zu 3 cm. Es besteht eine ausgeprägte Hepatosplenomegalie und eine starke Blutungsneigung an Haut und Schleimhäuten, aber auch aus dem Nabelstumpf. Eine Anämie und Thrombozytopenie, die oft weniger stark ausgeprägt sind, entwickeln sich in den ersten Wochen. Meist bestehen hohe Leukozytenwerte (über 50000/mm^3) im peripheren Blutbild; neben atypischen Zellen finden sich alle Reifungsstufen aus der Granulopoese. Eine ausführliche Darstellung klinischer und histologischer Daten geben Mödder et al. [70a].

Differentialdiagnose. Es ist vor allem eine leukämoide Reaktion auszuschließen, die bei Toxoplasmose, Zytomegalie, Lues, Sepsis und Blutgruppenunverträglichkeit, aber auch beim Down-Syndrom vorkommen kann. Die Verwechslung einer Leukämie mit leukämoider Reaktion erklärt wahrscheinlich die angeblich hohe Rate an Spontanremissionen der angeborenen Leukämie beim Morbus Down. Seltener kommen differentialdiagnostisch in Betracht die angeborene thrombozytopenische Purpura und die aplastische Anämie [14].

Verlauf. Infauste Prognose selbst unter einer Therapie; die Kinder sterben innerhalb weniger Monate.

Therapie. Schema der AML und Transfusionen. Das therapeutische Vorgehen sollte nicht davon beeinflußt werden, ob ein Morbus Down vorliegt oder nicht.

Präleukämie

Definition. Man versteht hierunter die Summe von Veränderungen bzw. Funktionsstörungen im hämatopoetischen System, die der Diagnosestellung der akuten Leukämie vorausgehen. Die Präleukämie ist eine Frühphase der Leukämie und kein eigenständiges Krankheitsbild. Zum Zeitpunkt der Beobachtung ist die Symptomatik als Vorstadium der Leukämie oft nicht erkennbar.

Nicht einzubeziehen in die Definition sind Krankheiten mit primär hohem Leukämierisiko. Die Diagnose kann immer nur retrospektiv gesichert werden, nachdem sich die Leukämie entwickelt hat. Mit ganz wenigen Ausnahmen entsteht aus einer Präleukämie immer eine akute nicht-lymphozytäre Leukämie [63].

Klinik. Die präleukämische Phase kann klinisch stumm bleiben oder als Krankheit infolge der Dysfunktion des Knochenmarkes mit unspezifischen Symptomen in Erscheinung treten [63]. Die Krankheitsform oder das Syndrom, in der sich die Präleukämie manifestiert, ist variabel; die häufigsten Diagnosen sind: „Refraktäre Anämie", „Erythroleukämie", „sideroblastische Anämie", „aplastische Anämie", „paroxysmale nächtliche Hämoglobinurie", „Hypersplenismus". Damit sind auch die Differentialdiagnosen umrissen.

Das ***Blutbild*** der präleukämischen Phase ist gekennzeichnet durch Abnahme der Zellzahl mindestens einer Zellinie (Abb. VII.8) oder eine Panzytopenie. Am häufigsten findet man eine therapierefraktäre Anämie mit kernhaltigen roten Vorstufen und eine Retikulozytose. Eine Vermehrung von monozytären Zellen und eine Verminderung der Thrombozyten ist nicht selten.

Das ***Knochenmark*** ist häufig hyperzellulär, jedoch in etwa 20% hypozellulär. Es zeigt unspezi-

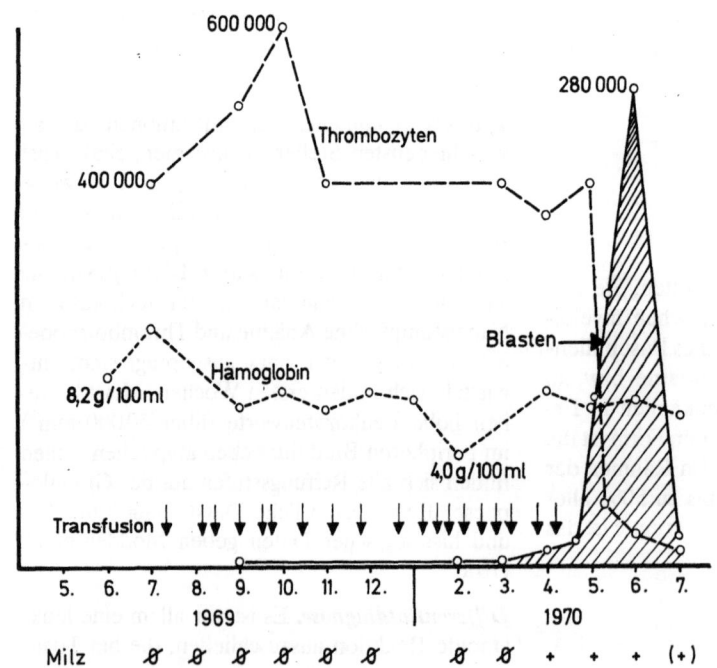

Abb. VII.8. Verlauf einer präleukämischen Phase bei einem 13jährigen Knaben über einen Zeitraum von fast einem Jahr (nach Heimpel et al. [44])

fische Veränderungen wie u. a. Kernatypien, Megaloblasten, Reifungsstörungen bzw. eine Reifungsdissoziation. Daneben sieht man nicht sicher klassifizierbare monozytoide Zellen und Ringsideroblasten. Häufig besteht eine gesteigerte, ineffektive Erythropoese. Teilweise auffällige Megakaryozyten (Mikromegakaryozyten).

Chromosale Veränderungen, die sich bei 50–60% der Patienten finden, betreffen besonders die C-Gruppe; das Ph^1-Chromosom wurde ebenfalls beschrieben; aneuploide Stammlinien sind nicht selten.

Andere Veränderungen sind Vermehrung von HbF sowie von Proto- und Koproporphyrinen; verminderte Aktivitäten der Pyruvatkinase und Glutathionreduktase in den Erythrozyten. Pseudopelger-Zellen, Funktionsstörungen der Granulozyten, Vermehrung der ALP und Nachweis von reverser Transcriptase kommen als Normabweichung vor.

Häufigkeit. Das Syndrom der Präleukämie ist bei Kindern und Jugendlichen sehr selten beschrieben worden. Es tritt meist jenseits des 50. Lebensjahres auf. Die Dauer der präleukämischen Phase mit hämatologischen „Syndromen" bis zum Manifestwerden der Leukämie ist unterschiedlich lang (6 Monate: 30%; 1 Jahr: 50%; 2 Jahre: 25%).

Therapie. Nach bisherigen Erfahrungen, die sich vorwiegend auf Erwachsene beziehen, soll während der präleukämischen Phase nicht zytostatisch behandelt werden, sonst wird der Verlauf der Erkrankung eher ungünstig beeinflußt. Die Milzextirpation und Steroide sind wirkungslos. Empfohlen wird Blutzellenersatz.

Literatur

1. Altman, A. J., Baehner, R. L.: In vitro colony-forming characteristics of chronic granulocytic leukemia in childhood. J. Pediat. **86**, 221 (1975).
2. Ansari, B. M., Thompson, E. N., Whittacker, J. A.: A comparative study of acute myeloblastic leukaemia in children and adults. Brit. J. Haemat. **31**, 269 (1975).
3. Baker, M. A., Ramachandar, K., Taub, R. N.: Specificity of heteroantisera to human leukemia-associated antigens. J. clin. Invest. **54**, 1273 (1974).
4. Belpomme, D., Mathé, G., Davies, A. J. S.: Clinical significance and prognostic value of the T-B immunological classification of human primary acute lymphoid leukaemias. Lancet **1977 I**, 555.
5. Bennett, J. M., Catovsky, D., Daniel, M. Th., Flandrin, G., Galton, D. A. G., Gralnick, H. R., Sultan, C.: Proposals for the classification of the acute leukaemias. French-American-British (FAB) Co-operative Group. Brit. J. Haemat. **33**, 451 (1976).
6. Benvenisti, D. S., Ultmann, J. E.: Eosinophilic leukemia. Report of five cases and review of literature. Ann. intern. Med. **71**, 731 (1969).
7. Bernard, J., Weil, M., Jacquillat, Cl.: Treatment of acute granulocytic leukemias. Rev. Med. Ann. **25**, 39 (1974).
8. Björness, H., Bühler, E. M., Fricker, H., Gugler, E.: Kongenitale Leukämie mit Chromosomenveränderungen (Trisomie G) bei einem nicht-mongoloiden Kinde. Helv. paediat. Acta **29**, 457 (1974).
8a. Bodey, G. P., Coltman, C. A.: Arabinosylcytosine (ARA-C) vs. combination chemotherapy (COAP) for adult acute leukemia. Proc. Amer. Ass. Cancer Res. **13**, 107 (1972).
9. Borella, L., Webster, R. G.: The immunosuppressive effects of long-term combination chemotherapy in children with acute leukemia in remission. Cancer Res. **31**, 420 (1972).
10. Brouet, J. C., Toben, H. R., Chevalier, A., Seligmann, M.: T and B membrane markers on blast cells in 69 patients with acute lymphoblastic leukemia. Ann. Immunol. **125 C**, 46 (1975).
11. Brown, G., Capellaro, D., Greaves, M.: Leukemia-associated antigens in man. J. natl. Cancer Inst. **55**, 1281 (1975).
12. Bryan, J. H., Henderson, E. S., Leventhal, B. G.: Cytosine arabinoside and 6-thioguanine in refractory acute lymphocytic leukemia. Cancer (Philad.) **33**, 539 (1974).
13. Bucher, U.: Diagnose der akuten Leukämien. Schweiz. med. Wschr. **103**, 1305 (1973).
14. Bühler, M., Landolt, R.: Kongenitale Leukämie. Helv. paediat. Acta **25**, 176 (1970).
15. Catovsky, D., Pettit, J. E., Galton, D. A. G., Spiers, A. S. D., Harrison, C. V.: Leukaemic reticulo-endothelios (hairy cell leukaemia); a distinct clinico-pathological entity. Brit. J. Haemat. **26**, 9 (1974).
16. Cox, F., Hughes, W. T.: Cytomegaloviremia in children with acute lymphocytic leukemia. J. Pediat. **87**, 190 (1975).
17. Cronkite, E. P.: Evidence for radiation and chemical as leukemogenic agents. Arch. environm. Hlth. **3**, 297 (1961).
18. Crowther, D., Bateman, C. J. T., Vartan, C. H., Whithouse, J. M. A., Malpas, J. S., Fairley, G. H., Scott, R. B.: Combination chemotherapy using L-asparaginase, daunorubicin, and cytosine-arabinoside in adults with acute myelogenous leukaemia. Brit. med. J. **1970 IV**, 513.
19. Curtis, A.: Childhood leukemias, initial oral manifestations. J. Amer. dent. Ass. **83**, 159 (1971).
20. Eife, E.: Immunstörungen bei der akuten lymphoblastischen Leukämie des Kindesalters. Im Druck und Persönliche Mitteilung.

21. Esber, E., DiNicola, W., Movassaghi, N., Leikin, S.: T and B lymphocytes in leukemia therapy. Amer. J. Hemat. **1**, 211 (1976).
22. Fairley, G. H.: Immunotherapie in the management of leukaemia. Brit. J. Haemat. **31** (Suppl.), 181 (1975).
23. Fauci, A. S., Dale, D. C., Balow, J. E.: Glucocorticosteroid therapy: Mechanisms of action and clinical considerations. Ann. intern. Med. **84**, 304 (1976).
24. Feldges, A. J., Aur, R. J., Verzosa, M. S., Daniels, S.: Periodic Acid-Schiff reaction, a usefull index of duration of complete remission in acute childhood lymphocytic leukemia. Acta haemat. (Basel) **52**, 8 (1974).
25. Feldman, S., Hughes, W. T., Daniel, C. B.: Varicella in children with cancer: Seventy-seven cases. Pediatrics **56**, 388 (1975).
26. Fleming, J., Simone, J., Jackson, R., Johnson, W., Wolfers, T., Marone, C.: Splenectomy and chemotherapy in acute myelocytic leukemia in childhood. Cancer (Philad.) **33**, 427 (1974).
27. Fraumeni, jr., J. F.: Bone marrow depression induced by chloramphenicol or phenylbutazone. Leukemia and other sequelae. J. Amer. med. Ass. **201**, 828 (1967).
28. Fraumeni, jr., J. F., Manning, M. D., Mitus, W. J.: Acute childhood leukemia: epidemiologic study by cell type of 1263 cases at the Cildrens's Cancer Research Foundation in Boston, 1947–65. J. nat. Cancer Inst. **46**, 461 (1971).
29. Freeman, J., Johnston, P.: Somnolence after prophylactic cranial irradiation in children with acute lymphoblastic leukaemia. Brit. med. J. **1973 IV**, 523.
30. Frei, E. III.: Protocol for AML 1973. Boston: Children's Cancer Research Foundation 1973.
31. Fülle, H. H., Pribilla, W.: Diagnose und Therapie der Plasmazellenleukämie. Dtsch. med. Wschr. **98**, 874 (1973).
32. Gadner, H., Gethmann, U., Jessenberger, K., Riehm, H.: Akute Leukämie nach Chloramphenicol-Exposition? Ein kasuistischer Beitrag mit Literaturübersicht. Mschr. Kinderheilk. **121**, 590 (1973).
33. Gaedicke, G., Winkler, K., Petersen, N., Stein, H., Landbeck, G.: Das maligne mediastinale lymphoblastische Lymphom mit leukämischem Verlauf. Klin. Pädiat. **189**, 31 (1977).
34. Gavosto, F., Pileri, A., Gabutti, V., Masera, P.: Non-self-maintaining kinetics of proliferating blasts in human acute leukaemia. Nature (Philad.) **216**, 188 (1967).
35. Gee, T. S., Clarkson, B. D.: Treatment of adult acute leukemia with arabinosylcytosine and thioguanine. Cancer (Philad.) **23**, 1019 (1969).
36. Geiser, C. F., Bishop, Y., Jaffe, N., Fruman, L., Traggis, D., Frei, E. III.: Adverse effects io intrathecal methotrexate in children with acute leukemia in remission. Blood **45**, 189 (1975).
37. Geiser, C. F., Bishop, Y., Myers, M., Jaffe, N., Yankee, R.: Prophylaxis of varicella in children with neoplastic disease: Comparative results with zoster immune plasma and gamma globulin. Cancer (Philad.) **35**, 1027 (1975).
38. Gluckman, E., Basch, A., Varet, B., Dreyfus, B.: Combination chemotherapy with cytosine arabinoside and rubidomycin in 30 cases of acute granulocytic leukemia. Cancer (Philad.) **31**, 487 (1973).
39. Greaves, M. F., Brown, G., Rapson, N. T., Lister, T. A.: Antisera to acute lymphoblastic leukemia cells. Clin. Immunol. Immunopath. **4**, 67 (1975).
40. Gröbe, H., Schellong, G.: Behandlung und Behandlungsergebnisse des 1. Rezidivs bei akuter lymphatischer Leukämie im Kindesalter. Klin. Pädiat. **189**, 47 (1977).
41. Gunz, F. W., Gunz, J. P., Veale, A. M. O., Champman, C. J., Houston, I. B.: Familial leukaemia; A study of 909 families. Scand. J. Haemat. **15**, 117 (1975).
42. Halterman, R. H., Leventhal, B. G., Mann, D. L.: An acute-leukemia antigen: Correlation with clinical status. New Engl. J. Med. **287**, 1272 (1972).
43. Heffron, W. A., Bommelaere, K., Masters, R.: Group discussions with the parents of leukemic children. Pediatrics **52**, 831 (1973).
44. Heimpel, H., Kleihauer, E., Olischläger, A., Queißer, W.: Funktionsstörungen des hämatopoetischen Systems in der präleukämischen Phase einer akuten Leukämie. Med. Klin. **67**, 1004 (1972).
45. Hendin, B., DeVivo, D. C., Torack, R., Lell, M. E., Ragab, A. J., Vietti, T. J.: Parenchymatous degeneration of the central nervous system in childhood leukemia. Cancer (Philad.) **33**, 468 (1974).
46. Hertl, M.: Die Eltern von Kindern mit Krebs und Leukämie. Dtsch. Ärztebl. Heft **15**, 1101; Heft **16**, 1186 (1974).
47. Heyden, H. W. v., Waller, H. D., Pape, G. R., Benöhr, Chr. H., Braun, H. J., Wilms, K., Rieber, E. P., Riethmüller, G.: Haarzell-Leukämie. I. Klinik, Zytochemie, Phagozytosefähigkeit von Haarzellen. Etablierung permanent wachsender Zellinien. Dtsch. med. Wschr. **101**, 3 (1976).
48. Holland, J. F., Bekesi, J. G.: Immunotherapy of human leukemia with neuraminidase-modified cells. Med. Clin. N. Amer. **60**, 539 (1976).
49. Huhn, D., Kaboth, W., Schmalzl, F.: Di-Guglielmo-Syndrom. Klinische zytochemische und elektronenoptische Befunde. Dtsch. med. Wschr. **98**, 355 (1973).
50. Jønsson, V.: Incluence of prednisone and cytostatics on human blood B-, T- and 0-lymphocytes and diseases. Scand. J. Haemat. **15**, 109 (1975).
51. Johnson, F. L., Hartmann, J. R., Thomas, E. D., Chard, R. L., Hersman, J. A., Buckner, C. D., Clift, R. A., Storb, R.: Marrow transplantation in treatment of children with aplastic anaemia or

acute leukaemia. Arch. Dis. Childh. **51**, 403 (1976).
52. Kardinal, C. G., Bateman, J. R., Weiner, J.: Chronic granulocytic leukemia. Review of 536 cases. Arch. intern. Med. **136**, 305 (1976).
53. Kass, L.: Biochemical abnormalities in chronic erythraemic myelosis. Brit. J. Haemat. **35**, 169 (1977).
54. Kolb, H. J.: Knochenmarktransplantation bei Knochenmarkaplasie und akuter Leukämie – Voraussetzungen, Erfolge, Indikationen. Klin. Pädiat. **189**, 60 (1977).
55. Lampkin, B. C., McWilliams, N. B., Mauer, A. M.: Cell kinetics and chemotherapy in acute leukemia. Semin. Hematol. **9**, 211 (1972).
56. Lampkin, B. C., McWilliams, N. B., Mauer, A. M., Flessa, H. C., Hake, D. A., Fisher, V.: Manipulation of the mitotic cycle in the treatment of acute myelogenous leukaemia. Brit. J. Haemat. **32**, 29 (1976).
57. Landbeck, G.: Pathologie der Leukozyten. In: Therapie der Krankheiten des Kindesalters (v. Harnack, G., Hrsg.), S. 313–327. Berlin-Heidelberg-New York: Springer 1976.
58. Landbeck, G.: 10 Jahre Deutsche Arbeitsgemeinschaft für Leukämie-Forschung und -Behandlung im Kindesalter e. V., Bilanz und Ausblick, zugleich Einführung in die Verhandlungsberichte „Ergebnisse der Pädiatrischen Onkologie". Klin. Pädiat. **189**, 1 (1977).
59. Leventhal, B. G., Levire, A. S., Graw, R. G., Simon, R., Freireich, E. J., Henderson, E. S.: Long-term second remissions in acute lymphatic leukemia. Cancer (Philad.) **35**, 1136 (1975).
60. Levine, A. S., Schimpff, S. C., Graw, R. G., jr., Young, R. C.: Hematologic malignancies and other marrow failure states: progress in the management of complicating infections. Semin. Hemat. **11**, 141 (1974).
61. Lewis, S. M., Catovsky, D., Hows, J. M., Ardalan, B.: Splenic red cell pooling in hairy cell leukaemia. Brit. J. Haemat. **35**, 351 (1977).
62. Li, F. P., Jaffe, N., Mitus, W. J., Moloney, W. C., Fraumeni, J. F.: Epidemiology of acute myelomonocytic leukemia in children. Cancer (Philad.) **31**, 516 (1973).
63. Linman, J. W., Bagby, G. C.: The preleukemic syndrome: Clinical and laboratory features, natural course, and management. Blood Cells **2**, 11 (1976).
63a. Löffler, H.: Diagnostik der Leukämien. Dtsch. Ärztebl. Heft **9**, 603 (1974).
64. Luddy, R., Gilman, P.: Paraplegia followed intrathecal methotrexate. J. Pediat. **83**, 988 (1973).
65. Marsmann, G., Winkler, K., Gaedicke, G., Landbeck, G.: Behandlungswege für das 1. Rezidiv der akuten lymphoblastischen Leukämie (ALL): Erfahrungen an 28 Kindern. Klin. Pädiat. **189**, 41 (1977).
66. Mauer, A. M.: Cell kinetics and practical consequences for therapy of acute leukemia. New Engl. J. Med. **293**, 389 (1975).
67. Mende, M., Fülle, H. H., Weissenfels, I.: Diagnose und Differentialdiagnose der Haarzell-Leukämie (Hairy cell leukaemia, leukämische Reticuloendotheliose). Blut **30**, 163 (1975).
68. Meuret, G.: Disorders of the mononuclear phagocytic System. Analytical review. Blut **34**, 317 (1977).
69. Mittelman, F., Brandt, L.: Chromosome banding pattern in acute myeloid leukaemia. Scand. J. Haemat. **13**, 321 (1974).
70. Mittelman, F., Brandt, L., Nilsson, P. G.: Cytogenetic evidence for splenic origin of blastic transformation in chronic myeloid leukaemia. Scand. J. Haemat. **13**, 87 (1974).
70a. Mödder, B., Blümke, S., Havers, W., Selhorst, D., Haupt, H.: Angeborene Leukose mit ungewöhnlichem Hirnbefall. Klin. Pädiat. **187**, 101 (1975).
71. Moir, D. H., Bale, P. M.: Necropsy findings in childhood leukaemia, emphasizing neutropenic enterocolitis and cerebral calcification. Pathology **8**, 247 (1976).
71a. Oehme, J., Kötz, F.: Klinik der Leukämien bei Kindern und Jugendlichen. Dtsch. Ärztbl. Heft **17**, 1043 (1972).
72. Perez, C. A.: Basic concepts and clinical implications of radiation therapy. In: Clinical Pediatric Oncology (Sutow, W. W., Vietti, T. J., Fernbach, D. Y., Hrsg.), S. 28–70. Saint-Louis: Mosby 1973.
73. Pinkel, D.: Treatment of acute leukemia. Pediat. Clin. N. Amer. **23**, 117 (1976).
74. Pitner, S., Johnson, W. W.: Chronic subdural hematoma in childhood acute leukemia. Cancer (Philad.) **32**, 185 (1973).
75. Price, R. A., Jamieson, P. A.: The central nervous system in childhood leukemia. Cancer (Philad.) **35**, 306 (1975).
76. Pruzanski, W., Platts, M. E., Ogrylzo, M. E.: Leukemic form of immunocytic dyscrasia (plasma cell leukemia): A study of ten cases and a review of the literature. Amer. J. Med. **47**, 60 (1969).
77. Ragab, A. H., Sutow, W. W., Komp, D. M., Starling, K. A., Lyon, G. M., George, S.: Adriamycin in the treatment of childhood acute leukemia. Cancer (Philad.) **36**, 1223 (1975).
78. Rieber, E. P., v. Heyden, H. W., Linke, P. P., Saal, J. G., Riethmüller, G., Waller, H. D.: Haarzell-Leukämie. Charakterisierung der leukämischen Zelle: Oberflächenimmunglobuline, Fc-Rezeptoren und Stimulation durch Mitogene. Klin. Wschr. **54**, 1011 (1976).
79. Riehm, H., Gadner, H., Welte, K.: Die West-Berliner Studie zur Behandlung der akuten lymphoblastischen Leukämie des Kindes – Erfahrungsbericht nach 6 Jahren. Klin. Pädiat. **189**, 89 (1977).
80. Roberts, W., Bodey, G., Westlake, P.: The heart

in acute leukemia; a study of 420 autopsy cases. Am. J. Cardiol. **21**, 388 (1968).
81. Rosenthal, S., Kaufman, S.: Vincristine neurotoxicity. Ann. intern. Med. **80**, 733 (1974).
82. Saarni, M. I., Linman, J. W.: Myelomonocytic leukemia: Disorderly proliferation of all marrow cells. Cancer (Philad.) **27**, 1221 (1971).
83. Sauer, H., Wilmanns, W.: Derzeitiger Stand der Synchronisationstherapie von malignen Tumoren und akuten Leukämien. Klin. Wschr. **54**, 197 (1976).
84. Saunders, E. F., Mauer, A. M.: Reentry of nondividing leukemic cells into a proliferative phase in acute childhood leukemia. J. clin. Invest. **48**, 1299 (1969).
85. Sauter, Chr.: Die Therapie der akuten myeloischen Leukämie. Schweiz. med. Wschr. **105**, 1281 (1975).
86. Schwartz, J. H., Canellos, G. P., Young, R. C., DeVita, V. T.: Meningeal leukemia in the blastic phase of chronic granulocytic leukemia. Amer. J. Med. **59**, 819 (1975).
87. Schwarzenberg, L., Simmler, M. C., Pico, J. L.: Human toxicology of BCG applied in cancer immunotherapy. Cancer Immunol. Immunother. **1**, 69 (1976).
88. Sen, L., Borella, L.: Clinical importance of lymphoblasts with T markers in childhood acute leukemia. New Engl. J. Med. **292**, 828 (1975).
89. Shalet, S. M., Beardwell, C. G., Morris Jones, P. H., Pearson, D.: Growth hormone deficiency after treatment of acute leukemia in children. Arch. Dis. Childh. **51**, 489 (1976).
90. Simone, J. V.: Acute lymphocytic leukemia in childhood. Semin. Hematol. **11**, 25 (1974).
91. Simone, J. V.: Factors that influence haematological remission duration in acute lymphocytic leukaemia. Brit. J. Haemat. **32**, 465 (1976).
92. Simone, J. V., Aur, R., Hustu, H., Verzosa, M.: Acute lymphocytic leukemia in children. Cancer (Philad.) **36**, 770 (1975).
93. Simone, J. V., Holland, E., Johnson, W.: Fatalities during remission of childhood leukemia. Blood **39**, 759 (1972).
94. Skeel, R. T., Marsh, J. C., DeConti, R. C., Mitchell, M. S., Hubbard, S., Bertino, J. R.: Development of a combination chemotherapy program for adult acute leukemia: CAM and CAM-L. Cancer (Philad.) **32**, 76 (1973).
95. Smith, K. L., Johnson, W.: Classification of chronic myelocytic leukemia in children. Cancer (Philad.) **34**, 670 (1974).
96. Steinhausen, H. Ch.: Psychologische Probleme und Aufgaben bei bösartigen Krankheiten im Kindesalter. Klin. Pädiat. **188**, 489 (1976).
97. Stoffel, T. J., Nasbit, M. E., Levitt, S. H.: Extramedullary involvment of the testes in childhood leukemia. Cancer (Philad.) **35**, 1203 (1975).
98. Storb, R., Bryant, J. B., Buckner, C. D., Clift, R. A., Fefer, A., Fialkow, P. J., Johnson, F. L., Neiman, P., Thomas, E. D.: Allogenic marrow grafting for acute lymphoblastic leukemia — leukemic relapse. Transplant. Proc. **5**, 923 (1973).
99. Stryckmans, P. A.: Current concepts in chronic myelogenous leukemia. Semin. Hematol. **11**, 101 (1974).
100. Stucki, H. R.: Zur seelischen Betreuung des krebskranken Kindes. Schweiz. med. Wschr. **105**, 1355 (1975).
101. Sullivan, M. P., Humphrey, G. B., Vietti, T. J., Haggard, M. E., Lee, E.: Superiority of conventional intrathecal methotrexate therapy with maintenance over intensive intrathecal methotrexate therapy, unmaintained, or radiotherapy (2000–2500 rads tumor dose) in treatment for meningeal leukemia. Cancer (Philad.) **35**, 1066 (1975).
101a. Thomas, E. D., Buckner, C. D., Banaji, M., Clift, R. A., Fefer, A., Flournoy, N., Foodell, B. W., Hickman, R. O., Lerner, K. G., Neiman, P. E., Sale, G. E., Sanders, J. E., Singer, J., Stevens, M., Storb, R., Weiden, P. L.: Two hundred patients with acute leukemia treated by chemotherapy, total body irredation, and allogenic marrow transplantation. Blood **49**, 511 (1977).
102. Tsukimoto, I., Wong, K. Y., Lampkin, B. C.: Surface markers and prognostic factors in acute lymphoblastic leukemia. New Engl. J. Med. **294**, 245 (1976).
103. Valeriote, F., Vietti, T. J.: Cellular kinetics and conceptual basis of chemotherapy. In: Clinical Pediatric Oncology (Sutow, W., Vietti, T. J., Fernbach, D. J., Eds.), p. 86. St. Louis: Mosby 1973.
104. Wagner, H.-P., Cottier, H., Cronkite, E. P.: Variability of proliferative patterns in acute lymphoid leukemia of children. Blood **39**, 176 (1972).
105. Wahlen, W., Pappas, A., Schwarze, G., Kausch, O.: Cell mediated immunity in leukemic children during remission undergoing longterm chemotherapy. Klin. Pädiat. **186**, 165 (1974).
106. Walter, R. T., Aur, R. J. A., Hernandez, K., Vietti, T., Pinkel, D.: 6-Azauridine in combination chemotherapy of childhood acute myelocytic leukemia. Cancer (Philad.) **29**, 1057 (1972).
107. Whitecar, J. P., Bodey, G. P., Freireich, E. J., McCredie, K. B., Hart, J. S.: Cyclophosphamide (NCS-26271), vincristine (NSC-67574), cytosine arabinoside (NSC-63878), and prednisone (NSC-10023) (COAP) combination chemotherapy for acute leukemia in adults. Cancer Chemother. Rep. **56**, 543 (1972).
108. Wilmanns, W., Wilms, K., Maas, B., Müller, D., Kehr, D.: Indikation der Anwendung hoher Corticosteroiddosen bei der Kombinationsbehandlung akuter Leukämien. Biochemische, morphologische und cytochemische Grundlagen. Klin. Wschr. **51**, 1191 (1973).
109. Winkler, K., Gaedicke, G., Landbeck, G.: Leukämie vom juvenilen Typ. In: Erkrankungen der Myelopoese (Stacher, A., Höcker, P., Hrsg.),

S. 347. München, Berlin, Wien: Urban und Schwarzenberg 1976.
110. Wolff, L. J., Richardson, S. T., Neiburger, J. B., Irwin, D. S., Baehner, R. L.: Poor prognosis of children with acute lymphocytic leukemia and increased B cell markers. J. Pediat. **89**, 956 (1976).
111. Wündisch, G. F.: Erfahrungen in der Therapie des 1. hämatologischen Rezidivs bei ALL. Klin. Pädiat. **189**, 44 (1977).
112. Wunderlich, A.: Zur Psychologie der ausweglosen Situation. Bern-Stuttgart-Wien: Huber 1972.
113. Zittoun, R.: Subacute and chronic myelomonocytic leukaemia: A distinct haematological entity (Annotation). Brit. J. Haemat. **32**, 1 (1976).

Wichtige deutschsprachige Monographien und Sammelreferate über Leukämien sind u. a.:

Gross, R., van de Loo, J.: Leukämie. Berlin-Heidelberg-New York: Springer 1972.

Hertl, M., Kornhuber, B., Landbeck, G.: Ergebnisse der pädiatrischen Onkologie 1. Klin. Pädiat. **189** (Sonderheft) (1977).

Hertl, M., Landbeck, G.: Leukämie bei Kindern. Stuttgart: Thieme 1969.

Krepler, P.: Grundlagen und Fortschritte der Leukämiebehandlung beim Kinde. Beiheft Arch. Kinderheilk., **62**. Heft. Stuttgart: Enke 1970.

Lampert, F.: Krebs im Kindesalter, 2. Aufl. München-Berlin-Wien: Urban und Schwarzenberg 1972.

Löffler, H.: Maligne Lymphome und monoklonale Gammopathien. München: Lehmanns Verlag 1976.

Neth, R., Gallo, R. C., Mannweiler, K., Moloney, W. C.: Modern Trends in Human Leukemia II. München: Lehmanns Verlag 1976.

Oehme, J., Janssen, W., Hagitte, Ch.: Leukämie im Kindesalter. Stuttgart: Thieme 1958.

Stacher, A.: Leukämien und maligne Lymphome. München-Berlin-Wien: Urban u. Schwarzenberg 1973.

Kapitel VIII
Maligne Lymphome

1. Klassifizierung *382*

2. Morbus Hodgkin *382*
  2.1. Klinik 383
  2.2. Therapie 386

3. Maligne Nicht-Hodgkin-Lymphome *389*
  3.1. Klassifizierung 389
  3.2. Allgemeine klinische Aspekte 391
  3.3. Lymphoblastische Lymphome 392
    Burkitt-Lymphom und Lymphom vom Burkitt-Typ *392*
    Lymphoblastisches Lymphom vom convoluted type *392*
  3.4. Immunoblastische Lymphome 393
  3.5. Therapie 393

Literatur *393*

Die *Onkologie* hat sich zwangsläufig im Bereich der Hämatologie angesiedelt. Die besondere Situation der Onkologie macht es jedoch notwendig, daß dieses Spezialgebiet, das eine intensive interdisziplinäre Zusammenarbeit erfordert, mehr Eigenständigkeit erfährt, ohne daß die Bindung zur Hämatologie unbedingt aufgegeben werden muß. Unter Berücksichtigung dieser Entwicklung wird es verständlich, daß wir uns auf die Darstellung der *malignen Lymphome* beschränken. Die Auswahl dieser Erkrankungen ist wegen der engen Beziehungen zur kindlichen Leukämie und zu den anderen Erkrankungen des lymphatischen Systems sinnvoll und erforderlich.

Die Differenzierung maligner Lymphome ist ungeheuer schwierig. Besondere Anforderungen werden an den Pathologen gestellt. Er muß einerseits über spezielle Kenntnisse der Lymphknotenhistologie verfügen, andererseits muß er zur Zusammenarbeit mit dem Zentralen Lymphknotenregister bereit sein. Der Chirurg ist hinsichtlich Diagnostik (Materialgewinnung) und Therapie (Operation) Teil eines Teams, in dem Onkologen und Radiologen wesentliche Aufgaben zu erfüllen haben.

Die Therapie wird dem Zuwachs an Erfahrung entsprechend immer wieder modifiziert.

1. Klassifizierung

Es gibt keine einheitliche und allgemein akzeptierte Klassifizierung. Die Entwicklung geht jedoch dahin, sowohl morphologische und immunologische, als auch prognostische Merkmale (Malignitätsgrade) zu berücksichtigen.

Die Einteilung maligner Lymphome nach der alten Nomenklatur ist einfach:

I. Morbus Hodgkin
II. Non-Hodgkin-Lymphome
   1. Retikulosarkom ≙ immunoblastisches Sarkom
   2. Lymphosarkom ≙ lymphozytisch lymphoblastisch (z. B. Burkitt-Lymphom)
   3. Germinoblastom (= Brill-Symmers)

Dieses Einteilungsprinzip ist durch die „Kiel Klassifikation" (1974) wesentlich erweitert worden (Tabelle VIII.5). Da die meisten in der Kieler Klassifikation aufgeführten Typen bei Kindern extrem selten sind, kann sich die Darstellung auf folgende Formen beschränken:

I. Morbus Hodgkin
II. Maligne lymphoblastische Lymphome mit entsprechenden Untertypen

2. Morbus Hodgkin

Definition. Maligne histopathologisch spezifische Erkrankung des lymphoretikulären Systems mit sekundärem Befall extralymphatischer Organe.

Synonym. Lymphogranulomatose.

Ätiologie. Vermutlich wird die Erkrankung durch ein Virus ausgelöst und begünstigt durch immunologische Defekte und genetische Faktoren. Die Basis der immunologischen Dysfunktion ist wahrscheinlich eine prolongierte ineffektive Proliferation von T-Zellen in lymphatischen Organen mit späterer Verarmung an T-Lymphozyten. Die Folge ist eine partielle zelluläre Immundefizienz. Diese äußert sich in einer Lymphopenie und herabgesetzter zellulärer Immunität, nachweisbar u. a. mit der reduzierten Phytohämagglutininstimulation, mit negativen Hauttesten vom verzögerten Typ einer Immunreaktion und durch eine erhöhte Infektanfälligkeit. Kombiniert ist damit in der neoplastischen Phase eine monoklonale Proliferation von B-Lymphoblasten oder deren Vorstufen, die als Hodgkin-Zellen und als mehrkernige Reed-Sternbergsche Riesenzellen in den Granulomherden nachweisbar sind [3, 11]. Das Ausmaß der zellulären Immundefizienz scheint mit der Schwere der Erkrankung korreliert zu sein.

Häufigkeit. Die jährliche Erkrankungsrate beträgt etwa 1–3:100 000 Personen. Unter 5 Jahren besteht praktisch keine Morbidität. Der Häufigkeitsgipfel bei Kindern liegt zwischen dem 5. und 15. Lebensjahr. Von allen Hodgkin-Erkrankungen entfallen 10–15% auf das Kindesalter: Knaben erkranken 4mal häufiger als Mädchen. In unterentwickelten Ländern kommen die Verlaufsformen mit schlechter Prognose besonders häufig bei Kindern vor.

Histologische Klassifizierung (Rye-Konferenz 1965 [34])
1. *Lymphozytenreiche Form:* Überwiegen von Lymphozyten mit wechselnder Anzahl von Histiozyten, wenig Reed-Sternberg-Zellen. Das histologische Bild kann diffus oder nodulär sein. Darunter fällt das Paragranulom von Jacksen und Parker.
2. *Noduläre Sklerose:* Kennzeichen sind kollagene Septen unterschiedlicher Dicke, die deutlich das Lymphknotengewebe mit atypischen Zellinfiltrationen in Knötchen unterteilen.
3. *Gemischtzellige Form:* Eine Vielfalt unterschiedlicher Zellen: Histiozyten, eosinophile und neutrophile Granulozyten, Plasmazellen, typische Reed-Sternberg-Zellen, geringer Grad an Fibrose ohne Kollagenbildung kann vorkommen.
4. *Lymphozytenarme Form:* Umfaßt den Typ der diffusen Fibrose und die retikuläre Form, jeweils mit Lymphozytenarmut. Bei der ersteren Form ausgeprägte diffuse Fibrose mit relativer Zellarmut, bei der zweiten Form zahlreiche atypische Retikulumzellen und Reed-Sternberg-Zellen.

Der Reihenfolge entsprechend verschlechtert sich auch die *Prognose,* was jedoch für das Kindesalter nicht immer zutreffen muß. In der *Häufigkeit* steht die nodulär-sklerosierende Form auch bei Kindern an erster Stelle (50–65%), gefolgt vom gemischt-zellulären Typ (20–35%) und vom lymphozytenreichen Typ (11–16%). Mit 1–3% ist der lymphozytenarme Typ noch seltener als bei Erwachsenen [12, 41]. *Zytologisch spezifisch* für das Krankheitsbild sind Lymphogranulomzellen (Hodgkin-Zellen, Reed-Sternberg-Riesenzellen), die zu den B-Zellen gehören [3, 11]. Sekundär findet sich eine Infiltration mit eosinophilen Granulozyten.

Morphologie der typischen Zellen
Die *Hodgkin-Zelle* hat einen hellblauen Plasmasaum mit unregelmäßiger Begrenzung; Vakuolen sind nicht selten; der Plasmasaum kann fehlen. Der Kern besitzt eine retikuläre Struktur; typisch ist das tiefblaue Kernkörperchen mit homogener Struktur. Der Nachweis gelingt sehr gut in Punktaten aus befallenen Lymphknoten.

Die **Reed-Sternbergsche Riesenzelle** entsteht aus der Hodgkin-Zelle. Sie enthält zahlreiche Kerne mit der typischen Struktur der Hodgkin-Zelle. Die Kerne können sich eng zusammenlagern, daß ihre Zahl nur aus der Zahl der Kernkörperchen angegeben werden kann. Der Plasmasaum ist oft heller als der der Hodgkin-Zelle.

2.1. Klinik

Symptome. Im Vordergrund steht bei 90% der Fälle die schmerzlose Lymphknotenvergrößerung (60–80% zervikal und supraklavikulär, 6–20% axillär, 6–12% inguinal, 20–30% mediastinal). Anfänglich sind die tastbaren Tumoren verschiebbar, später verbacken sie. In der Größe können die befallenen Lymphknoten wechseln. Eine Milzvergrößerung ist nur in ca. 20% der Fälle nachweisbar. Die oft zitierten Allgemeinerscheinungen wie ungeklärtes Fieber, Nachtschweiß, generalisierter Pruritus und Gewichtsverlust treten häufig erst spät auf, besonders bei unbehandelten Fällen. Bei jugendlichen Patienten sind die lokalisierten Formen viel häufiger und der Allgemeinzustand ist meistens sehr gut. Prinzipiell kann das gesamte lymphatische Gewebe befallen sein.

Die Erkrankung schreitet von Lymphknotengruppe zu Lymphknotengruppe fort. Dem Milzbefall als Ausgangsort für eine hämatogene Aussaat kommt eine große prognostische Bedeutung zu [38]. Die Leber ist bevorzugter Sitz einer hämatogenen Metastasierung; dabei lassen sich fast immer Hodgkin-Granulome in der Milz nachweisen. Ein Knochenbefall bei der Diagnosestellung ist bei Kindern im Gegensatz zu Erwachsenen eine Seltenheit. Bei weiterer Ausdehnung befällt der Morbus Hodgkin auch Gewebe, die kaum lymphatisches Gewebe enthalten (seröse Häute, Harntrakt, Gonaden, Schilddrüsen, Dura, Mammae).

Komplikationen können sich in folgender Form manifestieren: Knochenbefall, Darmbefall, Rückenmarkkompressionen durch epidurale Infiltrationen, Thrombozytopenie, oft Coombs-positive hämolytische Anämie, nephrotisches Syndrom, Amyloidose.

Tabelle VIII.1. Ann Arbor-Klassifikation des Morbus Hodgkin [6]

Stadium I.
Befall einer einzigen anatomischen Lymphknotenregion (I), oder Lokalisation in einem extralymphatischen Organ (I_E)

Stadium II.
Befall zweier oder mehrerer anatomischer Lymphknotenregionen auf der gleichen Seite des Zwerchfells (II), oder Befall eines extralymphatischen Organs und einer oder mehrerer Lymphknoten auf der gleichen Seite des Zwerchfells (II_E). Die Milz kann befallen sein, falls der Prozeß unterhalb des Zwerchfells liegt (II_S)

Stadium III.
Befall einer anatomischen Lymphknotenregion auf beiden Seiten des Zwerchfells (III). Dies kann mit Befall der Milz (III_S) oder lokalisiertem Befall eines extralymphatischen Organs (III_E) oder beider (III_{SE}) verbunden sein

Stadium IV.
Diffuser oder disseminierter Befall nicht-lymphatischer Organe (Leber, Knochenmark, Lunge etc.) mit oder ohne Lymphknotenbefall. Ein Leberbefall tritt immer diffus auf und gehört zum Stadium IV

Stadieneinteilung

Ohne Stadieneinteilung (staging) ist keine gezielte Therapie möglich. Derzeit wird neben der histologischen Klassifizierung (Rye-Konferenz 1965) die Ann Arbor Staging-Klassifizierung (1971) verwendet (Tabelle VIII.1). Diese Klassifizierung berücksichtigt folgende Erkenntnisse:
1. Durch die Laparotomie kann die Ausdehnung der Erkrankung exakter festgelegt werden.
2. Der lokalisierte extralymphatische Befall angrenzend an befallene Lymphknotengruppen verschlechtert die Prognose nicht.

Das *klinische Stadium* (KS) ergibt sich aus der Summe von Anamnese, Untersuchungsbefund, Laborwerten, Röntgendaten und der initialen Biopsie. Alle Stadien erfahren eine zusätzliche Gruppierung in A oder B, abhängig vom Fehlen (A) oder Vorhandensein (B) von Allgemeinsymptomen (Fieber über 38°C, Nachtschweiß oder Gewichtsverlust von mehr als 10% in den letzten Monaten). Ein Juckreiz qualifiziert nicht mehr für die Zugehörigkeit zur Gruppe B.

Klinische Stadieneinteilung (KS). Für einen **Lungenbefall** gilt folgendes: Noch als lokalisierte Erkrankung und damit als Stadium II_E wird bezeichnet, wenn

a) sich die Aussaat nur auf einen Lungenlappen erstreckt, oder wenn
b) der Lungenbefall perihilär besteht und mit vergrößerten Lymphknoten auf derselben Seite des Mediastinums verbunden ist.

Für die Annahme einer **Leberbeteiligung** wird verlangt:
a) eine vergrößerte Leber und ein erhöhter alkalischer Phosphatase-Wert oder
b) ein pathologisches Leberszintigramm und ein pathologischer Leberfunktionstest.

Eine **Milzbeteiligung** wird klinisch festgelegt bei einer tastbar vergrößerten Milz, die röntgenologisch verifiziert wird, oder durch ein Milzszintigramm, das Speicherungsdefekte zeigt.

Die pathologische Stadieneinteilung (PS). Eine präzisere Klassifizierung kann durch die pathologisch-anatomische Stadieneinteilung auf der Basis der explorativen Laparotomie erreicht werden. Das gilt insbesondere für die Krankheitsmanifestation unterhalb des Zwerchfells. Gefordert wird die Histologie von Leber, Milz und abdominellen Lymphknoten. Zusätzlich wird die Knochenmarkzytologie berücksichtigt.

Hinweis für die Histologie. Wird bei der Lymphknotenentnahme bei strengem Verdacht auf Morbus Hodgkin nur eine unspezifische Entzündung gefunden, sollten stets noch mehrere Lymphknoten entnommen werden. In 10–15% der kindlichen Patienten wird anfänglich die Diagnose nicht gestellt, da nicht ausreichend Biopsiematerial entnommen wird oder in mehreren Schnitten nicht sorgfältig nach den spezifischen histopathologischen Veränderungen gesucht wird [17]. An einem Beispiel (Tabelle VIII.2) soll deutlich gemacht werden, daß der pathologischen Stadieneinteilung sowohl für die Prognose als auch für die Therapie eine wesentlich größere Bedeutung zukommt, als der klinischen Stadieneinteilung. Dies geht aus dem unten gezeigten Vergleich der beiden Methoden hervor, für den eine durchaus realistische Situation simuliert wurde. Das Ergebnis zeigt, daß bei alleiniger Berücksichtigung der klinischen Stadieneinteilung erhebliche Fehlinterpretationen der Situation vorkommen können.

Zur weiteren Information wird auf die Übersichten u. a. von Diehl [11], Kaplan [23] und Rosenberg [35] verwiesen.

Immunstatus. Die Hautreaktionen vom verzögerten Typ sowie die PHA-Stimulation sind absolut normal bei Stadium I vor der Therapie. Bei Stadium II–IV lassen sich bei 30–40% der Patienten vor der Therapie normale Werte nachweisen. Die Immunglobuline sind in den Anfangsstadien bei unbehandelten Patienten alle erhöht. In späteren Stadien kommt es zum Abfall der Immunglobuline, der allerdings nur für IgM signifikant ist.

Notwendige diagnostische Maßnahmen zur Stadieneinteilung

1. Anamnese: Intensive Befragung auch nach Allgemeinsymptomen.
2. Klinische Untersuchung: Sorgfältige Untersuchung der lymphatischen Organe.
3. Laborwerte: Die Befunde sind immer nur in Abhängigkeit von dem Stadium der Erkrankung zu bewerten. Angegeben sind bei den Testen in Klammern die möglichen pathologischen Ergebnisse.
Blutbild (Lymphopenie, Eosinophilie, Anämie)
BSG (erhöht)
Leberfunktion wie SGOT, SGPT, γ-GT (erhöht)
Serumeisen (erniedrigt)
Serumkupfer (erhöht)
Serumcalcium und alkalische Phosphatase (erhöht)
Serumeiweiß (α_2-Globulin erhöht, γ-Globulin erniedrigt)
Immunglobuline (IgM erniedrigt)
T-Zellenteste (erniedrigt)
Harnstoff, Harnsäure (erhöht)
Ferner Sabin-Feldmann-Test, Paul-Bunnell-Reaktion, Epstein-Barr-Virus, Tine-Test aus differentialdiagnostischen Gründen.
4. Röntgenuntersuchungen: Thorax. Das i. v. Pyelogramm und Röntgenaufnahmen vom Skelett sind nicht unbedingt erforderlich.
5. Lymphangiographie.
6. Leber-Milz-Skelettszintigraphie (nicht obligat).
7. Knochenmarkbiopsie und -zytologie. Da Hodgkin- oder Sternbergsche Riesenzellen nur selten in der Zytologie zu finden sind, sollte stets eine Histologie durchgeführt werden.
8. Die explorative Laparotomie und Splenektomie. Eine genaue Stadieneinteilung ist gerade bei Kindern äußerst wichtig, da die Nebenwirkungen von Bestrahlung und Chemotherapie in dieser Altersgruppe besonders schwerwiegend sind. Eine sichere Aussage über den Befall der Organe unterhalb des Zwerchfells läßt die explorative Laparotomie zu, da weder die klinischen Parameter noch die Lymphographie zur Darstellung

Tabelle VIII.2. Vergleich der beiden Bewertungssysteme für die Stadieneinteilung des M. Hodgkin. Das Beispiel zeigt die Überlegenheit der Stadieneinteilung nach überwiegend histologischen Kriterien (PS)

Klinische Stadieneinteilung (KS)	Pathologische Stadieneinteilung (PS)
Milz (*S*pleen) vergrößert = S +	Milz histologisch normal = S –
Leber (*H*epar) vergrößert = H +	Leber histologisch normal = H –
Lymphknoten (*L*ymph *N*ode) vergrößert = N +	Lymphknoten histologisch-pathologischer Befund = N +
Knochenmark (*B*one *M*arrow) normal = M –	Knochenmark normal = M –
Klinische Allgemeinsymptome fehlen = A	Klinische Allgemeinsymptome fehlen = A
Beurteilung: Stadium IV A	*Beurteilung:* Stadium I A
KS = IV A (S + H + N + M – A)	PS = I A (S – H – N + M – A)

eines retroperitonealen Lymphknotenbefalls und eines Milzbefalls zuverlässig sind. Übereinstimmend mit der Erfahrung bei Erwachsenen mit Morbus Hodgkin müssen auch bei Kindern in ca. 1/3 der Fälle die Patienten in ein anderes Stadium gruppiert werden, wenn eine Laparotomie mit Splenektomie vorgenommen wird [5, 16, 19].

Aus diesem Eingriff ergibt sich auch ein *therapeutischer Vorteil*: Bei Patienten mit einer Erniedrigung der peripheren Blutbildwerte kann es, auch wenn keine Splenomegalie vorliegt, nach der Splenektomie zu einer vollständigen Normalisierung der Zellzahlen kommen. Bedeutet die quantitative Erniedrigung von Blutbildwerten ein schwerwiegendes Hindernis für die Chemotherapie, dann sollte man auch beim Stadium IV eine Splenektomie erwägen. Klinische Beobachtungen sprechen dafür, daß splenektomierte Hodgkin-Patienten, allerdings nur mit vorherigen Zeichen eines Hypersplenie-Syndroms, die Radio- und Chemotherapie besser tolerieren.

Ein an sich ernstzunehmender Einwand gegen die Splenektomie ist die *Sepsisgefährdung*, nicht nur bei Kindern unter 5 Jahren [8]. Das Risiko betrifft 10% der Kinder; davon stirbt etwa die Hälfte. Die postoperative Penicillinprophylaxe ist indiziert [25]. Das *Operationsrisiko* ist mit < 0,1% Mortalität belastet. Es muß jedoch berücksichtigt werden, daß bei der Hodgkinschen Erkrankung zusätzliche zur Infektion prädispo-

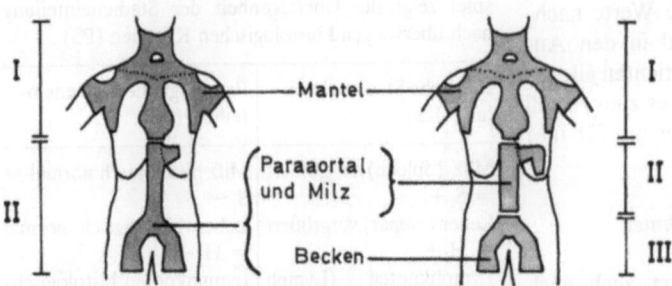

Abb. VIII.1. Schematische Darstellung des Mantel- und des umgekehrten Y-Feldes für die totale Lymphknotenbestrahlung:
a) Zweifeldertechnik mit kleiner Ausbuchtung, um den Milzstumpf einzubeziehen, wird bei splenektomierten Patienten mit befallener Milz verwendet.
b) Dreifeldertechnik wird normalerweise verwendet, wenn die Milz noch nicht entfernt wurde (nach Rosenberg u. Kaplan [36])

nierende Faktoren gegeben sind. Dies ist einmal die verminderte zelluläre Immunität, zum anderen die Chemo- und Radiotherapie.

2.2. Therapie

Im Prinzip stehen Bestrahlung und Chemotherapie zur Verfügung, die je nach pathologischem Stadium allein oder kombiniert angewendet werden.

Bestrahlung

Das Hodgkin-Gewebe ist sehr strahlensensibel. Voraussetzung für eine optimale Bestrahlung ist einerseits eine ausreichende Größe der bestrahlten Felder. Zum anderen muß eine Gesamtdosis von 3500–4500 rad pro Feld in 4 Wochen verabfolgt werden. Mit dieser Dosis liegen lokale Rezidive unter 10%. Bei Bestrahlung mehrerer Lymphknotengruppen ist es wesentlich, die Felder so groß wie möglich zu wählen. Mehrere kleine Felder haben den entscheidenden Nachteil, daß entweder durch Überlappung eine Gewebsschädigung entstehen kann, oder daß zwischen den Feldern unterbestrahlte Bezirke bleiben, die rezidiv-gefährdet sind.

Bewährt haben sich als Techniken die sogen. „Mantel"-Technik und das umgekehrte „Y-Feld" (Abb. VIII.1): Das Mantelfeld umfaßt die zervikalen, supraklavikulären, infraklavikulären, axillären, hilären und mediastinalen sowie submandibulären Lymphknoten. Bei Mediastinalbefall sollten die paraaortalen Lymphknoten mitbestrahlt werden. Das umgekehrte Y-Feld erreicht die Lymphknoten entlang der Aorta, des Milzhilus, der Iliaca communis, der Iliaca externa sowie der inguinalen Region.

Die Kombination beider Bestrahlungsverfahren wird als „totale Lymphknotenbestrahlung" (total nodal irradiation, TNI) bezeichnet [43]. Einige Autoren halten diese selbst im Stadium I und II den ausgedehnten Feldern überlegen [21].

Risiken der Bestrahlung. Neben den üblichen Frühwirkungen kommen vor: Strahlenpneumonitis, Perikarditis, Hypothyreose, Rückenmarkschädigungen, Knochenmarkaplasie, Wachstumsstörungen, Amenorrhoe bzw. Infertilität. Besonders die Nebenwirkungen auf das Skelet und die reproduktiven Organe sind im Kindesalter ernst zu nehmen. Bei Mädchen sollte deshalb im Rahmen der Laparotomie eine Verlagerung der Eierstöcke durchgeführt werden, wenn eine Bestrahlung der abdominellen Lymphknoten vorgesehen ist [1]. Andererseits sollte dies auch bei der Technik der Bestrahlung berücksichtigt werden. Über die optimale Bestrahlungstherapie bei Kindern herrscht noch keine Einigkeit. Manche Autoren haben mit Dosen von 3000 rad gute Erfahrungen gemacht [23, 26]. Auch die Bestrahlung „begrenzter Felder" (involved field irradiation) ist vorgeschlagen worden [7]. Dabei werden die betroffenen Regionen einzeln in kleinen Feldern bestrahlt. Diese Technik hat sich zwar in mehreren Studien den ausgedehnten Bestrahlungsfeldern (extended field irradiation) als unterlegen erwiesen [18, 19, 30]; in Verbindung mit einer zytostatischen Therapie und bei günstiger Lokalisation und Histologie sollte sie jedoch diskutiert werden.

Bestrahlungsschema für Kinder beim Morbus Hodgkin

PS I A, I B, II A, II B

„Ausgedehnte Felder" oder Mantel- bzw. Y-Feld je nach Lokalisation. In Abhängigkeit vom Alter der Patienten und unter Berücksichtigung des histologischen Typs werden 3000–4500 rad pro Feld in 4 Wochen gegeben (800–1000 rad/Woche).

PS III A und III B
1. Alle Lymphknoten oberhalb und unterhalb des Zwerchfells bestrahlen (TNI).
2. Bei Milzbefall muß der Milzhilus im Bestrahlungsfeld liegen (Abb. VIII.1).
3. Zwischen der Bestrahlung der Lymphknoten ober- und unterhalb des Zwerchfells sollte in Abhängigkeit von den peripheren Blutwerten und den klinischen Befunden eine Pause von 1–3 Wochen liegen.

PS IV A und IV B
Bestrahlung:
1. Wenn durch große Lymphknotenpakete lokale Symptome entstehen.
2. Um lokalen Rezidiven unter einer Chemotherapie vorzubeugen.
3. Für die palliative Bestrahlung können geringere Dosen gewählt werden.

Chemotherapie
Das von de Vita [10, 42] für das Stadium III und IV initiierte MOPP-Programm (M = Mustard, O = Oncovin, P = Prednison, P = Procarbazin) ist bisher von keiner anderen Kombination übertroffen worden. Die Vollremissionsrate mit diesem Programm beträgt 70–80% bei vorher unbehandelten Patienten im Stadium III und IV und 40–60% bei bereits vorbehandelten Patienten. 50% der Patienten, die eine Remission erreichen, sind 10 Jahre später noch in kompletter Remission [2]. Die noduläre Sklerose hat bei reiner chemotherapeutischer Behandlung eine schlechtere Prognose als die Mischform. Patienten der Gruppe A erzielen häufiger Remissionen und erleiden selten Rezidive. Wird Mustargen durch Cyclophosphamid ersetzt oder Velbe durch Vincristin, liegen die Remissionsraten in ähnlicher Größenordnung [15]. Die MOPP-Therapie wird in Zyklen kombiniert mit der Strahlentherapie durchgeführt. Die Dosierungen sind in Tabelle VIII.3 angegeben. Einzelheiten zur Durchführung sind dem Schema in Tabelle VIII.4 zu entnehmen. Für Versager der MOPP-Therapie empfiehlt es sich, eine von Bonadonna et al. [4] entwickelte Kombinations-Chemotherapie (Abb. VIII.2 und Text).

Für den Einsatz von Zytostatika auch im Stadium I, II A und III A gibt es eine Reihe von Argumenten: Patienten mit ungünstiger Histologie, Lokalisation und Allgemeinsymptomen haben auch im Stadium I und II ein höheres Risiko eines extralymphatischen Rezidivs [20, 36]. Bei Milzbefall im Stadium III muß ebenfalls vermehrt mit extralymphatischen Rezidiven gerech-

Tabelle VIII.3. MOPP-Chemotherapie zur Behandlung des Morbus Hodgkin

Chemotherapeutikum	Dosis mg/m² Körperoberfläche	Applikationsart	Regime
Cyclophosphamid (Endoxan)	300	i.v.	1mal/Woche
Vincristin (Oncovin)	1,5	i.v.	1mal/Woche
Methylhydrazin (Natulan)	100	oral	täglich
Prednisolon	40–60	oral	täglich

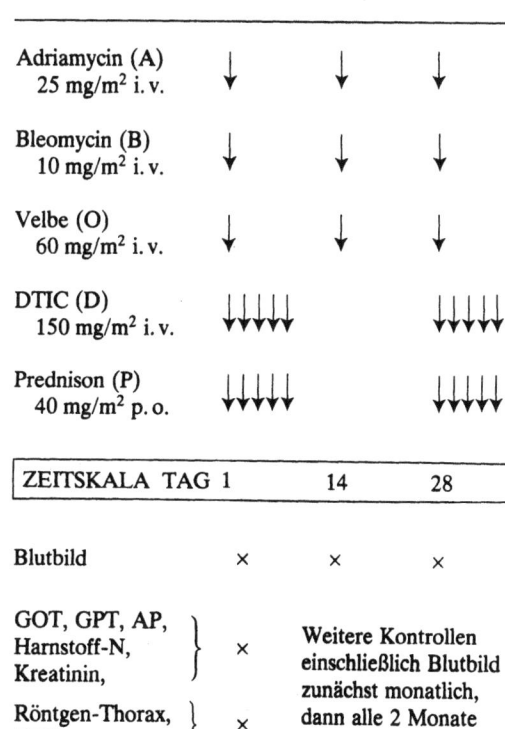

Abb. VIII.2. Chemotherapieschema (B-DOPA) für M. Hodgkin bei MOPP-Versagern (modifiziert nach [4]); DTIC siehe Seite 389.

Tabelle VIII.4. Therapie des M. Hodgkin

Stadium der Erkrankung	Medikament, Bestrahlung, Dosierung, Häufigkeit
PS I A	Vincristin 1,5 mg/m² i. v./1mal wchtl. über 6 Wochen Cyclophosphamid 300 mg/m² i. v./1mal wchtl. über 6 Wochen Gleichzeitige Bestrahlung. Der 6-Wochen-Zyklus der Chemotherapie wird bei ungünstiger Histologie (gemischte Zellularität, lymphozytenarme Form) oder bei ungünstiger Lokalisation für die Bestrahlung 1mal wiederholt
PS I B PS II A	Vincristin 1,5 mg/m² i. v./1mal wchtl. über 6 Wochen Cyclophosphamid 300 mg/m² i. v./1mal wchtl. über 6 Wochen Gleichzeitige Bestrahlung. Nach Ende der Radiotherapie 3–4 Wochen Pause. Danach einmalige Wiederholung der 6-Wochen-Zyklus-Chemotherapie. Anschließend VCR und CYC in gleicher Dosierung 1mal alle 2 Wochen (Gesamtdauer der Chemotherapie: 1 Jahr)
PS II B PS III A PS III B	Vincristin 1,5 mg/m² i. v./1mal wchtl. über 6 Wochen Cyclophosphamid 300 mg/m² i. v./1mal wchtl. über 6 Wochen Procarbazin 100 mg/m² p. o./tgl. Tag 1 bis 14 Prednison 40 mg/m² p. o./tgl. Tag 1 bis 7 Gleichzeitige Bestrahlung. Nach Ende der Radiotherapie 3–4 Wochen Pause. Danach einmalige Wiederholung der 6-Wochen-Zyklus-Chemotherapie. Anschließend VCR und CYC in gleicher Dosierung 1mal alle 2 Wochen. Zusätzlich werden im 6-Wochen-Zyklus Procarbazin (jeweils Tag 1–14) und Prednison (jeweils Tag 1–7) in gleicher Dosierung/Tag gegeben (Gesamtdauer der Chemotherapie: 2 Jahre).
PS IV	Vincristin 1,5 mg/m² i. v./1mal wchtl. über 12 Wochen Cyclophosphamid 300 mg/m² i. v./1mal wchtl. über 12 Wochen Procarbazin 100 mg/m² p. o./tgl. Tag 1 bis 14 Prednison 40 mg/m² p. o./tgl. Tag 1 bis 7 Dann evtl. Bestrahlung der größten Lymphknoten-Pakete. Anschließend VCR und CYC alle 2 Wochen 1mal in gleicher Dosierung. Procarbazin und Prednison werden zusätzlich alle 6 Wochen in gleicher Dosierung und Zeitdauer wie beim Stadium PS II B–III B gegeben (Gesamtdauer der Chemotherapie: 2 Jahre)

net werden [38]. In mehreren Studien wird über eine geringere Rezidivquote berichtet, wenn im Stadium I–III die Radiotherapie mit der Chemotherapie kombiniert wird [28, 36]. Auch in Zentren, die speziell Kinder mit Hodgkin behandeln, hat man gute Erfahrungen mit einer kombinierten Therapie gemacht [12, 19, 31].

Therapieempfehlung
Unsere Empfehlung beinhaltet für alle Stadien eine kombinierte Radio- und Chemotherapie, die sich für die einzelnen Stadien nur hinsichtlich der Aggressivität unterscheidet (Tabelle VIII.4). Die Chemotherapie stellt eine Modifikation des Protokolls des St. Jude's Children's Research Hospital, Memphis, dar [39]. Einzelheiten zur gleichzeitigen Bestrahlung sind dem oben angegebenen Schema zu entnehmen.

Prognose. Die Prognose bei Kindern unterscheidet sich nicht von der des Erwachsenen. Seit der Einführung einer genauen Stadieneinteilung und der Chemotherapie für gefährdete Patienten haben sich die Überlebenszeiten sehr verbessert. Die Ausdehnung der Erkrankung, der histopathologische Typ und die Anwesenheit von Allgemeinsymptomen sind die bestimmenden Faktoren.
Für das Stadium I und II A kann bei adäquater Strahlenbehandlung mit einer 5jährigen rezidivfreien Überlebenszeit von über 80% gerechnet werden. Auch für das Stadium III werden ähnliche Ergebnisse bei Kindern berichtet [5, 12, 23]. Mit der kombinierten Radio- und Chemotherapie in den Stadien II B, III B und IV sind mehr als 50% der Patienten nach vier Jahren noch in Remission [31]. Patienten, die vier Jahre nach Therapieende noch rezidivfrei sind, haben eine 90%ige Chance geheilt zu sein. Auch im Falle eines Rezidivs ist die Aussicht auf eine erneute Kontrolle der Erkrankung sehr gut, so daß der Prozentsatz der überlebenden Patienten meist höher liegt.
Alle in der Literatur mitgeteilten Daten über die Prognose sollten kritisch betrachtet werden. Es ist entscheidend, ob die Daten aus der Prälaparotomie-Ära stammen, wie die Bestrahlungstechnik war und welche Chemotherapie gewählt wurde. Auch sollte bedacht werden, daß die Histologie mit Mängeln behaftet ist.

Therapie MOPP-refraktärer Formen. Bei fortgeschrittenen Fällen von M. Hodgkin, die sich therapierefraktär gegenüber dem De Vita-Schema verhalten, wird eine Therapie mit Bleomycin, Dimethyltriazeno-imidazol-carboxamid (DTIC), Velbe, Prednison und Adriablastin empfohlen [4]. Dieses Schema ist in Abb. VIII.2 dargestellt. Bei diesem Schema beträgt die Gesamtdosis für Adriamycin 550 mg/m^2, die für Bleomycin 250 mg/m^2. Bleomycin sollte zur Prüfung der Verträglichkeit zu Beginn der Therapie nur in einer Menge von 1 mg gegeben werden.

3. Maligne Nicht-Hodgkin-Lymphome

Definition. Unilokulär beginnende maligne Tumoren lymphatischen Ursprungs mit Ausnahme des Morbus Hodgkin. Sie haben eine sehr unterschiedliche Histologie. Das Charakteristikum ist das infiltrativ destruierende Wachstum von abnormen blastoiden Lymphoidzellen.

Synonyma. Non-Hodgkin-Lymphome, Lymphosarkom, paraleukoblastisches Lymphom.

Ätiologie. Durch die bei Burkitt-Tumoren erhobenen Befunde ergeben sich enge Beziehungen zur Virusätiologie, kombiniert mit immunologischen Besonderheiten. Es sind sowohl die B-Zellen als auch die T-Zellen von der klonalen Expansion betroffen, die in der Regel auf der Ebene der Differenzierungsstufe B_1 bis B_2 bzw. T_1 bis T_2 erfolgt (Abb. VIII.3).

Häufigkeit. Die lymphoblastischen Lymphome machen ca. 5% der kindlichen Neoplasien aus. Insgesamt sind sie bei Kindern aber seltener als bei Erwachsenen. Knaben sind doppelt so häufig befallen als Mädchen. Bevorzugt betroffen sind das 4. bis 8. und 11. bis 15. Lebensjahr.

3.1. Klassifizierung

Die Klassifizierung der Nicht-Hodgkin-Lymphome ist trotz der jüngsten Entwicklungen nicht ganz befriedigend. Sie ist grundsätzlich nach

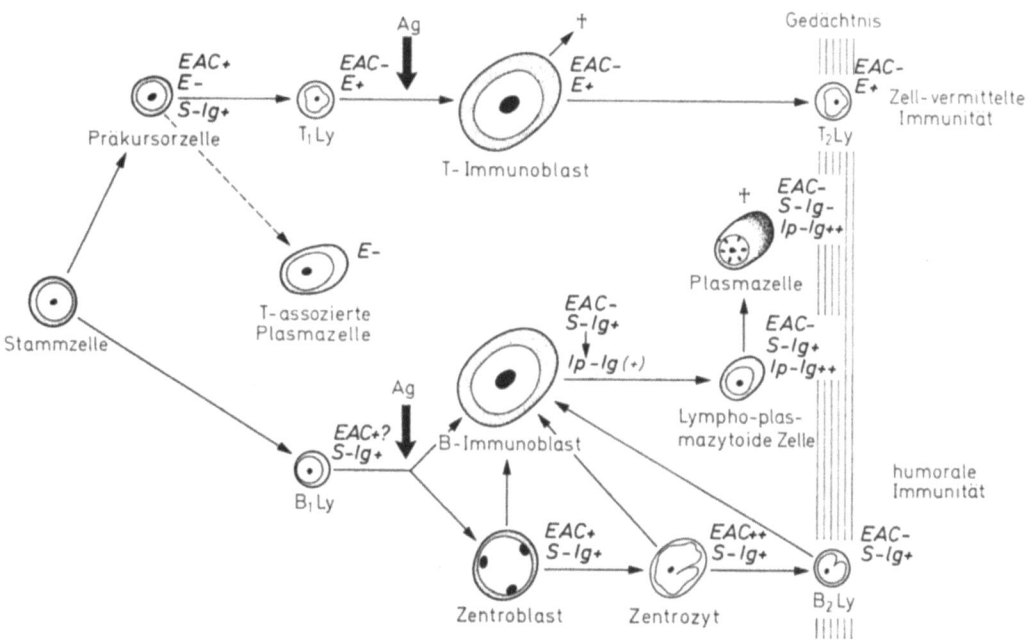

Abb. VIII.3. Schema des Immunsystems nach Lennert [27] zum besseren Verständnis der „Kiel-Klassifikation" der Non-Hodgkin-Lymphome. Zeichenerklärung: T_1Ly, T_2Ly und B_1Ly, B_2Ly = Differenzierungsstufen von T- bzw. B-Lymphozyten (vgl. Abb. V.A.4). E = E-Rosetten: Spontanrosetten mit Schafserythrozyten,

EAC = EAC-Rosetten: Rosetten mit Erythrozyten-Antikörper-Komplement-Komplex,
S-Ig = Surface-Ig: Oberflächenimmunglobuline,
Ip-Ig = Intraplasma-Immunglobuline: Sekretorisches (intrazelluläres) Immunglobulin

Tabelle VIII.5. Vergleich der verschiedenen Klassifikationen der malignen Non-Hodgkin-Lymphome

„Kiel-Klassifikation" [27]	Frühere deutsche Nomenklatur	Klassifizierung nach Rappaport [32]	Klassifizierung nach Lukes und Collins [29]
Lymphome mit niedrigem Malignitätsgrad			
Lymphozytäre Lymphome z. B. CLL, Haarzell-Leukämie	CLL, lymphoide Retikulose	Malignant Lymphoma (M. L.), well differentiated, lymphocytic, diffuse	B-cell-small lymphocyte CLL
Lymphoplasmozytäre Lymphome (Immunozytome)	Makroglobulinämie Waldenström u. a.	M. L., lymphocytic with dysproteinemia	B-cell-plasmocytoid lymphocytic
Zentrozytäre Lymphome (= Germinozytome)	Lymphozytisches Lymphosarkom	M. L., poorly differentiated, lymphocytic, diffuse or intermediate (?)	B-cell-small cleaved follicular center cell (FCC)
Zentroblastische/zentrocytische Lymphome (Germinoblastome) – follikulär – follikulär + diffus – diffus – mit oder ohne Sklerose	Großfollikuläres Lymphoblastom (M. Brill-Symmers)	M. L., well or poorly differentiated, lymphocytic-histiocytic or histiocytic, nodular or diffuse	B-cell cleaved FCC (small and large)
Lymphome mit hohem Malignitätsgrad			
Zentroblastische Lymphome	Retikulosarkom	M. L. histiocytic, nodular or diffus, undifferentiated	B-cell-large cleaved FCC
Lymphoblastische Lymphome – Burkitt-Typ – „convoluted" – oder saure Phosphatase-Typ – andere	Lymphoblastisches Lymphosarkom und Lymphoblastenleukämie	M. L. undifferentiated M. L. poorly differentiated, lymphocytic-diffuse (?) undifferentiated Non-Burkitt type	B-cell-small non-cleaved FCC Burkitt type Non-Burkitt type T-cell-convoluted lymphocytic O-cell-undefined, unclassificable
Immunoblastische Lymphome	Retikulosarkom (Retothelsarkom)	M. L. histiocytic, diffuse	B-cell immunoblastic sarcoma T-cell immunoblastic sarcoma

morphologischen und/oder funktionell-immunologischen Gesichtspunkten möglich. Derzeit existieren mehrere Klassifikationen (Tabelle VIII.5). Die Sprachverwirrung ist hinsichtlich der Nomenklatur besonders für den Nichtfachmann verwirrend. Größere europäische Zentren haben sich auf ein Schema geeinigt, das auf der Einteilung der Gruppe um Lennert basiert [27]. Diese sogenannte „Kiel-Klassifikation" ist in Tabelle VIII.5 der alten deutschen Nomenklatur, der morphologischen Klassifizierung nach Rappaport [32] und der funktionellen Einteilung nach Lukes und Collin [29] gegenübergestellt. Dieser Vergleich soll es dem Leser ermöglichen, die Nomenklatur in den verschiedenen Arbeiten besser zu verstehen und einzuordnen. Für den Pädiater und klinisch tätigen Arzt hat die „Kiel-Klassifikation" gegenüber den anderen Nomenklaturen erhebliche Vorteile.

Alle Formen können histologisch in solche mit diffuser oder nodulärer Architektur unterteilt werden. Im Kindesalter ist die noduläre Form sehr selten. Die Abgrenzung zur primären Leukämie kann extrem schwierig sein. In Zweifelsfällen sollte man sich eher auf die Diagnose einer Leukämie einigen.

Prinzip und Beurteilung der „Kiel-Klassifikation"

1. Es werden maligne Lymphome vom niedrigen und hohen Malignitätsgrad abgegrenzt.
2. Es wird nicht mehr zwischen Sarkom und Leukämie unterschieden, sondern nach dem Zelltyp differenziert, da alle malignen Lymphome, wenn auch verschieden häufig, leukämisch verlaufen können.
3. Die Einteilung der Zelltypen verwendet immunologische Funktionsformen der Lymphozyten als Grundlage (Abb. VIII.3).
4. Die Einteilung ist relativ einfach und vereinigt endlich mehrere größere Zentren zumindest in Europa unter einem gemeinsamen Konzept.
5. Im Kindesalter gibt es danach praktisch nur noch Nicht-Hodgkin-Lymphome von hohem Malignitätsgrad. Die Gruppe der Lymphome vom niedrigen Malignitätsgrad ist für den Pädiater praktisch uninteressant.

Die „Kiel-Klassifikation" ist zum besseren Verständnis der zugrunde liegenden immunologischen Nomenklatur in Abb. VIII.3 schematisch nach Lennert [27] dargestellt. Zur Charakterisierung der oft mit ungewöhnlichem Namen bedachten Zellen (z.B. Zentroblast, Zentrozyt, u.a.) wird auf die Übersicht von Stein [40] verwiesen.

Ganz generell ist mit der Verbesserung der immunologischen Techniken zu erwarten, daß über die Feststellung der Oberflächeneigenschaft (B-Zellen) und mit Hilfe spezifischer Antiseren (T- und O-Zellen) auch eine immunologische Gruppeneinteilung der Lymphome möglich sein wird, mit erheblichen Konsequenzen für die Therapie [9]. Wir begegnen prinzipiell dem gleichen und vor der Lösung stehendem Problem wie bei der Leukämie [38].

Eine Gruppierung kindlicher Nicht-Hodgkin-Lymphome in Anlehnung an die funktionelle *Klassifizierung von Lukes und Collins* [29] ist von Favara [13] vorgeschlagen worden:

1. *T-Zell-Lymphome*
   Lymphoblastische Lymphome (convoluted type, Prothymozytenlymphom)
   Immunoblastisches Sarkom
2. *B-Zell-Lymphome*
   Plasmazytoides Lymphom
   Immunoblastisches Sarkom
   Burkitt-Lymphom
3. *Undefinierte (O-Zell-)Lymphome*
4. *Histozytisches Lymphom*
5. *Nicht klassifizierbare Lymphome*

3.2. Allgemeine klinische Aspekte

Maligne Lymphome können in jedem lymphatischen Gewebe entstehen. Entsprechend vielfältig ist auch das klinische Bild. Am häufigsten werden die peripheren Lymphknoten (Hals, Axilla, Leisten) betroffen, gefolgt von den mediastinalen Lymphknoten, den Lymphknoten des Bauchraumes und den Tonsillen. Weniger häufig findet sich ein Befall des Thymus und der Peyerschen Plaques.

Da infiltrierendes Wachstum in benachbarte Organe die Regel ist, findet sich auch schon bei der Diagnosestellung häufig ein Befall der Knochen, der Haut, der Testes oder Ovarien, des zentralen Nervensystems, des Herzens, der Pleura und des Nasopharynx. Ein derartiger extranodaler Befall des Magen-Darm-Traktes, der Knochen und der Leber findet sich bei Kindern häufiger als bei Erwachsenen. Die Erstmanifestation äußert sich meist als zunehmende, lokalisierte, schmerzlose Lymphknotenschwellung. Im Abdominalbereich kann eine Invagination oder ein Zöliakie-Syndrom das erste Symptom sein. Ferner ist bei einer Hepatosplenomegalie an ein malignes Lymphom zu denken. Häufig ergibt erst die zytologische Untersuchung eines Pleuraergusses oder die histologische Aufarbeitung eines Hautinfiltrates die Diagnose. Da insgesamt bei allen vorkommenden malignen Lymphoblastomen des Kindesalters in 50% der Fälle der zunächst isoliert vorkommende Tumor innerhalb des ersten Jahres in eine generalisierte leukämische Form übergeht und wenig später eine Meningosis leucaemica entstehen kann, kommen häufig Kopf- und Gelenkschmerzen und Blutungen neben der schmerzlosen Lymphknotenvergrößerung vor, also Symptome, die durchaus denen einer akuten lymphoblastischen Leukämie im Kindesalter gleichen.

Die *Stadieneinteilung* wird nach den gleichen Kriterien wie beim Morbus Hodgkin vorgenommen (Ann Arbor, 1971). Allerdings wird in den meisten Zentren auf die Lymphangiographie und die explorative Laparotomie, wie sie eigentlich zur Stadieneinteilung im Sinne der Ann Arbor-Klassifizierung notwendig wäre, verzichtet.

Laboruntersuchungen. Probeexstirpation bzw. Exzision und histologische Untersuchung vergrößerter lymphatischer Organe. Komplettes Blutbild mit Thrombozyten und Retikulozyten, Blutsenkung, Urinstatus, Leber- und Nierenchemie sowie entsprechende Funktionsteste.

Röntgen: Thorax a. p. und seitlich, Schädel, Bekken, lange Röhrenknochen, i. v.-Pyelogramm, beiderseitige Lymphangiographie der unteren Extremitäten; Knochenmarkaspiration und Histologie, Lumbalpunktion.
Folgende Untersuchungen können bei entsprechenden Symptomen zusätzlich erforderlich werden:
Magen-Darm-Passage, Knochen-Scan, Lungentomographie, inferiore Kavographie (bei zweifelhaftem Befund im i. v.-Pyelogramm).

Formen der Nicht-Hodgkin-Lymphome im Kindesalter.

Wie bereits oben erwähnt, kommen im Kindesalter nur die Lymphome mit hohem Malignitätsgrad nach der „Kiel-Klassifikation" vor. Aus dieser Gruppe haben wieder nur die Lymphoblastome und die Immunoblastome, sowie nicht klassifizierbare Tumoren eine Bedeutung. Außerdem gibt es wahrscheinlich echte Retikulosarkome.

3.3. Lymphoblastische Lymphome

Burkitt-Lymphom und Lymphom vom Burkitt-Typ

Das *afrikanische Burkitt-Lymphom*, endemisch in manchen Gebieten Afrikas und Neu-Guineas, befällt vorwiegend Kleinkinder (Häufigkeitsgipfel 4. bis 9. Lebensjahr). Der Tumor ist meist im knöchernen Kiefer sowie in der Orbita und im Abdomen lokalisiert (Lymphknoten, Ovarien, Nieren und Nebennieren). Die peripheren Lymphknoten sind sehr selten betroffen, was allgemein für die lymphatischen Organe zutrifft. Entsprechend der Lokalisation äußert sich auch die klinische Symptomatik.
Histologisch charakteristisch ist das „Sternhimmelbild", das dadurch entsteht, daß in den Rasen gleichförmiger mittelgroßer lymphoider Zellen zahlreiche große helle phagozytierende Makrophagen eingestreut sind. Immunhistologisch handelt es sich um ein B-Zell-Lymphom.
Das *europäische und amerikanische Burkitt-Lymphom* sind zytologisch mit dem afrikanischen Typ identisch. Klinisch sind vorwiegend abdominelle und zervikale Lymphknoten befallen; seltener sind mediastinale Tumoren. Weniger häufig findet sich auch eine leukämische Transformation. Aufgrund virologischer Befunde können zwei Typen unterschieden werden:

a) Echtes Burkitt-Lymphom (afrikanischer Typ) mit positiven Befunden für Epstein-Barr-Virus) (EBV), d. h. entweder EBV-DNA oder EBV-spezifisches Kernantigen. Dieser Typ kommt auch in Europa vor [24].
b) Lymphom vom Burkitt-Typ (europäisch-amerikanischer Typ) mit negativen Befunden für EBV.

Therapie des Burkitt-Lymphoms
Das Burkitt-Lymphom spricht ausgezeichnet auf eine Chemotherapie an und ist besonders gegenüber Cyclophosphamid (Endoxan) empfindlich. Über 50% der Patienten erreichen eine volle Remission nach einer einmaligen Gabe von Endoxan in einer Dosis von 40 mg/kg KG. Bei 20–50% dieser Patienten hält die Remission an. Patienten, die nach einmaliger Gabe keine Remission erreichen, kommen nach mehrfacher Gabe von Endoxan zu 80% in eine langdauernde Remission. Eine Kombination von Strahlentherapie und Chemotherapie oder eine kombinierte Chemotherapie bringt gegenüber einer Endoxan-Monotherapie keine Verbesserung der Ergebnisse. Operative Eingriffe können bei Bedrohung der Umgebung (z. B. Auge, Orbita) indiziert sein.

Therapieempfehlung. Endoxan-Monotherapie 40 mg/kg i. v. 6mal im Abstand von 2 Wochen. Bei auftretenden Rezidiven kann erneut mit Endoxan- oder Methotrexat-Monotherapie behandelt werden.

Lymphoblastisches Lymphom vom convoluted type

Diese auch als *Prothymozytenlymphom* bezeichnete Neoplasie unterscheidet sich in vieler Hinsicht von den übrigen lymphoblastischen Lymphomen. 80% der Fälle haben einen Mediastinaltumor, oft kombiniert mit einem Pleuraerguß. Charakteristisch ist ferner ein frühzeitiger ZNS-Befall und eine leukämische Transformation in ca. 60% der Fälle. Die Prognose ist bei rasch progredientem Verlauf schlecht. Eine zytochemische Besonderheit dieses T-Zell-Lymphoms ist die stark „saure Phosphatase-positive" Reaktion, mit der eine einfache und rasch durchzuführende Differenzierungsmöglichkeit gegeben ist. Zellen für diese Untersuchung können unter Umständen aus dem Pleuraexsudat gewonnen werden.

Bei diesen immunologisch nicht eindeutig einzuordnenden Tumoren handelt es sich meist um akute lymphatische Leukämien.

3.4. Immunoblastische Lymphome

Diese Gruppe unterscheidet sich praktisch nur histologisch von den anderen Lymphoblastomen und scheint meistens von B-Immunoblasten auszugehen.

Die leukämische Transformation. Von einem solchen Ereignis spricht man dann, wenn die Zellen des malignen Lymphoms eine diffuse Ausbreitung in das Knochenmark erfahren. Wahrscheinlich ist diese Transformation die Voraussetzung für eine Generalisierung und ZNS-Manifestation im Verlauf der Erkrankung. Die Transformation läßt sich mit Hilfe von Zell-Markern frühzeitig erkennen [37].

3.5. Therapie

Das Prinzip besteht darin, nach Möglichkeit Bestrahlung und Chemotherapie miteinander zu kombinieren. Die supportive Therapie zur Behandlung von Infektionen und Komplikationen entspricht dem Vorgehen wie bei der Leukämie angegeben. Die für eine Therapie entwickelten Schemata einer kombinierten Radio- und Chemotherapie hat eine fortlaufende Modifikation erfahren. Hervorragend bewährt sich ein modifiziertes Pinkel-Schema [26], so daß andere Therapieformen nur ganz kurz erwähnt werden.

1. **Kombinierte Radio- und Chemotherapie**
Radiotherapie. Das Prinzip besteht in der Bestrahlung des Primärtumors mit 3000–4000 rad ^{60}Co.
Chemotherapie. Von den verschiedenen Therapie-Schemata hat sich in der Vergangenheit das COP-Schema (Endoxan, Vincristin, Prednison) als wirksam erwiesen.

Prognose, Verlauf. Mit dieser Therapie kann bei etwa 50% der Fälle eine komplette Remission erreicht werden. Die mittlere Überlebenszeit für alle Patienten beträgt 5 Monate. Über 30% der Patienten entwickeln eine ZNS-Leukämie.

2. **Modifiziertes Pinkel-Schema**
Unter Berücksichtigung der sehr schlechten Prognose und der Tatsache, daß die Nicht-Hodgkin-Lymphome im Kindesalter mit dem COP-Schema bis zu 50% eine leukämische Transformation und einen Befall der Meningen zeigen, wird seit 1970 mit sehr gutem Erfolg für die kindlichen malignen lymphoblastischen Lymphome ein modifiziertes Pinkelschema [26] angewandt.
Dabei wird in der Induktionsphase Vincristin, Prednisolon und Cyclophosphamid gegeben. Der Primärtumor wird mit 3000–4000 ^{60}Co bestrahlt. Im Anschluß an die Vollremission erfolgt als wichtiger Schritt die Hirnschädelbestrahlung mit 2400 rad ^{60}Co bei gleichzeitigen Gaben von Methotrexat intrathekal. Die Patienten werden noch während der ZNS-Bestrahlung auf eine orale Medikation von Purinethol und Cyclophosphamid eingestellt, ergänzt durch Methotrexat nach Abschluß der prophylaktischen Hirnschädelbestrahlung. Die Dauer der Behandlung beträgt 30 Monate vom Zeitpunkt der Diagnose an gerechnet (Tabelle VIII.6).

Prognose. Mit diesem Behandlungsschema konnte eine 88%ige Vollremission erzielt werden, nach 34 Monaten mittlerer Überlebenszeit waren 50% der Patienten rezidivfrei. Ein ZNS-Befall trat bei unter 10% der Fälle auf. Ein Sitz des Primärtumors oberhalb des Zwerchfells ergab eine bessere Prognose.

Tabelle VIII.6. Radio- und Chemotherapie der Nicht-Hodgkin-Lymphome

Induktionsphase
Vincristin 1,5 mg/m^2 i. v./1mal wchtl. über 4 bis 6 Wochen
Cyclophosphamid 300 mg/m^2 i. v./1mal wchtl. über 4 bis 6 Wochen
Prednison 40 mg/m^2 p. o./Tag 4 bis 6 Wochen
Gleichzeitig Bestrahlung des Primärtumors: 3000–4000 rad.

Erhaltungstherapie
6-Mercaptopurin 50 mg/m^2 p. o./tägl.
Cyclophosphamid 200 mg/m^2 p. o./1mal wchtl.
Methotrexat 20 mg/m^2 p. o./1mal wchtl.
Dauer der Chemotherapie (insgesamt): 30 Monate.

Prophylaktische ZNS-Bestrahlung im Anschluß an die Vollremission: 2400 rad ^{60}Co innerhalb von 3 Wochen. Gleichzeitig Methotrexat intrathekal 12 mg/m^2 × 5

Literatur

1. Baker, J. W., Morgan, R. L., Peckham, M. J., Smithers, D. W.: Preservation of ovarian function in patients requiring radiotherapy for para-aortic and pelvic Hodgkin's disease. Lancet **1972 I**, 1307.
2. Berard, C. W., Gallo, R. C., Jaffe, E. S., Green, J., de Vita, V. T.: Current concepts of leukemia and

lymphoma: etiology, pathogenesis, and therapy. Ann. intern. Med. **85**, 351 (1976).
3. Boecker, W. R., Hossfeld, D. K., Gallmeier, W. M., Schmidt, C. G.: Clonal growth of Hodgkin cells. Nature (Lond.) **258**, 235 (1975).
4. Bonadonna, G., Zucali, R., Monfardini, S.: Combination chemotherapy of Hodgkin's disease with adriamycin, bleomycin, vinblastine, and imidazole carboxamide versus MOPP. Cancer (Philad.) **36**, 252 (1975).
5. Botnick, L. E., Goodmann, R., Jaffe, N., Filler, R., Cassady, J. R.: Stages I–III Hodgkin's disease in children. Results of staging and treatment. Cancer (Philad.) **39**, 599 (1972).
6. Carbone, P. R., Kaplan, H. S., Musshoff, K., Smithers, D. W., Tubiana, M.: Report of the Committee on Hodgkin's disease staging classification. Cancer Res. **31**, 1860 (1971).
7. Cham, W. C., Tan, Ch. T. C., Martinez, A., Exelby, P. R., Tefft, M., Middelman, P., D'Angio, G. J.: Involved field radiation therapy for early stage Hodgkin's disease in children. Cancer (Philad.) **37**, 1625 (1976).
8. Chilcote, R. R., Baehner, R. L., Hammond, D. et al.: Septicemia and meningitis in children splenectomized for Hodgkin's disease. New Engl. J. Med. **285**, 798 (1976).
9. Coccia, P. F., Kersey, J. H., Gajl-Peczalska, K. J., Krivit, W., Nesbit, M. E.: Prognostic significance of surface marker analysis in childhood non-Hodgkin's lymphoproliferative malignancies. Amer. J. Hemat. **1**, 405 (1976).
10. De Vita, V. T.: Combined drug treatment of Hodgkin's disease: Remission induction, remission duration, and survival; an appraisal. Nat. Cancer Inst. Monogr. **36**, 373 (1973).
11. Diehl, V.: M. Hodgkin: Klinik, Diagnostik und Prognose. Diagnostik **9**, 653 (1976).
12. Donaldson, S. J., Glatstein, E., Rosenberg, S. A., Kaplan, H. S.: Pediatric Hodgkin's disease. II. Result of therapy. Cancer (Philad.) **37**, 2436 (1976).
13. Favara, B. E.: Diagnostic methods in pediatric oncology. Pediat. Clin. N. Amer. **23**, 55 (1976).
14. Frei, E. III, Gehan, E. A.: Definition of cure for Hodgkin's disease. Cancer Res. **31**, 1828 (1971).
15. Goldsmith, M. A., Carter, S. K.: Combination chemotherapy of advanced Hodgkin's disease. Cancer (Philad.) **33**, 1 (1974).
16. Hays, D. M., Karon, M., Isaacs, H., Hittle, R. E.: Hodgkin's disease. – Technique and results of staging laparotomy in childhood. Arch. Surg. **106**, 507 (1973).
17. Hays, D. M.: The staging of Hodgkin's disease in children reviewed. Cancer (Philad.) **35**, 973 (1975).
18. Hutchinson, G. B.: Progress report. Hodgkin's clinical trial 1972. Nat. Cancer Inst. Monogr. **36**, 387 (1973).
19. Jenkin, R. D. T., Brown, T. C., Peters, M. V., Sonley, M. J.: Hodgkin's disease in children. Cancer (Philad.) **35**, 979 (1975).
20. Johnson, R. E., Thomas, L. B., Chretien, P.: Correlation between clinicohistologic staging and extranodal relapse in Hodgkin's disease. Cancer (Philad.) **25**, 1071 (1970).
21. Johnson, R. E., Glover, M. K., Marshall, S. K.: Results of radiation therapy and implications for the clinical staging of Hodgkin's disease. Cancer Res. **31**, 1834 (1971).
22. Kaplan, A. S.: Hodgkin's Disease. Cambridge/Mass.: Harvard University Press 1972.
23. Kaplan, H. S., Rosenberg, S. A.: The management of Hodgkin's disease. Cancer (Philad.) **36**, 796 (1975).
24. Lampert, F.: Diagnose, Ätiologie und Therapie des Burkitt-Lymphoms. In: Leukämien und maligne Lymphome (Stacher, A., Hrsg.), p. 483. München, Berlin, Wien: Urban und Schwarzenberg 1973.
25. Lanzkowsky, P., Shende, A., Karayalcin, G., Aral, I.: Staging laparotomy and splenectomy; treatment and complications of Hodgkin's disease in children. Amer. J. Hemat. **1**, 393 (1976).
26. Lau, B. M., Janka, G. E., Lampert, F., Haas, R. J.: Childhood malignant lymphoma. Favourable outlook with aggressive combination chemotherapy and radiotherapy. Cancer. Im Druck (1977).
27. Lennert, K.: Klassifikation der Non-Hodgkin-Lymphome im Kindesalter. Klin. Pädiat. **189**, 7 (1977).
28. Levi, J. A., Wiernik, P. H.: The therapeutic implications of splenic involvement in stage III A Hodgkin's disease. Cancer (Philad.) **39**, 2158 (1977).
29. Lukes, R. J., Collins, R. D.: New approaches to the classification of the lymphomata. Brit. J. Cancer **31** (Suppl. 2), 1 (1975).
30. Miller, J. B., Moran, E. M., Desser, R. K., Griem, M. L., Ultman, J. E.: Results of involved field and extended field radiotherapy in patients with pathologic stage I and II Hodgkin's disease. Amer. J. Roentgenol. **127**, 833 (1976).
31. Pinkel, D., Hustu, H. O., Aur, R. J. A., Smith, K., Borella, L. D., Simone, J.: Radiotherapy in leukemia and lymphoma of children. Cancer (Philad.) **39**, 817 (1977).
32. Rappaport, H.: Tumors of the Hematopoietic System. Atlas of Tumor Pathology, Sect. 3., Fasc. 8. Washington D. C.: Armed Forces Instit. Pathol. 1966.
33. Rodt, H., Netzel, B., Thiel, E., Jäger, G., Huhn, D., Haas, R., Götze, D., Thierfelder, S.: Classification of leukemic cells with T- and O-ALL-specific antisera. In: Immunological Diagnosis of Leukemias and Lymphomas (Thierfelder, S., Rodt, H., Thiel, E., Eds.), p. 87–95. Berlin-Heidelberg-New York: Springer 1977.
34. Rosenberg, S. A.: Report of the Committee on the staging of Hodgkin's disease. Cancer Res. **26**, 1310 (1966).
35. Rosenberg, S. A. (Ed.): Hodgkin's Disease and other lymphomas. Clin. Haematol. **3**, Nr. 1 (1974).

36. Rosenberg, S. A., Kaplan, H. S.: The management of Stage I, II and III Hodgkin's disease with combined radiotherapy and chemotherapy. Cancer (Philad.) **35**, 55 (1975).
37. Schwenk, H. V., Willital, G.: Früherkennung der leukämischen Transformation von malignen Nicht-Hodgkin-Lymphomen im Kindesalter. Dtsch. med. Wschr. **101**, 450 (1976).
38. Shipley, W. U., Piro, A. J., Hellmann, S.: Radiation therapy of Hodgkin's disease: significance of splenic involvement. Cancer (Philad.) **34**, 223 (1974).
39. Smith, K. L., Johnson, D., Hustu, O., Pratt, C., Fleming, I., Holton, C.: Concurrent chemotherapy and radiation therapy in the treatment of childhood and adolescent Hodgkin's disease. Cancer (Philad.) **33**, 38 (1974).
40. Stein, H.: Klassifikation der malignen Non-Hodgkin-Lymphome aufgrund gemeinsamer morphologischer und immunologischer Merkmale zwischen normalen und neoplastischen lymphatischen Zellen. Immunität und Infektion **4**, 95 (1976).
41. Tan, C., D'Angio, G., Exelby, P. R., Lieberman, P. H., Watson, R. G., Cham, W. C., Murphy, M. L.: The changing management of childhood Hodgkin's disease. Cancer (Philad.) **35**, 808 (1975).
42. Young, R. C., deVita, V. T., Johnson, R. E.: Hodgkin's disease in childhood. Blood **42**, 163 (1972).
43. Yu, D., Poppe, H.: M. Hodgkin: Gegenwärtiger Stand der Strahlentherapie. Diagnostik **9**, 665 (1976).

Kapitel IX

Die Hämostase

1. Begriffsbestimmung und Zusammenhänge *399*
   Hämostaseologie *399*
   Hämostase *399*

2. Synopsis: Interaktionen bei der Blutstillung *400*

A. Das thrombozytäre System

1. Der Thrombozyt *402*
   Teste zur Bewertung des Zellsystems *402*

2. Physiologie der Regulation, Struktur und Funktion *402*
  2.1. Die Thrombozytopoese *402*
   Proliferation und Reifung *402*
   Regulation *402*
   Morphologie *404*
   Biochemie und Stoffwechsel *406*
   Das Prostaglandin-Thromboxan-System *406*

  2.2. Funktionsmerkmale und Funktion *407*
   Adhäsion *407*
   Formwandel *408*
   Aggregation *408*
   Ausbreitung *409*
   Kontraktion *409*
   Freisetzungsreaktionen *409*
   Thrombozytenfaktoren *410*
   Funktion *410*
   Thrombozyten und Gerinnselretraktionen *410*

3. Pathologie der Regulation, Struktur und Funktion *410*
  Erkrankungen des thrombozytären Systems *411*
   Grundlagen *411*
   Klassifizierung *411*

  3.1. Quantitative Defekte *411*
  Thrombozytopenien *411*
   Hereditäre Störungen der Thrombozytenproduktion *411*
   Andere hereditäre Thrombozytopenien *413*
   Hereditäre Thrombozytopenie als Symptom definierter Syndrome *414*
   Erworbene Störungen der Thrombozytenproduktion *414*
   Verkürzung der Thrombozytenlebenszeit *416*
   Verteilungsstörungen der Thrombozyten
   (gesteigerte Sequestration) *422*
   Erhöhter Thrombozytenverbrauch *423*
   Thrombozytenverlust *423*

Thrombozytose und Thrombozythämie 423
3.2. Qualitative Defekte 424
Thrombozytopathien (Störungen der Funktion) 424
    Grundlagen *424*
    Klassifizierung *425*
Hereditäre Defekte der Funktion 425
    Defekte der Adhäsion *425*
    Bernard-Soulier (Riesenplättchen-)Syndrom *427*
    Defekte der ersten Phase der Aggregation *428*
    Defekte der Freisetzungsreaktionen
    (Defekte der zweiten Phase der Aggregation) *429*
    Funktionsstörungen bei verschiedenen hereditären Erkrankungen *430*

Erworbene Defekte der Funktion 431
    Thrombozytopathien bei verschiedenen Grundkrankheiten *431*
    Thrombozytopathien verursacht durch Medikamente *431*

Literatur *432*

1. Begriffsbestimmung und Zusammenhänge

Hämostaseologie

Die Lehre von der Blutstillung oder Hämostaseologie im engeren Sinne umfaßt das Zusammenspiel von Gefäßwand, Thrombozyten, plasmatischen Gerinnungsfaktoren und Fibrinolysemechanismen. Das Ergebnis ist eine primäre Blutstillung durch den Plättchenthrombus, gefolgt von der Fibrinbildung, die den Thrombus vergrößert und verfestigt. Der Thrombus wird später organisiert und überflüssiges Fibrin unterliegt unter Normalbedingungen einer Wiederauflösung durch das fibrinolytische Enzymsystem.

Im erweiterten Sinne befaßt sich die Hämostaseologie heute generell mit den physiologischen und pathophysiologischen Aspekten der Aufrechterhaltung der Gefäßwandintegrität sowie der Fluidität des Blutes. Hierbei werden u. a. Aspekte der Blutviskosität bzw. Hämorrheologie, der gerinnungsunabhängigen proteolytischen Enzymsysteme des Blutes und der Interaktion von gelösten und korpuskulären Blutbestandteilen mit Endothelzellen zunehmend berücksichtigt.

Hämostase

Aus der Sicht der Hämostaseologie drohen dem Organismus zwei Gefahren, durch die das Blut seine Funktion als Organ verlieren kann: Diese sind einmal der Blutverlust, zum anderen die intravasale Gerinnung. Die Vorgänge, die der Beseitigung dieser Gefahr oder der Wiederherstellung der physiologischen Verhältnisse dienen, lassen sich nach folgenden Teilmechanismen aufgliedern:

a) Verhinderung von Blutungen durch das funktionelle Zusammenwirken von Thrombozyten, plasmatischen Gerinnungsfaktoren und Gefäßwand.
b) Blutstillung nach Verletzung der Gefäßintegrität.
c) Verhinderung exzessiver intravasaler Fibrinablagerungen.
d) Beseitigung intravasaler Fibrinablagerungen.

Die physiologischen Reaktionen auf einen durch eine Gefäßverletzung im Bereich von Arteriolen und Venolen drohenden Blutverlust werden als Blutstillung bezeichnet. Bei Verletzung größerer Gefäße (Arterien, Venen) ist in der Regel keine spontane Blutstillung möglich. Eine Synopsis der Interaktionen zwischen den an der Blutstillung beteiligten Systemen ist im folgenden Abschnitt

Tabelle IX.A.1. Reaktionsmechanismen und Phasen der Blutstillung (nach Hiemeyer et al. [27])

I. Phase:	Posttraumatische Sofort- oder Frühphase
	Dauer: 0–15 Sekunden
	1. Reflektorische Vasokonstriktion
	2. Primäradhäsion der Thrombozyten durch
	a) Kollagen und Tropokollagen
	b) Elektrostatische Phänomene
	3. Spurenhafte Thrombinbildung über Aktivierung des Extrinsic- und Intrinsic-Systems der Blutgerinnung
II. Phase:	Ausbildung des Gefäßwandverschlusses
	Dauer: 15 Sekunden–10 Minuten
	1. Bildung eines lockeren reversiblen Plättchenaggregates (Kohäsion), ausgelöst durch ADP aus verletzten Gefäßendothelzellen und aus primär adhärenten Thrombozyten
	2. Bildung eines irreversiblen Plättchenaggregates durch weiteres ADP aus Thrombozyten und durch Thrombin
	3. Kontraktion des Plättchenaggregates durch Thrombosthenin
III. Phase:	Verfestigung des Gefäßwandverschlusses
	Dauer: 10 Minuten–2 Stunden
	1. „Visköse Metamorphose" der Thrombozyten
	2. Fibrinbildung über das Extrinsic- und Intrinsic-System der Blutgerinnung
	3. Humorale Vasokonstriktion
	4. Gerinnselstabilisierung durch Gerinnselretraktion und Faktor XIII-Wirkung (Fibrin-stabilisierender Faktor)

dargestellt. Im übrigen werden die Teilbereiche der Blutstillung – das thrombozytäre System, die plasmatische Gerinnung und die Gefäße – getrennt besprochen.

2. Synopsis. Interaktionen bei der Blutstillung

Es ist anzunehmen, daß schon die physiologischen Belastungen des Organismus zu rezidivierenden Mikrotraumatisierungen des Gefäßsystems führen. Die Blutstillungsvorgänge haben somit auch eine Bedeutung bei der Aufrechterhaltung der „normalen" Gefäßintegrität. Unter diesem Gesichtspunkt sind sogenannte „Spontanblutungen" im Rahmen hämorrhagischer Diathesen Ausdruck einer gestörten Blutstillung. Der Ablauf der Blutstillungsvorgänge läßt sich in drei Phasen einteilen (Tabelle IX.A.1), die nachfolgend näher erläutert werden. Die Übergänge von einer Phase zur anderen sind fließend (Abb. IX.A.1).

Posttraumatische Sofort- oder Frühphase. Nach Verletzung eines Blutgefäßes erfolgt eine sofortige, wenige Sekunden andauernde Vasokonstriktion und eine damit verbundene Blutstromverlangsamung, die insbesondere im Bereich der Arteriolen und Venolen die lokale Blutstillung begünstigt. Dieser Effekt ist naturgemäß im Bereich der muskelstarken Arteriolen deutlicher ausgeprägt als bei den dünnwandigen Venolen. Die Ursachen dieser reflektorischen Gefäßkontraktion sind nicht in allen Einzelheiten bekannt. Es gibt Hinweise, daß biogene Amine wie Serotonin (5-Hydroxytryptamin), Adrenalin und Noradrenalin, die aus Thrombozyten oder aus der verletzten Gefäßwand freigesetzt werden, beteiligt sind.

Beim Auftreten von Endothellücken und in sehr viel größerem Umfang bei ausgedehnter Verletzung eines Gefäßes wird das Kollagen der Basalmembran bzw. des perivaskulären Gewebes zur Kontaktfläche für das Blut. Diese Substanz induziert die sogenannte Primäradhäsion der Thrombozyten, wobei zusätzlich elektrostatische Phänomene eine Rolle spielen. Durch die Verlangsa-

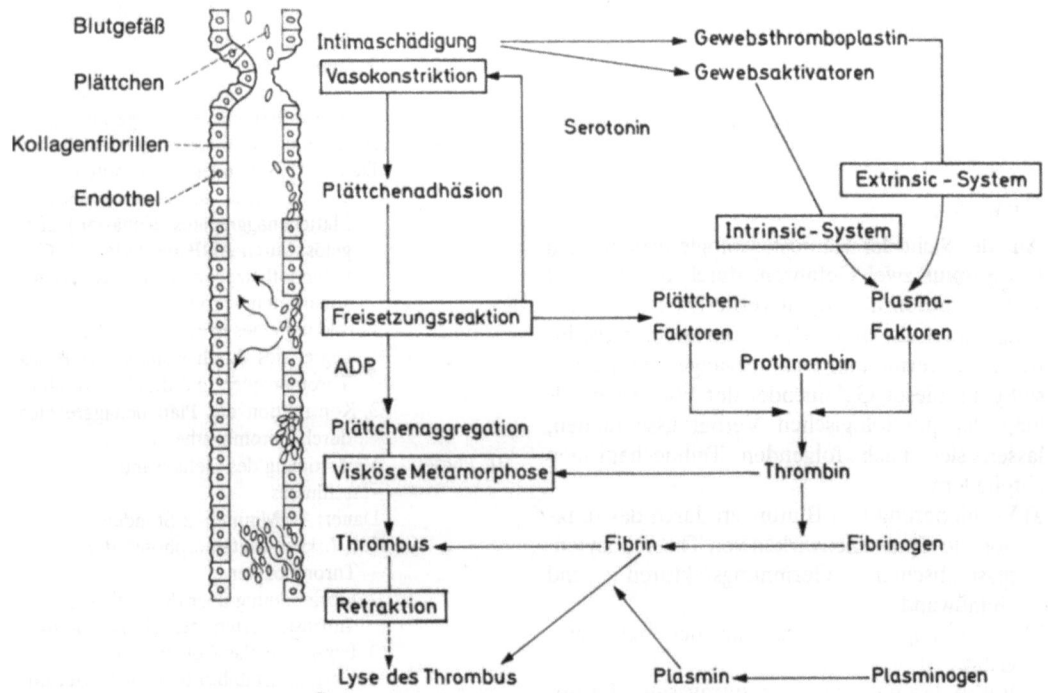

Abb. IX.A.1. Schematische Darstellung des prinzipiellen Ablaufs der Hämostase von der Gefäßverletzung bis zur Thrombusbildung und Lyse des Thrombus

mung des Blutstromes bei der Vasokonstriktion wird die Thrombozytenadhäsion an Verletzungsstellen begünstigt.

Ausbildung des primären Gefäßwandverschlusses. An die am verletzten Endothel bzw. Subendothel haftenden Thrombozyten lagern sich weitere Blutplättchen an, so daß sehr schnell ein anfangs noch weiches und durchlässiges Plättchenaggregat entsteht, das sich im weiteren Verlauf zum hämostatisch wirksamen Plättchenpfropf entwickelt. Als zentrales Problem der zellulären Hämostase erweist sich damit die plötzliche Aggregationsbereitschaft vorher hämostaseologisch inerter, zirkulierender Thrombozyten. Die unter physiologischen Bedingungen stärkste aggregationsauslösende Substanz ist für die Thrombozyten das Adenosindiphosphat (ADP) und das aktive Gerinnungsenzym Thrombin. Dies wird in Spuren bereits in der Frühphase der Blutstillung gebildet, verursacht jedoch in der vorliegenden Konzentration noch keine Fibrinogen-Fibrin-Umwandlung. Unter dem Einfluß zahlreicher Faktoren, deren Folgereaktionen zusammenfassend als „visköse Metamorphose" bezeichnet werden, durchlaufen die Thrombozyten eine Reihe von morphologischen und funktionellen Veränderungen, die eng mit sogenannten Freisetzungsreaktionen (s. unten) verbunden sind. Die Kontraktion des irreversiblen Plättchenaggregates und die spätere Retraktion des Gerinnsels sind weitere entscheidende Schritte im Ablauf der Blutstillung.

Verfestigung und Perpetuierung des Gefäßwandverschlusses. In dieser Phase spielen die plasmatische Blutgerinnung und die Fibrinolyse eine überragende Rolle. Als Folge einer Kette von Enzym-Substratreaktionen, an deren Initiierung die Thrombozyten und das verletzte subendotheliale Gewebe beteiligt sind, entsteht aus dem löslichen Fibrinogen das unlösliche Fibrin. Dadurch wird der Thrombus vergrößert und verfestigt. Die Verlangsamung des Blutstromes fördert den Vorgang der Fibrinbildung nicht unbeträchtlich. Nach einer gewissen Zeit wandern in den Thrombus weiße Blutkörperchen ein.

Heilung der Verletzung, Auflösung des Thrombus oder seine Rekanalisierung sind getrennte oder kombinierte Vorgänge, die der anatomischen und funktionellen Wiederherstellung der Gefäße dienen.

A. Das thrombozytäre System

1. Der Thrombozyt

Das Blutplättchen ist eine kleine scheibenförmige Zelle, die keinen Kern mehr besitzt und nur noch begrenzt befähigt ist, Protein zu synthetisieren. Der eigentlichen Funktion entsprechend ist der Thrombozyt mit ganz besonderen Eigenschaften ausgestattet. Diese beinhalten die Fähigkeit zur Aggregation, zum Haften und Ausbreiten an Oberflächen und zur Kontraktion. Eine weitere Eigenschaft besteht in der Freisetzung von zahlreichen Substanzen, die entscheidend in verschiedene Phasen der Blutstillung eingreifen. Dabei haben auch die an der Oberfläche der Membran absorbierten Proteine, u. a. plasmatische Gerinnungsfaktoren, einen entsprechenden Anteil. Physiologie und Pathologie der Funktion des Thrombozyten werden durch diese Eigenschaften bestimmt.

Teste zur Bewertung des Zellsystems

Die Labormethoden zur quantitativen und qualitativen Erfassung des thrombozytären Systems haben sich in den letzten Jahren zunehmend verbessert. Trotzdem fehlt es noch vielfach an standardisierten Methoden, was sich auch mit der schwierigen Handhabung des biologischen Materials erklärt. Die Methoden sind mit entsprechenden Hinweisen in Tabelle IX.A.2 zusammengestellt. Einzelheiten zur Durchführung der Methoden müssen der entsprechenden Literatur entnommen werden.

2. Physiologie der Regulation, Struktur und Funktion

2.1. Die Thrombozytopoese

Proliferation und Reifung

Gebildet werden die Thrombozyten aus den Megakaryozyten, die in den hämatopoetischen Organen auch während der Ontogenese die größten Zellen darstellen (Durchmesser ca. 50 µm). Die Megakaryopoese nimmt ihren Ausgang von der gemeinsamen Knochenmarkstammzelle (s. Kapitel I.2). Morphologisch identifizierbar als thrombopoetische Zelle ist frühestens der Megakaryoblast, eine große (20–30 µm Durchmesser) unreife Zelle mit basophilem Plasma und einem Kern mit retikulärer Struktur und zahlreichen Nukleoli. Die Zelle ist polyploid; die Zahl der Chromosomen beträgt das 4- bis 32-fache des normalen diploiden Satzes. Die Zelle ist zur weiteren DNA-Synthese befähigt, dagegen ist sie nicht mehr teilungsfähig. Mit zunehmender Reifung geht die Fähigkeit der DNA-Synthese verloren, während die Zelle ihr Volumen bei gleichzeitiger Plasmareifung vergrößert. Das Plasma der reifen Megakaryozyten ist granuliert, und der Kern zeigt eine ausgeprägt lobuläre Struktur. Zwischen der Polyploidie und der Zahl der Lobuli scheinen quantitative Beziehungen zu bestehen. Der reife Megakaryozyt besitzt im Mittel acht Kerne. Für den gesamten Reifungsvorgang der Thrombopoese wird ein Zeitraum von etwa 10 Tagen angenommen. Die Thrombozyten lösen sich aus dem Plasmaverband der Megakaryozyten durch Fragmentation. Dieser Vorgang wird vorbereitet durch eine Invagination der Plasmamembran in das eigene Zytoplasma, wobei dann die sogenannten „Plättchendemarkations-Membranen" entstehen. Die Produktionskapazität eines Megakaryozyten liegt bei etwa 8000 Thrombozyten. Dafür werden 3–12 Stunden benötigt. Die gesamte Tagesproduktion an Thrombozyten beläuft sich auf ungefähr 25 000–30 000/mm^3 Blut. Die Zahl im peripheren Blut schwankt zwischen 150 000 und 400 000/mm^3.

Regulation

Die Lebensdauer der Thrombozyten in der Peripherie beträgt zwischen 7 und 10 Tagen. Bei der Verteilung im Organismus spielt die Milz eine wesentliche Rolle (s. Kapitel V.D.2). Diese ist in

Tabelle IX.A.2. Auflistung der wichtigsten Teste zur quantitativen und qualitativen Bewertung der Thrombozyten

Teste/Maßeinheiten	Methode/Wertigkeit/Kommentar
A. Thrombozytenzählung (Zellen/mm^3 Blut) Phasenkontrastmikroskop Elektronische Geräte (normal 150000 bis 400000/mm^3 Blut)	Die Thrombozytenzählung ist der primär wichtigste Test bei der Diagnostik hämorrhagischer Diathesen. Thrombozytopenie: < 120000 Thrombozyten/mm^3 Blut. Thrombozytose und Thrombozythämie: > 500000 Thrombozyten/mm^3 Blut. Die Thrombozytenzahlen liegen im Kapillarblut um 15–20% niedriger als im venösen Blut.
B. Morphologie und Zahl der Thrombozyten in Blutausstrichen	Form, Inhalt und Größe können beurteilt werden. Außerdem ist eine grobe Schätzung der Zahl möglich.
C. Blutungszeit Methode nach Duke – Ohrläppchen – Methode nach Ivy – Unterarm – Methode nach Marx – Subaquale Blutungszeit – Methode nach Sutor – Hämorrhagometrie –	*Verlängerung der Blutungszeit* bei Thrombopenie (< 50000/mm^3 Blut), bei Thrombopathie und bei generalisierten Gefäßfunktionsstörungen.
D. Kapillarresistenz Saugglockentest; Rumpel-Leede	Gemessen wird die Zahl der Petechien nach Erhöhung des intrakapillären Drucks. Wenig verläßliche Teste.
E. Funktionsteste *Thrombozytenadhäsion* Methoden nach Salzman mit Nativblut oder nach Hellem mit Zitratblut oder Nativblut unter Verwendung eines Pumpsystems. Der Normalbereich der adhärierenden Thrombozyten muß für jedes Labor individuell festgelegt werden	*Prinzip:* Thrombozyten werden vor und nach definiertem Kontakt mit standardisierten Oberflächen gezählt; Testung auch in vivo durch Adhäsion an gesetzten Hautläsionen möglich. Die Differenz vor und nach Kontakt ergibt die Zahl der adhärenten Thrombozyten. Angabe in Prozent vom Ausgangswert. Der Test prüft nicht isoliert die Adhäsion, sondern wird beeinflußt von der Aggregation. *Wichtiger Test:* Erkennung von Funktionsstörungen.
Thrombozytenaggregation Gemessen wird die Zeit, in der die Thrombozyten spontan oder nach Zusatz von ADP, Kollagen, Thrombin oder Ristozetin aggregieren. Photometrisches Verfahren nach Born. Normalwerte müssen für jedes Labor individuell erarbeitet werden	Photometrische Verfahren sind aufwendig und erfordern eine strenge Standardisierung. Die Durchführung ist an Speziallaboratorien gebunden. *Wichtiger Test:* Erkennung von Funktionsstörungen. Defekte Aggregation mit verschiedenen Substanzen kann spezifisch für ein Krankheitsbild sein.
Thrombozytenausbreitungsfähigkeit Methode nach Breddin bzw. Marx. Nicht ausgebreitete Formen: ca. 400‰; ausgebreitete Formen: ca. 600‰, davon Riesenformen und große Formen 0–76‰, kleine Ausbreitungsformen: 300–800‰, Übergangsformen: 50–350‰.	Die Durchführung der Methode ist an ein Speziallaboratorium gebunden. Die Durchführung ist nur bei besonderen Fragestellungen erforderlich. *Empfindlicher Test:* Linksverschiebung (Vermehrung ausgebreiteter Riesenformen) bei erhöhtem Plättchenumsatz. Rechtsverlagerung bei amegakaryozytärer Thrombozytopenie.
Gerinnselretraktion Methode nach Breddin mit standardisierter Thrombozytenzahl. Normalwert bei 70–90%, d.h. 70–90% des insgesamt vorhandenen Serums wird in einer definierten Zeit aus dem Gerinnsel ausgepreßt.	Der Test prüft die Kontraktilität (Thrombosthenin) der Thrombozyten. *Verminderte Retraktion* bei Thrombozytopenie in Abhängigkeit von der Thrombozytenzahl, fakultativ bei Thrombozytopathien. *Verstärkte Retraktion* bei Thrombozytose und stärkerer Erniedrigung des Hämatokritwertes.

Tabelle IX.A.2. Fortsetzung

Teste/Maßeinheiten	Methode/Wertigkeit/Kommentar
F. Thrombozytenlebenszeit (normal 7–10 Tage) und Feststellung der Abbauorte.	Radioisotopenmethoden mit ^{51}Chrom oder ^{32}P-Diisopropylfluorphosphat (DF ^{32}P) sind am besten geeignet. Die Methode unter Verwendung von Aspirin [63], die auf der Hemmung der Peroxidation der Thrombozytenlipide beruht, bedarf der weiteren Erprobung.
G. Thrombelastogramm Registrierung von Kurvenbild und Zeit der Blutgerinnung	Registriert wird die Blutgerinnung einschließlich Retraktion und Fibrinolyse. Gemessen werden Reaktionszeit (r-Zeit), Gerinnselbildungszeit (k-Zeit) und maximale Thrombuselastizität (max^e). Erfaßt wird in dem Globaltest vor allem das Intrinsic-System der Gerinnung; es ist auch eine Beurteilung des Anteils der Thrombozyten (quantitativ und qualitativ) an der plasmatischen Gerinnung möglich.
H. Thrombozytenantikörper	Als Routinemethode nicht vorhanden, da unzureichend standardisiert. Neuere Literatur s. Mueller-Eckhardt [44].

der Lage, 20–35% der Thrombozytenmasse zu speichern. Der Pool in der Milz ist mit dem in der Peripherie frei austauschbar.

Ob der Milzpool eine physiologische Bedeutung hat, ist ebenso unbekannt wie der Mechanismus, der zur Speicherung führt. Der *Untergang* der nicht an der Blutstillung beteiligten Thrombozyten findet in der Milz und der Leber statt.

Die Konstanz der peripheren Thrombozytenwerte, sowie die Zunahme der *Produktion* bei thrombozytopenischen Zuständen und die Abnahme der Produktion bei Thrombozytose sind ein Hinweis auf regulative Vorgänge im Produktionsbereich, der wahrscheinlich über eine negative Rückkopplung kontrolliert wird. Die stimulierende Substanz ist das wenig definierte Thrombopoetin [38, 51, 57, 60], dessen wesentliche Wirkung in der Förderung der Reifung der Megakaryozyten liegt. Der Bildungsort des Thrombopoetins ist nicht bekannt.

Auch die Milz soll einen Einfluß auf die Produktion der Thrombozyten haben. Die nach Splenektomie auftretende Thrombozytose geht weit über das hinaus, was durch Wegfall der Milz als Speicherorgan zu erwarten ist. Daraus kann auf hemmende Effekte der Milz auf die Thrombozytopoese geschlossen werden. Der Anteil der Lunge an der Regulation der Thrombozyten ist folgender [13]: Es gelangen fortlaufend Megakaryozyten in das periphere Blut, aus dem sie in der Lunge wieder gefiltert werden. Zum Teil kommen sie dort nach mechanischer Alteration in sog. „Kerneinheiten" an. Diese Kerneinheiten sind noch von Plasma umgeben, so daß auch weiterhin eine Fragmentation von Thrombozyten stattfindet. Der Kern wird von den Makrophagen der Lunge verdaut. Weiterhin werden im Kapillargebiet der Lunge Thrombozytenaggregate (Emboli) angetroffen, die dort wahrscheinlich über mechanische Vorgänge wieder in einzelne Thrombozyten zerlegt werden können und so erneut in den Kreislauf gelangen.

Morphologie

Normale zirkulierende Thrombozyten haben einen Durchmesser von 1,5–5 μm und eine Dicke von 0,5–0,75 μm. Das durchschnittliche Plättchenvolumen beträgt 7,1–7,5 μm^3 mit einem enormen Variationsbereich. Es wird vermutet, daß es sich bei den großen Thrombozyten (Megathrombozyten > 12 μm^3) um junge Formen handelt, da sie bei gesteigerter Thrombozytopoese im peripheren Blut vermehrt nachweisbar sind. Junge Thrombozyten sind hämostatisch aktiver als die älteren Zellen (Übersicht bei Mielke [40]).

Je nach Funktionszustand lassen sich charakteristische Formveränderungen der Thrombozyten beobachten. In ungerinnbar gemachtem Blut oder plättchenreichem Plasma sieht man zunächst die inaktive zirkulierende elliptische Form. Bei einer Gefäßverletzung bilden sich fadenförmige Fortsätze (Pseudopodien), so daß die Thrombozyten Flagellaten-ähnlich aussehen können (Übergangsformen). Die Pseudopodien verlängern sich, die Zelle schwillt an und die Granula wandern zentralwärts. Schließlich breiten sich die Thrombozyten bei Kontakt mit einer geeigneten Oberfläche aus (ausgebreitete Formen), gefolgt von einer Degranulierung und Aggregation.

Physiologie der Regulation, Struktur und Funktion

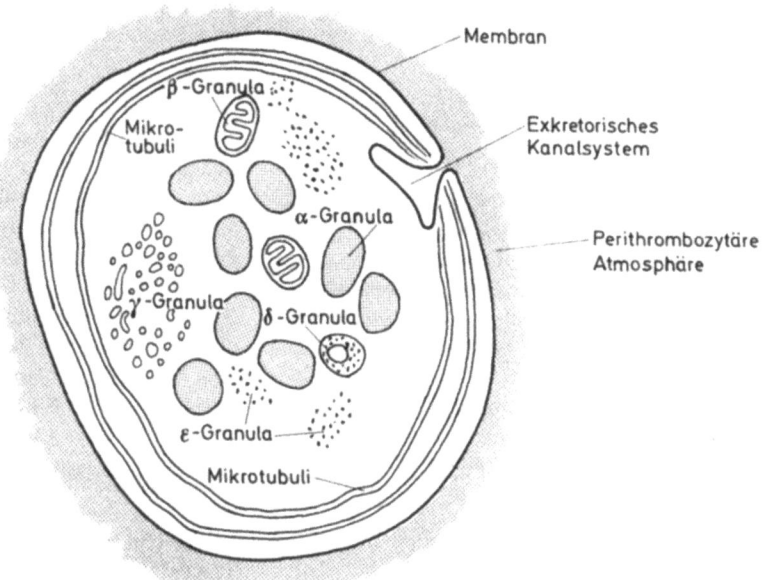

Abb. IX.A.2. Schematische Darstellung der elektronenmikroskopischen Morphologie eines Thrombozyten (modifiziert nach Schulz [58]). Zeichenerklärung: α-Granula = länglich-ovale, optisch dichte Organellen; β-Granula = Mitochondrien; γ-Granula = Tubuli und Mikrobläschen; δ-Granula = Zytosomen mit der Fähigkeit der Eisenspeicherung, „Siderosomen"; ε-Granula = Plättchenglykogen. Die Mikrotubuli sind für die Strukturerhaltung wichtig

Die Zellmembran. Diese unterscheidet sich in ihrem Aufbau prinzipiell nicht von anderen Zellmembranen, allerdings stammt sie aus dem endoplasmatischen Retikulum der Megakaryozyten. Zwischen je zwei Proteinschichten befindet sich eine Zwischenschicht aus Phospholipiden, die als Anionen vorliegen und die im wesentlichen für die negative Oberflächenladung der Thrombozyten verantwortlich sind. In dieser Lipidschicht ist auch ein wesentlicher Teil der thromboplastischen Aktivität lokalisiert. Diese ist identisch mit dem Plättchenfaktor 3; chemisch handelt es sich um ein Lipoprotein. Ferner durchzieht ein „Kanalsystem" die Membran, durch das die sekretorischen Substanzen aus den Granula an die Zelloberfläche gelangen können. Außen ist die Membran mit einer aus Eiweißkomplexen und sauren Mukopolysacchariden bestehenden amorphen 10 bis 20 nm dicken Schicht überzogen. Hier sind wahrscheinlich die Antigene des HL-A-Systems und verschiedene für Thrombozyten spezifische Antigene lokalisiert. Außerdem sind dort Plasmaeiweiße adsorbiert, wie z. B. Albumin, IgG- und IgM-Globuline, Plasminogen, Fibrinogen und praktisch alle übrigen Gerinnungsfaktoren. Als für die Funktion sehr wichtigen Anteil enthält die Plättchenmembran eine Adenosindiphosphatase, die mit dem für die Retraktion verantwortlichen kontraktilen Plättchenprotein, dem Thrombosthenin identisch ist. Außerdem finden sich hier einige Enzyme, wie Transferasen und die Adenylcyclase.

Granulomer. Diese Bezeichnung beinhaltet alle granulären Strukturen im Thrombozyten, die morphologisch und funktionell sehr different sind und mit Buchstaben des griechischen Alphabets (α–ε) bezeichnet werden (Abb. IX.A.2). Die im Zentrum der Zelle dichter als in der Peripherie angeordneten Granula erwecken den Eindruck eines Kernes (zentrales Granulomer). Von den verschiedenen Granulatypen sind die α-Granula und die „dichten Granula" in ihren funktionellen Aufgaben näher identifiziert worden. Die „α-Granula" enthalten vorwiegend Phospholipide und Enzyme, wie z. B. saure Hydrolasen und Kathepsin. Funktionell dürften sie mit den Lysosomen identisch sein. Die „dichten Granula" ent-

halten ADP, ATP, Calcium und Serotonin. Diese Substanzen werden im Verlauf der Plättchenaggregation freigesetzt (s. unten).
Die Nomenklatur bezüglich der „dichten" und „sehr dichten" Granula wird nicht immer einheitlich verwendet.

Das Hyalomer ist die Grundsubstanz der Thrombozyten, die aus Kohlenhydraten, Eiweiß und Lipiden besteht und als Strukturanteile Mikrotubuli und Mikrofilamente enthält. Die wesentlichen Aufgaben des Hyalomer mit den Strukturelementen scheint in der Aufrechterhaltung der Form des Thrombozyten zu liegen. Außerdem sind wahrscheinlich Funktionen bei der Kontraktion zu erfüllen.
An weiteren Strukturen enthält der Thrombozyt wenige Mitochondrien sowie zahlreiche Granula, bestehend aus Glykogen. Eine umfassende Darstellung der Strukturen findet sich bei Schulz [58].

Biochemie und Stoffwechsel.

Die Trockenmasse der Thrombozyten besteht zu etwa 60% aus Eiweiß. Die plättchenspezifischen Eiweiße müssen von den Plasmaeiweißen, die an die Zellmembran absorbiert sind, unterschieden werden. Von den plättcheneigenen Proteinen haben das Thrombosthenin (kontraktile ATPase) sowie das Fibrinogen und die Plättchenfaktoren 2 und 4 eine hämostaseologische Bedeutung. An Kohlenhydraten enthält der Thrombozyt ungefähr 8% seiner Trockenmasse, vorwiegend Glykogen. Die Lipide machen etwa 20% des Trokkengewichtes aus. Hiervon sind etwa 80% Phospholipide und 20% Neutralfette sowie freies Cholesterin. Der Thrombozyt ist zur de novo Synthese von Phospholipiden und Fettsäuren befähigt. Unter den Lipiden spielen das Phosphatidyläthanolamin und Phosphatidylserin die größte Rolle. Hierbei handelt es sich um die thromboplastisch aktiven Cephaline, die mit dem Plättchenfaktor 3 identisch sind. Thrombozyten enthalten weiterhin eine Reihe vasoaktiver biogener Amine wie Serotonin, Adrenalin und Noradrenalin, sowie Elektrolyte, Folsäure, Vitamin B_{12} und Ascorbinsäure. Die Blutplättchen sind mit den kompletten Stoffwechselketten der Glykolyse, des Pentosephosphatshunts, des Tricarbonsäurecyclus sowie der Atmungskettenphosphorylierung ausgestattet. Die wichtigste Quelle zur Energiegewinnung sind Glykogen und Glucose. Der im Vergleich zu den übrigen Blutzellen hohe Gehalt an Adenosintriphosphat (ATP) spiegelt den enormen Energiebedarf wider.
Besonders wichtig für die Funktion (s. unten) ist der Bestand an Adenosindiphosphat (ADP). Es sind zwei voneinander unabhängige ADP-Pools vorhanden: Einer wird als Stoffwechsel-Pool bezeichnet; der andere ist der Speicherpool, aus dem das ADP für die Freisetzungsreaktionen (s. unten) bezogen wird. Der Speicherpool macht 60% des gesamten ADP aus und ist an die Granula gebunden.
Zur weiteren Orientierung über die Biochemie des Thrombozyten wird auf die Arbeiten u. a. von Weiss [66], Gross und Schneider [23] und Stuart und Holmsen [62] verwiesen.

Das Prostaglandin-Thromboxan-System

Große theoretische und praktische Bedeutung haben Untersuchungen über das Prostaglandin-Thromboxan-System der Thrombozyten erlangt (Übersicht bei Oelz [49]). Die hierbei beteiligten Intermediär- und Endprodukte werden aus Arachidonsäure gebildet, die als langkettige hochungesättigte Fettsäure nach Aktivierung durch Phospholipasen aus Phospholipiden freigesetzt wird (Abb. IX.A.3). Freie Archidonsäure wird durch den mikrosomalen Enzymkomplex Prostaglandin-Endoperoxid-Synthetase (Fettsäuren-Cyclo-Oxygenase) in die zyklischen Endoperoxide Prostaglandin G_2 und H_2 (PGG_2, PGH_2) überführt. Diese Produkte werden teils chemisch, teils enzymatisch in die sog. primären Prostaglandine PGE_2, PGD_2 und $PGF_{2\alpha}$ isomerisiert bzw. reduziert. Die bisher skizzierten Reaktionen laufen in zahlreichen Geweben ab. In den Thrombozyten wird der Hauptteil der zyklischen Endoperoxide in das sog. Thromboxan A_2 (TxA_2) umgewandelt, das biochemisch gegenüber der Cyclopentaring-Struktur der Prostaglandine durch einen Oxanring im Molekül charakterisiert ist. TxA_2 wird außerordentlich schnell (Halbwertseit 32 sec) zu TxB_2 inaktiviert. Im Bereich der Gefäßendothelien ist eine enzymatische Transformierung von zyklischen Endoperoxiden (PGG_2, PGH_2) in das sog. Prostacyclin möglich, das mit einer Halbwertszeit von ca. 10 min zu 6-Keto-$PGF_{1\alpha}$ zerfällt.
Thrombin, ADP und Kollagen induzieren die Bildung und Freisetzung von PGG_2, PGH_2 und TxA_2 in den Thrombozyten; hierauf folgt die Freisetzung von endogenem thrombozytärem ADP und die Plättchenaggregation (s. unten). Die unphysiologische Ausbreitung und Persi-

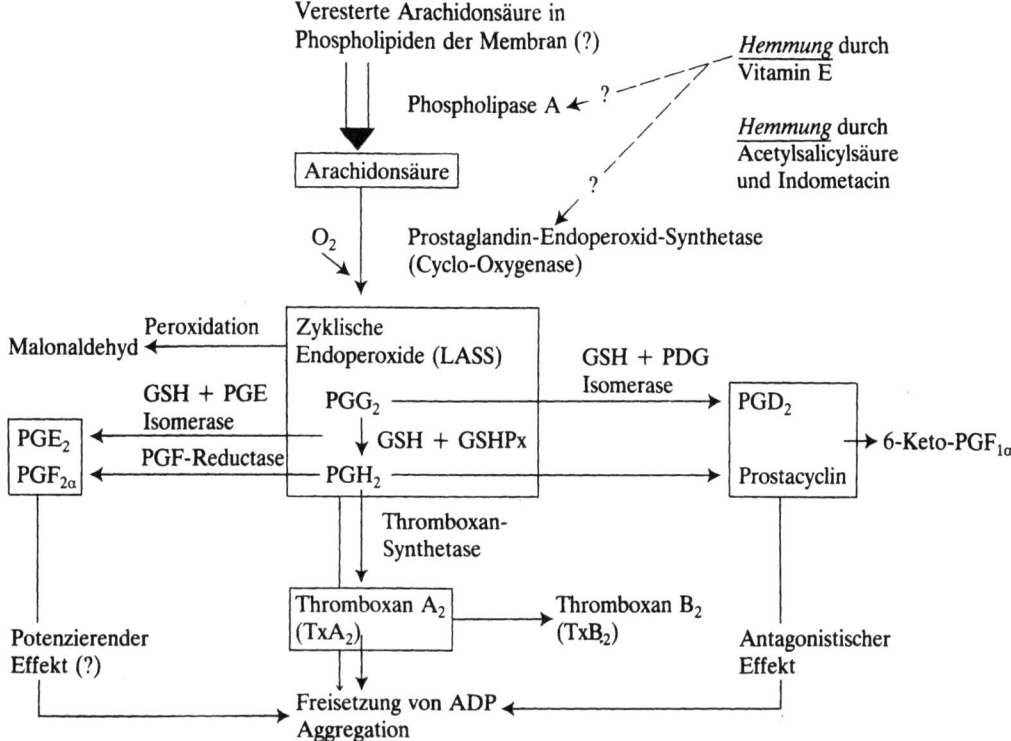

Abb. IX.A.3. Bildung und Stellung der zyklischen Endoperoxide und der Prostaglandine bei der Basisreaktion der Thrombozyten. Erklärung siehe Text

stenz des Aggregationsvorgangs wird über folgende Rückkoppelungsmechanismen gesteuert: Thrombozytäre Endoperoxide werden im Gefäßendothel zu Prostacyclin transformiert bzw. im Plasma zu PGD_2 transformiert. Beide Substanzen führen zu einer Erhöhung von zyklischem AMP in den Thrombozyten und damit zu einer Abnahme bzw. Unterbrechung der Aggregationsbereitschaft. Antiinflammatorische Substanzen wie Acetylsalicylsäure, Phenylbutazon und Indometacin hemmen das Enzym Prostaglandin-Endoperoxid-Synthetase und über diesen Mechanismus auch die Plättchenaggregation. Eine ähnliche Funktion übt auch das Vitamin E aus. Es wird vermutet, daß es entweder über die Cyclo-Oxygenase oder die Phospholipase zur Wirkung kommt (Abb. IX.A.3). **Zusammenfassend** enthält das Prostaglandin-Thromboxan-System der Thrombozyten Agonisten (PGG_2, PGH_2, TxA_2) und Antagonisten (Prostacyclin, PGD_2) der Plättchenaggregation. Diese Substanzen haben eine heute noch nicht in allen Einzelheiten überschaubare Bedeutung für die Aufrechterhaltung der normalen Gefäßwandfunktion, bei der Blutstillung und in der Pathogenese akuter und chronischer obstruktiver Gefäßerkrankungen.

2.2. Funktionsmerkmale und Funktion

Die Sequenz der Funktionen der Thrombozyten bei der Hämostase beginnt mit der Adhäsion und dem Formwandel (shape change), gefolgt von der Aggregation. Das wesentliche Ereignis dabei ist die Sekretion von Substanzen aus den Thrombozyten, die für die Induktion einzelner Phasen der Thrombozytenfunktion verantwortlich sind (Übersicht bei Salzman [55]). Dieser Ablauf wird als *Basisreaktion der Thrombozyten* bezeichnet, die in die drei Phasen der *Induktion, Transmission* und *Exekution* eingeteilt werden kann.
Außerdem ist für den Funktionsablauf die Anwesenheit extrathrombozytärer Faktoren notwendig [28].

Adhäsion

Die Thrombozyten besitzen die Fähigkeit, klebrig zu werden und an Oberflächen zu haften. Diese Eigenschaft wird als Adhäsivität bezeichnet, die Voraussetzung ist für die Mitwirkung der Thrombozyten bei der Erhaltung der Gefäßwandintegrität und bei den zellulären Vorgängen der Blutstillung. Normalerweise adhärieren

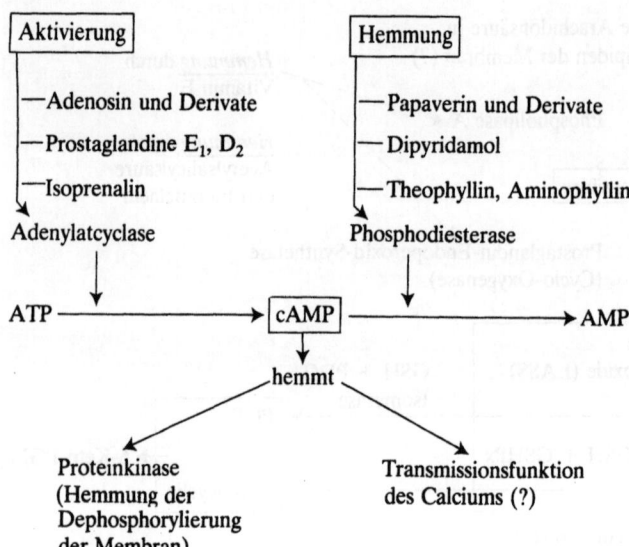

Abb. IX.A.4. Das cAMP-System und die Basisreaktionen. Aktivierung von Adenylatcyclase oder Hemmung der cAMP-Phosphodiesterase erhöhen das Plättchen-cAMP, wodurch die Basisreaktion gehemmt wird (modifiziert nach Holmsen [28])

Thrombozyten nicht an intakten Gefäßendothelien. Nach Verletzung der Gefäßendothelien kommt es jedoch durch Kontakt von Thrombozyten mit Strukturen der Basalmembran zur Adhäsion und anschließenden Aggregation. Die Adhäsion erfolgt wahrscheinlich über spezifische Haftstellen im Subendothel, die an den Kollagenfasern und den Mikrofibrillen lokalisiert sind. Von Seiten der Thrombozyten sind dafür ebenfalls entsprechende Membranstrukturen erforderlich. Die Verbindung zwischen beiden Rezeptoren wird von dem v. Willebrand-Faktor (Untereinheit bzw. spezifische Aktivität des Faktor VIII) hergestellt (vgl. Abb. IX.A.5). Das Antibiotikum Ristozetin scheint ähnliche Rezeptoren zu haben wie das subendotheliale Gewebe. Die Phänomene der Plättchenadhäsion und Plättchenaggregation (s. unten) lassen sich nicht immer einwandfrei voneinander trennen. In diesem Zusammenhang wird der Begriff der Plättchenklebrigkeit verwendet.

Formwandel

Unter „shape change" (Formwandel) der Thrombozyten versteht man charakteristische Veränderungen, die in vitro nach Zusatz von ADP zu plättchenreichem Plasma zu beobachten sind. Typisch ist der unmittelbar auftretende Anstieg der optischen Dichte der Zellsuspension in photometrischen Untersuchungen [6]. Diese Reaktion wird mit dem Übergang der Plättchen aus ihrer ursprünglichen Scheibenform in mehr runde Gebilde mit Entwicklung von Pseudopodien erklärt.

Aggregation

Dies ist ein Vorgang, bei denen die Thrombozyten aneinanderhaften und reversible oder irreversible Aggregate bilden. Die wohl wichtigste Substanz zur Auslösung der Plättchenaggregation ist Adenosindiphosphat (ADP), das nur in Gegenwart von bivalenten Kationen, insbesondere Calcium, wirksam ist. Nach Zugabe von ADP zu plättchenreichem Plasma läuft die Plättchenaggregation in Abhängigkeit von der ADP-Konzentration in zwei Phasen mit unterschiedlicher Kinetik ab: Die erste Phase wird durch das zugesetzte ADP ausgelöst, die zweite Phase durch das aus dem Speicherpool der Thrombozyten freigesetzte (endogene) ADP. In der ersten Phase kommt es zur Bildung reversibler, in der zweiten zur Entstehung irreversibler Aggregate. Aggretationsfördernde physiologische Stoffe sind Thrombin, Trypsin, biogene Amine, makromolekulare Eiweiße wie Kollagen oder Antigen-Antikörper-Komplexe und gesättigte Fettsäuren. Sie wirken hauptsächlich über eine Freisetzung des endogenen Thrombozyten-ADP. Vermutlich ist auch das Fibrinogen für die normale Thrombozytenaggregation essentiell. Für die Hemmung der Aggregation hat das zyklische AMP (cAMP) eine zentrale Bedeutung (Abb. IX.A.4), indem es die Transmitterfunktion des Calciums und die Aktivität einer Proteinkinase hemmt. Die dafür notwendige Erhöhung der cAMP-Konzentration kann durch verschiedene Substanzen entweder über die Aktivierung der Adenylatcyclase (z. B. Prostaglandine) oder über die Hemmung der cAMP-Phosphodiesterase (z. B. Dipyridamol)

Physiologie der Regulation, Struktur und Funktion

erfolgen. Die Funktion der Proteinkinase besteht darin, Membranproteine zu dephosphorylieren, wodurch die Klebrigkeit der Thrombozyten verstärkt wird. Während der Aggregation vollziehen sich am Thrombozyten charakteristische, ADP- und Calcium-abhängige Formveränderungen. Aus der Scheibenform entwickelt sich ein mehr sphärisches Gebilde mit Pseudopodien. Unter normalen Bedingungen wird diese Formveränderung, d. h. der Verlust des „nicht-adhäsiven" und „nicht-aggregierenden" Zustandes wahrscheinlich auch durch Blockierung des Thrombosthenins (ATPase) verhindert.

Ausbreitung

Hierbei handelt es sich um das flächenhafte Ausbreiten von Plättchen bei Kontakt mit geeigneten Oberflächen (z. B. Silikon, Plastikkunststoffe). Dabei können die Zellen ein Mehrfaches ihrer normalen Fläche erreichen. Nur etwa 75% aller Thrombozyten breiten sich aus. Der Ausbreitungsvorgang ist eine energiefordernde Thrombozytenleistung, die einen intakten Stoffwechsel voraussetzt. Darüberhinaus scheint die Ausbreitung durch Plasmafaktoren positiv oder negativ beeinflußt zu werden.

Kontraktion

Diese Fähigkeit aggregierter Thrombozyten ist eine Funktion der kontraktilen Proteine. Die Bedeutung dieses komplexen Vorganges liegt in der Gerinnselretraktion (s. dort).

Freisetzungsreaktionen

Diese sind dadurch charakterisiert, daß während der ersten Phase der Aggregation bestimmte Substanzen aus den Thrombozyten freigesetzt werden (Sekretion), die u. a. wiederum die Aggregation fördern (Übersicht bei Holmsen [28, 29]). Es kann zwischen zwei Freisetzungsreaktionen unterschieden werden. Bei der Reaktion I entleeren sich aus den Speichern der sehr dichten Granula ADP, ATP und Serotonin. Die Freisetzung dieser Substanzen wird sowohl durch exogenes ADP als auch z. B. durch Epinephrin, niedrige Kollagenkonzentration, Thrombin, Immunkomplexe und Viren ausgelöst. Die durch Thrombin induzierte Reaktion erfolgt bereits bei Konzentrationen, die viel zu niedrig sind, um Fibrinogen zum Gerinnen zu bringen. Die wichtigste Substanz für die Induktion der Aggregation ist das ADP, dessen Wirkungsmechanismus in

Tabelle IX.A.3. Thrombozytenfaktoren mit gerinnungsphysiologischer Bedeutung

Autochthone Faktoren	Charakteristika
Plättchenfaktor 2 (Fibrinoplastischer Faktor, Thrombinakzelerator)	Protein des Thrombozytenhyalomers mit gerinnungsbeschleunigender Wirkung.
Plättchenfaktor 3	Phospholipoprotein der Thrombozytenmembran. Die Verfügbarkeit ist für die Aktivierung des Intrinsic-Systems der plasmatischen Gerinnung notwendig.
Plättchenfaktor 4 (Antiheparin-Faktor)	Glykoprotein mit wahrscheinlicher Lokalisation im Hyalomer. $10^7/\mu l$ Thrombozyten sind in der Lage, 0,02–0,04 E Heparin zu neutralisieren.
Plättchenfaktor 5 („clottable factor")	Thrombozytenfibrinogen.
Plättchenfaktor 7 (Thrombosthenin)	Actomyosinähnliches, kontraktiles Protein: Ca^{2+}- und Mg^{2+}-aktivierbare ATPase-Aktivität.
Plättchenfaktor 9	Blutgerinnungsfaktor XIII (Fibrinstabilisierender Faktor). 30–50% der Gesamtblutaktivität an Faktor XIII sind in den Thrombozyten lokalisiert.

seinen Einzelheiten nicht bekannt ist [66]. Weiterhin spielen die Prostaglandine (s. unten) bei der Phase I (Bildung reversibler Aggregate) und der Einleitung der Phase II der Aggregation (Bildung irreversibler Aggregate) eine große Rolle. Weitere freiwerdende Substanzen sind der Plättchenfaktor 4 (s. Tabelle IX.A.3) und das Calcium. Die Reaktion II der Freisetzung ist durch die Sekretion von Substanzen aus den α-Granula charakterisiert, ein Prozeß, der u. a. durch Thrombin und höhere Kollagenkonzentrationen induziert werden kann.
Ein anderes Ergebnis der Freisetzungsreaktion liegt in der Bereitstellung von Plättchen-eigenen und adsorbierten plasmatischen Faktoren.
Die Bedeutung der Prostaglandine [3, 28, 29, 49, 66] für die zweite Phase der Aggregation kann wie folgt zusammengefaßt werden (Abb. IX.A.3):

Tabelle IX.A.4. Die physiologische Thrombozytenfunktion (nach Hiemeyer et al. [27])

1. „Endothelschutzfunktion", d. h. Mitwirkung bei Aufrechterhaltung der normalen Gefäßintegrität
2. Wandadhäsion im Bereich einer Verletzung der Gefäßwandintegrität
3. Bildung des „hämostatischen Plättchenpfropfes" durch Thrombozytenaggregation
4. Mitwirkung im Intrinsic-System der plasmatischen Gerinnung durch Freisetzung von Phospholipiden (Plättchenfaktor 3); Beteiligung an der humoralen Phase der Vasokonstriktion
5. Gerinnselretraktion
6. Transportfunktion
7. Phagozytoseeigenschaften; Zugehörigkeit zum retikuloendothelialen System

Bei der Stimulation der Thrombozyten durch verschiedene Induktoren wird durch die Phospholipase A_2 die Arachidonsäure von den Phospholipiden abgespalten, die sofort oxidiert wird. Dieser über die Cyclo-Oxygenase laufende Prozeß der Oxidation führt zur Bildung zyklischer Endoperoxide (PGG_2 und PGH), die Vorstufen der Prostaglandine E_2 und $F_{2\alpha}$ sind. Diese kurzlebigen Endoperoxide werden auch als „Labile-Aggregations-Stimulierende-Substanzen" (LASS) bezeichnet, die sehr wirksame Induktoren der Freisetzungsreaktion darstellen. Die Aktivität der Cyclo-Oxygenase wird u. a. durch Acetylsalicylsäure und Indometacin gehemmt. Prostaglandin E_2 hat einen potenzierenden Effekt auf die Freisetzung und Aggregation. Die Wirkung der Prostaglandine auf die Adenylatcyclase wurde oben beschrieben. Der mögliche Angriffspunkt von Vitamin E geht aus Abb. IX.A.3 hervor.

Thrombozytenfaktoren

Neben den an die Plättchenoberfläche absorbierten Gerinnungsfaktoren (z. B. Faktor V = Plättchenfaktor 1; Faktor VIII = Plättchenfaktor 8; Faktor X = Plättchenfaktor 6) enthält der Thrombozyt eine Reihe eigener gerinnungsaktiver Komponenten, von denen die wichtigste der Plättchenfaktor 3 sein dürfte. Es handelt sich hierbei um ein Phospholipid von essentieller Bedeutung für das Intrinsic-System der plasmatischen Blutgerinnung. Eine Übersicht der autochthonen Thrombozytenfaktoren gibt Tabelle IX.A.3. Ferner gibt es im Thrombozyten Faktoren mit anderer spezifischer Wirkung, so u. a. ein Leukotaxin, das permeabilitätssteigernde Serotonin und einen Proliferationsfaktor. Letzterer wirkt proliferationssteigernd auf die glatten Muskelzellen der Gefäße nach der Verletzung.

Funktion

Die Funktionsmerkmale garantieren die Funktion (Tabelle IX.A.4). Die wesentliche Aufgabe der Thrombozyten besteht in der Blutstillung verletzter Gefäße durch Abdichtung mit einem Pfropf und in der Bereitstellung von Plättchenfaktor 3. Dieses gerinnungsaktive Phospholipid der Thrombozytenoberfläche vermittelt das Zusammenwirken von Thrombozyten mit plasmatischer Gerinnung. Innerhalb des Intrinsic-Systems der Gerinnung (s. dort) ist der Plättchenfaktor 3 normalerweise der limitierende Faktor für einen ungestörten Ablauf der Prothrombinaktivierung. Die Thrombinwirkung besteht in einer Förderung der Aggregation. Das Plättchenaggregat besitzt für eine bestimmte Zeit die Fähigkeit der aktiven Kontraktion. Die Bedeutung des kontraktilen Systems der Thrombozyten liegt in der spontanen Verfestigung des primären hämostatischen Pfropfes.

Thrombozyten und Gerinnselretraktionen

Bei der Retraktion zieht sich ein Gerinnsel nach allen Seiten zusammen und das Serum wird ausgepreßt. Hierbei spielt das Thrombosthenin als kontraktiles Protein eine wesentliche Rolle. Es ist wie die übrigen Actomyosine des Organismus eine durch Calcium- und Magnesiumionen aktivierbare Adenosintriphosphatase, die durch ATP-Spaltung ihre Energie für die Kontraktion gewinnt. Die Gerinnselretraktion ist an das Vorhandensein funktionell intakter Thrombozyten gebunden und mit einem hohen energetischen Aufwand verknüpft. So unterbleibt z. B. die Retraktion, wenn der ATP-Gehalt der Thrombozyten unter 50% absinkt. Die Retraktion setzt schon während des Gerinnungsvorganges ein und ist nach 2–3 Stunden beendet.

3. Pathologie der Regulation, Struktur und Funktion

An der Blutstillung sind die Reaktionspartner Blutgefäße, Thrombozyten, plasmatische Blutgerinnung und Fibrinolyse unmittelbar beteiligt.

Störungen einzelner Komponenten gefährden die Funktionsfähigkeit des Gesamtsystems.
Nach pathogenetischen Gesichtspunkten ist zwischen thrombozytären (thrombozytopenischen und thrombozytopathischen), plasmatischen und vasogenen hämorrhagischen Diathesen zu unterscheiden.

Erkrankungen des thrombozytären Systems

Grundlagen

Gegenüber anderen Blutzellen sind die Thrombozyten durch ihre typischen Reaktionen charakterisiert, die bei einer Unterbrechung und Verletzung des Gefäßendothels eintreten und einen Kontakt des Blutes mit Strukturelementen des Gefäßes oder des perivaskulären Bindegewebes herbeiführen (Abb. IX.A.1). Unter den Bedingungen der Diskontinuität der Gefäßinnenwand kommt es zur Thrombozytenadhäsion an verschiedenen Substanzen wie Kollagen und Mikrofibrillen. Im weiteren Verlauf erfolgt die Freisetzungsreaktion von ADP und prokoagulatorischen Substanzen (Plättchenfaktor 3). Freigesetztes ADP induziert die Plättchenaggregation und damit die Ausbildung eines hämostatisch wirksamen Plättchenpropfes. Der Reaktionsablauf: Plättchenadhäsion – Freisetzungsreaktion – Plättchenaggregation ist die Basis der Primärhämostase. Dieser Mechanismus verliert seine funktionelle Integrität, wenn entweder die Anzahl der verfügbaren Thrombozyten nicht ausreicht (Thrombozytopenie) oder wenn die Blutplättchen aufgrund qualitativer Mängel ihren physiologischen Aufgaben nicht gerecht werden können (Thrombozytopathie).
Die Labordiagnose *Thrombozytopenie* muß nicht zwangsläufig mit einer klinisch-manifesten hämorrhagischen Diathese einhergehen. Wenn keine zusätzlichen Hämostasedefekte vorliegen, besteht eine spontane *Blutungsbereitschaft* erst bei Thrombozytenzahlen unter 50000/mm^3 Blut. Ausgeprägt verlängerte Blutungszeiten sind bei Thrombozytenzahlen von weniger als 20000/mm^3 Blut nachzuweisen. Entscheidend ist außer der absoluten Zahl der Thrombozyten auch deren Funktionszustand und damit ihre Leistungsfähigkeit. Die Thrombozytopenie kann durch folgende *Laborbefunde* charakterisiert sein: Verlängerung der Blutungszeit, typische Veränderungen im Thrombelastogramm mit verminderter Maximalamplitude, pathologischer Prothrombinverbrauchstest durch Mangel an Thrombozytenfaktor 3. Die Kapillarresistenz kann ebenfalls herabgesetzt sein.
Der *Blutungstyp* ist vor allem zu Beginn einer thrombozytopenisch bedingten hämorrhagischen Diathese durch petechiale Blutungen, unter Umständen in Form einer generalisierten Purpura gekennzeichnet. Bei schweren Thrombozytopenien kommt es aber auch zum Auftreten von Sugillationen und Hämatomen. Neben Hautblutungen werden vor allem Schleimhautblutungen beobachtet. Meningeale und intrazerebrale Blutungen sind gefürchtete Komplikationen und stellen eine häufige Todesursache dar.

Klassifizierung

Auf der Grundlage pathogenetischer Prinzipien lassen sich thrombozytäre Erkrankungen in die beiden Hauptgruppen der quantitativen und qualitativen Defekte einteilen, die sich weiter in hereditäre und erworbene Formen untergliedern lassen (Tabellen IX.A.5 und IX.A.12).
Die Klassifizierung der qualitativen Defekte orientiert sich eng an den Vorschlägen von Weiss [66]. Die Basis für diese Einteilung ist der zugrundeliegende funktionelle oder biochemische Defekt. Parallel mit neuen Erkenntnissen werden einzelne Krankheitsbilder vielleicht eine andere Zuordnung erfahren und neue Krankheitsbilder werden hinzukommen.

3.1. Quantitative Defekte

Diese Gruppe von Erkrankungen ist relativ gut untersucht und definiert. Das einfachste diagnostische Hilfsmittel ist die Zählung der Thrombozyten. Die Klassifizierung der quantitativen Defekte findet sich in der folgenden Tabelle IX.A.5. Zu den hereditären Defekten siehe Übersichten bei Hardisty [25, 26] und Weiss [66].

Thrombozytopenien

Hereditäre Störungen der Thrombozytenproduktion

Kongenitale hypoplastische oder amegakaryozytäre Thrombozytopenie mit Radiusaplasie
Definition. Diese hereditäre Störung der Thrombozytopoese ist durch Fehlen, Verminderung

Tabelle IX.A.5. Klassifizierung quantitativer Thrombozytenerkrankungen mit Ausnahme der Defekte bei Neugeborenen

Thrombozytopenien
Hereditäre Störungen der Thrombozytenproduktion
　Kongenitale hypoplastische oder amegakaryozytäre Thrombozytopenie mit Radiusaplasie
　Andere hereditäre Thrombozytopenien
　　Geschlechtsgebundene Thrombozytopenie
　　Autosomal dominante Thrombozytopenie
　　Autosomal rezessive Thrombozytopenie
　　Familiäre Thrombozytopenie bei Thrombopoetinmangel
　　Hereditäre Thrombozytopenie als Symptom definierter Syndrome
Erworbene Störungen der Thrombozytenproduktion
　Infektionen
　Chemikalien und Medikamente
　Definierte Grundkrankheiten
　Zyklische Thrombozytopenie
Verkürzung der Thrombozytenlebenszeit
　Immunologisch bedingte Formen
　　Idiopathische thrombozytopenische Purpura (ITP)
　　Akute (postinfektiöse) idiopathische Thrombozytopenie
　　Chronische idiopathische Thrombozytopenie
　　Medikamenten-induzierte Immunthrombozytopenie
　　Allergische (oder anaphylaktische) Thrombozytopenie
　　Immunthrombozytopenie nach Bluttransfusion
　Nicht immunologisch bedingte Formen
Verteilungsstörungen der Thrombozyten (gesteigerte Sequestration)
　Thrombozytopenie bei Hypersplenismus
　Thrombozytopenie bei Hypothermie
Erhöhter Thrombozytenverbrauch
　Disseminierte intravasale Gerinnung
　Sepsis
Thrombozytenverlust
　Blutungen und Bluttransfusionen
　Extrakorporaler Kreislauf
Thrombozytose und Thrombozythämie

oder Ausreifungshemmung der Megakaryozyten in Kombination mit multiplen Skelettabnormitäten gekennzeichnet. Das Hauptmerkmal ist eine doppelseitige Aplasie des Radius [24].

Synonyma. Thrombozytopenie mit Radiusaplasie. Amegakaryozytäre Thrombozytopenie mit kongenitalen Malformationen.

Häufigkeit, Vorkommen, Vererbung. Die Seltenheit des Syndromes wird durch etwa 40 Kasuistiken dokumentiert, die bis zum Jahre 1970 in der Literatur mitgeteilt wurden. Bei Negern und Orientalen ist die Erkrankung bisher nicht beschrieben worden. Der Erbmodus ist wahrscheinlich autosomal rezessiv. Mädchen sind etwa doppelt so häufig betroffen wie Knaben.

Ätiologie und Pathogenese. Der Basisdefekt ist nicht bekannt. Hypothetisch kann man annehmen, daß unter dem Einfluß eines mutierten Gens mit polytopem Angriffspunkt diejenigen Organsysteme geschädigt werden, die sich in der 6. bis 8. Woche der Embryogenese entwickeln [24].

Hämatologische Symptome. Patienten mit Thrombozytopenie und Radiusaplasie zeigen gewöhnlich schon während der ersten Lebenstage eine auffällige Blutungsneigung vom Purpuratyp. Die Thrombozytenzahlen liegen gewöhnlich zwischen 10000 und 30000/mm^3 Blut. Zusätzlich findet sich häufig ein leukämoides Blutbild, wobei die periphere Leukozytenzahl auf Werte um 140000/mm^3 Blut ansteigt. Eine ausgeprägte Linksverschiebung mit Blasten im Ausstrich kann zur Fehldiagnose „kongenitale Leukämie" führen. Bei erheblichen Blutverlusten kommt es zur Anämie. Knochenmarkuntersuchungen zeigen die Hyperplasie der myeloischen Zellreihe und meistens das vollständige Fehlen von Megakaryozyten. In anderen Fällen sind unreife, abnorme Megakaryozyten vorhanden, die wenige nukleäre Segmente enthalten und keine Granula im Zytoplasma erkennen lassen. Bei der Mehrzahl der Patienten besteht eine ausgeprägte Eosinophilie im Knochenmark, geringer im peripheren Blut.

Skelettanomalien und Organmißbildungen. Die Störung der Skelettentwicklung weist ein umfangreiches Spektrum auf. Klinische Zeichen für das typische beidseitige Fehlen des Radius sind die Verkürzung und Verbiegung der Unterarme. Alle Patienten haben zusätzliche Mißbildungen. Dabei sind die Gliedmaßen stärker betroffen als der Stamm, die oberen Extremitäten stärker als die unteren Extremitäten. Etwa 30% der Fälle haben Herzfehler in unterschiedlicher Ausprägung. Seltener sind ZNS-Anomalien und Mißbildungen an Augen, Ohren oder den inneren Organen.

Differentialdiagnose. Abzugrenzen sind alle Syndrome mit Thrombozytopenie in Kombination mit Mißbildungen. Dazu gehören in erster Linie die intrauterin erworbenen Infektionskrankheiten, Chromosomenaberrationen sowie toxische Schädigungen durch Medikamente (Thalidomid) und radioaktive Strahlen. Die häufige Verwechslung mit der Fanconi-Anämie ist erstaunlich. Eine vergleichende Gegenüberstellung der wichtigsten Kriterien findet sich in Tabelle IX.A.6.

Prognose. Diese ist insgesamt schlecht. Die kritische Phase reicht vom frühen Säuglingsalter bis etwa zum Ende des ersten Lebensjahres. Die Kinder sind durch schwere Hämorrhagien gefährdet; Hirnblutungen bilden die Haupttodesursache. Im späteren Kindesalter ist die Lebenserwartung etwas besser. Vereinzelt treten spontane Remissionen auf. Unbekannt ist die Ursache der erhöhten Infektneigung.

Therapie. Eine kausale Behandlung ist nicht möglich. In Einzelfällen wird über eine graduelle Besserung der Thrombozytopenie nach Splenektomie und mit Kortikosteroiden berichtet. Darüberhinaus beschränken sich die therapeutischen Maßnahmen auf die symptomatische Substitution von Blutzellderivaten. Die sorgfältige orthopädische Versorgung der Skelettveränderungen ist eine wichtige Maßnahme.

Andere hereditäre Thrombozytopenien

Definition, Klassifizierung. Der Begriff umfaßt eine heterogene Gruppe von hereditären Defekten der Thrombozytopoese. Da die Ätiologie unbekannt ist, erfolgt die Einteilung vorläufig nach dem Erbmodus. Es werden geschlechtsgebundene Formen von autosomal dominant bzw. autosomal rezessiv vererbten Formen abgegrenzt. Der Basisdefekt wird in den Megakaryozyten vermutet, der eine ineffektive Thrombozytopoese nach sich zieht (Übersicht bei [4, 25, 26, 45]).

Geschlechtsgebundene Thrombozytopenie

Die Erkrankung ist sehr selten und wird als Variante des Wiskott-Aldrich-Syndroms aufgefaßt, obwohl Symptomatik und Verlauf eine Abgrenzung als eigenständiges Krankheitsbild gestatten [12]. Wahrscheinlich besteht ein X-chromosomal dominanter Erbgang mit inkompletter Penetranz bei weiblichen Anomalieträgern. Die Thrombozytopenie ist mittelschwer, die Lebenserwartung kaum beeinträchtigt. Bei einigen Patienten finden sich gleichzeitig Nierenerkrankungen und erhöhte Serum-IgA-Konzentrationen. Während Kortikosteroide keinen therapeutischen Einfluß haben, wird durch die Splenektomie bei einem Teil der Patienten eine komplette Remission erreicht.

Tabelle IX.A.6. Gegenüberstellung einiger Symptome der amegakaryozytären Thrombozytopenie mit Radiusaplasie im Vergleich zur Fanconi-Anämie

	Fanconi-Anämie	Thrombozytopenie mit Radiusaplasie
Beginn der hämatologischen Symptome	5–10 Jahre	Geburt bis erste Lebensmonate
Geburtsgewicht	erniedrigt	normal
Statur	klein	klein
Skelettdeformierungen	66%	100%
Radiusaplasie, Finger vorhanden	< 50%	100%
Kardiovaskuläre Mißbildungen	selten	33%
Abnorme Hautpigmentierung	77%	0%
Peripheres Blut	Panzytopenie	Thrombozytopenie, leukämoide Reaktionen, Eosinophilie
Knochenmark	Panmyelopathie	fehlende oder abnorme Megakaryozyten
HbF	erhöht	normal
Chromosomenbrüche	vermehrt	fehlen
♂ : ♀	2 : 1	1 : 2

Autosomal dominante Thrombozytopenie

Unter diesem Begriff werden in der Literatur unterschiedliche Thrombozytopenien und Thrombozytopathien einschließlich kombinierter Formen subsumiert, ursprünglich auch die May-Hegglin-Anomalie. Als definierte Krankheitseinheit läßt sich eine Form abgrenzen, bei der außer einer autosomal dominant vererbten Thrombopoesestörung keine zusätzlichen Symptome vorliegen. Die Blutungsneigung ist gering ausgeprägt. Empirisch wird der Kortikosteroid-Therapie ein günstiger Effekt beigemessen.

Autosomal rezessive Thrombozytopenie

Bisher sind nur wenige Familien mit dieser Erkrankung beschrieben worden. Die Anzahl der

Megakaryozyten kann erniedrigt, jedoch auch erhöht sein. Im letzteren Fall besteht eine Ausreifungsstörung mit Ausbildung von abnorm strukturierten Riesenplättchen mit verkürzter Lebenszeit. Die Splenektomie scheint einen positiven Effekt zu haben [4].

Familiäre Thrombozytopenie bei Thrombopoetinmangel

Das Vorkommen eines offenbar erblichen Mangels an Thrombopoetin ist durch kasuistische Mitteilungen von zwei Familien belegt. Bei den erkrankten Kindern fehlt ein α_2-Globulin mit der Struktur eines sauren Glykoproteins, das im Plasma von Normalpersonen vorhanden und im Tierversuch zur Stimulation der Thrombopoese befähigt ist. Das Krankheitsbild verläuft offenbar episodisch. Verschlechterungen wurden nach Infekten, hypertonen Krisen, Nephritiden und im Rahmen hämolytischer Prozesse beobachtet [57].

Hereditäre Thrombozytopenie als Symptom definierter Syndrome

Eine Thrombozytopenie ist als krankheitsspezifisches Merkmal bei folgenden Syndromen anzutreffen: Beim Wiskott-Aldrich-Syndrom (s. Kapitel V.A.4.6), bei der Fanconi-Anämie (s. Kapitel I.4.2), bei der May-Hegglin-Anomalie (s. Kapitel III.4.3) und bei einigen Chromosomenaberrationen. Eine Zuordnung zu den quantitativen Defekten der Thrombopoese ist für das Wiskott-Aldrich-Syndrom und die May-Hegglin-Anomalie nur bedingt gerechtfertigt, da hierbei Megakaryozyten in normaler Anzahl und morphologischer Ausprägung produziert werden, während die Lebenszeit der Blutplättchen aus unbekannten Gründen verkürzt ist. Ein Teil der Thrombozyten wird bereits im Knochenmark destruiert, d. h. es besteht eine ineffektive Thrombopoese. Amegakaryozytäre Thrombozytopenien bei Chromosomenaberrationen sind vor allem bei der Trisomie 18 (E) und bei der Trisomie 13-15 beschrieben worden.

Erworbene Störungen der Thrombozytenproduktion

Infektionen

Viren. Die Thrombozytopenie ist ein häufiges Begleitsymptom von viralen Infekten. Aus Tierexperimenten ist bekannt, daß Viren einen direkt supprimierenden Effekt auf die Megakaryopoese ausüben, der sich in einer Ausreifungshemmung dokumentiert. Das morphologische Korrelat sind Vakuolenbildung und degenerative Veränderungen an den Megakaryozytenkernen, die etwa 4-5 Tage nach Virusinokulation sichtbar werden und von einem progredienten Abfall der Thrombozytenzahlen im peripheren Blut gefolgt sind. Prinzipiell können die meisten Viren bei ihrer Replikation mit der Megakaryozytenreifung interferieren. Die quantitativ und qualitativ ausgeprägtesten Veränderungen werden bei Masern beobachtet, außerdem bei Influenza, Röteln, Hepatitis und bei der infektiösen Mononukleose. Im Unterschied zu den infektiös bedingten Immunthrombozytopenien (s. unten) tritt die Reduktion der Blutplättchen bereits in der Inkubationszeit oder in den frühen Krankheitsstadien in Erscheinung.

Bakterien und Protozoen. Eine Schädigung der Megakaryozyten und Blutplättchen durch Bakterien erfolgt über verschiedenartige Pathomechanismen, die im einzelnen wenig erforscht sind. Vermutlich sind Endotoxine und Stoffwechselprodukte der Keime dafür verantwortlich. Vor allem bei Infektionen mit gramnegativen Erregern, Typhus und Malaria stellen Thrombozytopenien typische Komplikationen dar. Hochgradige akute Thrombozytopenien werden gelegentlich bei disseminierten granulomatösen Entzündungen im Rahmen der Tuberkulose, Histoplasmose und Brucellose beobachtet.

Chemikalien und Medikamente. Außer den zahlreichen Substanzen mit toxischer Wirkung auf alle hämatopoetischen Systeme können einige Chemikalien spezifische Effekte auf die Thrombozytopoese ausüben (vgl. Tabelle IX.A.7 und A.9). Von praktischer Bedeutung sind hauptsächlich Diuretika aus der Gruppe der Thiazide, sowie Alkohol und Oestrogene.

Durch **Thiazid** induzierte Thrombozytopenien manifestieren sich etwa 1-4 Wochen nach dem Beginn der Medikamenteneinnahme. Im Unterschied zu medikamentös bedingten Immunthrombozytopenien entwickelt sich die Reduktion der Blutplättchen langsam und nimmt einen relativ milden Verlauf. Die Anzahl der Megakaryozyten ist deutlich vermindert oder sie verschwinden vollständig aus dem Knochenmark. Inwieweit eine spezifische Überempfindlichkeit der betroffenen Patienten für die Auswirkung toxischer Schäden eine Rolle spielen, ist bislang nicht geklärt.

Pathologie der Regulation, Struktur und Funktion

Chronischer Alkohol-Abusus kann eine direkte toxische Schädigung der Megakaryozyten bewirken. Nach Ingestion größerer Alkoholmengen über einen Zeitraum von nur 5–10 Tagen vermindern sich sowohl die Megakaryozyten als auch die Blutplättchen. Ein anderer Mechanismus der Störung der Thrombozytopoese bei chronischen Alkoholikern basiert auf Vitaminmangelzuständen.

Oestrogene können bei langdauernder pharmakologischer Substitution, besonders Diäthylstilboestrol eine Thrombozytopenie verursachen, deren Pathogenese nicht geklärt ist. Dabei ist die Megakaryozytopoese quantitativ unbeeinträchtigt, jedoch morphologisch im Sinne einer Rarefizierung der Zellen verändert. Nach Absetzen der Medikation sind diese Störungen reversibel.

Definierte Grundkrankheiten
Knochenmarkinfiltration und -suppression. Die Thrombozytopenie ist als Symptom bei Erkrankungen mit invasiver Ausbreitung im Knochenmark, beispielsweise bei generalisierter Tumormetastasierung, Leukämien, malignen Lymphomen, Myelofibrose, Osteopetrose, Miliartuberkulose und anderen disseminierten granulomatösen Entzündungen bekannt. Das gilt auch für alle myelosuppressiven Medikamente sowie für radioaktive Strahlen, die bei entsprechend hoher Dosierung toxische Schädigungen an den Megakaryozyten hinterlassen.

Vitamin B_{12}- und Folsäuremangel. Hierbei betrifft die Störung der DNA-Synthese auch die Megakaryozyten, die morphologische Veränderungen in Gestalt von Riesenzellen und Ausbildung gelappter Zellformen erkennen lassen. Daraus resultiert eine ineffektive Thrombozytopoese. Bei schweren, langdauernden Mangelzuständen verschwinden die Megakaryozyten vollständig aus dem Mark.

Eisenmangel. Eine mäßig ausgeprägte Thrombozytopenie mit Werten zwischen 50000 und 100000 Blutplättchen/mm³ Blut tritt vereinzelt bei schweren Eisenmangelanämien im Kindesalter auf. Die Bedeutung des Eisens für die Thrombozytopoese ist nicht bekannt. Eisenmangel soll außerdem auch für Thrombozytosen verantwortlich sein.

Paroxysmale nächtliche Hämoglobinurie. Der Basisdefekt der PNH (s. Kapitel II.4.4) verursacht zwar Veränderungen an der Thrombozy-

Tabelle IX.A.7. Zusammenstellung von Medikamenten und Chemikalien, die eine Immunthrombozytopenie auslösen können

Stoffklasse	Präparate
Chinon-Alkaloide	Chinin, Chinidin
Sedativa	Allylisopropylacetylharnstoff (Sedormid) Meprobamat, Barbiturate
Antibiotika	Tetracycline, Chloramphenicol, Streptomyzin, Ristozetin, Paraaminosalicylsäure
Antibakterielle Sulfonamide	Sulfisoxazol (Gantrisin) Sulfadiazin, Sulfamethoxypyridin, Sulfadiazin, Sulfamethazin
Andere Sulfonamidderivate	Tolbutamid, Chlorothiazid, Acetazolamid (Diamox), Chlorpropamid, Diazoxid
Andere Substanzen	Dinitrophenol, Gold, Quecksilberverbindungen, Wismut, Arsen, Kaliumjodid, Digitoxin, Oestrogene, Mutterkornalkaloide, Thioharnstoff, Carbamazepin

tenmembran. Diese sind jedoch ohne Folgen für die Lebensdauer der Blutplättchen und somit nicht verantwortlich für die Thrombozytopenie, die in wechselndem Ausmaß mit Zellzahlen zwischen 50000 und 100000/mm³, seltener von weniger als 10000/mm³ Blut auftritt.

Die zyklische Thrombozytopenie
Bei Kindern mit zyanotischen Herzfehlern sind zyklische Thrombozytopenien mit Phasenverläufen von 10 bis 25 Tagen beschrieben worden. In der Phase der niedrigen Thrombozytenzahlen war das Thrombopoetin erhöht [19]. Bei gesunden Frauen im fortpflanzungsfähigen Alter kommt es regelmäßig in der prämenstruellen Phase zu einem Thrombozytenabfall, der normalerweise etwa 20% der Ausgangswerte erreicht. In seltenen Fällen entwickelt sich eine ausgeprägte zyklische Thrombozytopenie, die jahrelang andauern kann und mit einer Ausreifungshemmung der Megakaryozyten im Knochenmark einhergeht.
Ein anderer Typ der zyklischen Thrombozytopenie wird bei Frauen in der Menopause und sehr selten auch bei Männern beobachtet. Hierbei beträgt die Dauer der Perioden 28–39 Tage. Parallel mit der Verminderung der Thrombozyten im Blut tritt eine Reduktion der Megakaryozyten ein. Ursächlich werden dafür Störungen im Feed-

back-Regulationssystem der Megakaryozytopoese verantwortlich gemacht. Es wird vermutet, daß die Vorläuferzellen der Megakaryozyten eine mangelhafte Empfindlichkeit gegenüber stimulierenden Faktoren besitzen, beispielsweise gegenüber dem Thrombopoetin.

Verkürzung der Thrombozytenlebenszeit

Immunologisch bedingte Formen

Idiopathische thrombozytopenische Purpura (ITP)

Definition. Der Begriff kennzeichnet das Krankheitsbild der ätiologisch ungeklärten Thrombozytopenie, die nicht identisch ist mit einer symptomatischen Thrombozytopenie. Charakteristische Merkmale sind die variable hämorrhagische Diathese, die verkürzte Thrombozytenlebensdauer bzw. gesteigerte Thrombozytendestruktion und die normale oder vermehrte Megakaryozytopoese im Knochenmark.

Klassifizierung. Je nach klinischem Verlauf werden die akute und die chronische ITP voneinander unterschieden. Während bei der akuten ITP unterschiedliche Pathomechanismen eine Rolle spielen, ist die chronische ITP wahrscheinlich eine Autoimmunerkrankung. Aus diesen Vorstellungen ist anzunehmen, daß die akute und die chronische Form zwei grundverschiedene Krankheiten sind. Eine ausführliche Diskussion zu Fragen der ITP findet sich bei Mueller-Eckhardt [44].

Akute (postinfektiöse) idiopathische Thrombozytopenie

Synonym. Postinfektiöse Thrombozytopenie.

Häufigkeit und Vorkommen. An akuter ITP erkranken bevorzugt Kleinkinder zwischen 2 und 6 Jahren, jedoch können ebenso alle anderen Altersstufen betroffen sein. Die Morbidität ist für Mädchen und Knaben identisch. Eine jahreszeitliche Häufung findet sich zwischen Dezember und Juni. Etwa 50% aller Immunthrombozytopenien im Kindesalter sind der postinfektiösen Thrombozytopenie zuzuordnen.

Ätiologie und Pathogenese. Obwohl die Beweisführung schwierig ist, werden als pathophysiologische Grundlage der Erkrankung Immunprozesse angenommen, deren Mechanismen im einzelnen noch nicht geklärt sind. Theoretisch werden verschiedene Möglichkeiten diskutiert: a) Virusspezifische Proteine üben direkt eine antikörperartige Wirkung auf die Thrombozyten aus, b) Viren modifizieren oder demaskieren im Wirtsorganismus potentiell antigene Substanzen, c) Viren induzieren die Entgleisung des Immunsystems im Sinne einer Autoantikörperproduktion, d) es erfolgt eine Fixation von viral bedingten, zirkulierenden Antigen-Antikörper-Komplexen an die Thrombozyten, die anschließend als Targetzellen für Lymphozyten wirken. Über den möglichen Anteil eines defekten Immunsystems am Zustandekommen der Autoantikörperproduktion gegen Thrombozyten existieren nur hypothetische Vorstellungen [20, 44].

Die Immunprozesse führen zu einer Destruktion der im Blut zirkulierenden Thrombozyten und zu deren gesteigerter Sequestration im retikulohistiozytären System mit dem Schwerpunkt in Leber und Milz. Eine weitere Bedeutung der Milz wird in der Antikörperproduktion vermutet. Ob die gegen die Thrombozyten gerichteten Antikörper auch die Megakaryozyten zerstören und gegen Gefäßendothelzellen gerichtet sind, ist nicht sicher bekannt.

Als auslösender Faktor für die konsekutive Hyperplasie der Megakaryozyten im Knochenmark wird das Thrombopoetin angesehen, dessen Syntheserate parallel zur Thrombozytopenie kompensatorisch gesteigert wird. Dadurch kann die Thrombozytenneubildung auf das 2- bis 5fache der Norm erhöht werden.

Klinische Symptome. Bei der akuten ITP wird in über 80% der Fälle in der Anamnese ein innerhalb von 3 Wochen vorausgegangener Infekt angegeben. In Einzelfällen wurde die Erkrankung auch nach Impfungen gegen Pocken, Masern, Poliomyelitis und Keuchhusten beschrieben. Die hämorrhagische Diathese kann innerhalb von Stunden zur vollen Ausprägung kommen. Der Körper ist übersät von Petechien, Hämatomen und Sugillationen, oft konfluierend zu flächenhaften Bezirken. Bereits geringfügige Traumen lösen weitere Hautblutungen aus. Organblutungen sind sehr selten. Nasenbluten, Blutungen aus dem Zahnfleisch, dem Nasen-Rachenraum, dem Gastrointestinaltrakt und aus den ableitenden Harnwegen sind häufig. Blutungen im Bereich des Zentralnervensystems kommen in etwa 1% aller Fälle vor. Sie stellen dort als Massenblutung eine lebensbedrohliche Komplikation dar, als multiple Mikroblutungen sollen sie für Verhaltensstörungen im weitesten Sinne auf der Basis einer „minimal cerebral dysfunction" verantwortlich sein [37]. Die Milz ist in weniger als 10% der Fälle tastbar.

Hämatologische Kriterien und Laborbefunde.
Der wichtigste Laborwert ist die erniedrigte Thrombozytenzahl. Bei der akuten ITP sind Thrombozytenwerte um 5000/mm³ Blut und darunter keine Seltenheit. Hilfreich für die rasche Diagnose ist die Beurteilung des Blutausstriches, wodurch das Fehlen der Thrombozyten auf einfache Art erkannt werden kann (Normal: 1 Thrombozyt auf ca. 50 Erythrozyten). Auffallend häufig sieht man abnorm große Thrombozyten (Riesen- oder Megathrombozyten), sowie auch kleine und bizarre Formen. Das weiße Blutbild ist in der Regel normal. Mit einer Anämie muß je nach Ausmaß des Blutverlustes gerechnet werden. Im Knochenmark findet man einen normalen oder auch vermehrten Gehalt an Megakaryozyten, bei denen – wie bei den Thrombozyten – morphologische Abnormitäten im Sinne einer Reifungsstörung auffallen können. Die Granulierung ist vermindert oder fehlt.
Die Erythropoese und Granulozytopoese sind normal, wenn keine ausgeprägten Blutungen bestehen. Bei Kindern besteht im Knochenmark wie im peripheren Blut meistens eine Eosinophilie. Die Thrombozytenlebenszeit ist von normal (7 bis 10 Tage) bis auf wenige Stunden verkürzt. Diese Bestimmung ist für die Diagnostik der ITP nicht unbedingt erforderlich. Als Ausdruck einer Störung der thrombozytären Hämostase ist die Blutungszeit verlängert. Dagegen fallen die üblichen Globalteste der plasmatischen Gerinnung (Gerinnungszeit, Partialthromboplastinzeit, Thromboplastinzeit, Thrombinzeit) normal aus. Testsysteme mit hoher Spezifität für den Thrombozytenfaktor 3 (gerinnungsaktive Phospholipidkomponente der Thrombozyten) wie Prothrombinverbrauchstest und Thromboplastinbildungstest können pathologisch ausfallen. In der Thrombelastographie findet sich charakteristischerweise eine Verschmälerung der Maximalamplitude als Ausdruck einer verminderten Scherelastizität bzw. mechanischen Belastbarkeit der Gerinnsel. Eindeutige spezifische Störungen der Thrombozytenfunktion konnten bisher bei Patienten mit ITP nicht nachgewiesen werden. Bei einem Teil der Patienten gelingt der serologische Nachweis eines Plättchenagglutinins, der als Hinweis für das Vorhandensein von antithrombozytären Antikörpern gewertet wird. Die Bedeutung dieses Befundes wird bei der chronischen ITP (s. unten) diskutiert.
Von den Immunglobulinen hat nur das IgG eine Tendenz zu niedrigen Werten, die sich in der Remission wieder normalisieren [32].

Differentialdiagnose. Das klinische Bild der akuten, postinfektiösen ITP ist in der Regel so typisch, daß die Diagnose keine Schwierigkeiten bereitet. Wichtig ist die Abgrenzung anderer, plötzlich auftretender Erkrankungen mit Purpura und Thrombozytopenie, beispielsweise der Meningokokkensepsis, der medikamenteninduzierten Immunthrombozytopenien bzw. Thrombozytopenien im Verlauf von anaphylaktischen Reaktionen. Eine Leukämie läßt sich anhand der Blutbild- und Knochenmarkbefunde ausschließen. Weitere differentialdiagnostische Aspekte werden ausführlich im Zusammenhang mit der chronischen ITP (s. unten) abgehandelt.

Verlauf und Prognose. Die akute ITP gilt als gutartige Erkrankung; in über 90% der Fälle kann ohne Therapie mit einer spontanen Remission gerechnet werden. Die Dauer der Erkrankung schwankt zwischen wenigen Tagen und einigen Monaten. Etwa in der Hälfte der Fälle setzt die Remission spätestens 6 Wochen nach Krankheitsbeginn ein, bei weiteren 30% innerhalb von 6 Monaten. Rezidive sind selten und können wiederum durch Infekte ausgelöst werden. Als gefährliche Komplikation gilt die intrakranielle Blutung, mit der bei etwa 1% aller Patienten gerechnet werden muß, vor allem in den ersten 1–2 Wochen der Erkrankung. Die Thrombozytenlebenszeit kann auch in der Phase der Remission noch verkürzt sein [50].

Therapie. Die Behandlung der akuten ITP verfolgt das Ziel, größere Blutverluste und vor allem eine intrakranielle Blutung zu verhindern. Dies läßt sich schwer und nur mit symptomatischen Maßnahmen realisieren, da eine kausale Therapie unmöglich ist:
1. Bei sehr niedrigen Thrombozytenzahlen Verbot körperlicher Aktivität; Bettruhe muß bei Kleinkindern eventuell mit Sedierung erreicht werden; Vermeidung von Schreien und Pressen. Unter diesem Aspekt müssen auch Nutzen und Gefahren diagnostischer Eingriffe, z. B. der Knochenmarkpunktion, sorgfältig abgewogen werden.
2. Bei schweren Blutungsanämien sind Erythrozytensubstitutionen erforderlich.

3. Über den Nutzen der Kortikoidtherapie herrschen kontroverse Ansichten [39, 56, 69]. Folgende Fakten gelten als gesichert:
a) Unter dem Einfluß der Steroide erfolgt in der initialen, extrem thrombozytopenischen Phase der Erkrankung ein rascherer Anstieg der Thrombozytenzahlen auf Werte über 25000/mm³ Blut als ohne entsprechende Medikation. Dieser Effekt kann als bedeutsam für die Minderung der Gefahr der Hirnblutung der akuten ITP interpretiert werden. Bewiesen ist das jedoch nicht.
b) Steroide haben weder einen positiven noch negativen Einfluß auf die Remissionsrate.
c) Durch Steroide wird die Gesamtdauer der akuten ITP nicht verändert.
d) Den Kortikosteroiden wird eine gefäßwandabdichtende Wirkung beigemessen.
e) Kortikosteroide können die Thrombozytenaggregation fördern.

Daraus ergibt sich folgende praktische Konsequenz: Die Gabe von Kortikosteroiden in einer Dosierung von 2 mg/kg/Tag, verteilt auf 3 Dosen, ist bei Patienten mit stärkerer thrombozytopenischer Blutung und bei Thrombozytenzahlen unter 5000/mm³ Blut indiziert. Die Dauer der Therapie beschränkt sich in der Regel auf 2–4 Wochen; sie ist mehr abhängig von der Blutungsneigung als von der Thrombozytenzahl. Bei Abfall der Thrombozytenzahl unter einer ausreichenden Therapie ist das Steroid sofort abzusetzen.

4. Thrombozytentransfusionen sind nicht sehr wirksam, da auch die Lebenszeit der transfundierten Fremdthrombozyten, allerdings in unterschiedlichem Ausmaß, beeinträchtigt wird. Die Indikation zur Thrombozytentransfusion beschränkt sich daher auf lebensbedrohliche Blutungen und operative Eingriffe.

5. Die Splenektomie kommt erst in Betracht, wenn sich nach mehr als 6 Monaten keine Besserungstendenz abzeichnet. Sie kann zu einem früheren Zeitpunkt notwendig werden, wenn lebensbedrohliche Blutungen sonst nicht beherrscht werden können. Weitere Hinweise dazu finden sich bei der Therapie der chronischen ITP.

Die chronische idiopathische Thrombozytopenie
Synonyma. Morbus Werlhof; Morbus haemorrhagicus maculosus; Purpura haemorrhagica; Essentielle Thrombozytopenie.

Häufigkeit und Vorkommen. Im Gegensatz zur akuten ITP tritt die chronische Form hauptsächlich bei Erwachsenen auf, der Altersgipfel liegt zwischen dem 20. und 50. Lebensjahr. Frauen erkranken dreimal so oft wie Männer. Die Erkrankung wird etwas häufiger als die autoimmunhämolytischen Anämien beobachtet.

Ätiologie und Pathogenese. Nach dem heutigen Stand der Kenntnisse wird davon ausgegangen, daß das Immunsystem bei Patienten mit ITP aus unbekannter Ursache zur Bildung von Autoantikörpern angeregt wird. Als auslösende Mechanismen werden exogene Faktoren, z. B. Viren sowie eine endogene Entgleisung des Immunsystems im Sinne des Verlustes der Immuntoleranz diskutiert. Trotz systematischer Studien ist es bislang nicht gelungen, die grundlegenden pathophysiologischen Prinzipien der chronischen ITP zu erforschen. Einige der heute gültigen Hypothesen wurden bereits bei der Beschreibung der akuten ITP erwähnt. Hypothetisch ist auch die Vorstellung, wonach der Immunprozeß durch die Modifikation eines lymphozytären Zellklonus eingeleitet wird, der die körpereigenen Blutplättchen als „fremd" erkennt und die Antikörperbildung dagegen induziert. Die Bedeutung der Milz bei der Antikörperbildung ist umstritten. Wahrscheinlich handelt es sich bei dem Autoantikörper um ein 7S IgG-Globulin, das sich sowohl gegen Thrombozyten als auch gegen Megakaryozyten richtet. Es ist zusammen mit dem Blutplasma auf Normalpersonen übertragbar. Nachweislich passiert der Antikörper die Plazenta und ruft beim Neugeborenen eine passagere ITP hervor. Er ist spezies-spezifisch und schädigt sowohl autologe als auch allogene Plättchen. Neuere Untersuchungen weisen darauf hin, daß bei Patienten mit ITP pathologische zelluläre Abwehrreaktionen auftreten. So phagozytieren Granulozyten vermehrt autologe Thrombozyten, wenn sie vorher mit ITP-Serum inkubiert wurden. Eine gesteigerte Phagozytose von normalen Thrombozyten durch Milzzellen von ITP-Patienten erfolgt auch ohne Zugabe von ITP-Plasma. In Milzkulturen von ITP-Patienten werden vermehrt IgG-Globuline gebildet, die sich an Thrombozyten binden. Autologe und allogene Thrombozyten induzieren eine gesteigerte Transformation der Lymphozyten von ITP-Patienten; das erfolgt auch bei normalen Lymphozyten durch Thrombozyten, die vorher mit ITP-Serum behandelt wurden (Übersicht bei [44]).

Klinische Symptome. Hinsichtlich der Ausprägung des Krankheitsbildes besteht eine erhebliche Variabilität. Die Blutungsneigung tritt entweder plötzlich aus voller Gesundheit auf oder sie entwickelt sich schleichend. Kleineren petechialen Blutungsherden wird anfangs meist keine Bedeutung beigemessen. Menorrhagien und Hypermenorrhoen sind häufig Anlaß für eine gynäkologische Untersuchung. Die klinischen Symptome sind bei Kindern in der Regel sehr viel weniger ausgeprägt als bei Erwachsenen. Nasenbluten, Blutungen aus dem Rachen oder Mund und Zahfleischbluten sowie länger andauernde Blutung nach einer Tonsillektomie oder Zahnextraktion, intestinale Blutungen und Makrohämaturien können die ersten Symptome sein. Bei schweren Verläufen sind generalisierte petechiale Hautblutungen häufig vermischt mit flächenhaften Sugillationen und Suffusionen. Bereits ein etwas stärkerer Druck bei einer Perkussion und Palpation kann genügen, um Hämorrhagien zu setzen. Die untere Körperhälfte wird bevorzugt befallen. Wie bei anderen Thrombozytopenien sind Blutungen im Bereich des Auges und des zentralen Nervensystems besonders gefürchtet. Intrakranielle Blutungen treten in weniger als 1% der Fälle auf.

Der körperliche Untersuchungsbefund ist, abgesehen von möglichen Blutungsmanifestationen, meist unauffällig. Nur in etwa 10% gelingt der palpatorische Nachweis einer mäßig vergrößerten Milz. Eine deutlich vergrößerte Milz spricht eher gegen die Diagnose einer ITP und für eine symptomatische Form der Thrombozytopenie.

Hämatologische Kriterien, andere Laborbefunde, Diagnostik. Die Thrombozytenzahlen liegen meist höher als bei der akuten ITP und schwanken zwischen 10 000 und 75 000/mm^3 Blut. Im Ausstrich sieht man häufig bizarr geformte Blutplättchen und Riesenformen. Das Knochenmark zeigt weitgehend identische Befunde, wie sie bei der postinfektiösen Thrombozytopenie beschrieben worden sind.

Die Bestimmung der Thrombozytenlebenszeit und der Abbauorte (Leber oder Milz) ist bei Patienten mit ITP ein geeignetes Hilfsmittel zur Diagnosesicherung. Die Verwendung autologer Thrombozyten zur ^{51}Cr-Markierung ist bei Patienten mit ITP aus technischen Gründen nur dann möglich, wenn die periphere Thrombozytenzahl bei 50 000/mm^3 Blut und darüber liegt. Sonst müssen kompatible allogene Thrombozyten verwendet werden, wobei mögliche Immunisierungen u. a. durch Schwangerschaften oder Bluttransfusionen ausgeschlossen sein müssen. Bei Patienten mit chronischer ITP und verminderter Thrombozytenzahl ist die Thrombozytenlebenszeit auf wenige Stunden bis höchstens Tage verkürzt. Es gibt eine einfache Regel, die besagt, daß die Thrombozytenlebenszeit um so kürzer ist, je niedriger die Thrombozytenzahl ist.

Es ist bisher nicht gelungen, sichere Verfahren zur Routinediagnostik von freien oder an Thrombozyten fixierten Autoantikörper zu etablieren. Alle bisher beschriebenen serologischen Verfahren haben einer kritischen Nachprüfung nicht standgehalten. Zur Aussagefähigkeit neuerer Verfahren wie der Fluoreszenzmikrophotometrie, der Hemmung der Komplement-abhängigen Lyse von Schaferythrozyten sowie der ^{125}J-Fab-IgG-Bindung an Thrombozyten ist noch keine abschließende Stellungnahme möglich.

Differentialdiagnose. Bei der ITP handelt es sich um eine Ausschlußdiagnose, die nur gestellt werden sollte, wenn andere Thrombozytopenieformen nicht vorliegen. Anhand des Knochenmarkbefundes und Thrombozytenlebenszeitbestimmung lassen sich alle amegakaryozytären sowie die auf einer ineffektiven Thrombozytopoese beruhenden Thrombozytopenien ausschließen. Schwierig, wenn nicht unmöglich, kann die Unterscheidung gegenüber gewissen Thrombozytopenien mit ebenfalls gesteigertem Plättchenumsatz sein (medikamentös-allergische und postinfektiöse Thrombozytopenien, Thrombozytopenien durch Alloantikörper, Immunthrombozytopenien nach Bluttransfusionen). Unter Berücksichtigung der Grundkrankheit müssen symptomatische ITP-Formen bei Autoimmunerkrankungen, wie der autoimmunhämolytischen Anämie (Evans-Syndrom), dem disseminierten Lupus erythematodes, der Hashimoto-Thyreoiditis, der Hyperthyreose mit LATS (long acting thyreoidea stimulator) sowie bei malignen lymphoproliferativen Erkrankungen (chronische lymphatische Leukämie, Lymphogranulomatose) abgegrenzt werden. Das gilt auch für das Hyperspleniesyndrom. Die Hämostasestörung bei disseminierter intravasaler Gerinnung (Verbrauchskoagulopathie) ist neben der Thrombozytopenie durch zusätzliche pathologische Laborteste im Bereich der plasmatischen Gerinnung gekennzeichnet.

Weiterhin sollte auch an die sogenannte *Pseudothrombozytopenie* gedacht werden. Hierbei kann es in Blutproben von Patienten nach Zusatz von EDTA zu einer Verklumpung der Plättchen mit Granulozyten oder durch plättchenspezifische Kälteagglutinine kommen. Dadurch werden falsch niedrige Thrombozytenzahlen ermittelt.

Prognose und Verlauf. Bei einem Teil der Patienten geht die chronische ITP aus der akuten Form hervor. Der klinische Verlauf ist insgesamt sehr wechselnd. Phasen der Blutung und symptomlose Intervalle können sich ablösen (zyklische oder intermittierende Verlaufsformen). Die chronische ITP kann über Monate oder aber auch über viele Jahre bis lebenslang verlaufen. Die Prognose ist allgemein als gut zu bezeichnen. Die Mortalität liegt bei etwa 4%. Weniger als 10% der Patienten mit chronischer ITP erreichen spontan eine Remission, die selten komplett ist. Bei akut einsetzenden, schweren Verlaufsformen scheint die spontane Remissionsrate höher zu liegen als bei den milderen Verlaufsformen. Für die günstigeren Remissionschancen bei Patienten mit ausgeprägter Knochenmarkeosinophilie gibt es keine sicheren Beweise.

Therapie. Eine Behandlung ist nur erforderlich, wenn eine relevante hämorrhagische Diathese besteht. Unter Berücksichtigung der bekannten Kontraindikationen beginnt die Therapie der ITP mit Prednison 1 mg/kg KG/Tag in drei Dosen über 3 Wochen. Bei einem Thrombozytenanstieg wird Prednison auf die individuell zu ermittelnde Erhaltungsdosis reduziert. Erfolgt kein Thrombozytenanstieg, wird die Behandlung mit Prednison 2 mg/kg KG/Tag über weitere 3 Wochen fortgeführt.
Bei Versagen der Prednison-Therapie kann bei Patienten in höherem Lebensalter (älter als 50 Jahre) eine Behandlung mit Azathioprin (Imurek) 2,5 mg/kg KG versucht werden. Ein Erfolg ist frühestens nach 3–6 Wochen zu erwarten. Tritt er nicht ein, ist die Frage einer Splenektomie zu prüfen.
Schlägt die Prednison-Behandlung bei jüngeren Patienten (unter 50 Jahre) fehl, sollte – falls eben möglich – nach einer Beobachtungsperiode von ca. 6 Monaten die Splenektomie sofort durchgeführt werden. Die Operationsmortalität außerhalb des akuten Schubes liegt bei etwa 0,5% (s. Kapitel V.D.6). Prä- und intraoperativ können zur Blutungsprophylaxe Thrombozytenkonzentrate gegeben werden. Postoperativ steigen die Thrombozyten in der Regel schnell an und erreichen innerhalb weniger Stunden bzw. Tage Werte über 300000/mm^3 Blut. Eine erhöhte Thrombosegefahr besteht bei Thrombozytenzahlen über 800000/mm^3. Prophylaktische Maßnahmen mit Gabe von Antikoagulatien und Thrombozytenaggregationshemmern sind dann indiziert (s. Kapitel V.D.6).

Der ***Erfolg der Splenektomie*** bei Patienten mit ITP ist auch durch vorherige Bestimmung des Sequestrationsortes (Leber oder Milz) nicht mit Sicherheit voraussagbar. Im Gegensatz zu früheren Ansichten haben Erfahrungen der letzten Jahre gezeigt, daß auch beim sogenannten Lebertyp die Milzentfernung zu einem Thrombozytenanstieg im strömenden Blut führen kann. Somit kann die Bestimmung des Sequestrationsortes nur noch begrenzt als Entscheidungshilfe zur Indikationsstellung der Splenektomie herangezogen werden. Bei völlig therapierefraktären Patienten und bei sich wiederholenden lebensbedrohlichen Blutungen können Behandlungen mit Vincristin, Endoxan und Actinomycin D jeweils allein oder kombiniert versucht werden [35]. Thrombozytentransfusionen sind wegen des zu erwartenden raschen Abbaus im Kreislauf nur in Notfällen (z. B. intrakranielle Hämorrhagien) oder zur Vorbereitung bzw. bei der Durchführung einer Operation indiziert [31, 59, 65].

Medikamenten-induzierte Immunthrombozytopenie

Definition. Der Begriff kennzeichnet akute, ausgeprägte Thrombozytopenien auf der Basis einer Medikamenten-Hapten-induzierten Thrombozytenagglutination oder Thrombozytolyse.

Ätiologie und Pathogenese. Die pathophysiologischen Grundlagen wurden zuerst am Modell der Chinin- und Chinidinüberempfindlichen bzw. der Sedormid-Purpura erarbeitet. Inzwischen ist der Katalog der in Frage kommenden Substanzen kaum noch überschaubar. Eine Auswahl der gebräuchlichsten Medikamente findet sich in der Tabelle IX.A.7. Nach Einnahme einer entsprechenden Substanz kommt ein Prozeß in Gang, der nach den heute gültigen Vorstellungen etwa folgendermaßen abläuft: Das Medikament oder dessen Metaboliten werden an Proteine (Bestandteile der Thrombozyten?) gebunden, die Hapten- bzw. „Carrier"-Eigenschaften besitzen. Die entstehenden Medikamenten-Proteinkomplexe nehmen immunogene Fähigkeiten an und induzieren eine Antikörperbildung. Bei erneuter Medikamenteneinnahme verbinden sich die Antikörper mit dem Medikament oder dessen Stoffwechselderivaten, die Komplexe werden an die Oberfläche der Thrombozyten absorbiert und leiten die irreversible Aggregation oder Lyse der Plättchen ein (Übersicht bei Miescher und Nydegger [41]).

Klinische Symptome. Eine generalisierte Purpura und Hämorrhagien treten innerhalb von Minuten nach der Einnahme des Medikamentes, gegenüber dem eine Sensibilisierung vorliegt, in Erscheinung. Das Ereignis ist nicht selten begleitet von Fieber mit Schüttelfrost, rushartigen Hautveränderungen und Schock. In den folgenden 6–12 Stunden bilden sich hämorrhagische Blasen im Bereich der Mundschleimhaut, begleitet von schweren Blutungen aus dem Gastrointestinum und den ableitenden Harnorganen.

Sämtliche Symptome verschwinden spontan innerhalb von Tagen bzw. nach Ablauf des Zeitintervalls, das der Körper zur Elimination des Medikamentes benötigt.

Hämatologische Kriterien, andere Laborbefunde, Diagnostik. Die Thrombozyten sind extrem vermindert, meist unter $10 000/mm^3$ oder sogar unter $1000/mm^3$ Blut. Im Knochenmark ist die Megakaryozytopoese quantitativ normal, jedoch überwiegen bald die unreifen Formen. Je nach dem Schweregrad des Blutverlustes entwickelt sich eine Anämie. Selten ist die Thrombozytopenie mit einer durch das gleiche Agens ausgelösten immunhämolytischen Anämie vergesellschaftet.

Zahlreiche in vitro- und in vivo-Teste stehen zur Verfügung, um die medikamentös bedingte Immunthrombozytopenie unter Beweis zu stellen. Die sorgfältige Anamneseerhebung hinsichtlich der Medikamente sollte trotzdem nicht vergessen werden. Die in der Tabelle IX.A.8 angegebenen Untersuchungen werden für die Diagnostik auch noch nach Normalisierung der Thrombozytenzahlen empfohlen. Für den Patienten ist die Identifizierung des Agens wichtig, um ihn vor Rückfällen zu schützen.

Allergische (oder anaphylaktische) Thrombozytopenie

Ein prinzipiell ähnlicher Pathomechanismus wie bei den Medikamenten-induzierten Immunthrombozytopenien liegt den Thrombozytopenien bei allergischen oder anaphylaktischen Reaktionen zugrunde. Bei vorher sensibilisierten Individuen kommt es nach Ingestion oder parenteraler Applikation des Allergens regelmäßig zu einem Thrombozytenabfall auf etwa 15–50% der Ausgangswerte. Nahezu alle Nahrungsmittel und Umweltallergene können diese Allergien auslösen. Durch vorherige Gabe von Heparin läßt sich die Immunreaktion an den Blutplättchen blockieren. Diese Möglichkeit ist vor allem

Tabelle IX.A.8. Teste zum Nachweis spezifischer Antikörper bei der Medikamenten-induzierten Immunthrombozytopenie (nach Pochedly u. Ente [52])

In vitro-Teste
1. Direkter mikroskopischer Nachweis der Agglutination oder Lyse patienteneigener Thrombozyten in Anwesenheit des Patientenserums und des auslösenden Medikamentes
2. Komplement-Fixation zum Nachweis Medikamenten-induzierter Antikörper
3. Indirekter Nachweis der gestörten Thrombozytenfunktion im Versuchsansatz zusammen mit Serum sensibilisierter Personen und dem Medikament:
   Prüfung der Gerinnselretraktion
   Nachweis der erhöhten Freisetzung des Plättchenfaktor 3
   Gesteigerte Aminosäurenfreisetzung aus den Plättchen
   Gesteigerte Sedimentationsrate der Thrombozyten
4. Nachweis von Präzipitaten mit der Gel-Diffusionsmethode

In vivo-Teste
1. Intradermale Injektion des Medikamentes in standardisierter Lösung
2. Prüfung der passiven Transfer-Reaktion
3. Hauttest nach Aufbringen des Medikamentes in einer gesättigten Propylenglykol-Lösung

für die gefahrlose Durchführung diagnostischer Tests von Nutzen. Im Verlauf eines anaphylaktischen Schocks muß unter Umständen mit schwersten thrombozytopenischen Blutungen gerechnet werden, da sich die Plättchendestruktion durch Antikörper und der Thrombozytenverbrauch bei disseminierter intravasaler Gerinnung summieren können.

Immunthrombozytopenie nach Bluttransfusion

Der Begriff kennzeichnet ein extrem seltenes, gut definiertes Krankheitsbild, das sich als thrombozytopenische Purpura etwa eine Woche nach einer Bluttransfusion manifestiert. Die Akuität und der Schweregrad der hämorrhagischen Diathese sind vergleichbar mit den entsprechenden Erscheinungen bei der Medikamenten-induzierten Immunthrombozytopenie.

Voraussetzungen für das Zustandekommen der Immunreaktion ist das Fehlen des Antigens Pl^{A1} (oder Zw) an der Thrombozytenoberfläche, das bei 98% der Normalbevölkerung vorhanden ist. Nach der Transfusion wird bei den Defektträgern ein Anti-Pl^{A1}-Antikörper gebildet, der sich eigenartigerweise gegen die Pl^{A1}-negativen Blutplättchen des Empfängers richten soll. Die Spezifität dieses Prozesses muß jedoch bezweifelt werden. Zur Erklärung dieses Phänomens wurden verschiedene Theorien entwickelt [1, 17]. Alle bisherigen Beobachtungen betrafen Frauen im Alter zwischen 39 und 78 Jahren, die früher eine Schwangerschaft durchgemacht hatten. Insofern liegt die Vermutung nahe, daß die primäre Sensibilisierung der Pl^{A1}-negativen Patientinnen durch ihre Pl^{A1}-positiven Kinder erfolgt ist und die Bluttransfusion eine sekundäre Immunreaktion ausgelöst hat.

Nicht immunologisch bedingte Formen
Wie bei den Störungen der Thrombozytenproduktion beschrieben, können sowohl Medikamente als auch Erreger von Infektionskrankheiten toxische Schäden an den peripheren Blutplättchen verursachen. Eine Auflistung der potentiell thrombozytotoxischen Medikamente findet sich in Tabelle IX.A.9.

Verteilungsstörungen der Thrombozyten (gesteigerte Sequestration)

Thrombozytopenie bei Hypersplenismus
Pathophysiologische und klinische Aspekte sowie die Definition des Hypersplenismus werden im Kapitel V.D beschrieben.
Eine quantitative Reduktion der zirkulierenden Blutplättchen ist sowohl als Teilsymptom der splenogenen Panzytopenie als auch in Form der isolierten Thrombozytopenie ein konstantes Merkmal des Hypersplenie-Syndroms. Die vergrößerte Milz hat somit ihre physiologische Kapazität der Thrombozytenspeicherung beträchtlich erhöht. Nur selten sind so wenige Thrombozyten im Kreislauf vorhanden, daß Hämostasedefekte klinisch apparent werden. Die Blutungszeit ist meist kaum verlängert, zumal durch die gesteigerte Thrombozytenneubildung vorwiegend junge, optimal funktionierende Blutplättchen zur Verfügung stehen. Bedeutsame klinische Konsequenzen hat die sorgfältige Unterscheidung der splenogenen Thrombozytensequestration von den Immunthrombozytopenien mit Milztumor, da bei der zuerst genannten Störung die Thrombozytopenie allein keine Indikation zur Splenektomie darstellt.

Thrombozytopenie bei Hypothermie
Nach längerdauernder Unterkühlung muß mit einer unter Umständen schweren, transitorischen Thrombozytopenie gerechnet werden. Dieses Phänomen ist neben anderen Ursachen für postoperative Nachblutungen verantwortlich, wenn Eingriffe unter hypothermen Bedingungen durchgeführt wurden. Die pathophysiologische Grundlage bildet eine verstärkte Neigung zur Thrombozytenverklumpung und irreversiblen Aggregation, die bei Temperaturen unter 25°C sowohl in vivo als auch in vitro eintritt. Im allgemeinen wird die Störung durch eine Heparinisie-

Tabelle IX.A.9. Liste von Chemikalien und Medikamenten, mit fakultativ oder obligat toxischer Wirkung auf die Thrombozyten

Stoffklassen	Präparate
Antibiotika	Sulfonamide, Penicillin, Chloramphenicol, Streptomycin, Tetracycline, PAS, INH, Ristozetin
Diuretika	Acetazolamid, Chlorothiazide
Antidiabetika	Chlorpropamid, Tolbutamid
Sedativa	Barbiturate, Meprobamat, Chlorpromazin
Analgetika	Salicylate, Phenylbutazon Amidopyrin, Indometacin
Schwermetalle	Gold, Quecksilber, Wismut
Verschiedene Substanzen	Digitoxin, Chinin, Chinidin, Ergotamin, Kaliumperchlorat, Methyldopa, Thiourazil, Dinitrophenol, Oestrogene, Penicillamin, Phenindion, organische Arsenverbindungen

Tabelle IX.A.10. Zusammenstellung der wichtigsten Grundkrankheiten, in deren Verlauf eine disseminierte, intravasale Gerinnung mit Verbrauchsthrombozytopenie vorkommen kann

Hämolytisch-urämisches Syndrom
Thrombotisch-thrombozytopenische Purpura
Nierenvenenthrombose
Chronisches Nierenversagen
Schwere Leberzellschäden
Maligne Hypertonie
Hämangiom-Thrombozytopenie-Syndrom
   Kasabach-Merrit-Syndrom
   Leberhämangiome
   Milzhämangiome
   Kleinhirnhämangiome
Aortenkoarktation
Schwere Herzklappenveränderungen
Intrakardiale Prothesen
Verbrennungen
Generalisierte Herpesinfektion
Meningokokkensepsis
Zerebrale Malaria (Plasmodium falciparum)
Bakterielle Sepsis (vor allem mit gram-negativen Keimen)

rung des Blutes vermieden, jedoch sind trotz Heparin-Prophylaxe Todesfälle infolge Hirnblutung bekannt geworden, nachdem die Körpertemperatur vorübergehend auf 10–16°C erniedrigt worden war.

Erhöhter Thrombozytenverbrauch

Disseminierte intravasale Gerinnung

Die Thrombozytopenie ist ein häufiges, wenngleich nicht obligates Begleitsymptom der disseminierten oder bei entsprechender Ausdehnung lokalisierten intravasalen Gerinnung. Zur Orientierung über die im Kindesalter damit vergesellschafteten Grundkrankheiten wird auf die Tabelle IX.A.10 verwiesen. Einzelheiten zur Pathogenese, die klinische Symptomatik und die diagnostischen Kriterien werden im Zusammenhang mit den erworbenen Koagulopathien dargestellt.

Thrombozytenverlust

Blutungen und Bluttransfusionen

Blutverluste per se verursachen keine Thrombozytopenie [15]. Wenn jedoch zum Ersatz größerer Blutverluste erhebliche Mengen an gelagertem Konservenblut transfundiert werden, ist ein Plättchenmangel die unvermeidbare Folge. Das Ausmaß der Thrombozytopenie steht im proportionalem Verhältnis zur Menge des substituierten Konservenblutes. Beim Erwachsenen sind bereits nach Transfusion von 4–6 Konserven weniger als 100 000 Thrombozyten/mm³ Blut nachweisbar. Der Entstehungsmodus der Thrombozytopenie ist einfach zu erklären: Altes Konservenblut enthält kaum noch vitale Blutplättchen, während die Neuproduktion und die Ausreifung etwa 3–5 Tage beanspruchen.

Extrakorporaler Kreislauf

Im extrakorporalen Perfusionssystem sind die Thrombozyten ebenso wie andere Blutbestandteile einer erheblichen mechanischen Alteration unterworfen, die zum Zellzerfall führt. Zusätzlich können funktionelle Mängel im Sinne einer verminderten Adhäsivität bei denjenigen Blutplättchen verursacht werden, die die Prozedur lebend überstehen. Als therapeutische Konsequenz ergibt sich eine großzügige Verwendung von Frischblut und von Thrombozytenkonzentraten.

Thrombozytose und Thrombozythämie

Definition. Der Begriff **Thrombozytose** kennzeichnet eine mäßig ausgeprägte (> 500 000/mm³ Blut) transitorische Erhöhung der Thrombozytenzahl, die als symptomatische Begleiterscheinung bestimmter Grundkrankheiten keinen eigenen Krankheitswert besitzt [2, 14].

Dagegen ist die **Thrombozythämie** definiert als hochgradige, persistierende Vermehrung der Blutplättchen. Sie stellt ein Teilsymptom myeloproliferativer Erkrankungen dar.

Ätiologie und Pathogenese. Zahlreiche Erkrankungen und Zustände können von einer Thrombozytenvermehrung begleitet sein. Hinweise zur ätiologischen Differenzierung vermittelt Tabelle IX.A.11. Als pathophysiologische Grundlage ist eine echte Thrombozytenüberproduktion anerkannt, wogegen eine Verlängerung der normalen Lebenszeit der Blutplättchen nicht in Betracht kommt. Die Vermehrung der Thrombozyten wird durch eine aktive Stimulation der Megakaryopoese hervorgerufen. Dabei ist noch unklar,

Tabelle IX.A.11. Zusammenstellung von Erkrankungen und Situationen zur ätiologischen Differenzierung einer Thrombozytose

Thrombozytose durch Medikamente
   Vincristin
   Epinephrin
Postoperative Thrombozytose
   Splenektomie
   Andere chirurgische Eingriffe
Thrombozytose bei definierten Grundkrankheiten
   Myeloproliferative Erkrankungen
      Polycythaemia vera
      Megakaryozytäre Myelose
      (Essentielle Thrombozythämie)
      Chronische myeloische Leukämie
   Chronische Entzündungen
      Rheumatoide Arthritis
      Akutes rheumatisches Fieber
      Wegenersche Granulomatose
      Colitis ulcerosa und Morbus Crohn
      Leberzirrhose
      Morbus Boeck
      Osteomyelitis
   Erholungsphasen nach akuten Infektionskrankheiten
   Akute Hämorrhagien
   Eisenmangel
   Hämolytische Anämien
Maligne Erkrankungen
   Karzinome
   Morbus Hodgkin
   Maligne Lymphome
   Infantile Hyperostose
   Nach körperlichen Belastungen

ob der Proliferationsreiz durch humorale Faktoren oder durch eine Beeinträchtigung im Feedback-System zustandekommt. Im Plasma der Patienten ist eine erhöhte Aktivität an Thrombopoetin nachweisbar, dessen Syntheserate offenbar gesteigert wird. Das häufige Zusammentreffen von Anämien und Thrombozytosen bei ein und derselben Grundkrankheit legt die Vermutung nahe, daß Regulationsmechanismen der Erythropoese ebenfalls die Thrombozytenproduktion beeinflussen können.

Unter bestimmten Bedingungen ist die Thrombozytose als Resultat einer Entspeicherung der Depots in Leber, Milz und Lunge aufzufassen. Unter der physiologischen und pharmakologischen Wirkung von Epinephrin kommt es zu einer solchen Entspeicherung; dadurch findet die Thrombozytose nach körperlicher Anstrengung eine Erklärung. Im Rahmen myeloproliferativer Erkrankungen ist die Plättchenüberproduktion Bestandteil der Grundkrankheit [9] und basiert ebenso wie die Entgleisung der Erythropoese und Myelopoese auf einer Entartung der gemeinsamen Stammzelle.

Völlig unklar sind die pathogenetischen Zusammenhänge zwischen einer Thrombozytose und einer Reihe von „gutartigen" Erkrankungen. Dies gilt unter anderem für chronische Entzündungen, bestimmte Formen der Leberzirrhose und Eisenmangel. Ungeklärt ist auch die häufige (50%) Koinzidenz mit der infantilen Hyperostose [2].

Klinische Symptome. Geringgradige Thrombozytosen bleiben in der Regel asymptomatisch. Die exzessive Vermehrung der zirkulierenden Blutplättchen hat zwei Konsequenzen: Einerseits die erhöhte Neigung zu Thromboembolien, andererseits das Auftreten von Blutungen infolge einer Interaktion von Thrombozyten und plasmatischer Gerinnung. Zwar sind keine Absolutzahlen als Maß für die Gefährdung bekannt, jedoch stellen Thrombozytenzahlen oberhalb von 800000–1 Million/mm^3 Blut eine Indikation für therapeutische Maßnahmen dar.

Hämatologische Kriterien und andere Laborbefunde. Definitionsgemäß ist die Anzahl der Thrombozyten erhöht und kann Werte über 4 Millionen/mm^3 erreichen. In solchen Fällen stößt die exakte Quantifizierung auf technische Schwierigkeiten. Gerinnungsanalysen ergeben sowohl normale als auch variable pathologische Resultate.

Kalium, Calcium, Phosphor und die alkalische Phosphatase sind bei den meisten Patienten deutlich erhöht.

Prognose. Diese ist entscheidend abhängig von der Grundkrankheit bzw. deren therapeutischer Beeinflußbarkeit. Die Thrombozytose als Begleitsymptom gutartiger Erkrankungen bietet in der Regel keine Probleme. Nach Splenektomie ist etwa nach zwei Monaten mit einer Normalisierung der Thrombozytenzahlen zu rechnen.

Therapie. Die Behandlung der primären Thrombozytose entspricht derjenigen der zugrundeliegenden myeloproliferativen Erkrankung. Als symptomatische Therapie wird die Möglichkeit der Thrombozytenelimination durch Plasmapherese ausgenutzt. Zur Prophylaxe thromboembolischer Prozesse werden Aggregationshemmer eingesetzt, während der Nutzen der Heparinisierung umstritten ist. Hinweise auf Medikamente zur Prophylaxe s. Kapitel V.D.6.

3.2. Qualitative Defekte

Thrombozytopathien (Störungen der Funktion)

Grundlagen

Ein globaler Funktionstest zur Erfassung primärer Hämostasestörungen ist die Blutungszeit. Der Nachweis einer verlängerten Blutungszeit bei Patienten, deren Plättchenzahlen im Normalbereich liegen, deutet auf eine Plättchenfunktionsstörung (Thrombozytopathie) hin. In der überwiegenden Anzahl der Fälle handelt es sich um Funktionsanomalien der Thrombozyten selbst (z.B. Thrombasthenie), nur in Ausnahmefällen liegt ein Mangel plasmatischer Faktoren vor, die zum Ablauf der Thrombozytenfunktionen essentiell sind (z.B. von Willebrand-Jürgens-Syndrom). Unter pathogenetischen Gesichtspunkten können Defekte der Plättchenadhäsion (z.B. Riesenplättchen-Syndrom) von Defekten der Plättchenaggregation (z.B. Thrombasthenie) und Defekten der Freisetzungsreaktionen (z.B. ADP-Speicherungsdefekt) unterschieden werden. Weitere Defekte betreffen die Plättchenfaktoren. Thrombozytenfunktionsstörungen treten wie andere Erkrankungen als erbliche und erworbene Formen in Erscheinung. Erworbene Thrombozytopathien kommen bei bestimmten Grundkrankheiten (z.B. Urämie) vor oder sind durch Arznei-

Pathologie der Regulation, Struktur und Funktion

mittel induziert (z. B. nach Einnahme von Acetylsalicylsäure). Zur Differentialdiagnose von Thrombozytopathien sind neben der Blutungszeit die Durchführung spezieller Thrombozytenfunktionsteste erforderlich (Tabelle IX.A.2).

Klassifizierung

Auf der Basis biochemisch oder funktionell definierter Defekte können die Thrombozytopathien sinnvoll geordnet werden, was auch dem Bedürfnis entgegenkommt, klinische Krankheitsbilder als pathogenetische Einheiten zu sehen. Tabelle IX.A.12 enthält eine solche Klassifizierung, die in einigen Bereichen sicher noch vorläufigen Charakter hat. Neuere Übersichten finden sich bei Hardisty [25, 26] und Weiss [66].

Hereditäre Defekte der Funktion

Defekte der Adhäsion

Von Willebrand-Jürgens-Syndrom

Definition. Als sehr heterogenes, autosomal dominant vererbbares Syndrom ist die Erkrankung im weitesten Sinne charakterisiert durch eine Verlängerung der Blutungszeit kombiniert mit einer Verminderung der biologischen Aktivität des Gerinnungsfaktor VIII-Komplexes und mit sekundären Defekten der Funktion der Thrombozyten. Die Ursache des Syndroms ist ein Mangel oder Defekt der makromolekularen Untereinheiten des Faktor VIII-Moleküls. Es existieren mehrere Varianten.

Synonyma. Konstitutionelle Thrombozytopathie; vaskuläre Hämophilie; vaskuläre Pseudohämophilie, Angiohämophilie.

Häufigkeit und Vorkommen. Das von Willebrand-Jürgens-Syndrom tritt bei beiden Geschlechtern gleich häufig auf und wird mit stark wechselnder Penetranz und Expressivität vererbt. Die Angaben über die Häufigkeit in der Gesamtbevölkerung schwanken je nach Definition des Krankheitsbildes. Der Bereich liegt zwischen einer von Willebrand-Jürgens-Erkrankung auf zwei bis drei Hämophiliekranke und einer Hämophilie auf vier bis fünf Patienten mit von Willebrand-Jürgens-Syndrom.

Ätiologie und Pathogenese. Die Basis für Überlegungen zur Ätiologie und Pathogenese ist die verlängerte Blutungszeit, die einen thrombozytä-

Tabelle IX.A.12. Klassifizierung qualitativer Thrombozytenerkrankungen mit Ausnahme der Defekte bei Neugeborenen

Hereditäre Defekte der Funktion
Defekte der Adhäsion
   Von Willebrand-Jürgens-Syndrom
   Bernard-Soulier-Syndrom
   Andere Defekte der Adhäsion
Defekte der ersten Phase der Aggregation
   Thrombasthenie Glanzmann-Naegeli
Defekte der Freisetzungsreaktionen
(Defekte der zweiten Phase der Aggregation)
   Störung der ADP-Freisetzung
      Primäre Defekte der Freisetzung
      ADP-Speicherungsdefekt
   Störung der Plättchenfaktor 3-Freisetzung
Funktionsstörungen bei verschiedenen hereditären Erkrankungen
Erworbene Defekte der Funktion
Thrombopathien bei verschiedenen Grundkrankheiten
   Urämie
   Myeloproliferative Erkrankungen
   Blutkrankheiten
   Hyperfibrinolyse
   Lebererkrankungen
Thrombopathien verursacht durch Medikamente

ren Defekt kombiniert mit verminderter Aktivität des Faktor VIII annehmen läßt. Dadurch unterscheidet sich das Syndrom von der Hämophilie A. Das ist auch verständlich, seitdem man weiß, daß der Faktor VIII ein Komplex ist, der aus mindestens drei verschiedenen Hauptaktivitäten besteht, die sich durch Labormethoden nachweisen und differenzieren lassen (Übersichten bei [7, 16, 21, 30]). Das **Faktor VIII-Molekül** enthält zwei molekulare Untereinheiten, das Makromolekül und eine niedermolekulare Einheit (Abb. IX.B.7). Das Makromolekül beherbergt zwei Hauptaktivitäten: Einerseits die immunologisch definierte antigene Aktivität gegen heterologe Antiseren und andererseits die von Willebrand-Faktor-Aktivität. Diese weist wiederum drei Unteraktivitäten auf, die sich auf die Blutungszeit, die Adhäsion von Thrombozyten und die Ristozetinabhängige Aggregation beziehen (siehe dieses Kapitel 2.2). Die zweite molekulare Einheit enthält die antigenen Aktivitäten gegen homologe Antiseren. Beide molekularen Einheiten ergänzen sich zur Faktor VIII-Gerinnungsaktivität. Bei der klassischen Form des von Willebrand-Jürgens-Syndroms (Tabelle IX.A.13) ist das Makroglobulin immunologisch unter Verwendung heterologer Antiseren nur in geringer Menge

Tabelle IX.A.13. Vorläufige Klassifizierung des von Willebrand-Jürgens-Syndroms und seiner Varianten (A–E).
Abkürzungen: p = pathologischer Befund; n = normaler Befund; VIII-AHF = biologische Faktor VIII-Aktivität; VIII-VWF = biologische von Willebrand-Faktor-Aktivität; VIII-AGN = Faktor VIII-assoziiertes Antigen

	klassische Form	von Willebrand-Jürgens-Syndrom Varianten				
		A	B	C	D	E
VIII-AHF	p	n	p	n	p	p
VIII-VWF	p	p	n	–	n	n
VIII-AGN	p	n	n	p	n	n
Blutungszeit	p	p	p	n	p	p
Retentionsteste	p	p	p	–	p	p
Ristozetin-Aggregation	p	p	n–p	–	p	p
Kollagen-Aggregation	n	n	n	n	n	p

nachweisbar oder es fehlt vollständig (Abb. IX.A.5). Entsprechend sind die biologischen Aktivitäten (Beeinflussung von Blutungszeit, Plättchenadhäsion bzw. -retention, Ristozetin-induzierte Aggregation) reduziert. Mit der Erweiterung des anwendbaren Methodenspektrums in den letzten Jahren hat sich jedoch eine ganz erhebliche Heterogenität des Syndroms in labordiagnostischer Hinsicht herausgestellt und zahlreiche Varianten wurden beschrieben. Eine Übersicht über die Varianten gibt Tabelle IX.A.13. Diese ist nach Daten bei Böttcher et al. [5], Bowie et al. [7], Gralnick et al. [21] und Hoyer [30] zusammengestellt. Die Ristozetin-induzierbare Aggregation [Abb. IX.A.5] wird nach Zusatz des Antibiotikums in vitro zu einem Testsystem aus patienteneigenem Plasma und Thrombozyten photometrisch bestimmt. Eine Suspension von Patientenplättchen im Normalplasma ergibt auch bei Patienten mit klassischem von Willebrand-Jürgens-Syndrom eine unbeeinträchtigte Ristozetin-Aggregation. Unter Verwendung von Normalthrombozyten und Patientenplasma wurde ein Testsystem zur Quantifizierung des von Willebrand-Faktors ausgearbeitet [67].

Klinische Symptome. Die Manifestation erfolgt in etwa 90% der Fälle vor dem 4. Lebensjahr. Die Blutungssymptomatik kann individuell recht verschieden sein. Im Vordergrund stehen Hautblutungen (Suffusionen, Sugillationen, seltener Petechien) und Schleimhautblutungen, vor allem Epistaxis und Gingivablutungen. Bei Frauen sind Menorrhagien und Hypermenorrhoen häufig, seltener dagegen postpartale Blutungen. Blutungen aus dem Magen-Darmtrakt und dem ablei-

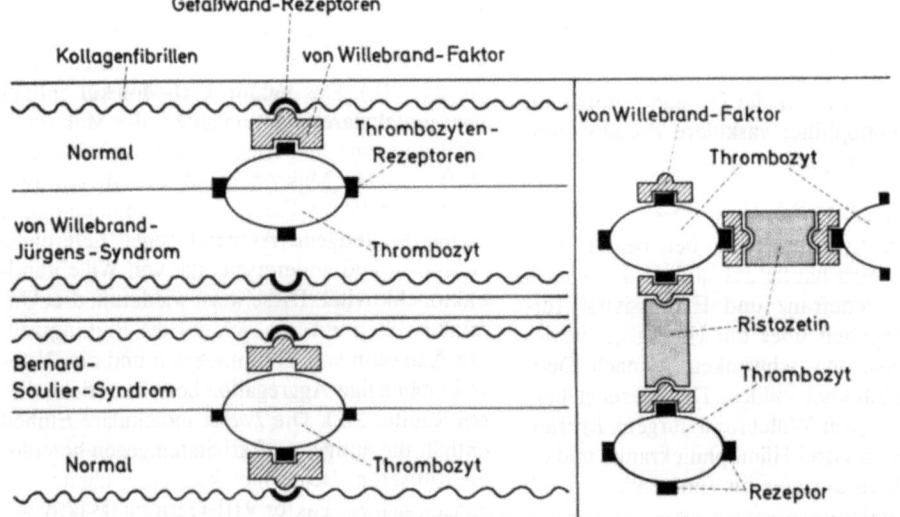

Abb. IX.A.5. Schematische Darstellung über die Vorstellungen der Defekte beim von Willebrand-Jürgens-Syndrom und beim Bernard-Soulier-Syndrom (linke Bildseite) sowie über den wahrscheinlichen Mechanismus der Ristozetin-induzierten Aggregation der Thrombozyten (rechte Bildseite)

tenden Harnsystem sind ebenfalls nicht selten. Dramatischer als Spontanblutungen sind posttraumatische und postoperative Blutungen, vor allem nach Zahnextraktionen. Im Gegensatz zur Hämophilie A werden Gelenkblutungen selten beobachtet, ebenso wie auch größere Muskelhämatome. Die Intensität der hämorrhagischen Diathese kann bei ein und demselben Patienten stark wechseln.

Hämatologische Kriterien und andere Laborbefunde. Typisch ist die Kombination einer verlängerten Blutungszeit mit einer herabgesetzten biologischen Faktor VIII-Aktivität. Phasenhaft können die Laborbefunde schwanken, insbesondere kann die Blutungszeit zeitweise normal sein. Hinsichtlich der verminderten biologischen Faktor VIII-Aktivität bestehen drei charakteristische *Unterschiede zur Hämophilie A:*
1. Die Verminderung der biologischen Faktor VIII-Aktivität ist meist nicht so ausgeprägt.
2. Die Faktor VIII-Aktivität unterliegt zeitlichen Schwankungen.
3. Nach Substitutionsbehandlung nimmt die biologische Faktor VIII-Aktivität nach Infusionsende weiter zu und erreicht ihr Maximum erst nach 12–36 Stunden.

Entsprechend der verminderten biologischen Aktivität des Blutgerinnungsfaktors VIII fallen Vorphaseuntersuchungen des Intrinsic-System der plasmatischen Blutgerinnung (Partialthromboplastinzeit, Prothrombinverbrauchstest, Thromboplastinbildungstest, Heparintoleranztest, r- und k-Zeit im Thrombelastogramm) in unterschiedlicher Weise pathologisch aus. Die quantitative immunologische Bestimmung des Faktor VIII-assoziierten Antigens unter Verwendung heterologer Antiseren ergibt beim von Willebrand-Jürgens-Syndrom stark verminderte Werte, die in der Regel weit unter 10% der Norm liegen.

Die Thrombozytenzahl und die lichtmikroskopische Morphologie sind unauffällig.

Von den Thrombozytenfunktionen ist die Plättchenadhäsion in verschiedenen Testsystemen gestört (z. B. Retentionsteste in Glasperlensäulen nach Salzman, Thrombozytenadhäsivität in vivo nach Borchgrevink). Die Thrombozytenaggregation in vitro nach Zugabe von Kollagen, ADP, Adrenalin und Thrombin ist im Regelfall nicht beeinträchtigt. Während jedoch normale Thrombozyten auf die Zugabe des Antibiotikums Ristozetin in vitro mit einer Aggregation reagieren, bleibt diese in charakteristischer Weise bei Thrombozyten von Patienten mit von Willebrand-Jürgens-Syndrom aus, so daß hiermit eine weitere wesentliche differentialdiagnostische Methode zur Verfügung steht (Abb. IX.A.5).

Differentialdiagnose. Das Krankheitsbild muß von anderen bekannten kongenitalen Thrombozytopathien, insbesondere der Thrombasthenie Glanzmann-Naegeli, bei der das thrombozytenabhängige plasmatische Gerinnungssystem nicht betroffen ist, und von der klassischen Form der Hämophilie A abgegrenzt werden.

Therapie. Die Verabreichung von hochgereinigten Faktor VIII-Konzentraten führt nicht zu einer wirkungsvollen Blutstillung. Diese Tatsache wird damit in Zusammenhang gebracht, daß der von Willebrand-Faktor nur in Frischplasma, Cohnfraktion I oder Kryopräzipitaten enthalten sein soll. Für die Anwendung dieser Präparate gelten die gleichen Gesichtspunkte wie die der Hämophilie A. Allerdings ist beim von Willebrand-Jürgens-Syndrom ein stärkerer und länger anhaltender Anstieg der Faktor VIII-Aktivität zu erreichen. Es hat sich bewährt, den Therapieerfolg nicht allein mit Hilfe einer quantitativen biologischen Bestimmung des Blutgerinnungsfaktors VIII bzw. der Partialthromboplastinzeit als Parameter der Vorphasestörung zu kontrollieren, sondern die Verkürzung bzw. die Normalisierung der zuvor verlängerten Blutungszeit als Meßgröße zu verwenden.

Prognose. Diese ist generell vom Ausmaß der biologischen Faktor VIII-Erniedrigung abhängig. Sie ist jedoch nicht so ungünstig zu beurteilen, wie bei den schweren und mittelschweren Formen der Hämophilie. Insbesondere kommen bleibende Gelenkdeformitäten, die die Lebensqualität erheblich einschränken können, nicht vor.

Bernard-Soulier(Riesenplättchen-)Syndrom

Definition. Primärer Strukturdefekt der Thrombozytenmembran mit autosomal rezessivem Erbgang, charakterisiert durch eine Adhäsionsstörung ähnlich dem von Willebrand-Jürgens-Syndrom. Morphologisch typisch sind die Riesenthrombozyten.

Ätiologie und Pathogenese. Mit größter Wahrscheinlichkeit fehlt in der Thrombozytenmembran ein Glykoprotein [Abb. IX.A.5], von dem angenommen wird, daß es Träger der Rezepto-

ren für den von Willebrand-Faktor ist [11, 47]. Damit erklärt sich die defekte Adhäsion an den subendothelialen Strukturen, die fehlende Ristozetin-Aggregation und die ausbleibende Normalisierung der Thrombozytenfunktion nach Zugabe von Faktor VIII oder Frischplasma.
Ein früher vermuteter Mangel an Sialinsäure in den Thrombozyten [22] scheint bislang nicht bestätigt zu sein.

Vorkommen. Die Erkrankung ist extrem selten und kann beide Geschlechter befallen.

Klinische Symptomatik. Das Leiden manifestiert sich bereits in den ersten Lebensmonaten bzw. im frühen Kindesalter. Im weiteren Verlauf ähnelt die Blutungssymptomatik derjenigen des von Willebrand-Jürgens-Syndroms.

Hämatologische Kriterien und andere Laborbefunde. Die Globalteste der plasmatischen Blutgerinnung (Quick-Wert, Partialthromboplastinzeit, Thrombinzeit) und die quantitative Einzelfaktorenbestimmung einschließlich aller Aktivitäten des Faktors VIII sind normal. Der Prothrombinverbrauchstest fällt als Ausdruck einer verminderten Freisetzung prokoagulatorischer Substanzen aus den Thrombozyten pathologisch aus. Die Blutungszeit ist regelmäßig verlängert. Wie beim von Willebrand-Jürgens-Syndrom fallen Plättchenadhäsionsteste pathologisch aus. Auch die Ristozetin-induzierte Aggregation ist gestört, während die Aggregation in vitro nach Zusatz von Kollagen, ADP, Adrenalin und Thrombin normal abläuft. Die Thrombozytenzahl ist normal. Die Plättchen sind stark vergrößert und etwa 80% aller Thrombozyten haben einen Durchmesser von über 4,3 µm; sie können die Größe von Lymphozyten erreichen.

Differentialdiagnose. Die Abgrenzung gegenüber anderen kongenitalen Thrombozytopathien ist wegen der charakteristischen Riesenthrombozyten in der Regel ohne große Schwierigkeiten möglich. Doehle-Körperchen wie beim May-Hegglin-Syndrom fehlen.

Therapie und Prognose. Eine kausale Behandlung der Erkrankung ist nicht möglich. Bei lebensbedrohlichen Blutungen ist die Übertragung von Thrombozytenkonserven erfolgreich. In Anbetracht der Seltenheit des Krankheitsbildes sind Aussagen zur Prognose nicht möglich.

Andere Defekte der Adhäsion
Es sind weitere Adhäsionsdefekte der Thrombozyten beschrieben worden (Übersicht bei [26, 66]), z. B. eine verminderte Adhäsion an Kollagenfasern, wobei die Kollagen-induzierte Freisetzung von ADP und die durch ADP induzierte Aggregation normal waren. Dieses Krankheitsbild bedarf der weiteren Klärung.
Es ist anzunehmen, daß zukünftig weitere Pathomechanismen der gestörten Adhäsion beschrieben werden.

Defekte der ersten Phase der Aggregation
Thrombasthenie Glanzmann-Naegeli
Definition. Es handelt sich um ein ätiologisch heterogenes autosomal rezessiv vererbbares Blutungsleiden, verursacht durch einen Membrandefekt der Thrombozyten mit der Folge einer Aggregationsstörung und einer defekten Gerinnselretraktion.

Ätiologie. Hauptmerkmal der Erkrankung ist die Unfähigkeit der Thrombozyten, auf ADP-, Adrenalin-, Thrombin- und Kollagenzusatz adäquat mit einer Thrombozytenaggregation zu reagieren. Die Ursache dafür wird in einem Mangel eines Membran-spezifischen Glykoproteins vermutet [48]. Ob die erniedrigte Actomyosinkonzentration in der Membran zusammen mit der Unfähigkeit, Fibrinogen zu binden, für die defekte Gerinnselretraktion verantwortlich ist, bedarf der Klärung. Bei einigen Patienten sind außerdem Enzymdefekte der Glykolyse und des Hexosemonophosphat-Shunts beschrieben worden. Aus den variablen Defekten ergibt sich, daß die Thrombasthenie Glanzmann-Naegeli ein ätiologisch heterogenes Syndrom ist. Übersicht bei Caen [10].

Vorkommen. Die Krankheit befällt beide Geschlechter und manifestiert sich bereits im Säuglingsalter oder Kleinkindesalter. Bei den Eltern der Erkrankten finden sich so gut wie nie Symptome einer Hämostasestörung. Sporadische Fälle sind häufig.

Klinische Symptome. Petechiale Blutungen und Schleimhauthämorrhagien, insbesondere Nasenbluten, stehen im Vordergrund. Intestinale Blutungen, Hypermenorrhoen und Metrorrhagien, Blutungen intra und post partum sowie Nierenblutungen kommen — wenn auch seltener — vor. Posttraumatische Blutungen sind gefürchtet, weil sie z.T. ein lebensbedrohliches Ausmaß annehmen. Gelenkblutungen sind nie beobachtet worden.

Hämatologische Kriterien und andere Laborbefunde. Bei normaler Thrombozytenzahl und Thrombozytenlebensdauer sowie unauffälligen Globaltesten der plasmatischen Blutgerinnung (Partialthromboplastinzeit, Quick-Wert, Thrombintest) ist die Blutungszeit regelmäßig verlängert. Adhäsionsteste an Kollagen ergeben Normalbefunde. Auch nach Stimulierung der Thrombozyten mit Kollagen und Thrombin, jedoch nicht mit ADP oder Adrenalin, erfolgt eine adäquate Freisetzung von ADP, Plättchenfaktor 4 und Prostaglandinen. Die Bestimmung der Thrombozytenaggregation in vitro nach Zusatz von ADP, Adrenalin, Thrombin und Kollagen ergibt pathologische Befunde. Zusätzlich fallen alle Gerinnselretraktionsteste pathologisch aus. Die Thrombozytenausbreitung ist gehemmt. Die Plättchen sind mikroskopisch unauffällig.

Differentialdiagnose. Die Erkrankung muß insbesondere vom v. Willebrand-Jürgens-Syndrom abgegrenzt werden.

Therapie und Prognose. Eine kausale Behandlung der Thrombasthenie Glanzmann-Naegeli ist nicht bekannt. Bei schweren Blutungskomplikationen ist die Gabe von Thrombozytenkonzentraten bzw. Frischblutkonserven wirksam. Insgesamt ist die Prognose der Erkrankung ungünstig, wenn auch die Blutungsbereitschaft mit zunehmendem Lebensalter abnimmt.

Defekte der Freisetzungsreaktionen (Defekte der zweiten Phase der Aggregation)

Störung der ADP-Freisetzung

Grundlagen. ADP ist essentiell für die beiden Phasen der Thrombozytenaggregation. Die zweite Phase der Aggregation ist auf die Freisetzung des endogenen ADP angewiesen. Diese Freisetzung wird durch verschiedene Substanzen, u. a. durch Kollagen, Thrombin, Epinephrin und Prostaglandine induziert. Eine Störung der Freisetzung kann prinzipiell zwei Ursachen haben: Entweder liegt ein primärer Defekt der Freisetzung vor, bei dem genügend ADP vorhanden ist. Im anderen Fall ist der ADP-Speicherpool quantitativ vermindert (ADP-Speicherungsdefekt = storage-pool disease). In beiden Fällen erfolgt keine oder nur eine mangelhafte Aggregation der Thrombozyten an die subendothelialen Strukturen.

Primäre Defekte der Freisetzung. Hierbei handelt es sich um eine ätiologisch heterogene Gruppe hereditärer und erworbener Störungen. Eine Gruppe von hereditären Erkrankungen ist dadurch gekennzeichnet, daß auf eine Induktion keine ADP-Freisetzung erfolgt. Diese Störung wurde auch als „Aspirin-ähnlicher Defekt" bezeichnet (s. unten). Bei einem dieser Patienten konnte kürzlich ein Oxygenase-Defekt nachgewiesen werden [36]. Bei anderen Patienten war wiederum die Verfügbarkeit von Plättchenfaktor 3 und die Retention der Thrombozyten gestört. Am häufigsten wird diese Funktionsstörung der Thrombozyten nach Einnahme von Aspirin beobachtet. Über die Pathomechanismen ist folgendes bekannt (Abb. IX.A.2): Acetylsalicylsäure hemmt wahrscheinlich eine Oxygenase, die in jene oxidativen Stoffwechselreaktionen eingreift, die zur Freisetzungsreaktion I führen. Weiterhin wird die Zentralisation der Granula verzögert, der ATP-Verbrauch ist herabgesetzt und es werden keine Prostaglandine synthetisiert.

ADP-Speicherungsdefekt. Bei diesem Syndrom (storage pool disease) scheint die gesamte Speicherfunktion der dichten Granula gestört zu sein. Nicht nur das ADP fehlt, sondern auch das ATP ist erniedrigt und gleichzeitig besteht ein Mangel an Serotonin und Calcium. Außerdem ist die Zahl der dichten Granula vermindert. Ein ADP-Speicherungsdefekt wurde auch im Zusammenhang mit dem Hermansky-Pudlak-Syndrom, dem Wiskott-Aldrich-Syndrom und der Thrombozytopenie mit Radiusaplasie beschrieben. Daneben scheinen zusätzliche Freisetzungsdefekte zu bestehen, wie z. B. die Freisetzung von Plättchenfaktor 4 oder die Kollagen-induzierte Freisetzung von Serotonin sowie eine Störung der Kollagen-induzierten Synthese von Prostaglandinen. Während die Quantität und Qualität der Bestandteile der α-Granula normal sind, kann die Freisetzung der sauren Hydrolasen gestört sein. Wahrscheinlich liegt dem Speicherungsdefekt ein ätiologisch heterogenes Syndrom zugrunde, das sich zukünftig in einzelne definierte Krankheitsbilder auflösen wird (Übersicht bei Hardisty [25, 26] und Weiss [66]).

Klinik der Defekte der zweiten Phase der Aggregation

Klinische Symptome. Die Erstsymptome der Erkrankungen können sich in früher Kindheit oder Jugend manifestieren. Bei einer Reihe von Patienten wurden Blutungskomplikationen jedoch auch erst in fortgeschrittenem Lebensalter beobachtet. Charakteristisch ist die Neigung zu diffusen Haut- und Schleimhautblutungen sowie Nachblutungen nach Traumatisierung. Bei Frauen sind Menorrhagien häufig. Die Blutungsneigung besteht lebenslang und kann erheblichen Krankheitswert haben, nimmt jedoch selten lebensbedrohliches Ausmaß an.

Hämatologische Kriterien und andere Laborbefunde. Alle Funktionsuntersuchungen der plasmatischen Blutgerinnung und Fibrinolyse ergeben Normalbefunde. Die Thrombozytenzahl ist nicht erniedrigt. Lichtmikroskopisch ist die Thrombozytenmorphologie unauffällig. Die Blutungszeit ist regelmäßig verlängert. Charakteristisch ist die vollständige Hemmung oder starke Verminderung der Aggregationsfähigkeit der Thrombozyten in vitro nach Kollagenzusatz. Nach ADP-Zusatz zu Thrombozyten in vitro kommt es zunächst zu einer normalen Aggregation, danach erfolgt jedoch eine rasche Desaggregation. Die zweite Phase der ADP-induzierten Thrombozytenaggregation mit der Ausbildung irreversibler Aggregate, die bei Normalthrombozyten durch die Freisetzung von endogenem ADP ausgelöst wird, fehlt. Die Ristozetin-induzierte Thrombozytenaggregation ist normal. Retentionsteste fallen beim ADP-Speicherungsdefekt regelmäßig pathologisch aus, sie können bei der ADP-Freisetzungshemmung normal sein.

Differentialdiagnose. Durch die normale Ristozetin-induzierte Thrombozytenaggregation ist das Krankheitsbild vom von Willebrand-Jürgens-Syndrom und dem Bernard-Soulier-Syndrom abgrenzbar. Schwierigkeiten ergeben sich mit den üblichen Laboratoriumsuntersuchungen bei der Unterscheidung zur Thrombasthenie Glanzmann-Naegeli. Hilfreich ist die quantitative Bestimmung der ADP-Freisetzung nach Stimulation. Primäre Störungen der Freisetzung und Speicherungsdefekte können durch Inkubation der Thrombozyten mit ^{3}H- oder ^{14}C-Adenin differenziert werden. Beim ADP-Speicherungsdefekt kommt es zu keinem Einbau von Radioaktivität in den ADP-/ATP-Pool der dichten Granula.

Therapie und Prognose. Eine kausale Behandlung der Erkrankungen ist nicht bekannt. Bei schweren Blutungen bzw. bei notwendigen operativen Eingriffen ist eine Substitution mit Thrombozytenkonzentraten erforderlich. Nach den bisherigen Erfahrungen führt das Krankheitsbild nicht zu einer Verkürzung der Lebenserwartung, es kann jedoch zu einer erheblichen Beeinträchtigung der Lebensqualität beitragen.

Störung der Plättchenfaktor 3-Freisetzung

Dieses Syndrom ist in seiner Bedeutung weder hinsichtlich der pathogenetischen Zusammenhänge noch hinsichtlich der klinischen Relevanz geklärt. Der Plättchenfaktor 3 ist für den Ablauf der plasmatischen Blutgerinnung im Intrinsic-System erforderlich. Die Tatsache, daß die meisten beschriebenen Patienten eine verlängerte Blutungszeit haben, spricht dafür, daß der Defekt nicht allein Ursache der Hämostasestörung sein kann, da ein plasmatischer Gerinnungsdefekt in der Regel nicht mit einer Verlängerung der Blutungszeit einhergeht. Andererseits ist die herabgesetzte Verfügbarkeit des Plättchenfaktors 3 auch ohne zusätzliche Thrombozytenfunktionsdefekte im Sinne einer Aggregationsstörung beschrieben worden, so z. B. bei Patienten mit Glucose-6-Phosphatdehydrogenase-Mangel in Erythrozyten und Thrombozyten. Bei einigen dieser Patienten war wiederum die Adhäsion defekt, doch die Blutungszeiten völlig normal.

Funktionsstörungen bei verschiedenen hereditären Erkrankungen

Wechselnde und häufig unterschiedliche Thrombozytenfunktionsdefekte wurden bei der May-Hegglin-Anomalie, dem Chediak-Higashi-Syndrom und dem Down-Syndrom sowie bei der kongenitalen Afibrinogenämie, der Osteogenesis imperfecta, dem Ehlers-Danlos-Syndrom und dem Hermansky-Pudlak-Syndrom beschrieben (Übersicht bei Hardisty [25, 26] und Strauss [61]). Die Kombinationen mit dem ADP-Speicherungsdefekt wurden bereits erwähnt.

Auch die Glykogenspeicherkrankheit kann mit einer hämorrhagischen Diathese einhergehen. Beim Typ von Gierke konnte in den Thrombozyten ein vermehrter Glykogengehalt und eine starke Verminderung der Glucose-6-Phosphatase-Aktivität nachgewiesen werden. Bei einem anderen Glykogenosetyp wurde in den Thrombozyten, ebenso wie in anderen Organ- und Blutzellen, bei vermehrtem Glykogengehalt eine verminderte Phosphorylase-Aktivität gefunden. Eine thrombozytär bedingte hämorrhagische Diathese bei diesen seltenen Krankheitsbildern läßt einen Zusammenhang zwischen gestörtem Thrombozytenstoffwechsel und Plättchenfunktionsdefekt vermuten.

Erworbene Defekte der Funktion

Bei den erworbenen Thrombozytopathien gibt es verschiedene Formen, die mit und ohne die Symptome einer hämorrhagischen Diathese einhergehen können. Sie treten auf bei verschiedenen Organkrankheiten. Gut untersucht sind die durch Medikamente induzierten Formen. Neue Anregungen sind durch die Untersuchungen über erworbene Speicherungsdefekte zu erwarten [68]. Der Mangel an Vitamin E scheint eine erhöhte Aggregierbarkeit der Thrombozyten ohne klinische Symptome zu verursachen. Der Defekt ist unter Vitamin E-Gabe reversibel [34a]. Die Befunde bedürfen der Bestätigung.

Thrombozytopathien bei verschiedenen Grundkrankheiten

Urämie. Der funktionelle Thrombozytendefekt bei Patienten mit chronischer Niereninsuffizienz, der durchaus klinische Relevanz hat, ist durch Hämodialyse oder Peritonealdialyse reversibel [53, 64]. Es ist bisher nicht geklärt, zu welchem Zeitpunkt und in welcher Form welche Noxe die Thrombozyten schädigt. Harnstoff verzögert konzentrationsabhängig die ADP-induzierte zweite Phase der Plättchenaggregation. Die in vitro hierzu erforderlichen Harnstoffkonzentrationen werden in vivo jedoch nicht annähernd erreicht. Eine gewisse Bedeutung in diesem Zusammenhang wird der Guanidinbernsteinsäure zugemessen. Diese Substanz ist ein äußerst wirksamer Thrombozytenaggregationshemmer. Sie inhibiert unter anderem auch die ADP-induzierte Plättchenfaktor 3-Freisetzung.

Myeloproliferative Erkrankungen. Patienten mit myeloproliferativen Erkrankungen und Thrombozytose bzw. Thrombozythämie zeigen häufig eine hämorrhagische Diathese auf der Basis einer thrombozytären Hämostasestörung. Im Vordergrund stehen hierbei Defekte der Adhäsion und Aggregation. Es wird angenommen, daß es sich hierbei um den Ausdruck einer Defektproduktion der Thrombozyten im Knochenmark handelt.

Blutkrankheiten. Thrombozytenfunktionsstörungen werden bei einer Reihe pathogenetisch nicht zusammengehöriger Erkrankungen des Blutes beschrieben, so bei Patienten mit akuter Leukämie, Makroglobulinämie, chronischer lymphatischer Leukämie, perniziöser Anämie und aplastischer Anämie. Auch bei der idiopathischen Thrombozytopenie kann zusätzlich eine Thrombozytenfunktionsstörung bestehen. Insgesamt liegen entweder zu wenige oder sich so widersprechende Beobachtungen vor, daß die Beurteilung der pathogenetischen Zusammenhänge mit der Grundkrankheit spekulativ sind.

Hyperfibrinolyse. Fibrinogen-Fibrinspaltprodukte, die auch als Antipolymerasen oder als Antithrombin VI bezeichnet werden, haben neben ihrer Wirkung auf das Gerinnungssystem einen ausgeprägt inhibitorischen Effekt auf die Thrombozytenfunktionen. Sowohl die ADP- als auch die Kollagen-induzierte Thrombozytenaggregation wird durch sie nahezu vollständig blockiert. Vor großer praktischer Bedeutung ist diese Tatsache im Rahmen der fibrinolytischen Behandlung und bei den allerdings seltenen Formen endogener, stärkerer Hyperfibrinolysen.

Lebererkrankungen. Defekte der Thrombozytenadhäsion bei Leberzirrhose werden mit dem Aktivitätsverlust des Plättchenfaktors 3 in Verbindung gebracht. Auch die ADP- und Thrombin-induzierte Plättchenaggregation kann gestört sein. Vermutlich spielt der vermehrte Anfall von Fibrinogenabbauprodukten für die Auslösung der Thrombozytenfunktionsstörungen eine ausschlaggebende Rolle. Die plasmatische Gerinnung ist ebenfalls beträchtlich gestört.

Thrombozytopathien verursacht durch Medikamente

Bestimmte Pharmaka beeinflussen die Thrombozytenfunktion, ohne eine Thrombozytopenie zu induzieren. In neuerer Zeit haben insbesondere Substanzen eine Bedeutung erlangt, die die Plättchenaggregationsfähigkeit herabsetzen und auf diese Weise die hämostatische Thrombozytenfunktion beeinträchtigen (Übersicht bei [17, 28, 46, 52, 54]). Am bekanntesten ist der Effekt von Acetylsalicylsäure. Bei entsprechender Medikation wird eine Verlängerung der Blutungszeit durch Hemmung der Aggregation beobachtet (Abb. IX.A.3). Es genügt dabei eine einmalige Gabe, um die Thrombozyten für 3 bis 7 Tage zu schädigen. Ähnliche Effekte werden von einer Reihe anderer, vor allem antiphlogistisch wirksamer Substanzen, z.B. Indometacin und Phenylbutazon, ausgelöst. Die Wirkung dieser Substanzen auf die Thrombozyten hält nur wenige Stunden an. Schließlich interferieren auch Dextrane mit den Vorgängen bei der Plättchenaggregation, wobei insbesondere niedermolekulare Dextrane die Klebrigkeit herabsetzen, wahrscheinlich aufgrund physikochemischer Vorgänge, wobei elektrostatische Phänomene eine große Rolle spielen. Weitere Medikamente mit unterschiedlichem Wirkungsmechanismus auf die Funktion sind u. a. Nitrofurantoin, Dipyridamol, Phenothiazine, Carbenicillin, Phenobarbital und Carbocromen. Dagegen ist der Effekt von Dipropylessigsäure (Ergenyl) auf die Thrombozyten umstritten [34].

Praktische Konsequenz. Die genannten Medikamente, insbesondere die vielen Acetylsalicylsäure-haltigen Medikamente, sollten für Patienten mit Blutungsübeln verboten bzw. mit Vorbehalt gegeben werden. Das gilt auch für alle Patienten zum Zeitpunkt operativer Eingriffe. Übersichten über die Wirkung von Medikamenten auf die Thrombozytenfunktion finden sich bei Mills [42], Pochedly und Ente [52], Gallus und Hirsh [17] und Mustard und Packham [46].

Literatur

1. Abramson, N., Eisenberg, P. D., Aster, R. H.: Posttransfusion purpura: Immunologic aspects and therapy. New Engl. J. Med. **291**, 1163 (1974).
2. Addiego, J. E., Mentzer, W. C., Dallman, P. R.: Thrombocytosis in infants and children. J. Pediat. **85**, 805 (1974).
3. Allen, J. E., Valeri, R.: Prostaglandins in hematology. Arch. intern. Med. **133**, 86 (1974).
4. Ata, M., Fisher, O. D., Holman, C. A.: Inherited thrombocytopenia. Lancet **1965 I**, 119.
5. Böttcher, D., Hasler, K., Sutor, A. H., Mair, D.: Von Willebrand-Jürgens-Syndrom mit einer Variante des Faktor VIII-assoziierten Antigens. Blut **33**, 33 (1976).
6. Born, G. V. R.: Observations of the change in shape of blood platelets brought about by adenosine diphosphate. J. Physiol. (Lond.) **209**, 487 (1970).
7. Bowie, E. J. W., Fass, D. N., Olson, J. D., Owen, Ch. A.: The spectrum of von Willebrand's disease revisited. Proc. Mayo Clin. **51**, 35 (1976).
8. Breddin, K., Scharrer, J., Schepping, M.: Die Hemmung der Plättchenaggregation mit Azetylsalizylsäure. Experimentelle und klinische Ergebnisse. Münch. med. Wschr. **40**, 1284 (1971).
9. Burkhardt, R., Kronseder, A.: Megakaryozytäre Myelose-Ursache der „idiopathischen" Thrombozythämie. Fortschr. Med. **95**, 1261 (1977).
10. Caen, J.: Glanzmann's thrombasthenia. Clin. Haematol. **1**, 383 (1972).
11. Caen, J. P., Nurden, A. T., Jeanneou, C., Michl, H., Tobelen, G., Levy-Toledano, S., Sultan, Y., Valensi, F., Bernard, J.: Bernard-Soulier syndrome: A new platelet glycoprotein abnormality. Its relationship with platelet adhesion to subendothelium and with the factor VIII von Willebrand protein. J. Lab. clin. Med. **87**, 586 (1976).
12. Canales, M. L., Mauer, A. M.: Sex-linked hereditary thrombocytopenia as a variant of Wiskott-Aldrich Syndrome. New Engl. J. Med. **277**, 899 (1967).
13. Crosby, W. H.: Normal platelet numbers. Pulmonary-platelet interactions. Ser. Haematol. **8**, 89 (1976).
14. Davis, W. M., Mendez Ross, A. O.: Thrombocytosis and thrombocythemia: The laboratory and clinical significance of an elevated platelet count. Amer. J. clin. Path. **59**, 243 (1972).
15. Desforges, J. F., Bigelow, F. S., Chalmers, T. C.: The effect of massive gastrointestinal hemorrhage on hemostasis. I. The blood platelet, J. Lab. clin. Med. **43**, 501 (1974).
16. Ekert, H., Birkin, B. G.: Recent advances in haemophilia and von Willebrand's disease. Vox Sang. (Basel) **28**, 409 (1975).
17. Gallus, A. S., Hirsh, J.: Antithrombotic drugs: Part I u. Part II. Drugs **12**, 41 u. 132 (1976).
18. Gockerman, J. P., Shulman, N. R.: Isoantibody specificity in post-transfusion purpura. Blood **41**, 817 (1973).
19. Goldschmidt, B., Tonio, R.: Cyclic fluctuations in platelet count, megacaryocyte maturation and thrombopoetin activity in cyanotic congenital heart disease. Acta paediat. scand. **61**, 310 (1972).
20. Graham, D. Y., Brown, C. H., Benrey, J., Butel, J. S.: Thrombocytopenia. A complication of mumps. J. Amer. med. Ass. **227**, 1162 (1974).
21. Gralnick, H. R., Sultan, Y., Coller, B. S.: Von Willebrand's disease: Combined qualitative and quantitative abnormalities. New Engl. J. Med. **296**, 1024 (1977).
22. Gröttum, K. A., Solum, N. O.: Congenital thrombocytopenia with giant platelets: a defect in the platelet membrane. Brit. J. Haemat. **16**, 277 (1969).
23. Gross, R., Schneider, W.: Einführung in die Biochemie der menschlichen Blutplättchen. Med. Welt (Stuttg.) **23**, 519 (1972).
24. Hall, J. G., Levin, J., Kuhn, J. P., Ottenheimer, E. J., van Berkum, K. A. P., McKusick, V. A.: Thrombocytopenia with absent radius (TAR). Medicine (Baltimore) **48**, 411 (1969).
25. Hardisty, R. M.: Hereditary platelet disorders. Paediatrician **4**, 215 (1975).
26. Hardisty, R. M.: Disorders of the platelet function. Brit. med. Bull. **33**, 207 (1977).
27. Hiemeyer, V., Rasche, H., Diehl, K.: Hämorrhagische Diathesen. Stuttgart: Thieme 1972.
28. Holmsen, H.: Classification and possible mechanisms of action of some drugs that inhibit platelet aggregation. Ser. Haematol. **8**, 50 (1976).

29. Holmsen, H.: Biochemistry of the platelet release reaction. CIBA Foundation Symp. **35**, 175 (1975).
30. Hoyer, L. W.: Von Willebrand's disease. In: Progress in Hemostasis and Thrombosis (Spaet, T. H., Hrsg.) **3**, 231 (1976).
31. Jiji, R. M., Firozvi, T., Spurling, C. L.: Chronic idiopathic thrombocytopenic purpura. Treatment with steroid and splenectomy. Arch. intern. Med. **132**, 380 (1973).
32. Khalifa, A. S., Lusher, J. M., Cejka, J., Zuelzer, W. W.: Immunglobulins in idiopathic thrombocytopenic purpura in childhood. Acta haemat. (Basel) **56**, 205 (1976).
33. Kho, L. K., Markum, A. H.: Pure aplastic (amegakaryocytic) thrombocytopenic purpura. Ann. Paediat. **199**, 353 (1962).
34. Krause, K. H.: Thrombocytenwerte bei Erwachsenen mit Behandlung mit DPA (Ergenyl). Med. Welt (Stuttg.) **28**, 1098 (1977).
34a. Lake, A. M., Stuart, M. J., Oski, F. A.: Vitamin E deficiency and enhanced platelet function: Reversal following E supplementation. J. Pediat. **90**, 722 (1977).
35. Lightsey, A. L., McMillan, R., Koenig, H. M.: Childhood idiopathic thrombocytopenic purpura. Aggressive management of life-threatening complications. J. Amer. med. Ass. **232**, 734 (1975).
36. Malmsten, C., Hamberg, M., Svensson, J., Samuelsson, B.: Physiological role of an endoperoxide in human platelets: Hemostatic defect due to platelet cyclo-oxygenase deficiency. Proc. nat. Acad. Sci. (Wash.) **72**, 1446 (1975).
37. Matoth, Y., Zaizov, R., Frankel, J. J.: Minimal cerebral dysfunction in children with chronic thrombocytopenia. Pediatrics **47**, 698 (1971).
38. McDonald, T. P.: Assays for thrombopoietin. Scand. J. Haemat. **18**, 5 (1977).
39. McElfresh, A. E.: Idiopathic thrombocytopenic purpura — to treat or not to treat? J. Pediat. **87**, 160 (1975).
40. Mielke, C. H.: Platelets: The last hundred years. Ser. Haemat. **8**, 5 (1976).
41. Miescher, P. A., Nydegger, U.: Arzneimittelbedingte Thrombozytopenien. Blut **33**, 229 (1976).
42. Mills, D. C. B.: Drugs that affect platelet behaviour. Clin. Haematol. **1**, 295 (1972).
43. Morison, F. S., Mollison, P. L.: Post-transfusion purpura. New Engl. J. Med. **275**, 243 (1966).
44. Mueller-Eckhardt, C.: Idiopathic thrombocytopenic purpura (ITP): Clinical and immunlogic considerations. Sem. Thrombosis Hemostasis **3**, 125 (1977).
45. Murphy, S.: Hereditary thrombocytopenia. Clin. Haemat. **1**, 359 (1972).
46. Mustard, J. F., Packham, M. A.: Platelets, thrombosis and drugs. Drugs **9**, 19 (1975).
47. Nurden, A. T., Caen, J. P.: Specific roles for platelet surface glycoproteins in platelet function. Nature **255**, 720 (1975).
48. Nurden, A. T., Caen, J. P.: An abnormal platelet glycoprotein in three cases of Glanzmann's thrombasthenia. Brit. J. Haemat. **28**, 253 (1974).
49. Oelz, O.: Das Prostaglandin-Thromboxan-System (Editorial). Schweiz. med. Wschr. **107**, 753 (1977).
50. Özsoylen, S., Allahverdi, H., Laleli, Y., Pirnar, A.: Platelet survival in childhood idiopathic thrombocytopenic purpura in remission. J. Pediat. **89**, 388 (1976).
51. Paulus, J. M.: Multiple differentiation in megakaryocytes and platelets. Blood **29**, 407 (1967).
52. Pochedly, C., Ente, G.: Adverse hematologic effects of drugs. Pediat. Clin. N. Amer. **19**, 1095 (1972).
53. Rabiner, S. F.: Uremic Bleeding. In: Progress in Hemostasis and Thrombosis (Spaet, T. H., Hrsg.) **1**, 233 (1972).
54. Reuter, H.: Die Anwendung von Plättchenfunktionshemmern bei arteriellen Thrombosen. Z. allg. Med. **53**, 861 (1977).
55. Salzman, E. W.: Some basic mechanisms in platelet physiology. Ser. Haematol. **8**, 38 (1976).
56. Sartorius, J. A.: Should steroids be given in ITP of Childhood? — First results of a randomized cooperative study. Vortrag V. Meeting of the European Society for Paediatric Haematology and Immunology, Caesarea 1976.
57. Schulman, I., Perce, M., Lukens, A., Currimbhoy, Z.: Studies on thrombopoiesis I. A factor in normal human plasma required for platelet production; chronic thrombocytopenie due to it deficiency. Blood **16**, 943 (1960).
58. Schulz, H.: Thrombocyten und Thrombosen im elektronenmikroskopischen Bild. Berlin-Heidelberg-New York: Springer 1968.
59. Schumacher, K., Gross, R.: Immunsuppressive Therapie der Autoantikörperanämien und der idiopathischen thrombozytopenischen Purpura. Mschr. Kinderheilk. **120**, 219 (1972).
60. Schreiner, D. P., Levin, J.: Detection of thrombopoietic activity in plasma by stimulation of suppressed thrombopoiesis. J. clin. Invest. **49**, 1709 (1970).
61. Strauss, H. S.: Diagnosis and treatment of inherited bleeding disorders. Pediat. Clin. N. Amer. **19**, 1009 (1972).
62. Stuart, M. J., Holmsen, H.: Hydrogen peroxide, an inhibitor of platelet function: Effect on adenine nucleotide metabolism, and the release reaction. Amer. J. Hematol. **2**, 53 (1977).
63. Stuart, M. J., Murphy, S., Oski, F. A.: A simple nonradioisotope technic for the determination of platelet life-span. New Engl. J. Med. **292**, 1310 (1975).
64. Tartaglia, A. P., Burkart, P. T.: Thrombotic thrombocytopenic purpura. Remission following hemodialysis. J. Amer. med. Ass. **218**, 999 (1971).
65. Voss, D.: Therapie der Thrombopenien. Tägl. Prax. **6**, 233 (1965).

66. Weiss, H.J.: Platelet physiology and abnormalities of platelet function (two parts). New Engl. J. Med. **293**, 531 u. 580 (1975).
67. Weiss, H.J., Hoyer, L.W., Rickles, F.R.: Quantitative assay of a plasma factor deficient in von Willebrand's disease that is necessary for platelet aggregation: Relationship to factor VIII procoagulant activity and antigen content. J. clin. Invest. **52**, 2708 (1973).
68. Zahavi, J.: Acquired „storage pool disease" of platelets. Thrombos. hemostas. **35**, 501 (1976).
69. Zuelzer, W.W., Lusher, J.M.: Childhood idiopathic thrombocytopenic purpura. To treat or not to treat. Amer. J. Dis. Child. **131**, 360 (1977).

Kapitel IX
Die Hämostase

B. Das plasmatische Gerinnungs- und Fibrinolysesystem

1. Zielsetzung und Definition des Systems *437*
  Teste zur Bewertung des Systems *438*

2. Physiologie der Blutgerinnung *440*
  2.1. Theorien über die Funktionen 440
    Theorie des Intrinsic-Extrinsic-Systems *440*
    Theorie der autokatalytischen Prothrombinaktivierung *441*

  2.2. Die Blutgerinnungsfaktoren 441
  2.3. Ablauf der Blutgerinnung und die Beziehungen zu den anderen Enzymsystemen 445
    Kontaktphase *445*
    Fibrinbildung und Fibrinstabilisierung *445*
    Gerinnungsähnliche Mechanismen und Parakoagulation *446*

  2.4. Regulation und Inaktivierung der Blutgerinnung 446
    Blutstrom und Organe *446*
    Inhibitoren *446*

3. Physiologie der Fibrinolyse *447*
  3.1. Definition und Funktionsprinzip 447
  3.2. Theorien über die Funktionen 448
    Fibrinolysefaktoren *448*
    Fibrinolyseaktivatoren *448*
    Fibrinolyseinhibitoren *449*

  3.3. Ablauf der Fibrinolyse 449
    Thrombolyse *449*
    Proteolytische Abbauprodukte von Fibrinogen und Fibrin *450*

Literatur *450*

4. Pathologie der Funktion und Regulation *452*
  Grundlagen *452*
  Klassifizierung *452*

  4.1. Hereditäre Defekt- oder Produktionskoagulopathien 453
    4.1.1. Defekte des Intrinsic-Systems der Blutgerinnung *453*
    Die Hämophilien *453*
      Ätiologie und Pathogenese der Hämophilie A *453*
      Ätiologie der Hämophilie B *455*
      Erbbiologische Fragen *455*
      Erfassung der Konduktorinnen *456*
      Klinik der Hämophilie A und der Hämophilie B *456*
      Hämatologische Kriterien und Diagnostik *458*
      Differentialdiagnose *459*
      Soziale und soziologische Situation *459*
      Betreuung hämophiler Patienten *459*

Therapie der Blutungen *460*
  Kleinere Verletzungen *460*
  Nasenbluten *460*
  Hämaturie *460*
Substitutionsbehandlung *460*
Präparationen, Präparate *460*
Andere Medikamente und Maßnahmen *461*
Komplikationen der Substitutionstherapie *462*
Hemmkörperhämophilie *463*
4.1.2. Defekte der Kontaktphase der Blutgerinnung *463*
  Faktor XI-Mangel *463*
  Faktor XII-Mangel *463*
  Fletcher-Faktor-, Fitzgerald-Faktor-, Williams-Faktor- und Flaujeac-Faktor-Mangel *464*
4.1.3. Defekte des Extrinsic-Systems der Blutgerinnung *464*
  Faktor VII-Mangel *464*
4.1.4. Defekte des Intrinsic- und Extrinsic-Systems der Blutgerinnung *465*
  Faktor X-Mangel *465*
  Faktor V-Mangel *465*
  Faktor II-Mangel *465*
  Kombinierte Faktorendefekte *466*
4.1.5. Defekte des Fibrinogens und der Stabilisierung von Fibrin *466*
  Faktor I-Mangel (Afibrinogenämie und Hypofibrinogenämie) *466*
  Dysfibrinogenämie *466*
  Faktor XIII-Mangel *467*
4.1.6. Defekte der Inhibitoren der Blutgerinnung *467*
  Antithrombin III-Mangel *467*

4.2. Erworbene Defekt- oder Produktionskoagulopathien 468
  4.2.1. Gerinnungsstörungen bei hepatozellulären Erkrankungen 468
  4.2.2. Gerinnungsstörungen bei Vitamin K-Mangel 469
  4.2.3. Gerinnungsstörungen bei Paraproteinämien 469
4.2.4. Thrombophilie bei Antithrombin III-Mangel 470
4.2.5. Faktor X-Mangel bei Amyloidose und akuter Leukämie 470

4.3. Immunkoagulopathien. Erworbene Inhibitoren der Blutgerinnung 470
  Faktor VIII-Inhibitoren *471*
  Faktor IX-Inhibitoren *471*
  Faktor V-Inhibitoren *471*
  Inhibitoren der Fibrinstabilisierung *471*
  Inhibitoren bei Lupus erythematodes disseminatus
  (Lupus-Antikoagulans) *472*

4.4. Verbrauchskoagulopathie. Die disseminierte intravasale Gerinnung 472
  Hämatologische Kriterien *475*
    Laborbefunde *476*
    Therapie *477*

Literatur *479*

1. Zielsetzung und Definition des Systems

Die Intaktheit der Gefäßwandendothelien garantiert unter sonst normalen Bedingungen die Inaktivität der plasmatischen Gerinnungsfaktoren. Bei Inanspruchnahme des Systems ist das Ziel die Fibrinbildung, die über einen komplizierten Mechanismus abhängiger Reaktionen abläuft. Aktivatoren und Hemmfaktoren sorgen für die Ausgewogenheit der Reaktionsabläufe. Fibrin wird da, wo es nicht mehr benötigt wird, durch Enzyme aufgelöst (Fibrinolyse). Dieser Prozeß ist ebenso sinnvoll, wie der der Fibrinbildung. Die Hypothese von der Existenz eines labilen Gleichgewichts zwischen Fibrinbildung und Fibrinolyse in vivo unter Normalbedingungen [4] mit einem ständigen Umsatz der beteiligten plasmatischen Faktoren konnte bisher weder bestätigt noch widerlegt werden.

Nomenklatur
Die Vielzahl der Reaktionen und Faktoren hat zu einer verwirrenden Nomenklatur geführt. Diese, wie auch die oft komplizierte Darstellung der Zusammenhänge bietet für den Nichtspezialisten oft keinen Anreiz zum Versuch einer Bewältigung. Diese Unzulänglichkeiten auszugleichen, war mitbestimmend für die thematische Abfassung dieses Kapitels.

Systeme und Faktoren
Das Ziel der Gesamtheit der plasmatischen Gerinnungsabläufe wird über zwei Systeme erreicht (Abb. IX.B.1), die sich aus abhängigen Teilreaktionen zusammensetzen:

Das Intrinsic-System. Hierunter versteht man jene Reaktionsfolge der Gerinnung, die auf der Interaktion von Substanzen und Faktoren beruht, die im zirkulierenden Blut bereits vorhanden sind. Dieses System kann in blutzellfreiem Plasma durch Kontakt mit fremden Oberflächen (z. B. Glas) aktiviert werden. Im Organismus wird die Aktivierung durch Kontakt mit Kollagen und nicht definierten Gewebsstrukturen ausgelöst. Der gesamte Ablauf wird auch als Kaskade bezeichnet.

Das Extrinsic-System. Dies ist jener Teil der plasmatischen Gerinnung, der bei Kontakt des Blutes mit Substanzen verletzter Gewebe unter Mitwirkung von Calcium aktiviert wird. Der Aktivator ist ein Gewebefaktor (Gewebsthromboplastin).

Blutgerinnungsfaktoren. Mit Ausnahme von Calcium handelt es sich um Proteine, die Proenzymbzw. Enzymcharakter haben oder die Aufgabe als Substrat erfüllen. Zur Benennung werden römische Zahlen verwendet, während für die Faktoren der Thrombozyten arabische Zahlen üblich sind. Die fortlaufende Numerierung gibt die Sequenz ihrer Entdeckung, nicht die der Reaktionsabläufe an. Der Zusatz des kleinen Buchstaben

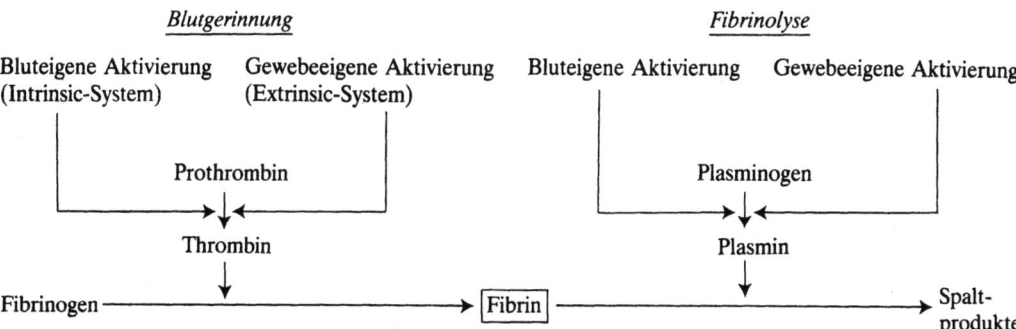

Abb. IX.B.1. Schematische Darstellung der Aktivierung von Blutgerinnung und Fibrinolyse

Tabelle IX.B.1. Material für Blutgerinnungsanalysen.
Vergleiche dazu Tabelle IX.B.2

Nativblut (durch Venenpunktion entnommen)
  a) Thrombelastographie
  b) Spontanblutgerinnungszeit (Lee-White)
  c) Clot observation-Test

Zitratblut (9 Teile Nativblut + 1 Teil 0,1 molare =
3,8%ige Na-Zitrat-Lösung)
  a) Rekalzifizierungszeit (Howell)
  b) Heparintoleranztest

Zitratplasma (aus Zitratblut durch Zentrifugation)
  a) PTT, TPZ, PTZ, Euglobulin-Lysezeit
  b) Fibrinogen
  c) Biologische Aktivität II, V, VII–XII
  d) Faktor VIII-assoziiertes Antigen
  e) Faktor XIII
  f) Äthanol-Test
  g) Fibrinolysefaktoren

Serum (aus Nativblut unter Zusatz von Thrombin und
polyvalenten Proteinaseinhibitoren)
Immunologischer Nachweis von Fibrinogen/
Fibrin-Spaltprodukten

„a" charakterisiert den Faktor als in aktivierter Form vorliegend. Zur weiteren Nomenklatur s. Abschnitt 2.2 dieses Kapitels.

Das fibrinolytische Enzymsystem. Dieses weist im Prinzip ähnliche Aktivierungswege wie das Blutgerinnungssystem auf. Auch hier kann die Plasminogen-Plasmin-Umwandlung über gewebeeigene und bluteigene Faktoren erfolgen (Abb. IX.B.1). Allerdings sind im Fibrinolysesystem bisher nur wenige beteiligte Faktoren bekannt geworden und über ihre Interaktion sind die Kenntnisse geringer als im Gerinnungssystem.

Teste zur Bewertung des Systems

Blutgerinnungs- bzw. Fibrinolyseuntersuchungen können an Nativblut, Zitratblut bzw. Zitratplasma oder Serum durchgeführt werden (Übersicht Tabelle IX.B.1). Ziel der heute kaum noch gebräuchlichen *Globalmethoden* der plasmatischen Gerinnung ist es, Störungen in der Gesamtgerinnungskinetik des Blutes aufzudecken. Hierbei wird kein Wert auf eine genauere Analyse oder

Tabelle IX.B.2. Aufstellung wesentlicher Teste zur Erfassung von Störungen des plasmatischen Blutgerinnungs- und Fibrinolysesystems (s. Tabelle IX.A.1)

Teste, Normalwerte, Maßeinheiten	Kommentar
A. Globalteste	
Thrombelastographie (TEG)	Methodisch zwar aufwendiges, jedoch bewährtes Verfahren
Nativblutgerinnungszeit (Lee-White) 6–12 (–16) min Rekalzifizierungszeit (Howell) 80–150 sec Heparintoleranz-Test 240–360 sec Prothrombinverbrauchs-Test Restprothrombin im Serum < 10% des im Plasma nachweisbaren Prothrombins	Diese Verfahren hatten eine große Bedeutung in der Zeit, als die heute gebräuchlichen Testreagentien zur Gerinnungsdiagnostik noch nicht zur Verfügung standen. Sie sind relativ unempfindlich und ermöglichen keine differenzierte Aussage z. B. über die Lokalisation eines Defektes im Intrinsic- oder Extrinsic-System bzw. bei gesteigerter Fibrinolyse
B. Gruppen- bzw. Suchteste unter Verwendung handelsüblicher Testreagentien	Diese Methoden stellen die Grundlage für eine gezielte und differenzierte moderne Gerinnungsdiagnostik dar
Euglobulin-Lysezeit 3–6 Stunden	Test zur Erfassung einer systemischen Hyperfibrinolyse. Methodisch und zeitmäßig aufwendig. Zahlreiche Probleme der Standardisierung. Heute kaum noch gebräuchlich
Thromboplastinzeit [TPZ] (Quick-Wert) 75–110% der Norm	Standardmethode zur Erfassung von Störungen des Extrinsic-Systems der plasmatischen Blutgerinnung. Fehlerquellen: Anwesenheit von Heparin oder Antipolymerasen (Fibrinspaltprodukte) im Untersuchungsmaterial, Dysfibrinogenämien, Fibrinogenerniedrigung

Zielsetzung und Definition des Systems

Tabelle IX.B.2. (Fortsetzung)

Teste, Normalwerte, Maßeinheiten	Kommentar
Partialthromboplastinzeit (PTT) 35–50 sec	Standardmethode zur Erfassung von Störungen des Intrinsic-Systems der plasmatischen Blutgerinnung. Fehlerquellen wie bei der Thromboplastinzeit
Thrombinzeit (PTZ) 10–20 sec	Standardtest zur Erfassung von Sofortinhibitoren des Thrombins vom Typ der Heparine bzw. Antipolymerasen (Fibrinspaltprodukte). Verlängerung außerdem bei Dysfibrinogenämien
Thrombo-Test (Owren) 75–125% der Norm	Erfaßt im Gegensatz zur Thromboplastinzeit (Quick) auch die Aktivität des Blutgerinnungsfaktors IX und wird deshalb von einigen Autoren zur Überwachung der Therapie mit oralen Antikoagulantien bevorzugt
Normotest bzw. Hepatoquick 80–120% der Norm	Die Laborreagentien sind mit Fibrinogen und Faktor V angereichert, so daß die Methode lediglich auf die Faktoren II, VII und X reagiert
Reptilasezeit 18–20 sec	Standardtest zur Differenzierung zwischen Heparinwirkung oder Wirkung von Fibrinogenspaltprodukten bei verlängerter Thrombinzeit. Pathologisch bei Dysfibrinogenämien
Thrombinkoagulasezeit 18–22 sec	Verlängerungen wie bei Reptilasezeit
C. Bestimmung der biologischen Aktivität einzelner plasmatischer Gerinnungs- und Fibrinolysefaktoren. Quantifizierung über Eichkurven Fibrinogen 200–400 mg/% Faktoren II, V, VII–XIII 60–140% der Norm Antithrombin III 80–110% der Norm Plasminogen 75–125% der Norm	Diese Bestimmungen werden in der Regel nur durchgeführt, wenn ein Verdacht auf eine kongenitale hämorrhagische Diathese (z.B. Faktor VIII-Bestimmung bei Hämophilie A) oder andere Erkrankungen mit isolierter Aktivitätsminderung einzelner Gerinnungsfaktoren (z.B. Antithrombin III-Mangel bei thrombophiler Diathese), besteht

Methodisch wird in standardisierten Testsystemen die Fibrinogen-Fibrinumwandlungszeit bzw. die Auflösung definierter Testgerinnsel bestimmt. In neuerer Zeit kommen auch chromogene Substrate für Thrombin und Plasmin und ihre photometrische Bestimmung zur Anwendung |
D. Bestimmung von Intermediärprodukten von Gerinnung und Fibrinolyse Äthanol-Test	Relativ unempfindlicher und störanfälliger, jedoch für die Klinik bisher einzig praktikabler Test zur Erfassung von Fibrinmonomeren bzw. löslichen Fibrinmonomer-Fibrinogen-Komplexen bei akzelerierter bzw. disseminierter intravasaler Gerinnung
Bestimmung von Fibrinogen/Fibrin-Spaltprodukten 0–8 mg/μl	Standard-Test zur Erfassung einer generalisierten bzw. lokalisierten Erhöhung der fibrinolytischen Aktivität, z.B. reaktive Hyperfibrinolyse bei disseminierter intravasaler Gerinnung
E. Immunologische Techniken Quantifizierung von Fibrinogen/Fibrinspaltprodukten	(siehe oben)
Faktor VIII-assoziiertes Antigen 75–115% der Norm	Standardmethode in der Diagnostik von Hämophilie A-Patienten, Konduktorinnen der Hämophilie A und bei Patienten mit v. Willebrand-Jürgens-Syndrom
Plasminogen 15–28 mg/%	Zeitaufwendiges Verfahren, das auch für eine gehobene klinische Routinediagnostik in der Regel nicht erforderlich ist
Fibrinogen 200–400 mg/%	Die immunologische Fibrinogenbestimmung kann bei der Abklärung der extrem seltenen Fälle von Dysfibrinogenämie von Wert sein

Lokalisation eines evtl. Defektes im Intrinsic- oder Extrinsic-System gelegt. Mit *Gruppen- bzw. Suchtests* ist dagegen die Zuordnung einer Gerinnungsstörung durch Veränderungen im Extrinsic-System (Thromboplastinzeit) oder Intrinsic-System (Partialthromboplastinzeit), durch Erhöhung der Antithrombinaktivitäten (Thrombinzeit) und durch Steigerung der fibrinolytischen Aktivität (Euglobulinlysezeit) möglich. Es handelt sich ausschließlich um biologische Testverfahren, deren Meßgrößen durch Störfaktoren erheblich beeinflußt werden können (Tabelle IX.B.2).

Die *quantitative Bestimmung der biologischen Aktivität* einzelner Blutgerinnungsfaktoren erfolgt in der Regel unter Verwendung handelsüblicher Testreagentien in standardisierten Testsystemen, erfordert jedoch eine ausreichende technische Erfahrung, so daß die Durchführung in der Regel Spezialaboratorien vorbehalten bleibt. Das gilt auch für die quantitative Bestimmung von Faktoren des Fibrinolysesystems. Neue Verfahren unter Verwendung von chromogenen Substraten zur Messung von Thrombin und Plasmin befinden sich zur Zeit in Erprobung.

Immunologische Verfahren haben sich in der Gerinnungsdiagnostik insbesondere zur Quantifizierung des Faktor VIII-assoziierten Antigens und der Fibrinogen/Fibrin-Spaltprodukte bewährt.

In Tabelle IX.B.2 sind die heute gebräuchlichen Methoden tabellarisch zusammengefaßt. Übersichten mit technischen Einzelheiten finden sich u. a. bei Bang et al. (1971), Hiemeyer et al. (1972), Barthels und Poliwoda (1975) sowie Davidson et al. (1976).

2. Physiologie der Blutgerinnung

2.1. Theorien über die Funktionen

Theorie des Intrinsic-Extrinsic-Systems

Nach dem derzeitigen Kenntnisstand, der fortlaufend ergänzt wird, sind für die Blutgerinnung zwei Aktivierungsmechanismen von Bedeutung (Abb. IX.B.2): Das *Intrinsic-System* beginnt mit der Aktivierung des Hageman-Faktors (Blutgerinnungsfaktor XII) unter Beteiligung weiterer bisher nicht näher definierter Faktoren (Fletcher-Faktor, Fitzgerald-Faktor, Williams-Faktor, Flaujeac-Faktor) durch Kontakt des Blutes mit Fremdoberflächen, z. B. mit Kollagen und anderen Substanzen verletzter Gefäße (Kontaktphase).

Das *Extrinsic-System* wird durch die Komplexbildung eines Gewebefaktors (Gewebethrombopla-

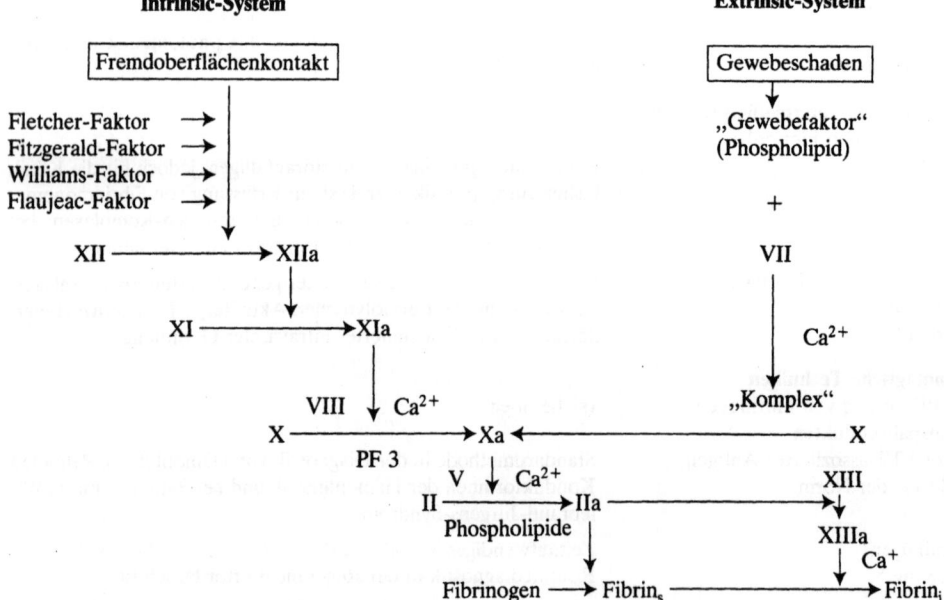

Abb. IX.B.2. Schematische Darstellung des plasmatischen Blutgerinnungssystems. Abkürzungen: a = Aktivierte Gerinnungsfaktoren; Fibrin$_s$ = Harnstofflösliches Fibrin; Fibrin$_i$ = Stabilisiertes harnstoffunlösliches Fibrin; PF 3 = Thrombozytenfaktor 3 (vgl. hierzu auch Abb. IX.B.1)

stin), der auch in der Gefäßwand lokalisiert ist, mit dem Blutgerinnungsfaktor VII aktiviert. Beide Systeme resultieren in der Prothrombin-Thrombin-Aktivierung, die letztlich zur Fibrinbildung führt (Übersichten [20, 41]).

Die Katalyse der Prothrombin-Thrombin-Umwandlung erfolgt durch die „Prothrombinase" (Lipoprotein mit Enzymwirkung), die aus dem aktivierten Faktor X (= Xa), Faktor V, Calcium und einem Phospholipid gebildet wird. Der Faktor X steht somit im Mittelpunkt der Abläufe der plasmatischen Gerinnung (Abb. IX.B.2).

Prinzip der Reaktionsfolge. Im Normalzustand erfolgt nur eine äußerst geringfügige intravaskuläre Fibrinbildung. Die Gefäßwandendothelien stellen eine so dichte Barriere dar, daß eine Interaktion zwischen den prokoagulatorischen Substanzen der Gefäßwand bzw. des umliegenden Gewebes und den plasmatischen Blutgerinnungsfaktoren verhindert wird.

Ein Charakteristikum der Blutgerinnung ist die schrittweise Aktivierung einer Reihe von Proenzymen (Serinproteasen, z.B. Faktor XIa, Xa) und daraus resultierender entsprechender Enzym-Substrat-Reaktionen. Daneben wird ein anderes nicht-enzymatisches Funktionsprinzip wirksam und zwar das der Komplexbildung. Die Vorstellungen über diese Abläufe beruhen auf in vitro-Beobachtungen: Nach Kontakt des Blutes mit Oberflächen kommt es zu einer Fibrinbildung durch das Intrinsic-System; die sichtbare Bildung eines Fibringerinnsels benötigt etwa 5–20 Minuten. Wenn kleine Mengen verschiedener Gewebsextrakte, insbesondere aus Lunge, Gehirn oder Plazenta, dem Blut in vitro zugefügt werden, erfolgt die Fibrinbildung dagegen innerhalb von 10–20 Sekunden. Diese eindrucksvolle Akzellerierung der Blutgerinnung wird durch ein Lipoprotein des Gewebes (Gewebefaktor oder Gewebethromboplastin) unter Einschaltung des Extrinsic-Systems induziert. Diese Reaktionsfolge wurde als „Enzymkaskade" [37] bzw. „Wasserfallsequenz" [15] bezeichnet.

Aus in vitro-Beobachtungen ließe sich folgern, daß bei Ausfall oder verzögertem Ablauf eines der beiden Systeme, das andere noch eine ausreichende Blutstillung in vivo gewährleisten könnte. Beobachtungen an Patienten, bei denen eine Störung in nur einem System vorliegt (z.B. Störung des Intrinsic-Systems bei Hämophilie), zeigen jedoch, daß die in vitro-Befunde nicht ohne weiteres auf die in vivo-Verhältnisse übertragbar sind. Offensichtlich hängt die normale Blutstillung und die Blutgerinnung von der Unversehrtheit beider Systeme ab. Außerdem muß angenommen werden, daß weitere bisher noch nicht bekannte Interaktionen zwischen beiden Systemen bestehen.

Theorie der autokatalytischen Prothrombinaktivierung

Neben den bisher geschilderten Theorien, die weitgehend mit den klinisch zu beobachtenden Erscheinungen bei kongenitalem Faktorenmangel vereinbar sind, wird auch die Theorie der autokatalytischen Prothrombinaktivierung diskutiert. Diese basiert vorwiegend auf biochemischen Laboruntersuchungen mit gereinigten Gerinnungsfaktoren. Im Mittelpunkt steht hierbei eine Umwandlung des Prothrombins in verschiedene Enzyme. Dabei sind als Ausgangssubstanzen für die Prothrombinumwandlung lediglich das Prothrombin selbst, die Faktoren V und VIII sowie Phospholipide und Calciumionen erforderlich [50].

Die Faktoren VII, IX und X sind nach dieser Theorie Produkte, die erst im Verlaufe der autokatalytischen Prothrombinaktivierung entstehen; sie sind demnach keine selbständigen Blutgerinnungsfaktoren. Ein kongenitaler Mangel der biologischen Aktivitäten von Faktor VII, IX und X wird bei dieser Theorie mit einem strukturell defekten Prothrombinmolekül erklärt.

2.2. Die Blutgerinnungsfaktoren

Nomenklatur. Die Nomenklatur der Blutgerinnungsfaktoren ist vorwiegend historisch zu sehen. Eine Vielzahl von Bezeichnungen wurde benutzt und im Jahre 1959 waren für die bis dahin bekannten zehn Gerinnungsfaktoren 64 Synonyma gebräuchlich. Heute ist jeder Faktor durch eine römische Zahl gekennzeichnet. Die Kriterien der Identifizierung basieren auf der Trennung des entsprechenden Gerinnungsfaktors von anderen bekannten Gerinnungsfaktoren und möglichst auch nach physiko-chemischen Eigenschaften. Außerdem wird zur Identifizierung eine klinisch manifeste und labordiagnostisch nachweisbare hämorrhagische Diathese vorausgesetzt.

Besonderer Hinweis. Der Faktor IV ist identisch mit Calcium; der Faktor VI existiert nicht. Der Blutgerinnungsfaktor III entspricht einem Phospholipid, das in Zellmikrosomen vorkommt. Es ist identisch mit dem Gewebethromboplastin bzw. der Gewebethrombokinase, besitzt jedoch keine funktionelle und biochemische Identität mit dem Plättchenfaktor 3.

Bildungsorte. Die meisten der heute bekannten plasmatischen Blutgerinnungsfaktoren werden — soweit sie Proteincharakter haben — in der Leber synthetisiert (Faktoren I, II, VII, IX, X, XI, XII, XIII). Lediglich für die Faktoren V und VIII wird eine Bildung im retikuloendothelialen System angenommen.

Blutgerinnungsfaktor I (Fibrinogen)

Fibrinogen ist das Plasmaprotein (Glykoproteid), das durch Thrombin zur Gerinnung gebracht und in das unlösliche Fibrin übergeführt wird. Dabei spaltet das Thrombin von den Polypeptidketten des Fibrinogens zunächst die endständigen Fibrinopeptide A (von der α-Kette) und B (von der β-Kette) ab. Dadurch entstehen Fibrinomonomere, die dann spontan zu Polymeren aggregieren. Die Polymerisierung, d. h. der Prozeß der Fibrinstabilisierung, erfolgt unter Mitwirkung des Faktor XIII (vgl. Abb. IX.B.4). Fibrinogen hat ein Molekulargewicht von 340000; in der Elektrophorese wandert es mit den β-Globulinen. Seine Konzentration beträgt normalerweise 200–400 mg/100 ml Plasma. Die biologische Halbwertszeit liegt bei 3–4 Tagen. Fibrinogen wird während der Gerinnung verbraucht und ist im Serum nicht nachweisbar. Strukturell ist das Molekül aus drei verschiedenen Polypeptidketten aufgebaut, die in Paaren durch Disulfidbrücken kreuzweise miteinander verbunden sind. Zur Kennzeichnung benutzt man griechische Buchstaben: α-, β- und γ-Ketten. Von der γ-Kette ist kein Fibrinopeptid abspaltbar (s. oben). Die Aufklärung der molekularen Fibrinogenstruktur ist bisher noch nicht endgültig gelungen (Übersicht [39]).

Blutgerinnungsfaktor II (Prothrombin)

Prothrombin ist das Proenzym, welches nach seiner Aktivierung zu Thrombin (Faktor IIa) die Fibrinogen-Fibrin-Umwandlung einleitet. Die Synthese des einkettigen Glykoproteins mit einem Molekulargewicht von etwa 69000 [32, 52] erfolgt in der Leber unter Beteiligung von Vitamin K_1. Unter „Prethrombin" [34] bzw. „modifiziertem Zymogen" [33] werden biochemisch in vitro definierte Reaktionsprodukte von Prothrombin mit Faktor Xa und Thrombin verstanden. Die physiologische Relevanz dieser Intermediärprodukte der Prothrombin-Thrombin-Umwandlung ist nicht eindeutig geklärt [21].

In der Endphase der Synthese des Blutgerin-

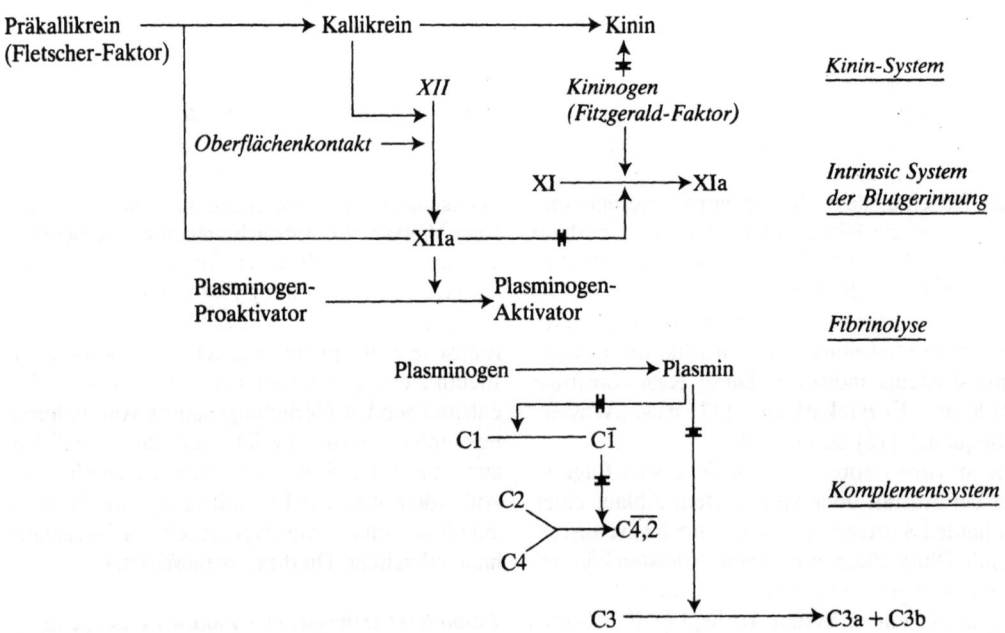

Abb. IX.B.3. Schematische Darstellungen der Beziehungen zwischen Kinin-System, Fibrinolyse und Komplementsystem in der Kontaktphase der Aktivierung des Intrinsic-Systems der Blutgerinnung (modifiziert nach Müller-Berghaus (1977) und Esnouf (1977)). Zeichenerklärung: ——⊬—— Hemmung durch C1-Inaktivator

nungsfaktors II erfolgen Carboxylierungsreaktionen, die Vitamin K-abhängig Glutaminsäurereste an das Molekül anschließen. Die Vitamin K_1-Wirkung ist durch Dicumarol und seine Derivate hemmbar [21, 47]. In Abwesenheit von Vitamin K_1 wird von Leberzellen das sog. PIVKA (*Pro*thrombin *I*nduced in *V*itamin *K A*bsence) synthetisiert, wobei es sich um ein biologisch inaktives Defektmolekül handelt, das jedoch immunologisch nicht von Prothrombin unterscheidbar ist. Das Prothrombin verhält sich elektrophoretisch wie ein α-Globulin. Die Plasmakonzentration wird mit 10–15 mg/100 ml angegeben. Prothrombin wird unter Normalbedingungen während der Gerinnung verbraucht und ist deshalb im Serum nur in Mengen unter 10% des Plasmawertes nachweisbar. Die biologische Halbwertszeit beträgt etwa 36–72 Stunden.

Blutgerinnungsfaktor III und Blutgerinnungsfaktor IV
Beide Bezeichnungen sind heute nicht mehr gebräuchlich. Sie wurden früher für das Thromboplastin bzw. die Gewebsthrombokinase (Faktor III) sowie für die Calciumionen (Faktor IV) benutzt.

Blutgerinnungsfaktor V (Proaccelerin, labiler Faktor, Ac-Globulin)
Faktor V ist zur Umwandlung von Prothrombin in Thrombin über das Extrinsic- und Intrinsic-System der Blutgerinnung erforderlich. Die Synthese erfolgt wahrscheinlich im retikuloendothelialen System der Leber. Das Molekulargewicht wird mit 200000 angegeben. Das Protein ist äußerst instabil und in seiner Struktur bisher nicht definiert [12]. Die Angaben für die Halbwertszeit schwanken zwischen 12 und 36 Stunden. Faktor V ist im Serum nicht nachweisbar.

Blutgerinnungsfaktor VI
Dieser Faktor wurde irrtümlich definiert. Es stellte sich heraus, daß er mit bekannten Gerinnungsfaktoren identisch ist.

Blutgerinnungsfaktor VII (Proconvertin, Autoprothrombin I)
Faktor VII wirkt als Akzelerator bei der Prothrombinaktivierung durch Gewebsthromboplastin. Er wird während des Gerinnungsvorganges nicht verbraucht und ist in Plasma und Serum nachweisbar. Die Synthese des Glykoproteins erfolgt in der Leber unter Mitwirkung von Vitamin K. Das Molekulargewicht des Faktors aus Plasma bzw. Serum wird mit 63000–50000 bzw. 48000 angegeben [23]. Er verhält sich elektrophoretisch wie ein β-Globulin. Die Serumkonzentration beträgt 8–16 µg/ml. Die biologische Halbwertszeit liegt zwischen 4–6 Stunden.

Blutgerinnungsfaktor VIII (antihämophiles Globulin A)
Der Faktor VIII nimmt an der Umwandlung von Prothrombin in Thrombin über das Intrinsic-System teil und bildet mit dem aktiven Faktor IX sowie Phospholipiden und Calciumionen einen aktiven Komplex, der zur Gerinnungsfaktor X-Aktivierung führt. Faktor VIII ist ein Aggregationskomplex aus zwei strukturell verschiedenen Proteinen (s. auch bei Hämophilie A und von Willebrand-Jürgens-Syndrom) mit drei unterschiedlichen Hauptaktivitäten. Die nachfolgend dargestellten Zusammenhänge (vgl. Abb. IX. B.7) haben zum Teil noch hypothetischen Charakter [19, 26]. Das kleinere Molekül (Molekulargewicht etwa 195000) ist das gerinnungsaktive Zentrum biologischer Faktor VIII-Aktivität und enthält als spezifische Hauptaktivität die antigenen Determinanten für homologe, die Gerinnungsaktivität neutralisierende, jedoch nicht präzipitierende Antikörper. Dieser Teil des Moleküls ist wahrscheinlich durch schwache elektrostatische Bindungen mit einem hochmolekularen Proteinkomplex (Molekulargewicht etwa 800000) verknüpft. Das Makromolekül besitzt zwei Hauptaktivitäten, einmal die antigenen Determinanten für heterologe, präzipitierende Antikörper (Faktor VIII-assoziiertes Antigen), zum anderen den von Willebrand-Faktor. Dieser Proteinanteil hat wiederum verschiedene Funktionsaktivitäten: Einerseits ist er notwendig für die Thrombozytenadhäsion, andererseits für die Ristozetininduzierte Aggregation (vgl. Abb. IX. A.5). Über die Teilfunktion bei der Korrektur der Blutungszeit bestehen Unklarheiten. Unter physiologischen Bedingungen korreliert die Gerinnungsaktivität mit der Konzentration des Faktor VIII-assoziierten Antigens (Quotient beider Werte: 0,9–1,1). Über den Syntheseort besteht noch keine Klarheit. Als Bildungsstätte kommt vorwiegend das retikuloendotheliale System in Betracht. Der Blutgerinnungsfaktor kann in der Milz gespeichert und bedarfsweise freigesetzt werden. Das Faktor VIII-assoziierte Antigen konnte in Zellkulturen menschlicher Endothelzellen nachgewiesen werden und es wurde auch aktiv in das Kulturmedium abgegeben. Die Freisetzung von Faktor VIII aus den Bildungs- oder/

und Speicherorten kann durch verschiedene Substanzen, z. B. Adrenalin und Vasopressin stimuliert werden (s. Hämophilie A-Therapie). Die biologische Aktivität wird während des Gerinnungsvorganges verbraucht und ist im Serum nicht nachweisbar. Die biologische Halbwertszeit liegt zwischen 7–18 Stunden.

Blutgerinnungsfaktor IX (Christmas-Faktor, antihämophiles Globulin B, Autoprothrombin II)
Faktor IX wird für die Bildung von Thrombin im Intrinsic-System benötigt. Seine Aktivität erhöht sich im Ablauf der Blutgerinnung in vitro um das 5- bis 20fache. Sie ist im Serum nachweisbar. Das Glykoprotein wird in der Leber unter Mitwirkung von Vitamin K gebildet. Das Molekulargewicht beträgt etwa 66 000. Die biologische Halbwertszeit liegt zwischen 16 und 30 Stunden. Die Plasmakonzentration beträgt 50–70 mg/100 ml [51].

Blutgerinnungsfaktor X (Stuart-Prower-Faktor, Autoprothrombin III)
Der Faktor ist von entscheidender Bedeutung für die Thrombinbildung im Intrinsic- und Extrinsic-System. Das Glykoprotein ist im Plasma und Serum nachweisbar. Elektrophoretisch wandert es in der α-Globulin-Fraktion. Das Molekulargewicht des aus Plasma bzw. Serum isolierten Faktors wird mit 55 000 bzw. 45 000 angegeben [20]. Die biologische Halbwertszeit beträgt 30–34 Stunden.

Blutgerinnungsfaktor XI (antihämophiles Globulin C, Rosenthal-Faktor, PTA-Faktor (*p*lasma *t*hromboplastin *a*ntecedent)
Der Blutgerinnungsfaktor ist zur Thrombinbildung im Intrinsic-System erforderlich. Konkrete Hinweise auf seinen Syntheseort und seine biochemischen Eigenschaften gibt es bisher nicht. Die biologische Halbwertszeit liegt zwischen 40 und 84 Stunden, gemessen bei Patienten mit kongenitalem Faktor XI-Mangel.

Blutgerinnungsfaktor XII (Hageman-Faktor)
Der Blutgerinnungsfaktor ist zur Thrombinbildung im Intrinsic-System erforderlich. Er wird bei Kontakt mit geeigneten Oberflächen aktiviert und ist sowohl im Plasma als auch im Serum vorhanden. Das Molekulargewicht liegt bei 80000. Dieser Blutgerinnungsfaktor hat Beziehungen zum fibrinolytischen Enzymsystem und zum Kallikrein-System, das er ebenfalls aktivieren soll. Die biologische Halbwertszeit, gemessen bei Patienten mit kongenitalem Faktor XII-Mangel, liegt zwischen 48–52 Stunden.

Blutgerinnungsfaktor XIII (Laki-Lorand-Faktor, fibrinstabilisierender Faktor = FSF, Plasmatransglutaminase)
Der Blutgerinnungsfaktor wird in der Leber synthetisiert. Die Halbwertszeit beim Menschen wurde mit 4–7 Tagen ermittelt. Er liegt im Blut in einer inaktiven Vorstufe vor und ist aus den zwei strukturell und funktionell verschiedenen Untereinheiten A (Molekulargewicht von 80000) und S (Molekulargewicht von 180000) aufgebaut, die im Verhältnis 2:1 durch nicht kovalente Bindungen vereinigt sind (Summenformel A_2S). Die Untereinheit A enthält das aktive Zentrum des FSF, während die Untereinheit S (Schutzprotein) keine fibrinvernetzende Aktivität besitzt und als Transportprotein (FSF-bindendes Globulin) Bedeutung hat. Die Untereinheit S ist im Plasma und Serum nachweisbar, während sich die Untereinheit A nur im Plasma findet. Immunologisch verhalten sich die Untereinheiten verschieden und ihr Nachweis ist durch hochspezifische Antiseren möglich. Die Durchschnittskonzentration des Blutgerinnungsfaktors XIII im Plasma liegt bei 2 mg/100 ml, wovon etwa 1,35 mg/100 ml auf die Untereinheit S entfallen. Bei der Aktivierung des Blutgerinnungsfaktors XIII durch Thrombin (vgl. Abb. IX.B.4) erfolgt in einer zeitabhängigen Reaktion die Dissoziation der Untereinheit A und der Untereinheit S. Weiterhin erfolgt durch limitierte proteolytische Wirkung des Thrombins auf die Untereinheit A mit Abspaltung von Peptiden die Bildung des aktiven Enzyms mit Transglutaminasewirkung (Übersichten bei [7, 17, 44]). Thrombozyten enthalten ebenfalls Faktor XIII. Dieser besteht strukturell wahrscheinlich aber nur aus der Untereinheit A (Summenformel A_2).

Weitere Blutgerinnungsfaktoren
In kasuistischen Mitteilungen wurde über Patienten berichtet, denen eine kongenitale, klinisch manifeste oder aber nur labordiagnostisch nachweisbare hämorrhagische Diathese aufgrund des Fehlens einzelner, bisher nicht definierter Gerinnungsfaktoren vorlag. Es handelte sich ausnahmslos um Störungen der Kontaktaktivierung des Blutgerinnungsfaktors XII (Abb. IX.B.2). In einzelnen Fällen ließen sich gleichzeitig Störungen der Aktivierung des fibrinolytischen Enzymsystems und des Kininogensystems nachweisen, so daß sich deutliche Hinweise auf Verbindungen

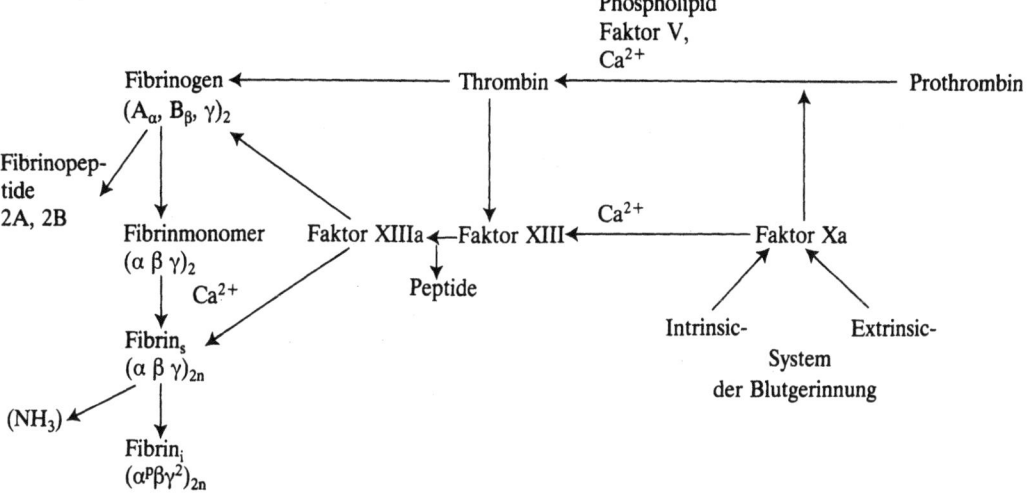

Abb. IX.B.4. Reaktionsmechanismus der Fibrinstabilisierung. Erklärung s. Text

zwischen Enzymsystemen und der plasmatischen Blutgerinnung abzeichnen (vgl. Abb. IX.B.3). Die Nomenklatur bedient sich der Eigennamen der beobachteten Patienten.

Fletcher-Faktor. Das Fehlen dieses Blutgerinnungsfaktors führt zu einem klinisch symptomlosen Gerinnungsdefekt in der Aktivierung des Intrinsic-Systems. Der Faktor wurde als Präkallikrein identifiziert. Bei seiner Aktivierung zu Kallikrein werden Kinine freigesetzt, die zu einer Vasodilatation und Erhöhung der Gefäßpermeabilität führen. Es wird angenommen, daß der Fletcher-Faktor entweder unmittelbar Faktor XII aktiviert oder als Kofaktor von Faktor XIIa bei der Faktor XI-Aktivierung wirksam wird [24, 48, 55].

Fitzgerald-Faktor. Auch bei Fehlen dieses Faktors wurde eine Störung der Faktor XII-Aktivierung ohne Zeichen der hämorrhagischen Diathese bei den betroffenen Patienten beobachtet. Ursächlich wurde ein Mangel an hochmolekularem Kininogen festgestellt. In vitro bestand gleichzeitig eine verminderte Freisetzung von Kininen und eine rechtzeitige Aktivierung des fibrinolytischen Potentials im Plasma nach Kontakt mit Fremdoberflächen [16, 49, 54].

Williams-Faktor und Flaujeac-Faktor. Die jeweiligen Fallbeschreibungen und Laboruntersuchungen bei den beiden Patienten sind mit den Befunden beim Fitzgerald-Faktormangel vergleichbar. Es handelt sich vermutlich um den gleichen oder einen sehr ähnlichen Defekt [13, 30].

2.3. Ablauf der Blutgerinnung und die Beziehungen zu anderen Enzymsystemen

Kontaktphase

Die Kontaktphase des Intrinsic-System der Blutgerinnung resultiert in der Faktor IX-Aktivierung. Gleichzeitig erfolgt auch eine Kininbildung durch Umwandlung von Präkallikrein zu Kallikrein und eine Plasminbildung durch Aktivierung von Plasminogen (Übersicht bei [9]). Bemerkenswert ist die Tatsache, daß die Blutgerinnung über den Faktor XIIa und das fibrinolytische Enzymsystem (Plasmin) auch Beziehungen zum Komplementsystem hat (Abb. IX.B.3). Plasmin ist in der Lage, die erste und dritte Komponente des Komplement-Systems zu aktivieren (Übersicht bei [40]). Über die physiologische und pathologische Bedeutung der Interaktion dieser verschiedenen biologischen Systeme ist bisher nichts Konkretes bekannt. Die Reaktionsfolge des Gerinnungsablaufes für das Intrinsic-System und das Extrinsic-System ist im Prinzip in Abschnitt 2.1 dieses Kapitels dargestellt. Einzelheiten dazu können den Abb. IX.B.2 und 3 entnommen werden. Es muß erwähnt werden, daß es bislang keinen Beweis für die Existenz und Funktion dieser Reaktionsabläufe in vivo gibt.

Fibrinbildung und Fibrinstabilisierung

Über die Vorgänge der Endphase der Fibrinbildung aus Fibrinogen existieren folgende Vorstellungen: Fibrinogenmoleküle sind aus der paarweisen Verbindung drei verschiedener Polypeptidketten (α-, β-, γ-Ketten) aufgebaut, die durch

Disulfidbrücken miteinander verbunden sind. Nach der proteolytischen Abspaltung der zwei N-terminalen Fibrinopeptide A und B von den α- und β-Ketten durch Thrombin entstehen die sogenannten Fibrinomonomere, die spontan zum sichtbaren Fibrinpolymer (Fibrin$_s$) aggregieren (vgl. Abb. IX.B.4).

Der im Plasma vorhandene Blutgerinnungsfaktor XIII wird in Anwesenheit von Thrombin aktiviert (XIIIa) und erlangt Transglutaminaseeigenschaften. Gemeinsam mit Calciumionen führt dieses Enzym eine intramolekulare Vernetzung und damit eine Stabilisierung der Fibrinpolymere zu Fibrin$_i$ herbei, indem Bindungen zwischen jeweils zwei γ-Ketten (Dimere) und mehreren α-Ketten hergestellt werden. Die biochemischen Reaktionen finden ihren Ausdruck in Änderungen des Molekulargewichtes der reduzierten Polypeptidketten von Fibrinogen bzw. Fibrin (Übersicht bei [44]).

Gerinnungsähnliche Mechanismen und Parakoagulation

Neben den beschriebenen Mechanismen der physiologischen Fibrinbildung sind bestimmte Substanzen geeignet, einen Gerinnungsablauf und die Fibrinbildung zu induzieren. Hierzu gehören die Gifte einer Reihe von Schlangen. Am bekanntesten ist die Wirkung der indischen Daboia-Schlange (Russell viper venom, RVV). Das gerinnungsaktive Enzym steht heute in hochgereinigter Form zur Verfügung und ist gemeinsam mit Calcium in der Lage, Faktor X in seine aktivierte Form zu überführen. Die gleiche Wirkung hat das Gift der Echis coloratus (ECV), Prothrombinaseaktivität besitzen die Gifte der Tigerschlange und der Naja nigricollis.

Eine unmittelbare Fibrinogen-Fibrinumwandlung wird durch das Gift der Bothrops jarajacea induziert, das in gereinigter Form heute als Reptilase im Handel ist. Eine weitere Substanz dieser Gruppe ist das Gift der Agkistrodon rhodostoma, das gereinigt als Arvin zur Defibrinierung des Blutes eingesetzt wird. Hierbei kommt es durch Abspaltung lediglich des Fibrinopeptids A aus Fibrinogen zum Auftreten von Fibrinmonomeren, die nicht zu Fibrin polymerisieren können und über das retikuloendotheliale System aus der Strombahn eliminiert werden (Fibrinmonomerämie bzw. Parakoagulation). Unter experimentellen Bedingungen können Trypsin, Kathepsin C, Papain und Fixin das Fibrinogen in Fibrin umwandeln. Auch die gerinnungsfördernde Wirkung von Filtraten einer Kultur von Staphylococcus aureus ist seit langem bekannt. Das gerinnungsaktive Enzym Staphylokoagulase wird heute zur Labordiagnostik eingesetzt, da es im Gegensatz zu Thrombin nicht durch Heparin beeinflußt wird. Ebenso wie Thrombin wird jedoch auch die Staphylokoagulase durch fibrinpolymerisationshemmende Substanzen wie Fibrinogen/Fibrinspaltprodukte inhibiert.

2.4. Regulation und Inaktivierung der Blutgerinnung

Blutstrom und Organe

Die unter normalen und pathologischen Bedingungen ablaufenden Gerinnungsvorgänge unterliegen inaktivierenden Kontrollsystemen, die nicht identisch sind mit der Fibrinolyse (s. unten). Dem Blutstrom kommt bei der Inaktivierung eine einfache Funktion zu, indem er örtlich entstandene kleinste Gerinnsel oder höhere Konzentrationen prokoagulatorischer Faktoren verdünnt und verteilt. Daraus folgt nicht zwangsläufig, daß eine Stase des Blutstroms bei normaler Koagulabilität des Blutes zur Gerinnung führen muß. Hinsichtlich der Mitwirkung von Organen gibt es experimentelle Hinweise dafür, daß die Leber und Lunge aktivierte Gerinnungsfaktoren und insbesondere lösliche Fibrinkomplexe eliminieren können. Dem retikuloendothelialen System dürfte bei diesem Vorgang eine noch nicht in allen Einzelheiten abschätzbare Bedeutung zukommen.

Inhibitoren

Proteinaseinhibitoren des Blutes haben eine wesentliche physiologische Funktion bei der Inaktivierung von Blutgerinnung und Fibrinolyse (Übersicht bei [25]). Es ist bemerkenswert, daß die biologische Valenz dieser Inhibitoren diejenige der aktivierenden Faktoren bzw. der aktivierbaren Enzyme bei weitem übertrifft, so z.B. für die Antiplasmine um den Faktor 30. Daß Plasmin und Thrombin dennoch in vivo wirksam werden können, dürfte damit zusammenhängen, daß die Inhibitoren ihre Aktivität erst innerhalb von Minuten oder auch Stunden nach der Reaktion mit Thrombin oder Plasmin entfalten.

Antithrombine

Bei den Antithrombinen, die mit römischen Zahlen gekennzeichnet werden, handelt es sich um

Tabelle IX.B.3. Proteinaseinhibitoren des menschlichen Plasmas [nach Heimburger (1974)]

Name	Plasmakonzentration mg/100 ml	Mittelwerte ± SD mg/100 ml	Mol.-Gewicht	Biologische Wirkungen auf Blutgerinnung und Fibrinolyse
α_1-Antitrypsin	200–400	290,0 ± 45	54000	Plasmin-Inhibitor (langsam reagierend)
α_1-Antichymotrypsin	30–60	48,7 ± 6,5	69000	keine
Inter-α-Trypsin-Inhibitor	20–70	50,0	160000	keine
C1-Inaktivator	15–35	23,5 ± 3,0	104000	Faktor XIa-Inhibitor Faktor XIIa-Inhibitor Plasmin-Inhibitor
α_2-Makroglobuline	150–350 175–420	260,0 ± 70,0	725000	Thrombin-Inhibitor Plasmin-Inhibitor (sofort reagierend)
Antithrombin III	17–30	23,5 ± 2,0	65000	Thrombin-Inhibitor Faktor Xa-Inhibitor

biologisch definierte Substanzen bzw. Aktivitäten, die die gerinnungsfördernde Thrombinwirkung bzw. Intermediärprodukte der Prothrombinaktivierung hemmen. Es handelt sich ausnahmslos um Proteinaseinhibitoren mit meist polyvalenter Wirkung (vgl. Tabelle IX.B.3).

Antithrombin I ist identisch mit Fibrin, das Thrombin durch Absorption an seiner Oberfläche inaktiviert.

Antithrombin II ist ein Plasmafaktor, der nur in Verbindung mit Heparin wirksam ist. Dieser Heparinfaktor ist chemisch entweder ein Lipoprotein oder ein Glykoprotein.

Antithrombin III ist als eine Substanz definiert, die für die progressive Inaktivierung von Thrombin verantwortlich ist. Die biologische Aktivität wird durch Heparin entscheidend gesteigert. Der Inhibitor inaktiviert neben Thrombin auch Plasmin, Trypsin, Chymotrypsin und Faktor VII sowie Faktor Xa. Antithrombin III wird in der Leber synthetisiert; die biologische Halbwertszeit beträgt 48 Stunden. Bei kongenitalem Mangel an Antithrombin III besteht eine ausgeprägte thrombophile Diathese. Möglicherweise sind Antithrombin II (Heparinfaktor) und Antithrombin III identisch. Beide Aktivitäten wandern elektrophoretisch mit den α-Globulinen.

Die *Antithrombine IV und V* sind noch nicht näher definiert. Als *Antithrombin VI* werden die im Blut zirkulierenden Fibrinogen-Fibrinspaltprodukte bezeichnet, die infolge einer endogenen oder therapeutisch induzierten Hyperfibrinolyse auftreten und den Polymerisationsvorgang der Fibrinmonomere verzögern bzw. aufheben. Sie werden deshalb besser als Antipolymerasen bezeichnet.

Antiplasmine

Auch bei den Antiplasminen ist zwischen verzögert wirksamen Inhibitoren, insbesondere dem α_1-Antitrypsin, und dem Sofortinhibitor, bei dem es sich um ein α_2-Makroglobulin handelt, zu unterscheiden. Auch Thrombozyten enthalten eine Antiplasminaktivität. Bisher gibt es nur unsichere Hinweise auf mögliche Inhibitoren der Plasminogenaktivierung.

In Tabelle IX.B.3 sind die bisher bekannten Proteinaseinhibitoren des menschlichen Blutes zusammengefaßt. Es zeigt sich, daß viele von ihnen eine biologische Wirkung auf die Blutgerinnung und Fibrinolyse haben und daß sie ihre Wirkung meistens an mehreren Stellen der beiden Systeme entfalten (vgl. auch Abb. IX.B.5).

3. Physiologie der Fibrinolyse

3.1. Definition und Funktionsprinzip

Der Organismus verfügt über einen Schutzmechanismus, dem unter Normalbedingungen die Aufgabe zufällt, Fibrin dort wieder aufzulösen, wo es keine physiologische Funktion ausübt. Dieser Vorgang wird als Fibrinolyse bezeichnet. Das fibrinolytische Enzymsystem ergänzt somit das Blutgerinnungssystem in sinnvoller Weise. Daneben hat es die Aufgabe, Röhrensysteme wie Drü-

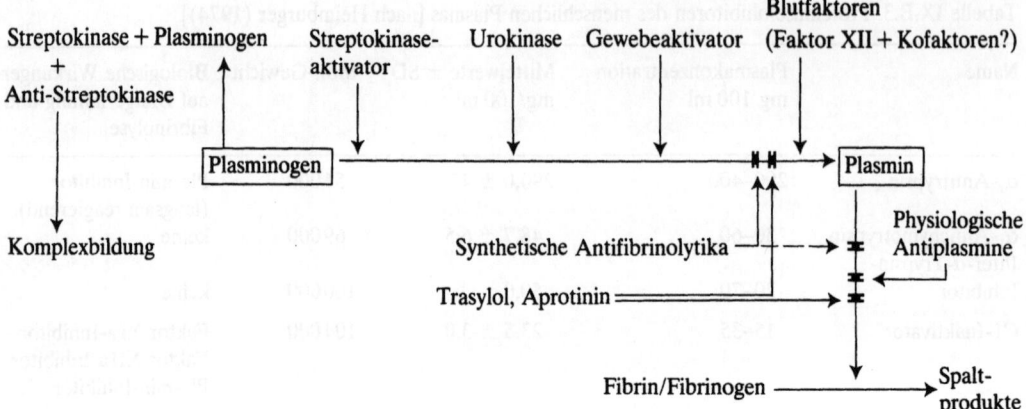

Abb. IX.B.5. Übersicht über das Plasminogen-Plasmin-System und die Möglichkeiten seiner pharmakologischen Beeinflussung. Zeichenerklärung:——⊬——Hemmung durch Inhibitoren

senausführungsgänge und ableitende Harnwege von Fibrinniederschlägen freizuhalten (Übersicht [29]).

Das fibrinolytische Enzymsystem wird auch als Plasminogen-Plasmin-System bezeichnet. Plasminogen wird durch Aktivatoren (Kinasen) in Plasmin umgewandelt. Dieses ist ein proteolytisches Enzym mit unspezifischer Wirkung. Neben einer Fibrinolyse führt es auch zur Degradation von Fibrinogen, Faktor V, Faktor VIII, Serumkomplement sowie anderer Serumeiweiße. Das Plasminogen-Plasmin-System wird in seiner Aktivierung durch Inhibitoren kontrolliert (Abb. IX.B.5).

3.2. Theorien über die Funktionen

Fibrinolysefaktoren

Plasminogen und Plasmin. Das Proenzym Plasminogen ist im Plasma und Serum enthalten. Es wandert in der Elektrophorese als β-Globulin und hat ein Molekulargewicht von etwa 90000. Die Plasmakonzentration beträgt 15–25 mg/100 ml. Als Syntheseort wird die Leber angenommen. Plasminogen wurde allerdings auch in eosinophilen Knochenmarkzellen nachgewiesen. Über Eigenschaften, Stoffwechsel und die physiologische Aktivierung des Plasminogens sowie über die Beteiligung spezifischer Faktoren ist relativ wenig bekannt (Übersichten bei [10, 11, 46]). Bei der Aktivierung entsteht Plasmin. Der Aktivierungsvorgang selbst ist biochemisch durch die Öffnung einer einzelnen Arginin-Lysin-Bindung des Plasminogenmoleküls charakterisiert. Das entstehende Molekül ist aus zwei Peptidketten aufgebaut, die lediglich durch eine einzelne Disulfitbindung zusammengehalten werden. Es hat in etwa das gleiche Molekulargewicht wie Plasminogen. Zunehmendes Interesse gewinnen in neuerer Zeit proteolytische Enzymsysteme des Blutes, die nicht mit dem Plasminogen-Plasmin-System identisch sind, aber wahrscheinlich eine dem Fibrinolysesystem vergleichbare physiologische Bedeutung haben [38, 42].

Fibrinolyseaktivatoren

Wirkungsmechanismus. Aktivatoren bewirken eine Umwandlung von Plasminogen in Plasmin. Entsprechend ihrem Wirkungsmechanismus ist zwischen direkten und indirekten Fibrinolyseaktivatoren zu unterscheiden. Die direkten Aktivatoren greifen unmittelbar in den Prozeß der Umwandlung ein, während die indirekten erst über die Bildung von Aktivatorkomplexen wirksam werden. Unter physiologischen Bedingungen wird der Funktionszustand des fibrinolytischen Systems wahrscheinlich über eine Freisetzung von Plasminogenaktivatoren aus den Gefäßwänden reguliert. Sie sind vor allem in den Endothelzellen der Kapillaren, Venolen und Pulmonalarterien angereichert, während sie in den Wänden der übrigen Arterien nur in geringer Konzentration vorkommen. Der stärkste physiologische Reiz für ihre Freisetzung ist die Hypoxie. Ein kurzfristiger Anstieg kann über die Wirkung von vasoaktiven Substanzen wie Katecholaminen, Acetylcholin und Nicotinsäure beobachtet werden. Außerdem wird eine Beteiligung des Blutgerinnungsfaktors XII und anderer Faktoren bei der Aktivierung diskutiert (Übersicht bei [29]). Die fibrinolytische Aktivität in der Mikrozirkulation ist höher als im allgemeinen Kreislauf. So bestehen signifikante venös-arterielle Unterschiede in der Konzentration der Plasminogenaktivatoren im Bereich von Lunge und Nieren. Die unterschiedliche Aktivitätsverteilung im Kreislaufsystem dürfte eine wesentliche Bedeutung für die Aufrechterhaltung der Eukoagulabilität des Blutes im Kapillarbett haben.

Die besonders hohe Aktivität an Gewebsaktivator im Uterus ist für das Flüssigbleiben bzw. die Wiederverflüssigung des Menstrualblutes verantwortlich. Plasminogenaktivatoren wurden in der Tränenflüssigkeit, dem Speichel, der Muttermilch, im Fruchtwasser, in Aszites, Sperma und Urin nachgewiesen. Unter pathologischen Bedingungen werden Aktivatoren als Folge von Zellschädigungen durch Hypoxie, von Strukturveränderungen der Zelloberfläche durch Pyrogene, Allergene bzw. Antigene oder durch vegetative Zellreizung freigesetzt. In ihrem Mechanismus nicht geklärt ist die lang anhaltende Aktivierung des fibrinolytischen Potentials durch die Verabreichung von anabolen Steroiden und verschiedenen Antidiabetika (Übersicht [53]).

Bisher nicht absehbar ist die zukünftige Bedeutung synthetischer Fibrinolyseaktivatoren [28] für die Therapie.

Präparate. Von den körpereigenen und den synthetischen Plasminogenaktivatoren ist die *Urokinase* am besten untersucht. Sie wird über das Endothel des Nierenbeckens im Urin eliminiert und ist möglicherweise das Ausscheidungsprodukt des Gewebe- bzw. Blut-eigenen Aktivators. Das Molekulargewicht liegt etwa bei 53 000. Die Urokinase wird ebenso wie die *Streptokinase* (ein Exotoxin β-hämolysierender Streptokokken, Molekulargewicht 47 000) zur therapeutischen Aktivierung des fibrinolytischen Enzymsystems im Rahmen der thrombolytischen Behandlung eingesetzt (vgl. Abb. IX.B.5).

Fibrinolyseinhibitoren

Diese physiologisch vorkommenden Substanzen besitzen Antiplasmin-Aktivität. Sie lassen sich nach sofort- und langsam-reagierenden Typen unterscheiden (s. Abschnitt 2.4 dieses Kapitels). Sie kommen sowohl im Plasma (Tabelle IX.B.3) als auch in den Thrombozyten vor.

Synthetische Fibrinolyseinhibitoren. Diese Substanzen werden im Rahmen der medikamentösen antifibrinolytischen Therapie eingesetzt (Übersichten bei [36, 43]). Es handelt sich in der Hauptsache um ε-Aminocapronsäure (EACA), α-Methyl-Cyclohexansäure bzw. Tramexansäure (AMCHA bzw. AMCA) und Paraaminobenzoesäure (PAMBA). Synthetische Antifibrinolytika wirken bei üblicher Dosierung als kompetitive Hemmer der Plasminogen-Plasmin-Umwandlung. Die zur Therapie von Hyperfibrinolysen gebräuchlichen Präparate Aprotinin bzw. Trasylol werden aus bovinem Lungengewebe gewonnen. Sie wirken über eine nichtkompetitive Plasmininhibierung bei gleichzeitiger kompetitiver Hemmung der Plasminogenaktivierung (vgl. Abb. IX.B.5).

3.3. Ablauf der Fibrinolyse

Thrombolyse

Die Lyse des Thrombus setzt die Aktivierung des Plasminogen-Plasmin-Systems voraus. Plasminogen ist wahrscheinlich in Gelform und nicht löslich an Fibrin und an anderen Strukturen im Thrombus fixiert. Die Fibrinolyseaktivatoren gelangen über Diffusion, Absorption oder primäre Inkorporation in den Thrombus, wobei sie hinsichtlich dieser Fähigkeiten den Inhibitoren überlegen sein müssen. Die Fibrinolyse läuft dann sehr rasch ab, wenn die Plasminogenaktivatoren bei der Fibrinbildung direkt mit dem Plasminogen eingebaut werden oder direkt am Ort aus Gefäßendothelien oder Leukozyten frei werden. Das körpereigene, spontan oder medikamentös (z. B. durch Urokinase, Streptokinase) aktivierte fibrinolytische Enzymsystem ist nur in der Lage, frisches Fibrin bzw. nicht bindegewebig organisierte Thromben wieder aufzulösen. Für eine erfolgreiche Thrombolyse sind damit eine Reihe von Gerinnseleigenschaften wie Alter und Retraktionsgrad, Fibringehalt und Ausmaß der Fibrinvernetzung von Bedeutung [45]. Plättchenthromben sind schlechter lysierbar als Gerinnungsthromben. Insbesondere in Verbindung mit der therapeutischen Fibrinolyse wird von einer sog. „endogenen Thrombolyse" [1] bzw. einer „exogenen Thrombolyse" [2, 3] gesprochen. Bei der endogenen Thrombolyse erfolgt die Gerinnselauflösung durch Diffusion eines Plasminogenaktivators in den plasminogenreichen, antiplasminarmen Thrombus. Bei der exogenen Thrombolyse wird der Plasminogenaktivator oder aktiviertes Plasmin über nicht ganz geklärte Mechanismen wirksam [8].

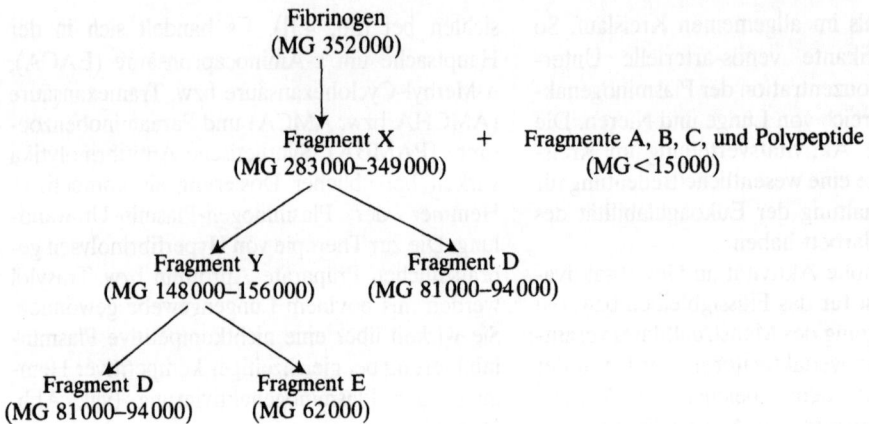

Abb. IX.B.6. Fibrinogenabbau durch Plasmin (nach Marder u. Budzynski (1974). Abkürzung: MG = Molekulargewicht

Proteolytische Abbauprodukte von Fibrinogen und Fibrin

Unter dem Begriff Fibrinogenspaltprodukte (fibrinogen split products = FSP) oder Fibrinogendegradationsprodukte (fibrinogen degradation products = FDP) werden jene Fibrinogen- bzw. Fibrinderivate zusammengefaßt, die nach der proteolytischen Wirkung von Plasmin in vivo und in vitro nachweisbar werden (Übersichten bei [18, 22, 35]). Während des proteolytischen Abbaus von Fibrinogen durch Plasmin werden etwa 150 Peptidbindungen gespalten; zahlreiche hochmolekulare Derivate und niedermolekulare, dialysierbare Peptide entstehen. Besonders empfindlich gegenüber einer proteolytischen Aktivität ist die A_α-Kette des Fibrinogenmoleküls. Die höhermolekularen Spaltprodukte haben eine praktische Bedeutung und sind näher definiert (Abb. IX.B.6). Die hochmolekularen Fragmente X, Y, D machen etwa 80% des Ausgangssubstrats Fibrin aus. Unter Plasmineinfluß entstehen zunächst eine Reihe von Derivaten mit einem Molekulargewicht zwischen 240000 und 269000 („early degradation products"), die zusammengefaßt als Fragment X bezeichnet werden und noch mit Thrombin – wenn auch verzögert – gerinnbar sind. Danach erfolgt der weitere proteolytische Abbau zu Fragment Y (Molekulargewicht 148000–156000) bzw. Fragment D (Molekulargewicht 81000–94000). Fragment Y ist in ein weiteres Fragment D und in ein Fragment E (Molekulargewicht 62000) spaltbar.
Immunologische Untersuchungen mit einem Anti-Fibrinogen-Antiserum haben gezeigt, daß die Fragmente X und Y bezüglich ihrer antigenen Determinanten kaum unterscheidbar sind. Beide enthalten die antigenen Determinanten der Fragmente D und E. Spezifische Determinanten der höhermolekularen Fragmente fehlen demgegenüber in den Fragmenten D und E. Ein hochspezifisches Anti-D-Fragment-Antiserum reagiert nicht mit Fibrinogen.

Über Struktur und Eigenschaften der niedermolekularen Fragmente A, B, C ist bisher nur wenig bekannt. Sie bestehen aus etwa 40 verschiedenen Derivaten mit einem Molekulargewicht von 15000 und darunter.

Proteolytische Spaltprodukte des Fibrinogens haben vielfältige biologische Wirkungen in vitro und in vivo (Übersicht bei [31]). Hervorzuheben ist der gerinnungshemmende Effekt, die Hemmung der Thrombozytenaggregation und die Steigerung der Gefäßpermeabilität und Vasodilatation.

Literatur

1. Alkjaersig, N., Fletcher, A. P., Sherry, S.: The mechanism of clot dissolution by plasmin. J. clin. Invest. **38**, 1086 (1959).
2. Ambrus, C.M., Back, N., Ambrus, J.L.: On the mechanism of thrombolysis by plasmin. Circulat. Res. **10**, 161 (1962).
3. Ambrus, C.M., Markus, G.: Plasmin-antiplasmin complex as a reservoir of fibrinolytic enzyme. Amer. J. Physiol. **199**, 491 (1960).
4. Astrup, T.: The hemostatic balance. Thrombos. Diathes. haemorrh. (Stuttg.) **2**, 347 (1958).
5. Bang, N.U., Beller, F.K., Deutsch, E., Mammen, E.F. (Eds.): Thrombosis and Bleeding Disorders: Theory and Methods. Stuttgart: Thieme; London, New York: Academic Press 1971.
6. Barthels, M., Poliwoda, H.: Gerinnungsanalysen: Interpretation, Schnellorientierung, Therapiekontrollen. Stuttgart: Thieme 1975.

7. Bohn, H.: Immunologische Untersuchungen über Faktor XIII und das FSF-bindende Globulin. Blut **28**, 81 (1974).
8. Chesterman, C. N., Allington, M. J., Sharp, A. A.: Letter to the Editor. Nature New Biology **238**, 15 (1972).
9. Cochrane, C. G., Revak, S. D., Wuepper, K. D., Johnston, A., Morrison, D. C., Ulevitch, R.: Activation of Hageman factor and the kinin forming, intrinsic clotting, and fibrinolytic systems. Advanc. Biosci. **12**, 237 (1974).
10. Collen, D., de Maeyer, L.: Molecular biology of human plasminogen. I. Physicochemical properties and microheterogeneity. Thrombos. Diathes. haemorrh. (Stuttg.) **34**, 396 (1975).
11. Collen, D., Verstraete, M.: Molecular biology of human plasminogen. II. Metabolism in physiological and some pathological conditions in man. Thrombos. Diathes. haemorrh. (Stuttg.) **34**, 403 (1975).
12. Colman, R. W.: Factor V. Progr. hemostas. thrombos. **3**, 109 (1976).
13. Colman, R. W., Bagdassarian, A., Talamo, R. D., Kaplan, A. P.: Williams trait: Combined deficiency of plasma plasminogen proactivator, kininogen, and a new procoagulant factor. Fed. Proc. **34**, 859 (1975).
14. Davidson, J. F., Samama, M. M., Desnoyers, P. C. (Eds.): Progress in Chemical Fibrinolysis and Thrombolysis, Vol. 2: Methodology. New York: Raven Press 1976.
15. Davie, E. W., Ratnoff, O. D.: Waterfall sequence for instrinsic blood clotting. Science **145**, 1310 (1964).
16. Donaldson, V. H., Glueck, H. J., Miller, M. A., Movat, H. Z., Habal, F.: Kininogen deficiency in Fitzgerald trait: Role of high molecular weight kininogen in clotting and fibrinolysis. J. Lab. clin. Med. **87**, 327 (1976).
17. Duckert, F.: Importance physiologique du facteur stabilisant la fibrine (facteur XIII). Schweiz. med. Wschr. **104**, 1342 (1974).
18. Edgington, T. S.: Fibrinogen and fibrin degradation products: Their differentiation. Thrombos. Diathes. haemorrh. (Stuttg.) **34**, 671 (1975).
19. Ekert, H., Firkin, B. G.: Recent advances in haemophilia and von Willebrand's disease. Vox Sang. (Basel) **28**, 409 (1975).
20. Esnouf, M. P.: Biochemistry of blood coagulation. Brit. med. Bull. **33**, 213 (1977).
21. Esnouf, M. P., Prowse, C. V.: The γ-carboxy glutamic acid component of human and bovine prothrombin following warfarin treatment. Biochim. biophys. Acta (Amst.) **490**, 471 (1977).
22. Gaffney, P. J.: Structure of fibrinogen and degradation products of fibrinogen and fibrin. Brit. med. Bull. **33**, 245 (1977).
23. Gladhaug, A., Prydz, H.: Purification of coagulation factors VII and X from human serum. Some propertis of human factor VII. Biochim. biophys. Acta (Amst.) **215**, 105 (1970).
24. Hathaway, W. E., Absever, J.: Relation of Fletcher factor to factor XI and XII. Brit. J. Haemat. **18**, 161 (1970).
25. Heimburger, N.: Proteinase inhibitors of human plasma – their properties and control functions. In: Proteases and Biological Control (Cold Spring Harbor Laboratory) p. 367, 1975.
26. Hershgold, E. J.: Properties of factor VIII (Antihemophilic factor). In: Progr. hemostas. thrombos. **2**, 99 (1974).
27. Hiemeyer, V., Rasche, H., Diehl, K.: Hämorrhagische Diathesen: Grundlagen, Diagnostik, Therapie. Stuttgart: Thieme 1972.
28. Kaulla, K. N., von: The in vitro activation of the fibrinolytic enzyme system of the human blood by synthetic activators. Thrombos. Diathes. haemorrh. (Stuttg.) **18**, 301 (1967).
29. Kernoff, P. B. A., McNicol, G. P.: Normal and abnormal fibrinolysis. Brit. med. Bull. **33**, 239 (1977).
30. Lacombe, M. J., Varet, B., Levy, J. P.: A hitherto undescribed plasma factor acting at the contact phase of blood coagulation (Flaujeac factor): Case report and coagulation studies. Blood **46**, 761 (1975).
31. Larrieu, M. J., Dray, L., Ardaillou, N.: Biological effects of fibrinogen-fibrin degradation products. Thrombos. Diathes. haemorrh. (Stuttg.) **34**, 686 (1975).
32. Magnusson, S.: The chemistry of the activation of prothrombin. J. biol. Chem. **243**, 5479 (1969).
33. Marciniak, E.: Functional and steric characteristics of modified thrombin zymogen. Thrombos. Diathes. haemorrh. (Stuttg.) **24**, 361 (1970).
34. Marciniak, E., Seegers, W. H.: Prethrombin as a new subunit of prothrombin. Nature **209**, 621 (1966).
35. Marder, V. J., Budzynski, A. Z.: The structure of fibrinogen degradation products. Progr. hemostas. thrombos. **2**, 141 (1974).
36. Markwardt, F., Landmann, H., Klöcking, H. P.: Fibrinolytika und Antifibrinolytika. Jena: Fischer 1972.
37. McFarlane, R. G.: An enzyme cascade in the blood clotting mechanism and its function as a biochemical amplifier. Nature **202**, 495 (1964).
38. Moroz, L. A., Gilmore, N. J.: Fibrinolysis in normal plasma and blood: Evidence for significant mechanisms independant of the plasminogen – plasmin system. Blood **48**, 531 (1976).
39. Mosesson, M. W., Finlayson, J. S.: The search for the structure of fibrinogen. Progr. hemostas. thrombos. **3**, 61 (1976).
40. Müller-Berghaus, G.: Beziehungen zwischen Komplement und Blutgerinnung. Klin. Wschr. **55**, 463 (1977).
41. Nemerson, Y., Pitlick, F. A.: Extrinsic clotting pathways. Progr. hemostas. thrombos. **1**, 1 (1972).
42. Plow, E. F., Edington, T. S.: An alternative pathway for fibrinolysis. I. The cleavage of fibrinogen

by leucocyte proteases at physiologic pH. J. clin. Invest. **56**, 30 (1975).
43. Prentice, C.R.M.: Indications for antifibrinolytic therapy. Thrombos. Diathes. haemorrh. (Stuttg.) **34**, 634 (1975).
44. Rasche, H.: Blutgerinnungsfaktor XIII und Fibrinstabilisierung. Klin. Wschr. **53**, 1137 (1975).
45. Rasche, H.: Influence of fibrin subunit structure on the resistance of clots to streptokinase − induced fibrinolytic activity. Progr. chem. Fibrinolys. Thrombos. **1**, 79 (1975).
46. Rickli, E.E.: The activation mechanism of human plasminogen. Thrombos. Diathes. haemorrh. (Stuttg.) **34**, 386 (1975).
47. Sadowski, J.A., Esmon, C.T., Suttie, J.W.: Vitamin K-dependant carboxylase. J. biol. Chem. **251**, 2770 (1976).
48. Saito, H., Ratnoff, O.D., Donaldson, V.H.: Defective activation of clotting, fibrinolytic, and permability enhancing systems in human Fletcher trait plasma. Circulat. Res. **34**, 641 (1974).
49. Saito, H., Ratnoff, O.D., Waldmann, R., Abraham, J.P.: Fitzgerald trait. J. clin. Invest. **55**, 1082 (1975).
50. Seegers, W.H.: Basic enzymology of blood coagulation. Thrombos. Diathes. haemorrh. (Stuttg.) **14**, 213 (1965).
51. Suomela, H.: Human coagulation factor IX, Isolation and characterization. Europ. J. Biochem. **71**, 145 (1976).
52. Tishkoff, G.H., Williams, L.C., Brown, D.M.: Preparations of highly purified prothrombin complex I. Crystallization, biological activity and molecular properties. J. biol. Chem. **243**, 4151 (1968).
53. Verstraete, M.: The position of long-term stimulation of the endogenous fibrinolytic system: Present achievements and clinical perspectives. Thrombos. Diathes. haemorrh. (Stuttg.) **34**, 613 (1975).
54. Waldmann, R., Abraham, J.P., Rebuck, J.W.: Fitzgerald factor: a hitherto unrecognized coagulation factor. Lancet **1975 II**, 949.
55. Weiss, A.S., Gallin, J.L., Kaplan, A.P.: Fletcher factor deficiency: a diminished rate of Hageman factor activation caused by absence of prekallikrein with abnormalities of coagulation, fibrinolysis, chemotactic activity and kinin generation. J. clin. Invest. **53**, 622 (1974).

4. Pathologie der Funktion und Regulation

Grundlagen

Störungen der plasmatischen Blutgerinnung und Fibrinolyse, also die primär thrombozyten- und gefäßunabhängigen Blutstillungsdefekte, werden als Koagulopathien zusammengefaßt. Charakteristisch für diese Krankheitsbilder ist eine verzögerte, verminderte, fehlende oder defekte Fibrinbildung, bzw. eine vorzeitige Auflösung eines zunächst gebildeten Fibringerinnsels.
Bei isolierter Verminderung der biologischen Aktivität von Blutgerinnungsfaktoren treten klinisch-manifeste hämorrhagische Diathesen erst bei Aktivitäten unterhalb von 10–20% der Norm auf. Kombinierte Faktorenmangelzustände können jedoch schon klinisch manifest werden, ohne daß dieser untere Grenzwert erreicht ist. Ausnahmen bilden die Faktoren XII und XIII, bei denen noch Aktivitäten von 1–5% der Norm zur effektiven Hämostase ausreichend sind. Neben der charakteristischen Manifestation (Haut, Weichteile) besteht bei den Koagulopathien die Neigung zu flächenhaften Blutungen (Sugillationen, Suffusionen, Hämatome). Daneben kann eine Blutung auch in die Gelenke und in Organe erfolgen.

Klassifizierung

Die Einteilung der Koagulopathien berücksichtigt einerseits die Heredität (erworben oder hereditär), andererseits ätiologische Gesichtspunkte. Die Basisdefekte erlauben folgende vier Gruppierungen:

Defekt- oder Produktionskoagulopathien
Diese Formen sind als hereditäre oder erworbene quantitative oder qualitative Synthesestörung eines oder mehrerer Gerinnungsfaktoren charakterisiert.

Immunkoagulopathien
Diese Form einer Faktorenverminderung wird durch Antikörper gegen einen bestimmten Gerinnungsfaktor verursacht.

Verbrauchskoagulopathien
Diese Form ist eine Kombination von Koagulopathie und Thrombozytopenie, die als Folge einer disseminierten intravasalen Gerinnung auftritt. Der Verbrauch kann dabei so groß werden, daß die Neubildung das Defizit nicht ausgleichen kann. Verbrauchskoagulopathien werden regelmäßig durch eine sekundäre, reaktive Hyperfibrinolyse kompliziert.

Primäre hyperfibrinolytische Koagulopathie
Hierbei handelt es sich um die Folge einer vermehrten unkontrollierten Aktivität des Fibrinolysesystems, bei der neben Fibrinogen auch Blutgerinnungsfaktoren enzymatisch abgebaut wer-

den, ohne daß eine disseminierte intravasale Gerinnung vorangeht. Die Existenz dieses Syndroms ist umstritten; wenn es überhaupt vorkommt, dann dürfte es extrem selten sein.

4.1. Hereditäre Defekt- oder Produktionskoagulopathien

Diese Gruppe von Erkrankungen entspricht klinisch mit ganz wenigen Ausnahmen dem Blutungstyp der Hämophilie in unterschiedlich starker Ausprägung. Die Defekte sind durch eine Störung der Fibrinbildung charakterisiert, die auf verschiedenen Ebenen des Gerinnungsablaufes lokalisiert sein kann. Daraus ergibt sich für die hereditären Formen eine entsprechende Klassifizierung, wie sie in der Tabelle IX.B.4 dargestellt ist.

4.1.1. Defekte des Intrinsic-Systems der Blutgerinnung

Die Hämophilien

Definition. Kongenitale, X-chromosomal vererbte, vermehrte Blutungsneigung, die auf einem Fehlen bzw. einer Verminderung der biologischen Aktivität des Blutgerinnungsfaktors VIII (Hämophilie A) oder Blutgerinnungsfaktors IX (Hämophilie B) beruht. Die Krankheitsbilder der Hämophilie A und Hämophilie B sind klinisch nicht unterscheidbar.

Synonyma. Die Bezeichnung Bluterkrankheit wird für beide Hämophilieformen verwendet. Die Christmas-Krankheit, benannt nach dem Namen des ersten beschriebenen Patienten, gilt nur für die Hämophilie B.

Ätiologie und Pathogenese der Hämophilie A
Eine fehlende bzw. verringerte biologische Aktivität des Blutgerinnungsfaktors VIII führt zu einer Störung der Prothrombinaktivierung im Intrinsic-System der plasmatischen Blutgerinnung. Hieraus wird die fehlende bzw. stark verzögerte Fibrinbildung in vivo und bei Verwendung entsprechender Labortestsysteme (z.B. Nativblutgerinnungszeit, partielle Thromboplastinzeit) erklärbar.
Die Diskussion um die Entstehung der Hämophilie A hat wesentliche neue Impulse durch die Vorstellungen über die Strukturen und Funktionen des antihämophilen Globulins (AHG) erfahren.

Tabelle IX.B.4. Einteilung der hereditären Formen der Defekt- und Produktionskoagulopathien

---

Defekte des Intrinsic-Systems der Blutgerinnung
  Faktor VIII- bzw. Faktor IX-Mangel (Hämophilie A und B)
Defekte der Kontaktphase der Blutgerinnung
  Faktor XI-Mangel
  Faktor XII-Mangel
  Fletcher-, Fitzgerald-, Williams- und Flaujeac-Faktor-Mangel
Defekte des Extrinsic-Systems der Blutgerinnung
  Faktor VII-Mangel
Defekte des Intrinsic- und Extrinsic-Systems der Blutgerinnung
  Faktor X-Mangel
  Faktor V-Mangel
  Faktor II-Mangel
  Kombinierte Faktorendefekte
Defekte des Fibrinogens und der Fibrinstabilisierung
  Faktor I-Mangel (Hypo- und Afibrinogenämie)
  Dysfibrinogenämie
  Faktor XIII-Mangel
Defekte der Inhibitoren der Blutgerinnung
  Antithrombin III-Mangel

Charakterisierung des AHG bzw. des Faktor VIII-Komplexes. Der Faktor VIII-Komplex läßt sich biochemisch und biologisch heute besser definieren als noch vor wenigen Jahren. Die Basis für die Annahme einer strukturellen und funktionellen Heterogenität von Faktor VIII sind drei Hauptkriterien bzw. Aktivitäten (Übersicht bei [1]).
1. Es handelt sich beim Faktor VIII um eine Aktivität, die im normalen Plasma enthalten ist und die nicht an Bariumsalz und Aluminiumhydroxyd absorbiert werden kann. Sie findet sich nicht im Normalserum. Nach Zusatz der Aktivität zum Plasma eines Patienten mit Hämophilie A kommt es zu einer Normalisierung des Gerinnungsdefekts.
2. Nach immunologischen Kriterien kann zwischen zwei spezifisch antigenen Aktivitäten unterschieden werden, die einmal gegen homologe Antiseren, zum anderen gegen heterologe Antiseren gerichtet sind.
3. Das dritte Kriterium ist die sogenannte v. Willebrand-Faktor-Aktivität, die sich aus drei weiteren Aktivitäten zusammensetzt, die an folgenden Vorgängen beteiligt sind:

a) Ristozetin-induzierte Plättchenaggregation,

b) Adhäsion von Thrombozyten an Glaskugeln,

c) Hautblutungszeit.

Mit den heterologen präzipitierenden Antiseren wird das sogenannte Faktor VIII-assoziierte Antigen erfaßt, das sich bei Patienten mit Hämophilie A in normalen oder sogar erhöhten Konzentrationen nachweisen läßt. Die homologen Antikörper haben dagegen blockierenden Charakter. Sie lassen sich bei 10 bis 15% der Hämophilen nachweisen (Hämophilie A$^+$); die Formen ohne Antikörpernachweis werden als Hämophilie A$^-$ bezeichnet. Der Nachweis dieser Antikörper scheint jedoch abhängig zu sein von der Antigenkonzentration im Testsystem [5, 32].

Der Differenzierung dieser A$^+$- bzw. A$^-$-Typen könnte zukünftig eine Bedeutung als Suchtest für eine Differenzierung von funktionell oder quantitativ defekten Molekülstrukturen zukommen (s. unten).

Struktur- und Funktionsbeziehungen. Der durch die drei oben genannten Aktivitäten charakterisierte Faktor VIII-Komplex ist ein Glykoprotein mit einem Molekulargewicht von über 2 Millionen. Das Molekül läßt sich in zwei Untereinheiten trennen (Abb. IX.B.7), wovon das Makromolekül durch heterologe Antiseren präzipitiert wird und die Eigenschaft der Ristozetin-induzierten Thrombozytenaggregation besitzt, dagegen über keine oder nur geringe prokoagulatorische Fähigkeiten verfügt. Dieser Anteil des Moleküls besitzt demnach große Identität mit dem v. Willebrand-Faktor und entspricht dem Faktor VIII-assoziierten Antigen. Der zweite niedermolekulare Proteinanteil besitzt vorwiegend prokoagulatorische Aktivitäten und besitzt keine (oder nur gering ausgeprägt) jener Aktivitäten, die das Makromolekül charakterisieren. Beide Untereinheiten werden wahrscheinlich durch nicht-kovalente Bindungen zusammengehalten [45].

Diese Daten und die Beobachtungen, daß bei Hämophilie A$^-$-Patienten der v. Willebrand-Faktor erhöht ist und die homologen Antikörper gegen Faktor VIII durch Plasma der Hämophilie A$^-$ neutralisiert werden können, führen zu Vorstellungen über die Struktur- und Funktionsbeziehungen [1, 11], wie sie in Abb. IX.B.7 dargestellt sind.

Die oben genannten Zusammenhänge zwischen Struktur und Funktion der beiden Moleküleinheiten, sowie die zahlreichen biochemischen und biologischen Daten der Hämophilie A und des v. Willebrand-Jürgens-Syndroms lassen die Vermutung zu, daß der Hämophilie A nicht nur ein quantitativ verminderter Faktor VIII, sondern auch ein strukturell verändertes Protein mit Verlust der Funtion zugrunde liegt.

Die Erhöhung des v. Willebrand-Faktors bei der Hämophilie A könnte ein Ausdruck dafür sein, daß der Mangel oder funktionelle Defekt an Fak-

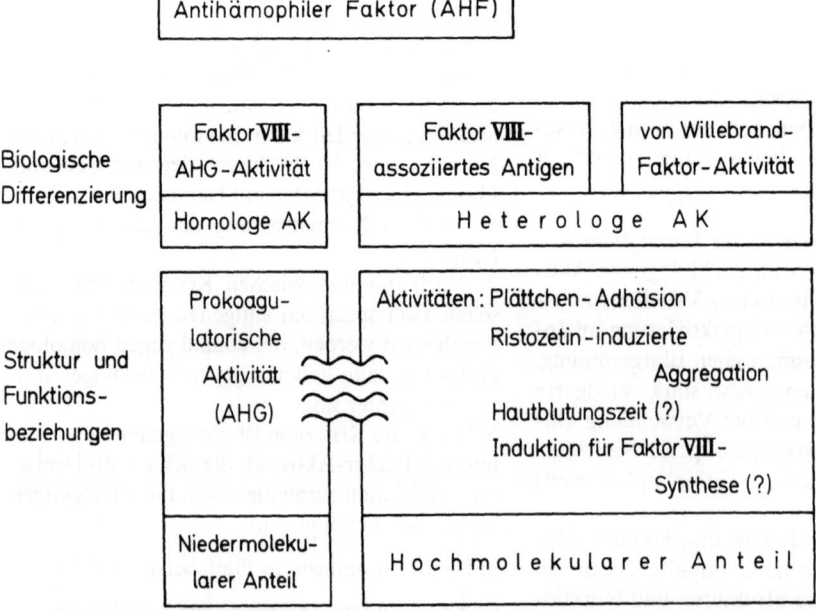

Abb. IX.B.7. Schematische Darstellung der Vorstellungen über die Struktur- und Funktionsbeziehungen des Faktor VIII-Moleküls (Einzelheiten s. Text)

tor VIII über Rückkopplungsmechanismen zur vermehrten Synthese eines Faktors führt, der die Faktor VIII-Synthese induziert. Dieser Induktionsfaktor wäre dann im Makromolekül lokalisiert.

Eine andere Hypothese beinhaltet die Vorstellung, daß bei der Hämophilie A genügend Faktor VIII vorhanden ist, der jedoch infolge eines Mangels an Aktivatorsubstanz inaktiv bleibt. Dieser Aktivator läßt sich im Normalplasma in freier Form nachweisen [41].

Die Hämophilie A wird sich wahrscheinlich als heterogenes Syndrom einer Molekularkrankheit erweisen, die in der Variation der Basisdefekte den Anomalien des Hämoglobins, den Thalassämie-Syndromen und den Enzymdefekten entsprechen dürfte.

Ätiologie der Hämophilie B

Immunologische Untersuchungen unter Verwendung homologer und heterologer Antikörper haben gezeigt, daß bei den meisten Patienten mit Hämophilie B das Faktor IX-Antigen entweder fehlt oder entsprechend der biologischen Aktivität vermindert ist, d. h. das kreuzreagierende immunologische Material (CRM) ist reduziert (Faktor IX-CRM^R). Nur in Ausnahmefällen ist es in normaler Konzentration nachweisbar (Faktor IX-CRM$^+$) [3, 4].

Einige Patienten mit Hämophilie B zeigen bei der Bestimmung der Thromboplastinzeit mit Rinderhirnthrombokinase eine Verlängerung, während die Thromboplastinzeit mit Thrombokinase anderer Tierarten normal ausfällt. Es wird angenommen, daß im Plasma dieser Patienten ein dem Faktor IX-ähnliches Protein ohne biologische Aktivität, jedoch mit Inhibitorwirkung auf das Extrinsic-System der plasmatischen Blutgerinnung bei Gerinnungsinduktion mit Rinderhirnthrombokinase enthalten ist. Diese sogenannte Hämophilie B_M ist selten. M ist der Anfangsbuchstabe des Vornamens des ersten Patienten mit Hämophilie B, bei dem eine Verlängerung der Thromboplastinzeit unter Verwendung von Rinderhirnthrombokinase beobachtet wurde [57].

Außerdem wurden Fälle von Hämophilie B mitgeteilt, bei denen es mit zunehmenden Lebensalter zu einem Anstieg der biologischen Faktor IX-Aktivität kommt (Hämophilie B Leyden) bei gleichzeitiger Besserung der klinischen Symptomatik. Bei den wenigen bisher bekannten Patienten fand sich eine normale Thromboplastinzeit unter Verwendung von Rinderhirnthrombokinase. Die Menge des Faktor IX-neutralisierenden Materials korrelierte mit der biologischen Faktor IX-Aktivität [58].

Zusammenfassend kann nach den bisher vorliegenden Informationen angenommen werden, daß die Hämophilie B die phänotypische Erscheinung verschiedener genetischer Varianten ist, die aufgrund ihrer funktionellen, immunologischen und in Einzelfällen klinischen Kriterien voneinander abgrenzbar sind.

Erbbiologische Fragen

Vererbungsmodus. Die Vererbung der Hämophilie A und B ist weitgehend identisch. Die für die Bildung der Faktoren VIII und IX verantwortlichen Loci sind am X-Chromosom lokalisiert (Abb. IX.B.8). Die Loci für die Hämophilie B und Hämophilie A liegen weit auseinander. Für beide Hämophilieformen müssen aufgrund der Zahl der genetischen Varianten mindestens je drei Loci angenommen werden. Die Krankheit wird heterosomal rezessiv vererbt, so daß in der Regel nur Männer manifest erkranken. Frauen,

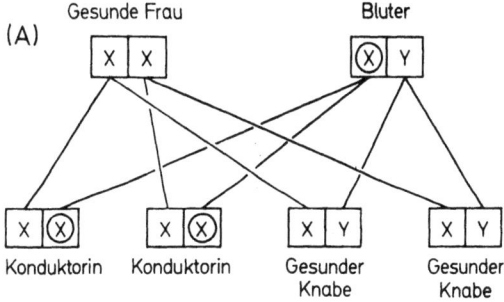

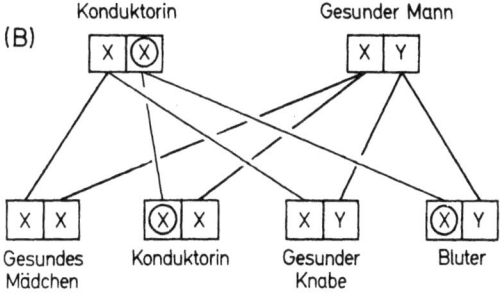

Abb. IX.B.8. Erbgang der Hämophilie.
A) Bei dieser Konstellation sind alle Mädchen Konduktorinnen und alle Knaben immer gesund.
B) Bei dieser Konstellation ist zu erwarten, daß die Hälfte der Mädchen Konduktorinnen und die Hälfte der Jungen Hämophile sind. Die Wahrscheinlichkeit einer Hämophilie unter den Nachkommen beträgt 25%

die in ihrem Chromosomensatz ein defektes X-Chromosom und ein gesundes X-Chromosom tragen, sind *Konduktorinnen.*
Nur sehr selten wurden weibliche Bluter beschrieben, die aus der Verbindung eines Bluters mit einer Konduktorin hervorgegangen sind.
In etwa 30–40% der Fälle tritt die Hämophilie A sporadisch auf. Die Mutationsrate beträgt etwa 4 × 10^5. Die Hämophilie B ist wesentlich (ca. 5mal) seltener. Die Mutationsrate beträgt 0,5 × 10^5. Sporadische Fälle von Hämophilie A und B unterscheiden sich in Klinik und Gerinnungsstörung nicht von den über mehrere Generationen vererbten Formen. Ein sporadisches Auftreten kann vorgetäuscht werden, wenn in kinderarmen Familien die Erkrankung durch mehrere Generationen hindurch von einer Konduktorin auf die nächste übertragen wurde und männliche Nachkommen lange fehlten.

Erfassung der Konduktorinnen
Von besonderer erbbiologischer Bedeutung ist die Feststellung der Konduktorinneneigenschaft. Dabei müssen verschiedene Faktoren berücksichtigt werden:
Sichere Konduktorinnen sind einmal alle Töchter eines hämophilen Vaters, weiterhin Frauen, die zwei und mehr hämophile Knaben geboren haben und Mütter eines hämophilen Sohnes mit anderen hämophilen Verwandten.
Mögliche Konduktorinnen sind Frauen mit einem hämophilen Sohn ohne hämophile Verwandte, ferner Frauen ohne Nachkommen, jedoch mit hämophilen Verwandten und die Schwestern von Hämophilen.

Hämophilie A. Neben der Evaluation der genetischen Familienkonstellation bietet sich die quantitative Bestimmung der Faktor VIII-Aktivität an. Der Schwankungsbereich der biologischen Aktivität liegt bei sicheren Konduktorinnen etwa zwischen 25 und 75% der Norm. Die Aktivität beim Normalkollektiv schwankt zwischen 50 und 200%. Aus diesen Daten ergeben sich für die Diagnostik des Einzelfalles erhebliche Schwierigkeiten. Mit den Verfahren der biologischen Aktivitätsbestimmungen werden lediglich 60–70% der Konduktorinnen erfaßt, während immerhin auch 10% der gesunden Kontrollpersonen falsch eingeordnet werden. In Kombination mit immunologischen Verfahren der quantitativen Erfassung des Faktor VIII-assoziierten Antigens können über 90% der Konduktorinnen erkannt werden, während nur in 1% bei Kontrollpersonen eine falsch positive Konduktorinneneigenschaft der Hämophilie A zu erwarten ist. Die Sicherheit der Erfassung läßt sich durch statistische Methoden noch verbessern [25, 49].

Hämophilie B. Die biologische Aktivität des Blutgerinnungsfaktors IX bei gesicherten Konduktorinnen der Hämophilie B liegt in verschiedenen Studien zwischen 30 und 60% der Norm. Bemerkenswert ist jedoch auch hier die erhebliche Schwankungsbreite mit Werten zwischen 9 und 90% der Norm. Etwa ein Viertel davon haben Werte, die unterhalb der hämostatisch wirksamen Gerinnungsaktivität von 25% der Norm liegen; sie zeigen eine milde Blutungsneigung. Die Faktor IX-Antigenkonzentration ist bei Konduktorinnen in der Regel mit der biologischen Aktivität korreliert. Nur in seltenen Fällen ist das Antigen im Plasma deutlich höher als die biologische Aktivität [12].
Insgesamt ist die Quantifizierung des Faktor IX-Antigens jedoch im Gegensatz zur Bestimmung des Faktor VIII-assoziierten Antigens noch mit erheblichen methodischen Schwierigkeiten behaftet.

Pränatale Diagnostik. Die pränatale Geschlechtsbestimmung bei Kindern von Konduktorinnen in der 14.–16. Schwangerschaftswoche hat zunächst nur den Wert einer Geschlechtsbestimmung, die aber durchaus eine sinnvolle Basis für Überlegungen über die Zukunft des zu erwartenden Kindes sein kann.

Häufigkeit. Diese liegt bei 1:10000 bis 1:15000 der Gesamtpopulation. Das Verhältnis von Hämophile A zu Hämophilie B beträgt etwa 5:1.

Klinik der Hämophilie A und der Hämophilie B
Schweregrad. In der Regel ist der klinische Schweregrad der Blutungsneigung eng mit der biologischen Aktivität der Blutgerinnungsfaktoren VIII und IX korreliert. Folgende Einteilung hat sich bewährt:
1. Schwere Formen
Faktor VIII-Aktivität unter 1% der Norm. Häufige Blutungen, insbesondere Gelenkblutungen seit früher Kindheit; bleibende schwere Gelenkdeformitäten, wenn keine systematische prophylaktische Substitutionsbehandlung erfolgt.
2. Mittelschwere Formen
Faktor VIII-Aktivität zwischen 1–5% der Norm. Gelegentliche Gelenkblutungen, die jedoch bis zum Erwachsenenalter nicht zu bleibenden Gelenkdeformitäten führen.

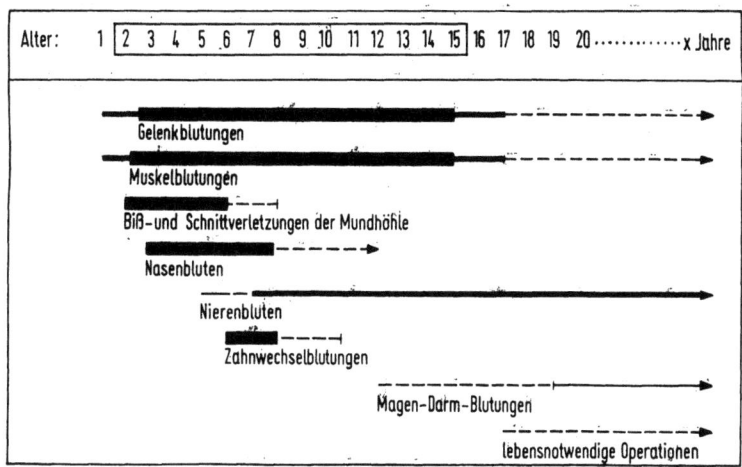

Abb. IX.B.9. Lokalisation und Häufigkeit der Blutungen bei Hämophilen in Abhängigkeit vom Lebensalter (nach Landbeck)

3. *Leichte Formen*
Faktor VIII-Aktivität zwischen 5–15% der Norm. Keine Gelenkblutungen oder größere Spontanblutungen. Häufig wird die Diagnose hier zufällig gestellt, wenn es im Anschluß an operative Eingriffe und Zahnextraktionen zu auffallenden Nachblutungen kommt.

4. *Subhämophilie*
Faktor VIII-Aktivität über 15% der Norm. Es treten nur postoperative Blutungen auf.

Die nachfolgende Darstellung der klinischen Kriterien beschränkt sich auf die schweren Verlaufsformen und Besonderheiten der Manifestation.

Manifestationsalter. Die hämorrhagische Diathese tritt meist noch nicht in den ersten Lebensmonaten auf. Für die ersten 2 bis 3 Lebenstage wird sogar ein normaler Faktor VIII-Spiegel angenommen. Damit erklärt sich, daß die perinatale Phase in den allermeisten Fällen komplikationslos verläuft. Ausnahmen: Zirkumzision und Nabelstumpfverletzungen. Im Krabbelalter wird dann eine Neigung zu Hämatomen und Suffusionen mit nur langsamer Rückbildungstendenz beobachtet. Die Beziehungen zwischen Blutungsmanifestation und Lebensalter sind Abb. IX.B.9 zu entnehmen.

Besondere Symptome
Typisches Kennzeichen der hämophilen Gerinnungsstörung sind die sog. *Sekundärblutungen.* Hierbei kommt es 3–5 Stunden nach einer primären Blutstillung zu einer schweren Nachblutung.

Gelenkblutungen. Die folgenschweren Gelenkblutungen treten in der Regel erstmals zwischen dem 3. und 8. Lebensjahr auf; sie können zu frühzeitiger schweren Körperbehinderung führen. Die Gelenkblutungen ereignen sich in der Mehrzahl der Fälle zunächst in einem der oberen Sprunggelenke, dann erst folgen die Knie- und Ellenbogengelenke. Schultergelenkblutungen kommen sehr viel seltener vor und Hüftgelenksblutungen sind bei Kindern im Gegensatz zu Erwachsenen eine ausgesprochene Rarität. Die Knie- und Ellenbogengelenke werden durch wiederholte Blutungen sehr bald in ihrer Funktion beeinträchtigt. Die Entwicklung der körperbehindernden Kniegelenksarthropathie kommt fast ausschließlich bei den schweren Formen der Hämophilie vor. Bei unbehandelten Hämophilen sind bis zum 15. Lebensjahr in über 90% der Fälle irreversible Gelenkveränderungen nachweisbar. Bei etwa der Hälfte dieser Patienten bestehen darüberhinaus schon Muskelkontrakturen.

Pathogenese der Kniegelenksarthropathie. Besonders während der Wachstumsphase haben Blutungen in die Kniegelenke und die umgebenden Gewebe wegen der unphysiologischen Belastung eine große Bedeutung. Bei diesen Blutungen kommt es stets zur Dehnung und Infiltration der Gelenkkapsel und der perikapsulären Weichteile sowie zur Schmerzkontraktion der das Gelenk bewegenden Muskeln. Blutablagerungen in der Synovia, im kapsulären und perikapsulären Raum führen zu einer Entzündungsreaktion mit Vaskularisierung und Hypertrophie dieser Gewebe (Synoviitis), die das Auftreten weiterer Blutungen begünstigen. Nach fibröser Umwandlung und Schrumpfung des Kapselgewebes wird der Gelenkspalt schmäler, die Bewegungseinschränkung nimmt zu und nicht selten tritt eine Subluxationsstellung der Tibia auf. Die Schmerzkontraktion der Muskulatur bedingt eine Beugestellung des Beines im Kniegelenk. Das gestörte Gleichgewicht von Agonisten und Antagonisten führt vor allem zu einer Atrophie und Kraftminderung des M. quadriceps femoris, was schließlich eine fixierte, hochgradige Beugekontraktur zur Folge hat. An den Gelenkflächen führen eine ischämische und proteolytische Gewebsschädigung zur Zerstörung des Knorpels und auch des Knochengewebes [22].

Röntgenologisch ist das typische Blutergelenk durch eine Deformierung der Kondylen und eine irreguläre Begrenzung der Gelenkkonturen sowie durch die Bildung von Pseudoosteophythen und Zysten gekennzeichnet. Außerdem kommt es zu einer zunehmenden Osteoporose der gelenknahen Knochen.

Skelett. Bei den Knochenzysten und Pseudotumoren sind drei Haupttypen unterscheidbar. Die einfachste Form ist die Zyste innerhalb der Bindegewebsfaszie der Muskulatur. Der zweite Typ ist durch zusätzliche Knochenveränderungen charakterisiert, die sich einstellen, wenn es zu Verbindungen zwischen der Muskelzyste und dem periostalen Gefäßsystem gekommen ist. Die dritte Form ist der klassische Pseudotumor, der sich aus einem subperiostalen Hämatom entwickelt und über die Abhebung der Knochenhaut den Muskel mechanisch beeinträchtigt. Die Hämophiliezysten, die sich am häufigsten an den unteren Extremitäten finden, enthalten eine serös-blutige Flüssigkeit. Sie entwickeln sich aus einem Trauma und breiten sich nur langsam aus und können zu Drucknekrosen führen. Ihre räumliche Ausdehnung und der röntgenologisch nachweisbare Zusammenhang mit Knochen und Knochenzerstörung sowie in bestimmten Fällen mit Neuformationen des Knochens machen eine Abgrenzung zu bösartigen Tumoren schwierig.

Muskeln, Nerven. Ausgedehnte Muskelblutungen führen zur meist reversiblen Kompression von Nerven. Bei Blutungen in den M. iliopsoas ist der N. femoralis betroffen. Daneben kommen entsprechende Phänomene am N. ischiadicus und N. ulnaris vor.

Harntrakt. Bei 20% der Hämophilie-Patienten tritt eine Hämaturie auf, oft im Zusammenhang mit einem vorangegangenen Trauma. Der Blutverlust ist meist gering und in der Regel nicht behandlungsbedürftig. Blutgerinnsel in den ableitenden Harnwegen können eine Nierensteinsymptomatik verursachen.

ZNS. Die gefürchtetste Komplikation ist die intrakranielle Blutung, die bei etwa 10% der hämophilen Patienten beobachtet wird. Bei der Hälfte dieser Fälle wird sie durch ein Trauma verursacht. Subarachnoidalblutungen haben noch die beste Prognose, während intrazerebrale Blutungen in der Regel nicht beherrschbar sind. Bei der Diagnostik dieser Krankheitsbilder dürfen Lumbalpunktionen nur nach vorangegangener effektiver Substitutionsbehandlung vorgenommen werden.

Magen-Darm-Trakt. Die häufige retroperitoneale Blutung kann bei rechtsseitiger Lokalisation eine Appendizitis bzw. eine Iliopsoas-Blutung vortäuschen. Etwa 16% der Hämophiliekranken sind durch Mundbodenblutungen in der Folge entzündlicher Affektionen im Mund-, Nasen- und Rachenraum gefährdet, die nicht selten zu Atembehinderungen führen. Intestinale Blutungen sind selten. In Ausnahmefällen verursachen mesenteriale und intramurale Darmwandhämatome Nekrosen oder auch einen mechanischen oder paralytischen Ileus. Ulzera des Magens und des Duodenums finden sich häufiger als in der Normalbevölkerung.

Hämatologische Kriterien und Diagnostik

Charakteristisch für den hämophilen Gerinnungsdefekt ist der pathologische Ausfall von Methoden, die Störungen der Vorphase im Intrinsic-System erfassen. So sind partielle Thromboplastinzeit, Rekalzifizierungszeit, Heparintoleranzzeit, Prothrombinverbrauchstest und die Reaktionszeit R in der Thrombelastographie pathologisch. Es ist von großer praktischer Bedeutung, daß mit diesen Such- bzw. Gruppentesten allerdings nur schwere und ein Teil der mittelschweren Hämophilieformen erfaßt werden. Liegt die biologische Faktorenaktivität um 15% der Norm und darüber, können alle genannten Testsysteme Normalwerte ergeben. Es ist auch zu beachten, daß Blutungszeit und Thromboplastinzeit (Quickwert) stets normal ausfallen.

Die Differenzierung zwischen Hämophilie A und Hämophilie B erfolgt durch eine quantitative Bestimmung der biologischen Aktivität der Blutgerinnungsfaktoren VIII (normal bei Hämophilie B) und IX (normal bei Hämophilie A) mit spezifischen Einphasentestsystemen. Hieraus ergeben sich gleichzeitig Anhaltspunkte für den Schweregrad der Erkrankung. Im Falle der Hämophilie A kann die immunologische Quantifizierung des Faktor VIII-assoziierten Antigens, das normal oder sogar überhöht ist, zur Diagnosesicherung zusätzlich herangezogen werden. Bei jeder Laboruntersuchung von Plasmaproben hämophiler Patienten sind Hemmkörperteste zum Ausschluß von Faktor VIII- bzw. – sehr viel seltener – Faktor IX-Inhibitoren erforderlich.

Differentialdiagnose

Die Diagnose schwerer Formen der Hämophilie ist häufig aufgrund der typischen Familien- und Eigenanamnese schon klinisch möglich. Die beiden Formen A und B sind nur durch Labormethoden zu identifizieren. Die Hämophilie muß gegenüber allen anderen Koagulopathien mit einer Störung im Intrinsic-System der plasmatischen Gerinnung abgegrenzt werden. Hierbei handelt es sich insbesondere um die kongenitalen Mangelzustände am Blutgerinnungsfaktor V, X, XI, XII und den Fletcher-Faktormangel. Die Abgrenzung gegenüber dem von Willebrand-Jürgens-Syndrom ist relativ einfach: Der Vererbungsmodus, das klinische Bild, die verlängerte Blutungszeit, die häufige Erniedrigung des Faktor VIII-assoziierten Antigens und die herabgesetzte Thrombozytenadhäsivität und die fehlende Ristozetin-induzierte Thrombozytenaggregation sind typische Kriterien (Tabelle IX.B.5).

Soziale und soziologische Situation

Der überwiegende Teil der Hämophilen und der Familienmitglieder gehört zur Patientengruppe mit einem ungewöhnlich hohen Informationsstand über das Wesen ihrer Erkrankung. Sie sind zu einem sehr hohen Prozentsatz in der „Deutschen Hämophilie-Gesellschaft e. V." (Hauptsitz München) organisiert. Diese Gesellschaft unterhält regionale Vertretungen, die von Vertrauensmitgliedern betreut werden. Die Mitglieder werden mit ausgezeichnetem Informationsmaterial versorgt. Dies muß der behandelnde Arzt wissen und akzeptieren.

Der Bluterpaß mit den medizinisch relevanten Daten des Patienten muß vom Arzt ausgefüllt werden. An einigen größeren Kliniken haben sich sog. „Hämophiliebehandlungszentren" etabliert, die von entsprechend spezialisierten Ärzten betreut werden.

Besonders wichtig ist es, den Patienten bzw. seine Eltern über alle möglichen Komplikationen sowie über die für Notfälle erforderlichen Sofortmaßnahmen zu informieren. Im Schulalter ist eine möglichst optimale Ausbildung anzustreben. Eine spätere berufliche Tätigkeit verbunden mit größerer körperlicher Belastung sollte vermieden werden.

Hinsichtlich der Sozialsituation wird die Integration u. a. auch vom Ausmaß der Krankenrolle bestimmt, mit der der Patient zeitlebens fertig werden muß [54]. Insgesamt gelingt der Mehrzahl der Patienten in zunehmendem Maße eine positive Integration in Familie, Ehe, Beruf und Umwelt. Der Erfolg des Integrationsprozesses ist immer das Ergebnis des gemeinsamen Bemühens von Patient und Umgebung.

Betreuung hämophiler Patienten

Die medizinische Betreuung hämophiler Patienten kann sich nicht ausschließlich auf die Beherr-

Tabelle IX.B.5. Differentialdiagnostische Kriterien zur Differenzierung der Hämophilie A und des v. Willebrand-Jürgens-Syndroms

Kriterien	Hämophilie A	von Willebrand-Jürgens-Syndrom
Blutungsneigung		
Hämarthros	häufig	ungewöhnlich
Tiefe Hämatome	üblich	ungewöhnlich
Hämaturie	üblich	ungewöhnlich
Intrakranielle Blutungen	gelegentlich	ungewöhnlich
Nasen-, Magen-Darm-Blutungen	ungewöhnlich	üblich
Vererbung	geschlechtsgebunden rezessiv	autosomal dominant (Ausnahmen bekannt)
Labordaten		
Faktor VIII-Aktivität	erniedrigt	erniedrigt; kann aber normal sein
Faktor VIII-assoziiertes Antigen	normal	erniedrigt (Ausnahmen bekannt)
De novo Synthese von Faktor VIII nach Substitution	keine	ja
Blutungszeit	normal	verlängert (kann normal sein)
Adhäsion von Thrombozyten an Glasperlen	normal	vermindert (kann normal sein)
Ristozetin-Aggregation	normal	herabgesetzt, fehlt (kann normal sein)

schung von Blutungskomplikationen beschränken. Sie muß auch allgemeine Maßnahmen und insbesondere Richtlinien der Blutungsprophylaxe (s. unten) umfassen (Übersicht u. a. [28, 48]).

Schutzimpfungen. Der Impfplan kann bei hämophilen Kindern bedenkenlos durchgeführt werden. Subkutane und intrakutane Injektionen eines verhältnismäßig geringen Volumens werden in der Regel komplikationslos toleriert, insbesondere wenn man an der Injektionsstelle vorübergehend lokal Druck anwendet. Streng zu vermeiden sind intramuskuläre Injektionen.

Medikamente. Die Gabe von Medikamenten mit thrombozytenaggregationshemmender Wirkung (z. B. Acetylsalicylsäure, Phenylbutazon, Dipyridamol) ist nicht erlaubt. Als Analgetika werden Valoron, Fortral und Develin retard empfohlen. Im übrigen bestehen keine Beschränkungen. Intramuskuläre Injektionen sind strikt zu vermeiden.

Therapie der Blutungen

Kleinere Verletzungen

Bei oberflächlichen Hautwunden und kleineren Schleimhautverletzungen führen Lokalmaßnahmen wie Druck und Ruhestellung häufig zur Blutstillung. Die lokale Anwendung von Thrombin (z. B. Topostasin) kann nützlich sein. Sind Nähte bei tieferen Wunden erforderlich, empfiehlt sich eine vorangehende Substitutionsbehandlung, da es zu Hämorrhagien in die tiefer gelegenen Gewebe kommen kann.

Nasenbluten

Nur selten ist eine Substitutionsbehandlung erforderlich. Lokalmaßnahmen wie eine Nasentamponade können von Nutzen sein.

Hämaturie

Hierbei hat sich die Anwendung von Glukokortikoiden bewährt. Sie ist der Substitutionsbehandlung an Effektivität wahrscheinlich überlegen, die zudem durch eine verstärkte Gerinnselbildung in den ableitenden Harnwegen belastet ist. Dosierung: Prednison 1 mg/kg KG/Tag bis zum Abklingen der Makrohämaturie. ε-Aminocapronsäure ist wegen der Bildung unlöslicher Gerinnsel kontraindiziert. Bei Persistenz der Hämaturie muß nach anderen Ursachen gefahndet werden.

Substitutionsbehandlung

Alle anderen oben nicht genannten Blutungsereignisse erfordern eine Substitutionsbehandlung. Der Erfolg ist einmal abhängig vom Schweregrad der Hämophilie, zum anderen muß die biologische Halbwertszeit des zu substituierenden Blutgerinnungsfaktors bekannt sein. Sie beträgt für Faktor VIII 4–8 (12) Stunden, für Faktor IX 12–20 (30) Stunden. Daraus ergeben sich für die jeweilige Blutungssituation die Dosis und Zeitintervalle für die Substitution, um den therapeutischen Blutspiegel an biologischer Aktivität zu erreichen und aufrecht zu erhalten (Übersicht bei [27, 31]).

Das Ziel einer spezifischen Substitutionstherapie ist es, eine möglichst schnelle und effektive Hämostase bei bestehenden Blutungen zu erreichen oder eine zu erwartende Blutung (z. B. operative Eingriffe) zu verhindern. Grobe Richtlinien zu diesem Vorgehen sind in Tabelle IX.B.6 zusammengestellt. In jedem Fall ist es erforderlich, die Therapie mit Labormethoden zumindest initial zu überwachen.

Präparationen, Präparate

Für die Anwendung der von Blutbanken und Industrie zur Verfügung gestellten Präparate gibt es definierte Indikationen.

Bluttransfusionen. Diese sind aus den Programmen der spezifischen Therapie der Hämophilie zu streichen. Für den Ersatz verlorener Erythrozyten werden Erythrozytenkonzentrate verwendet.

Plasma. Die Infusion von 1 Liter Frischplasma erhöht den Faktor VIII- bzw. Faktor IX-Spiegel bei einem Erwachsenen mit schwerer Hämophilie auf 10 bis 20% der Norm. Das entspricht einer Infusionsmenge von ca. 15 ml Plasma/kg KG. Das Plasma kann gepoolt werden, was zwar das Risiko der Transfusionshepatitis erhöht, jedoch den therapeutischen Effekt der Substitution durch Ausgleich der individuellen Schwankungen der biologischen Aktivität im Spenderblut begünstigt. Soll das Plasma nicht unmittelbar nach der Herstellung verbraucht werden, kann es bei −20 bis −30°C eingefroren werden und behält für ca. 2 bis 3 Monate annähernd seine Faktorenaktivität. Nach Auftauen des Plasmas sinkt diese auf ca. 0,7 Einheiten/ml Plasma ab. Eine Einheit ist definiert als Faktor VIII bzw. IX-Aktivität in 1 ml Frischplasma. Die zur *initialen Sub-*

Tabelle IX.B.6. Notwendige Höhe und Dauer des Blutspiegels an Faktoren VIII und IX zur Stillung bzw. Verhütung von spontanen Blutungen bzw. bei Operationen (modifiziert nach Landbeck [27])

Blutungsereignis	Erwünschter Spiegel von Faktor VIII	Faktor IX	Notwendige Dauer
Blutungen in und unter die Haut	3–5%	2–3%	24 Stunden
Gelenke, Muskeln (s. Ausnahme), Magen-Darm-Kanal, Mundbereich, z. B. Bißverletzungen	10–20%	10–15%	2–3 Tage
Muskeln (M. iliopsoas, Wade, Unterarm), Zungengrund, Mundboden. Größere Verletzungen, kleinere Operationen (z. B. Zahnextraktion)	20–30%	15–20%	2–4 Tage
Schädeltrauma mit intrakraniellen Blutungen, Magenblutung, intraabdominelle und intrathorakale Blutung, Frakturen, mittlere Operationen	30–50%	20–30%	4–14 Tage, evtl. mehrere Wochen oder bis zum Abschluß der Wundheilung
Große chirurgische Eingriffe	über 100%	über 50%	Zum Operationstermin
	50–100%	30–50%	Bis zu 1 Woche nach O. P.
	30–50%	30%	Bis Wundheilung bzw. bis 2 Tage nach Fädenziehen

stitution benötigte Plasmamenge errechnet sich nach folgenden Formeln:
1. *Erwünschter Faktorenanstieg (%)*:
   1 Einheit/kg KG bewirkt einen Anstieg von Faktor VIII um ca. 2%,
   von Faktor IX um ca. 0,5–1%.
2. *Benötigte Menge an Faktoren-Einheiten*:
   kg KG × 0,5 × erwünschter Faktorenanstieg in %.

Daraus ergibt sich eine Infusionsmenge von 15–16 ml/kg KG für die Initialdosis. Die *Erhaltungsdosis* beträgt 10–11 ml/kg KG 2–3mal in 24 Stunden bei der Hämophilie A und 1–2mal in 24 Stunden bei der Hämophilie B. Jede der Infusionen muß innerhalb von $^1/_2$ bis $^3/_4$ Stunde beendet sein. Die Plasmatherapie eignet sich für die Substitution von leichten Blutungen bei geringem Faktorenmangel und zur Basissubstitution bei unbekanntem Gerinnungsdefekt.

Plasmakonzentrate. Hiermit wird die Zufuhr hoher biologischer Aktivitäten in geringen Volumina ermöglicht.
In der *Plasmafraktion I nach Cohn* ist die Faktor VIII-Aktivität gegenüber Plasma auf das 3–8fache angereichert, jedoch nicht standardisiert. Die Dosierung muß im Einzelfall nach Angaben des Herstellers bzw. nach Blutspiegelkontrollen erfolgen.

Faktoren-Konzentrate. In Kryopräzipitaten ist der Faktor VIII gegenüber Plasma auf das 5–20fache angereichert. Im antihämophilen Globulin (AHG) beträgt die Wirksamkeit das 30–45fache der Ausgangsaktivität. Zur Faktor IX-Substitution steht das sog. „PPSB" (Prothrombin-Proconvertin, Stuart-Faktor, antihämophiles Globulin *B*) zur Verfügung, das die Faktoren des Prothrombinkomplexes II, VII, IX und X in 30–60facher Anreicherung enthält. Ebenso sind auch hochgereinigte Faktor IX-Konzentrate erhältlich.

Andere Medikamente und Maßnahmen
Antifibrinolytika. Bei Wundblutungen in der Mundhöhle und bei Zahnextraktionen kann die Verabreichung von Antifibrinolytika (z. B. 0,05 g/kg KG ε-Aminocapronsäure) in 4–6 stündlichen Abständen versucht werden. Auch bei anderen Blutungslokalisationen soll diese Maßnahme einen günstigen Effekt haben. Wegen der Gefahr der Gerinnselbildung in den ableitenden Harnwegen ist sie jedoch bei bestehender Hämaturie kontraindiziert.

Kortikosteroide. Der Wert einer Zusatzbehandlung mit Glukokortikoiden sowohl zur Verhütung von Transfusionsreaktionen bei Substitutionstherapie als auch allgemein zur Verbesserung der hämostatischen Gesamtsituation ist nicht gesichert. Ausnahme: Hämaturie.

DDA-Vasopressin. Infusionen von DDAVP bewirken bei Patienten mit mittelschwerer bis leichter Hämophilie A und beim v. Willebrand-Jürgens-Syndrom einen deutlichen Anstieg von Faktor VIII über eine Mobilisierung aus Depots [35]. Ob sich damit für die nicht so schweren Formen der Hämophilie A ein neues Therapieprinzip anbietet, das vor allem bei Operationen Anwendung finden könnte, muß abgewartet werden.

Ruhigstellung des Blutungsortes. Zur Blutstillung, zur Schmerzlinderung sowie zur Beschleunigung der Ergußresorption und Wundheilung ist eine vollständige Ruhigstellung des Blutungsortes notwendig (Schienen, angepaßte Gipsschalen oder Gipsverbände; Plastikdruckplatten im Zahn- und Kieferbereich).
Nach Operationen ist eine Ruhigstellung bis zum Abschluß der Ergußresorption erforderlich.

Versorgung der akuten Gelenkblutung und der Kniegelenkarthropathie. Erste und wichtigste Maßnahme bei einer frischen Gelenkblutung ist die sofortige spezifische Substitutionsbehandlung. Hierbei ist eine biologische Faktoren-Aktivität von 20% der Norm anzustreben, die für ca. 2 bis 3 Tage, mindestens jedoch bis zum Blutungsstillstand aufrechterhalten werden muß. Das Sistieren der Blutung ist am Nachlassen des durch Kapseldehnung bedingten Schmerzes sowie einem Rückgang der Gelenkschwellung (Umfangsmessung) erkennbar. Die Ruhigstellung des Gelenkes bis zum Blutungsstillstand ist notwendig. Eine akute Blutung in ein intaktes Gelenk kann folgenlos innerhalb von 2 bis 3 Tagen resorbiert werden. Bei schwereren Kniegelenkblutungen hat sich eine Ruhigstellung des Gelenkes in gestreckter Stellung durch Anlegen einer Gips oder Thermoplast-Hülse für 3 Wochen unter voller Belastung des Beines bewährt, um Blutungsrezidiven und einer fortschreitenden Muskelatrophie entgegenzuwirken.
Nach neuerer Auffassung kann unter hochdosierter Substitutionsbehandlung eine Gelenkpunktion durchgeführt werden. Eine Physikotherapie ist 1 bis 2 Tage nach Abklingen der Schmerzen durchzuführen.
Bei der chronischen Synoviitis mit der Folge der hämophilen Kniegelenkarthropathie ist unter Mitwirkung von Orthopäden die Frage der Synovektomie zu prüfen, deren Wert von verschiedenen Autoren unterschiedlich beurteilt wird [22]. Weiterhin ist empfohlen worden, durch eine Kombination von Dauersubstitutionsbehandlung, Kapselentlastungen durch Gelenkpunktionen und Injektionen von Kortikosteroiden in das Gelenk sowie durch eine intensive heilgymnastische Therapie zu einer konservativen Besserung zu kommen. Ein wesentlicher Faktor in der zukünftigen Therapie wird der Ersatz durch Kniegelenkplastiken sein.

Prophylaxe, Dauerbehandlung. Eine wirksame Prophylaxe der hämophilen Arthropathie kann nur dann erreicht werden, wenn der Faktor VIII-Spiegel über 1–2% liegt. Dies ist mit einer Dauersubstitution möglich, die am besten in Form der intermittierenden Substitution durchgeführt wird. Für die Hämophilie A werden 20 Einheiten/kg KG Faktor VIII im Abstand von 48 Stunden empfohlen. Die Richtlinien für die Hämophilie B sind 10 Einheiten/kg KG Faktor IX zweimal wöchentlich [27, 28, 50, 55]. Diese prophylaktischen Maßnahmen kommen vorwiegend für schwere Formen in Frage. Die Selbsthilfe (sog. Heimselbstbehandlung) durch Eltern oder Patienten ist heute an einigen Behandlungszentren etabliert. Es ist ein wünschenswertes Ziel, das sich zukünftig sicher für viele Patienten realisieren läßt.

Komplikationen der Substitutionstherapie
Die Substitutionsbehandlung mit Plasma oder Plasmafraktionen ist prinzipiell mit den gleichen Komplikationen belastet wie die Transfusion von Blut.

Hypervolämie. Bei der Verabreichung größerer Mengen von Plasma oder Blut in kurzer Zeit sind die Zeichen der Herz- und Kreislaufinsuffizienz zu beachten.

Hepatitis. Sie stellt die häufigste Komplikation der Substitutionsbehandlung der Hämophilie dar. Die Zahlenangaben über die Häufigkeit der Komplikationen schwanken erheblich. Es ist zu erwarten, daß die Häufigkeit dieser Nebenwirkungen mit der Verbesserung der Methoden zur Erkennung suspekter Blutspender weiter abnimmt.

Pyrogene und allergische Reaktionen. Diese treten mit gleicher Häufigkeit und unter denselben klinischen Symptomen auf wie bei Blutübertragungen und erfordern die gleichen therapeutischen Maßnahmen.

Entwicklung von Hemmkörpern. Bei einigen Patienten mit Hämophilie kommt es nach einer Substitutionstherapie zur Entwicklung von Hemmkörpern (s. unten).

Hemmkörperhämophilie

Grundlagen. Es handelt sich hierbei um eine erworbene Immunkoagulopathie, die durch das Vorhandensein von spezifisch gegen den Faktor VIII bzw. Faktor IX gerichtete Antikörper charakterisiert ist. Die Antikörper, meist vom IgG-Typ, seltener vom IgA- bzw. IgM-Typ, entstehen als Folge der Faktorensubstitution in der Regel bei jenen Patienten, deren Faktorenspiegel unter 1% liegt. Die Entwicklung von Hemmkörpern ist prinzipiell bei allen Faktorendefekten möglich, die einer Substitutionstherapie unterzogen werden.

Häufigkeit. Die Angaben in der Literatur über die Häufigkeit schwanken mit 10–40% erheblich. Die Höhe des Prozentsatzes dürfte mit der Empfindlichkeit der Nachweismethoden korreliert sein. Allerdings treten für den Verlauf einer Hämophilie relevante Hemmkörperbildungen in 2 bis 5% der Patienten auf.

Diagnostik. Der fehlende oder den Berechnungen nicht entsprechende Anstieg des substituierten Faktors hat den Wert eines hinweisenden Kriteriums. Der Nachweis wird über die Faktor VIII- bzw. Faktor IX-Inaktivierung in Normalplasma durch Zusatz verschiedener Verdünnungen des Patientenplasmas erbracht.

Ätiologie und Pathogenese. Über die Mechanismen, die die Immunisierung (Antikörperbildung) induzieren, ist wenig Konkretes bekannt, doch sind einige Theorien darüber entwickelt worden [2]. Es läßt sich nicht vorhersagen, welcher substituierte Patient Hemmkörper entwickeln wird. Wenn allerdings nach 100 Behandlungstagen keine Antikörperbildung stattgefunden hat, kann mit einiger Sicherheit angenommen werden, daß dieser Patient davor bewahrt bleibt [55]. Der Hemmkörper paralysiert einerseits die Restaktivität, andererseits wird der zugeführte Faktor VIII bzw. Faktor IX sofort inaktiviert. Damit bleibt der gewünschte therapeutische Effekt aus.
Ein einmal gebildeter Antikörper wird ohne weitere Substitution in der Regel in Monaten oder Jahren verschwinden. Eine erneute Faktorenzufuhr erzeugt einen raschen Antikörperanstieg, der nach etwa 2 Wochen seinen höchsten Spiegel erreicht, um dann wieder abzufallen. In Einzelfällen ist auch ein völliges Verschwinden trotz fortgeführter Substitutution beobachtet worden.

Therapie. Das Auftreten von Hemmkörpern bei der Hämophilie und bei anderen Defekten der plasmatischen Gerinnung erschwert die Therapie von Blutungen ganz erheblich. Es stehen für die Inaktivierung bzw. für die Minderung der Antikörper und für die Substitution folgende Methoden zur Verfügung:
1. Ein *niedriger Antikörpertiter* in der Initialphase fordert dazu auf, die Indikation zur Substitutionstherapie sehr streng zu stellen, um eine Boosterung zu vermeiden. Wird trotzdem eine Behandlung nötig, dann ist ein niedriger Antikörpertiter hinsichtlich der Dosierung praktisch zu vernachlässigen. Es ist durchaus möglich, daß der Patient durch eine hohe Antikörperbildung in 10–14 Tagen therapieresistent wird.
2. Für *hohe Antikörpertiter* wird folgendes Verfahren empfohlen: Entfernung bzw. Reduzierung der Antikörper durch Plasmapherese. Anschließend Substitution mit extrem hohen Dosen humaner Faktorenkonzentrate. Gleichzeitig wird zur Immunsuppression (Verhinderung des Booster-Effektes) Cyclophosphamid in einer Dosis von 1×300 mg/m² Körperoberfläche i. v. gegeben. Weiterführung der Therapie: oral 3 mg/kg Körpergewicht über 2–3 (bis 14) Tage. Der Effekt der immunsuppressiven Therapie ist keineswegs sicher und auch umstritten.
Ein weiteres Verfahren bei hohen Antikörpertitern ist die Substitution mit Faktoren tierischer (Schwein, Rind) Herkunft. Die Antikörperbildung gegen das fremde Protein erfordert eine Begrenzung auf 2 bis 3 Injektionen.
Neuerdings kommt als zukünftig wohl erfolgversprechende Methode die Verabreichung sog. „aktivierter" Prothrombinkomplex-Präparate, Fraktion FEIBA (*F*actor *E*ight *I*nhibitor *B*ypassing *A*ctivity) in Frage, die unabhängig vom Faktor VIII die Gerinnung beschleunigen (kasuistische Berichte u. a. bei [26, 46]).

4.1.2. Defekte der Kontaktphase der Blutgerinnung

Faktor XI-Mangel

Definition, Genetik und Klinik
Das Fehlen von Faktor XI wird autosomal rezessiv vererbt mit partieller Expression bei Hetero-

zygoten. Der Defekt verursacht ein leichtes bis mittelschweres Blutungsübel, das sich vor allem nach Zahnextraktionen und Operationen manifestiert. Überwiegend betroffen sind Familien jüdischer Herkunft.

Synonyma. PTA-Mangel, Rosenthal-Faktor-Mangel.

Diagnostik. Typisch ist der pathologische Ausfall der Partialthromboplastinzeit. Die Abgrenzung gegenüber anderen kongenitalen Störungen des Intrinsic-System der Blutgerinnung erfolgt durch quantitative Bestimmung der biologischen Aktivität von Einzelfaktoren.

Therapie. Für die Stillung von Spontanblutungen ist ein Faktor XI-Spiegel von 20% ausreichend, während bei Operationen 30 bis 50% angestrebt werden sollten. Die Halbwertszeit beträgt 2 bis 3 Tage. Einmalig frisches oder gelagertes Plasma in einer Dosis von 15 ml/kg KG bei akuten Blutungen; täglich fortgeführte Infusion von 10 ml/kg KG können durch kumulative Effekte den Spiegel von 30–50% halten.

Faktor XII-Mangel

Der Mangel an Faktor XII (Hageman-Faktor) verursacht keine hämorrhagische Diathese; selbst nach Operationen treten keine Blutungskomplikationen auf. Die Diagnose wird in der Regel zufällig gestellt.
Der Erbgang ist autosomal rezessiv. Typisch ist die verlängerte Blutgerinnungszeit. Kurioserweise trat bei dem Patienten Hageman, bei dem der Defekt erstmals beschrieben wurde, eine Koronarthrombose auf.

Therapie. Nicht erforderlich.

Fletcher-Faktor-, Fitzgerald-Faktor-, Williams-Faktor-, Flaujeac-Faktor-Mangel

Die wenigen Patienten, bei denen die Kontaktphase der Blutgerinnung bei normalem Faktor XII-Gehalt des Plasmas gestört war, wiesen keine bzw. nur eine klinisch nicht sehr bedeutungsvolle hämorrhagische Diathese auf. Bezüglich labordiagnostischen Einzelheiten wird auf Kapitel IX.B.2.2 verwiesen. Eine Therapie ist in der Regel nicht erforderlich. Bei Bedarf kommt Frischplasma in Frage.

4.1.3. Defekte des Extrinsic-Systems der Blutgerinnung

Faktor VII-Mangel

Definition. Kongenitaler Mangel oder funktioneller Defekt des Faktor VII. Die Störung im Extrinsic-System der Blutgerinnung wird autosomal rezessiv vererbt.

Synonym. Hypoprokonvertinämie.

Klinik. Bei ca. 25% der Patienten treten die Symptome bereits im Neugeborenenalter in Form von Blutungen in die Haut und in den Magen-Darmtrakt sowie durch vaginale und intrakranielle Blutungen auf. Bei späterer Manifestation steht die Nachblutung nach Operationen, Zahnextraktionen und Geburten im Vordergrund. Nicht selten sind auch Nasen-, Haut- und Schleimhautblutungen sowie verlängerte und verstärkte Zyklusblutungen.
Intrakranielle Blutungen haben eine schlechte Prognose. Die Schwere der klinischen Manifestation ist nicht mit dem Ausmaß der Faktor VII-Reduktion korreliert (Übersicht bei [21]).

Laborbefunde. Typisch ist die durch Normalserum korrigierbare verlängerte Thromboplastinzeit. Der Faktor VII ist bei Homozygoten extrem erniedrigt, bei Heterozygoten beträgt er etwa 50% der Norm. In der Schwangerschaft ist die Faktor VII-Aktivität der beiden Genotypen erhöht, was es schwierig machen kann, den Teilträger exakt zu ermitteln [52]. Die für eine Blutstillung notwendige Mindestaktivität wird mit 10–15% angegeben.
Die Laborteste sind wichtig für die Differentialdiagnose der Erkrankungen mit vermindertem Quickwert. Relativ leicht sind isolierte Faktorenmängel durch Bestimmung von Prothrombin, Fibrinogen und Faktor V auszuschließen. Beim Faktor X-Mangel ist die Stypvengerinnungszeit verlängert, beim Faktor VII-Mangel ist sie normal.

Therapie. Bei der Substitution sind Faktor VII-angereicherte Konzentrate dem Frischplasma wegen der Volumenbelastung vorzuziehen. Die durch Therapie erreichte Faktor VII-Konzentration nimmt in ca. 5 Stunden um die Hälfte ab [37]. Im allgemeinen genügt eine Erhaltungssubstitution in Abständen von 1–3 Tagen, um Blutungen zu verhindern. Bei Operationen wird nach initialer Gabe die Substitution alle 3 Stun-

den durchgeführt; danach werden die Abstände bis zur Wundheilung auf tägliche Gaben verlängert. Dosierung nach Bedarfsberechnung wie bei der Hämophilie A.
Präparate: Konzentrate der Faktoren des Prothrombinkomplexes. Da nicht alle Konzentrate den Faktor VII enthalten, ist eine entsprechende Auswahl zu treffen.

4.1.4. Defekte des Intrinsic- und Extrinsic-Systems der Blutgerinnung

Faktor X-Mangel

Definition. Sehr seltener quantitativer oder qualitativer Defekt von Faktor X mit der Folge einer Hämophilie-ähnlichen Blutungsneigung. Der Erbgang ist autosomal rezessiv. Faktor X-Friuli ist als strukturell abnorme Variante identifiziert [17].

Synonym. Stuart-Prower-Faktor-Mangel.

Klinik. Die Erstmanifestation der Blutungen erfolgt schon im Neugeborenenalter; im übrigen entsprechen sie dem Typ nach der Hämophilie. In schweren Fällen, deren Prognose ungünstig ist, treten auch Gelenkblutungen auf. Generell kommt es erst bei einer Faktor X-Aktivität unter 10% zu Blutungen.

Diagnostik. Die Thromboplastinzeit und die partielle Thromboplastinzeit sind gleichzeitig verlängert, wie das auch bei Faktor II- und Faktor V-Mangel der Fall ist, während bei Faktor VII-Mangel die partielle Thromboplastinzeit normal ist. Bei Faktor X-Mangel ist die verlängerte Thromboplastinzeit durch Normalserum korrigierbar. Die Diagnose wird durch die qualitative Bestimmung von Faktor X gesichert.

Therapie. Zufuhr von frischem oder gelagertem Plasma oder von Konzentraten der Faktoren des Prothrombinkomplexes; die Halbwertszeit in vivo beträgt 1 bis 2 Tage. Endkonzentrationen von 20–30% Faktor X bieten auch bei Operationen einen ausreichenden hämostatischen Effekt.

Faktor V-Mangel

Definition. Dieser Defekt wird autosomal rezessiv vererbt und verursacht leichte bis mäßig starke Symptome einer Hämophilie. Die Thrombozyten besitzen ebenfalls keinen Faktor 1 = Plasmafaktor V.

Synonyma. Parahämophilie, Hypoproaccelerinämie.

Klinik. Die verstärkte Blutungsneigung besteht schon bei Geburt. Im Gegensatz zur Hämophilie sind Gelenkblutungen selten. Häufig treten die Blutungssymptome auch erst nach Operationen auf.

Diagnostik. Die Thromboplastinzeit ist verlängert; sie kann nicht durch Zusatz von Serum, wohl aber durch Zugabe von absorbiertem Normalplasma korrigiert werden. Der Thromboplastinbildungstest ist pathologisch verändert. Der direkte Nachweis des Fehlens von Faktor V ist notwendig zum Beweis. Weiterhin muß ein erworbener Faktor V-Mangel bei Verbrauchskoagulopathie und Fibrinolyse ausgeschlossen sein.

Therapie. Eine ausreichende Hämostase ist bei Werten ab über 25% zu erwarten. Frischplasma und Kryopräzipitate werden zur Substitution verwendet. Die Halbwertszeit von Faktor V beträgt ca. 30 Stunden.

Hinweis: Bislang ist einmal eine familiäre Erhöhung von Faktor V beschrieben worden. Klinisches Symptom sind Thromboembolien. Der Faktor V ist auf ca. das Doppelte erhöht [15].

Faktor II-Mangel

Definition. Sehr seltenes Blutungsübel mit autosomal rezessivem Erbgang, das eine der Hämophilie ähnliche Symptomatik aufweist.

Synonyma. Hypoprothrombinämie, Dysprothrombinämie.

Ätiologie und Pathogenese. Die Synthesestörung führt zu einem echten Mangel, während bei der Dysprothrombinämie die Aktivität bei normaler Synthese (immunologisch nachweisbarer normaler Konzentration) fehlt bzw. reduziert ist.

Klinik. Schwere Blutungen sind bei Prothrombinkonzentrationen unter 15% zu erwarten, ein voller hämostatischer Effekt wird bei Konzentrationen über 30 bis 40% erreicht. Bei homozygoten Patienten können bis zu 10% Aktivität nachweisbar sein. Nabelblutungen sind häufig, später ist das Bild nicht von dem der Hämophilie zu unterscheiden.

Diagnostik. Die Thromboplastinzeit ist verlängert; Mangel oder Defekt an Faktoren V, VII und X muß ausgeschlossen werden. Im Gegensatz zu Faktor VII- und Faktor X-Mangel ist der Gerinnungsdefekt durch Zusatz von Normalserum nicht korrigierbar.
Am sichersten ist der Nachweis von Aktivität und Proteinkonzentration von Faktor II.

Therapie. Eine Substitution erfolgt mit Frischplasma und Konzentraten der Blutspendezentralen und Industrie. Die Halbwertszeit beträgt 2–3 Tage.

Kombinierte Faktorendefekte

Formen und Kombinationen. Der kombinierte Mangel von Faktor V und Faktor VIII wurde am häufigsten beschrieben. Insgesamt sind allerdings nur etwa 25 gesicherte Fälle bekannt [19]. Es werden zwei Typen dieser Kombination unterschieden. Der eine ist dadurch charakterisiert, daß Patienten mit einer Hämophilie A gleichzeitig einen mäßigen Mangel an Faktor V aufweisen. Beide Defekte werden unabhängig voneinander von den Eltern vererbt und können auch isoliert bei Familienmitgliedern angetroffen werden. Im Gegensatz zu dem zweiten Typ besteht keine Konsanguinität zwischen den Eltern. Beim letzteren Typ sind Faktor V und Faktor VIII annähernd gleichmäßig erniedrigt; alle Familienmitglieder haben normale Aktivitäten an Faktor V und Faktor VIII, daraus wird ein autosomal-rezessiver Erbgang für den kombinierten Defekt abgeleitet. Die Kombination mit mentaler Retardierung, Hypogonadismus, Syndaktylie und Geisteskrankheiten ist häufig.

Diagnostik. Wesentliches Kriterium ist die verlängerte partielle Thromboplastinzeit und die verlängerte Prothrombinzeit, die beide durch Zugabe von absorbiertem Normalplasma, jedoch nicht durch Serum korrigiert werden können. Ferner sind die Faktoren V und VIII erniedrigt. Andere Kombinationen [18, 39] sind extrem selten.

4.1.5. Defekte des Fibrinogens und der Stabilisierung von Fibrin

Faktor I-Mangel (Afibrinogenämie und Hypofibrinogenämie)

Definition. Seltene autosomal-rezessiv vererbbare Erkrankung, charakterisiert durch Fehlen oder extreme Erniedrigung von Fibrinogen.

Ätiologie und Pathogenese. Wahrscheinlich liegt ein genetischer Defekt der quantitativen Fibrinogensynthese in der Leber vor. Das bei den Patienten noch synthetisierte Fibrinogen weist eine normale Halbwertszeit auf und ist funktionell intakt. Ob Afibrinogenämie und Hypofibrinogenämie den gleichen genetischen Defekt lediglich mit unterschiedlicher Expressivität darstellen, ist nicht bekannt.

Klinik. Die hämorrhagische Diathese entspricht klinisch der einer mittelschweren Hämophilie. Bleibende Gelenkveränderungen sind jedoch eine Seltenheit.

Diagnostik. Fehlen oder Mangel an Fibrinogen im Plasma gibt pathologische Werte aller Blutgerinnungsanalysen im Einphasentestsystem ohne Zusatz von Substratplasma. Bei Afibrinogenämie ist Fibrinogen mit keinen der heute bekannten Methoden nachweisbar. Die Plasmaviskosität ist reduziert [7].
Bei dem Krankheitsbild findet sich auch kein Fibrinogen in den Thrombozyten. Mit diesem Befund wird die Tatsache in Verbindung gebracht, daß bei den Patienten Thrombozytenfunktionsstörungen, wie eine herabgesetzte Adhäsivität und Aggregation, gefunden werden [24].

Therapie. Eine wirksame Hämostase ist erst ab Fibrinogenkonzentrationen von 100 mg/100 ml Plasma garantiert [7]. Danach muß die Einzeldosis mit Fibrinogenpräparaten berechnet werden. Die Wiederholung der Substitution richtet sich nach der Halbwertszeit des Fibrinogens von 3–5 Tagen. Dabei ist an den Verbrauch bei Blutungen zu denken. Eine Dauertherapie ist nicht erforderlich. Als Folge einer Substitutionsbehandlung wurden Antikörperbildung gegen Fibrinogen bei einigen Patienten beobachtet.

Dysfibrinogenämie

Definition. Die Dysfibrinogenämie ist ein Syndrom, charakterisiert durch hereditäre Strukturvarianten des Fibrinogenmoleküls mit dadurch bedingtem funktionellem Defekt, der nicht in jedem Fall zu einer Gerinnungsstörung führt.

Nomenklatur. In Analogie zu den anomalen Hämoglobinvarianten werden die anomalen Fibrinogene nach dem Ort ihrer Entdeckung benannt.

Genetik. Der Erbgang ist autosomal-dominant. Neue Mutationen sind beschrieben worden. Bei

Homozygoten ist der gesamte Fibrinogenanteil defekt; bei Heterozygoten ist nur die Hälfte des Moleküls betroffen, während die andere Hälfte völlig normal ist.

Ätiologie und Pathogenese. Strukturanalysen der Polypeptidketten des Fibrinogens liegen in begrenztem Umfang vor (Übersichten bei [34, 36]). Die bisherigen Daten lassen vermuten, daß die Strukturdefekte durch Aminosäuresubstitutionen entstehen. Die sich daraus für die Ätiologie und Pathogenese ergebenden Parallelen zu den Anomalien des Hämoglobins lassen identische genetische Defekte der Proteinsynthese erwarten. Der Strukturdefekt äußert sich funktionell in einer Störung der Fibrinogen-Fibrin-Umwandlung (Beeinträchtigung der Abspaltung der Fibrinpeptide, Störung der Polymerisation der Fibrinmonomere und der molekularen Bindung von Kohlenhydraten). Da nur wenige anomale Fibrinogene einen hämostatischen Defekt verursachen, kann man zwischen harmlosen und pathologischen Varianten unterscheiden.

Klinik. Die Symptomatik ist entsprechend der Lokalisation der Strukturdefekte variabel. Die asymptomatischen Formen überwiegen. Bei hämorrhagischer Diathese entspricht diese dem Typ der hämophilen Blutung. Sie kann mit Neigung zu Thromboembolien kombiniert sein; letztere tritt auch isoliert auf. Weiterhin sind Störungen der Wundheilung beschrieben worden.

Diagnostik. Die Bestimmung des Fibrinogenspiegels ist die sicherste Methode, um homozygote und heterozygote Patienten zu erfassen; dabei müssen jedoch verschiedene Teste miteinander kombiniert werden, wie z. B. Methoden der Immunologie, der Präzipitation, der Elektrophorese und Gerinnungsteste. Diese fallen in unterschiedlichen Maßen pathologisch aus. Von den anderen Testen scheinen nur die Thrombinzeit und die Reptilasezeit mit ganz wenigen Ausnahmen einheitlich erniedrigte Werte zu geben; das gilt auch für Heterozygote.

Therapie. Substitution mit Plasma oder Humanfibrinogen, entsprechend dem Vorgehen wie bei der Afibrinogenämie.

Faktor XIII-Mangel

Definition. Hereditärer Mangel des Fibrin stabilisierenden Faktors, der zu einer hämorrhagischen Diathese führt, die durch Nachblutungen kombiniert mit Wundheilungsstörungen charakterisiert ist [Übersicht bei Duckert (1972)].

Genetik. Der Erbgang dieser sehr seltenen Erkrankung ist wahrscheinlich autosomal(inkomplett)-rezessiv.

Ätiologie und Pathogenese. Bei den Patienten fehlt die biologisch aktivierbare Proteinkomponente A völlig und die Konzentration des Trägerproteins S ist auf 30 bis 50% der Norm reduziert. Die Transglutaminase-Aktivität der Komponente A ist für die Vernetzung der Polypeptidketten des Fibrins verantwortlich, wodurch die Verfestigung des Blutpfropfes ausbleibt. Die Ursache der Störung der Wundheilung wird in der Funktion der Fibroblasten vermutet.

Klinik. In der Neugeborenenperiode stehen lebensbedrohliche Nabelblutungen im Vordergrund; weitere Gefährdungen erfolgen durch postoperative und postpartale Blutungen, die 2 bis 5 Tage danach auftreten; häufig sind Aborte. Blutungen in die Gelenke bleiben ohne schwerwiegende Folgen.

Diagnostik. Am einfachsten ist die Prüfung der Löslichkeit eines Fibringerinnsels im Harnstoff oder Monojodacetat. Dieser Test ist bei Faktor XIII-Mangel positiv. Das Thrombelastogramm kann eine Verschmälerung der Maximalamplitude aufweisen. Der Faktor XIII kann immunologisch mit spezifischen Antiseren gegen die Untereinheiten A und S sowie durch enzymatische Methoden nachgewiesen werden.

Therapie. Die Substitution erfolgt mit Faktor XIII-Konzentraten (Behringwerke) die aus humaner Plazenta gewonnen werden, oder mit Plasma, Cohn-Fraktion I oder Kryopräzipitat [8]. Ein hämostatischer Effekt ist bei Plasmakonzentrationen von etwa 5% zu erwarten.

4.1.6. Defekte der Inhibitoren der Blutgerinnung

Antithrombin III-Mangel

Von Egeberg (1965) erstmals und später auch vereinzelt von anderen Autoren (Übersicht bei [33]) wurden Patienten beschrieben, die seit früher Jugend unter ständig rezidivierenden Throm-

Tabelle IX.B.7. Einteilung der erworbenen Formen der Defekt- und Produktionskoagulopathien

Koagulopathie bei hepatozellulären Erkrankungen
Koagulopathie bei Vitamin K-Mangel
Koagulopathie bei Paraproteinämien
Thrombophilie bei Antithrombin III-Mangel
Faktor X-Mangel bei Amyloidose und akuter Leukämie

bosen u. U. auch mit Lungenembolien litten. Als einzige Ursache dieser sehr seltenen Erkrankung wurde ein hereditärer Antithrombin III-Mangel festgestellt. Über den Erbgang liegen noch keine gesicherten Befunde vor. Die biologische Antithrombin III-Heparin-Kofaktor-Aktivität war auf Werte zwischen ca. 50–70% der Norm erniedrigt. Diese Aktivität konnte durch Behandlung mit oralen Antikoagulantien erhöht bzw. normalisiert werden. Über den diesem Befund zu Grunde liegenden Mechanismus ist nichts bekannt.

4.2. Erworbene Defekt- oder Produktionskoagulopathien

Im Gegensatz zu den hereditären Formen weisen erworbene Koagulopathien zwei wesentliche Besonderheiten auf. Einerseits sind sie Folge oder Komplikation einer primären Erkrankung, was die Beurteilung der Situation und die therapeutischen Möglichkeiten einschränkt. Andererseits ist Ausmaß und Entwicklung einer Koagulopathie eng mit dem Verlauf der Primärerkrankung verknüpft. Diese komplexe Situation erfordert fortlaufende labortechnische Überwachungen und eine erhebliche Flexibilität in der Therapieanordnung.
Von den zahlreichen erworbenen Gerinnungsstörungen sind die wichtigsten Formen der Defekt- und Produktionskoagulopathien in Tabelle IX.B.7 zusammengestellt (Übersicht bei [40]).

4.2.1. Gerinnungsstörungen bei hepatozellulären Erkrankungen

Definition und Charakterisierung. Die Leber hat für eine effektive Hämostase eine wesentliche Bedeutung, weil eine Reihe gerinnungsaktiver Proteine in diesem Organ gebildet werden und ihre Intermediärprodukte dort einer ständigen Clearance unterliegen. Hämorrhagische Diathesen infolge einer reduzierten Organfunktion resultieren aus Störungen des plasmatischen und fibrinolytischen Systems. In schweren Fällen können sie mit einer Thrombozytopenie und mit thrombozytären Funktionsdefekten als Folge der Hepatopathie kombiniert sein.

Ätiologie und Pathogenese. Entsprechend dem Ausmaß einer Leberparenchymschädigung ist die Synthese der Blutgerinnungsfaktoren II, VII, IX und X, sowie in fortgeschrittenen Stadien auch des Blutgerinnungsfaktors V und des Fibrinogens gestört. In stärkster Form manifestiert sich diese Hämostasestörung bei akuter Leberdystrophie, dekompensierter Leberzirrhose oder bei malignem Verlauf einer Hepatitis.

Klinik. Charakteristisch für die Hämostasestörung bei Lebererkrankung sind flächenhafte Haut- und Schleimhautblutungen. Diese treten in der Regel nicht spontan auf, sondern sind häufig Folge von Mikrotraumen. Bei ausgeprägter Thrombozytopenie oder thrombozytären Funktionsdefekten stehen petechiale Blutungen im Vordergrund und können das klinische Bild verwischen. Bei Blutungen aus dem Gastrointestinaltrakt ist an das Vorliegen von Oesophagusvarizen bzw. Magen-Darm-Ulzera zu denken.

Hämatologische Kriterien und Diagnostik. Bei leichteren Fällen einer Hepatopathie ist die Verlängerung der Thromboplastinzeit bzw. die Erniedrigung des Quickwertes charakteristisch. Der Schweregrad hängt von der Synthesestörung der in der Leber gebildeten Gerinnungsfaktoren des Prothrombinkomplexes (II, VII, IX und X) ab. Die quantitative Einzelbestimmung der biologischen Aktivität dieser Faktoren gibt bessere Informationen über Schweregrad und Verlauf von Lebererkrankungen als der Wert der Thromboplastinzeit. Erst bei fortgeschrittenen Erkrankungen ist auch die Partialthromboplastinzeit verlängert und der Fibrinogenspiegel sinkt ab.
Die bei bestimmten Lebererkrankungen auftretende Thrombozytopenie kann einmal Ausdruck einer Verteilungsstörung bei Hepatosplenomegalie oder Merkmal einer bei diesen Erkrankungen häufigen akzelerierten bzw. disseminierten intravasalen Gerinnung sein.

Therapie. Nur bei schweren und bedrohlichen Blutungen auf dem Boden einer Synthesestörung müssen die fehlenden Gerinnungsfaktoren durch Substitution von Plasma oder Konzentraten der

Faktoren des Prothrombinkomplexes ersetzt werden. Liegt der Quickwert noch oberhalb von 30–40% der Norm, ist diese Behandlung in der Regel nicht erforderlich. Allgemein ist bei der Gabe von PPSB-Konzentraten eher Zurückhaltung angezeigt, da nach entsprechenden Maßnahmen gehäuft Phänomene der plasmatischen Hyperkoagulabilität des Blutes und thromboembolische Komplikationen in Einzelfällen aufgetreten sind.

Sonderformen. Bei der Anwendung von L-Asparaginase in der Therapie akuter Leukämien wird regelmäßig eine hepatozelluläre Störung der Synthese von Fibrinogen beobachtet. Die Kontrolle des Fibrinogenspiegels ist zum Zweck einer gezielten Substitutionsbehandlung bei Gaben von L-Asparaginase notwendig.

Bei Patienten mit malignen Lebertumoren (Hepatomen) wurde in Einzelfällen die Entwicklung einer typischen Dysfibrinogenämie beschrieben, die sich in bezug auf klinische Befunde, Laboruntersuchungen und Verlauf kaum von den kongenitalen Formen einer Dysfibrinogenämie unterscheiden. Es wird angenommen, daß das Defektprotein durch den Tumor gebildet wird.

4.2.2. Gerinnungsstörungen bei Vitamin K-Mangel

Definition und Charakterisierung. Vitamin K ist eine fettlösliche Substanz, die zur Synthese der Blutgerinnungsfaktoren des Prothrombinkomplexes II, VII, IX und X notwendig ist. Bei Vitamin K-Mangel ist das führende Symptom die hämorrhagische Diathese.

Ätiologie und Pathogenese. Von physiologischer Bedeutung ist das Vitamin K_1 (Phytomenadion), das exogen über die Nahrung, insbesondere mit Gemüse, zugeführt werden muß, und das Vitamin K_2, das der intestinalen Darmflora entstammt. Es ist nicht eindeutig geklärt, ob und wieviel Vitamin K_2 beim Menschen aus dem Bereich des Kolons absorbiert wird. Die Bedeutung der Mitwirkung des Vitamins K bei der Synthese von Blutgerinnungsfaktoren ist zwar nicht sicher bekannt, allgemein wird jedoch angenommen, daß das Vitamin oxidative Phosphorylierungsreaktionen katalysiert.

In Tabelle IX.B.8 sind Konditionen zusammengestellt, bei denen ein Vitamin K-Mangel beobachtet wird.

Tabelle IX.B.8. Ursachen eines Vitamin K-Mangels mit verminderter Synthese von Blutgerinnungsfaktoren des Prothrombinkomplexes (II, VII, IX und X)

Perinataler Vitamin K-Mangel

Mangelnde exogene Zufuhr bzw. endogene Produktion
Mangelnde Gallenproduktion und Gallengangsverschluß

Malabsorption und Diarrhoe

Behandlung bzw. Intoxikation mit Vitamin K-Antagonisten (z.B. Dicumarol und seine Derivate)

Klinik und Labordiagnose. Hier gelten die gleichen Symptome und Richtlinien, die für die hepatozelluläre Synthesestörung von Blutgerinnungsfaktoren beschrieben wurden. Eine gewisse Sonderstellung nimmt der Vitamin K-Mangel in der Perinatal-Periode ein (vgl. Kapitel X.D.2). Bei der Differentialdiagnose zwischen dem Vitamin K-Mangel, z.B. bei Gallengangsverschluß, und der hepatozellulären Synthesestörung kann der sog. Koller-Test hilfreich sein: Nur bei Vitamin K-Mangel erfolgt nach subkutaner Applikation von Vitamin K_1 ein Anstieg der biologischen Aktivität der Faktoren des Prothrombinkomplexes bzw. eine Quickwertnormalisierung.

Therapie. Zur Substitution stehen heute das natürlich vorkommende Vitamin K_1 in fettlöslicher Form als Konakion oder in wasserlöslicher Form als Synkavit zur Verfügung. Andere, nicht natürlich vorkommende Analoge werden nicht mehr eingesetzt, nachdem Hämolysezwischenfälle beobachtet wurden.

Von der intravenösen Anwendung von Konakion muß wegen lebensbedrohlicher anaphylaktischer Zwischenfälle abgeraten werden. Die maximale Tagesdosis für größere Kinder und Erwachsene, die subkutan oder bei fehlenden Resorptionsstörungen oral verabreicht werden kann, liegt bei 0,5 mg/kg KG.

4.2.3. Gerinnungsstörungen bei Paraproteinämien

Definition und Charakterisierung. Bei veränderter Plasmaeiweißzusammensetzung des Blutes und insbesondere beim Auftreten pathologischer Eiweißkörper werden Defektkoagulopathien beobachtet, die sich meistens auf eine Störung der Fibrinpolymerisation zurückführen lassen. Zusätzliche Hämostasedefekte in Form von vaskulären und thrombozytären Störungen sind nicht selten. Gerinnungsstörungen bei Paraproteinämien werden von einigen Autoren zu den sog. Immunkoagulopathien gerechnet.

Ätiologie und Pathogenese. Die Ursache der Koagulopathie ist das Auftreten pathologischer Eiweißfraktionen. Über den Pathomechanismus der Fibrinpolymerisationsstörung ist nichts Näheres bekannt. Dagegen kommt es regelmäßig zu einer erhöhten Blutviskosität und zu Mikrozirkulationsstörungen im Kapillarbereich. Abnorme Globuline scheinen sich reversibel an Thrombozyten anzulagern und über eine mechanische Blockade der Plättchenmembran deren Funktion negativ zu beeinflussen.

Klinik. Die Purpura hyperglobulinaemica ist eine Manifestationsform. Die Makroglobulinämie (Waldenström) und das Plasmozytom werden häufig durch Schleimhautblutungen aus Nase, Mund und Rachen, Hämatemesis, Melaena, Retinablutungen und gelegentlich durch zerebrale Blutungen kompliziert. Bei der Kryoglobulinämie wird die Symptomatik teilweise dadurch verständlich, daß ein abnormes Globulin bei Temperaturen unterhalb der Körpertemperatur einen gelartigen Zustand annimmt und zu einem partiellen oder kompletten Gefäßverschluß führt, der die Befunde wie bei einem Renaud-Syndrom vorspiegeln kann. Petechiale Hautblutungen, Ekchymosen und die Bildung blutiger Blasen bis hin zu Ulzerationen sind Ausdruck von Mikrozirkulationsstörungen.

Labordiagnostik. Charakteristisch ist eine leichte bis ausgeprägte Verlängerung der Thrombinzeit als Ausdruck der Fibrinpolymerisationsstörung. Andere Gerinnungsteste, die ebenfalls über Gerinnungszeitbestimmungen ablaufen, können in wechselndem Umfang auch pathologische Befunde ergeben. Darüberhinaus ist die Blutungszeit als Ausdruck einer Thrombozytenfunktionsstörung häufig verlängert. Das fibrinolytische System ist im allgemeinen nicht beeinträchtigt.

Therapie. Die Behandlung richtet sich nach der Grundkrankheit. Die Blutungsneigung kann nur durch symptomatische Maßnahmen beeinflußt werden; unter Notfallbedingungen ist an die Durchführung einer Plasmapherese zur Entfernung des pathologischen Plasmaeiweißes oder an eine Blutaustauschtransfusion zu denken.

4.2.4. Thrombophilie bei Antithrombin III-Mangel

Antithrombin III ist ein wichtiger und polyvalenter Inhibitor des Blutgerinnungssystems (vgl. Kapitel IX.B.2.4). Bei kongenitaler Erniedrigung seiner biologischen Aktivität wird eine ausgeprägte Thromboseneigung beobachtet. Neuere Untersuchungen [33] weisen darauf hin, daß auch ein erworbener Mangel an Antithrombin III, wie er u. a. bei Hepatopathien, bei Patientinnen unter Ovulationshemmern und bei chronischer disseminierter intravasaler Gerinnung beobachtet wird, auch mit einer erhöhten Inzidenz von thromboembolischen Komplikationen belastet ist. Der Nachweis eines Antithrombin III-Mangels hat wichtige therapeutische Konsequenzen, da infolge einer Verminderung des Heparin-Kofaktors diese Patientengruppen nicht in gewohnter Weise auf eine etwaige Heparintherapie ansprechen. Die adäquate Behandlung bei diesen Patienten ist die Antikoagulantientherapie mit oralen Antikoagulantien vom Cumarintyp.

4.2.5. Faktor X-Mangel bei Amyloidose und akuter Leukämie

Bei Patienten mit generalisierter Amyloidose [14] und akuter Leukämie [20, 47] wurde in Einzelfällen eine isolierte Erniedrigung des Faktors X auf unter 1% der Norm ohne Hinweis auf Inhibitoren und/oder sonstige Gerinnungsstörungen beschrieben. Es besteht eine verstärkte Blutungsneigung. Bei den Laborwerten fällt neben der Faktor X-Erniedrigung die Verlängerung von Thromboplastinzeit und Partialthromboplastinzeit auf. Vitamin K-Gabe und Plasmainfusionen sind wirkungslos. Es wird angenommen, daß der Defekt zumindest bei der Amyloidose nicht in einer gestörten Synthese, sondern in einer erhöhten Elimination des Faktors X aus dem Blut durch Bindung an verschiedene Gewebe zu suchen ist. Die Halbwertszeit infundierter Faktor X-Konzentrate ist deutlich verkürzt.

4.3. Immunkoagulopathien. Erworbene Inhibitoren der Blutgerinnung

Bei erworbenen Inhibitoren der Blutgerinnung (sog. zirkulierenden Antikoagulantien) handelt es sich um pathologische Substanzen des Blutes, die direkt die biologische Aktivität oder die Interaktion bei der Aktivierung von Blutgerinnungsfaktoren blockieren (Übersicht bei [13]). Die bis heute eindeutig klassifizierten Inhibitoren sind in Tabelle IX.B.9 zusammengefaßt.

Faktor VIII-Inhibitoren

Die Hemmkörperhämophilie A wurde in Kapitel IX.B.4.11 beschrieben. Darüber hinaus sind kasuistische Mitteilungen über Patientinnen bekannt, bei denen es im Anschluß an eine *Entbindung* zum Auftreten von Faktor VIII-Inhibitoren gekommen war. Der Zeitpunkt der Entdeckung lag zwischen wenigen Tagen bis zu einem Jahr postpartal, wobei meistens der Nachweis innerhalb von zwei bis vier Monaten nach der Entbindung gelang. In etwa der Hälfte der Fälle verschwand der Inhibitor innerhalb von sechs Monaten bis zu elf Jahren. Bei den verbleibenden Patientinnen war langfristig kein Rückgang der Inhibitoraktivität feststellbar. Die Inhibitoren gehören zu den IgG-Globulinen.
Faktor VIII-Inhibitoren wurden außerdem bei Patienten mit *immunologischen Grundkrankheiten,* wie rheumatoider Arthritis, Asthma bronchiale, regionaler Enteritis, bullöser Dermatitis und bei Penicillinallergie beobachtet. Auch bei Lupus erythematodes disseminatus kommt es in Einzelfällen zum Auftreten typischer Faktor VIII-Inhibitoren. Bei älteren Patienten wurden ebenfalls Inhibitoren in Einzelfällen ohne Zusammenhang mit irgendeiner Grundkrankheit festgestellt. Diagnostische Maßnahmen, Klinik und Therapie der erworbenen Faktor VIII-Hemmkörper, die äußerst selten nicht in Verbindung mit einer Hämophilie A auftreten, orientieren sich an dem Vorgehen bei der typischen Hemmkörperhämophilie A.

Faktor IX-Inhibitoren

In seltenen Fällen wurden Faktor IX-Inhibitoren bei Patienten mit Hämophilie B im Anschluß an eine Substitutionsbehandlung nachgewiesen. Eine Typisierung der IgG-Immunglobuline ist bisher nicht erfolgt. Im Unterschied zu den Faktor VIII-Inhibitoren induzieren Faktor IX-Inhibitoren einen sofortigen Verlust der biologischen Aktivität dieses Blutgerinnungsfaktors ohne zusätzliche Inaktivierung bei Inkubation. Faktor IX-Inhibitoren scheinen sich lediglich bei jenen Patienten mit Hämophilie B zu entwickeln, bei denen das Faktor IX-Antigen fehlt [16]. Größere therapeutische Erfahrungen bei Hemmkörperhämophilie B liegen nicht vor.

Tabelle IX.B.9. Übersicht über das Vorkommen erworbener Immuninhibitoren der Blutgerinnung

Faktor VIII-Inhibitoren
Bei Hämophilie A und Hemmkörperhämophilie A
Postpartal auftretende Hemmkörper
Hemmkörper bei verschiedenen immunologischen Grundkrankheiten (z. B. rheumatoide Arthritis, bullöse Dermatitis, Penicillinallergie)
Hemmkörper bei älteren Patienten ohne erkennbare Grundkrankheit

Faktor IX-Inhibitoren
Ausschließlich und sehr selten bei Hämophilie B (Hemmkörperhämophilie B)

Faktor V-Inhibitoren
Extrem seltene postoperative Komplikation, möglicherweise auch in Verbindung mit Streptomycin-Behandlung

Inhibitoren der Fibrinstabilisierung
Extrem selten nach Substitutionsbehandlung bei kongenitalem Faktor XIII-Mangel
Kasuistische Berichte nach Behandlung mit dem Tuberkulostatikum Isoniazid
Inhibitoren bei Lupus erythematodes disseminatus („Lupus-Antikoagulans")

Faktor V-Inhibitoren

Diese Komplikation wurde in Form einer milden hämorrhagischen Diathese bisher bei nur 6 Patienten postoperativ beobachtet; drei davon waren mit Streptomycin vorbehandelt worden. Klinisch besteht eine milde hämorrhagische Diathese. Die Faktor V-Hemmkörper (IgG-Globuline) verschwinden im Gegensatz zu den Faktor VIII-Inhibitoren innerhalb weniger Wochen spontan aus dem Plasma. Labordiagnostisch sind Partialthromboplastinzeit und Thromboplastinzeit verlängert bei normaler Thrombinzeit. Therapeutische Maßnahmen waren in der Regel nicht erforderlich.

Inhibitoren der Fibrinstabilisierung

Hämorrhagische Diathesen, verursacht durch erworbene Störungen der Fibrinstabilisierung, sind nur als äußerst seltene Komplikationen der tuberkulostatischen Therapie mit Isoniazid beschrieben worden. Die wenigen bekannten Fälle sind uneinheitlich. Es fanden sich Autoimmunhemmkörper vom IgG-Typ sowohl gegen den aktivierten als auch gegen den inaktiven Faktor XIII, so daß eine Blockierung der Aktivierung wahrscheinlich ist. Daneben gibt es Hemmkör-

per, die nicht gegen den Faktor XIII gerichtet sind, sondern mit den Reaktionszentren des nicht stabilisierten Fibrins interferrierten.
Bei bisher nur einem Patienten mit kongenitalem Faktor XIII-Mangel entwickelte sich im Anschluß an eine Substitutionsbehandlung mit Frischplasma ein gegen Faktor XIII gerichteter Immunhemmkörper. Therapeutische Erfahrungen erworbener Inhibitoren der Fibrinstabilisierung liegen nicht vor.

Inhibitoren bei Lupus erythematodes disseminatus (Lupus-Antikoagulans)

Definition und Häufigkeit. Bei Patienten mit klinisch gesichertem Lupus erythematodes disseminatus (LED) werden in 5-10% der Fälle Inhibitoren der Blutgerinnung nachgewiesen, die für diese Erkrankung charakteristisch und nicht mit den bisher beschriebenen Inhibitoren identisch sind [13].
Wahrscheinlich blockiert der Inhibitor die Wirkung des Prothrombinaktivators bzw. der Prothrombinase auf Prothrombin, wobei die Wirkung möglicherweise durch einen Plasma-Kofaktor potenziert wird.

Biochemische Eigenschaften des Lupus-Antikoagulans. Alle vorliegenden Befunde deuten darauf hin, daß es sich um einen Autoimmunantikörper handelt. Er ist in Plasma und Serum nachweisbar.
Bei Reinigungsversuchen fand er sich bei einem Teil der Patienten in der IgG-Fraktion und bei anderen in der IgM-Fraktion, sowie in Einzelfällen in beiden Fraktionen.

Klinische Befunde. Die meisten Patienten, bei denen der Inhibitor nachweisbar war, wiesen keine auffällige Blutungsneigung auf. Auch größere operative Eingriffe verliefen weitgehend komplikationslos. In allen Fällen mit erhöhter Blutungsneigung bestanden gleichzeitig andere Hämostasestörungen, wie eine auffallende Erniedrigung des Blutgerinnungsfaktors II oder eine Thrombozytopenie.

Laboruntersuchungen. Entsprechend dem angenommenen Wirkungsmechanismus des Lupus-Antikoagulans zeigen die betroffenen Patienten eine Verlängerung der Partialthromboplastinzeit und der Thromboplastinzeit bei normaler Thrombinzeit. In Plasmamischversuchen ist keine zeitabhängige Zunahme des gerinnungshemmenden Effektes in den beiden pathologisch veränderten Testsystemen erkennbar. Diese Beobachtung erlaubt eine Abgrenzung gegenüber anderen erworbenen Inhibitoren, insbesondere dem Faktor VIII-Inhibitor.
Bei LED-Patienten mit typischem Lupus-Antikoagulans ist die quantitative Bestimmung der biologischen Aktivität des Blutgerinnungsfaktors II angezeigt. Bei einer Erniedrigung unter 20% der Norm ist, insbesondere bei gleichzeitiger Thrombozytopenie, mit einer erhöhten Gefährdung durch hämorrhagische Diathese zu rechnen.

Therapie. Ohne Behandlung sinkt das Lupus-Antikoagulans in der Regel nicht ab und bleibt jahrelang nachweisbar. Die Verabreichung von Glukokortikoiden führt dagegen zu einer Reduzierung bzw. einem Verschwinden seiner Aktivität: Dies ist auch die therapeutische Empfehlung, wenn gleichzeitig ein Blutgerinnungsfaktor II-Mangel oder eine Thrombozytopenie vorliegt. Ohne Auftreten dieser Komplikationen ist eine Behandlung nicht erforderlich.

4.4. Verbrauchskoagulopathie. Die disseminierte intravasale Gerinnung

Definition. Unter dem Syndrom der „Verbrauchskoagulopathie" bzw. „disseminierten intravasalen Gerinnung (DIG)" werden Hämostasestörungen subsumiert, die als Begleitsymptom bei zahlreichen ätiologisch sehr unterschiedlichen Krankheitsbildern auftreten. Es handelt sich dabei um ein generalisiertes Blutungsübel, charakterisiert durch eine Sequenz von Reaktionen, die mit einer Gerinnungsaktivierung beginnen und zu Thrombosierungen der Mikro- und Makrostrombahn führen. Dieser Prozeß geht mit einem gesteigerten Verbrauch an Hämostasefaktoren und Thrombozyten einher und führt zu entsprechenden Mangelerscheinungen. Im Ablauf der Reaktionen werden außerdem fibrinolytische Prozesse aktiviert.

Ätiologie und Pathogenese. Die bei sehr unterschiedlichen Erkrankungen auftretende disseminierte intravasale Gerinnung bzw. Verbrauchskoagulopathie läßt sich auf gemeinsame pathogenetische Grundprinzipien zurückführen. Das Syndrom beginnt (vgl. Abb. IX.B.10) mit der Freisetzung prokoagulatorischer Substanzen in das zirkulierende Blut. Dies führt zur Bildung von Thrombin, welches Fibrinogen in Fibringe-

Pathologie der Funktion und Regulation

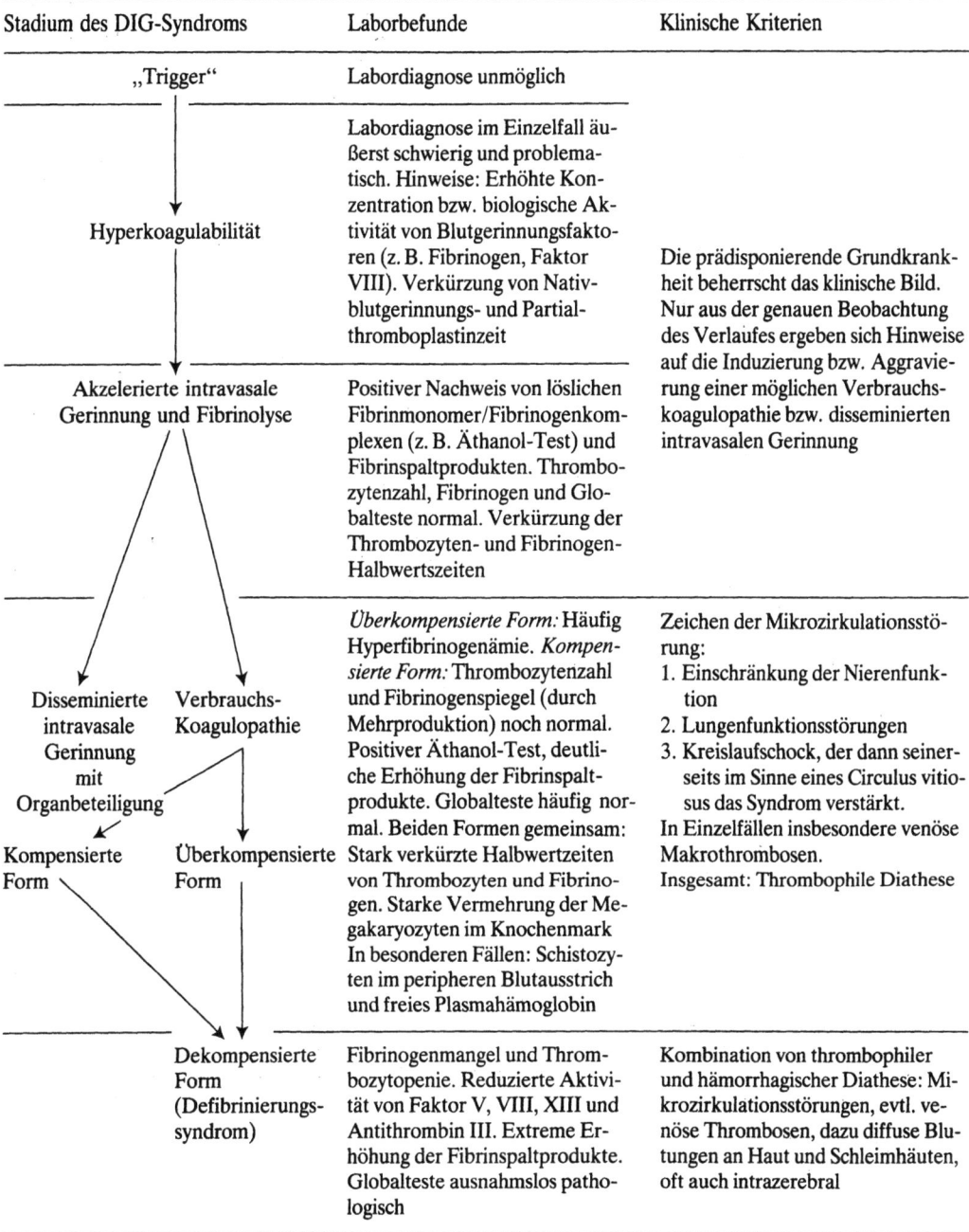

Abb. IX.B.10. Schematische Darstellung des Ablaufs der disseminierten intravasalen Gerinnung (DIG) bzw. der Verbrauchskoagulopathie anhand typischer Laborbefunde und klinischer Kriterien

rinnsel überführt. Die entstehenden Thromben werden vorzugsweise in der Mikrozirkulation der Organe abgefangen, wo sie lokale fibrinolytische Prozesse aktivieren, die über die Bildung von Plasmin das Fibrin zu zirkulierenden Fibrinspaltprodukten abbauen.

Die skizzierte Sequenz der Reaktionen wird im biochemischen und klinischen Ablauf von Patient zu Patient unterschiedlich stark durch Kompensationsmechanismen modifiziert. So kann das Syndrom von seiner Auslösung bis zur dekompensierten Form der Verbrauchskoagulopathie

Tabelle IX.B.10. Triggermechanismen der disseminierten intravasalen Gerinnung und der Verbrauchskoagulation

---

Vermehrter Anfall von prokoagulatorischen Substanzen
  z. B. Einschwemmung von *Gewebsthromboplastin* in das strömende Blut
    aus traumatisierten Geweben
    aus malignen proliferierenden Geweben bzw. Zellen
    aus Erythrozyten bei Hämolyse
    aus dem Uterus bei geburtshilflichen Komplikationen

Akzidentelles Auftreten *thrombinähnlicher Substanzen* im Blut durch Schlangenbisse

Aktivierung des Kontaktsystems der Blutgerinnung
  z. B. bei pathologischen Gefäßprozessen
      Riesenhämangiom
      ausgedehnte Vaskulitiden
  bei körperfremden Oberflächen
      Herz-Lungenmaschine
  bei Anwesenheit partikulärer bzw. kolloidaler Substanzen in der Zirkulation
      Fruchtwasserembolie
      Fettembolie
      Antigen-Antikörper-Komplexe
      Bakterien, Viren, Parasiten

Endotoxine im Rahmen septischer Krankheitsbilder

Unspezifische Faktoren
    alle Schockformen mit Hypozirkulation
    metabolische Azidose

---

sehr schnell, d. h. innerhalb weniger Stunden ablaufen. Es kann aber auch über Tage bis Wochen im Stadium entweder der Hyperkoagulabilität, der akzellerierten intravasalen Gerinnung oder der Fibrinolyse stehen bleiben.

Experimentelle und klinische Grundlagen. Experimentelles Modell der disseminierten intravasalen Gerinnung ist die Sanarelli-Shwartzman-Reaktion (Übersicht bei [44]). Im Tierversuch kann das Krankheitsbild bei Kaninchen durch 2malige intravenöse Gabe eines bakteriellen Endotoxins im Abstand von 24 Stunden erzeugt werden. Die Erstinjektion führt zu einer Phase der Bluthyperkoagulabilität, die Zweitinjektion induziert die Neubildung der fibrinreichen Mikrogerinnsel in der Niere, die eine Nierenrindennekrose verursachen. Bei schwangeren Tieren, bei experimentell blockiertem retikuloendothelialem System, nach systemischer Vorbehandlung mit Fibrinolyseinhibitoren, nach Vorbehandlung mit Glukokortikoiden und bei gleichzeitiger Stimulierung der α-adrenergischen Rezeptoren durch Noradrenalin genügt eine Einzelinjektion von Endotoxin, um die Sanarelli-Shwartzman-Reaktion auszulösen. Neben den plasmatischen Blutgerinnungsfaktoren und den Thrombozyten sind die Granulozyten an der Aktivierung der intravasalen Gerinnung durch Endotoxin in besonderer Weise beteiligt. Das kommt u. a. auch darin zum Ausdruck, daß der Zeitpunkt der Induktion von fibrinreichen Mikrogerinnseln in der Niere durch Endotoxin enger mit der Zahl zirkulierender neutrophiler Granulozyten korreliert ist als mit der Zahl der Thrombozyten [43].

Die systematische Übertragung der tierexperimentellen Befunde auf die Humanmedizin geht auf Überlegungen und Studien von Hjort und Rapaport (1965) sowie McKay (1965) zurück, nachdem bereits Schneider (1951) sowie Lasch et al. (1961) auf die klinischen Phänomene der Verbrauchskoagulopathie und der disseminierten intravasalen Gerinnung hingewiesen hatten. Neuere zusammenfassende Darstellungen finden sich u. a. bei Minna et al. (1974), Ekert (1975), Sharp (1977) sowie Lasch et al. (1971).

Einige der wichtigsten Triggermechanismen der disseminierten intravasalen Gerinnung, deren Wirkung jedoch nicht in allen Einzelheiten bekannt ist, sind in Tabelle IX.B.10 zusammengefaßt. In den meisten Fällen kann der Organismus die durch einen der genannten Triggermechanismen ausgelösten Störungen noch in einer sehr frühen Phase kompensieren. Neben den Inhibitoren der plasmatischen Blutgerinnung kommt hierbei dem fibrinolytischen Enzymsystem besondere Bedeutung zu. Weiterhin ist das retikuloendotheliale System an der Elimination von prokoagulatorischen Substanzen und löslichen Fibrinogenderivaten aus dem strömenden Blut beteiligt. Erst bei übermäßiger Belastung oder beim Zusammenbruch der Kompensationsmechanismen läuft der Prozeß über die Aktivierung des Gerinnungssystems und die Bildung von Mikrogerinnseln in bestimmten bevorzugten Organregionen bis zur Auflösung fibrinolytischer Reaktionen ab.

Klinisches Bild. Leichte bzw. chronische Formen verlaufen häufig inapparent. In ausgeprägteren Fällen treten Zeichen einer generalisierten hämorrhagischen Diathese und/oder Thrombosierung der Mikro- bzw. Makrostrombahn so in den Vordergrund, daß die Grundkrankheit (Tabelle IX.B.11), die den Prozeß ausgelöst hat, klinisch völlig überdeckt wird. Folgende Symptome (vgl. dazu Abb. IX.B.10) können in unterschiedlichem und stark wechselndem Schweregrad von Fall zu Fall beobachtet werden:

Hauterscheinungen. Durch Verlegung der Endarterien bzw. des Kapillargebietes kommt es zu scharf abgegrenzten, blaß ischämischen oder violett verfärbten Hautbezirken, die bis zur Nekrose gehen können. Als Ausdruck einer hämorrhagischen Diathese finden sich Suffusionen, Suggilationen und großflächige Hämatome.

Niereninsuffizienz. Durch Thrombenbildung in den afferenten glomerulären Arteriolen oder auch den Glomerula selbst (Rindennekrose) wird die Urinausscheidung qualitativ und quantitativ beeinträchtigt. Insbesondere in Verbindung mit einem sich entwickelnden Schock kann es zu einer Urämie kommen.

Ateminsuffizienz. Die Verlegung der Mikrostrombahn der Lunge führt zu Diffusionsstörungen und zur Ausbildung hyaliner Membranen.

Herz-Kreislauf-System. In einzelnen Fällen kann es zu Thrombosen großer peripherer Venen bzw. zu einer Thrombophlebitis migrans kommen. Aus der Mikrozirkulationsstörung der akuten Phase entwickelt sich der Schock. Inwieweit das Herz selbst an diesen Vorgängen beteiligt ist, muß noch geklärt werden. Der Schock selbst unterhält und potenziert den pathologischen Prozeß im Sinne eines Circulus vitiosus.

Gastrointestinaltrakt. Nicht ungewöhnlich ist eine gastrointestinale Beteiligung durch Infarzierung der Submukosa, wobei flache Magen- und Duodenalulzera auf der oberflächlich nekrotischen Submukosa entstehen können. In Verbindung mit einer bestehenden Hämostasestörung kann es zu schwersten gastrointestinalen Blutungen kommen.

Zentralnervensystem. Mikrothrombosierungen im Bereich des Rückenmarkes sowie des Gehirns führen zu einer häufig stark wechselnden neurologischen Symptomatik im Sinne multifokaler Läsionen bis hin zu deliranten bzw. komatösen Zuständen. In der Endphase sind zerebrale Blutungen nicht selten.

Hämatologische Kriterien. Pathognomonisches Zeichen der Verbrauchskoagulopathie ist der direkte oder indirekte Nachweis eines gesteigerten

Tabelle IX.B.11. Krankheitsbilder, bei denen eine disseminierte intravasale Gerinnung bzw. eine Verbrauchskoagulopathie häufig auftritt.

Gynäkologie und Geburtshilfe
Septischer Abort
Fruchtwasserembolie
Vorzeitige Plazentalösung
Dead-Fetus-Syndrom
Präklampsie und Eklampsie
Metastasierende gynäkologische Tumoren

Kinderheilkunde
Akute Leukämien, insbesondere in Kombination mit Septikämien
Metastasierende Tumoren, insbesondere Neuroblastome
Respiratory distress-Syndrom
Hämolytisch-urämisches Syndrom
Gram-negative Sepsis (Waterhouse-Friderichsen-Syndrom)
Angeborene Herzvitien
Kasabach-Merritt-Syndrom (Riesenhämangiom)
Purpura fulminans
Hämolytischer Neugeborenenikterus
Anorexia nervosa

Innere Medizin
Akute Leukämien, insbesondere Promyelozytenleukämie und in Kombination mit Septikämien
Metastasierende Tumoren, insbesondere des Gastrointestinal-Traktes und der Prostata
Thrombotisch-thrombozytopenische Purpura (Moschcowitz-Syndrom)
Zahlreiche Infektionskrankheiten, u. a. Typhus, Malaria, Meningitis und Influenza
Leberzirrhose
Diabetisches Koma
Maligne Hypertonie
Hämolytische Anämien
Aortenaneurysma

Chirurgie
Operative Eingriffe an Herz und Lunge, insbesondere bei Verwendung eines extrakorporalen Kreislaufs
Ausgedehnte Verbrennungen
Fettembolie
Polytraumatisierung
Nierentransplantationen

Allgemein
Alle Schockformen
Hypo- und Hyperthermie
Transfusion inkompatibler Blutkonserven
Massivbluttransfusionen

Umsatzes von Hämostasefaktoren („akzellerierte intravasale Gerinnung"). Ebenso typisch ist die Befundkonstellation von Thrombozytopenie, Hypofibrinogenämie und reduzierter biologischer Aktivitäten von Blutgerinnungsfaktoren. Sehr oft bestehen gleichzeitig Hinweise auf eine Aktivierung des fibrinolytischen Enzymsystems („intravaskuläre Gerinnung mit Fibrinolyse", „*I*ntravasculär *C*oagulation with *F*ibrinolysis = ICF-syndrome" bzw. Syndrom mit „*A*bnormal *P*roteolytic *A*ctivity = APA-syndrome"). Streng genommen ist die Diagnose einer disseminierten intravasalen Gerinnung nur pathologisch-anatomisch über den Nachweis von Fibrin, insbesondere in den Gefäßen der Mikrostrombahn, möglich.

Wichtiger Hinweis. Da sich die Stadien der Verbrauchskoagulopathie bzw. der intravasalen Gerinnung kurzfristig ändern können, sind Serienuntersuchungen im Abstand von wenigen Stunden von hohem Wert für die Therapie und die Beurteilung des Krankheitsverlaufes. Für diese Kontrollen ist es wichtig, daß Methoden der Gerinnungsanalysen zur Anwendung kommen (Tabelle IX.B.12), deren Ergebnisse innerhalb kurzer Zeit vorliegen.

Weiterhin sollte die Interpretation der Laborbefunde zur Festlegung des Schweregrades und des Stadiums der disseminierten intravasalen Gerinnung oder Verbrauchskoagulopathie nur in Verbindung mit klinischen Befunden erfolgen (Abb. IX.B.10).

Laborbefunde

Blutausstrich. Es ist insbesondere auf das Auftreten fragmentierter Erythrozyten zu achten, die zwar nicht pathognomonisch für das Krankheitsbild sind, jedoch durchaus erste Hinweise ergeben können. Eine Verminderung der Zahl neutrophiler Leukozyten kann auf eine Endotoxinämie hinweisen.

Thrombozyten. Ihre quantitative Bestimmung ist für die Diagnose und Verlaufsbeurteilung sehr wichtig.

Plasmathrombinzeit. Verlängerungen finden sich bei deutlicher Erniedrigung des Fibrinogenspiegels oder bei Anwesenheit größerer Mengen von Fibrin/Fibrinogenspaltprodukten in der Zirkulation. Außerdem ist sie bei Heparinbehandlung verlängert.

Reptilasezeit. Auch hier findet sich eine Verlängerung bei Fibrinogenmangel bzw. erhöhten Spaltprodukten; sie ist dagegen normal bei laufender Heparinbehandlung.

Fibrinogen. Auch hierbei handelt es sich um einen für die Diagnostik essentiellen Nachweis. Ein normaler bzw. erhöhter Fibrinogenspiegel schließt das Vorliegen des Syndroms der disseminierten intravasalen Gerinnung bzw. der Verbrauchskoagulopathie keinesfalls aus (vergl. Tabelle IX.B.12).

Tabelle IX.B.12. Anwendung einfacher und praktikabler Labormethoden als diagnostische Kriterien der disseminierten intravasalen Gerinnung bzw. Verbrauchskoagulopathie

Labormethode	Disseminierte intravasale Gerinnung bzw. Verbrauchskoagulopathie		
	Kompensierte Form	Überkompensierte Form	Dekompensierte Form
Thrombozytenzahl	normal (oder gering erniedrigt mit abfallender Tendenz)	normal	erniedrigt ($< 100000/\mu l$)
Fibrinogenspiegel	normal	erhöht	erniedrigt (< 100 mg/%)
Fibrinogen/Fibrin-Spaltprodukte	erhöht +	erhöht +	erhöht + +
Thrombinzeit	normal (oder gering verlängert mit ansteigender Tendenz)	normal (oder gering verlängert)	verlängert
Thromboplastinzeit	normal	normal	verlängert
Partialthromboplastinzeit	normal	häufig verkürzt	verlängert
Äthanol-Test	nicht regelmäßig positiv	nicht regelmäßig positiv	häufig, jedoch nicht immer positiv

Fibrinogen/Fibrinspaltprodukte. In Verbindung mit der Beurteilung der Thrombinzeit kann der Nachweis erhöhter Fibrinogen/Fibrinspaltprodukte im Serum wertvolle Informationen geben. Deutliche Verlängerung der Thrombinzeit und hoher Spiegel dieser proteolytischen Abbauprodukte deutet auf einen akuten oder kurz zurückliegenden Prozeß hin, bei dem vorwiegend hochmolekulare Abbauprodukte des Fibrinogens mit gerinnungshemmender Wirkung anfallen (Kapitel IX.B.3.3). Fehlende oder nur geringe Verlängerung der Thrombinzeit bei erhöhtem Serumspiegel von kleinmolekularen Spaltprodukten, d. h. schon weiter abgebauten Fibrinogenfragmenten, deutet auf ein länger zurückliegendes Ereignis hin.

Äthanol-Test und Protaminsulfat-Test. Durch die Einwirkung von Thrombin auf Fibrinogen werden die Fibrinpeptide A und B abgespalten (Abb. IX.B.4 und B.6). Das restliche Fibrinmonomer zirkuliert und bildet zusammen mit anderen Fibrinmonomeren das Fibrin. Durch Aggregation mit intaktem Fibrinogen oder den hochmolekularen Fibrinogenfragmenten X und Y entstehen Makromoleküle mit einem Molekulargewicht oberhalb von 1 Million. Diese sind mit 70%igem Äthanol und Protaminsulfat präzipitierbar. Der positive Ausfall des einen oder anderen Testes deutet demnach darauf hin, daß zum Untersuchungszeitpunkt Thrombin in der Zirkulation gebildet wird.

Thromboplastinzeit (Quickwert). Verlängerungen finden sich bei einer Erniedrigung des Blutgerinnungsfaktors V bzw. des Fibrinogens sowie bei Anwesenheit großer Mengen von Fibrinogen/Fibrinspaltprodukten.

Partialthromboplastinzeit. Verlängerungen finden sich insbesondere bei Erniedrigung des Faktors VIII, weniger ausgeprägt auch bei Faktor V und bei Fibrinogenmangel. Ebenso wie die Thromboplastinzeit werden die Meßwerte durch Fibrinogen/Fibrinspaltprodukte beeinflußt. Die wichtigsten Labordaten sind in Tabelle IX.B.12 zusammengestellt.

Weitere Teste. Die Diagnostik der disseminierten intravasalen Gerinnung bzw. Verbrauchskoagulopathie kann durch eine Reihe weiterer, jedoch aufwendiger Teste ergänzt werden. Hierzu zählt die Bestimmung der Lebenszeit von Thrombozyten und Fibrinogen unter Verwendung radioaktiv markierter Substanzen; die Lebenszeiten sind verkürzt. Das Fibrinopeptid A und der Plättchenfaktor 4 bzw. das beta-Thromboglobulin, die als Plättchen-spezifische Proteine bei einem Untergang von Thrombozyten freigesetzt werden, sind erhöht. Das Plasminogen ist bei reaktiver Hyperfibrinolyse erniedrigt. Die erhöhte proteolytische Aktivität im zirkulierenden Blut kann durch die Euglobulinlysezeit (verkürzt) bzw. durch Austestung von Plasmaproben auf Fibrinplatten nachgewiesen werden.

Therapie

Grundlage. Die Behandlung von Patienten mit disseminierter intravasaler Gerinnung bzw. Verbrauchskoagulopathie läßt sich nicht nach Standardrichtlinien durchführen. In jedem Einzelfall sind für therapeutische Überlegungen die Art der Grundkrankheit, das Stadium des Syndroms sowie die möglichen negativen Auswirkungen aller Maßnahmen zu berücksichtigen. Spezielle Richtlinien für die Therapie des hämolytisch-urämischen Syndroms sind in Kapitel II.4.4 und für entsprechende Situationen im Neugeborenenalter in Kapitel X.D.2 zu finden. Allgemein sind folgende Regeln anerkannt:

1. Die erste und wichtigste Maßnahme ist die Behandlung der Grundkrankheit; gleichzeitig müssen Maßnahmen zur Prophylaxe und Beherrschung u. a. von Stoffwechselstörungen, Hypovolämie, Schock, Azidose und Organinsuffizienz ergriffen werden.
2. Die Unterbrechung der intravasalen Gerinnungsaktivierung durch Heparin, die Fibrinolyse durch Streptokinase, die Verhinderung der Thrombozytenaggregation durch Acetylsalicylsäure oder Dipyridamol und die Substitution von Gerinnungsfaktoren und eventuell von Thrombozyten sind die speziellen therapeutischen Möglichkeiten, die zur Verfügung stehen. Der Zeitpunkt ihrer Anwendung ist oft schwer bestimmbar.

Heparin. Eine absolute Indikation zur sofortigen Heparingabe ist gegeben bei schwerer Bluttransfusionsreaktion, bei Fruchtwasserembolie, bei Verdacht oder Diagnose eines septischen Aborts und bei den chronisch verlaufenden Formen der disseminierten intravasalen Gerinnung beim Dead-Fetus-Syndrom. Unmittelbar vor einem operativen Eingriff oder beim Spontanabort sollte Heparin durch die Gabe von Protaminchlorid neutralisiert werden. (s. Kapitel II.4.4).
Generell gesehen ist bei der disseminierten intravasalen Gerinnung bzw. Verbrauchskoagulopa-

thie die Anwendung von Heparin unter alleiniger Berücksichtigung der pathophysiologischen Aspekte eine sinnvolle Maßnahme. Dennoch sind die Therapieergebnisse widersprüchlich. Propektive klinische Studien fehlen. Andererseits besteht kein Zweifel, daß die Heparinisierung in bestimmten Fällen oder Stadien des Syndroms zu einer Unterbrechung des pathologischen Prozesses beiträgt. Folgende Indikationen für den Einsatz von Heparin sind allgemein akzeptiert: In den frühen Stadien der kompensierten und überkompensierten disseminierten intravasalen Gerinnung und Verbrauchskoagulopathie (vgl. Abb. IX.B.10 und Tabelle IX.B.12) sowie bei sich langsam entwickelnden Verbrauchssituationen ist die Heparinisierung angezeigt. Die Maßnahme ist weitgehend ungefährlich für den Patienten.

Diese Aussage gilt für alle Grundkrankheiten. Die Therapie mit Heparin muß ausschließlich durch eine kontinuierliche intravenöse Infusion unter sorgfältiger Kontrolle der Gerinnungsparameter erfolgen. Es besteht die Gefahr einer heparininduzierten Blutung. Andererseits weist aber ein Teil der Patienten eine beachtliche Resistenz gegenüber Heparin auf. Diese wird im Zusammenhang mit dem Antiheparineffekt des Plättchenfaktors 4 sowie der Erniedrigung des plasmatischen Heparin-Kofaktors (Antithrombin III) verständlich.

Für die rasche Vollheparinisierung bei Kindern wird eine Bolusininjektion von 250 E Heparin/kg Körpergewicht empfohlen, der sich dann eine Dauerinfusion mit 500–1000 E Heparin/kg Körpergewicht in 24 Stunden anschließt. Erwachsene erhalten 1mal 10000 E Heparin i.v., die anschließende Dauerinfusion wird mit 1000 E Heparin/Stunde durchgeführt. Bei Niereninsuffizienz empfiehlt sich keine initiale Gabe, sondern eine Dosierung von 100–500 E/kg Körpergewicht in 24 Stunden als Dauerinfusion. Maßgebend für die langfristige Therapie ist der Ausfall der Laboruntersuchungen, wobei die Partialthromboplastinzeit auf ca. 50–60 Sekunden und die Thrombinzeit auf das 2- bis 3fache der Norm verlängert sein sollte. Kontrollen der Thrombozytenzahl und des Fibrinogenspiegels können einen etwaigen Therapieerfolg sichern.

Neuerdings wird die niedrig dosierte Prophylaxe (2mal 100 E Heparin/kg Körpergewicht subkutan/Tag) bei allen Patienten empfohlen, die eine prädisponierende Grunderkrankung zur disseminierten intravasalen Gerinnung und Verbrauchskoagulopathie haben.

Thrombozytenaggregationshemmer. Diese Substanzen (Acetylsalicylsäure, Dipyridamol, Sulfinpyrazon) wurden bisher bei disseminierter intravasaler Gerinnung nur vereinzelt eingesetzt und im Hinblick auf einen therapeutischen Erfolg untersucht. Es gibt Hinweise, daß sie bei den Formen nützlich sind, die primär mit einem Plättchenumsatz einhergehen. Das gilt speziell für die thrombotisch-thrombozytopenische Purpura (Moschcowitz-Syndrom) und das hämolytisch-urämische Syndrom [6, 55].

Fibrinolyse-Aktivatoren. Antikoagulantien und Aggregationshemmer sind besonders wirksam zur Prophylaxe und Verhinderung der Progredienz bei der disseminierten intravaskulären Gerinnung. Da Mikrothrombosierungen beim Vollbild des Syndroms häufig nicht ausreichend durch die körpereigenen Kompensationsmechanismen beseitigt werden können, bietet sich der Einsatz von Fibrinolyse-Aktivatoren, z. B. Streptokinase, an. Positive Erfahrungen liegen vor beim Waterhouse-Friderichsen-Syndrom, beim hämolytisch-urämischen Syndrom und beim Atemnot-Syndrom [56]. Bezüglich der Dosierung und Vorgehen siehe Therapie des hämolytisch-urämischen Syndroms (Kapitel II.4.4).

Faktorensubstitution. Bei bedrohlichen Blutungen als Folge einer dekompensierten Verbrauchskoagulopathie ist der Ersatz von Blutgerinnungsfaktoren indiziert. In Frage kommt die Zufuhr von Frisch- bzw. Gefrierplasma, Fibrinogenkonzentraten, Kryopräzipitaten und der Cohnfraktion I. Zurückhaltung ist gegenüber der Substitution mit Konzentraten des Prothrombinkomplexes und Thrombozytenkonzentraten angezeigt, da diese Präparate häufig prokoagulatorische Substanzen enthalten, die zu einer Verstärkung des pathologischen Prozesses führen können.

Andere Medikamente. *Kortikosteroide.* Die Anwendung wird u. a. wegen der Verstärkung der Endotoxinwirkung durch Störung der Phagozytose von Abbauprodukten im RES nicht generell empfohlen. Die Indikation zur Kortikosteroidgabe richtet sich nach den Notwendigkeiten der Grundkrankheit.

Die Gabe von synthetischen Antifibrinolytika (ε-Aminocapronsäure, Tranexamsäure, para-Aminobenzoesäure) und polyvalenten Proteinase-Inhibitoren (Aprotinin bzw. Trasylol) ist ausschließlich zusammen mit Heparin höchstens dann indiziert, wenn eine systemische Hyperfibrinolyse als Ursache einer bedrohlichen Blutung nachgewiesen ist.

Literatur

1. Bloom, A. L., Peake, J. R.: Factor VIII and its inherited disorders. Brit. med. Bull. **33**, 219 (1977).
2. Boyer, S. H., Siggers, D. C., Krueger, L. J.: Cave at to protein replacement therapy for genetic disease. Immunological implications of accurate molecular diagnosis. Lancet **1973 II**, 654.
3. Brown, P. E., Hougie, C., Roberts, H. R.: The genetic heterogeneity of haemophilia B. New Engl. J. Med. **283**, 61 (1970).
4. Denson, K. W. E.: Editorial: Molecular variants of haemophilia B. Thrombos. Diathes. haemorrh. (Stuttg.) **29**, 217 (1973).
5. Denson, K. W. E., Biggs, R., Haddon, M. E., Borrett, R., Cobb, K.: Two types of haemophilia (A$^+$ and A$^-$): a study of 48 cases. Brit. J. Haemat. **17**, 163 (1969).
5a. Duckert, F.: Documentation of the plasma factor XIII deficiency in man. Ann. N. Y. Acad. Sci. **202**, 190 (1972).
6. Eckel, R. H., Crowell, E. B., Waterhouse, B. E., Bozdech, M. J.: Platelet-inhibiting drugs in thrombotic thrombocytopenic purpura. Arch. intern. Med. **137**, 735 (1977).
7. Egbring, R., Andrassy, K., Egli, H., Meyer-Lindenberg, J.: Diagnostische und therapeutische Probleme bei congenitaler Afibrinogemämie. Blut **22**, 175 (1971).
8. Egbring, R., Andrassy, K., Havemann, K., Fuchs, G., Ruf, B., Schander, K., Trobisch, H.: Erfahrungen bei der Langzeitbehandlung des angeborenen Faktor XIII-Mangels mit Faktor XIII-Konzentrat. Blut **33**, 367 (1976).
9. Egeberg, O.: Inherited antithrombin III deficiency causing thrombophilia. Thrombos. Diathes. haemorrh. (Stuttg.) **13**, 516 (1965).
10. Ekert, H.: Disseminated intravascular coagulation in children. Clinical manifestations and management. Paediatrician **4**, 277 (1975).
11. Ekert, H., Firkin, B. G.: Recent advances in haemophilia and von Willebrand's disease. Vox Sang. (Basel) **28**, 409 (1975).
12. Elödi, S.: Factor IX activity and factor IX antigen in haemophilia B carriers. Thrombos. Res. **6**, 39 (1975).
13. Feinstein, D. J., Rapaport, S. J.: Acquired inhibitors of blood coagulation. Progr. Haemostas. Thrombos. **1**, 75 (1972).
14. Furie, B., Greene, E., Furie, B. C.: Syndrome of acquired factor X deficiency and systemic amyloidosis. New Engl. J. Med. **297**, 81 (1977).
15. Gaston, L. W.: Studies on a family with elevated plasma level of factor V (proaccelerin) and a tendency to thrombosis. J. Pediat. **68**, 367 (1966).
16. George, J. N., Miller, G. M., Breckenridge, R. T.: Studies on Christmas disease: investigation and treatment of a familial acquired inhibitor of factor IX. Brit. J. Haemat. **21**, 333 (1971).
17. Girolami, A., Brunetti, A.: Abnormal factor X (factor X Friuli) coagulation disorder. The heterozygote population. A study of 57 subjects. Acta haemat. (Basel) **51**, 40 (1974).
18. Girolami, A., Venturelli, R., Cella, G., Virgolini, L., Burul, A.: Combined hereditary deficiency of factor VII and factor VIII activation. Acta haemat. (Basel) **55**, 181 (1976).
19. Girolami, A., Violante, N., Cella, G., Patrassi, G.: Combined deficiency of factor V and factor VIII. A report of another case. Blut **32**, 415 (1976).
20. Gralnick, H. R., Henderson, E.: Acquired coagulation factor deficiencies in leukemia. Cancer (Philad.) **26**, 97 (1970).
21. Grosse, K. B., Neidhardt, B., Seiler, G., Stricker, K. Th., Dorn, G.: Kongenitaler Faktor VII-Mangel. Klin. Pädiat. **186**, 29 (1974).
22. Hilgartner, M. W.: Hemophilic arthropathy. Advanc. Pediat. **21**, 139 (1974).
23. Hjort, P. F., Rapaport, S. J.: The Shwartzman reaction: pathogenic mechanisms and clinical manifestations. Ann. Rev. Med. **16**, 135 (1965).
24. Inceman, S., Caen, J., Bernard, J.: Aggregation, adhesion, and viscous metamorphosis of platelets in congenital fibrinogen deficiencies. J. Lab. clin. Med. **68**, 21 (1966).
25. Klein, H. G., Aledort, L. M., Bouma, B. N., Hoyer, L. W., Zimmerman, T. S., DeMets, D. L.: A cooperative study for the detection of the carrier state of classic hemophilia. New Engl. J. Med. **296**, 959 (1977).
26. Kurczynski, E. M., Penner, J. A.: Activated prothrombin concentrate for patients with factor VIII inhibitors. New Engl. J. Med. **291**, 164 (1974).
27. Landbeck, G.: Störungen der Blutgerinnung. In: Therapie der Krankheiten des Kindesalters (v. Harnack, G. A., Ed.), p. 336. Berlin-Heidelberg-New York: Springer 1976.
28. Landbeck, G., Kurme, A.: Regeln und Richtlinien zur Therapie der Hämophilie. Fortschr. Med. **90**, 542 (1974).
29. Lasch, H. G., Huth, K., Heene, D. L., Müller-Berghaus, G., Hörder, M. H., Janzasik, H., Mittermayer, C., Sandritter, W.: Die Klinik der Verbrauchskoagulopathie. Dtsch. med. Wschr. **96**, 715 (1971).
30. Lasch, H. G., Krecke, H. J., Rodriquez-Erdmann, F., Sessner, H. H., Schütterle, G.: Verbrauchskoagulopathien. Pathogenese und Therapie. Folia haemat. (N. F.) **6**, 325 (1961).
31. Lechler, E.: Plasma und Plasmafraktionen in der Therapie von Gerinnungsstörungen. Internist (Berl.) **15**, 461 (1974).
32. Lechner, K.: Immunoreactive factor VIII in carriers of haemophilia A$^+$ and A$^-$. Thrombos. Diathes. haemorrh. (Stuttg.) **29**, 240 (1973).
33. Lechner, K., Thaler, E., Niessner, H., Nowotny,

Ch., Partsch, H.: Antithrombin III-Mangel und Thromboseneigung. Wien. Klin. Wschr. **89**, 215 (1977).
34. Mammen, E. F.: Congenital dysfibrinogenemias: Molecular abnormalities of fibrinogen. Blut **33**, 229 (1976).
35. Mannucci, P. M., Ruggeri, Z. M., Pareti, F. I., Capitanis, A.: 1-Deamins-8-D-arginine vasopressin: A new pharmacological approach to the management of haemophilia and von Willebrand's disease. Lancet **1977 I**, 869.
36. Marder, V. J.: The functional defects of hereditary dysfibrinogens. Thrombos. Haemostas. **36**, 1 (1976).
37. Marder, V. J., Shulman, N. R.: Clinical aspects of congenital factor VII deficiency. Amer. J. Med. **37**, 182 (1964).
38. McKay, D. G.: Disseminated Intravascular Coagulation. An Intermediary Mechanism of Disease. New York: Harper and Row 1965.
39. McMillan, C. W., Roberts, H. R.: Congenital combined deficiency of coagulation factors II, VII, IX and X: Report of a case. New Engl. J. Med. **274**, 1313 (1966).
40. McMillan, C. W., Weiss, A. E., Johnson, A. M.: Acquired coagulation disorders in children. Pediat. Clin. N. Amer. **19**, 1029 (1972).
41. Mingers, A. M.: In vitro studies on the way in which the activation of factor VIII is affected in mixtures of plasma with hemophilia A plasma. Europ. J. Pediat. **123**, 199 (1976).
42. Minna, J. D., Robboy, S. J., Colman, R. W.: Disseminated Intravascular Coagulation in Man. Springfield/Ill.: Ch. C. Thomas 1974.
43. Müller-Berghaus, G., Bohn, E., Höbel, W.: Activation of intravascular coagulation by endotoxin: the significance of granulocytes and platelets. Brit. J. Haemat. **33**, 213 (1976).
44. Müller-Berghaus, G., Lasch, H. G.: Microcirculatory disturbances induced by generalized intravascular coagulation. In: Handbook of Experimental Pharmacology, New Series (Born, G. V. R., Eichler, O., Farah, A., Herken, H., Welch, A. D., Eds.), Vol. XVI/3, p. 428. Berlin-Heidelberg-New York: Springer 1975.
45. Poon, M. C., Ratnoff, O. D.: Evidence that functional subiunits of anthemophic factor (factor VIII) are linked by noncovalent bonds. Blood **48**, 87 (1976).
46. Rasche, H., Bindewald, H., Köhle, W., Scheck, R., Heinrich, R., Seibert, K.: Notfallbehandlung von Blutungskomplikationen bei Hemmkörperhämophilie mit aktivierten Prothrombinkomplex-Konzentraten. Dtsch. med. Wschr. **107**, 319 (1977).
47. Rasche, H., Dietrich, M.: Hemostatic abnormalities associated with malignant diseases. Europ. J. Cancer **13**, 1053 (1977).
48. Rizza, C. R.: Clinical management of haemophilia. Brit. med. Bull. **33**, 225 (1977).
49. Rizza, C. R., Rhymes, J. L., Austen, D. E. G., Kernoff, P. B. A., Aroni, S. A.: Detection of carriers of hemophilia: a ‚blind' study. Brit. J. Haemat. **30**, 447 (1975).
50. Schimpf, K.: Praevention durch Dauersubstitution mit Faktor VIII-Konzentrat bei Haemophilia A. Dtsch. med. Wschr. **101**, 143 (1976).
51. Schneider, C. L.: „Fibrin embolism" (disseminated intravascular coagulation) with defibrination as one of the end results during placenta abruptio. Surg. Gynec. Obstet. **92**, 27 (1951).
52. Seligsohn, U., Peyser, M. R., Toaff, R., Shani, M., Ramot, B.: Severe hereditary deficiency of factor VII during pregnancy. Thrombos. Diathes. haemorrh. (Stuttg.) **24**, 146 (1970).
53. Sharp, A. A.: Diagnosis and managment of disseminated intravascular coagulation. Brit. med. Bull. **33**, 265 (1977).
54. Steinhausen, H. Ch.: Krankheitsstatus und soziale Situation erwachsener Patienten mit Hämophilie. Fortschr. Med. **95**, 1231 (1977).
55. Strauss, H. S.: Diagnosis and treatment of inherited bleeding disorders. Ped. Clin. N. Amer. **19**, 1009 (1972).
56. Sutor, A. H., Künzer, W.: Therapeutische Probleme bei Verbrauchskoagulopathien. Pädiat. Prax. **16**, 157 (1975/76).
57. Twomey, J. J., Corless, J., Thornton, L., Hougie, C.: Studies on the inheritance and nature of hemophilia B_M. Amer. J. Med. **46**, 372 (1969).
58. Veltkamp, J. J., Meilof, J., Remmelts, H., van der Vlerk, D., Loeliger, E.: Another genetic variant of haemophilia B: Hemophilia B Leyden. Scand. J. Haemat. **7**, 82 (1970).

Kapitel IX
Die Hämostase

C. Das Blutgefäßsystem

1. Übersicht *482*
    Teste zur Bewertung des Systems *482*

2. Physiologie der Struktur, Funktion und Interaktion *482*
  2.1. Permeabilität *482*
    Morphologie und funktionelle Physiologie *482*
    Pharmakologie und Biochemie *483*

  2.2. Beteiligung an der Blutstillung *483*
    Verschluß durch Kontraktion *483*
    Lokale Strukturen und Faktoren *483*

3. Pathologie der Struktur und Funktion *483*
    Klassifizierung *484*

  3.1. Erworbene vaskuläre hämorrhagische Diathesen *484*
  Nicht-allergische Formen *484*
    Vitamin C-Avitaminose *484*
    Purpura bedingt durch Infektionen *485*

  Purpura bedingt durch Autosensibilisierung *485*
    Autoerythrozytäre Purpura *485*
    Purpura durch Autosensibilisierung gegen DNS *486*

  Allergische Purpura *486*
    Purpura Schoenlein-Henoch *486*
    Sonderformen *487*
      Kokardenpurpura Seidlmayer *487*
      Purpura fulminans *487*
      Purpura pigmentosa progressiva *487*

  3.2. Hereditäre vaskuläre hämorrhagische Diathesen *488*
    Hereditäre hämorrhagische Teleangiektasie (Osler-Rendu) *488*
    Andere Formen *488*

Literatur *489*

1. Übersicht

Gemeinsam mit thrombozytären und plasmatischen Hämostasemechanismen bilden die ***Blutgefäße*** eine Funktionseinheit. Hierdurch wird über einen weiten Bereich die Integrität des Gefäßendothels und damit eine wesentliche Teilvoraussetzung des ungestörten Blutflusses garantiert. Dagegen lösen Verletzungen des Endothels eine Serie von Reaktionen der Blutstillung aus (Abb. IX.A.5). Die Anatomie der Blutgefäße ist abhängig von ihrer Art und Größe sehr variabel. Kontraktile Elemente erfüllen wichtige Funktionen bei der Blutstillung.

Teste zur Bewertung des Systems

Exakte Verfahren zur isolierten Beurteilung der Gefäßfunktionen stehen nicht zur Verfügung. Nur mit Einschränkung sind der Versuch nach Rumpel-Leede und der Saugglockentest verwertbar. Hierbei wird nach Erhöhung des intrakapillären Druckes der Grad der Extravasation von Blutzellelementen (hauptsächlich Erythrozyten) gemessen. Als Maß dient die Zahl der entstehenden petechialen Hautblutungsherde. In Einzelfällen kann es zur Klassifizierung vasogener hämorrhagischer Diathesen erforderlich sein, Biopsien zur morphologischen Beurteilung der Blutgefäße durchzuführen. Die Bestimmung der Blutungszeit (Tabelle IX.A.2) hat eine begrenzte Aussagekraft, da sie nur bei den relativ seltenen generalisierten Vasopathien pathologische Befunde ergibt.

2. Physiologie der Struktur, Funktion und Interaktion

2.1. Permeabilität

Prinzipiell ist bei der Beurteilung der Gefäßwandfunktion zu unterscheiden zwischen der Erhöhung der Durchlässigkeit für gelöste Substanzen = Permeabilität im engeren Sinne und der Erhöhung der Permeabilität für korpuskuläre Bestandteile = Erhöhung der Fragilität, Hämorrhagie (Übersicht bei Habermann [1] und Mason et al. [3]).

Morphologie und funktionelle Physiologie

Aus morphologischen Studien geht hervor, daß das allgemeine Bauprinzip der kleinsten Blutgefäße — Endothelschicht und Basalmembran — in Abhängigkeit von der Funktion des jeweiligen Organs erheblichen Schwankungen unterliegt. So ist das Kapillarendothel im Bereich von Leber und Milz auf die sogenannten „Uferzellen" reduziert, während in den meisten übrigen Organen die Endothelzellen zu einem dichten Schlauch mittels fester Verknüpfungen verbunden sind. Besonders kräftig ist die Basalmembran im Glomerulum der Niere ausgebildet, während sie in den meisten übrigen Organen zart ist. Funktionelle Unterschiede zwischen verschiedenen Organgebieten werden möglicherweise aus den morphologischen Differenzen erklärbar.

Die Schranke für den Proteinanteil und die korpuskulären Bestandteile des Blutes liegt in der Oberfläche der Gefäßendothelien. Diese können auf zwei Wegen durchdrungen werden:

1. Durch *pinozytotischen Transport*. Die Kapazität dieses Weges, der auch als „großporiges System" bezeichnet wird, ist beschränkt. Er spielt nur für solche Substanzen eine Rolle, die den zweiten Weg nicht benutzen können, z. B. Proteine bei intakter Gefäßwand.

2. Der übrige *Flüssigkeitsaustausch* zwischen Gefäß- und Bindegewebe erfolgt durch das „kleinporige System". Dieses wird durch die Räume zwischen den Zellen und durch die dünnen Membranen, welche die „Fenster" mancher Kapillaren verschließen, dargestellt. In diesem Bereich erfolgt der Transport kleinmolekularer Substanzen.

Da selbst bei einer in verschiedenen Organen physiologischen Dehiszenz der Endothelien normalerweise keine Hämorrhagie erfolgt, ist anzunehmen, daß eine Diskontinuität von Endothelien allein zur Erklärung einer Hämorrhagie nicht ausreicht. Deshalb muß zusätzlich eine Störung der Stabilität der Basalmembran angenommen werden, die möglicherweise auch ohne vorhergehende Schädigung der Endothelien ausreicht, um einen Blutdurchtritt zu ermöglichen. Die Wechselbeziehungen zu den Reaktionspartnern der Blutstillung (Thrombozyten, plasmatische Blutgerinnung) sind dadurch charakterisiert, daß sie gemeinsam die Defekte der lumennahen Bereiche, insbesondere die der Basalmembran kompensieren. Das geht schon daraus hervor, daß bei isolierten Thrombozytopenien nicht nur eine erhöhte Blutungsneigung im Bereich der Kapillaren besteht, sondern daß auch die Kapillarresistenz erniedrigt ist. Mit der Normalisierung der Thrombozytenzahlen normalisiert sich auch die Kapillarresistenz.

Pharmakologie und Biochemie

Permeabilitätswirksame Substanzen wie Histamin, Serotonin, Kinine und Prostaglandine, wirken auf die glatte Muskulatur. Einen vergleichbaren Effekt haben nach experimentellen Untersuchungen bestimmte Intermediärprodukte der Gerinnung und Fibrinolyse, wie das Fibrinopeptid B und hochmolekulare Fibrinogen/Fibrinspaltprodukte. Durch einige dieser Stoffe werden die Endothelien voneinander retrahiert, wodurch Lücken zwischen ihnen entstehen. Die Verabfolgung der Substanzen selbst in höchsten Dosen bewirkt jedoch keine Hämorrhagie. Weiterhin kann aus der Wirkung der Kollagenasen gefolgert werden, daß weniger eine Schädigung des Endothels, sondern Störungen des Kollagen-haltigen Halteapparates für die Entstehung einer Blutung von größerer Bedeutung sind. Ein Teil der biochemisch bedingten Hämorrhagien ist damit als proteolytisch induziert aufzufassen, wobei im Falle der Kollagenasen eine hochspezifische Proteolyse vorliegt. Auch weniger spezifische Proteasen wie Trypsin, Chymotrypsin und wahrscheinlich Plasmin können allein über diesen Mechanismus Blutungen auslösen.

2.2. Beteiligung an der Blutstillung

Verschluß durch Kontraktion

Alle Blutgefäße mit einem Muskelanteil in ihrer Wand können sich kontrahieren. Diese Reaktion ist in der Regel auch im Anschluß an Verletzungen zu beobachten. Im Bereich von Arteriolen und Venolen kommt dieser Funktion besondere Bedeutung zu, da hier die Gefäßreaktion zusammen mit den übrigen Blutstillungsmechanismen allein in der Lage ist, eine Hämorrhagie nach einer Verletzung primär zu stoppen. Im Gebiet der muskelfreien Kapillaren sind die Verhältnisse differenzierter und schwieriger zu erklären. Auch hier kommt es nach einer Verletzung zu einer Kontraktion, die ursprünglich als Verklebung von Gefäßendothelien gedeutet wurde. Neuere Untersuchungen sprechen jedoch dafür, daß in den Endothelzellen filamentöse Strukturen enthalten sind, die den Myelofibrillen der Muskulatur entsprechen und wahrscheinlich eine aktive Kontraktion ermöglichen. Hierdurch wird das Lumen des Gefäßes verengert.

Experimentelle Untersuchungen [8] haben gezeigt, daß bisher nicht eindeutig definierte Thrombozytenfaktoren, möglicherweise Thromboxan A_2, das Wachstum und die Proliferation von glatten Muskelzellen aus Arterienwänden in Zellkulturen erheblich stimulieren. Diese Befunde werden möglicherweise eine Bedeutung für ein besseres Verständnis von Gefäßreaktionen auf lokalisierte Endothelschäden erlangen (z. B. Pathogenese der Arteriosklerose).

Lokale Strukturen und Faktoren

Bei der Blutstillung spielen elektrostatische Phänomene im Bereich der verletzten Gefäßwand eine bedeutsame Rolle. Die Kollagenfasern des Subendothels besitzen spezifische Haftstellen für entsprechende Rezeptoren an der Thrombozytenmembran. Die Thrombozytenadhäsion und -aggregation funktioniert aber nur in Anwesenheit des von Willebrand-Faktors (Abb. IX.A.6). Außerdem enthalten die Gefäßendothelien prokoagulatorische Faktoren, die offensichtlich Gewebsthromboplastineigenschaften haben und somit zu einer Aktivierung des Extrinsic-Systems führen. Das Intrinsic-System der Blutgerinnung kann zudem durch eine Kontaktaktivierung des Faktor XII nach Interaktion mit Kollagen in Gang gesetzt werden.

3. Pathologie der Struktur und Funktion

Die gefäßbedingten Blutstillungsstörungen sind seltener als die thrombozytären und plasmatisch bedingten Formen (Übersicht bei Ruhrmann [9]

Tabelle IX.C.1. Klassifizierung der vaskulären, nichtthrombozytopenischen hämorrhagischen Diathesen

I. Erworbene hämorrhagische Diathesen
  Nicht-allergische Formen
    Purpura simplex
    Mechanische Purpura
    Orthostatische Purpura
    Senile Purpura
    Purpura bei Skorbut
    Purpura bei Nebennierenüberfunktion
    Purpura bei Dysproteinämie
    Purpura verursacht durch Infektionen
    Purpura bedingt durch Autosensibilisierung
    Autoerythrozytäre Purpura
    Purpura durch Sensibilisierung gegen Desoxyribonucleinsäure (DNA)
  Allergische Purpura
    Purpura Schoenlein-Henoch
  Sonderformen
    Kokardenpurpura Seidlmayer
    Purpura fulminans
    Purpura pigmentosa progressiva
II. Hereditäre vaskuläre hämorrhagische Diathesen
    Hereditäre Teleangiektasie (Osler-Rendu)
    Andere Formen

und Zuckschwerdt et al. [11]). Sie führen bei verminderter Kapillarresistenz bzw. erhöhter Fragilität der Gefäßwand zu einer hämorrhagischen Diathese. Die thrombozytären und plasmatischen Hämostasemechanismen sind nicht gestört und entsprechende Laboruntersuchungen fallen normal aus. Die Gefäßwandfunktionsstörung kann lokalisiert sein (z. B. beim Morbus Rendu-Osler) oder generalisiert auftreten (z. B. beim Skorbut).
Die Vasopathien werden nachfolgend als differentialdiagnostische Ergänzung zu den anderen Formen hämorrhagischer Diathesen ihrer Bedeutung entsprechend diskutiert.

Klassifizierung

Die ätiologisch heterogenen Krankheitsbilder lassen sich nach den einfachsten Kriterien in die beiden großen Gruppen der erworbenen und der hereditären vaskulären hämorrhagischen Diathesen mit entsprechenden Untergruppen einteilen (Tabelle IX.C.1).

3.1. Erworbene vaskuläre hämorrhagische Diathesen

Nicht-allergische Formen

Diese Krankheitsgruppe ist charakterisiert durch einen Defekt bzw. eine Insuffizienz des vaskulären Anteils an der Blutstillung. Die Ätiologie ist sehr uneinheitlich: sie reicht von der Avitaminose über mechanische Störungen bis zum Hyperkortizismus. Die in Tabelle IX.C.1 aufgeführten Krankheitsbilder sind insgesamt sehr selten. Der Purpura simplex, der mechanischen, orthostatischen und senilen Purpura liegt wahrscheinlich eine Schädigung des korialen Bindegewebes zugrunde.
Weitere, in der Tabelle IX.C.1 nicht erwähnte Erkrankungen mit lokalisierten Gefäßwandstörungen und Blutungen sind die idiopathische Lungenhämosiderose (intra-alveoläre Lungenblutung, Eisenablagerung im Lungengewebe, ausgeprägte hypochrome Anämie), die idiopathische Hämatemesis und Melaena (intermittierende schwere gastrointestinale Blutungen), die Purpura anularis teleangiectodes Majocchi, die Purpura Schamberg (progressiv pigmentary dermatosis), die Purpura Gougerot-Blum und die Purpura Hutchinson-Crocker (Angioma serpiginosum) sowie das Goodpasture-Syndrom (Lungenhämosiderose und Glomerulonephritis). Mit Ausnahme der Vitamin C-Mangelkrankheit und der Erwähnung von Purpura-Syndromen bedingt durch Infektionen, sollen diese Krankheitsbilder nicht näher besprochen werden. Dazu wird auf die Erwähnung in Kapitel XI.12 hingewiesen.

Vitamin C-Avitaminose

Definition. Generalisierte Störung der vaskulären Hämostase und ausgeprägte hämorrhagische Diathese bei ernährungsbedingtem Vitamin C-Mangel.

Synonyma. Skorbut (bei Erwachsenen), M. Möller-Barlow (bei Säuglingen).

Ätiologie und Pathogenese. Den hämorrhagischen Symptomen sowohl bei Skorbut als auch beim M. Möller-Barlow liegt eine durch mangelnde Vitamin C-Zufuhr bedingte erhöhte Gefäßfragilität zugrunde. Beim Mangel an Vitamin C ist die Synthese der Mukopolysaccharide und damit die Bildung und Funktion der Bindewebsgrundsubstanz gestört. Die defekte Polymerisation der Grundsubstanz führt zu einem Verlust der Abdichtungsfunktion von Gefäßwand und perivaskulärem Bindegewebe. Gleichzeitig besteht eine erhöhte Verletzbarkeit größerer Gefäße, die Ursache von ausgedehnten Weichteilhämatomen sein kann.

Klinisches Bild. Die Skorbut-Erkrankung bei Erwachsenen wird bei ausgewogener Ernährung heute nicht mehr beobachtet. Gelegentlich tritt die Avitaminose in Form der Möller-Barlowschen Erkrankung jedoch noch bei Säuglingen und Kleinkindern auf. Hierbei beobachtet man eine vorwiegend im Bereich des Gesichtes und Halses lokalisierte Purpura. Weichteilhämatome sind selten. Gelegentlich kommt es zur Hämaturie und zu diffusen Magen-Darmblutungen. Führende Symptome sind die typischen Veränderungen am Skelettsystem in Form subperiostaler Blutungen im Bereich der Epi-Diaphysengrenzen von Femur, Tibia und Fibula. Die Schmerzempfindlichkeit ist bei Säuglingen ein vordergründiges klinisches Symptom. Die Skorbuterkrankung (Erwachsene) ist durch hämorrhagische Phänomene, eine verzögerte Wundheilung sowie durch Knochen- und Zahnbildungsstörungen charakterisiert. Zu Beginn der Erkrankung finden sich Petechien, Ekchymosen mit vorwiegender Lokalisation an den Streckseiten der Extremitäten und Schleimhautblutungen. Letztere treten vor allem im Bereich der Mundhöhle auf und beginnen mit einer lividen Verfärbung der interdentalen Zahnfleischabschnitte, während später die gesamte Gingiva und der weiche Gaumen betroffen sind. Im Gegensatz zu allen anderen vaskulären Blutungsleiden finden sich im fortgeschrittenen Stadium flächenhafte, oft sehr schmerzhafte Weichteilhämatome und in Ausnahmefällen auch Gelenkblutungen.

Hämatologische Kriterien. Störungen der plasmatischen oder thrombozytären Hämostase sind im allgemeinen nicht nachweisbar. Es besteht eine ausgeprägte und generalisierte Herabsetzung der Kapillarresistenz.

Differentialdiagnose. Die Ernährungsanamnese, das charakteristische klinische Bild und die fehlenden Laborhinweise lassen die Erkrankung in der Regel von allen anderen Formen einer hämorrhagischen Diathese leicht abgrenzen.

Therapie und Prognose. Vitamin C oral 0,5–1 g/Tag je nach Alter verteilt auf drei Dosen. Die Symptomatik bildet sich in der Regel sehr schnell zurück. Die Prognose ist gut.

Purpura bedingt durch Infektionen

Hierbei handelt es sich um in Klinik, Ätiologie und Pathogenese uneinheitliche Erkrankungen. Als Erreger kommen einerseits Viren (u. a. Masern, Röteln, Windpocken, Infektionen mit Coxsackie- und Echo-Viren) in Frage, andererseits Bakterien. Letztere lassen sich für bestimmte Erreger in einen infektiösen, infektiös-allergischen und Endotoxin-bedingten Typ einteilen [2].

Infektiöser Typ. Charakteristikum ist der Nachweis von Erregern in den nekrotisierenden Hämorrhagien der Haut (Bakterienembolie). Typischer Vertreter ist die Meningokokken-Sepsis.

Infektiös-allergischer Typ. In diese Gruppe gehören alle Formen der „anaphylaktischen" Purpura, die in Form der Schoenlein-Henochschen Erkrankung und der Purpura fulminans weiter unten bei der allergischen Purpura besprochen werden.

Endotoxin-bedingter Typ. Der klassische Vertreter dieser Gruppe ist die Diphtherie. Aber auch das Waterhouse-Friderichsen-Syndrom kann hier bedingt eingeordnet werden. Hierbei kommt es meistens im Verlauf einer Meningokokken-Infektion zu einer schweren disseminierten intravasalen Gerinnung mit einer Verbrauchskoagulopathie, wobei direkte Gefäßschäden durch Endotoxin und Intermediärprodukte der Gerinnung bzw. Fibrinolyse eine allerdings untergeordnete Rolle spielen.

Purpura bedingt durch Autosensibilisierung

Autoerythrozytäre Purpura

Definition. Spontan auftretende multiple Ekchymosen mit vorausgehender schmerzhafter entzündlicher Schwellung der Haut.

Synonyma. Gardner-Diamond-Purpura, Painful bruising syndrome, Autoerythrocytic sensitivity, Psychogene Purpura.

Ätiologie und Pathogenese. Die Erkrankung betrifft nur Frauen in einem Alter über 19 Jahre, die in der Regel psychopathologische Charakteristika aufweisen. Die Hauterscheinungen rezidivieren unter psychischem Streß. Sie lassen sich auch durch eine intradermale Injektion von autologen Erythrozyten oder autologen Erythrozytenstromata auslösen. Daraus wurde die Vorstellung einer Autosensibilisierung gegen intravasale Erythrozyten nach vorausgegangener Blutung in die Weichteile entwickelt (Übersicht bei Ratnoff und Agle [6]).

Klinische Charakteristika. Mit den entzündlichen schmerzhaften Schwellungen und Ekchymosen, die nach Traumen oder psychischem Streß auftreten, sind folgende Symptome häufig kombiniert: Bauchschmerzen, Magen-Darmblutungen, Nasenbluten, Hämaturie, Erbrechen, Übelkeit, Kopfschmerzen, Brustschmerzen, Menometrorrhagien. Die Hauterscheinungen haben viel Ähnlichkeit mit Artefakten.

Therapie. Therapieversuche mit Steroiden, Antihistaminika, Chloroquin und Splenektomie sind wenig effektiv. Eine Psychotherapie scheint sinnvoller zu sein.

Purpura durch Autosensibilisierung gegen DNS

Hierbei handelt es sich um ein Syndrom, das äußerst selten ist, nur bei Frauen auftritt und keine Beziehung zu einem vorausgegangenen Trauma hat (Übersicht bei Schwartz et al. [10]). Die Symptomatik beginnt mit einer schmerzhaften Quaddel bzw. einem Infiltrat, meist an den Beinen, das sich rasch vergrößert und zu einer breiten Induration führt. Es kommt zu Ekchymosen, oft bullöser Art. Dauer Tage bis Wochen. Laboruntersuchungen einschließlich Histologie sind uncharakteristisch.
Die intrakutane Injektion von DNS, z. B. eines autologen Leukozytenlysates, führt zu einer sofort auftretenden Hautreaktion, die der Primäreffloreszenz der Erkrankung entspricht.

Therapie. Chloroquin führte bisher bei allen Patienten zu einer dramatischen Besserung. Dosierung: 1. Woche 250 mg Chloroquin 4mal täglich; ab der 2. Woche täglich 250–500 mg Gesamtdosis.

Allergische Purpura

Unter diesem Begriff versteht man Erkrankungen, die durch eine aseptische Vaskulitis des Corium der Gefäße mit massiven Austritten von Erythrozyten und einem polymorphkernigen perivaskulären Infiltrat gekennzeichnet sind. Das Zellinfiltrat enthält keine Eosinophilen; für die neutrophilen Leukozyten ist der häufige Kernzerfall typisch. Die Gefäßwände zeigen eine fibrinoide Degeneration, vor allem im Bereich der Venolen und Arteriolen.
Auslösende Faktoren sind Entzündungen, Medikamente und Nahrungsmittel.

Purpura Schoenlein-Henoch

Definition. Akut entzündliche, exsudative, nichtthrombozytopenische, allergische hämorrhagische Diathese im Bereich der Haut, des Gastrointestinaltraktes, der Gelenke und der Nieren.

Synonyma. Peliosis rheumatica = Purpura rheumatica (Schoenlein); Purpura abdominalis (Henoch); allergische Purpura; anaphylaktische Purpura.

Ätiologie und Pathogenese. Die Zusammenhänge, die die „allergische" Vaskulitis verursachen, sind in ihren Einzelheiten nicht bekannt. Auffallend hoch ist der Prozentsatz an vorausgehenden (1–2 Wochen) Infekten der oberen Luftwege. Das Auftreten nach Einnahme von Medikamenten kommt ebenfalls vor. Streptokokkeninfektionen dürften mit großer Sicherheit keine ätiopathogenetische Bedeutung haben, so daß die Einordnung als Purpura rheumatica (Fieber, Purpura, Gelenkschwellungen) nicht mehr gerechtfertigt ist. Immunfluoreszenz-histologische Befunde sprechen durchaus für die Annahme einer Immunkomplex-Krankheit.

Klinisches Bild. Die Erkrankung kann in jedem Alter auftreten, befällt jedoch vorwiegend jüngere Patienten und meist Kinder zwischen dem 3. und 5. Lebensjahr. Jungen erkranken häufiger als Mädchen. Das Vollbild ist durch einen akuten Beginn mit hohem Fieber, hämorrhagischem Exanthem, rheumatischen Gelenkerscheinungen und Bauchschmerzen gekennzeichnet. Die typischen makulös-papulösen, gelegentlich auch urtikariellen oder erythematösen Hautveränderungen treten meist symmetrisch an den dorsalen Bereichen der Extremitäten und vorwiegend in Gelenknähe auf. Gelenksymptome werden bei etwa 50% der Fälle beobachtet. Die Häufigkeit abdomineller Beschwerden beträgt 20%. Diese

Symptomatik variiert von leichten Bauchschmerzen bis zu Koliken mit schweren Darmblutungen, Erbrechen und Durchfall. Eine Invagination und ein Ileus können komplizierend hinzukommen. Die Bauchsymptomatik kann auch völlig isoliert auftreten (Purpura abdominalis).
Die Nieren sind mit einer Hämaturie in ca. 40–70% beteiligt. Diese ist Ausdruck einer Glomerulonephritis, die jedoch weder in der Histologie noch in der Ätiologie identisch ist mit der Glomerulonephritis nach Streptokokkeninfektionen. Eine chronische Glomerulonephritis entwickelt sich in 5–10% der Fälle (Literatur bei Ruhrmann [9]).

Hämatologische Kriterien. Die plasmatischen und thrombozytären Hämostasemechanismen sind im allgemeinen normal. Gelegentlich besteht eine generalisierte Verminderung der Kapillarresistenz.

Differentialdiagnose. Die Erkrankung ist von thrombozytopenischen oder thrombozytopathischen hämorrhagischen Diathesen leicht abzugrenzen. Allein schon die typischen klinischen Symptome ermöglichen in der Regel die Erkennung. Das trifft auch für die Abgrenzung der Purpura pigmentosa progressiva zu. Die isolierte Purpura abdominalis beinhaltet die gesamte Differentialdiagnose des akuten Abdomens.

Therapie. Die Ausschaltung von Stoffen, die möglicherweise als auslösende Faktoren in Frage kommen (Arzneimittel und Nahrungsmittel), bleibt vorwiegend eine hypothetische Forderung. Kortikosteroide (2–3 mg/kg KG/Tag) sind absolut indiziert und wirksam bei den abdominellen Formen. Bei den übrigen Formen ist der Effekt nicht überzeugend. Auch können Kortikosteroide die Entwicklung der Nierenkomplikation nicht verhindern bzw. günstig beeinflussen. Bei persistierender Glomerulonephritis mit eingeschränkter glomerulärer Filtration und mehr als der Hälfte pathologisch veränderter Glomerula (Nierenpunktion, Histologie) ist die Therapie mit Endoxan (2,5–3 mg/kg KG/Tag) über 3 Monate als Versuch indiziert. Eine Ausdehnung auf 6–12 Monate kann in Erwägung gezogen werden. Die bisher vorliegenden Ergebnisse sind allerdings nicht überzeugend.
Die Gabe von Penicillin ist nur bei nachgewiesener Streptokokkeninfektion angezeigt. Antihistaminika, Calcium usw. sind wirkungslos.

Verlauf und Prognose. Die Erkrankung kann über längere Zeit in Schüben verlaufen. Das gilt auch für die komplizierende Glomerulonephritis. Diese geht selten in eine Niereninsuffizienz über. Die Prognose bei abdomineller Beteiligung richtet sich nach dem rechtzeitigen Erkennen von Invagination und Ileus, aber auch nach der Vermeidung überflüssiger Laparotomien.

Sonderformen

Kokardenpurpura Seidlmayer
Sie hat im klinisch-morphologischen Erscheinungsbild auch Ähnlichkeit mit dem Erythema exsudativum multiforme und wird heute als Variante des Schoenlein-Syndroms aufgefaßt.

Purpura fulminans
Sie scheint die schwerste Form einer anaphylaktischen Purpura zu sein. Hinsichtlich der Gerinnungsstörungen und deren Folgen, die klinisch ganz im Vordergrund stehen, entspricht die Erkrankung mehr dem Waterhouse-Friderichsen-Syndrom. Meist treten die Symptome, wie Blasenbildung, Blutungen und Nekrosen, vorwiegend im Bereich der Extremitäten wenige Wochen z. B. nach einem banalen Infekt auf. Der Verlauf ist sehr dramatisch; die Prognose ist schlecht; Defektheilungen sind häufig.

Therapieprinzip. Unterbrechung der intravasalen Gerinnung mit Heparin und Auflösen der Thromben mit Streptokinase [5]. Einzelheiten zur Streptokinasetherapie finden sich beim hämolytisch-urämischen Syndrom.

Purpura pigmentosa progressiva
Diese Erkrankung, die im Kindesalter selten vorkommt, zeichnet sich durch fleckenförmige Effloreszenzen aus, die bevorzugt an den Extremitäten zu finden sind. Neben frischen Hautblutungen sieht man ältere Herde, die durch Hämosiderinablagerungen braun erscheinen. Die Effloreszenzen können ekzemartig verändert sein. Hinzu kommen Ektasien der Kapillaren.
Die Erkrankung entsteht auf allergischer Grundlage (Spätreaktionstyp?) nach Einnahme von Medikamenten oder auf Basis einer Kontakt- oder Inhalationsallergie.

Therapie. Kortikosteroide unterbrechen den Gefäßprozeß. Eine Ausschaltung der Allergene ist wichtig.

3.2. Hereditäre vaskuläre hämorrhagische Diathesen

Hereditäre hämorrhagische Teleangiektasie (Osler-Rendu)

Definition. Es handelt sich um eine anatomische Anomalie der Venolen und Kapillaren, die zu Ektasien mit leichter Verletzbarkeit und damit zu Hämorrhagien führt.

Synonyma. Teleangiectasia hereditaria haemorrhagica; Morbus Rendu-Osler.

Ätiologie und Pathogenese. Die Ätiologie der bei den betroffenen Patienten im Bereich von Haut und Schleimhäuten bestehenden Teleangiektasien, die histologisch durch Dünnwandigkeit und Verlust der elastischen und muskulösen Strukturen gekennzeichnet sind, ist ungeklärt. Die Blutungen erklären sich aus Rupturierungen der Gefäßerweiterungen (Übersicht bei Rieben u. Zebe [7]).

Genetik und Häufigkeit. Die Vererbung der Erkrankung erfolgt autosomal dominant mit starker Penetranz. Beide Geschlechter sind in gleicher Weise betroffen und die Zahlenangaben zur Häufigkeit der Erkrankung liegen bei 1-2 Patienten auf 100000 Personen.

Klinisches Bild. Die Gefäßanomalien bestehen häufig bereits in der Kindheit. Die Teleangiektasien der Haut werden jedoch gewöhnlich erst ab dem 20. Lebensjahr sichtbar. Stärkere Blutungen treten mit zunehmendem Lebensalter auf. Bei Kindern beginnt die Symptomatik mit häufigem Nasenbluten. Die Teleangiektasien der Schleimhäute werden vorwiegend im Bereich von Nase, Lippen und Mundhöhle mit einer Präferenz der Zunge beobachtet. Sie können jedoch ebenso auch an Konjuktiven, Bronchien, im Gastrointestinaltrakt, an Niere, Vagina und Portio auftreten. Weitere Lokalisationen an der Haut sind das Gesicht, insbesondere Ohren und Wangen sowie an den Händen die Fingerspitzen. Blutungen treten meistens im Bereich von Nase, Zunge und Mundschleimhaut auf. Seltener sind Melaena, Hämatemesis oder Hämaturie. Bei den betroffenen Patienten werden auch arteriovenöse Aneurismen beobachtet, die sich charakteristischerweise in der Lunge manifestieren (Polyzythämie-Syndrom).

Bei Anomalien der Gefäße in der Leber kann sich selten einmal eine Zirrhose entwickeln mit der möglichen Folge plasmatischer Gerinnungsstörungen.

Blutungen bei Patienten mit M. Rendu-Osler können chronisch verlaufen und zu einer erheblichen Anämie führen. Bei jeder unklaren Blutungsanämie ist deshalb nach den typischen Veränderungen zu fahnden (Übersicht bei Rieben und Zebe [7] und Ruhrmann [9]).

Hämatologische Kriterien. Charakteristische Laborbefunde gibt es nicht. Infolge der lokalisierten Gefäßveränderungen ist die Kapillarresistenz in gesunden Gefäßbezirken nicht erniedrigt.

Differentialdiagnose. Beim Vollbild der Erkrankung mit Haut- und Schleimmanifestationen läßt sich die Diagnose bei der klinischen Untersuchung zweifelsfrei stellen. Sie kann erschwert sein, wenn die Teleangiektasien auf innere Organe – z. B. auf die Magenschleimhaut – beschränkt sind. Die Teleangiektasien an der Körperoberfläche müssen gegenüber Eppinger-Sternchen bei der Leberzirrhose abgegrenzt werden.

Therapie. Eine kausale Behandlung ist nicht möglich. Die Therapie muß sich auf lokale blutstillende Maßnahmen beschränken. In schweren Fällen von Epistaxis wurde eine Dermatoplastik oder eine komplette subperichondrale Septumresektion vorgeschlagen. Größere Erfahrungen liegen nicht vor. Bei einer chronischen Blutungsanämie ist eine Eisensubstitution erforderlich.

Prognose. Die Lebenserwartung wird im allgemeinen nicht beeinträchtigt, soweit keine schwere zerebrale Blutung auftritt. Die Blutungsneigung nimmt im allgemeinen mit fortschreitendem Lebensalter zu und die Supportivmaßnahmen erhalten hier mehr und mehr Gewicht.

Andere Formen

Weitere angeborene Krankheitsbilder mit vasogenen hämorrhagischen Diathesen sind die Leptomeningosis haemorrhagica interna, der M. Hippel-Lindau (Angiomatosis retinae, retinozerebrale Angiomatose), das Klippel-Trenauney-Syndrom (disproportionierter Riesenwuchs, Naevus flammeus der Haut, Varizenbildung) sowie das Sturge-Weber-Syndrom (Naevus flammeus, kongenitales Glaukom, epileptiforme An-

fälle bei zerebraler Angiomatose) und das Ehlers-Danlos-Syndrom (Hyperelastizität der Haut, Überstreckbarkeit der Gelenke, erhöhte Verletzbarkeit von Haut und Gefäßen).
Beim Ehlers-Danlos-Syndrom, dem ein heterogener Defekt des Kollagens zugrunde liegt, ist zusätzlich die Thrombozytenadhäsion gestört. Ein Kollagendefekt liegt auch beim M. Down, beim Marfan-Syndrom und beim Louis-Bar-Syndrom [4] vor. Das zuletzt genannte Krankheitsbild wird bei den Immundefizienzen besprochen (Kapitel V.A.4.6). Die Purpura simplex hereditaria (M. Davis) wird autosomal rezessiv vererbt und ist durch eine herabgesetzte Kapillarresistenz mit hämorrhagischer Diathese (petechiale Blutungen) charakterisiert. Die Fabrysche Erkrankung („Purpura haemorrhagica nodularis") wird geschlechtsgebunden vererbt mit konstanter Penetranz bei hemizygoten männlichen Genträgern. Die Symptome beginnen im Schulalter. Der Verlauf dieser Angiokeratomatose ist chronisch und endet letal.

Literatur

1. Habermann, E.: Über Gefäßpermeabilität und Hämorrhagie: Mechanismen und potentielle Mediatoren. Med. Welt (Stuttg.) 25 (N. F.), 25 (1974).
2. Illig, L.: Purpura. Einteilung, Klinik und Ätiopathogenese aus der Sicht des Dermatologen. Fortschr. Med. 94, 1201 (1976).
3. Mason, R. G., Sharp, D., Chuang, H. Y. K., Mohammad, S. F.: Endothelium − Roles in thrombosis and haemostasis. Arch. Path. Lab. Med. 101, 61 (1977).
4. Mc Reynold, E. W., Dabbous, M. K., Hannissian, A. S., Kimbrell, R.: Abnormal collagen in Ataxia Teleangiectasia. Amer. J. Dis. Child. 130, 305 (1976).
5. Preston, F. E., Edwards, J. R.: Postpartum purpura fulminans: Successful management with streptokinase. Brit. med. J. 1973 III, 329.
6. Ratnoff, O. D., Agle, D. P.: Psychogenic purpura: A re-evaluation of the syndrome of autoerythrocyte sensitization. Medicine (Baltimore) 47, 475 (1968).
7. Rieben, F. W., Zebe, H.: Hereditäre hämorrhagische Teleangiektasie (Morbus Osler). Inn. Med. 2, 382 (1975).
8. Ross, R., Glomset, J., Kariya, B., Harker, L.: A platelet-dependant serum factor that stimulates the proliferation of arterial smoth muscle cells in vitro. Proc. nat. Acad. Sci. (Wash.) 71, 1207 (1974).
9. Ruhrmann, G.: Störungen der Gefäßfunktion. In: Handbuch der Kinderheilkunde (Opitz, H., Schmid, F., Hrsg.) Bd. VI, S. 1118. Berlin–Heidelberg–New York: Springer 1967.
10. Schwartz, R. S., Lewis, B., Dameshek, W.: Hemorrhagic cutaneous anaphylaxis due to autosensitization to deoxyribonucleic acid. New Engl. J. Med. 267, 1105 (1962).
11. Zuckschwerdt, L., Thies, H. A., Landbeck, G. (Hrsg.): Vasogene Blutungsneigungen. Stuttgart: Schattauer 1968.

Kapitel X
Hämatologie des Neugeborenen

A. Das erythrozytäre System

1. Der fetale Erythrozyt *492*
   Normalwerte der Erythropoese *493*
      Entwicklung nach der Geburt bei reifen Neugeborenen *493*
      Entwicklung nach der Geburt bei Frühgeborenen *495*
      Die sogenannte Frühgeborenen-Anämie *497*

2. Erkrankungen des erythrozytären Systems *499*
   2.1. Die Anämien des Neugeborenen *499*
   Allgemeine Richtlinien für die Diagnostik *500*
   Die Blutungsanämien *500*
      Klinische Symptomatik *500*
      Hämatologische Kriterien *501*
      Besondere Formen der Blutungsanämie *502*

   Die hämolytischen Anämien des Neugeborenen *503*
      Isoimmunhämolytische Anämien *504*
          Die Unverträglichkeit im Rh-Blutgruppensystem *504*
          Die Unverträglichkeit im ABO-Blutgruppensystem *506*
          Rh-Unverträglichkeit bei gleichzeitiger ABO-Unverträglichkeit *506*
          Diagnostik der ABO-Unverträglichkeit *507*
          Unverträglichkeit seltener Blutgruppen *508*
          Klinische Krankheitsbilder *508*
          Therapie der isoimmunhämolytischen Anämien *509*
          Die Austauschtransfusion *510*
          Die pränatale Bluttransfusion *510*
          Prophylaxe der Rh-Sensibilisierung *511*
          Differentialdiagnose des Neugeborenenikterus *512*
          Anhang: Grundlagen des Bilirubinstoffwechsels *512*

   Autoimmunhämolytische Anämien *513*
   Toxische hämolytische Anämien *514*
      Infektiös-toxische hämolytische Anämie *514*
      Hämolytische Heinzkörperanämie *514*

   Hereditäre hämolytische Anämien *516*
      Membrandefekte *516*
      Enzymdefekte *516*
      Hämoglobindefekte *517*

   Hämolysen bei verschiedenen Grundkrankheiten *518*
   Hämolytische Frühgeborenen-Anämie bei Vitamin E-Mangel *518*
   Aregeneratorische Anämien *519*
      Kongenitale hypoplastische Anämie (Typ Blackfan-Diamond) *519*

   Megaloblastäre Anämien *519*
      Kongenitale Megaloblastenanämie des Neugeborenen *519*

   Dyserythropoetische Anämien *520*

   2.2. Die pathologische Neugeborenen-Polyglobulie *520*

Literatur *522*

1. Der fetale Erythrozyt

Einleitung. Der Erythrozyt des Feten und Neugeborenen weist im Vergleich zum Erythrozyten des Erwachsenen in vieler Hinsicht Besonderheiten auf, deren Kenntnis für die Pathophysiologie der Erkrankungen des erythrozytären Systems in dieser Lebensphase von Bedeutung ist.
Der Bezug auf die Erwachsenennorm als Basis für einen Vergleich erlaubt lediglich die Feststellung von Unterschieden, dagegen keine Aussage über die Qualität der Zelle, was häufig geschieht. Es kann generell festgestellt werden, daß die Eigenschaften einer Zelle in bestimmten Phasen der Entwicklung physiologische Gegebenheiten sind, die unter normalen Bedingungen eine altersentsprechende Funktion gewährleisten. Störungen in der Ökologie lassen bei Neugeborenen nur deshalb einen Schaden an den Erythrozyten früher manifest werden als bei Erwachsenenerythrozyten, weil die Kapazität der Kompensation rasch erschöpft ist, nicht aber, weil das System an sich minderwertig ist [28].

Definition. Der fetale Erythrozyt ist definiert als jene Zelle, die im Vergleich zum Erwachsenenerythrozyten eine Reihe von spezifischen Eigenschaften besitzt, die im späteren Lebensalter in dieser Kombination nicht mehr vorkommen. Die Anwesenheit von fetalem Hämoglobin allein erfüllt diese Bedingungen nicht.

Eigenschaften. Die Makrozytose und die kürzere Lebensdauer, sowie die etwas herabgesetzte osmotische Resistenz bei breiterem Resistenzbereich, die geringere Resistenz bei mechanischer Belastung und die höhere Spontanhämolyse sind Ausdruck besonderer Eigenschaften. Funktionell wichtig ist die geringere Verformbarkeit von Neugeborenenerythrozyten.

Das *fetale Hämoglobin* (HbF) bildet den Hauptanteil (60–80%) des roten Blutfarbstoffes in der Neugeborenenperiode. Es ist ungleichmäßig über die Zellpopulation verteilt, d. h., es findet sich in der einzelnen Zelle in ungleichem Mischungsverhältnis mit adultem Hämoglobin (HbA). Daneben gibt es Erythrozyten, die ausschließlich HbA und ausschließlich HbF enthalten. Die Zahl der HbA-Zellen im Neugeborenenblut ist mit dem Gestationsalter korreliert und kann mit gewissen Einschränkungen als Index für die Maturität mit herangezogen werden [28]. Die Zahl der HbA-Zellen ist erhöht z. B. bei einer maternofetalen Transfusion, aber auch bei gesteigerter Erythropathie durch den Feten in utero. Dafür ist das Down-Syndrom ein Beispiel. Ob eine beschleunigte pränatale Umschaltung auf die HbA-Synthese Ausdruck eines Sauerstoffmangels ist, bleibt unklar [31].

Das fetale Hämoglobin unterscheidet sich neben dem elektrophoretischen und chromatographischen Verhalten vom adulten Hämoglobin durch zahlreiche andere Eigenschaften, von denen einige in Tabelle X.1 aufgeführt sind.

Die Kenntnis der erhöhten Neigung zur Methämoglobin- und Heinzkörperbildung durch oxidierende Substanzen ist wichtig für die entsprechenden Krankheitsbilder. Die erhöhte O_2-Affinität von HbF kann aufgrund der geringeren 2,3-DPG-Bindung nicht wesentlich verringert werden, womit vor allem in der Neugeborenenperiode ein wichtiger Mechanismus für die Kompensation einer Anämie ausfällt (s. Kapitel II.2).

Tabelle X.1. Darstellung der wichtigsten Eigenschaften des fetalen Hämoglobins im Vergleich zum adulten Hämoglobin

Eigenschaften		Bedeutung
Verhalten gegenüber Alkali:	stabiler	Nachweismethoden
Verhalten gegenüber Säure:	stabiler	
Verhalten gegenüber Hitze:	labiler	Erklärt Neigung zu entsprechenden Krankheiten
Methämoglobinbildung:	erhöht	
Heinzkörperbildung:	erhöht	
2,3-DPG-Bindung:	niedrig	Funktionell wichtig
O_2-Affinität:	erhöht	

Die **Zellmembran** weist ebenfalls quantitative und qualitative Unterschiede auf. Das betrifft insbesondere den Gehalt an Lipiden und Fettsäuren. Außerdem ist der Anteil an membrangebundenem Hämoglobin höher. Weiterhin finden sich Unterschiede in der Permeabilität und dem aktiven Transport von Kationen und Wasser mit entsprechender Auswirkung auf den jeweiligen Gehalt in der Zelle. Ein anderes Charakteristikum ist die schwache Ausbildung der Blutgruppeneigenschaften auf der Membran für das A- und B- sowie das I-Antigen. Letzlich lassen sich auch im elektronenmikroskopischen Bild Strukturdifferenzen zu Erwachsenenerythrozyten nachweisen. Alle diese Eigenschaften haben eine besondere Bedeutung für das rheologische Verhalten (größere Rigidität) von Neugeborenenerythrozyten.

Im Hinblick auf die Aktivitäten der *Erythrozytenenzyme* ist zu berücksichtigen, daß das Neugeborenenblut eine relativ junge Erythrozytenpopulation darstellt, erkenntlich an der Zahl der Retikulozyten mit im Mittel 50‰. Viele metabolische Charakteristika junger Erythrozyten von Erwachsenen entsprechen denen von Neugeborenen, so daß hieraus keine spezielle Eigenschaft eines fetalen Erythrozyten abgelesen werden kann. Das gilt u. a. für:

1. Erhöhter Glucosestoffwechsel (aerobe und anaerobe Glykolyse) mit entsprechender Erhöhung der Enzymaktivitäten,
2. Erhöhter Adenosintriphosphat-(ATP-)Gehalt,
3. Erhöhte Werte für reduziertes Glutathion (GSH).

Dagegen gibt es eindeutige Charakteristika von Neugeborenenerythrozyten, die nicht mit dem Zellalter der Erythrozytenpopulation in Verbindung zu bringen sind (Tabelle X.2).

Die genannten Differenzen von Hämoglobin, Membran und Enzymen gleichen sich in unterschiedlicher Geschwindigkeit während der Postnatalzeit der „Erwachsenennorm" an. Die Zellpopulation selbst verhält sich im Hinblick auf den Prozeß der Angleichung heterogen, was an Einzelzellen für die Hämoglobine F, A und A_2 als altersunabhängiger Vorgang nachgewiesen werden kann. Diese gleitenden Veränderungen machen es schwierig, eine Zelle exakt als fetalen Erythrozyten zu definieren. Hinsichtlich der verkürzten Lebensdauer der Erythrozyten Neugeborener konnten bisher keine eindeutigen Beziehungen zu den Charakteristika der Zellen aufgezeigt werden [38].

Normalwerte der Erythropoese

Entwicklung nach der Geburt bei reifen Neugeborenen

Mit der Geburt beginnen charakteristische quantitative und qualitative Veränderungen in der Erythropoese, die erst mit der Pubertät Erwachsenenwerte erreichen.

Neugeborenenpolyglobulie. Die altersabhängige Entwicklung der quantitativen Daten und der Eigenschaften der Erythrozyten ist fließend. Trotzdem erweist sich eine Gliederung in die Neugeborenenperiode (Zeitraum bis 14 Tage nach der Geburt) und die weitere Postnatalzeit als sinnvoll. Beträchtliche Veränderungen der Werte für Hämoglobin und Erythrozyten vollziehen sich in den ersten Stunden nach der Geburt (Abb. X.1): Im Augenblick der Geburt beträgt die Hämoglobinkonzentration im Venenblut im Mittel 16,8 g/ 100 ml Blut, die Zahl der Erythrozyten etwa $5,0 \times 10^6/\text{mm}^3$. Im Kapillarblut liegen die Werte zur gleichen Zeit im Mittel um etwa 10 Prozent höher. Unter pathologischen Bedingungen ändern sich diese quantitativen Differenzen. Wenige Stunden später steigen die Werte an und erreichen nach 12–24 Stunden im Mittel 19,5 g Hämoglobin/100 ml und $5,7 \times 10^6$ Erythrozyten/ mm^3 (Polyglobulie des Neugeborenen). Im Alter von 14 Tagen werden durch kontinuierlichen

Tabelle X.2. Vergleich der Enzymaktivitäten in fetalen und adulten Erythrozyten mit etwa gleichem Alter (Daten nach Schröter [46])

Enzyme	Aktivitäten in	
	Neugeborenen-Erythrozyten	Jungen Erythrozyten von Erwachsenen
Carboanhydrase Katalase Glutathionperoxidase Methämoglobin-Reductase Cholinesterase Glyoxalase	erniedrigt	erhöht
ATP-Stabilität bei Inkubation	erniedrigt	erhöht
Membran-ATPase	erniedrigt	erhöht
Hexokinase-Isoenzyme	differentes Muster zu Erwachsenenerythrozyten	

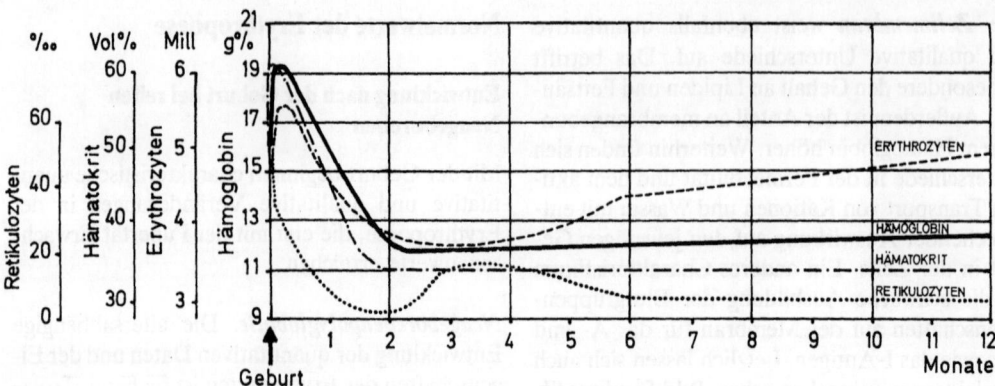

Abb. X.1. Die Entwicklung des roten Blutbildes bei ausgetragenen Neugeborenen im Verlauf des ersten Lebensjahres

Tabelle X.3. Normalwerte des Blutes reifer Neugeborener. Daten nach Betke [3], Guest und Brown [24] Oski und Naiman [39]. Die Angaben sind Mittelwerte und/oder Schwankungsbereiche

Parameter	Geburt (Nabelvenenblut)	1. Tag	7. Tag	14. Tag
Hb g/100 ml	**16,8** (13,7–20,1)	**19,5** (14,5–23,4)	**17,5** (14,0–22,0)	**16,5** (13,0–20,0)
Hämatokrit Vol. %	**55** (45–65)	**58** (45–72)	**55** (43–67)	**50** (42–66)
Ery-Zahl $10^6/\mu l$	4,8 (3,6–5,8)	5,6 (4,7–7,0)	5,2 (3,8–6,5)	5,1 (3,6–6,2)
MCH pg	34	35	33	32
MCHC %	32	33	33	33
MCV μm^3	107	108	98	96
MCD μm	8,2	8,2	8,1	8,1
Retikulozyten ‰	20–60	20–60	3–10	0–10
Erythroblasten/μl	500	250	0	0
Heinzkörper in % der Ery	0–5	0–5	0	0
HbA-Zellen %	4–12	4–12	4–12	10–15
HbF-Zellen %	60–80	60–80	60–80	50–70
HbA_2 %	0,2–0,6	0,2–0,6	0,2–0,6	< 1
Ery-Lebenszeit Tage	70–80	70–80	65–75	60–70
Methämoglobin %	0,5–2	0,5–2	0,5–2	0,5–1,5
Blutvolumen ml/kg KG	78–98	86–96	80	75
Leukozyten/μl	9000–30 000	9000–30 000	5000–21 000	5000–20 000
Thrombozyten/μl	290 000	192 000	213 000	252 000

Abfall praktisch wieder die Werte wie im Nabelschnurblut erreicht (Tabelle X.3) [3, 24, 39].
Die Ursache für die sich erst nach der Geburt entwickelnde Neugeborenenpolyglobulie liegt in der plazentaren Transfusion und nicht in einem intrauterinen Sauerstoffmangel. Das aus der Plazenta auf das Kind übertretende Blutvolumen wird im Mittel mit 100 ml angegeben. Die dadurch verursachte Hypervolämie (Plethora) erfordert eine Volumenreduktion durch Abgabe von Plasma in den Extravasalraum. Die Folge der Hämoglobinkonzentration ist die Polyglobulie.
Die *Retikulozytenzahlen* (Tabelle X.3) sinken von im Mittel 50‰ auf unter 10‰ ab. Kernhaltige rote Vorstufen sind im peripheren Blut reifer Neugeborener nach dem 3. Lebenstag nicht mehr nachweisbar.

Neubildungsrate von Erythrozyten. In der Perinatalzeit ist die Neubildung der Erythrozytenmasse wesentlich größer als im Erwachsenenalter. Diese Notwendigkeit ergibt sich einerseits aus der raschen Zunahme des Blutvolumens entsprechend dem Zuwachs an Körpermasse. Andererseits haben die produzierten Erythrozyten eine verkürzte Lebensdauer. Die Zunahme der Erythrozytenmasse beträgt 2 Monate vor der Geburt 3,6–4,2% und zum Zeitpunkt der Geburt etwa 2,5–3,5% des gesamten Erythrozytenvolumens.

Der fetale Erythrozyt

Morphologie. Die Erythrozytenmorphologie ist gekennzeichnet durch eine Anisozytose (viele Markrozyten, vereinzelt Kugelzellen) und eine Polychromasie. Immer wieder finden sich ganz vereinzelt fragmentierte Erythrozyten, Targetzellen und an Akanthozyten erinnernde Formen, die keine pathogenetische Bedeutung haben, wenn ihre Zahl nicht 1 Prozent der Gesamtzahl der Erythrozyten überschreitet.

Lebensdauer der Erythrozyten. Diese beträgt bei Neugeborenen 70–80 Tage. Die in den folgenden Wochen nach der Geburt zunehmende Verkürzung der Lebenszeit der Erythrozyten ist durch die fortschreitende Überalterung der Erythrozytenpopulation bei einer geringen Neuproduktion bedingt.

Blutvolumen. Dieses beträgt bei reifen Neugeborenen kurz nach der Geburt im Mittel 85 ml/kg KG, bei früher Abnabelung 78 ml/kg KG, bei später Abnabelung 98 ml/kg KG (vergl. Tabelle X.3 bzw. Abb. X.2). Nach kurzzeitiger Reduktion auf 80 ml/kg KG in den ersten 2 Tagen post partum steigt das Volumen bis zum Ende der Neugeborenenperiode wieder auf 84 ml/kg KG an. Dieser Anstieg geht mit einer stetigen Zunahme des Plasmavolumens von 44 auf 51 ml/kg KG einher [34].
Die weitere Entwicklung bis zur Trimenonreduktion s. Kapitel II.2.

Entwicklung nach der Geburt bei Frühgeborenen

Die Angaben über Hämoglobinkonzentration, Erythrozytenzahl und Hämatokritwerte für Frühgeborene variieren erheblich. Auf die Geschlechtsdifferenzen bei Frühgeborenen mit einem Gestationsalter unter 34 Wochen wurde schon hingewiesen (s. Kapitel II.2). Nach neueren Daten von Zaizov und Matoth [55], die sich auf Kapillarblut am ersten Tag nach der Geburt beziehen, bleiben die Hämoglobinwerte von der 24. bis zur 40. Schwangerschaftswoche mit 19,1 ± 2,0 g/100 ml Blut konstant, während die Erythrozytenzahl kontinuierlich ansteigt (Tabelle X.4). Unterschiede zwischen frühgeborenen und reifgeborenen Kindern bestehen nur in der Erythrozytengröße. Im Verlauf des letzten Schwangerschaftsdrittels werden Zellen mit einem MCV von über 135 µm^3 durch kleinere mit einem MCV von 120 µm^3 ersetzt. Ein kontinuierlicher Abfall der Hämoglobinkonzentration setzt nach den ersten 10 Lebenstagen ein. Das Ausmaß

Tabelle X.4. Normalwerte des roten Blutbildes bei Frühgeborenen. Die Daten beziehen sich auf den ersten Lebenstag (Zaizov u. Mathot [55])

Gestationsalter Wochen	24–25	26–27	28–29	30–31	32–33	34–35	36–37	40
Ery × 10^6	4,65±0,43	4,73±0,45	4,62±0,75	4,79±0,74	5,0±0,76	5,09±0,5	5,27±0,68	5,14±0,7
Hb g/100 ml	19,4±1,5	19,0±2,5	19,3±1,8	19,1±2,2	18,5±2,0	19,6±2,1	19,2±1,7	19,3±2,2
Hämatokrit Vol. %	63±4	62±8	60±7	60±8	60±8	61±7	64±7	61±7,4
MCV µ^3	135±0,2	132±14,4	131±13,5	127±12,7	122±15,7	122±10,0	121±12,5	119±9,4
Retikulozyten ‰	60±5	96±32	75±25	58±20	50±19	39±16	42±18	32±14
Körpergewicht g	725±185	993±194	1174±128	1450±232	1816±192	1957±291	2245±213	

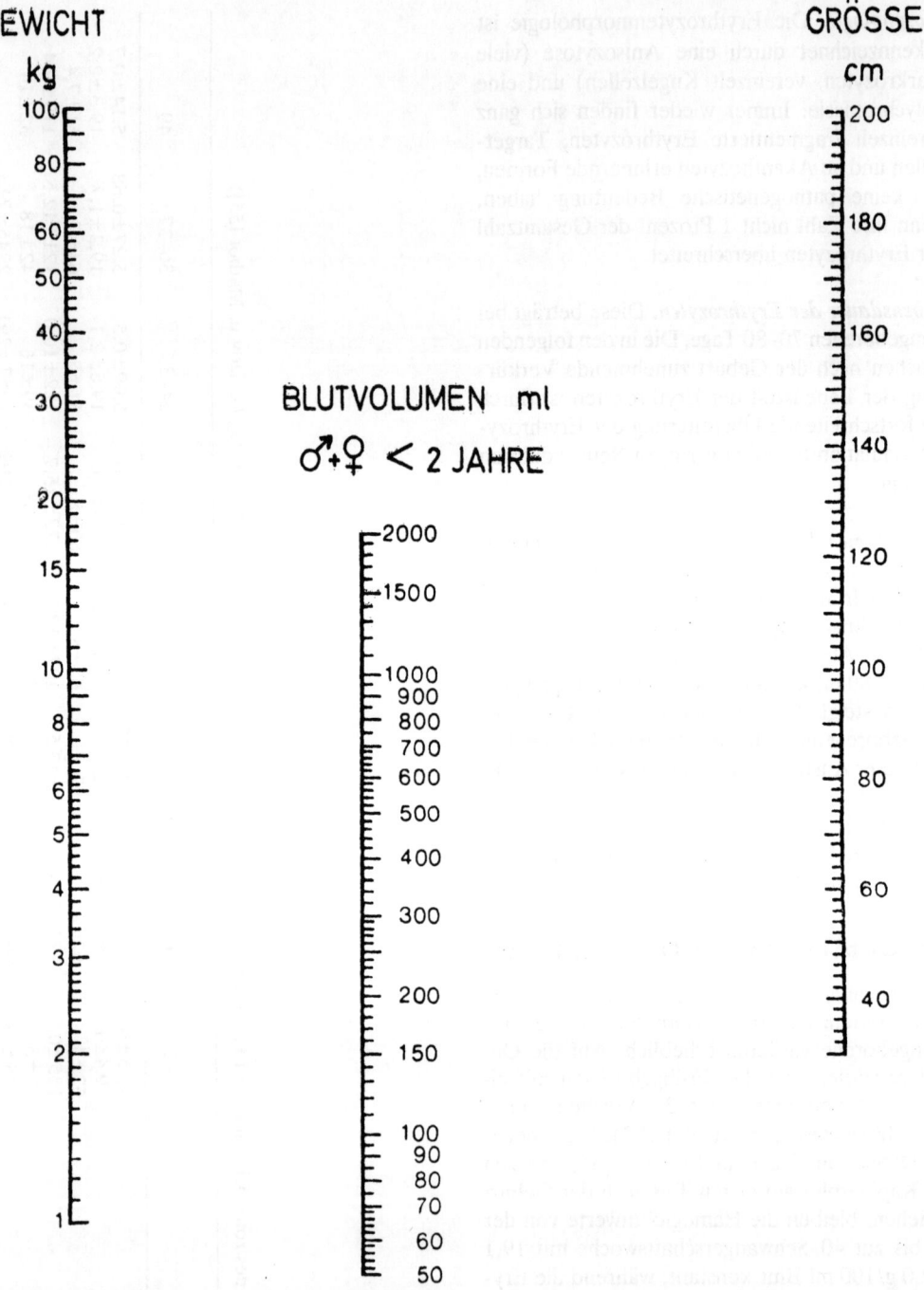

Abb. X.2. Nomogramm zur Kalkulation normaler Blutvolumina in Abhängigkeit von der Körpergröße und dem Gewicht. Die Skala gilt für Knaben und Mädchen bis zur Vollendung des zweiten Lebensjahres (nach Daten von Linderkamp et al. [34])

steht in direkter Korrelation zum Geburtsgewicht bzw. Gestationsalter. Während reife Neugeborene sich im Verlauf der *Trimenonreduktion* im Mittel auf Mindestwerte von 11,5 ± 0,9 g Hb/ 100 ml Blut einstellen, können für Frühgeborene in der Gewichtsklasse von 1200–2300 g Werte von 9,6 ± 1,4 g Hb/100 ml Blut vorausgesagt werden. Kinder unterhalb von 1200 g erreichen die niedrigsten Werte mit im Mittel 7,8 ± 1,4 g Hb/100 ml Blut (Tabelle X.5) [6, 48].

Tabelle X.5. Die Entwicklung der **Hämoglobinkonzentration (g/100 ml)** bei Frühgeborenen in den ersten zehn Lebenswochen (Daten nach Oski und Williams, zit. nach Stockman [48])

Lebensalter (Wochen)	2	4	6	8	10
Geburtsgewicht (g)					
800–1000	16,0 (14,8–17,2)	10,0 (6,8–13,2)	8,7 (7,0–10,2)	8,0 (7,1–9,8)	8,0 (6,9–10,2)
1001–1200	16,4 (14,1–18,7)	12,8 (7,8–15,3)	10,5 (7,2–12,3)	9,1 (7,8–10,4)	8,5 (7,0–10,0)
1201–1400	16,2 (13,6–18,8)	13,4 (8,8–16,2)	10,9 (8,5–13,3)	9,9 (8,0–11,8)	9,8 (8,4–11,3)
1401–1500	15,6 (13,4–17,8)	11,7 (9,7–13,7)	10,5 (9,1–11,9)	9,8 (8,4–12,0)	9,9 (8,4–11,4)
1501–2000	15,6 (13,5–17,7)	11,0 (9,6–14,0)	9,6 (8,8–11,5)	9,8 (8,4–12,1)	10,1 (8,6–11,8)

Die sogenannte Frühgeborenen-Anämie

Formaler Ablauf. Der Abfall der Hämoglobinkonzentration und der absoluten Zahl der zirkulierenden Erythrozyten bei Frühgeborenen im ersten Lebensjahr auf ein insgesamt sehr niedriges Niveau wird pauschal als Frühgeborenen-Anämie bezeichnet. Entsprechend dem Zeitpunkt der Manifestation unterscheidet man zwei Phasen, die auch hinsichtlich der Pathogenese und der hämatologischen Manifestation differieren. *Phase 1* ist die sogenannte „frühe" Frühgeborenenanämie; sie entwickelt sich in Abhängigkeit vom Gestationsalter zwischen der 6. und 12. Lebenswoche und entspricht der Trimenonreduktion. Die *Phase 2* ist die „späte" Anämie, sie setzt zwischen dem 5. und 6. Lebensmonat ein [48].

Ursachen der „späten" Anämie. Die Anämie des zweiten Halbjahres ist gut definiert. Sie beruht auf einem Eisenmangel, der durch eine unzureichende Eisenmitgift in Relation zur expansiven Zunahme des Blutvolumens bzw. der Erythrozytenmasse bedingt ist. Im Prinzip unterscheidet sich diese Anämie der Frühgeborenen nicht von der Eisenmangelanämie anderer Genese.

Ursachen der Trimenonreduktion. Die Reduktionsphase der ersten drei Lebensmonate ist dagegen wesentlich schwerer zu analysieren. Sie ist durch folgende Kriterien charakterisiert: *1.* Bei der Mehrzahl der Frühgeborenen ist der Grad der Anämisierung gleich und nur abhängig vom Gestationsalter und Geburtsgewicht. *2.* Der Abfall der Hämoglobinkonzentration kann durch keinerlei prophylaktische oder therapeutische Maßnahmen, auch nicht durch Umwelteinflüsse, verhindert oder modifiziert werden. *3.* Die Sauerstoffversorgung des Organismus ist in ausreichendem Maße gewährleistet. *4.* Die Reduktion der Hämoglobinkonzentration bei Frühgeborenen unterscheidet sich nur quantitativ von der reifer Neugeborener.
Ganz generell kann festgestellt werden, daß adaptive Mechanismen die wesentliche Ursache für eine Trimenonreduktion sind. Bei frühgeborenen Kindern addieren sich aber einige komplexe Faktoren hinzu, die für die Regulation der Erythropoese speziell nach vorzeitigem Übergang in das extrauterine Leben eine Bedeutung besitzen [6, 7, 28, 48].

Regulation durch Erythropoetin. Die Erythropoese steht in den letzten Schwangerschaftsmonaten unter der Kontrolle von Erythropoetin [15]. Nach der Geburt ist in den ersten zwei bis drei Lebensmonaten bei reifen Neugeborenen wie auch bei Frühgeborenen keinerlei Erythropoetinaktivität nachweisbar. Die hormonale Stimulation der Erythropoese setzt also umso früher aus, je eher die intrauterine Entwicklung beendet wird. Das Sistieren der Erythropoetinproduktion im ersten Trimenon ist andererseits als Hinweis zu werten, daß trotz niedriger Hämoglobinwerte keine Gewebshypoxie vorliegt. Als Ursache für den Erythropoetinmangel ist eine Unreife der Erythropoetin-produzierenden Gewebe in der Niere oder die Inaktivierung des Erythropoetins durch Antikörper ebenso ausgeschlossen wie eine mangelhafte Empfindlichkeit der roten Vorstufen im Knochenmark. Als Beweis kann die Erythropoetin-induzierte Aktivierung der Erythropoese bei Zuständen mit Hypoxie, z. B. bei zyanotischen Herzvitien, herangezogen werden [5].

Regulation durch die Sauerstofftransportfunktion. Nach der Geburt wird die Sauerstoffentladungskapazität des Blutes in zunehmendem Maße verbessert. Die Entwicklung beruht hauptsächlich auf der Zunahme des adulten Hämoglo-

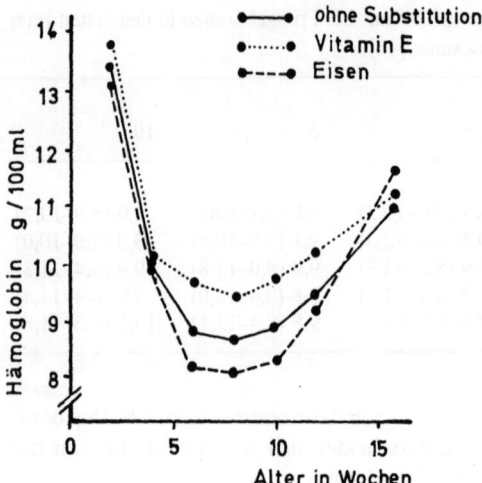

Abb. X.3. Vergleich der Hämoglobinkonzentration bei Frühgeborenen (Geburtsgewicht 1000–1500 g) in den ersten 15 Lebenswochen. Gegenübergestellt sind die Werte mit und ohne Substitution von Vitamin E bzw. Eisen [14, 23]

bins und des intraerythrozytären 2,3-Diphosphoglycerates. Über einen solchen Mechanismus kann die funktionelle Kompensation der Hämoglobinreduktion prinzipiell erklärt werden (s. Kapitel II.2), nicht jedoch die Differenz zwischen reifen Neugeborenen und Frühgeborenen. Im Gegenteil, der relativ hohe HbF-Anteil bei Frühgeborenen müßte wegen der fast fehlenden Kompensationsmöglichkeit durch 2,3-DPG eher einen geringeren Abfall der Hämoglobinkonzentration erwarten lassen. Die Reduktion der Hämoglobinkonzentration auf die niedrigen Werte bei den Frühgeborenen reflektiert wahrscheinlich mehr einen geringeren Sauerstoffbedarf, da der Respirationsquotient und der Grundumsatz unreifer Frühgeborener signifikant niedriger liegen als bei ausgetragenen Säuglingen. Sobald etwa im dritten Lebensmonat mit zunehmender Stoffwechselaktivität die Sauerstoffentladungskapazität des Blutes die untere Bedarfsgrenze erreicht, setzt die aktive Neubildung der Erythropoese ein [13, 15, 51].

Einflüsse oxidativer Schäden. Bei unreifen Frühgeborenen entwickelt sich aufgrund einer gestörten Fettresorption ein Vitamin E-Mangel. Dieser bedeutet für die Erythrozytenmembran einen Verlust von protektiver Substanz hinsichtlich der Lipidperoxidation (s. Kapitel II.2). Die Empfindlichkeit der Erythrozyten gegenüber oxidativen Schäden kann durch die Fütterung von künstlichen Nahrungen mit hohem Gehalt an ungesättigten Fettsäuren oder frühzeitiger hochdosierter Eisenmedikation noch verstärkt werden. In Abhängigkeit vom Gestationsalter kann der Vitamin E-Mangel somit mehr oder weniger bedeutsam für eine Verstärkung der Frühgeborenenanämie sein (Abb. X.3). Bei Kindern mit einem Geburtsgewicht unter 2000 g resultiert unter bestimmten Bedingungen sogar das klinische Bild einer hämolytischen Anämie.

Nicht selten besteht zusätzlich ein nutritiver Mangel an Selen – einem essentiellen Bestandteil der Glutathionperoxidase – so daß ein weiteres protektives System zum Schutz vor oxidativen Schäden insuffizient ist [22].

Krankheitswert. Die Bezeichnung Frühgeborenenanämie ist unglücklich, aber sie hat sich bis heute gegen zahlreiche Widerstände gehalten. Die oben genannten Fakten können durchaus als physiologischer Adaptionsvorgang interpretiert werden. Die oft sehr niedrigen Normalwerte für die Hämoglobinkonzentration und die Erythrozytenzahl machen es in Einzelfällen jedoch schwierig, die Grenze zur funktionell nicht mehr kompensierten, d. h. pathologischen Anämie festzulegen. Mit dem sehr engen Kompensationsbereich wird man sich vor allem bei den Kindern befassen müssen, deren Perinatalperiode durch schwere Erkrankungen kompliziert ist und deren Anämie nicht zuletzt auch infolge der diagnostischen Blutentnahmen während der Intensivtherapie eine zusätzliche Verschlechterung erfährt. Je höher der Anteil an adultem Blutfarbstoff ist, um so günstiger sind die Möglichkeiten einer 2,3-DPG-Kompensation. Dieser Vorteil kann aber erst jenseits des 3. Lebensmonates genutzt werden.

Prophylaktische Maßnahmen. Der Bedarf an Vitamin E, Folsäure und Eisen kann bei Frühgeborenen mit niedrigem Geburtsgewicht nicht allein aus der Nahrung gedeckt werden. Bei der Erstellung eines Schemas zur prophylaktischen Anwendung auch asymptomatischer Mangelzustände müssen zwei Fakten beachtet werden: 1. die zeitlich differenten Perioden der Manifestation eines Mangels und 2. die Vermeidung unerwünschter Nebenwirkungen von Eisen, wenn zum ungeeigneten Zeitpunkt mit der Prophylaxe begonnen wird.

Die Substitution von Folsäure, Eisen und Vitamin E wird bei Kindern unter 2000 g Geburtsgewicht empfohlen.

Richtlinien für die Durchführung:
Vitamin E: 100 IU/Tag vom 10. Lebenstag bis zum 3. Lebensmonat.
Folsäure: 50 µg/Tag vom 15. Lebenstag bis zum 3. oder 4. Lebensmonat.
Eisen: 2 mg/kg/KG vom 3. bis 12. Lebensmonat.

Entwicklung nach der Geburt bei pränataler Dystrophie

Hämatokrit, Erythrozytenzahl und Hämoglobinkonzentration liegen sowohl im Venen-, als auch im Kapillarblut bei Mangelgeborenen signifikant höher als bei normal entwickelten Neugeborenen. Die Polyglobulie wird als Ausdruck der intrauterinen Mangelsituation interpretiert. Hinsichtlich der klinischen Bedeutung siehe Kapitel X.2.2. Keine Unterschiede ergeben sich bezüglich der Erythrozytenindizes. Die Retikulozytenzahl ist bei Mangelgeborenen niedriger als bei normalen Neugeborenen (s. Tabelle X.6) [25]. Sämtliche Angaben gelten für Kinder nach 40wöchiger Gestationszeit, die mit allen Körpermaßen (Gewicht, Länge, Kopfumfang) proportioniert unterhalb der 3. Perzentile liegen.
Angaben über die HbF-Konzentration als Maturitätsindex sind nicht eindeutig, da sowohl erhöhte als auch dem Gestationsalter entsprechende Werte gefunden werden.

2. Erkrankungen des erythrozytären Systems

2.1. Die Anämien des Neugeborenen

Definition. Eine Neugeborenenanämie liegt dann vor, wenn die Hämoglobinkonzentration in den ersten Lebenstagen unter 13 g/100 ml bzw. der Hämatokrit unter 43 Vol-% liegt. Die venös-kapilläre Differenz des Hämatokritwertes ist bei Zuständen einer Anämie so gering, daß sie bei der Diagnostik und Definition keiner Beachtung bedarf.

Klassifizierung. Nach ätiologischen Gesichtspunkten lassen sich die Neugeborenen-Anämien in verschiedene Gruppen unterteilen, die in Tabelle X.7 zusammengestellt sind.
Die meisten hereditären Anämien, aber auch andere Formen können ihre Erstmanifestation bereits bei der Geburt erfahren. Im Rahmen der

Tabelle X.6. Normalwerte des roten Blutbildes bei Mangelgeborenen im Vergleich zu normal entwickelten Neugeborenen. (Daten nach Humbert et al. [25]). (Bestimmungen am 2. Lebenstag)

	Mangelgeborene 40. Schwang. Woche Geburts-Gewicht 2257 ± 60 g	Neugeborene 40. Schwang. Woche Geburts-Gewicht 3128 ± 48 g
Hämoglobin g/100 ml	19,8 ± 0,5	16,1 ± 0,4
Erythrozyten Mio/µl	5,3 ± 0,1	4,4 ± 0,1
Hämatokrit Vol % venös	59,4 ± 1,4	49,9 ± 1,3
kapillär	67,2 ± 1,9	54,4 ± 4,5
MCV µm^3	114,7 ± 2,7	113,2 ± 2,2
MCH pg	37,4 ± 0,8	36,5 ± 0,6
MCHC %	32,8 ± 0,4	32,2 ± 0,3
Retikulozyten ‰	27 ± 4	45 ± 7

Tabelle X.7. Einteilung der Neugeborenen-Anämien

1. **Blutungsanämien**
   Sichtbare, nach außen erfolgende Blutverluste
   Nicht sichtbare Blutungen
2. **Hämolytische Anämien**
   Erworbene Formen
   Immunhämolytische Anämien
   Toxische hämolytische Anämien
   Hämolytische Anämien bei Frühgeborenen infolge Vitamin E-Mangel
   Hämolysen bei verschiedenen Grundkrankheiten
   Hereditäre Formen
   Membrandefekte
   Enzymdefekte
   Hämoglobindefekte
3. **Aregeneratorische Anämien**
4. **Megaloblastäre Anämien**
5. **Dyserythropoetische Anämien**

Darstellung der neonatalen Hämatologie werden einzelne Krankheitsbilder jedoch nur insoweit besprochen, als sie in dieser Lebensperiode mit charakteristischen Symptomen einhergehen oder eine spezielle Diagnostik und Therapie erfordern. Bei Übereinstimmungen mit hämatologischen Störungen des späteren Lebensalters wird auf die entsprechenden Kapitel verwiesen (Übersichten [21, 39, 40, 47]).

Allgemeine Richtlinien für die Diagnostik

Die Anämie des Neugeborenen, gleich welcher Ätiologie, stellt eine lebensbedrohliche Situation dar, die ein rasches therapeutisches Handeln erfordert. Daher ist die Einhaltung eines diagnostischen Schemas notwendig, das folgende Aspekte berücksichtigen sollte:
1. *Anamnese.* Anämien, Ikterus, evtl. Splenektomie bei Familienangehörigen dienen u. a. als Hinweise für hereditäre Erkrankungen (z. B. Sphärozytose, Erythrozytenenzymdefekte, Hb-Anomalie). Obligat ist die Feststellung der Blutgruppen zumindest von Mutter und Kind, sowie die Fahndung nach einer möglichen Sensibilisierung der Mutter (Blutgruppenunverträglichkeit, Aborte, Transfusionen). Die Schwangerschaftsanamnese und geburtshilfliche Anamnese sollte Auskunft geben über Erkrankungen (Infektionen!), Blutungen, Medikamenteneinnahme und Exposition gegenüber Chemikalien, Mehrlingsschwangerschaften, Plazentaanomalien und geburtshilfliche Eingriffe.

2. *Eindruck des Neugeborenen.* Blässe mit oder ohne Schocksymptomatik und ohne Ikterus spricht am ehesten für eine Blutungsanämie; Ikterus mit oder ohne Blässe ist typisch für eine hämolytische Anämie.
3. *Zeitpunkt der Manifestation.* Eine Blutungsanämie kann zu jedem Zeitpunkt der Perinatalperiode auftreten. Immunhämolytische Anämien treten meist während oder kurz nach der Geburt in Erscheinung; nicht immunologisch bedingte Hämolysen manifestieren sich oft später als 1–2 Tage post partum.
4. *Laboruntersuchungen.* Mutter: Blutgruppen, Coombs-Test mit Bestimmung des Antikörper-Titers, eventuell HbF-Zellen. Kind: Sofort Hämatokrit. Sobald wie möglich: Hb-Konzentration, Blutgruppen, Coombs-Test, Retikulozyten, Morphologie der Erythrozyten im Blutausstrich, Bilirubin, Thrombozyten.

Tabelle X.8. Ursachen der Blutungsanämien bei Neugeborenen zusammengestellt nach ätiologischen und praktischen Gesichtspunkten

---

1. *Sichtbare, nach außen gerichtete Blutungen*
    Nabelschnur- und Plazentagefäße:
        Ruptur von Nabelschnur und Plazentagefäßen bei normalem und anomalem Verlauf
        Placenta praevia
        Plazentaabriß
        Plazentaläsion bei Sectio caesarea
        Plazenta- oder Nabelschnurhämatom
        Einriß abnormer Gefäße (aberrierende Gefäße, Insertio velamentosa, kommunizierende Gefäße bei multilobulärer Plazenta)
    Magen-Darmkanal:
        Melaena
        Verletzungen
    Iatrogener Blutverlust:
        Blutentnahmen für Diagnostik und sonstige Untersuchungen
2. *Blutverschiebungen*
    Fetomaterne Transfusion
    Zwilling-zu-Zwilling-Transfusion
3. *Nicht sichtbare innere Blutungen*
    Hirnblutung
    Blutungen in die subaponeurotische Schicht der Kopfhaut
    Kephalhämatom
    Leber- oder Milzruptur
    Retroperitoneale Blutungen
    Intrauterine Melaena

Die Blutungsanämien

Definition. Es handelt sich um akute oder chronische Anämien mit oder ohne Schocksymptomatik infolge Blutverlust des Kindes vor, während oder nach der Geburt (Übersicht [42]).

Häufigkeit und Vorkommen. 5–10% aller Neugeborenenanämien werden durch Blutungen verursacht. Die Blutungsanämien bilden demnach mit Ausnahme der immunhämolytischen Anämien die größte Gruppe hämatologischer Erkrankungen in der Perinatalperiode.

Klassifizierung. Nach praktischen Gesichtspunkten kann eine Einteilung in drei Gruppen erfolgen (Tabelle X.8) je nachdem, ob eine Blutung sichtbar oder unsichtbar erfolgt ist, oder ob eine Blutverschiebung in den Kreislauf der Mutter oder eines Geschwisterkindes stattgefunden hat.

Ätiologie und Pathogenese. Die Ursachen einer Blutung sind aus Tabelle X.8 zu entnehmen. Wichtig vor allem für die therapeutischen Konsequenzen ist die Unterscheidung zwischen akutem und chronischem Blutverlust (Tabelle X.9), deren Abgrenzung zur „blassen Asphyxie" anderer Genese und zum Morbus haemolyticus neonatorum.

Klinische Symptomatik

Akuter Blutverlust. Der hypovolämische Schock steht im Vordergrund. Die Kinder sind blaß, schlaff. Die Atmung ist beschleunigt, oft unregelmäßig und oberflächlich. Die Herzfrequenz ist beschleunigt, periphere Pulse sind schwach oder gar nicht tastbar. Der zentrale Venendruck ist erniedrigt. Eine akute Blutung, die viele Stunden oder einige Tage vor einer ärztlichen Untersuchung stattgefunden und nicht zum Tode geführt hat, zeigt keine Symptome eines Schockes, sondern ähnelt dem klinischen Bild einer chronischen Blutungsanämie.

Chronischer Blutverlust. Hierbei besteht eine ausgeprägte Blässe ohne Schocksymptomatik. Auffällig ist die Diskrepanz zwischen Aspekt und Befinden des Kindes. Der zentrale Venendruck ist normal oder erhöht. Je nach Dauer und Ausmaß der chronischen Blutung kann sich eine hypochrome Eisenmangelanämie enwickeln. Die wichtigsten Symptome zur Unterscheidung von akutem und chronischem Blutverlust sind in Tabelle X.9 gegenübergestellt.

Hämatologische Kriterien

Akuter Blutverlust. Im Stadium des Schocks können die Blutbildwerte normal sein. Später entwickelt sich eine normochrome, normozytäre Anämie unterschiedlichen Schweregrades, die innerhalb der ersten Lebensstunden zunimmt. Typisch ist die ca. 24 Stunden spätere Ausschwemmung von Erythroblasten ins periphere Blut.

Chronischer Blutverlust. Es besteht eine normochrome bis hypochrome, eventuell mikrozytäre Anämie mit Erythroblasten und einer Retikulozytose in der Peripherie. Das Serumeisen kann erniedrigt sein, die Eisenbindungskapazität ist dann erhöht.

Diagnose. Erstrebenswert ist die Erkennung einer intrauterinen Blutung bereits vor der Geburt. Maßnahmen: 1. Bei allen vaginalen Blutungen der Mutter Nachweis von HbF-Zellen im abfließenden Blut. 2. Bei Verdacht oder Nachweis einer intrauterinen Asphyxie HbF-Zellen-Test im mütterlichen Venenblut. 3. Bei Fieber oder Schüttelfrost der Mutter vor oder unter der Geburt HbF-Zellen-Test im mütterlichen Venenblut (fetomaterne Transfusion inkompatiblen Blutes).
Nach der Geburt: Bestimmung aller Parameter, mit denen eine Anämie quantitativ und ätiologisch erfaßt werden kann. Häufige Verlaufskontrollen des kapillären Hämatokritwertes sind eine unerläßliche und einfache Maßnahme.

Tabelle X.9. Vergleich der klinischen Symptomatik bei akutem und chronischem Blutverlust

Symptome	Akuter Blutverlust	Chronischer Blutverlust
Aussehen	blaß	blaß, Ödeme möglich
Schock	vorhanden	nicht vorhanden
Venendruck	niedrig	hoch oder normal
Hämoglobin / Hämatokrit	müssen zu Beginn nicht erniedrigt sein	immer erniedrigt
Erythrozytenmorphologie	normal	Mikrozytose und Hypochromie möglich
Retikulozyten	normal	erhöht, Normoblasten vermehrt
Serumeisen	normal	normal bis erniedrigt
Leber	normal	Vergrößerung möglich
Herzinsuffizienz	nicht vorhanden	kann vorhanden sein
Blutvolumen	erniedrigt	erhöht

Die **Differentialdiagnose** umfaßt alle Formen der blassen Asphyxie und des Neugeborenen-Schocks, außerdem die Anaemia neonatorum bei Morbus haemolyticus. Eine differentialdiagnostische Übersicht ist in Tabelle X.10 zusammengestellt.

Therapie

Die Therapie hat die Korrektur des Volumen- und/oder Erythrozytenverlustes zum Ziel. Eine Anämie kann bei Werten von über 12 g Hb/100 ml Blut als korrigiert betrachtet werden. Im allgemeinen wird ein Hämatokrit von 45 Vol.% bzw. ein Hämoglobin von 15 g/100 ml angestrebt.

Akuter Blutungsschock

1. *Reanimation* mit Freimachen der Atemwege, Sauerstoffzufuhr, evtl. Beatmung.
2. *Sofort Transfusion* von 20 ml/kg Körpergewicht 0-Rh-negativen Blutes. Wenn dies nicht rasch zur Hand ist, *Infusion* von 20 ml/kg/KG Plasma, Rheomacrodex oder Humanalbumin, anschließend Transfusion von gruppengleichen Erythrozyten. Substitution der jeweiligen Flüssigkeiten über ein Nabelgefäß.
3. *Wiederholte Bluttransfusionen* bis zum Ausgleich der Anämie.

Tabelle X.10. Zusammenstellung einiger Symptome zur differentialdiagnostischen Beurteilung des blassen Neugeborenen

Befund	Akuter Blutverlust	Chronischer Blutverlust	Hämolytische Anämie	Aregeneratorische Anämie	Blasse Asphyxie
Aussehen	blaß	blaß	blaß-gelb	blaß	grau-blaß
Tonus	schlaff	normal	normal	normal	schlaff
Schocksymptome	vorhanden	fehlen	fakultativ	fehlen	vorhanden
Reflexe	positiv oder abgeschwächt	positiv	positiv	positiv	negativ
Herzaktion	frequent	frequent	frequent	normal oder frequent	bradycard
Atmung	beschleunigt	beschleunigt	beschleunigt	normal oder beschleunigt	Apnoe, Schnappatmung
Hepato-Splenomegalie	fehlt	fehlt	oft vorhanden	fehlt	fehlt
Hb-Konzentration	normal oder erniedrigt	erniedrigt	normal oder erniedrigt	erniedrigt	normal
Erythrozytenmorphologie	normal	Hypochromie, Aniso-Mikrozytose möglich, Polychromasie	Aniso-Poikilozytose, Polychromasie, Erythroblasten	normal	normal
Retikulozyten	normal	erhöht	erhöht	fehlen	normal
Bilirubin	normal	normal	erhöht	normal	normal
Coombs-Test	negativ	negativ	oft positiv	negativ	negativ

Hinweis. Trotz Volumenverlust besteht bei Infusion und Transfusion die Gefahr der Hypervolämie. Mengen exakt berechnen.

Chronischer Blutverlust
Transfusion von Erythrozytenkonzentrat bei Hämoglobinkonzentration unter 12 g/100 ml Blut bzw. Hämatokritwerten unter 40%. Berechnung der transfundierten Erythrozytenmenge: Hkt-Defizit $\times$ kg KG $\times$ 2 = ml Erythrozytenkonzentrat. Oder: 6 ml ACD-Blut (Konserve) pro kg KG erhöhen die Hb-Konzentration um 1 g/100 ml Blut.

Hinweis. Gerade hier besteht die Gefahr der Volumenüberlastung. Sicherer sind mehrere kleine Transfusionen.

Nachbehandlung. Eine anschließende Eisentherapie ist dann indiziert, wenn die Anämie durch die Transfusion nicht zur Altersnorm korrigiert wurde. Die Entscheidung kann am besten von regelmäßigen Blutbildkontrollen abhängig gemacht werden. Dosis: 1 mg/kg KG/Tag vom 4.–12. Lebensmonat, Beginn mit dem zweiten Lebensmonat [10].

Besondere Formen der Blutungsanämien

Die fetomaterne Transfusion

Ein spontaner transplazentarer Übertritt kindlichen Blutes in den Kreislauf der Mutter kann während der Schwangerschaft und/oder unter der Geburt erfolgen und eine akute oder chronische Neugeborenenanämie verursachen [9]. Die Diagnose stützt sich auf den Nachweis von HbF-Zellen im mütterlichen Blut, deren Anteil auch zur Berechnung des kindlichen Blutverlustes nach folgender Formel benötigt wird:

$$\text{ml fetales Blut} = \boxed{\% \text{ HbF-Zellen}} \times \boxed{\text{mütterliches Blutvolumen (l)}} \times \boxed{\text{mütterliche Erythrozytenzahl (Mio)}} \times \boxed{2{,}2}$$

Bei normaler quantitativer Zusammensetzung des mütterlichen Blutes läßt sich die Formel folgendermaßen vereinfachen:

ml fetales Blut = % HbF-Zellen × 50 [26].

Die klinische Symptomatik und der Therapieplan sind abhängig vom Zeitpunkt und der Menge der Blutverschiebung. *Chronische fetomaterne Blutübertritte* sind Ursache einer hypochromen Eisenmangelanämie schon bei Neugeborenen. Bei Kompatibilität können kindliche Erythrozyten über den Zeitraum ihrer Lebensspanne im mütterlichen Blut nachgewiesen werden. Das ist wichtig für den Zeitpunkt der Diagnostik.

Die Zwilling-zu-Zwilling-Transfusion

Bei Mehrlingsschwangerschaften kann es zu einer intrauterinen Blutverschiebung vom Kreislauf des einen Mehrlings in denjenigen des anderen kommen. Es sind ausschließlich identische Zwillinge betroffen. Disponierende Faktoren sind abnorme vaskuläre Anastomosen von Arterie zu Vene bei monochorioten Plazenten. Ein Ergebnis der Transfusion ist eine Anämie beim Spenderzwilling und eine Polyglobulie beim Empfängerzwilling. Das klinische Krankheitsbild beim Spender ist gekennzeichnet durch Blässe, eventuell Schock, Anämie, kleines Herz und Hypotension. Der Spenderzwilling ist meistens kleiner und leichter als der Empfänger, nicht selten kommt es zur Totgeburt. Der Empfänger weist die Merkmale der pathologischen Polyglobulie mit erhöhtem Blutvolumen auf. Oft besteht eine Herzinsuffizienz bei Kardiomegalie, Atemnotsyndrom, Hypertrophie der Nierenglomerula und Hyperbilirubinämie [41].

Hämatologische Diagnostik. Für die Diagnose wird eine Differenz der venösen Hämoglobinkonzentration beider Zwillinge von mehr als 5 g/100 ml Blut gefordert. Die Blutbildwerte entsprechen denjenigen der Neugeborenenanämie bzw. Polyglobulie. Blässe und Dürftigkeit bei dem einen und Vollblütigkeit bei dem anderen Zwilling sind typische Symptome.

Therapie. Erythrozytentransfusionen und/oder Eisentherapie beim Spender und Aderlaß beim polyzytämischen Empfänger, wenn der venöse Hämatokrit 70% übersteigt (Richtlinien im Abschnitt: Die pathologische Neugeborenenpolyglobulie).

Innere Blutungen. Blutungen in eine Körperhöhle, in ein Organ, in die Muskulatur oder unter die Haut kommen spontan oder bei traumatischer Geburt vor. Das Krankheitsbild kann sich als akute oder chronische Blutungsanämie manifestieren Ein relativ häufiges Ereignis ist die intraabdominelle Blutung z. B. als Folge einer Leberruptur. Bei einer subkapsulären Leberblutung können sich die Kinder in den ersten zwei Tagen noch in einem guten Zustand befinden. Wenn anschließend die Leberkapsel einreißt, entwickelt sich eine Schocksymptomatik. Eine Milzruptur ist insgesamt seltener; sie tritt am häufigsten bei traumatischen Geburten oder bei Splenomegalie infolge Morbus haemolyticus auf. Bei Blutungen im Bereich des Kopfes ist bei ausgedehntem Caput succedaneum eine Anämisierung nicht selten, während sich in Anbetracht der begrenzten Lokalisation des Kephalhämatoms kaum eine Anämie entwickelt. Bei größeren subkutan eingeschlossenen Hämatomen entsteht eine Hyperbilirubinämie, die gelegentlich eine Austauschtransfusion erforderlich machen kann. Gastrointestinale Blutungen sind seit der routinemäßigen Einführung der Vitamin K-Prophylaxe seltener geworden. Grundsätzlich gelten für die Beurteilung der klinischen Symptomatik und das therapeutische Vorgehen die gleichen Regeln, wie sie im Abschnitt Blutungsanämien beschrieben wurden [42].

Die hämolytischen Anämien des Neugeborenen

Definition. Der Morbus haemolyticus neonatorum (MNH) repräsentiert eine ätiologisch heterogene Gruppe von hereditären und erworbenen hämolytischen Erkrankungen. Gemeinsames charakteristisches Symptom ist die Hyperbilirubinämie, häufig kombiniert mit Anämie, Retikulozytose und Ausschwemmung von Erythroblasten in das periphere Blut.

Nomenklatur. Für die vielfach gebräuchliche Beschränkung des Begriffes Morbus haemolyticus neonatorum auf die isoimmunhämolytischen Anämien (Blutgruppeninkompatibilitäten) gibt es keine überzeugenden Argumente. Andererseits sollte die Bezeichnung Erythroblastose nur noch als Symptom verwendet werden.

Klassifizierung. Der Häufigkeit nach geordnet ergibt sich für Neugeborene eine Einteilung (Tabelle X.11), die sich hinsichtlich der ätiologischen Gruppierung nur wenig von den hämolytischen Anämien älterer Kinder und Erwachsener unterscheidet.

Tabelle X.11. Einteilungsprinzip der hämolytischen Anämien des Neugeborenen

1. *Erworbene Formen*
   Immunhämolysen
      Isoimmunhämolytische Anämien
      Autoimmunhämolytische Anämien
         Idiopathische Formen
         Simultane Erkrankung von Mutter und Kind
         Akute hämolytische Anämie mit multipler Agglutinierbarkeit der Erythrozyten
   Toxische Hämolysen
      Infektiös-toxische Formen
      Toxische hämolytische Heinzkörperanämie durch Medikamente und Chemikalien
   Frühgeborenenanämie infolge Vitamin E-Mangel
2. *Hereditäre Formen*
   Membrandefekte
      Sphärozytose
      Elliptozytose
      Stomatozytose
   Enzymdefekte
      Glucose-6-phosphatdehydrogenase-Mangel
      Andere Formen
   Hämoglobindefekte
      α-Anomalien
      γ-Anomalien
      Thalassämie-Syndrome
3. *Hämolysen im Rahmen verschiedener kongenitaler Grundkrankheiten*

Isoimmunhämolytische Anämien

Definition. Vermehrte Hämolyse bei Feten und Neugeborenen bedingt durch diaplazentar übergetretene Antikörper infolge Isoimmunisierung der Mutter gegen Blutgruppenantigene des Kindes.

Häufigkeit. Eine Isoimmunisierung kann gegen alle Blutgruppeneigenschaften auftreten. Am häufigsten sind das Rh- und AB0-System betroffen. Die Häufigkeit errechnet sich aus den Genfrequenzen der Blutgruppenantigene in der Bevölkerung: 0 = 39%, A = 43%, B = 13%, AB = 5%, Rh (D) = 85%. Bei einer Unverträglichkeit im Rh-System sind in 90% Antikörper einer Rh-negativen Mutter gegen das Rhesus-Hauptantigen D gerichtet. Antikörper gegen seltene Rh-Antigene können als Begleitantikörper auftreten oder auch isoliert zur Erkrankung führen. Inkompatibilitäten im AB0-System entstehen praktisch nur zwischen Müttern mit der Blutgruppe 0 und Kindern mit der Blutgruppe A_1 oder B (95%). Nur in 1–2% der Fälle wird eine Erkrankung durch seltene Faktoren wie Kell, Duffy, Kidd u. a. verursacht.

Die Unverträglichkeit im Rh-Blutgruppensystem

Grundlagen. Die Immunisierung der Mutter erfolgt durch Bluttransfusionen oder durch Übertritt eines kindlichen Antigens diaplazentar oder bei Aborten. Bei einer Antigeninkompatibilität können 0,5 ml fetales Blut eine Sensibilisierung bewirken, bei weiteren Schwangerschaften genügt ein „Booster" von 0,1–0,2 ml Blut.
Die Stärke der Immunisierung und damit die Schwere der Erkrankung steigt mit der Zahl der Schwangerschaften. Diese Korrelation gilt in weiten Grenzen nur für die Rh-Inkompatibilität und nicht für die AB0-Unverträglichkeit. Selten ist das erste Kind erkrankt. In 10% aller Rh-negativen Personen bilden sich auch nach wiederholtem Antigenkontakt keine Antikörper.
Der Sensibilisierungsvorgang ist in Abb. X.4 schematisch dargestellt.

Rh (D)-Antikörper. Es werden komplette und inkomplette Antikörper unterschieden. Beide Arten finden sich in der sensibilisierten Mutter, aber nur die inkompletten Antikörper (IgG) passieren die Plazentaschranke. Die kompletten Antikörper (IgM) agglutinieren in physiologischer Kochsalzlösung suspendierte Rh (D)-Erythrozyten. Sie spielen keine Rolle bei der Entstehung der Hämolyse. Inkomplette Antikörper agglutinieren nur in kolloidalen Lösungen, also in Serum, Plasma oder Albumin. Eine Sonderform der inkompletten Antikörper, die sogenannten blockierenden Antikörper, agglutinieren Rh (D)-Erythrozyten weder in Kochsalzlösung noch in kolloidalen Lösungen. Sie haften jedoch an in Kochsalz suspendierten Erythrozyten, die mit dem **direkten Coombs-Test** (wichtigste diagnostische Methode) nachgewiesen werden können. Mit dem **indirekten Coombs-Test** werden die freien inkompletten Antikörper im Serum nachgewiesen. Die kompletten Antikörper sind 19 S-Makroglobuline, die inkompletten („blockierenden") 7 S-Globuline.

Die Toxizität des Bilirubins. Indirekt reagierendes Bilirubin wirkt neurotoxisch, wenn es nicht an Albumin gebunden ist. Die Schädigung trifft vor allem Gehirnzellen (Enzephalopathie) mit Bevorzugung der Basalganglien und des Cerebellums. Der Angriffspunkt des Bilirubins sind wahrscheinlich die Mitochondrien über eine Beeinträchtigung der oxidativen Phosphorylierung.

Erkrankungen des erythrozytären Systems

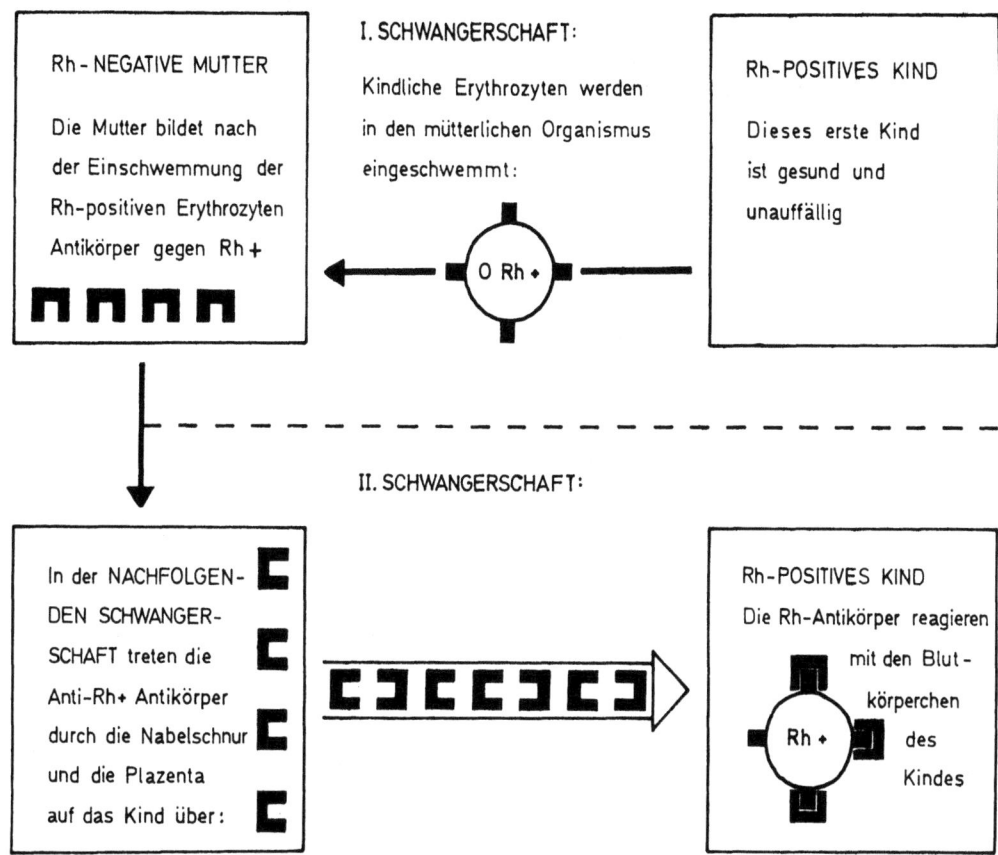

Abb. X.4. Schematische Darstellung des Sensibilisierungsvorganges im Rhesus-Blutgruppensystem (in Anlehnung an Maas und Schneider [36])

Klinisches Bild. Der Schweregrad und der Zeitpunkt der Erkrankung von Feten und Neugeborenen wird durch die mütterliche Antikörperproduktion bestimmt. Dies kommt in den drei verschiedenen Verlaufsformen zum Ausdruck: Icterus gravis, Anaemia neonatorum und Hydrops fetalis universalis. Übergänge zwischen allen Formen sind möglich.

Hyperbilirubinämie. Die Hyperbilirubinämie ist in der Regel das zuerst sichtbare Symptom. Zum Zeitpunkt der Geburt unterscheidet sich die Bilirubinkonzentration allerdings nur wenig von der eines gesunden Neugeborenen, da die Ausscheidung des indirekten Bilirubins nach diaplazentarem Übertritt durch die Mutter erfolgt. Diagnostisch wichtig ist daher der postnatale, rasche Anstieg des indirekten Bilirubins, der mit dem Ausmaß der Hämolyse korreliert ist.
Die Zeichen einer Bilirubinenzephalopathie sind Trinkschwäche, Bewegungsarmut, muskuläre Zuckungen, schrilles Schreien, Opisthotonus und Atemstörungen. Die Entwicklung eines Kernikterus hängt von der Menge des Bilirubins ab, das die Gehirnschranke überwindet. Mehrere Faktoren sind dafür verantwortlich: die Serumbilirubin- und Serumalbuminkonzentration (Bilirubin ist im Serum an Albumin gebunden); der pH-Wert des Blutes, da bei Azidose die Bilirubin-Albuminaffinität vermindert wird; Medikamente, die mit Bilirubin um die Bindung an Albumin konkurrieren (Salicylate, Sulfonamide, Oxazillin, Cephalotin, Diazepam u. a.); Vorschädigung des Gehirns durch Geburtstraumen oder Hypoxie; möglicherweise auch eine vom Reifezustand des Kindes abhängige Durchlässigkeit der Blutgehirnschranke für Bilirubin.
Diese Aufzählung zeigt, daß die Höhe der Serumbilirubinkonzentration nur im Zusammenhang mit anderen Faktoren für die Beurteilung der Gefährdung gesehen werden darf.

Spätfolgen eines Kernikterus. Wenn die Patienten nicht in der Neugeborenenperiode sterben, sind Zerebralparesen, Athetosen, Hörstörungen, besonders in höheren Tonbereichen, ein Intelligenzdefekt und Verhaltensstörunen die wichtigsten Folgen.

Blutbild. Der Grad der Anämie wird als Maß für die Schwere der Erkrankung betrachtet: > 15 g Hb/100 ml = leichte, 15–9 g Hb/100 ml = mittelschwere und < 9 g Hb/100 ml = schwere Erkrankung. Die Retikulozytose und die Zahl der kernhaltigen Erythrozyten verschiedener Reifestufen (Erythroblastose) werden vom Ausmaß der Hämolyse bestimmt. Eine Makrozytose, starke Anisozytose, Poikilozytose und Polychromasie finden sich regelmäßig. Die Thrombozytenzahl kann bei einer schweren Erkrankung vermindert sein. Das weiße Blutbild kann in Form einer Linksverschiebung „mitreagieren". Bei der Bestimmung der Leukozytenzahl ist die Zahl der kernhaltigen roten Vorstufen in Abzug zu bringen.

Hepatosplenomegalie. Sie ist die Folge des Erythrozytenabbaus und der extramedullären Neubildung, die besonders in der Leber zur Verdrängung und Degeneration des Parenchyms und zur intrahepatischen Cholestase mit eventuellen Spätfolgen führen kann.

Ödeme. Parallel zur Schwere der Anämie läuft die Ödembildung, die von leichten, prätibialen Ödemen bis zum Aszites und ausgeprägtem, generalisiertem Ödem = Hydrops universalis reicht.

Komplikationen. Eine schwere Anämie (< 9 g Hb/100 ml) entwickeln etwa 20% der erkrankten Kinder. Sie sind einerseits durch den Hydrops fetalis, andererseits durch intrauterinen Fruchttod (z. B. O_2-Mangel) gefährdet. Komplikationen einer schweren Anämie nach der Geburt sind unter Einschluß des Hydrops fetalis: Hypoxie, Asphyxie, Lungenödem, Atemnotsyndrom, Azidose, Herzinsuffizienz, Hypoglykämie und Blutungen (Übersichten [1, 18, 39, 44]).

Die Unverträglichkeit im AB0-Blutgruppensystem

Grundlagen. Mütter bilden nach Kontakt mit A- oder B-Antigen 19 S-Antikörper und plazentagängige 7 S-Antikörper, während Individuen mit Blutgruppe A oder B nur 19 S-Immunglobuline produzieren, die nicht die Plazenta passieren. Im Gegensatz zur Rh-Unverträglichkeit kann schon bei der ersten Schwangerschaft durch Übertritt geringer Antigenmengen eine Erkrankung entstehen, da der mütterliche Organismus eine natürliche Immunität besitzt. AB0-Unverträglichkeiten laufen in utero kaum oder nur milde ab, da die kindlichen Erythrozyten für die übertretenden Antikörper erst in einem späten Schwangerschaftsstadium funktionsfähige Antikörperrezeptoren besitzen. Daher finden sich auch selten AB0-hämolytische Anämien bei Frühgeborenen. Als weitere Besonderheit besitzt das AB0-System die Eigenschaft, einen Teil der eingedrungenen Antikörper an extraerythrozytäre Rezeptoren in Plasma und Gewebe zu binden.

Häufigkeit. Unverträglichkeiten im AB0-System treten in etwa 20% aller Schwangerschaften auf, jedoch nur in etwa 1% der Fälle kommt es zu einer „Erythroblastose". Mit wenigen Ausnahmen (etwa 5%) hat die Mutter Blutgruppe 0 und das Kind Blutgruppe A oder B; Blutgruppe A überwiegt entsprechend der Häufigkeit in der Bevölkerung und die Anti-A Antikörper richten sich immer gegen die Untergruppe A_1, da A_2 nur eine schwache Antigenwirkung besitzt.

Klinisches Bild. Die gesamten Erscheinungen sind bei gleichen Pathomechanismen milder als bei der Rh-Inkompatibilität ausgeprägt. Eine Hepatosplenomegalie ist selten. Ödeme und Hydrops universalis kommen praktisch nicht vor.

Blutbild. Selten finden sich Hämoglobinkonzentrationen unter 13 g/100 ml Blut. Ein charakteristisches Zeichen im Blutausstrich sind Sphärozyten, im Gegensatz zur Makrozytose bei der Rh-Unverträglichkeit.

Hyperbilirubinämie. Sie entspricht dem Ausmaß der Hämolyse und kann unbehandelt bis zum Kernikterus führen.

Rh-Unverträglichkeit bei gleichzeitiger AB0-Unverträglichkeit

Bei dieser Konstellation finden sich bei der Mutter niedrige Rh-Antikörpertiter. Die Rh-Immunhämolyse verläuft milde. Es wird angenommen, daß fetale Zellen, die in den mütterlichen Kreislauf übertreten, durch mütterliche Isoantikörper des AB0-Systems zerstört werden, ehe sie die

Produktion von Rh-Antikörpern anregen können. Dies ist das Grundprinzip der Rh-Prophylaxe.

Diagnostik der Rh-Inkompatibilität

Bestimmung der Blutgruppe und des Rh-Faktors der Eltern. Ist der Vater phänotypisch Rh-positiv (D), besteht die Möglichkeit einer heterozygoten Erbanlage. Die Wahrscheinlichkeit der Entstehung eines rh-negativen (d) Kindes ist in diesem Fall 50%. Die Bestimmung des väterlichen Genotyps ist nicht mit letzter Sicherheit möglich.

Nach der Geburt muß beim Kind einer rh-negativen Mutter aus dem Nabelschnurblut neben der Bestimmung der Blutgruppe und des Rh-Faktors ein direkter Coombs-Test durchgeführt werden. Eine Reihe von erkrankten Rh-positiven Neugeborenen wird fälschlich als rh (D)-negativ typisiert, weil die Erythrozyten mit inkompletten Antikörpern besetzt sind. Zusätzlich kann mit dem direkten Coombs-Test ein Teil der seltenen Faktoren-Inkompatibilitäten ausgeschlossen werden.

Während der Schwangerschaft. Antikörper lassen sich bei Erstimmunisierung der Mutter frühestens im 4. Schwangerschaftsmonat feststellen und steigen dann kontinuierlich an. Titer gegen inkomplette Antikörper über 1:64 sprechen für eine schwere Erkrankung. Selten werden leichte Verläufe bei hohen Titern und umgekehrt beobachtet. Titerkontrollen müssen in 2wöchentlichen Abständen vorgenommen werden, wenn Antikörper vorhanden sind. Auch bei negativem Befund sind bei möglicher Rh-Inkompatibilität ab der 28. Woche monatliche Kontrollen notwendig. Sind am Ende der Schwangerschaft keine Antikörper nachweisbar, ist eine Erkrankung ausgeschlossen. Bei einer erneuten Schwangerschaft ist der Titeranstieg bedeutsam.

Fruchtwasseruntersuchung. Eine Möglichkeit, den intrauterinen Verlauf der Sensibilisierung zu verfolgen, ist die Untersuchung des Fruchtwassers nach Amniozentese. Photometrisch wird die Extinktion des indirekten Bilirubins bei 450 nm gemessen (Zoneneinteilung nach Liley, Abb. X.5). Das Bilirubin gelangt möglicherweise durch Transsudation aus kindlichen Gefäßen an der Plazentaoberfläche oder aus der Lunge und Trachea ins Fruchtwasser. Bei gesunden Feten findet sich auch Bilirubin; es nimmt jedoch im Laufe der Schwangerschaft ab und ist nach der

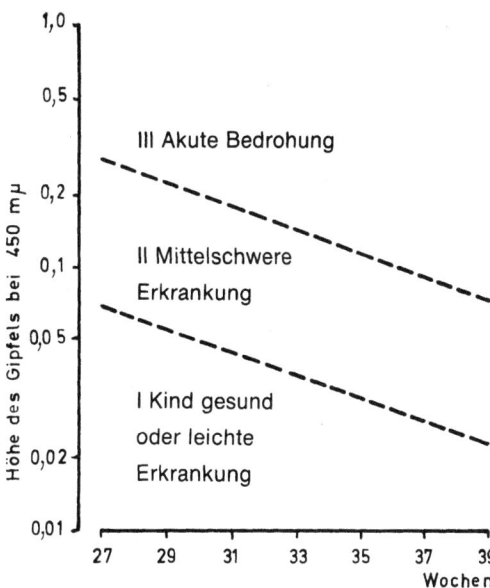

Abb. X.5. Vereinfachtes Schema zur Beurteilung der Bilirubinoide im Fruchtwasser

35. bis 36. Schwangerschaftswoche nicht mehr nachweisbar. Dagegen steht beim erkrankten Kind der Anstieg der Bilirubinkonzentration in direktem Verhältnis zur Schwere der Erkrankung. Die Amniozentese wird bei Müttern durchgeführt, die bereits ein behandlungsbedürftiges Kind geboren haben ohne Rücksicht auf die Höhe des Antikörpertiters während der erneuten Schwangerschaft, weiterhin bei jeder Erstgravida, wenn der Antikörpertiter im indirekten Coombs-Test über 1:8 beträgt. Der Zeitpunkt der ersten Amniozentese liegt je nach Risikofaktoren (Anamnese, Antikörpertiter) zwischen der 24. und 30. Schwangerschaftswoche. Weitere Fruchtwasseraspirationen werden je nach Schwere von Befund und Verlauf in ein- bis zwei-wöchentlichen Abständen vorgenommen (Übersichten [18, 39]).

Diagnostik der AB0-Unverträglichkeit

Bestimmung der Blutgruppe der Mutter und des Kindes. Beobachtung des Serumbilirubinanstieges. Blutbild (Anämie, Retikulozytose, Erythroblasten, Sphärozyten).
Die serologische Diagnostik ist bei der AB0-Inkompatibilität nur von begrenztem Wert. Alle angeführten Untersuchungsmethoden dienen zum Nachweis einer AB0-Unverträglichkeit. Sie sagen jedoch wenig über die Schwere der Erkrankung aus.

Der direkte Coombs-Test ist in den meisten Fällen negativ, da die B-Rezeptoren der kindlichen Erythrozyten noch nicht voll ausgereift sind und daher die Antikörperbeladung gering ist. Bessere Ergebnisse werden mit Modifikationen des direkten Coombs-Tests erzielt (Koagglutinations-Coombs-Test, modifizierter Coombs-Test nach Speiser) [54].

Mit dem indirekten Coombs-Test lassen sich in etwa 40% der Fälle freie Antikörper im Serum des Kindes nachweisen. Der Nachweis inkompletter IgG-Antikörper im mütterlichen Serum gelingt durch den AB-Gamma-Test nach Fischer und dem modifizierten indirekten Coombs-Test nach Polley [18].

Tabelle X.12. Blutgruppenfaktoren bzw. Antikörper, die bisher als Ursache einer isoimmunhämolytischen Anämie beschrieben wurden (außer AB0-System), ergänzt nach Unterlagen von Schellong et al. [45]

Blutgruppensystem	Antikörper	
Rh-System	Anti-D	Anti-E
	Anti-C	Anti-E^w
	Anti-C^w	Anti-e
	Anti-C^a	Anti-Hr^s
	Anti-c	Anti-C^x
Kell-System	Anti-K	Anti-Ku
	Anti-k	Anti-Js^a
	Anti-Kp^a	Anti-Js^b
	Anti-Kp^b	
Duffy-System	Anti-Fy^a	
Kidd-System	Anti-Jk^a	Anti-Jk^b
Lewis-System	Anti-Le^a	
MNSs-System		Anti-Mi^a
	Anti-N	Anti-Vw
	Anti-S	Anti-Mus
	Anti-s	Anti-Hil
	Anti-U	Anti-Hut
	Anti-Mt^a	Anti-N
Lutheran-System	Anti-Lu^a	Anti-Lu^b
Diego-System	Anti-Di^a	Anti-Di^b
„Private" Antigene	Anti-By	Anti-Be
	Anti-Ht	Anti-Evans
	Anti-Rd	Anti-Becker
	Anti-Re^a	Anti-Ven
	Anti-Wr^a	Anti-Rm
	Anti-Zd	Anti-Yt^a
	Anti-Co^a	Anti-Sm-Bu^a

Unverträglichkeit seltener Blutgruppen

Häufigkeit und Vorkommen. Der Anteil seltener Unverträglichkeiten bei Neugeborenen macht etwa 2% der Isoimmun-hämolytischen Anämien aus (Zahlenangabe ohne Berücksichtigung der AB0-Systeme). Diese Frequenz hat in den letzten Jahren eine relative Zunahme erfahren, je mehr die Morbidität der Rh-Unverträglichkeit durch Prophylaxe rückläufig ist. Eine Aufschlüsselung entsprechend der Spezifität der Antikörper zeigt, daß am häufigsten Anti-c vorkommt, weitaus seltener Anti-E und Anti-K, während die übrigen Unverträglichkeiten extreme Raritäten darstellen.

Ätiologie und Pathogenese. Die Liste der bisher als Ursache eines Morbus haemolyticus neonatorum beschriebenen Antikörper ist sehr umfangreich (Tabelle X.12). Die pathophysiologischen Mechanismen entsprechen dem der Rh-Inkompatibilität, in der klinischen Manifestation lediglich modifiziert durch den Antikörper-Typ.

Klinische Krankheitsbilder

Die klinischen Charakteristika der durch die seltenen Antikörper hervorgerufenen Erkrankungen weisen einige Unterschiede auf, deren Kenntnis für das diagnostische und therapeutische Vorgehen bedeutsam sind.

Isoimmunhämolytische Anämie durch Anti-c. In der Schwangerschaft sind bei den sensibilisierten Müttern Anti-c-Titer nachweisbar, die zwischen 1:2 und 1:512 (Albumintest) schwanken. Der indirekte Coombs-Test ist positiv. Im Fruchtwasser liegt die Konzentration von Bilirubinoiden, gemessen nach der Methode von Liley, in der Regel in Zone I oder im unteren Bereich der Zone II des Diagramms, selten einmal in Zone III.
Fast alle betroffenen Neugeborenen entwickeln einen Icterus praecox; mit einem Icterus gravis muß gerechnet werden. Ein Hydrops wurde nicht beschrieben, Leber und Milz sind kaum vergrößert. Die Hämoglobinkonzentration der Neugeborenen beträgt 9,0 bis über 15 g/100 ml Blut, die Retikulozytenzahl ist auf 60‰ bis über 200‰ erhöht. Der direkte Coombs-Test ist in jedem Falle positiv. In der Regel ist eine Austauschtransfusion erforderlich, ausnahmsweise bereits eine intrauterine Blutübertragung.

Isoimmunhämolytische Anämie durch Anti-E.
Die Sensibilisierung der Mütter erfolgt durch vorausgegangene Bluttransfusionen oder Graviditäten. Zum Zeitpunkt der Geburt werden Antikörpertiter in Höhe von 1:4 bis 1:254 gemessen (Albumintest). Über Fruchtwasseruntersuchungen liegen bislang keine Angaben vor. Der Coombs-Test ist bei allen erkrankten Neugeborenen positiv. Das klinisch-hämatologische Bild sowie die Therapie entsprechen dem Anti-E-Typ.

Isoimmunhämolytische Anämie durch Anti-K (Kell). Die zugrundeliegende Blutgruppenkonstellation ist bei der Mutter K−, bei Kind und Vater K+. Im indirekten Coombs-Test beträgt der Anti-K-Titer zur Zeit der Geburt 1:2 bis 1:128. Fruchtwasseranalysen nach Liley ergeben Bilirubinwerte in der Zone II des Diagramms. In Einzelfällen sind bereits intrauterine Transfusionen als lebensrettende Maßnahmen erforderlich. Alle Neugeborenen entwickeln eine austauschbedürftige Hyperbilirubinämie. Der Coombs-Test ist in jedem Falle positiv. Eine Anämie kann entstehen, ist jedoch nicht obligat.
Über die **anderen seltenen Blutgruppenunverträglichkeiten** existieren nur einzelne kasuistische Mitteilungen, die eine generelle Beurteilung der Erkrankung nicht zulassen. Die unmittelbare perinatale Gefährdung der Kinder scheint bei den Unverträglichkeiten durch seltene Untergruppenfaktoren insgesamt geringer zu sein als die Rhesusinkompatibilität (Übersicht [45]).

Therapie der isoimmunhämolytischen Anämien (vergl. Abb. X.6)

Die Behandlung richtet sich nach der Schwere der klinischen Erscheinungen. Schwere und schwerste Erkrankungen beschränken sich vorwiegend auf die Rh-Inkompatibilität. Dabei kann folgende Klassifizierung als Anhalt dienen:

Schweregrad einer Isoimmunisierung
Leicht: Hb > 15 g%; leichter Ikterus; Entwicklung einer behandlungsbedürftigen Hyperbilirubinämie möglich.
Mittelschwer: Hb 15 g%−9 g%; Hyperbilirubinämie; ohne Behandlung Entwicklung eines Kernikterus.
Schwer: Hb < 9 g%; Ödeme aller Schweregrade bis zum Hydrops universalis mit Komplikationen.

Formen der Therapie
Die Phototherapie und die Enzyminduktion durch Phenobarbital haben die schon durch die Anti-D-Prophylaxe stark reduzierte Frequenz der Austauschtransfusion weiter verringert. Keine Behandlung benötigt ein Teil der leichten Fälle. Jedoch sollten diese Patienten über einen längeren Zeitraum beobachtet werden, da sich Anämien erheblichen Schweregrades entwickeln können [36].

Phototherapie. Die Lichtabsorption des Bilirubins liegt bei 450–460 nm. Blaues und weißes Licht und Tageslicht enthalten diese Wellenlänge. Diese Lichtarten überführen das Bilirubin durch Photooxidation in ein wasserlösliches, polares, Diazo-negatives Abbauprodukt, das eine schwächere Affinität zu Albumin hat und das rasch über Galle und Urin ausgeschieden wird. Die Wirksamkeit der Therapie ist bei intermittierender und kontinuierlicher Bestrahlung gewährleistet. Neurotoxische Effekte des Bilirubinabbauproduktes sind nicht bekannt [16, 33, 36].

Indikationen. Hierüber gibt es noch keine verbindlichen Richtlinien. Wichtige Kriterien sind der Reifezustand des Kindes, Geschwindigkeit und Ausmaß des Bilirubinanstiegs und Risikofaktoren.

Frühgeborene ohne hämolytische Anämie. Beginn mit Phototherapie, wenn ein Bilirubinwert von 10 mg/100 ml Blut erreicht ist.

Frühgeborene mit Hämolyse und initial schnellem Bilirubinanstieg. Beginn direkt nach der Klinikaufnahme.

Reife Neugeborene ohne hämolytische Erkrankung. Bei Bilirubinwerten > 14–16 mg/100 ml Blut.

Reife Neugeborene mit Hämolyse. Nach Klinikaufnahme.

Durchführung. Das Kind wird nackt im Inkubator oder Wärmebett gelagert. Bauch- und Rückenlage werden in 6–8stündlichen Abständen gewechselt, wenn keine Gegenindikation (bei Bauchlage: Atemnotsyndrom, Herzfehler, große Leber und Milz, Aszites) bestehen. Wichtig ist das sorgfältige Bedecken der Augen, um Schäden an der Netzhaut zu verhindern. Die Körper- und Inkubatortemperatur muß mindestens alle 4 Stunden kontrolliert werden.

Dauer der Therapie. Die Behandlung wird kontinuierlich mindestens so lange fortgesetzt, bis das Serumbilirubin die Indikationswerte unterschritten hat.

Nebenwirkungen. Exantheme, Durchfälle, Flüssigkeitsverlust durch erhöhte Perspiratio; Temperaturschwankungen; selten sind schwere Lichtdermatosen beschrieben worden (Kapitel II.4.8). Einzelne Kinder entwickeln das sogenannte Bronze-Baby-Syndrom, das mit einer braungrauen Verfärbung der Haut, des Serums und Urins einhergeht, bei Frühgeborenen kombiniert mit Hämatokritabfall, erhöhtem direkt reagierendem Bilirubin und acholischen Stühlen.

Phenobarbitaltherapie. Barbiturate regen die Proliferation des endoplasmatischen Retikulums der Leberzelle an und induzieren bzw. verstärken die Aktivität der Glucuronyltransferase. Ein Anstieg der Enzymaktivität als Zeichen einer beschleunigten Nachreifung der kindlichen Leber wird innerhalb der ersten 2 Tage festgestellt und führt dadurch zu einer Verminderung der Serumbilirubinkonzentration. Außerdem fördert Phenobarbital die Aufnahme- und Ausscheidungsfunktion der Leberzelle [52, 53].

Indikation. In der Regel wird eine allgemeine Prophylaxe durchgeführt.

Nebenwirkungen. Es wird nur der sedative Effekt beobachtet. Die übliche Dosis ist 10 mg/kg KG/die. Als Prophylaxe sind Gaben über den 3.–4. Lebenstag hinaus sinnvoll.

Albumintherapie. Bilirubin wird im Serum an Albumin gebunden. Durch Infusion von Humanalbumin (1 g/kg KG) kann die Abwanderung des „freien" Bilirubins ins Gewebe vermindert werden. Ohne gleichzeitigen Aderlaß sind bei schwerer Anämie und/oder Ödemen (Hypervolämie) Albumininfusionen kontraindiziert.

Indikation. 1. Bei jedem dehydratisierten Kind mit Hyperbilirubinämie 1–2mal pro 24 Stunden 1 g/kg zusammen mit Glucoseinfusion. 2. Immer vor Austauschtransfusion: 10 ml 20%iges Humanalbumin [11].

Die Austauschtransfusion

Die Austauschtransfusion verfolgt vier Ziele: 1. Entfernung sowohl der mütterlichen Antikörper als auch der dadurch hämolysierbaren kindlichen Erythrozyten, 2. Ausgleich der Anämie, 3. Senkung des Bilirubins im Serum und Gewebe, 4. Zufuhr von Albumin.

Indikation. Seit Einführung der Enzyminduktion und Phototherapie haben die Polaczek-Diagramme (Indikation zur Austauschtransfusion in Abhängigkeit vom Lebensalter, der Bilirubinkonzentration und Risikofaktoren) an Bedeutung verloren. Die heute gültigen Richtlinien sind aus dem Diagramm (Abb. X.6) zu entnehmen.

Durchführung. Ausgetauscht wird bei Rh-Inkompatibilität mit Rh (d)-negativem Blut mit möglichst schwachem Anti-A- und Anti-B-Titern. Bei AB0-Inkompatibilität erfolgt der Austausch mit Blut der Gruppe 0 oder bei A/0-Konstellation mit A_2-Blut. Unverträglichkeiten zwischen dem Blut des Spenders und der Mutter und des Kindes müssen ausgeschlossen werden. Das Spenderblut sollte möglichst frisches Vollblut sein. Bei Verwendung von ACD-Blut muß Calciumgluconat (2 ml 10%iges Ca-Gluconat für je 50 ml ACD-Blut) verabreicht, der Säure-Basen-Status prophylaktisch stabilisert (2,5 ml Na-Bicarbonat 8,4%ig, 2,5 ml Glucose 5%ig 3mal i.v. während des Austausches) und nach Abschluß der Austauschtransfusion die Blutzuckerkonzentration überwacht werden. ACD enthält eine erhebliche Menge Glucose, die zur Stimulierung der Insulinsekretion mit nachfolgender Hypoglykämie führen kann. Heparinblut beeinflußt den Gerinnungsstatus des Kindes unwesentlich. Nur bei wiederholten Austauschtransfusionen sollte Protaminhydrochlorid (2 mg/kg KG) am Ende der Transfusion gegeben werden [16, 37].

Hinweis. Bei anämischen und asphyktischen Kindern ist sofort nach der Geburt eine Transfusion von 0 rh-negativem Erythrozytenkonzentrat indiziert, das vor der Entbindung bereitgestellt und mit der Blut der Mutter gekreuzt werden sollte. Mit der Austauschtransfusion wird erst nach Normalisierung der Kreislauffunktionen begonnen.

Die pränatale Bluttransfusion

Durchführung. Nach Darstellung des fetalen Magen-Darmtraktes mit einem Röntgenkontrastmittel wird ein Kunststoffkatheter in die kindliche Bauchhöhle eingelegt. In der Regel werden in Abständen von 2–3 Wochen 0-Rh-negative

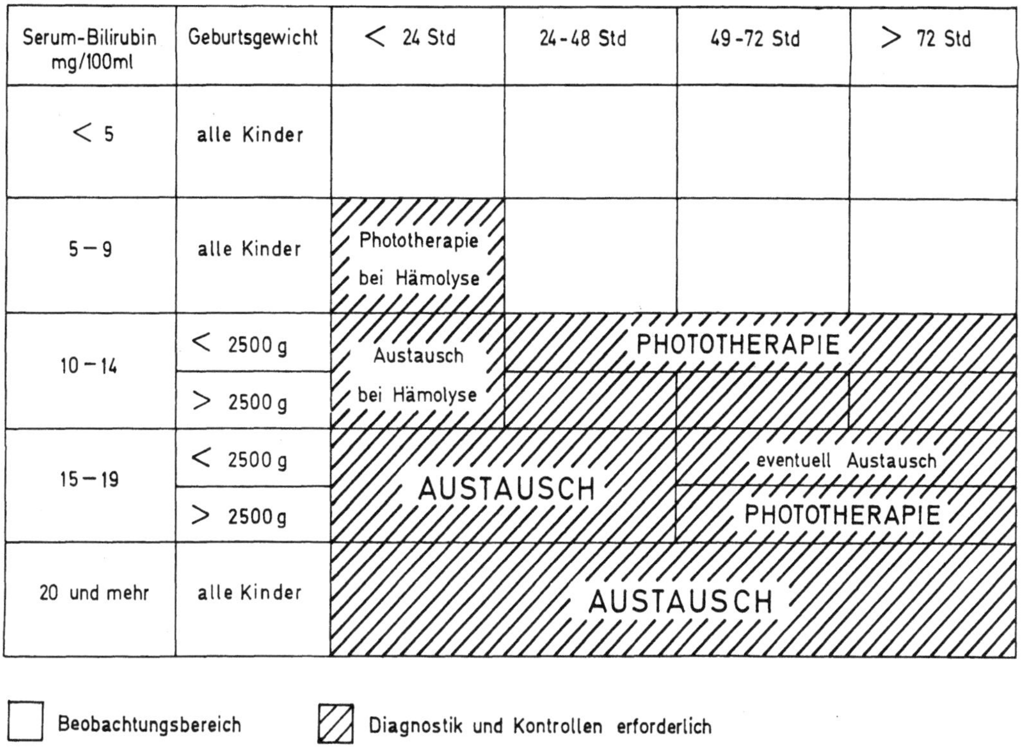

Serum-Bilirubin mg/100ml	Geburtsgewicht	< 24 Std	24-48 Std	49-72 Std	> 72 Std
< 5	alle Kinder				
5-9	alle Kinder	Phototherapie bei Hämolyse			
10-14	< 2500 g	Austausch bei Hämolyse	PHOTOTHERAPIE		
	> 2500 g				
15-19	< 2500 g	AUSTAUSCH		eventuell Austausch	
	> 2500 g			PHOTOTHERAPIE	
20 und mehr	alle Kinder	AUSTAUSCH			

☐ Beobachtungsbereich   ▨ Diagnostik und Kontrollen erforderlich

Abb. X.6. Richtlinien zur Therapie der Neugeborenenhyperbilirubinämie einschließlich der Indikation zur Austauschtransfusion. Die Enzyminduktion mit Phenobarbital als generelle Prophylaxe gilt als Voraussetzung. Bei Vorliegen folgender Risikofaktoren wird die Behandlung entsprechend der nächst höheren Bilirubin-Kategorie durchgeführt: Atemnotsyndrom, metabolische Azidose (pH < 7,25), Hypothermie (Temp. < 35° C), Hypoproteinämie (< 5 g/100 ml), Geburtsgewicht < 1500 g, Verschlechterung des klinischen Zustandes (nach Maisels, J. M. In: Neonatology (Avery, G. B., (Ed.). Philadelphia, Toronto: Lippinkott 1972)

Erythrozyten (als Konzentrat) transfundiert, so daß nach Resorption bzw. nach Abbau der eigenen Rh-positiven Erythrozyten durch mütterliche Antikörper das Kind vorwiegend Rh-negatives Spenderblut in seinem Kreislauf behält.
Besteht bei Beginn des Transfusionsregimes bereits ein Aszites, wird die intraabdominelle Flüssigkeit zunächst abgesaugt. In solchen Fällen sind wegen der schlechten Resorption Transfusionen in kleineren Zeitabständen notwendig.

Risiken für den Feten. Die Gefahren bestehen in einer tödlichen Verletzung des Kindes oder in der vorzeitigen Geburtsauslösung. Das Mortalitätsrisiko beträgt vor der 27. Schwangerschaftswoche 12%, später nur noch 4% [16, 17].

Prophylaxe der Rh-Sensibilisierung

Eine parenterale Gabe von Anti-D-Immunglobulin an eine Rh-negative Frau nach der Geburt ihres Rh-positiven Kindes führt zur Zerstörung transplazentar eingeschwemmter Rh-positiver Erythrozyten. Wahrscheinlich reagiert das Anti-D mit dem Rh-Antigen der Zellmembran und verhindert den Kontakt des Antigenrezeptors mit der immunkompetenten Zelle. Auf diese Weise können ca. 90% der noch nicht immunisierten Mütter vor einer Sensibilisierung geschützt werden.
Bei allen gefährdeten Frauen werden 250–300 µg Anti-D-Immunglobulin gegeben. Die Prophylaxe sollte innerhalb der ersten 72 Stunden nach der Geburt stattfinden. Eine Prophylaxe ist jedoch, mit abnehmender Wirkung, bis zu 4 Wochen post partum möglich. Bei Schwangerschaftsabbruch (Abort, Interruption) ist ebenfalls eine Prophylaxe erforderlich. Da die zur Prophylaxe notwendigen Mengen Anti-D für den Feten mit Sicherheit keine nachteiligen Folgen haben, wird von einigen Autoren die ein- oder zweimalige Gabe von Anti-D-Immunglobulin im letzten Trimenon an alle Rh (D)-negativen Mütter empfohlen.

Tabelle X.13. Ursachen der pathologischen Hyperbilirubinämie in den ersten Lebenswochen

Hämatogener Ikterus
  Erworbene Formen: Isoimmunhämolytische Anämie (Rh-, AB0- und seltene Blutgruppeninkompatibilitäten), toxisch bedingte Hämolysen
  Hereditäre Formen: Enzymdefekte, Hämoglobinopathien, Membrandefekte
  Extravasale Blutungen

Kombinierter hämatogener und hepatogener Ikterus
  Infektionen: Rubella, Zytomegalie, Coxsackie, Herpes simplex, Varizellen, Hepatitis, bakterielle Sepsis, Pyelonephritis, Lues, Listeriose, Toxoplasmose
  Inspissated bile-Syndrom als Folge einer „Erythroblastose"

Hepatogener Ikterus
  Neugeborenenhepatitis (s. kombinierte Formen)
  Lebernekrose (toxisch, traumatisch)
  Angeborene Leberzirrhose
  Galaktosämie
  Hereditäre Fructoseintoleranz
  Tyrosinämie
  Morbus Gaucher
  α_1-Antitrypsinmangel
  Partieller oder totaler Glucuronyltransferase-Mangel
  Familiäre passagere Hemmung der Glucuronyltransferase
  Unreife des Enzymsystems (Frühgeborene)
  Hemmung des Enzymsystems durch Muttermilch und durch Medikamente, z. B. Novobiocin
  Hypo- bzw. Athyreose
  Extra- oder intrahepatische Gallengangshypo- oder -aplasie
  Familiäre, intrahepatische Cholestase
  Cholestase mit angeborenem Lymphödem
  Intestinale Malrotation
  Pylorusstenose
  Mukoviszidose

Anti-D-Gabe nach erfolgter Immunisierung ist unwirksam [36].

Differentialdiagnose des Neugeborenenikterus

Die Bestimmung des direkt oder indirekt reagierenden Bilirubins ist für die Differentialdiagnose der Hyperbilirubinämie (vergl. Tabelle X.13) von Wichtigkeit. Beim hämolytischen Ikterus und bei Störungen der Konjugierung in der Leberzelle findet sich ganz überwiegend indirekt reagierendes Bilirubin, bei hepatozellulären Schäden, Störungen der Bilirubinausscheidung und des Gallenabflusses dagegen ein wechselnd hoher Anteil direkt reagierenden Bilirubins

(> 30%). Der Zeitpunkt des Bilirubinanstieges gibt ebenfalls Hinweise auf die Ätiologie. Zunehmender Ikterus innerhalb der ersten 48 Stunden ist charakteristisch für Rh-, AB0- und seltenere Inkompatibilitäten. Dies schließt allerdings andere, erworbene oder hereditäre hämolytische Anämien, sowie eine Verursachung durch Hämatome und transplazentare Infektionen (hepatotoxische und hämolytische Vorgänge) nicht aus. Nach dem zweiten Lebenstag muß bei der Differentialdiagnose der physiologische Neugeborenenikterus berücksichtigt werden. Bei einer Hyperbilirubinämie, die über die erste Lebenswoche hinaus andauert, kommt bei überwiegend indirekt reagierendem Bilirubin außer einem persistierenden, hämolytischen Prozeß eine Störung des Bilirubinmetabolismus in Frage; überwiegt dagegen das direkt reagierende Bilirubin, dann müssen hepatozelluläre Erkrankungen und Störungen der Bilirubinausscheidung ausgeschlossen werden.

Anhang: Grundlagen des Bilirubinstoffwechsels

Bilirubin entsteht in den Zellen des Retikuloendothels beim Abbau des Hämoglobins und wird nach der Abgabe ins Plasma an Albumin gebunden. Nach Abspaltung von Albumin und Eintritt in die Leberzelle lagert es sich an zytoplasmatische Proteine an. Etwa 1 Stunde nach Erythrozytenzerfall beginnt der Serumbilirubinanstieg. Aus 1 g Hämoglobin entstehen 34 mg Bilirubin. In der Leberzelle wird das fettlösliche, indirekt reagierende Bilirubin mit Hilfe eines mikrosomalen Enzyms, der Glucuronyltransferase in direkt reagierendes Bilirubin, ein wasserlösliches Diglucuronid übergeführt. Zwei Carboxylgruppen des Bilirubins werden mit Glucuronsäure verestert, die aus dem Nucleotid Uridindiphosphorglucuronsäure stammt. Nach der Konjugierung wird Bilirubin über die Galle in den Darm ausgeschieden und dort von Bakterien in Urobilin umgewandelt.

Die Fähigkeit der fetalen Leber zur Bilirubinkonjugierung ist gering. Dies ist zweckmäßig, da nur nicht-konjugiertes Bilirubin die Plazentaschranke passiert. Die Funktion des Enzymsystems der Leberzelle ist abhängig vom Reifezustand des Neugeborenen.

Hyperbilirubinämie. Es werden physiologische und pathologische Hyperbilirubinämien während der Neugeborenenperiode unterschieden. Zwischen beiden besteht nur ein gradueller Unterschied. Im Prinzip ist die Hyperbilirubinämie ein Symptom, verursacht durch einen physiologischen oder pathologischen Erythrozytenzerfall bei nicht ausreichender oder defekter Funktion der Leber. Hämatogene oder hepatogene Ursache einer Hyperbilirubinämie können isoliert oder kombiniert vorkommen.

Der physiologische Neugeborenenikterus. Ein vorübergehender Ikterus mit Höchstwerten um den 5. Lebenstag, ist bei Frühgeborenen stärker ausgeprägt als bei reifen Neugeborenen.
Mehrere Faktoren verursachen die Hyperbilirubinämie:
a) Hohe Erythrozytenzahl bei verkürzter Erythrozytenlebenszeit;
b) Unreife des Enzymsystems der Leber;
c) Beeinträchtigung der Leberfunktion durch eine postnatale Umstellung der Durchblutung von arteriellem (V. umbilicalis) auf venöses (V. portae) Blut;
d) Verzögerte Umwandlung von Bilirubin in Urobilin durch die erste beginnende Bakterienbesiedlucng des Darmes;
e) Nicht in Urobilin umgewandeltes Bilirubin wird durch eine β-Glucuronidase dekonjugiert und aus dem Darm wieder resorbiert (enterohepatischer Kreislauf);
f) Abhängigkeit vom Zeitpunkt der ersten Nahrungsaufnahme (Zufuhr von Energie und besonders Glucose als Bestandteil des konjugierenden Enzymsystems); Beschleunigung der Bakterienbesiedlung des Darmes; Anregung der Darmmotilität).

Pathologische Hyperbilirubinämie. Von pathologischer Hyperbilirubinämie spricht man dann, wenn die vom Gestationsalter, Geburtsgewicht und Lebensalter (in Stunden bzw. Tagen) abhängigen normalen Bilirubinwerte überschritten werden. Der Begriff „pathologisch" orientiert sich auch nach der Gefahr der Entstehung einer ZNS-Schädigung durch das Bilirubin. Damit sind auch die Indikationen zur Therapie (Beseitigung der Hyperbilirubinämie) gegeben [12].
Tabelle X.13 faßt die Ursachen der pathologischen Hyperbilirubinämie zusammen.

Autoimmunhämolytische Anämien

Definition. Es handelt sich um eine Gruppe hämolytischer Anämien, die durch die aktive Produktion oder passive Übertragung von Autoantikörpern bedingt sind (Tabelle X.14).

Tabelle X.14. Klassifizierung der autoimmunhämolytischen Anämien in der Neugeborenenperiode

Aktive Produktion von Autoantikörpern
Idiopathische autoimmunhämolytische Anämie
Medikamenteninduzierte autoimmunhämolytische Anämie
Passiv erworbene (diaplazentar übertragene) Antikörper
Autoimmunhämolytische Anämie von Mutter und Kind
Akute hämolytische Anämie mit multipler Agglutinierbarkeit der Erythrozyten

Ätiologie und Pathogenese. Die pathophysiologischen Grundlagen entsprechen in der Neonatalperiode im wesentlichen denjenigen des späteren Lebensalters. Bei der simultanen Erkrankung von Mutter und Kind besteht als Grundkrankheit bei der Mutter meistens ein Lupus erythematodes. Die Antikörper werden diaplazentar übertragen, so daß auch im Blut der betroffenen Neugeborenen LE-Zellen nachweisbar sind. Neben der idiopathischen autoimmunhämolytischen Anämie werden zwei weitere Formen abgegrenzt: die sogenannte autoimmunhämolytische Anämie von Mutter und Kind und die akute hämolytische Anämie mit multipler Agglutinierbarkeit der Erythrozyten.

Vorkommen. Die Erkrankung tritt in den ersten 3 Lebensmonaten sehr selten auf; das jüngste, bislang beobachtete Kind erkrankte am siebten Lebenstag.

Klinische Symptome und hämatologische Kriterien. Die Erkrankung manifestiert sich in der Regel akut mit einer rasch progredienten Anämie, Hyperbilirubinämie, Retikulozytose, Polychromasie der Erythrozyten und Vermehrung der Erythroblasten. Der direkte Coombstest ist positiv. Das weitere Krankheitsbild zeigt im Prinzip eine identische Symptomatik, wie sie ausführlich bei den isoimmunhämolytischen Anämien beschrieben wurde. Die Formen mit passiv akquirierten Antikörpern können zusätzlich eine Leukozytopenie und Thrombozytopenie aufweisen.

Prognose. Mit einer adäquaten Therapie wird bei der überwiegenden Mehrzahl der Kinder eine vollständige und andauernde Remission erzielt.

Therapie. 1. Kortikosteroide, z.B. Prednisolon 1 mg/kg KG, verteilt auf drei Dosen, 2. Je nach

Manifestation und Schweregrad der Hämolyse bzw. Hyperbilirubinämie gelten die gleichen Richtlinien wie für die isoimmunhämolytischen Anämien. Außerdem wird auf die immunhämolytischen Anämien in Kapitel II.4.4. verwiesen [21, 40, 47].

Toxische hämolytische Anämien

Infektiös-toxische hämolytische Anämie

Definition. Es handelt sich um hämolytische Anämien, die als Begleiterscheinung von intrauterin oder postpartal erworbenen Infektionskrankheiten auftreten.

Ätiologie und Pathogenese. Am häufigsten sind Zytomegalie, Toxoplasmose, konnatale Lues, Röteln sowie generalisierte Coxsackie B-Infektionen kombiniert mit hämolytischen Syndromen. Obligat ist eine Hämolyse im Rahmen der bakteriellen Sepsis. Die Ursache der beschleunigten Erythrozytendestruktion ist nicht geklärt. Sie beruht wahrscheinlich auf einer oxidativen Schädigung durch den Erreger oder durch dessen Stoffwechselprodukte.

Klinische Symptome und hämatologische Kriterien. Infektiös-toxische hämolytische Anämien können das Vollbild des Morbus haemolyticus hervorrufen. Typisch sind Ikterus und Hepatosplenomegalie, während die Anämie variabel ist. Im Gegensatz zu anderen neonatalen Hämolysen ist eine Thrombozytopenie mit Purpura ein sehr häufiges Begleitsymptom. Weitere klinische Merkmale sind abhängig von der Spezifität des Erregers. Die bakterielle Sepsis durch gramnegative Bakterien hat gleichzeitig charakteristische Veränderungen des weißen Blutbildes: Zu Beginn stehen Leukozytose und Linksverschiebung im Vordergrund, gefolgt von einer Leukopenie mit weiterem Anstieg des prozentualen Anteils der Stabkernigen. Die Thrombozytopenie ist kein Frühsymptom, sie entwickelt sich vielmehr erst innerhalb von 24 Stunden nach Beginn des septischen Krankheitsprozesses. Besonders schwere septische Erkrankungen sind kompliziert durch eine Mikroangiopathie, erkennbar an fragmentierten Erythrozyten im Blutausstrich und den Zeichen der disseminierten intravasalen Gerinnung [21, 39, 47].

Therapie. Zunächst Grundkrankheit bekämpfen. Bei einer Hyperbilirubinämie mit Gefahr des Kernikterus ist die Austauschtransfusion eine obligate Maßnahme. Außerdem hat der Blutaustausch bei Sepsis gute Effekte auf die Elimination der Infektionserreger bzw. der Toxine; weiterhin werden damit Immunglobuline substituiert und die granulozytäre Abwehr verbessert.

Die hämolytische Anämie im Rahmen kongenitaler Infektionen stellt ohne Frage das sekundäre Problem dar, während Krankheitsverlauf und Prognose ausschließlich von der Beherrschung der Infektion abhängen.

Hämolytische Heinzkörperanämie

Definition. Der Krankheitsbegriff umfaßt hämolytische Anämien bei Früh- und Neugeborenen auf der Grundlage einer oxidativen Schädigung der Erythrozyten durch Chemikalien, besonders durch Medikamente.

Ätiologie und Pathogenese. Morbidität, Schweregrad und Verlauf werden im Gegensatz zu den toxisch-hämolytischen Anämien im späteren Lebensalter vor allem durch die erhöhte Empfindlichkeit der fetalen Erythrozyten geprägt. Erst in zweiter Linie spielt die Dosis des Agens eine Rolle. Die besonderen Eigenschaften von Neugeborenenerythrozyten führen unter bestimmten pathologischen Bedingungen zur funktionellen Insuffizienz. Pathophysiologisch bedeusame Konsequenzen resultieren hauptsächlich aus der mangelhaften Resistenz fetaler Blutzellen gegenüber Substanzen mit oxidativer Wirkung. Die Ursachen dafür sind vielfältig. Als bedeutsame pathogenetische Faktoren summieren sich die erhöhte Permeabilität der Erythrozytenmembran, außerdem die gesteigerte Oxidierbarkeit des fetalen Hämoglobins und die transitorische Aktivitätsminderung derjenigen Enzyme, die protektive Funktionen gegenüber oxidativen Einflüssen übernehmen müssen. Neben der Katalase sind es vor allem die Glutathionperoxidase und die Superoxiddismutase. Im Bereich der Membran ist das α-Tocopherol (= Vitamin E) an der Entgiftung von Peroxiden beteiligt, dessen Konzentration im Serum bei unreifen Frühgeborenen erniedrigt ist.

Die Mehrzahl der gefährlichen Chemikalien und Medikamente gehört zur Gruppe der Nitro-, Amino- und Hydroxylverbindungen aromatischer Kohlenwasserstoffe (Tabelle X.15). Ihre Wirkungsweise beruht auf der Freisetzung großer Mengen an „aktivierten Sauerstoffderivaten" (s. Kapitel II.2).

Bei normaler Aktivität der protektiven Mechanismen werden die toxischen Effekte des aktivierten Sauerstoffs rasch zunichte gemacht, sofern nicht der Vergiftungsprozeß als obligates Ergebnis bei Überdosierung der Agentien unvermeidbar ist.

Die Teilschritte im Ablauf der oxidativen Traumatisierung haben für das klinische Krankheitsbild eine unterschiedliche symptomatologische Relevanz. Besonders hervorzuheben sind die Methämoglobinproduktion und die Heinzkörperbildung, deren jeweiliges Ausmaß abhängig ist von der Wirkungsweise der toxischen Substanzen und nicht miteinander korreliert sein muß. Starke Methämoglobinbildner mit vergleichsweise geringem Hämolyseeffekt sind z. B. Anilin- und Nitrobenzolderivate, Anaesthesin, Analgetika auf Phenacetinbasis und Sulfonamide. Stoffe mit vorwiegend hämolytischer Wirkung sind Naphthalin, synthetische Vitamin K-Analoge und zahlreiche weitere Kohlenwasserstoffe. Darüberhinaus können Medikamenten-induzierte Heinzkörperanämien in der Neonatalperiode ebenso wie im späteren Lebensalter im Rahmen hereditärer Defekte der Erythrozytenenzyme und des Hämoglobins auftreten Diese Krankheitsbilder werden in den entsprechenden Kapiteln im Zusammenhang mit der jeweiligen Grundkrankheit abgehandelt.

Klinische Symptome. Mit dem Beginn der klinischen Symptome ist innerhalb von Stunden bis zu 1–3 Tagen nach Einnahme des Pharmakons bzw. nach Exposition gegenüber dem Agens zu rechnen. Hauptsymptome sind eine Anämie und ein meist rasch progredienter Ikterus, der sich zum Icterus gravis oder prolongatus entwickeln kann. Eine Methämoglobinämie oder Methälbuminämie macht sich als Zyanose mit graubraunem Unterton bemerkbar. Nicht selten wird ein lebensbedrohliches Krankheitsbild beobachtet, das mit Unruhe, Schwäche und zunehmender Somnolenz einhergeht.

Hämatologische Kriterien. Im Blutbild finden sich morphologische Veränderungen in unterschiedlich schwerer Ausprägung mit Anisozytose und Poikilozytose. Neben Kugelzellen sind oft Pyknozyten vorhanden und bei schweren Hämolysen auch bizarr fragmentierte Zellformen, die wie Eierschalen aussehen. Beweisend ist der Nachweis von Heinzkörpern, die entweder als feine, staubkornartige Einschlüsse sichtbar werden, oder als intensiv gefärbte polymorphe Präzi-

Tabelle X.15. Substanzen mit toxischer Wirkung auf die Erythrozyten, die eine hämolytische Heinzkörperanämie bei Neugeborenen auslösen können

Analgetika
Acetanilid
Acetylsalicylsäure
Aminophenazon (Pyramidon)
Acetophenetidin
Phenazon
Phenacetin

Antimalariamittel
Chlorochin
Pamachin
Pentachin
Primachin
Mepacrin (Atebrin)

Farbstoffe
Methylenblau
Thionin
Toluidinblau
Methylgrün
Brillantkresylblau
Nilblausulfat

Sulfonamide und Sulfone
N^2-Acetylsulfanilamid
Sulfacetamid
Sulfapyrimidin
Sulfafurazol (Gantrisin)
Sulfanilamid
Aldesulfon (Diazon)
Salazosulfapyridin (Azulfidine)
Thiazosulfon

Antibiotika, Chemotherapeutika
p-Aminosalicylsäure
Chloramphenicol
Nitrofurantoin (Furadantin)
Nitrofurat (Furazin)
Nalidixinsäure (Nogram)
Streptomycin

Verschiedene Chemikalien
Anilin
Benzol
Chlorat
Nitrit
Hydroxylamin
Dinitroglykol
Naphthalin
β-Naphthol
Phenol
Vitamin K_3 (Menadion, Synkavit)
Trinitrotoluol
Dimercaprol (BAL)
Chinin
Chinidin

pitate auftreten. Auf dem Höhepunkt der Heinzkörperbildung besteht in der Regel eine Retikulozytopenie, später eine Retikulozytose.

Spezifische Diagnostik. Blutbild einschließlich Retikulozytenzählung, besondere Beachtung der Morphologie der Erythrozyten, Nachweis von Heinzkörpern, außerdem Bestimmung von Bilirubin, Methämoglobin, Methämalbumin, sowie der anamnestische oder direkte Nachweis toxischer Substanzen sichern die Diagnose. Weitere Zusammenhänge können durch die Bestimmung der Eryhtrozytenenzyme, eventuell auch durch eine Hämoglobinanalyse geklärt werden.

Therapie. Die wichtigste Maßnahme ist die Beseitigung des schädigenden Agens. Das weitere Vorgehen ist abhängig von Ausmaß und Art der klinischen und hämatologischen Symptome. Oft ist sehr rasches Handeln entscheidend. Bei Überschreitung gefährlicher Bilirubinkonzentrationen ist eine Austauschtransfusion, die auch zum Zweck der Elimination von Giftstoffen indiziert sein kann, erforderlich. Bei einer Methämoglobinerhöhung auf mehr als 10% des Gesamtblutfarbstoffes oder bei sichtbarer Zyanose werden Redoxfarbstoffe (Methylenblau oder Thionin, 1 mg/kg KG) intravenös injiziert. Diese Maßnahme kann nach etwa 30 Minuten wiederholt werden. Eine Überdosierung mit Methylenblau muß vermieden werden, da diese Substanz ihrerseits eine hämolytische Heinzkörperanämie auslösen kann. Bei einer stark ausgeprägten Anämie (Hämatokritkontrollen in kurzen Abständen), die auch protrahiert auftreten kann, sind Erythrozytentransfusionen erforderlich.

Der Krankheitsverlauf ist abhängig von einer gezielten Diagnose und raschen Einleitung der Therapie. Unter Einsatz der oben genannten Behandlungsmöglichkeiten kann in der Regel innerhalb weniger Stunden eine entscheidende Besserung der zunächst lebensbedrohlichen Situation erreicht werden. Todesfälle werden nur noch selten beobachtet [19, 29, 30].

Differentialdiagnose. Diese umfaßt diejenigen Neugeborenen-Erkrankungen, die mit Ikterus, Anämie und Zyanose einhergehen. Hierzu gehören u. a. schwere Infektionen, Herzfehler, das Atemnotsyndrom und die Hirnblutung.

Hereditäre hämoytische Anämien

Membrandefekte

Alle hämolytischen Anämien, die auf einer erblichen Abnormität der Erythrozytenmembran basieren, können sich schon im Neugeborenenalter manifestieren.

Hereditäre Sphärozytose

Die häufigste Erkrankung aus dieser Gruppe ist die hereditäre Sphärozytose, die bei etwa 50% der Erkrankten bereits im Neugeborenenalter in Erscheinung tritt.

Klinische Symptome und hämatologische Kriterien. Wenn eine ausgeprägte Hämolyse eintritt, dann entwickelt sich die Zunahme der Hyperbilirubinämie langsamer und später als bei der Blutgruppeninkompatibilität. Eine Splenomegalie ist inkonstant vorhanden. Die Anämie ist meistens geringgradig ausgeprägt, die Hb-Konzentration bleibt über 10 g/100 ml, die Retikulozytenzahl kann normal sein oder auch 150 ‰ erreichen. Im Blutausstrich sind vermehrt Kugelzellen sichtbar, wenngleich dieser Befund nicht obligat ist, und im frühen Säuglingsalter auch nicht spezifisch für die Sphärozytose sein muß. Die Bestimmung der osmotischen Resistenz ist bei Neugeborenen nicht unbedingt verläßlich.

Diagnose. Hilfreich ist die Familienanamnese und die Erhebung spezieller hämatologischer Befunde bei den Eltern.

Therapie. Hierfür gelten die gleichen Richtlinien wie für alle hämolytischen Anämien der Postnatalperiode [39, 40, 47].

Hereditäre Elliptozytose

In der Neugeborenenzeit tritt nur in Ausnahmefällen eine Anämie mit Hyperbilirubinämie auf. Die Diagnose bereitet meist Schwierigkeiten, weil die Elliptozyten in der Regel bis zum 3. Lebensmonat fehlen. Dies macht die Untersuchung des Blutes der Eltern erforderlich. Morphologisch manifestiert sich die Erkrankung manchmal unter dem Bild der „infantilen Pyknozytose" [8]. Es kommt durchaus vor, daß eine Elliptozytose in den ersten Lebensmonaten rezidivierende Schübe verursacht, die später vollständig verschwinden [21, 47].

Hereditäre Stomatozytose

Eine klinische Manifestation als Krankheitsbild ist im Neugeborenenalter nicht üblich.

Enzymdefekte

Erythrozytäre Enzymdefekte manifestieren sich nur selten in Form eines Morbus haemolyticus neonatorum. Der typische Verlauf im Säuglingsalter ist eher durch eine geringgradige Anämie gekennzeichnet.
Eine Ausnahme bildet der mediterrane Typ des *Glukose-6-Phosphat-Dehydrogenase-Mangels,* bei dem selbst in jungen Erythrozyten die Enzymaktivität fehlt oder sehr stark vermindert ist. Hierbei kann eine ausgeprägte hämolytische Anämie mit Hyperbilirubinämie auftreten, die meistens nicht nachweisbar durch Medikamente induziert wird. Außerdem wird bei zahlreichen anderen G-6-PD-Varianten mit variabler ethnischer Verbreitung eine neonatale Hämolyse beobachtet.
In der Gruppe der Defekte im Embden-Meyerhof-Zyklus ist ein *Pyruvatkinasemangel* die häu-

figste Form, die mit einem Morbus haemolyticus kombiniert sein kann.

Die Identifizierung und Spezifizierung eines Enzymmangels ist schon in den ersten Lebenstagen möglich. Wenn vor der Diagnostik eine Austauschtransfusion erforderlich wurde, muß bis zur Durchführung einer Enzymbestimmung etwa 3–4 Monate rewartet werden, d. h., bis die Fremderythrozyten abgebaut sind [4].

Hämoglobindefekte

Grundlage. Der Blutfarbstoff des Neugeborenen (s. Kapitel II.2) besteht zum überwiegenden Teil aus fetalem Hämoglobin ($\alpha_2\gamma_2$). Zum Zeitpunkt der termingerechten Geburt ist der Umschaltungsprozeß zum adulten Hämoglobin ($\alpha_2\beta_2$) bereits in einer rasch progredienten Phase, so daß im zweiten Lebensmonat schon mehr HbA als HbF vorhanden ist. Nach 5–6 Monaten ist das fetale Hämoglobin fast vollständig auf Erwachsenenwerte reduziert.

Aus diesen Fakten ergeben sich hinsichtlich der Ausprägung klinisch apparenter Krankheitsbilder in der Neonatalperiode folgende Gesetzmäßigkeiten: *1.* Strukturdefekte und Thalassämie-Syndrome können nur als α- oder γ-Anomalien manifest werden, während β-Anomalien bzw. die β-Thalassämie erst mit zunehmender β-Kettenproduktion in Erscheinung treten. *2.* Anomalien der γ-Ketten sind zwangsläufig nur über einen relativ kurzen Zeitraum nachweisbar und klinisch bedeutungsvoll. Eine zusammenfassende Darstellung der Strukturdefekte findet sich in Kapitel II.4.4.

Strukturanomalien der α-Kette. Alle krankmachenden α-anomalen Varianten verursachen schon in der Neugeborenenperiode klinisch-hämatologische Symptome. Diese sind abhängig von den Auswirkungen des Defektes auf die Struktur und Funktion des Hämoglobinmoleküls (s. Kapitel II.4.4). Die instabilen α-Anomalien erzeugen hämolytische Anämien, ein α-anomales HbM verursacht eine Zyanose. Bei der Hämoglobinanalyse ist zu bedenken, daß bei einer α-Anomalie insgesamt 6 verschiedene Hämoglobintypen nachweisbar sind: Außer den normalen Komponenten ($\alpha_2\gamma_2$, $\alpha_2\beta_2$, $\alpha_2\delta_2$) stellen sich die entsprechenden anomalen Varianten $\alpha_2^x\gamma_2$, $\alpha_2^x\beta_2$ und $\alpha_2^x\delta_2$ dar. Nach dem Sistieren der γ-Kettensynthese wird das α-anomale HbF ($\alpha_2^x\gamma_2$) vollständig durch die adulten Varianten ersetzt ($\alpha_2^x\beta_2$, $\alpha_2^x\delta_2$).

Strukturanomalien der γ-Kette. Die sehr seltenen γ-Anomalien ($\alpha_2\gamma_2^x$, HbF-Varianten) sind in der Regel harmlose Varianten. Deshalb erfolgt ihre Entdeckung meistens zufällig bei Reihenuntersuchungen. Eine Ausnahme bildet bisher die instabile γ-Kettenvariante HbF Poole (γ 130 (H8) Trp → Gly), die bei Neugeborenen eine hämolytische Innenkörperanämie erzeugt. Der quantitative Anteil der abnormen Komponente im Nabelschnurblut erreicht etwa 10–20% vom Gesamtblutfarbstoff.

Eine andere sehr bedeutsame anomale HbF-Variante ist das Hb Bart's (γ 4). Es kommt in Mengen bis zu 5% des Gesamtfarbstoffes bei normalen Neugeborenen vor. Höhere Konzentrationen sind pathognomonisch für die α-Thalassämien (s. Kapitel II.4.3).

Strukturanomalien der β-Kette. Diese sind bei Neugeborenen bereits nachweisbar und sind der genetischen Konstellation (homozygot oder heterozygot) entsprechend quantitativ an der β-Kettensynthese beteiligt. Als pathologische Hämoglobine verursachen sie erst nach dem 3. Lebensmonat zunehmend Symptome.

Thalassämie-Syndrome. Die γ-Thalassämie als Ursache einer transitorischen Neugeborenen-Anämie ist nach wie vor nur Gegenstand theoretischer Überlegungen. Da vier Strukturgene für die Kontrolle der γ-Kettensynthese vorhanden sind, sind unterschiedliche Schweregrade in der Ausprägung des hämolytischen Bildes zu erwarten.

Dagegen wurde die Kombination γβ-Thalassämie (doppelte Heterozygotie) einmal beobachtet. Bei einem Neugeborenen mit hämolytischer, hypochromer Anämie war sowohl die γ- als auch die β-Kettensynthese supprimiert.

Bezüglich der α-Thalassämie wird auf die ausführliche Darstellung in Kapitel II.4.3 verwiesen. Die klinisch wichtigste Form ist die homozygote α-Thalassämie, die das Hydrops fetalis-Syndrom verursacht und nicht mit einem postnatalen Überleben vereinbar ist [27].

Indikationen zur Hämoglobinanalyse

Eine Hämoglobinanomalie ist nur äußerst selten Ursache eines Morbus haemolyticus neonatorum, einer Neugeborenenanämie oder einer Zyanose im Neugeborenenalter. Die Hämoglobinanalyse gehört daher nicht in das Routine-Programm zur Differenzierung von hämatologischen Erkrankungen. Die Hauptindikationen für

Tabelle X.16. Indikationen zur Hämoglobinanalyse bei Neugeborenen und jungen Säuglingen

1. *Kongenitale Zyanose*, die nicht kardial oder pulmonal bedingt ist
   HbM-Anomalie (vorwiegend α-Anomalie)
   NADH-MetHb-Reductase-Mangel
   Toxische Methämoglobinämie
   Differentialdiagnose der Zyanose
2. *Polyglobulie*
   Materno-fetale Transfusion (HbA-HbF-Zellen)
   Varianten der α-Kette mit hoher O_2-Affinität
3. *Hydrops-fetalis-Syndrom*
   Homozygote α-Thalassämie
4. *Neugeborenenanämie*
   Feto-materne Transfusion (HbF-Zellen bei der Mutter)
   Hypochrome Anämie (Ausschluß von Thalassämien)
   Hämolytische Anämie (Instabile Varianten)
5. *Reihenuntersuchungen*
   Früherfassung von Hb-Anomalien (nur sinnvoll in Bevölkerungsgruppen mit hoher Inzidenz)
   Feststellung der Häufigkeit von γ-Anomalien

die Bestimmung des Hämoglobinmusters bei Neugeborenen sind aus Tabelle X.16 ersichtlich. Die Bedeutung der pränatalen Diagnostik im Rahmen der genetischen Beratung wird in Kapitel II.4.3 besprochen.

Hämolysen bei verschiedenen Grundkrankheiten

In Kombination mit einigen angeborenen Stoffwechselstörungen kann die Erythrozytenlebenszeit verkürzt sein [21, 47].

Galaktosämie. Bei dem Galaktose-1-Phosphat-Dehydrogenase-Mangel sind die pathophysiologischen Mechanismen, die die Hämolyse bewirken, nicht bekannt. Der Ikterus als typisches Frühsymptom der Galaktosämie hat seine Ursache überwiegend in einer Leberschädigung nach Galaktose-Ingestion, aber auch in einem verstärkten Abbau von Erythrozyten.

Osteopetrosis (Marmorknochenkrankheit, Albers-Schönberg-Krankheit). Diese seltene, hereditäre Erkrankung ist durch eine ossäre Verdichtung der Knochenmarksäume charakterisiert. Typisch sind neben der erhöhten Fragilität der Knochen eine Hepatosplenomegalie und Hirnnervenläsionen infolge Kompression an der Schädelbasis. Bei bestimmten Verlaufsformen ist eine Anämie obligat. Diese wird durch eine Hämolyse mit unklarer Pathogenese bedingt. Bei schwerer Manifestationsform ist schon im Neugeborenenalter eine Anämie, Hyperbilirubinämie und Retikulozytose auffällig.
Eine hämolytische Anämie kann außerdem vorkommen bei Kindern mit schwerem Atemnotsyndrom und bei der angeborenen Leukämie.

Hämolytische Frühgeborenen-Anämie bei Vitamin E-Mangel

Definition. Es handelt sich um eine erworbene hämolytische Anämie durch oxidative Schädigung der Erythrozytenmembran auf der Basis eines Defizits an Vitamin E in Kombination mit spezifischen Eigenschaften der Erythrozytenmembran. Zusätzlich besteht oft eine Aktivitätsminderung der Glutathionperoxidase.

Häufigkeit, Vorkommen. Die Erkrankung wird vor allem bei Säuglingen und Kindern mit gestörter Fettresorption beobachtet (Gallengangsatresie, Abetalipoproteinämie, zystischer Fibrose, Fettmalabsorption). Obligat erkranken künstlich ernährte Frühgeborene mit einem Geburtsgewicht unter 1500 g, häufig auch Frühgeborene mit einem Geburtsgewicht unterhalb von 2200 g.

Ätiologie und Pathogenese. Bei Frühgeborenen sind die Vitamin E-Speicher bei der Geburt erniedrigt (3 mg bei 1000 g Geburtsgewicht, 20 mg bei 3500 g Geburtsgewicht). Gleichzeitig ist die Vitamin E-Resorption unzureichend. Ein Vitamin E-Mangel bedeutet ein Verlust des Schutzes der Membranlipide der Erythrozyten gegenüber oxidativen Prozessen. Die Gefahr einer oxidativen Schädigung ergibt sich permanent durch die Wirkung von aktivierten Sauerstoffderivaten, die in erheblichen Mengen im Zellstoffwechsel anfallen. Besonders empfindlich reagieren Erythrozyten mit einem hohen Anteil an ungesättigten Fettsäuren in der Membran, der in der Regel abhängig ist von der Ernährung. Die Auswirkungen des Vitamin E-Mangels treten bei den betroffenen Kindern verstärkt in Erscheinung, weil oft gleichzeitig ein nutritives Defizit an Selen und damit eine Aktivitätsminderung der Glutathionperoxidase vorliegt. Infolgedessen steht ein weiterer protektiver Mechanismus zum Schutz vor der oxidativen Hämolyse nicht in ausreichendem Maße zur Verfügung [22, 50].

Beziehungen zu medikamentös verabreichtem Eisen. Bei Frühgeborenen kann eine Eisenzufuhr vor dem dritten Lebensmonat die Auswirkungen des Vitamin E-Mangels noch verstärken. Dies geschieht einmal durch eine vermehrte Produktion aktivierter Sauerstoffderivate, zum anderen verursacht die Eisengabe eine Hemmung der Vitamin E-Absorption im Darm [14] (vergl. Abb. X.3).

Klinische und hämatologische Symptome. Die Manifestation der hämolytischen Anämie erfolgt bei Frühgeborenen 40 ± 13 Tage nach der Geburt; bei Kindern mit anderen Formen einer Fettmalabsorption ist der Beginn der Anämie abhängig von der Dauer und dem Ausmaß der unzureichenden Vitamin E-Aufnahme. Die Blutbildveränderungen sind durch eine normochrome Anämie mit Vermehrung der Retikulozytenzahl charakterisiert. Typisch sind morphologische Veränderungen in Form von Akanthozyten, Pyknozyten, irregulären Zellstrukturen und Stechapfelformen. Nicht selten besteht eine Thrombozytose. Ein Teil der Kinder fällt auf durch Ödeme, die an den Beinen, Labien und Lidern lokalisiert sind.

Spezielle Diagnostik. Als indirekter Hinweis für das Vorliegen eines Vitamin E-Mangels hat sich der H_2O_2-Hämolysetest bewährt. Eine erniedrigte Resistenz der Erythrozyten liegt vor, wenn die Hämolyserate über 10% liegt. Bei Frühgeborenen mit einem Geburtsgewicht unter 2000 g beträgt die Hämolyse im Mittel 58,3 ± 22,8%. Die exakte Bestimmung der Konzentration des α-Tocopherols im Serum liefert die genauesten Daten. Werte unterhalb von 0,5 mg/100 ml sind beweisend für einen Vitamin E-Defizit (Normalwert für ausgetragene Säuglinge 0,6 mg/100 ml) [23].

Prophylaxe und Therapie. Der tägliche Bedarf an α-Tocopherol beträgt im ersten Lebensjahr etwa 0,4 mg pro Tag, wenn Butterfett den Hauptanteil der Nahrung ausmacht, bzw. 1,5 mg pro Tag, wenn ungesättigte Fette überwiegen.

Prophylaxe. Ab dem 10. Lebenstag bis zum 3. Lebensmonat täglich 100 IU α-Tocopherolacetat in fettlöslicher Form (Resorptionsquote ca. 10%), z. B. täglich 13 Tropfen E-Mulsin fortissimum. Eine wasserlösliche Zubereitung (z. B. Aquasol) ist in Deutschland nicht im Handel.

Therapie der hämolytischen Anämie. Bei leichten Formen Dosierung wie unter Prophylaxe angegeben, bei schweren Formen initial zwei Injektionen mit je 50 IU im Abstand von drei Tagen i. m. (z. B. Ephynal — 2 × ½ Amp. innerhalb von einer Woche), dann Übergang auf eine prophylaktische Dosis bis zum 3. Lebensmonat [14, 35].

Bis zum 3. Lebensmonat sollen Frühgeborene keine Eisenprophylaxe erhalten! [10].

Aregeneratorische Anämien

Kongenitale hypoplastische Anämie (Typ Blackfan-Diamond)

In etwa 25% der Fälle ist eine Anämie schon bei der Geburt vorhanden. Klinisch imponiert ein blasses Neugeborenes ohne Ikterus oder Schocksymptomatik. Die Hämoglobinkonzentration kann weniger als 10 g/100 ml betragen, die Anämie ist normochrom und normozytär. Als wichtiger diagnostischer Hinweis ist eine Erniedrigung der Retikulozytenzahlen zu verwerten. Beweisend ist die Verminderung bzw. das Fehlen der Erythroblasten im Knochenmark.

In Kombination mit der Blackfan-Diamond-Anämie besteht eine erhöhte Neigung zur Frühgeburtlichkeit. Außerdem ist der Schwangerschaftsverlauf durch verschiedenartige Störungen kompliziert, z. B. Blutungen, EPH-Gestose und Hormonsubstitution.

Das Krankheitsbild ist einschließlich therapeutischer Richtlinien ausführlich in Kapitel II.4.1 dargestellt.

Megaloblastäre Anämien

Kongenitale Megaloblastenanämie des Neugeborenen

Definition. Die sehr seltene kongenitale megaloblastäre Anämie ist durch einen Folsäure- und/oder Vitamin B_{12}-Mangel bedingt.

Ätiologie und Pathogenese. Hierüber existieren nur lückenhafte Kenntnisse. Hypothetisch kommen eine hereditäre Störung der Absorption, des Transportes (Transcobalamin-Mangel) oder des Metabolismus von Folsäure oder Vitamin B_{12} in Betracht. In Einzelfällen wurde ein Dehydrofolatreduktase-Mangel nachgewiesen. Auch ein

Defekt in der Synthese von Purin oder Pyrimidin ist als Ursache der Erkrankung diskutiert worden [49].

Klinische Symptome und hämatologische Kriterien. Die Kinder kommen bereits blaß und anämisch zur Welt oder entwickeln in den ersten Lebenswochen eine schwere Anämie ohne eine Hyperbilirubinämie. Annähernd 50% der Fälle sind kompliziert durch eine psychomotorische Entwicklungsstörung. Im Blutbild fällt eine Makrozytose auf, im Knochenmark sind die Erythroblasten megaloblastär verändert. Die Granulozyten können eine Reifungsstörung aufweisen, die durch Riesenstabkernige und Hypersegmentierung erkennbar wird. In Einzelfällen wurde eine Thrombozytopenie oder Panzytopenie beschrieben [49].

Diagnose. Die Laboruntersuchungen entsprechen denjenigen bei megaloblastären Anämien im späteren Lebensalter. Wichtig sind Familienuntersuchungen und die sorgfältige Erhebung der Familienanamnese.

Therapie. Das Prinzip der Behandlung ist die parenterale Substitution von Vitamin B_{12} und/oder Folsäure (Präparate und Dosierung siehe Kapitel II.4.2). Bei Vorliegen eines Dihydrofolatreductase-Mangels ist 5-Formyltetrahydrofolsäure das Mittel der Wahl. Die Anwendung erfolgt in den ersten drei Tagen parenteral, später per os. Dosierung: Täglich 6 mg über insgesamt 10 Tage. Eine Wiederholung des Zyklus kann notwendig sein.

Prognose. Bezüglich der hämatologischen Erscheinungen ist eine vollständige Remission zu erwarten.

Dyserythropoetische Anämien

Eine Manifestation der heterogenen Gruppe der kongenitalen dyserythropoetischen Anämien in der Neonatalperiode wurde selten beschrieben, dürfte jedoch zumindest in Form der CDA Typ II häufiger sein, als durch kasuistische Mitteilungen belegt wird.
Einer der Gründe für die relativ seltene „Manifestation" hereditärer Erkrankungen in der Perinatalzeit ist die häufig inkomplette hämatologische Diagnostik, sei es, daß spezifische Veränderungen noch nicht nachweisbar sind oder daß ein größerer diagnostischer Aufwand, z. B. Knochenmarkpunktionen, dem Kind nicht zugemutet werden soll. Die Symptomatik variiert zwischen den Zeichen einer geringgradigen Blutarmut und schweren Anämieformen, die Bluttransfusionen erforderlich machen. Wenn in stärkerem Maße abnorm strukturierte Erythroblasten und Erythrozyten vorzeitig im Knochenmark zugrunde gehen, entwickelt sich eine Hyperbilirubinämie. Es besteht Grund zu der Annahme, daß Kinder mit frühzeitigem Einsetzen der hämatologischen Veränderungen eine graduell schlechte Prognose haben.

2.2. Die pathologische Neugeborenen-Polyglobulie

Definition. Der Begriff beinhaltet eine über die Normalwerte der Neugeborenen hinausgehende Vermehrung der Erythrozytenmasse. Dies bedeutet eine Erhöhung der Erythrozytenzahl im zirkulierenden Blut und entsprechend des Hämatokritwertes und der Hämoglobinkonzentration. Eine pathologische Polyglobulie des Neugeborenen liegt dann vor, wenn im venösen Blut eine Hämatokrit von 70 Vol% bzw. eine Hämoglobinkonzentration von 22 g/100 ml Blut überschritten werden.

Ätiologie. Die häufigste Ursache ist die plazentare Hypertransfusion infolge Spätabnabelung bzw. Ausstreichen der Nabelschnur. Daneben sind eine Reihe variabler Faktoren bekannt, die eine Neugeborenen-Polyglobulie begünstigen. Als Leitfaden für die ursächliche Differenzierung dienen die Angaben in Tabelle X.17. Nicht selten bleibt die Genese der Erkrankung unbekannt.

Pathogenese. Die Pathophysiologie der Neugeborenen-Polyglobulie basiert vor allem auf der *Hyperviskosität des Blutes.* Außerdem weisen Neugeborenenerythrozyten eine herabgesetzte Deformierbarkeit auf, die sich einerseits im Sinne einer zusätzlichen Viskositätssteigerung auswirkt, andererseits infolge des engen Zellkontaktes bei hohem Hämatokrit negative rheologische Effekte auslöst. Die Folgen der Hyperviskosität stehen in direkter Beziehung zur Verlangsamung der Kreislaufzeiten. In den Blutgefäßen treten Sludge-Phänomene und eine Stase auf, so daß die Tendenz zur Ausbildung von Mikrothromben besteht. Die Gewebsoxygenierung ist verschlechtert. Kritische Regionen mit besonderer Empfindlichkeit gegenüber den genannten Pathomechanismen sind das ZNS und die Nierenglomerula.

Klinische Symptome. Das Auftreten von Krankheitszeichen ist nicht obligat, andererseits werden diese jedoch gelegentlich übersehen oder auf andere Ursachen zurückgeführt. Die Symptomatik wird geprägt von den Folgen der erhöhten Viskosität des Blutes. Infolge Hypoxämie und Thromboseneigung resultieren Zyanose, Krampfäquivalente oder Krämpfe, Herzinsuffizienz, Nierenversagen (Oligurie!), Priapismus und tetanische Anfälle. Durch die Vermehrung der Erythrozyten in der Lungenstrombahn kann das Krankheitsbild des Atemnotsyndroms vorgetäuscht werden. Schließlich kommt es zu einer Erhöhung des Serumbilirubins, weil quantitativ mehr Erythrozyten hämolysieren. Die ZNS-Beteiligung äußert sich bei einem Teil der Kinder als Lethargie und Zittrigkeit. Diese Symptome, ebenso wie Krämpfe, erfordern eine Abgrenzung zu den klinischen Merkmalen der Hypoglykämie und Hypokalzämie bzw. Hypomagnesiämie, die nicht selten mit einer Neugeborenen-Polyglobulie kombiniert sind (Abb. X.7).

Hämatologische Kriterien und Laborbefunde. Außer erhöhten Hämoglobin- und Hämatokritwerten finden sich eine Reihe von pathologischen Laborbefunden (Abb. X.8). Dazu gehören eine transitorische Thrombozytopenie, das Auftreten von Erythroblasten im peripheren Blut, eine Hyperbilirubinämie, Hypokalzämie und Hypoglykämie. Im Blutausstrich sind manchmal Erythrozytenfragmente und Schistozyten vorhanden. Für den Nachweis einer maternofetalen Transfusion

Tabelle X.17. Ätiologische Differenzierung der Neugeborenen-Polyglobulie

1. *Plazentare Hypertransfusion*
   Spätabnabelung
   Materno-fetale Transfusion
   Zwilling-zu-Zwilling-Transfusion
2. *Plazentare Dysfunktion*
   Reifungsverzögerung oder Durchblutungsstörung
   Folgen: intrauterine Hypoxie (Erythropoetinerhöhung)
   intrauterine Mangelernährung
3. *Entwicklungsstörungen des Feten*
   Intrauterine Dystrophie (Austrocknung)
   Übertragung
   Oligohydramnion
   Nebennierenrindenhyperplasie
   Thyreotoxikose
4. *Mütterliche Erkrankungen*
   Diabetes mellitus
   EPH-Gestose
   Infektionen
5. *Chromosomenanomalien*
   Trisomie G (Down-Syndrom)
   TrisomieD
   Trisomie E
6. *Unbekannte Ursachen*

kann die Bestimmung des prozentualen Anteils an HbA-Zellen im kindlichen Blut nur mit Vorbehalt verwertet werden, da bei etwa 50% der Neugeborenen mit Polyglobulie eine vorzeitige Umschaltung von HbF nach HbA erfolgt. Hinweise für eine erhöhte kindliche HbA-Synthese zum Zeitpunkt der Geburt ergeben sich aus dem Gehalt des kindlichen Blutes an HbA-Retikulozyten. Verwertbare Kriterien sind z.B. ein erhöhtes IgM, die Differential-Agglutination von mütterlichen bzw. kindlichen Erythrozyten und

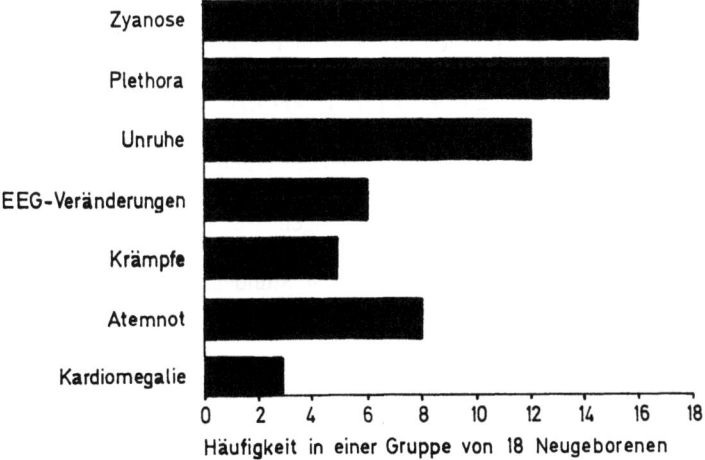

Abb. X.7. Häufigkeitsverteilung einiger klinischer Symptome bei der pathologischen Neugeborenenpolyglobulie [43]

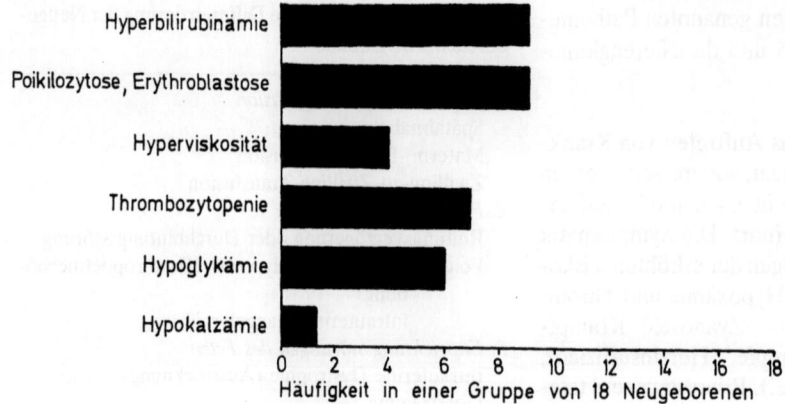

Abb. X.8. Häufigkeitsverteilung einiger Laborbefunde in Kombination mit der pathologischen Neugeborenenpolyglobulie [43]

eventuell ein erhöhter Isoagglutinintiter; bei Knaben führt die Chromosomenanalyse in Leukozyten mit Nachweis der XX-Konstellation weiter.

Differentialdiagnose. Diese betrifft vor allem die Abgrenzung von anderen Erkrankungen mit Plethora und Zyanose, z. B. von Herzfehlern und dem idiopathischen Atemnotsyndrom. Routinemäßige Hämatokritbestimmungen bei Neugeborenen tragen dazu bei, die Diagnose möglichst rasch zu stellen.

Therapie. Grundlage: Bei einer Verringerung des Hämatokritwertes von 70 auf 60 Vol% sinkt die Viskosität um 30%, während Diurese, Natriumausscheidung und glomeruläre Filtration ansteigen.
1. Aderlaß von 10–20 ml Blut/kg KG mit dem Ziel, einen Hämatokrit von 60 Vol% zu erreichen.
2. Volumenersatz des entnommenen Blutes durch ¹/₂ Volumen Plasma oder Rheomacrodex.
3. Bei Exsikkose Auffüllen des Kreislaufes mit Glucose-Elektrolyt-Infusion.
4. Alterntiv zum Volumenersatz: Eine *Verbesserung der Fließeigenschaften* des Blutes kann optimal durch eine Blutverdünnung erreicht werden. Methode: Infusion einer Lösung aus 20%igem Albumin, 5%iger Glucose und 0.9%igem NaCl im Verhältnis 1:2:1 bei gleichzeitigem Aderlaß (s. oben). Die Infusionsmenge pro 24 Stunden Dauertropf kann nach folgender Formel berechnet werden:

$$\text{ml} = \frac{\text{Gewicht (kg)} \times \text{Blutvolumen (ml)} \times (\text{Hk} - 60)}{\text{Hämatokrit}}$$

Hinweis. Die Neugeborenenpolyglobulie ist eine ernstzunehmende Erkrankung, die nicht selten übersehen oder unkritisch bewertet wird. Bei adäquater Therapie verschwinden die Symptome des Hyperviskositätssyndroms innerhalb kurzer Zeit. Wichtig ist vor allem die Verhütung bleibender Schäden am ZNS oder der Niere, außerdem die Vermeidung eines nicht erforderlichen diagnostischen und therapeutischen Aufwandes (Übersichten [20, 32, 43]).

Literatur

1. Allen, F. H., jr., Diamond, K.: Erythroblastosis Fetalis. Boston: Little, Brown and Company 1957.
2. Austin, R. F., Desforges, J. F.: Hereditary elliptocytosis: An unusual presentation of hemolysis in the newborn associated with transient morphologic abnormalities. Pediatrics **44**, 196 (1969).
3. Betke, K.: Hämatologie der ersten Lebenszeit. Ergebnisse der Inneren Medizin und Kinderheilkunde (Heilmeyer, L., Schoen, R., Glanzmann, E., de Rudder, B., Hrsg.), 9. Band Berlin-Göttingen-Heidelberg: Springer 1958.
4. Beutler, E. (Ed.): Hereditary Disorders of Erythrocyte Metabolism. New York: Grune and Stratton 1969.
5. Buchanan, G. R., Schwarz, A. D.: Impaired Erythropoietin response in anemic premature infants. Blood **44**, 347 (1974).
6. Buchanan, D., Morris, A. F.: Cord haemoglobin in low birthweight infants. Arch. Dis. Childh. **49**, 382 (1974).
7. Bunn, H. F.: Anemia versus „anemia". New Engl. J. Med. **288**, 416 (1973).
8. Carpentiere, U., Gustavson, L. P., Haggard, M. E.: Pyknocytosis in a neonate: an unusual presentation of hereditary elliptocytosis. Clin. Pediat. **16**, 76 (1977).

9. Chown, B.: Anaemia from bleeding of the fetus into the maternal circulation. Lancet **1954 I**, 1213.
10. Comittee on Nutrition: Iron supplementation for infants. Pediatrics **58**, 765 (1976).
11. Comley, A., Wood, B.: Albumin administration in exchange transfusion for hyperbilirubinemia. Arch. Dis. Childh. **43**, 151 (1968).
12. Cracco, J. B., Dower, J. C., Harris, L. E.: Bilirubin metabolism in the newborn. Proc. Mayo Clin. **40**, 868 (1965).
13. Delavoria-Papadopoulos, M., Roncevic, N. P., Oski, F. A.: Postnatal changes in oxygen transport oft term, premature and sick infants: the role of red cell 2.3 diphosphoglycerate and adult hemoglobin. Pediat. Res. **5**, 235 (1971).
14. Dallman, P. R.: Iron, Vitamin E and folate in the preterm infant. J. Pediat. **85**, 742 (1974).
15. Finne, P. H., Halvorsen, S.: Regulation of erythropoiesis in the fetus and newborn. Arch. Dis. Childh. **47**, 683 (1972).
16. Fischer, K., Poschmann, A., Schultze-Mosgau, H.: Pränatale und postnatale Behandlung der schweren Rh-Erythroblastose. Z. Geburtsh. Perinat. **179**, 319 (1975).
17. Fischer, K.: Pädiatrische Aspekte der intrauterinen Transfusion. Der Deutsche Arzt **9**, 48 (1976).
18. Fischer, K., Poschmann, A.: Morbus haemolyticus neonatorum (fetalis). Immunität und Infektion **4**, 249 (1976).
19. Gasser, C.: Heinz body anemia and related phenomena. J. Pediat. **54**, 673 (1959).
20. Gatti, R. A., Miester, A. J., Cole, R. B., Paul, M. H.: Neonatal polycythemia with transient cyanosis and cardiorespiratory abnormalities. J. Pediat. **69**, 1063 (1966).
21. Gill, F. M., Schwartz, E.: Anemia in early infancy. Pediat. Clin. N. Amer. **19**, 841 (1972).
22. Gross, S.: Hemolytic Anemia in premature infants: relationship to Vitamin E., Selenium Glutathione peroxidase and Erythrocyte lipids. Semin. Hematol. **13**, 187 (1976).
23. Gross, S., Melhorn, D. K.: Vitamin E dependent anemia in the premature infant. J. Pediat. **85**, 753 (1974).
24. Guest, G. M., Brown, E. W.: Erythrocytes and hemoglobin of the blood in infancy and childhood. Amer. J. Dis. Child. **93**, 486 (1957).
25. Humbert, J. R., Abelson, H., Hathaway, W. E., Battaglia, F. C.: Polycythemia in small for gestational age infants. J. Pediat. **75**, 812 (1969).
26. Kleihauer, E.: Fetales Hämoglobin und fetale Erythrozyten. Beih. Arch. Kinderheilkd., 53. Heft, Stuttgart: Enke 1966.
27. Kleihauer, E.: Hämoglobine. Normale und anomale Varianten. In: Humangenetik (Becker, P. E., Hrsg.), Band III/3, Stuttgart: Thieme 1976.
28. Kleihauer, E.: Anämie und Polyglobulie. Anpassung oder Krankheit. Mschr. Kinderheilk. **124**, 263 (1976).
29. Kleihauer, E., Kohne, E.: Toxische hämolytische Anämien. Blut **33**, 73 (1976).
30. Kohne, E., Kleihauer, E.: Heinzkörperbildung in Neugeborenenerythrozyten. Mschr. Kinderheilk. **122**, 56 (1974).
31. Kohne, E., Kleihauer, E.: Beziehungen zwischen Polyglobulie und Hämoglobinmuster bei Neugeborenen mit G-Trisomie. Klin. Wschr. **53**, 144 (1975).
32. Kontras, S. B.: Polycythemia and hyperviscosity syndromes in infants and children. Pediat. Clin. N. Amer. **19**, 919 (1972).
33. Leading Article: Phototherapy in neonatal jaundice. Brit. med. J. **1972 II**, 62.
34. Linderkamp, O., Versmold, H. T., Riegel, K. P., Betke, K.: Estimation and prediction of blood volume in infants and children. Europ. J. Paediat. **125**, 227 (1977).
35. Lo, S. S., Frank, D., Hitzig, W. H.: Vitamin E and haemolytic anaemia in premature infants. Arch. Dis. Childh. **48**, 360 (1973).
36. Maas, D. H. A., Schneider, J.: Behandlung der Rhesus-Erythroblastose. Fortschr. Med. **94**, 741 (1976).
37. Naiman, J. L.: Current management of hemolytic disease of the newborn infant. J. Pediat. **89**, 1049 (1972).
38. Oski, F. A., Kamazawa, M.: Metabolism of the erythrocytes in the newborn infant. Semin. Hematol. **12**, 209 (1975).
39. Oski, F. A., Naiman, J. L.: Hematologic problems in the newborn. Philadelphia and London: Saunders 1972.
40. Oski, F. A., Stockman, J. A. III.: Annotation: Anaemia in early infancy. Brit. J. Haemat. **27**, 195 (1974).
41. Podiedly, D., Musiker, S.: Twin to twin transfusion syndrome. Postgrad. Med. **47**, 172 (1970).
42. Raye, J. R., Gutberlet, R. L., Stahlman, M.: Symptomatic posthemorrhagic anemia in the newborn. Pediat. Clin. N. Amer. **17**, 401 (1970).
43. Raynaud, E. J., Godeneche, P., Gaulme, J., Malpuech, G.: Les polyglobulies néonatales. Étude clinique et physiopathologique de 44 observations. Ann. Pédiat. **19**, 803 (1972).
44. Schaffer, A. J.: Disease of the Newborn, 3. Ed. Philadelphia-London: Saunders 1971.
45. Schellong, G., Sandmann, G., Fischer, K., Poschmann, A.: Hämolytische Neugeborenenerkrankungen durch Blutfaktorenunverträglichkeit außerhalb der Rh (D)- und ABO-Inkompatibilität. Med. Wschr. **44**, 1591 (1976).
46. Schröter, W.: Neonatal and paediatric aspects of enzymopenic anaemias. In: Enzymopenic Anaemias, Lysosomes and other papers (Allan, J. D., Holt, U. S., Iveland, J. T., Pollitt, R. J. Eds.). Edinburgh and London: Livingstone 1969.
47. Schwartz, A. D.: Differentialdiagnosis of neonatal anemia. Pediatrician **3**, 107 (1974).

48. Stockman, J. A. III.: Anemia of prematurity. Semin. Hematol. **12**, 163 (1975).
49. Tauro, G. P., Danks, D. M., Rowe, P. B., van der Weyden, M. B., Schwarz, M. A., Collins, V. L., Neal, B. W.: Dihydrofolate reductase deficiency causing megaloblastic anemia in two families. New Engl. J. Med. **294,** 467 (1976).
50. Tudhope, G. R., Hopkins, J.: Lipid peroxidation in human erythrocytes in tocopherol deficiency. Acta haemat. (Basel) **53**, 98 (1975).
51. Versmold, H., Riegel, K., Betke, K.: Beziehungen zwischen der O_2-Affinität des Blutes und der Erythropoiese in den ersten Lebensmonaten. Schweiz. med. Wschr. **105**, 1592 (1975).
52. Vest, M., Signer, E., Weisser, K., Olafson, A.: A double blind study of the effect of phenobarbitone on neonatal hyperbilirubinaemia and frequency of exchange transfusion. Acta paediat. scand. **59**, 681 (1970).
53. Yenny, C. Y., Field, C. E.: Phenobarbitone therapy in neonatal hyperbilirubinaemia. Lancet **1969 II**, 135.
54. Yunis, E., Bridges, R.: The serologic diagnosis of ABO hemolytic disease of the newborn. Amer. J. clin. Path. **41**, 1 (1964).
55. Zaizov, R., Matoth, Y.: Red cell values on the first postnatal day during the last 16 weeks of gestation. Amer. J. Hemat. **1**, 275 (1976).

Kapitel X
Hämatologie des Neugeborenen

B. Das granulozytäre System

1. Der „fetale" Granulozyt *526*
   „Physiologische" Störungen der Funktion *526*

2. Erkrankungen des granulozytären Systems *528*
   Literatur *531*

1. Der „fetale" Granulozyt

Allgemeines. Die Granulozyten – wie auch die Monozyten – des Früh- und Neugeborenen unterscheiden sich morphologisch nicht von denen des älteren Kindes. Dagegen sind Abweichungen im Stoffwechsel und eine gewisse Einschränkung der Funktion nachgewiesen worden. Im Gegensatz zu den Erythrozyten wird ein „fetaler" Granulozyt nicht von einer „adulten" Zelle abgelöst; nach der Geburt kommt es nur zu einer gewissen Ausreifung, die im wesentlichen den plasmatischen Anteil der Granulozytenfunktion betrifft.

Normalwerte. Zum Zeitpunkt der Geburt überwiegen die Granulozyten im peripheren Blut. Es werden die höchsten absoluten Werte erreicht, die je unter physiologischen Bedingungen im gesamten Leben vorkommen. In den ersten Lebenstagen fallen sie dann rasch ab (s. Abb. X.9 und X.10). Eine gewisse Linksverschiebung ist in diesem Zeitraum durchaus als normal anzusehen. Die große Schwankungsbreite der Normalwerte bei Neugeborenen und besonders bei Frühgeborenen ist aus den Darstellungen in Abb. X.10 und X.11 ersichtlich.

„Physiologische" Störungen der Funktion

Verschiedene Störungen der Funktion wurden beschrieben (Übersichten bei [7, 10, 11]).

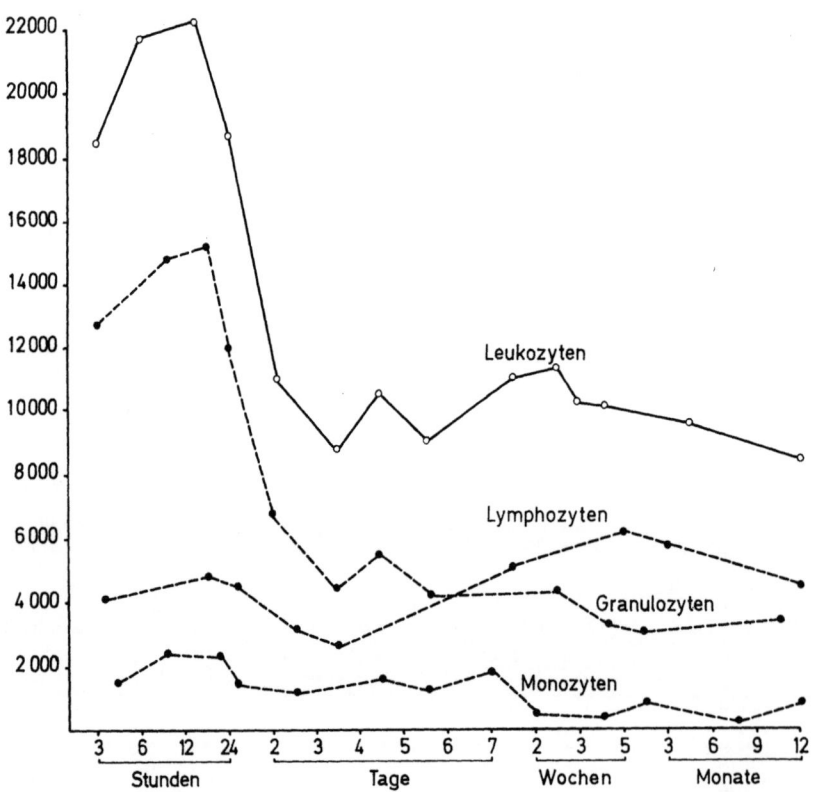

Abb. X.9. Die Entwicklung des weißen Blutbildes von der Geburt bis zum Ende des ersten Lebensjahres (nach Kato, K.: J. Pediat 7, 7 (1935)

Chemotaxis. Die Störung dieses Funktionsschrittes ist der einzige bisher nachgewiesene zelluläre Defekt. Bei reifen Neugeborenen scheinen die Granulozyten nur relativ träge auf einen chemotaktischen Reiz zu reagieren [9]. Zusätzlich ist das Serum von Früh- und Neugeborenen relativ arm an chemotaktischer Aktivität. Ein Grund dafür mag die niedrige Konzentration der Komplementkomponenten C3 und C5 bei diesen Kindern sein. Ihre Spaltprodukte besitzen eine ausgeprägte chemotaktische Aktivität. Die Konzentration von C3 korreliert zum Beispiel mit dem Gestationsalter und beträgt bei reifen Neugeborenen etwa 50% der Normalwerte bei großen Kindern und Erwachsenen [1]. Im Rebuckschen Hautfenster ist der Befund bei Neugeborenen und Erwachsenen gleich, mit Ausnahme eines verzögerten und quantitativ verminderten Auftretens von mononukleären Zellen [5].

Opsonierung. Die Opsonierung von grampositiven Keimen ist vorwiegend vom IgG abhängig, welches das Früh- und Neugeborene von der Mutter mitbekommt. Dieser Transfer durch die

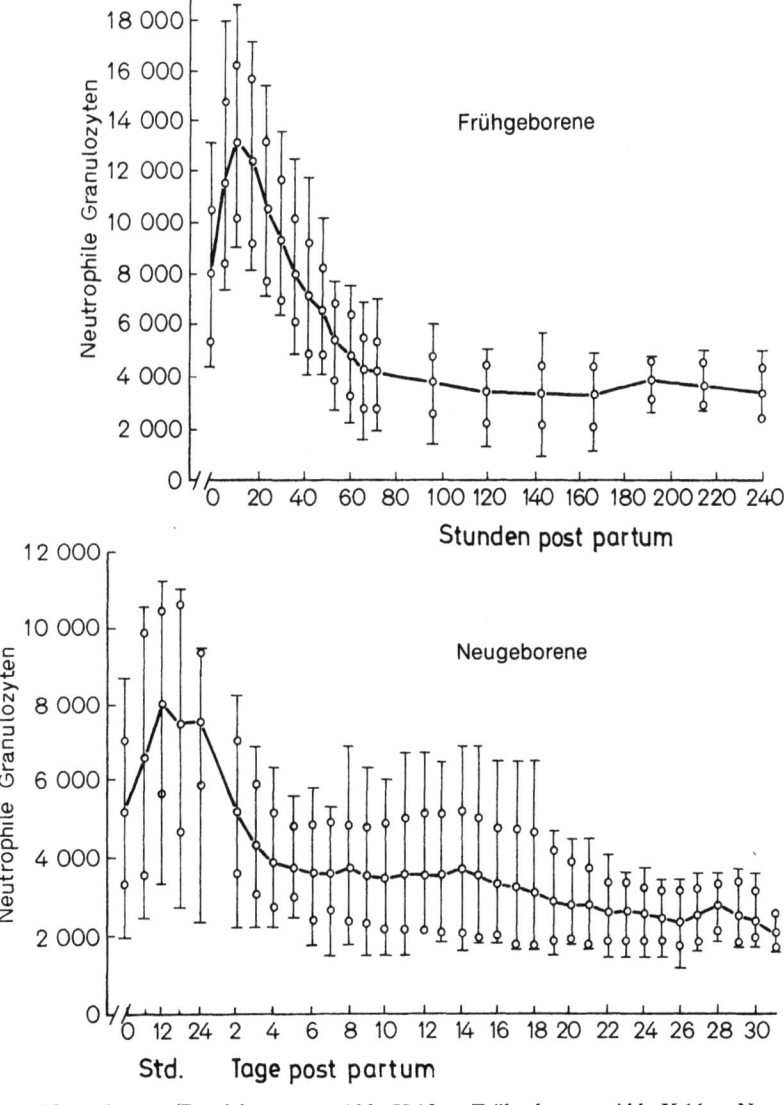

Abb. X.10. und Abb. X.11. Normalwerte (Bereich, Mittelwerte ± einfache Standardabweichung) der neutrophilen Granulozyten im Verlauf der ersten Lebenstage. Abb. X.10 = Frühgeborene; Abb. X.11 = Neugeborene (nach Xanthou, M.: Arch. Dis. Childh. *45*, 242 (1970))

Plazenta ist ein aktiver Prozeß und findet vorwiegend in den letzten zehn Wochen der Schwangerschaft statt. So kann bei Frühgeborenen vor der 34. Woche auch ein IgG-Mangel und damit ein Defekt in der Opsonierung von grampositiven Keimen bestehen. Das IgM, das bei der Opsonierung von gramnegativen Keimen eine wichtige Rolle spielt, wie auch für die Aktivierung des klassischen Komplementweges, fehlt bei allen Neugeborenen, sofern sie nicht eine intrauterine Infektion durchgemacht haben. Damit erklärt sich der bei reifen Neugeborenen nachgewiesene Opsonierungsdefekt gegen E. coli, Pseudomonas und Serratia marcescens [3, 8].

Phagozytose. Ist die Opsonierung nicht gestört, so können die Zellen von unreifen und reifen Neugeborenen normal phagozytieren [6].

Keimabtötung. Sind die Keime einmal phagozytiert, können sie auch von den Granulozyten neugeborener Kinder in normaler Weise abgetötet werden. Ein Defekt in diesem Funktionsbereich wurde bisher nicht beschrieben. In diesem Zusammenhang sollen Veränderungen des NBT-Testes (s. Kapitel III.1) kurz zusammengefaßt werden, deren Bedeutung jedoch nicht klar ist (Literatur bei [11]): Der spontane NBT-Test ist bei Neugeborenen erhöht, die Aktivität des Hexosemonophosphat-Shunts ist gesteigert. Beides normalisiert sich etwa 4 Wochen nach der Geburt. Frühgeborene scheinen im Gegensatz zu älteren Kindern bei Infektionen eher mit einer Abnahme von NBT-positiven Zellen zu reagieren, deren Zahl bei Neugeborenen unter 2000 g von sich aus schon niedriger liegt als bei Kindern mit höherem Geburtsgewicht.

2. Erkrankungen des granulozytären Systems

Allgemeines. Neben den oben beschriebenen physiologischen Veränderungen sind alle angeborenen Defekte zum Zeitpunkt der Geburt bereits voll ausgebildet. Außer den Funktionsdefekten sind es angeborene oder erworbene Neutropenien oder Agranulozytosen, die schon im Neugeborenenalter zu schwersten Komplikationen führen können. An folgende Erkrankungen muß gedacht werden (s. Kapitel III.4.1 bzw. III.4.4):
1. Angeborene Funktionsdefekte
2. Neutropenien:
   Retikuläre Dysgenesie
   M. Kostmann
   Maligne familiäre Neutropenie
   Immunneutropenie

Immunneutropenien. Aus der Gruppe der möglichen Erkrankungen soll nur auf die Immunneutropenie eingegangen werden. Wie bei der Blutgruppeninkompatibilität kann es auch zur Antikörperbildung gegen kindliche Granulozyten durch die Mutter kommen. Diese gehen dann auf das Kind über und verursachen eine Neutropenie. Ihr Nachweis ist bisher nur in seltenen Fällen gelungen. Klinisch findet man schon bei der Geburt eine extreme Neutropenie oder Agranulozytose. Im Knochenmark ist die Myelopoese massiv gesteigert, es fehlen jedoch die reifen Stufen ab den Jugendlichen. Im allgemeinen normalisieren sich die Befunde in 3 bis 4 Wochen. Nicht selten bleibt die Erkrankung ein Zufallsbefund. Über die Häufigkeit liegen keine Daten vor. Die Mütter sind meistens Multiparae.

Kapitel X
Hämatologie des Neugeborenen

C. Das lymphatische System

1. Der „fetale" Lymphozyt *530*
    Die zelluläre Immunität des Neugeborenen *530*
    Die humorale Immunität des Neugeborenen *530*

2. Erkrankungen des Immunsystems *530*
    Literatur *531*

1. Der „fetale" Lymphozyt

Allgemeines. Die Immunkompetenz des Feten entwickelt sich im 3. bis 5. Schwangerschaftsmonat (s. Kapitel V.A.2). Wie bei den Granulozyten kann man auch bei den Lymphozyten keine „fetale" Zelle abgrenzen. Bei der Geburt sind die beiden Anteile des Immunsystems voll entwickelt. Über mögliche Einschränkungen dieser Aussage wird diskutiert (Übersichten bei [7, 10]).

Normalwerte. Zum Zeitpunkt der Geburt machen die Lymphozyten den geringeren Teil des peripheren Blutes aus. Doch schon nach wenigen Tagen sind sie die dominierenden Zellen, was sie für die ersten Jahre der Kindheit bleiben (s. Tabelle V.A.2 und Abb. X.9).

Die zelluläre Immunität des Neugeborenen

Die Reaktion der T-Zellen auf unspezifische Proliferationsreize (PHA, Concanavalin A, allogene Zellen etc.) ist bei Früh- und Neugeborenen normal. Nicht selten werden sogar gesteigerte DNA- und RNA-Syntheseraten ohne Stimulation bei Lymphozyten aus dem Nabelschnurblut gemessen [12]. Im Vergleich zu späteren Lebensaltern findet sich eine relative Verminderung, aber eine absolute Vermehrung der T-Zellen im peripheren Blut von Neugeborenen [2]. Die Freisetzung von Lymphotoxin scheint bei den T-Zellen des Neugeborenen gestört zu sein [4].
Die Hautteste vom verzögerten Typ (z. B. DNCB) ergeben bei Früh- und Neugeborenen eine verminderte Reaktionsfähigkeit. Dies scheint jedoch eher ein Spezifikum der Neugeborenenhaut zu sein, auf einen solchen Reiz mit einer geringeren Entzündungsreaktion zu antworten. Möglicherweise spielt dabei eine Unterfunktion der Makrophagen eine Rolle [7]. Insgesamt sind die Befunde noch recht widersprüchlich. Vieles spricht dafür, daß die zelluläre Immunität zum Zeitpunkt der Geburt im wesentlichen voll ausgebildet ist.

Die humorale Immunität des Neugeborenen

Das Neugeborene ist bei der Geburt mit dem IgG der Mutter ausgestattet. Der Transfer durch die Plazenta ist ein aktiver Prozeß, der vorwiegend im letzten Trimenon der Schwangerschaft stattfindet. So kann bei Frühgeborenen vor der 34. Schwangerschaftswoche auch eine Erniedrigung des IgG bestehen.
Das Ausmaß dieser übertragenen passiven Immunität hängt natürlich von dem Spektrum der Antikörper ab, das bei der Mutter zu finden ist. Der dadurch vorhandene Schutz kann je nach Erreger verschieden lang anhalten. Während z. B. die Antikörper gegen Pertussis nur 1–2 Monate wirksam bleiben, reicht der Schutz gegen Masern und andere Viruserkrankungen eventuell über ein halbes Jahr aus. Es darf dabei nicht vergessen werden, daß diese Antikörper eventuell eine auszubildende Immunantwort des Säuglings verhindern. Dies wird als Ätiologie für die transitorische Hypogammaglobulinämie diskutiert.
Die Produktion der anderen Immunglobuline beginnt sofort nach der Geburt (s. Kapitel V.A.2). Das Kind bekommt also ein funktionsfähiges humorales Immunsystem mit auf den Weg. Die wesentliche Beeinträchtigung liegt in den fehlenden spezifischen IgM-Antikörpern, die das Kind sich erst durch den Kontakt mit den verschiedensten Antigenen erwerben muß. Es spricht einiges dafür, daß die humorale Immunantwort des Neugeborenen und kleinen Säuglings qualitativ nicht so ausgeprägt ist wie bei größeren Kindern.

2. Erkrankungen des Immunsystems

Allgemeines. Neben den oben beschriebenen physiologischen Defizienzen können beim Neugeborenen angeborene Defekte des T-Zellsystems klinisch relevant werden. Die Erfahrung zeigt jedoch, daß nur in seltenen Fällen die ersten Symptome im Neugeborenenalter auftreten. Das

gilt natürlich nicht für die Tetanie aufgrund des Hypoparathyreoidismus beim Di George-Syndrom (s. dort), die in den ersten Lebenstagen auftritt und ein Leitsymptom für diese Erkrankung ist. Reine humorale Immundefekte sind praktisch nie die Ursache einer Infektion bei Früh- und Neugeborenen. An folgende angeborene Erkrankungen muß jedoch gedacht werden, wobei die Enteritis als klinisches Symptom ganz im Vordergrund steht (s. Kapitel V.A.4):
Di George-Syndrom
Schwere, kombiniere Immundefekte
Retikuläre Dysgenesie
Die fatalen Folgen einer BCG-Impfung bei diesen Kindern, wie die einer Graft-versus-host-Reaktion aufgrund einer Bluttransfusion, manifestieren sich nicht mehr in der Neugeborenenzeit.

Literatur

1. Adinolfi, M.: Levels of two components of complement C4 and C3 in human fetal and newborn sera. Develop. med. Child Neurol. **12**, 306 (1970).
2. Davis, R. H., Gallant, S. P.: Nonimmune rosette formation: A measure of the newborn infant's cellular immune response. J. Pediat. **87**, 449 (1975).
3. Dosset, J. H., Williams, R. C., Quie, P. G.: Studies on interaction of bacteria serum factor and polymorphonuclear leukocytes in mothers and newborns. Pediatrics **44**, 49 (1969).
4. Eife, R., Eife, G., Kuhre, W., August, C.: Lymphotoxin production and blast cell transformation by newborn lymphocytes. Clin. Res. **22**, 227 (1974).
5. Eitzman, D. V., Smith, R. T.: The non-specific inflammatory cycle in the neonatal infant. Amer. J. Dis. Child. **97**, 326 (1959).
6. Forman, M. L., Stiehm, E. R.: Impaired opsonic activity but normal phagocytosis in low birth weight infants. N. Engl. J. Med. **281**, 926 (1969).
7. Gotoff, S. P.: Neonatal immunitiy. J. Pediat. **85**, 149 (1974).
8. Mc Cracken, G. H. jr., Eichenwald, H. F.: Leukocyte function and the development of opsonic and complement activity in the neonate. Am J. Dis. Child **121**, 121 (1971).
9. Miller, M. E.: Chemotactic function in the human neonate: Humoral and cellular aspects. Pediat. Res. **5**, 487 (1971).
10. Miller, M. E.: The immunodeficency of immaturity. In: Immunological Disorders in infants and children (Stiehm, E. R., Fulginiti, V. A., Eds.). Philadelphia–London: Saunders (1973).
11. Niethammer, D., Wildfeuer, A., Kleihauer, E., Haferkamp, O.: Granulozytendysfunktion. I. Angeborene Störungen: Klin. Wschr. **53**, 643 (1975); II. Erworbene Störungen: Klin. Wschr. **53**, 739 (1975).
12. Winter, G. C. B., Byles, A. B., Yoffey, J. M.: Blood lymphocytes in newborn and adult. Lancet **1965 II**, 932.

Kapitel X
Hämatologie des Neugeborenen

D. Hämostase

1. Das thrombozytäre System *534*
   Der fetale Thrombozyt *534*
     Qualitative Besonderheiten *534*
     Quantitative Besonderheiten (Normalwerte) *534*

   Erkrankungen des thrombozytären Systems *534*
     Störungen der Funktion *534*
     Thrombozytopenien *535*
       Infektiös bedingte Thrombozytopien *535*
       Immunthrombozytopien *537*
       Neugeborenen-Thrombozytopenie infolge passiver Immunisierung *537*
       Neugeborenen-Thrombozytopenie infolge aktiver Immunisierung:
       Isoimmunthrombozytopenie *538*
       Neugeborenen-Thrombozytopenie infolge Aplasie der
       Megakaryopoese *539*

Literatur *540*

2. Das plasmatische Gerinnungssystem *540*
   Physiologie der Blutgerinnung in der Neonatalperiode *540*
     Faktoren *540*
     Fibrinogen *540*
     In vitro-Teste *541*

   Pathologie der Blutgerinnung in der Neonatalperiode *541*
     Gerinnungsstörungen *541*
       Hereditäre Koagulopathien *542*
       Erworbene Gerinnungsstörungen *542*
       Spezielle Syndrome mit intravasaler Gerinnung *545*
     Klinische Symptome der neonatalen Koagulopathien *545*
     Gerinnungsstörungen bei Risikoschwangerschaften *546*
     Therapie der Neugeborenen-Gerinnungsstörungen *546*
       Therapie der Produktionskoagulopathie *547*
       Therapie der Verbrauchskoagulopathie *547*

Literatur *547*

1. Das thrombozytäre System

Der fetale Thrombozyt

Es gibt gute Gründe zu der Annahme, daß in der Neugeborenenperiode ein Thrombozyt existiert, der andere Eigenschaften aufweist als der Thrombozyt des Erwachsenen. Diese Eigenschaften beziehen sich auf in vitro Testungen quantitativer funktioneller Fähigkeiten, die außerdem noch zwischen reif- und frühgeborenen Neugeborenen differieren, deren physiologische Bedeutung jedoch unbekannt ist.

Ontogenetische Entwicklung. Megakaryozyten werden ab der 10. Fetalwoche in der Leber und Milz gebildet. Nach der 30. Woche sind Megakaryozyten in normaler Anzahl und morphologischer Ausprägung im Knochenmark nachweisbar. Bereits ab der 10. Fetalwoche sind regelmäßig Thrombozyten im peripheren Blut vorhanden, deren Anzahl bis zur termingerechten Geburt auf Erwachsenenwerte ansteigt.

Qualitative Besonderheiten

Thrombozyten Frühgeborener weisen eine deutlich geringere Aggregation mit ATP, eine verminderte Ausbreitung und eine verminderte Retraktion auf. Im Hinblick auf die Auswirkung auf die Blutungszeit, die nur bei sehr kleinen Frühgeborenen verlängert ist, muß auch die veränderte Gefäßfunktion mit in Betracht gezogen werden, deren Bedeutung allerdings kaum eingeschätzt werden kann. Bei reifen Neugeborenen, deren Blutungszeit sogar kürzer ist als bei Erwachsenen, ist ebenfalls, wenn auch in geringerem Maße, die Aggregations- und Ausbreitungsfähigkeit der Thrombozyten herabgesetzt. Weitere Unterschiede im Vergleich zu Thrombozyten Erwachsener und größerer Kinder bestehen in der verminderten Freisetzung von Serotonin und 5-Hydroxytryptamin (Membranfunktion ?), in dem höheren Glucoseverbrauch und der geringeren Pyruvatbildung. Die genannten Differenzen sind Laborergebnisse, die bei in vitro Testen erhoben wurden und die wahrscheinlich keine Beziehung zu klinisch relevanten in vitro Funktionen haben.

Qualitative Besonderheiten (Normalwerte)

Bei Neugeborenen liegt die Thrombozytenzahl im Mittel etwas niedriger als bei älteren Kindern und Erwachsenen. Nach einer Studie von Ablin et al. [2] beträgt der Mittelwert in den ersten vier Lebenstagen 200000/µl mit einem Schwankungsbereich zwischen 84000 und 478000/µl. Die Normalwerte bei Frühgeborenen differieren am ersten Lebenstag in Abhängigkeit vom Geburtsgewicht [1, 15]. Insgesamt weisen die Thrombozytenwerte eine erhebliche Schwankungsbreite auf, die sich aus den Extremwerten von 15000–264000 ablesen lassen (Tabelle X.18). Bei 2–5% der Frühgeborenen finden sich während der zweiten und dritten Lebenswoche weniger als 100000 Blutplättchen/µl, ohne daß eine hämorrhagische Diathese damit verbunden ist [1].

Erkrankungen des thrombozytären Systems

Störungen der Funktion

Definition. Veränderungen der Thrombozytenfunktion (Thrombozytopathien) sind dadurch definiert, daß sie bei normaler Thrombozytenzahl

Tabelle X.18. Normalwerte der Thrombozytenzahlen bei Frühgeborenen und Neugeborenen am ersten Lebenstag mit Angabe der Mittelwerte und Schwankungsbreiten (Daten nach Ablin [2], Fogel et al. [6] und Schulz et al. [15])

	Mittelwert/ µl	Schwankungsbreite/µl
Reife Neugeborene	200000	84000–478000
Frühgeborene: Geburtsgewicht < 1550 g	96500	43000–184000
Geburtsgewicht 1600–2500 g	124000	15000–264000

Blutungsübel hervorrufen. Funktionsstörungen können als hereditäre Defekte oder als prä- oder postnatal erworbene Krankheiten auftreten.

In der *Gruppe der erblichen Anomalien* besitzt die Thrombasthenie Glanzmann-Naegeli die größte praktische Bedeutung [5, 17]. Der Erbgang ist autosomal rezessiv. Schon bei Neugeborenen treten die charakteristischen Merkmale in Erscheinung: eine verlängerte Blutungszeit, eine gestörte Gerinnsel-Retraktion und eine verminderte ADP-abhängige Thrombozytenaggregation [17].

Erworbene Thrombozytenfunktionsanomalien werden am häufigsten durch Medikamenteneinnahme der Mutter verursacht. In erster Linie kommt das Aspirin als Aggregations-hemmende Substanz in Frage. Seltener wurde eine verminderte Aktivität des Plättchenfaktors III oder eine fehlende Gerinnsel-Retraktion beschrieben [9]. Nur ausnahmsweise sind die genannten Störungen mit einer klinisch apparenten Blutungsneigung kombiniert; ihre Bedeutung ist nicht geklärt.

Zur Information über weitere Funktionsdefekte wird auf das Kapitel IX verwiesen.

Thrombozytopenien

Definition. Bei reifen Neugeborenen sind Thrombozytenzahlen unter 100000/µl, bei Frühgeborenen Werte unter 80000/µl als erniedrigt anzusehen. Die untere Grenze derjenigen Thrombozytenzahl, bei der obligat petechiale Blutungen auftreten, ist individuell verschieden.

Ätiologie, Pathogenese, Klassifizierung. Prinzipiell kann eine Thrombozytopenie durch eine verminderte Produktion, eine gesteigerte Destruktion bzw. einen erhöhten Verbrauch, außerdem durch die Kombination mehrerer Mechanismen ausgelöst werden. Den verschiedenen Formen liegen ursächlich definierte Faktoren zugrunde, die in Tabelle X.19 aufgeführt sind. Bezogen auf die klinische Bedeutung sind die infektiös bedingten Thrombozytopien und die Immunthrombozytopenien am wichtigsten und kommen gleichzeitig auch am häufigsten vor. Weitaus seltener werden hereditäre oder erworbene Aplasien der Megakaryozyten beobachtet.

Infektiös bedingte Thrombozytopenien

Vorkommen, Ätiologie. Eine progrediente Erniedrigung der Thrombozytenzahl mit Purpura ist ein charakteristisches Begleitsymptom von

Tabelle X.19. Ätiologische Differenzierung der Thrombozytopenie bei Neugeborenen

Erworbene Formen

Infektionen
  Bakterielle Infektionen, speziell Sepsis; Virusinfekte, speziell Zytomegalie, Röteln, Herpes simplex; Protozoen-Infekte, speziell Toxoplasmose

Immunthrombozytopenien
Passive Immunmechanismen (von der Mutter)
  Medikamenteninduzierte Thrombozytopenie
  Idiopathische Thrombozytopenie (ITP)
  Thrombozytopenie bei mütterlichem Lupus erythematodes (L. E.)
Aktive Immunmechanismen
  Isoimmun-Thrombozyteninkompatibilität
  Bei Rh-Inkompatibilität und/oder Austauschtransfusion

Medikamenteninduzierte Thrombozytopenien
(Medikamentenanwendung bei der Mutter)
  Diuretika
  Thiazide
  Tolbutamid

Disseminierte intravaskuläre Gerinnung
  Sepsis
  Geburtshilfliche Komplikationen: Plazenta-Abriß, Eklampsie
  Fruchtwasserembolie
  Anoxie
  Riesenhämangiom
  Polyglobulie
  Nierenversagen

Hereditäre Formen

Thrombozytenproduktionsstörungen
Isolierte kongenitale hypoplastische Thrombozytopenien
  Kongenitale amegakaryozytäre Thrombozytopenie mit Radiusaplasie
  Kongenitale hypoplastische Thrombozytopenie mit Mikrozephalie
Thrombozytopenien im Rahmen verschiedener Syndrome
  Thrombozytopenie im Rahmen der Panzytopenie Typ Fanconi
  Thrombozytopenie bei Trisomie D_1 (13) und E (18)
  Wiskott-Aldrich-Syndrom
  May-Hegglin-Anomalie
Thrombozytopenien im Rahmen verschiedener Grundkrankheiten
  Kongenitale Leukämie
  Thrombotisch-thrombozytopenische Purpura
  Hereditäre Stoffwechseldefekte (Hyperglycinämie, Methylmalonacidurie, Isovalerianacidämie, kongenitale Thyreotoxikose)

Neugeborenen-Infektionen. Am häufigsten muß bei bakterieller Sepsis (vor allem mit gramnegativen Erregern) und bei einigen konnatalen Virusinfektionen (vor allem Zytomegalie, Rubella, Herpes simplex) bzw. bei der Toxoplasmose mit einer Thrombozytopenie gerechnet werden Als Ursache für die Abnahme der Thrombozytenzahl kommen verschiedene Faktoren in Frage, u. a. verminderte Produktion oder Entlassung in die Peripherie, vermehrter Verbrauch und verkürzte Lebenszeit. Die Wertigkeit der Einzelfaktoren wird durch die Schwere des Krankheitsbildes (Toxine, Schock) bestimmt.

Klinische Symptome. Leitsymptom sind petechiale Blutungen in Haut und Schleimhäute, kleinere Hämatome und Ekchymosen. Bei schwerer Ausprägung kommt es zu generalisierten Blutungen mit Hämatemesis, Melaena, Hämaturie, Blutungen aus dem Nabelschnurrest und aus Blutentnahmestellen. Das Auftreten von Schock mit grau-blassem Hautkolorit, Atem- und Kreislaufstörungen und neurologischen Symptomen kann als Hinweis für eine intrakranielle Blutung gewertet werden.

Darüber hinaus wird das klinische Bild auch von der zugrundeliegenden Infektionskrankheit geprägt. In der Mehrzahl der Fälle bestehen lebensbedrohliche Krankheitszeichen mit Ikterus, Zyanose, Blässe und Hepatosplenomegalie. Hinzu kommen die jeweils spezifischen Veränderungen in Abhängigkeit vom Krankheitserreger bzw. der bereits eingetretenen Organschädigung (Tabelle X.20).

Hämatologische Kriterien. Zusätzlich zur Thrombozytopenie entwickelt sich oft eine hämolytische Anämie, erkennbar an abfallenden Hämoglobin- und Hämatokritwerten, steigenden Retikulozytenzahlen und an der Ausschwemmung von Erythroblasten ins periphere Blut. Knochenmarkbefunde bzw. Angaben über den Gehalt des Markes an Megakaryozyten liegen nur vereinzelt vor. Sowohl eine Verminderung als auch eine Steigerung der Megakaryopoese wurde berichtet [10].

Der Thrombozytopenie als diagnostisches Kriterium einer Sepsis geht eine Veränderung der Granulozyten um Stunden voraus.

Andere Laborbefunde. Die spezifische Labordiagnostik beinhaltet vor allem den Erregernachweis mit bakteriologischen, virologischen und serologischen Methoden. Beweisend für eine intrauterine Infektion ist ein erhöhter IgM-Spiegel im kindlichen Blut. Im übrigen sind jene Teste anzuwenden, die zur Differenzierung von Thrombozytopenien üblich sind (s. Kapitel IX).

Tabelle X.20. Gegenüberstellung einiger klinischer und hämatologischer Symptome zur Differenzierung von kongenitalen Infektionen

	Ikterus	Anämie	Hepatosplenomegalie	Thrombozytopenische Purpura	Andere typische Symptome
Zytomegalie	häufig	variabel	regelmäßig	häufig	Ekchymosen, Mikrozephalie, intrakranielle Verkalkungen, Chorioretinitis
Toxoplasmose	häufig	häufig	regelmäßig	selten	Neurologische Erscheinungen, Chorioretinitis, Hauterscheinungen, Mikrozephalie, Mikrophthalmie, intrazerebrale Verkalkungen
Lues	häufig	häufig	regelmäßig	selten	Rhinitis, mukokutane Läsionen, Osteochondritis
Bakterielle Sepsis	häufig	häufig	häufig	häufig	Schock, oft Leukopenie mit Linksverschiebung
Röteln	selten	variabel	selten	häufig	Katarakt, Glaukom, Taubheit, Herzfehler, Meningoenzephalitis

Die Normalisierung der Thrombozytenzahl mit Überstehen der Infektion ist ein zusätzliches Indiz für die Auslösung durch die Infektion.

Therapie. Im Vordergrund steht die Behandlung der Grundkrankheit. Schwere Blutverluste machen die Transfusion von Frischblut oder Erythrozyten erforderlich. Wirksamer ist die Durchführung einer oder mehrerer Austauschtransfusionen. Die Anwendung von Kortikosteroiden hat keinen Einfluß auf die Thrombozytenzahlen gezeigt. Demgegenüber wird nach Gabe von Thrombozytenaggregationshemmern (Acetylsalicylsäure: Aspirin, Colfarit) ein Anstieg der Thrombozytenzahlen beobachtet.

Prognose. Diese ist in erster Linie abhängig von der Grundkrankheit. Bei Therapieerfolg steigen die Thrombozytenzahlen allmählich auf Normalwerte an, Purpura und Hämorrhagien verschwinden. Der Normalisierungsprozeß kann allerdings Wochen bis Monate dauern.

Immunthrombozytopenien

Einteilung. Antithrombozytäre Antikörper können passiv erworben, d. h., von der Mutter diaplazentar übertragen werden oder infolge aktiver Immunisierungsprozesse im kindlichen Organismus entstehen. Die diaplazentare Übertragung kommt hauptsächlich bei drei Krankheiten vor:
1. Bei mütterlicher idiopathischer Thrombozytopenie (ITP),
2. Bei medikamenteninduzierter mütterlicher Thrombozytopenie,
3. Bei Lupus erythematodes der Mutter.

Eine aktive Immunisierung wird durch eine Plättcheninkompatibilität (= Isoimmunthrombozytopenie) ausgelöst; sie liegt außerdem den Begleit-Thrombozytopenien bei Rh-Inkompatibilität und/oder nach Austauschtransfusionen zugrunde. Pathophysiologische Grundlage bilden differente Plättchen-Antigensysteme von Kind und Mutter bzw. Spender.

Neugeborenen-Thrombozytopenie infolge passiver Immunisierung

Pathogenese. Das Risiko einer Krankheitsmanifestation bei Neugeborenen von Müttern mit ITP ist abhängig von der Aktivität des Immunprozesses zum Zeitpunkt der Entbindung. Bei 50–85% der Kinder von Müttern mit deutlich erniedrigter Thrombozytenzahl muß auch mit einer Verminderung der Blutplättchen beim Kind gerechnet werden, während nur bei 0–20% der Kinder von erfolgreich splenektomierten Frauen (d. h. mit normalen Thrombozytenzahlen bei der Entbindung) eine Thrombozytopenie auftritt [3, 16].
Medikamenteninduzierte Immunthrombozytopenien werden hauptsächlich nach Einnahme von Sulfonamiden, Malariamitteln und Diuretika (Thiazide) beobachtet. Sie beruhen auf einer spezifischen Empfindlichkeit (Idiosynkrasie) der betroffenen Individuen, so daß sie auf die Medikamente mit der Produktion von Plättchen-Antikörpern gegen einen Medikamenten-Hapten-Komplex reagieren [7, 8, 13, 16].
Neugeborene Kinder von Müttern mit Lupus erythematodes sind durch die Plazenta-Passage von Antikörpern gefährdet, die als Thrombozytenagglutinine eine beschleunigte Destruktion der Blutplättchen verursachen.

Häufigkeit. Exakte Zahlenangaben sind nicht bekannt. Es besteht eine direkte Korrelation zur Häufigkeit der Immunthrombozytopenien bei erwachsenen Frauen.

Klinische Symptomatik. Die Mehrzahl der betroffenen Neugeborenen kommt mit ausgedehnten petechialen Blutungen und Hämorrhagien zur Welt. Typisch ist die Ausdehnung der Purpura auf alle Körperregionen und die Zunahme der Petechien nach der Geburt. Blutungen aus den inneren Organen mit Hämatemesis, Melaena und Hämaturie können das Krankheitsbild zusätzlich komplizieren. Intrakranielle Blutungen sind nur selten zu befürchten.

Hämatologische Kriterien. Die Zahl der Thrombozyten liegt in der Regel zwischen 5000 und 10000/µl, bei leichteren Verlaufsformen findet man knapp unterhalb der Normgrenze erniedrigte Thrombozytenzahlen. Die Hämoglobinkonzentration ist zunächst normal, später kann sich eine Anämie mit entsprechenden Zeichen einer Regeneration entwickeln. Im Knochenmark sind massenhaft Megakaryozyten nachweisbar, darunter viele jugendliche Formen.

Spezifische Laborbefunde. Serologische Tests zur Demonstration antithrombozytärer Antikörper führen nur selten zu einem positiven Ergebnis, so daß meistens darauf verzichtet wird.

Therapie. Therapeutische Maßnahmen sind nur bei schweren Blutungen bzw. zur Abwehr einer intrakraniellen Hämorrhagie erforderlich. Sie bestehen in Austauschtransfusionen zur Elimination der Antikörper, in Bluttransfusionen und Thrombozytensubstitution. Bei Verwendung von Präparationen in speziellen ACD-Lösungen mit pH 6,5 verringert sich die Gefahr der Thrombozytenaggregation [10, 11]. Kortikosteroide haben keinen signifikanten Effekt [11].

Prognose. Die Mehrzahl der passiven Immunthrombozytopenien bei Neugeborenen sind transitorische, selbstlimitierende Erkrankungen mit gutartigem Verlauf. Ohne Thrombozytensubstitution wird die Mortalität mit annähernd 10% angegeben. Die Dauer der Thrombozytopenie erstreckt sich auf einen Zeitraum von einer Woche bis zu vier Monaten. Die Gefahr größerer Blutverluste wird nach Ablauf der ersten Lebenstage immer geringer.

Neugeborenen-Thrombozytopenie infolge aktiver Immunisierung: Isoimmunthrombozytopenie

Pathogenese. Die Erkrankung wird durch eine Inkompatibilität von fetalen und mütterlichen Thrombozytenantigenen ausgelöst. Die Voraussetzung ist der Übertritt kindlicher Thrombozyten in den Kreislauf der Mutter [17] mit darauf folgender Sensibilisierung, d. h., Produktion von Agglutininen gegen die kindlichen Thrombozyten [7, 12].

Vorkommen. Nach Angaben von Shulman et al. [14] beträgt die Häufigkeit etwa 1–2 Fälle auf 10000 Neugeborene. Erstgeborene Kinder sind am häufigsten betroffen, unabhängig davon, ob die Mutter früher Bluttransfusionen erhalten hat.

Klinische Symptomatik. Das klinische Bild entspricht demjenigen der Immunthrombozytopenie bei mütterlicher ITP (s. oben). Schwere Hämorrhagien kommen allerdings bei der Isoimmunisierung öfter vor und ca. 10–14% der Kinder sind durch eine Hirnblutung besonders gefährdet. Innerhalb von Minuten bis Stunden nach der Geburt werden Haut und Schleimhäute am ganzen Körper mit Petechien, Ekchymosen und kleineren Hämatomen übersät. Nicht selten entwickeln sich ausgedehnte Kephalhämatome. Nach 2–3 Tagen ist ein Ikterus vorhanden. Leber und Milz sind nicht vergrößert, der Allgemeinzustand in der Regel nur wenig beeinträchtigt.

Tabelle X.21. Manifestation verschiedener Formen von Thrombozytopenien (TP) bei Neugeborenen

	Anamnese		Befund			
	Frühere Kinder erkrankt	Mutter erkrankt	Medikamenteneinnahme der Mutter	Ikterus	Hepatosplenomegalie	Mißbildungen
Immun-Thrombozytopenien						
Mütterliche ITP	+/−	ITP	−	−	−	−
Medikamenteninduzierte TP	+/−	Purpura	+	−	−	−
Isoimmun-TP	+/−	−	−	+/−	−	−
Mütterlicher L. E.	+/−	Arthritis Hauterscheinungen Nephropathie	−	−	−	−
Infektiösbedingte TP						
Bakterielle Infektionen	−	−	−	+	+/−	−
Virus- oder Protozoen-Infektionen	−	Apparente Erkrankung	−	+	+	−
Toxische (medikamenteninduzierte) TP	+/−	−	Thiazide	−	−	−

Hämatologische Kriterien. Die Thrombozytenzahl liegt unter 30000/µl und nicht selten unter 5000 bis 1000/µl. Eine Anämie ist nicht obligat. Durch Kreuzreaktionen der Antikörper mit Leukozyten kann eine Leukozytopenie entstehen. Im Knochenmark ist die Anzahl der Megakaryozyten erhöht oder normal, selten fehlen die Megakaryozyten völlig.

Andere Laborbefunde. Je nach dem Ausmaß der Resorption von Blutfarbstoffabbauprodukten aus Hämatomen steigt das Bilirubin langsam auf 15–20 mg/100 ml Serum (selten darüber) an.
Zahlreiche serologische Methoden sind zum Nachweis der Antikörper entwickelt worden, die speziellen Laboratorien vorbehalten sind. Die größte Aussage ist von solchen Tests zu erwarten, bei denen die Komplement-Fixationstechnik angewendet wird [11, 13, 14].

Therapie. Eine Behandlung ist nur bei starken Blutungen erforderlich. Der Wert von Kortikosteroiden ist umstritten. Amegakaryozytäre Formen mit Thrombozytenzahlen unter 10000/µl gelten als Indikation für Thrombozytensubstitutionen.

Prognose. Bei unbehandelten Kindern ist die Mortalitätsrate abhängig vom Auftreten einer Hirnblutung. Im Gegensatz zur passiven Immunisierung normalisieren sich bei der Plättcheninkompatibilität die Thrombozytenzahlen innerhalb 2–3 Wochen nach der Geburt.

Neugeborenen-Thrombozytopenie infolge Aplasie der Megakaryopoese

Diese seltene Krankheitsgruppe umfaßt diverse ätiologisch differente Syndrome, zu denen auch die hereditären Thrombozytopenien gehören. Eine Übersicht findet sich in Tabelle IX.A.3. Die einzelnen Formen sind ausführlich in Kapitel IX.A beschrieben. Das gemeinsame Charakteristikum ist eine Suppression der Megakaryozytenproduktion im Knochenmark. Ausnahmen bilden Formen mit Ausreifungshemmung bzw. gestörter Freisetzung der Thrombozyten aus abnormen Megakaryozyten. In Abhängigkeit vom Schweregrad der hämorrhagischen Diathese und den syndromabhängigen Veränderungen besteht eine große Variabilität der klinischen Erscheinungen. Die Erkrankungen sind nicht spezifisch für das

Tabelle X.21. Fortsetzung

	Laborbefunde				
	Hämatologische Begleitsymptome*	Megakaryozyengehalt im Knochenmark	Thrombozyten-Antikörper (Mutter)	Thrombozytopenie bei der Mutter	Dauer der Thrombozytopenie
Immun-Thrombozytopenien					
Mütterliche ITP	–	↑ (selten ↓)	+	+	bis zu 3–4 Monaten
Medikamenteninduzierte TP	–	↑ (selten ↓)	+	+	bis zu 1 Woche
Isoimmun-TP	–	↑ (selten ↓)	+	–	nach 2–3 Wochen über 60000
Mütterliche L.E.	± Anämie, Granulozytopenie	nicht untersucht	+	+	bis zu 1 Woche
Infektiös-bedingte TP					
Bakterielle Infektionen	± Gerinnungsstörungen	nicht untersucht	–	–	entsprechend der Aktivität der Infektion
Virus- oder Protozoen-Infekte	Hämolytische Anämie	nicht untersucht	–	–	oft mehrere Monate
Toxische (medikamenteninduzierte) TP	± Leukopenie	↓	0	0	2–12 Wochen

* Bei schweren Blutungen kann bei allen Formen eine Anämie auftreten.

Neugeborenenalter. Für die detaillierte Beschreibung sei auf Kapitel IX.A verwiesen.
Ein schematischer Leitfaden zur diagnostischen Differenzierung der Neugeborenen-Thrombozytopenie findet sich in Tabelle X.21.

Literatur

1. Aballi, A. J., Puarondh, Y., Desposito, F.: Platelet counts in the thriving premature infants. Pediatrics **42**, 685 (1968.)
2. Ablin, A. R., Kushner, J. H., Murphy, A., Zipplin, C.: Platelet enumeration in the neonatal period. Pediatrics **28**, 822 (1961).
3. Anthony, B., Krivit, W.: Neonatal thrombocytopenid purpura. Pediatrics **30**, 776 (1962).
4. Aster, R. H., Jandl, J. H.: Platelet sequestration in man. II. Immunological and clinical studies. J. clin. Invest. **43**, 856 (1964).
5. Bowie, E. J. W., Thompson, J. H., jr., Owen, C. A., jr.: The blood platelet (including a discussion of the qualitative platelet diseases). Proc. Mayo Clin. 40625 (1965)
6. Fogel, B. J., Arias, D. F., Kung, F.: Platelet counts in healthy premature infants, J. Pediat. **73**, 108 (1968).
7. Harrington, W. J., Sprague, C. C., Minnich, V., Moore, C. V., Auloni, R. C., Dubach, R.: Immunologic mechanisms in idiopathic and neonatale thrombocytopenic purpura. Amer. J. intern. Med. **38**, 433 (1953).
8. Mauer, A. M., de Vaux, L. O., Lahey, M. E.: Neonatal and maternal thrombocytopenic purpura due to quinine. Pediatrics **19**, 84 (1957).
9. Mull, M. M., Hathaway, W. E.: Altered plateled funktion in newborns. Pediat. Res. **4**, 229 (1970).
10. Oski, F. A., Naiman, J. L.: Hematologic Problems in the Newborn, IInd Ed. Philadelphia: Saunders 1972.
11. Pearson, H. A., Shulman, N. R., Marder, V. J., Cone, T. E., jr.: Isoimmune neonatale thrombocytopenic purpura. Clinical and therapeutic considerations. Blood **23**, 154 (1964).
12. Schulman, J., Smith, H. C., Audo, R. E.: Congenital thrombocytopenic purpura: observations on three infants born of a nonaffected mother, demonstrations of platelet agglutinins and evidence for platelet isoimmunization. Amer. J. Dis. Child. **88**, 785 (1954).
13. Shulman, N. R.: Immunoreactions involving platelets. I. a steric and kinetic model for formation of a complex from a human antibody, quinidine as a haptene, and platelets, and for fixation of complement by the complex. J. exp. Med. **107**, 665 (1958).
14. Shulman, N. R., Marder, V. J., Hiller, M. C., Collier, E. M.: Platelet and leukocyte isoantigens and their anti bodies: serologic, physiologic and clinical studies. Prog. Hemat. **4**, 222 (1964).
15. Schulz, P., Alberts, C., Künzer, W.: Über die Thrombozytenwerte von gedeihenden Frühgeborenen. Klin. Pädiatrie **186**, 280 (1974).
16. Tancer, M. L.: Idiopathic thrombocytopenic purpura and pregnancy: Report of 5 new cases and review of the literature. Amer. J. Obstet. Gynec. **79**, 148 (1960).
17. Zaizov, R., Cohen, J., Matoth, Y.: Thrombasthenia: A study of two siblings. Acta Paediat. scand. **57**, 522 (1968).

2. Das plasmatische Gerinnungssystem

Physiologie der Blutgerinnung in der Neonatalperiode

Faktoren

Das Gerinnungssystem weist während der Fetalentwicklung und in der Neonatalperiode zahlreiche physiologische Abweichungen gegenüber Erwachsenenwerten auf, deren Kenntnis als Voraussetzung für die Beurteilung einer gestörten Hämostase bei kranken Neugeborenen zu gelten hat. Die Mehrzahl der Einzelfaktoren ist in ihrer Aktivität erniedrigt (Tabelle X.22). Dies gilt besonders für die Faktoren II, VII, IX, XI und XIII, die erst im Laufe des ersten Lebensjahres heranreifen. Im Nabelvenenblut ist auch die Aktivität der Faktoren V, VIII, X und XII vermindert; hierbei setzt die Normalisierung bereits innerhalb der ersten zehn Lebenstage ein. Ohne adäquate Vitamin K-Substitution muß mit einem raschen Absinken der ohnehin vermindert aktiven Vitamin K-abhängigen Faktoren (II, VII, IX und X) gerechnet werden [2, 9, 11, 12].

Fibrinogen

Das Fibrinogen wird außer bei sehr unreifen Frühgeborenen in normaler Menge synthetisiert. Inzwischen gilt als gesichert, daß während der ontogenetischen Entwicklung zunächst ein *fetales Fibrinogen* gebildet wird, das sich sowohl in seiner Struktur als auch funktionell vom adulten Fibrinogen unterscheidet. Funktionelle Differenzen ergeben sich aus der höheren Fibrinogen-Fibrin-Umwandlungsgeschwindigkeit des fetalen Fibrinogen, außerdem ist dessen Thrombinsensibilität und fibrinolytische Resistenz gesteigert und es besteht eine pH-Abhängigkeit der Thrombinzeit. Die unterschiedliche Molekül-

Tabelle X.22. Fibrinogenkonzentration und Aktivität einzelner Gerinnungsfaktoren im Verlauf der Entwicklung. Daten nach Hathaway [9] und Künzer [11]

Faktoren	Frühgeborene 27–31 Wochen	Frühgeborene 32–36 Wochen	Neugeborene	Erwachsene	Zeitpunkt der „Normalisierung"
Fibrinogen mg/100 ml	270±140	226±70	260±55	315±60	bis 10. Lebenstag
Faktor II %	30±10	35±12	45±15	100	im Säuglingsalter
Faktor V %	72±25	91±23	98±40	100	bis 10. Lebenstag
Faktor VII, X %	32±15	39±14	56±16	100	bis 10. Lebenstag
Faktor VIII %	70±30	98±40	105±35	100	3. Lebensmonat
Faktor XI %	ca. 30	ca. 30	ca. 30	100	5. Lebensmonat
Faktor XIII %	25±3,5	26±4,7	45±3,4	100	8. Lebensjahr
Antithrombin	erhöht	erhöht	erhöht	normal	2. Lebensmonat
Fibrinolyse	erhöht	erhöht	normal	normal	entfällt

struktur dokumentiert sich in einer größeren negativen Ladung des Neugeborenenfibrinogens bei der Chromatographie, in einem höheren Phosphatgehalt und in der Zusammensetzung aus verschiedenartigen Polypeptiden. Die physiologische Bedeutung des fetalen Fibrinogens ist noch nicht geklärt [11, 16].

In vitro-Teste

Eine erniedrigte Aktivität vieler Gerinnungsfaktoren kommt in den Ergebnissen der gebräuchlichen in vitro Teste zum Ausdruck: Die partielle Thromboplastinzeit und die Thrombinzeit sind verlängert, der Thrombotest fällt pathologisch aus. Degegen besteht eine deutliche Diskrepanz zwischen Aktivität der Einzelfaktoren und der Blutgerinnung als Globalfunktion: Sie verläuft beim Neugeborenen nicht verlangsamt, sondern eher schneller als bei älteren Kindern und Erwachsenen. Die Hyperkoagulabilität dokumentiert sich in einer verkürzten Blutungszeit bzw. beschleunigten Spontangerinnung nach Blutentnahme, einer verkürzten Rekalzifizierungszeit und Heparintoleranzzeit sowie im Thrombelastogramm. Als Ursache wurden einmal Einflüsse natürlich vorkommender Antikoagulantien oder Proteaseinhibitoren (z. B. Antithrombin III), andererseits des fetalen Fibrinogens diskutiert [11].

Fibrinolyse. Eine meßbare fibrinolytische Aktivität ist ab der 10.–11. Fetalwoche nachweisbar und nimmt bis zur termingerechten Geburt auf Werte oberhalb der Erwachsenennorm zu. Die hohen proteolytischen Aktivitäten des Neugeborenen werden auf erhöhte Mengen an Aktivatoren zurückgeführt, die in vitro spontan Plasmin freisetzen. Demgegenüber ist die Konzentration an fibrinolytischen Vorstufen in Form des Plasminogens = Profibrinolysin auf 40–50% des Erwachsenenwertes reduziert. In den ersten Lebenstagen gleicht sich das fibrinolytische System funktionell den Erwachsenenwerten an. Das Plasminogen erreicht erst nach dem 6. Lebensmonat die endgültige Konzentration. Trotz der hohen fibrinolytischen Aktivität findet man bei Neugeborenen keinen gesteigerten Fibrin-Fibrinogen-Umbau bzw. keine Fibrinogenspaltprodukte im Serum. Die Aktivierung des Plasminogens scheint vielmehr ausschließlich ein in vitro-Effekt zu sein [5, 6].

Pathologie der Blutgerinnung in der Neonatalperiode

Gerinnungsstörungen

Definition. Die Koagulopathien umfassen sämtliche Formen einer perinatalen hämorrhagischen Diathese, die durch die Insuffizienz eines oder mehrerer Gerinnungsfaktoren bzw. des gesamten Gerinnungssystems verursacht werden.

Häufigkeit. Während alle Blutungsübel zusammengenommen bei etwa 3% der Neugeborenen auftreten, ist die Häufigkeit der Koagulopathien nicht genau bekannt. Nach Schätzungen von Künzer [11] ist eine Frequenz von 1:100 wahrscheinlich. Ältere Literaturangaben beziffern die Häufigkeit auf 0,7–0,8%; diesen Zahlen liegen jedoch andere diagnostische Kriterien zugrunde als diejenigen, die nach dem heutigen Stand des Wissens Gültigkeit haben.

Tabelle X.23. Ätiologische Klassifizierung der perinatalen Gerinnungsstörungen

I. Hereditäre Koagulopathien
Afibrinogenämie, Dysfibrinogenämie
Faktor II-, V- und X-Mangel
Faktor VII-Mangel
Faktor VIII- und IX-Mangel (Hämophilie A und B)
Faktor XI-Mangel
Faktor XIII-Mangel

II. Erworbene Koagulopathien
1. Infolge pathologischer Einflüsse durch die Schwangerschaft und/oder Geburt:
   Vorzeitige Plazentalösung, Placenta praevia, Nabelschnurumschlingung, Lageanomalien, protrahierte Geburt, Mehrlingsschwangerschaft, Sectio caesarea
2. Infolge mütterlicher Erkrankungen:
   Diabetes mellitus, Eklampsie, schwere Blutung, septische Infektionen, Laxantienabusus, Cumarinbehandlung
3. Infolge Erkrankungen des Feten oder Neugeborenen:
   Bakterielle und virale Infektionen, Atemnotsyndrom, Blutungen, schwere Blutgruppeninkompatibilität, Nierenvenenthrombose, Riesenhämangiom, Vitamin K-Mangel
4. Iatrogene Gerinnungsstörungen:
   Akzidentelle Heparinüberdosierung

Klassifizierung. Nach ätiologischen Gesichtspunkten unterscheidet man die beiden Gruppen der hereditären und der erworbenen Koagulopathien, die jeweils heterogene Formen perinataler Gerinnungsstörungen umfassen. Eine Auflistung der wichtigsten Störungen ist in Tabelle X.23 dargestellt.

Herditäre Koagulopathien

Hierbei handelt es sich um exakt definierte Erkrankungen mit bekannter Ätiologie (s. Kapitel IX.B), die fakultativ schon bei Neugeborenen eine klinische Symptomatik hervorrufen. Die Neigung zur Frühmanifestation ist bei den einzelnen Störungen sehr unterschiedlich. Relativ am häufigsten treten Blutungsübel bei Mangel an fibrinstabilsierendem Faktor (Faktor XIII) und bei der Afibrinogenämie in Erscheinung, während die Faktor II-, V-, VII- und XI-Mangelzustände nur selten in der Perinatalperiode apparent werden. Bei den Hämophilien besteht vor allem eine Abhängigkeit vom Schweregrad des Defektes, wobei leichte Formen unauffällig bleiben, während schwere Mangelzustände in etwa 30% der Fälle zu Blutungen führen. Bei Berücksichtigung aller Schweregrade treten nur in 10% der Hämophilie-Patienten im Neugeborenenalter Hämorrhagien auf. Warum der größte Prozentsatz der Hämophilie A- und B-Kranken die Neugeborenenzeit meist ohne wesentliche Blutungen übersteht, ist noch unklar [9, 11].

Besonders hilfreich für die Diagnose ist die Familienanamnese. Die wichtigsten Screening-Methoden für eine vorläufige diagnostische Zuordnung einer hereditären Koagulopathie zu einem bestimmten Defekt sind in der Tabelle X.24 angegeben. Eine definitive diagnostische Aussage kann frühestens dann gemacht werden, wenn die Phase der physiologischen Unreife der Gerinnungsfaktoren vorüber ist. In der Praxis bereitet es nicht selten Schwierigkeiten, eine leicht ausgeprägte Hämophilie vom Normalzustand abzugrenzen. Das klinische Erscheinungsbild gleicht dem der erworbenen Produktions-Koagulopathien oder Defekt-Koagulopathien. Für die Therapie gelten identische Richtlinien, wie sie weiter unten im Kapitel zur Behandlung der Produktionskoagulopathien angegeben werden.

Erworbene Gerinnungsstörungen

Ätiologie und Pathogenese. Krankheitsursachen sind meistens schwangerschafts- und geburtsspezifische Komplikationen, schwere Infektionskrankheiten der Mutter und/oder des Kindes und das idiopathische Atemnotsyndrom. Demgegenüber treten die anderen in der Tabelle X.23 genannten Ursachen zahlenmäßig in den Hintergrund. In der Pathogenese wirken zahlreiche Mechanismen zusammen, die in einer Art Kettenreaktion komplexe Störungen auslösen. Einen Überblick über die Abläufe vermittelt Tabelle X.25. Entsprechend den jeweils dominierenden Veränderungen ist das Endresultat entweder eine mangelhafte Synthese von gerinnungsaktiven Substanzen, d.h. eine **Produktionskoagulopathie,** oder eine disseminierte intravasale Gerinnung mit sich ergebender **Verbrauchskoagulopathie.** Eine Kombination beider Mechanismen wird ebenfalls häufig beobachtet.

Pathogenetische Zusammenhänge.
In der Pathogenese der neonatalen Gerinnungsstörungen wird dem Kreislaufschock, dem Atemnotsyndrom, bakteriellen und viralen Infektionen und der Freisetzung von Gewebsthromboplastin die größte Bedeutung beigemessen [4, 9, 11].

Kreislaufschock. Initiator bzw. auslösender Faktor ist meistens eine intrauterine oder perinatale Asphyxie. Der anschließende Blutdruckabfall

Das plasmatische Gerinnungssystem

Tabelle X.24. Die hereditären Koagulopathien mit Angabe einiger diagnostischer Kriterien. Nach Angaben von Hathaway [9]

Defekt	Blutungszeit	PTT	PTZ	PTZ	Fibrinogenkonzentration
Afibrinogenämie	gering verlängert	keine Gerinnung	keine Gerinnung	keine Gerinnung	nicht nachweisbar
Dysfibrinogenämie	normal	normal	gering verlängert	abnorm	normal
Faktor II-, V-, X-Mangel	normal	gering verlängert	abnorm	normal	normal
Faktor VII-Mangel	normal	normal	abnorm	normal	normal
Faktor VIII-Mangel (Hämophilie A)	normal	abnorm	normal	normal	normal
Faktor IX-Mangel (Hämophilie)	normal	abnorm	normal	normal	normal
Faktor XI-Mangel	normal	abnorm	normal	normal	normal
Faktor XIII-Mangel	normal	normal	normal	normal	normal
v. Willebrand-Krankheit	abnorm	abnorm	normal	normal	normal

PTT = partielle Thromboplastinzeit; PTZ = Thromboplastinzeit; PTZ = Plasmathrombinzeit; abnorm = stark verlängerte Test-Zeit

Tabelle X.25. Schema zur Pathogenese erworbener perinataler Gerinnungsstörungen

Grundkrankheit	Pathophysiologie der Koagulopathie	Manifestation
Kreislaufschock	Blutdruckabfall, Katecholaminausschüttung, Stase in Kapillaren, Hypoxie, Azidose → Gewebeschädigung (Leber),	Produktionskoagulopathie
	Gewebe- und Blutzellschädigung → Freisetzen gerinnungsfördernder Substanzen → intravasale Gerinnung	Verbrauchskoagulopathie
Bakterielle Infektionen	Toxische Organschäden (Leber), Endothelläsion → Faktor XII-Aktivierung → intravasale Gerinnung	Produktionskoagulopathie Verbrauchskoagulopathie
Virusinfektionen	Endothelläsion → Faktor XII-Aktivierung, Plättchenläsion mit Faktor XIII-Freisetzung → intravasale Gerinnung	Verbrauchskoagulopathie
Mütterliche Vitamin K-Resorptionsstörung bzw. Laxantienabusus, mangelhafte Vitamin K-Resorption oder -Zufuhr beim Kind	Vitamin K-Mangel → Leberfunktionsstörung	Produktionskoagulopathie
Mobilisierung von Plazentathromboplastin	Freisetzung von Gewebsthromboplastin → intravasale Gerinnung	Verbrauchskoagulopathie
Kasabach-Merrit-Syndrom	Blutstagnation im Riesenhämangiom → intravasale Gerinnung	Verbrauchskoagulopathie

führt über eine vermehrte Katecholaminausscheidung zur Vasokonstriktion mit nachfolgender Hypoxämie und Azidose im Bereich der terminalen Strombahn. Kommt es im Verlauf dieser Vorgänge zu einer Leberschädigung, so werden zahlreiche Gerinnungsfaktoren nicht mehr in ausreichender Menge synthetisiert, d. h. es entsteht eine Produktionskoagulopathie mit Erniedrigung der Faktoren II, VII, IX und X. Gleichzeitig kann die Freisetzung gerinnungsaktiver Substanzen im Gefäßsystem in eine disseminierte intravasale Gerinnung einmünden, bei der vorzugsweise die Faktoren I (Fibrinogen), II, V und VIII verbraucht werden [3].

Idiopathisches Atemnotsyndrom (RDS). Gerinnungsstörungen spielen als Komplikationen und gleichfalls für die Pathogenese des Atemnotsyndroms eine entscheidende Rolle. Etwa 80% der an einem Atemnotsyndrom verstorbenen Neugeborenen zeigen in histologischen Präparaten von Leber, Lunge, Nebennieren und Milz massenhaft disseminierte intravasale Mikrothromben. Möglicherweise sind sowohl die hyalinen Membranen als auch die Fibrinthromben morphologische Schockäquivalente, die infolge einer plasmatischen Hyperkoagulabilität in Kombination mit vasalen Permeabilitätsstörungen auftreten [3].

Erniedrigt sind vor allem die Faktoren II, V und VII, außerdem die Thrombozyten. Der Nachweis der Störung kann am einfachsten mit den Quick-Test geführt werden, der auf 20–50% erniedrigt ist. Außerdem ist die Fibrinogenkonzentration erniedrigt, wobei die meßbare Fibrinmenge sich direkt proportional zum Schweregrad des RDS verhält. Bei allen Frühgeborenen ist das fibrinolytische System in seiner Gesamtaktivität innerhalb der ersten 24 Lebensstunden deutlich erhöht. Dagegen fällt die Fibrinolyseaktivität bei Kindern mit Atemnotsyndrom bereits bis zur 6. Lebensstunde deutlich ab, um etwa 24 Stunden post partum den niedrigsten Wert zu erreichen. Das Plasminogen macht bei gesunden Frühgeborenen etwa 38% der Erwachsenenwerte aus, bei Atemnotsyndrom-Kindern werden nur 17–23% der Erwachsenenwerte bestimmt (1).

Die Bestimmung von Einzelfaktoren im Rahmen eines Atemnotsyndroms ergibt hauptsächlich verminderte Aktivitäten der Faktoren I, II V, VIII und XIII, in geringerem Maße auch der Faktoren VII und X. Nach Besserung der pulmonalen Veränderungen ist relativ rasch mit einer Normalisierung der Gerinnung zu rechnen, zumal Früh- und Neugeborene zu einer erheblichen Steigerung der Syntheseleistung gerinnungsfördernder Substanzen, speziell von Fibrinogen befähigt sind [9, 11].

Bakterielle Infektionen. Vor allem durch die Endotoxinwirkung gramnegativer Keime bei Sepsis und Meningitis sind schwere Störungen der Blutgerinnung zu befürchten. Dabei ist eine mangelhafte Produktion von Gerinnungsfaktoren das Resultat toxischer Leberschädigungen durch die Bakteriengifte. Über eine Läsion der Gefäßendothelien kommt zusätzlich eine disseminierte intravasale Gerinnung zustande, der pathophysiologische Mechanismen ähnlich wie beim Schwartzman-Sanarelli-Phänomen zugrundeliegen [10, 11].

Virusinfektionen. Pränatale Infektionen mit Röteln, Zytomegalie, Toxoplasmose, Listeriose und Viren der Herpes simplex-Gruppe können sowohl über eine Affektion der Leber als auch durch Gefäßschädigungen schwere Koagulopathien auslösen. Als wichtigste Faktoren in der Pathogenese sind die Freisetzung des Plättchenfaktors 3 und die Aktivierung von Faktor XII anerkannt, die die kompletten Vorgänge einer Verbrauchskoagulopathie einleiten.

Freisetzung von Gewebsthromboplastin. Nach Mobilisierung von Thromboplastin aus der Plazenta, aus dem Fruchtwasser oder aus dem Retroplazentarblut kann bei Einschwemmung in den kindlichen Kreislauf ein lebensbedrohliches Defibrinierungssyndrom entstehen. Prädisponierende Schwangerschafts- und/oder Geburtskomplikationen sind in erster Linie die Placenta praevia, die vorzeitige Plazentalösung, protrahierte Geburtsvorgänge, Mehrlingsschwangerschaften und Lageanomalien.

Vitamin K-Mangel. Für die Existenz einer Vitamin K-Mangelsituation gibt es nur indirekte Beweise, bzw. es wird der postpartale Abfall der Vitamin K-abhängigen Gerinnungsfaktoren in diesem Sinne gedeutet. Ein erhöhtes Blutungsrisiko durch Vitamin K-Mangel haben zweifelsohne folgende Neugeborene: Gestillte Kinder von Müttern mit schwerer Unterernährung bzw. mit Vitamin K-Malabsorption infolge Laxantienabusus, Kinder von Müttern mit Antikonvulsiva-Therapie, sowie Früh- und Neugeborene mit unzureichender Fettresorption. Dagegen gibt es für die obligate, gleichsam physiologische Entstehung eines Vitamin K-Mangels keine Beweise. Die relativ große Gruppe der gefährdeten Kinder und die Unbedenklichkeit der Vitamin K-Verabreichung lassen jedoch eine generelle Prophylaxe sinnvoll erscheinen (Übersichten bei [4, 9, 11]).

Spezielle Syndrome mit intravasaler Gerinnung

Außer der disseminierten intravasalen Gerinnung bzw. der klassischen Verbrauchskoagulopathie werden noch drei weitere Krankheitsformen voneinander abgetrennt, die sich hinsichtlich Lokalisation, Ausdehnung und Pathogenese unterscheiden: 1. Die Thrombose der großen Gefäße, 2. die intravasale Gerinnung mit Beschränkung auf einzelne Organe und 3. disseminierte intravasale Thrombozyten-Mikrothrombi.

Thrombosen der großen Gefäße. Thrombosen in Aorta, Nierenarterie und -vene, sowie in zerebralen Gefäßen sind bekannte Komplikationen der Nabelgefäßkatheterisierung [15] und kommen außerdem vor bei örtlicher Stagnation der Blutzirkulation und bei Kindern diabetischer Mütter. Die klinischen Folgeerscheinungen sind abhängig von der Lokalisation und Ausdehnung der Thrombosierung. Die Gerinnungstests ergeben üblicherweise Normalwerte mit Ausnahme einer verminderten Thrombozytenzahl.

Thrombosierung der kleinen Blutgefäße. Ein diffuser Befall innerhalb einzelner Organe, beispielsweise in Form des hämolytisch-urämischen Syndroms, wird bei Neugeborenen sehr selten beobachtet. Hierbei sind Ischämien und Nekrosen zu befürchten, die entsprechende Funktionsausfälle der betroffenen Organe nach sich ziehen. Die pathogenetische Bedeutung von Gerinnungsstörungen im Zusammenhang mit der nekrotisierenden Enterokolitis ist noch nicht geklärt; hierbei sind Thrombosierungen der Darmgefäße eine obligate Begleiterscheinung [13]. Die Mehrzahl der betroffenen Neugeborenen entwickelt eine Thrombozytopenie. Außerdem findet man vermehrt Fibrinogen-Spaltprodukte im Serum der Kinder, sowie Fragmentozyten in Blutausstrichpräparaten.

Disseminierte intravasale Thrombozyten-Mikrothrombi. Dieses Syndrom ist erst seit einigen Jahren bekannt [7]. Charakteristische Merkmale sind diffuse Mikrothrombi im Bereich der kardialen Gefäße und an verrukös veränderten Herzklappen, unter Umständen auch im Gefäßsystem anderer Organe. Die Mikrothrombi setzen sich aus Fibrinnetzen und Thrombozyten zusammen. Prädisponierender Faktor für die Störung ist das Atemnotsyndrom, dagegen sind weder bakterielle noch virale Infektionen nachweisbar. Neben einer ausgeprägten Thrombozytopenie sind die Erniedrigung des Fibrinogens und der vermehrte Anfall von Fibrinogen-Spaltprodukten typische Befunde. Die zugrundeliegenden pathophysiologischen Mechanismen sind nicht bekannt.

Klinische Symptome der neonatalen Koagulopathien

Das klinische Korrelat der perinatalen Gerinnungstörungen sind Hämorrhagien, die generalisiert oder als Organblutungen auftreten. Die verschiedenen Formen, Lokalisationen und Folgezustände werden ausführlich im Kapitel Blutungsanämie beschrieben. Angaben über die Häufigkeitsverteilung in Relation zur Lokalisation lassen deutliche Unterschiede erkennen, je nachdem, ob die Neugeborenen einer geburtshilflichen Klinik oder das Krankengut einer Kinderklinik ausgewertet wird (Tabelle X.26).

Diffuse Blutungen, Ekchymosen und langes Nachbluten aus Punktionswunden im Rahmen schwerer Grundkrankheiten sind typisch für die disseminierte intravasale Gerinnung. Hierbei sind fragmentierte Erythrozyten im Blutbild ein pathognomonischer Befund. Demgegenüber treten Hämorrhagien im Rahmen hereditärer Koagulopathien bei anderweitig gesunden Kindern in der Regel in Form ausgedehnter Hämatome in Erscheinung. Hereditäre Gerinnungsstörungen werden nicht selten auch bei chirurgischen Ein-

Tabelle X.26. Häufigkeitsverteilung der Blutungsformen bei Neugeborenen in einer geburtshilflichen Klinik bzw. einer Kinderklinik [11]

Lokalisation der Blutung	Relative Häufigkeit %	
	Geburtshilfliche Klinik	Kinderklinik
Intrakranielle Blutungen	33,0	54,4
Kephalhämatom	28,0	6,3
Melaena	3,0	22,7
Hautblutungen	2,0	12,7
Bauchhöhlenblutungen	keine Angaben	1,8
Lungenblutungen	keine Angaben	1,4
Leberblutungen	1,0	0,7

griffen entdeckt. Blutungen in die Nabelschnur oder in deren Umgebung kommen fast auschließlich beim erblichen Faktor XIII-Mangel vor.
Die größte Gefahr bringen die Hirnblutungen mit sich, die früher als häufigste Todesursache bei Frühgeborenen galten. Vor allem bei Kindern mit Atemnotsyndrom treten intrakranielle Blutungen auf. Mit der Verbesserung der Beatmungstechnik sind diese Komplikationen seltener geworden.

Gerinnungsstörungen bei Risikoschwangerschaften

Während einer normalen Schwangerschaft kommt es im mütterlichen Blut zu einer kontinuierlichen Abnahme der fibrinolytischen Aktivität. Die Ursache hierfür ist die Reduktion der Plasminogenaktivator-Aktivität bei ansteigenden Spiegeln von Plasminogen und Fibrinogen. Auch die biologischen Aktivitäten des Blutgerinnungsfaktors VIII und der Faktoren VII und X steigen an. Insgesamt resultieren diese Veränderungen in eine Hyperkoagulabilität des mütterlichen Blutes, die nach neueren Untersuchungen mit ansteigenden Konzentrationen von löslichen Fibrinogen/Fibrinmonomer-Komplexen kombiniert ist. Unter besonderen Bedingungen, z. B. bei vorzeitiger Plazentalösung, Fruchtwasserembolie oder beim Dead fetus-Syndrom, kann es zu einer klinisch-manifesten disseminierten intravasalen Gerinnung und Verbrauchskoagulopathie kommen. Bei der Eklampsie werden erhöhte Spiegel von Fibrinogen/Fibrinspaltprodukten im Serum sowie eine Thrombozytopenie nachgewiesen. Es ist davon auszugehen, daß die intravasale Gerinnung eine wesentliche Rolle in der Pathogenese der Plazenta- und Niereninsuffizienz bei diesem Krankheitsbild spielt.

Phänomene der disseminierten intravasalen Gerinnung und Verbrauchskoagulopathie treten vermehrt bei Neugeborenen von Müttern mit einer Risikoschwangerschaft auf. Die Zusammenhangsfrage ist bisher nicht eindeutig geklärt. Tierexperimentelle Untersuchungen haben gezeigt, daß es nach Induzierung einer disseminierten intravasalen Gerinnung durch Injektion von Gewebethromboplastin zu entsprechenden Veränderungen beim Feten kommt, die durch gleichzeitige Gabe von Heparin zu verhindern sind. Die Befunde ergeben jedoch keinen konkreten Hinweis, welche Substanz die Plazentaschranke passiert und bei Aktivierung der mütterlichen Gerinnung beim Feten entsprechende Veränderungen auslöst.

Tabelle X.27. Therapie der Produktionskoagulopathie (nach Künzer [11] modifiziert)

Hämostasedefekt	Substitution	Dosierung
1. Mangel an Faktor I, II, V, VII, VIII, IX, X, XI, XII	Frischplasma Frischblut	Einzeldosis 10–20 ml/kg KG Einzeldosis 10–20 ml/kg KG
	Frischplasma lyophilisiert oder gefroren	
2. Mangel an Faktor I, VIII, XIII	Plasmafraktion I nach Cohn	Einzeldosis entsprechend 150 ml Nativplasma gelöst in 15 ml Aqua dest.
3. Mangel an Faktor II, VII, IX, X	PPSB	Einzeldosis entsprechend 100–250 ml Nativplasma gelöst in 10 ml Aqua dest.
	Vitamin K (Konakion)	1mg/kg KG (Überschußdosis)

Therapie der Neugeborenengerinnungsstörungen

Bei der Planung der Therapie muß die Tatsache berücksichtigt werden, daß die Koagulopathien bei Neugeborenen fast immer Sekundärerscheinungen im Rahmen anderer Grundkrankheiten darstellen. Initial sollte daher die Beseitigung derjenigen Störungen angestrebt werden, die die pathophysiologischen Prozesse der Hämostasedefekte in Gang setzen. Nicht selten tritt nach einer erfolgreichen Behandlung, beispielsweise des Schocks, der Hypoxie, von Infektionen, des Atemnotsyndroms und der Unterkühlung, bereits spontan eine Normalisierung der Blutgerinnung ein.

Nach Möglichkeit sollte vor Beginn der Therapie eine exakte gerinnungsanalytische Differenzierung zwischen Produktionskoagulopathie und Verbrauchskoagulopathie vorgenommen werden [9, 10, 11, 14].

Therapie der Produktionskoagulopathie

Das Prinzip der Behandlung dieser Form der hereditären und erworbenen Gerinnungsstörungen besteht in einer möglichst gezielten Substitution von Gerinnungsfaktor-Konzentraten. Verfügbar sind Fibrinogen, Faktor VIII und ein Komplex mit den Faktoren II, IX und X. Daneben finden auch Frischplasma, Frischblut und Plasmakonzentrate wie PPSB und die Plasmafraktion I nach Cohn Anwendung. Die Synthese der Vitamin K-abhängigen Faktoren wird durch die Gabe von Vitamin K_1 gesteigert.
Richtlinien für die Dosierung von Einzelfaktoren [9]:
Benötigte Einheiten an Faktor VIII
= angestrebte Blut-Konzentration (in Prozent der Norm) × kg KG × 0,5.
Benötigte Einheiten an Faktor IX
= angestrebte Blutkonzentration (in Prozent der Norm) × kg KG × 0,1.
Im übrigen gelten für die Substitutionstherapie die Angaben der Tabelle X.27.

Therapie der Verbrauchskoagulopathie

Am Anfang steht die Behandlung der Grundkrankheit, vor allem die Bekämpfung von Schock, Azidose, Hypoxämie und von Infektionen. In zunehmendem Maße wird die Blutaustauschtransfusion in das therapeutische Konzept mit einbezogen, deren günstige Effekte hinsichtlich der Blutgerinnung sowohl in der Substitution hämostatisch wirksamer Substanzen als auch in der Elimination von Fibrinogenspaltprodukten gesehen werden [8].
Die spezielle Therapie der Verbrauchskoagulopathie verfolgt mehrere Ziele: Die Unterbrechung der intravasalen Gerinnung und damit der weiteren Fibrinablagerung im Gefäßsystem, die Beseitigung der Kreislaufinsuffizienz durch Normalisierung der Mikrozirkulation und sekundär die Kompensation des Hämostasedefektes durch die Zufuhr von Gerinnungsfaktoren. Ein entsprechendes Schema ist in der Tabelle X.28 angegeben.
Die Substitution des Gerinnungsfaktorendefizits und des Thrombozytenmangels ist unter Umständen überflüssig oder sogar gefährlich. Dies gilt zumindest so lange, bis der intravasale Gerinnungsprozeß erfolgreich gestoppt worden ist [14].
Weitere Hinweise zur Therapie der Produktions- und Verbrauchskoagulopathie finden sie in Kapitel IX.B.

Tabelle X.28. Therapie der Verbrauchskoagulopathien bei Neugeborenen

1. Blockierung der intravasalen Gerinnung
   Heparin in einer Dosierung von 300–500 E/kg KG in 24 Std. als Dauertropfinfusion
2. Beseitigung der Mikrozirkulationsstörung
   a) Volumensubstitution mit Rheomacrodex, Humanalbumin und Elektrolytlösungen
   b) Fibrinolyseaktivierung durch Streptokinase: initial: 4000 E/kg KG innerhalb von 15 Minuten i. v.
   Dauertropfinfusion: 10000–20000 E/kg KG innerhalb von 24 Stunden
   c) Plasmainfusionen
3. Kompensation des Hämostasedefektes
   Gerinnungsaktive Plasmafraktionen und Faktoren-Konzentrate sind nur indiziert bei schwersten Verbrauchszuständen und nur in Kombination mit Heparin

Literatur

1. Altstatt, L. B., Dennis, L. H., Sundell, S., et al.: Disseminated intravascular coagulation and hyaline membrane disease. Biol. Neonate **19**, 227 (1971).
2. Bleyer, W. A., Hakami, N., Shepard, T. H.: The development of hemostasis in the human fetus and newborn infant. J. Pediat. **79**, 838 (1971).
3. Bleyl, W., Büsing, C. M.: Disseminierte intravasale Gerinnung und perinataler Schock. Verhandl. Dtsch. Ges. Path. **53**, 495 (1969).
4. Chessels, J. M., Hardisty, R. M.: Bleeding problems in the newborn infant. Progr. Hemat. Thromb. **2**, 333 (1974).
5. Ekelund, H., Hedner, U., Nilsson, J. M.: Fibrinolysis in newborns. Acta paediat. scand. **59**, 33 (1970).
6. Ekelund, H.: Fibrinolysis in the first year of life. Acta paediat. scand. **61**, 5 (1972).
7. Favora, B. E., Franciosis, R. A., Butterfield, L. F.: Disseminated intravascular and cardiac thrombosis of the neonate. Amer. J. Dis. Child. **127**, 197 (1974).
8. Gross, S., Melhorn, D. K.: Exchange transfusion with citrated whole blood for disseminated intravascular coagulation. J. Pediat. **78**, 415 (1971).
9. Hathaway, W. E.: The bleeding newborn. Sem. Hematol. **12**, 175 (1975).
10. Kirsch, W., Büttner, M., Wenzel, E.: Diagnostische und therapeutische Probleme der Verbrauchskoagulopathie bei Schock, Sepsis und neonataler Hypoxie. Mschr. Kinderheilk. **125**, 621 (1977).
11. Künzer, W.: Die Blutgerinnung des Neugeborenen und ihre Störungen. In: Pädiat. Fortbk. Praxis, Vol. 31, p. 61–86. Basel: Karger 1971.

12. Sell, E. J., Corrigan, J. J., jr.: Platelet counts, fibrinogen concentrations and factor V and factor VIII levels in healthy infants according to gestational age. J. Pediat. **82**, 1082 (1973).
13. Stein, H., Beck, J., Solomon, A.: Gastroenteritis with necrotizing enterocolitis in premature babies. Brit. med. J. **1972 II**, 616.
14. Sutor, A., Künzer, W.: Therapeutische Probleme bei Verbrauchskoagulopathien. Pädiatr. Praxis **16**, 157 (1975/76).
15. Wigger, H. J., Bransilver, B. R., Blanc, W. A.: Thrombosis due to catheterization in infants and children. J. Pediat. **76**, 1 (1970).
16. Witt, J., Müller, H., Künzer, W.: Evidence for the existence of foetal fibrinogen. Thromb. Diath. Haemorrh. **22**, 101 (1969).

Kapitel XI
Hämatologische Störungen und Organkrankheiten

1. Gastrointestinaltrakt *550*

2. Leber *551*

3. Zystische Pankreasfibrose *552*

4. Angeborene Herzfehler *552*

5. Nieren *553*

6. Zentralnervensystem *555*

7. Lunge *556*

8. Endokrines System *556*

9. Defekte des Aminosäurenstoffwechsels *558*

10. Defekte des Kohlenhydratstoffwechsels *559*

11. Störungen des Fettstoffwechsels *559*

12. Erkrankungen der Haut und des Bindegewebes *559*

13. Mißbildungssyndrome *560*

14. Spurenelemente *560*

15. Anämien bei chronischen Erkrankungen *562*

16. Infiltration des Knochenmarkes *564*

17. Chromosomenanomalien *564*

Literatur *564*

Die Beziehungen zwischen Hämatopoesestörungen und Organkrankheiten sind vielfältig (Übersicht bei [31]). Die Darstellung aus der Sicht der Organe soll einige andere Aspekte vermitteln, als das durch die Erwähnung bei den entsprechenden Blutkrankheiten geschehen ist.

1. Gastrointestinaltrakt

Ein nicht unwesentlicher Anteil an Anämien wird durch Mangel oder Verlust von Eisen, Folsäure und Vitamin B_{12} verursacht. Daran ist der Gastrointestinaltrakt in Form von spezifischen Störungen der Absorption oder aber des Verlustes von Blut beteiligt. Deshalb ist bei unklaren „Mangelanämien" eine intensive Diagnostik des Magen-Darm-Traktes notwendig. Ebenso wichtig ist es aber auch, bei manifesten Magen-Darm-Erkrankungen an die hämatologischen Folgen zu denken und diese durch eine eventuelle Substitution zu verhindern.

Störungen der Absorption sind in Abb. XI.1 schematisch dargestellt. Eisen wird überwiegend im distalen Duodenum und proximalen Jejunum absorbiert. Folsäure wird hauptsächlich im Jejunum absorbiert, während Vitamin B_{12} im distalen Ileum den Darm verläßt. Beim Vitamin B_{12} ist auch an die Bedeutung des Magens für die Intrinsic-Faktor-Produktion zu denken. Die Zerstörung des Intrinsic-Faktor-Vitamin B_{12}-Komplexes durch Darmbakterien gewinnt an Bedeutung bei sehr langsamer Passage oder beim blind loop-Syndrom. Störungen der Absorption entstehen natürlich auch nach Darmresektionen und Anlegen eines Anus praeter.

Eine zusammenfassende Auflistung der gastrointestinalen Störungen mit hämatologischer Symptomatik findet sich in Tabelle XI.1.

Blutverluste sind die wesentliche Ursache für die Entstehung eines Eisenmangels (Übersicht bei [17, 26]). Die häufigsten Störungen einschließlich der Lokalisation sind in Abb. XI.2 dargestellt. Die Diagnostik gastrointestinaler Blutungen beinhaltet allgemeine und spezielle Untersuchungen. Beim Blutnachweis im Stuhl sollte gewährleistet sein, daß die Empfindlichkeit der diagnostischen Verfahren so gewählt ist, daß der normale intestinale Blutverlust von 0,5–1 ml/24 Std. nicht erfaßt wird. Dem entsprechen die käuflichen Diagnostik-Sets, deren Nachweisgrenze bei über 5 ml/24 Std. Blut liegt. Extrem empfindlich ist die Erfassung ausgeschiedener Erythrozyten im Stuhl nach i. v. ^{51}Cr-Markierung. Im Rahmen des allgemeinen Untersuchungsprogramms sind eine Gerinnungsstörung und eine Thrombozytopenie, außerdem eine chronische Zahnfleischblutung auszuschließen.

Zur *Lokalisation einer Blutungsquelle* werden Röntgenmethoden mit Kontrastmitteln zunehmend durch endoskopische Methoden ersetzt.

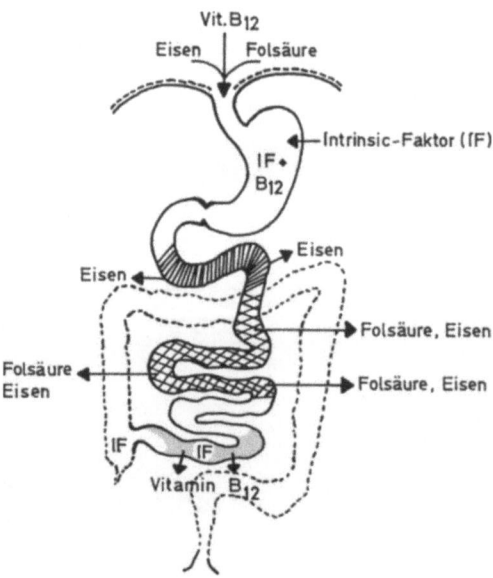

Abb. XI.1. Topographie des Intestinaltraktes mit Angabe jener Regionen, in denen Hämatopoese-stimulierende Substanzen absorbiert werden

Leber

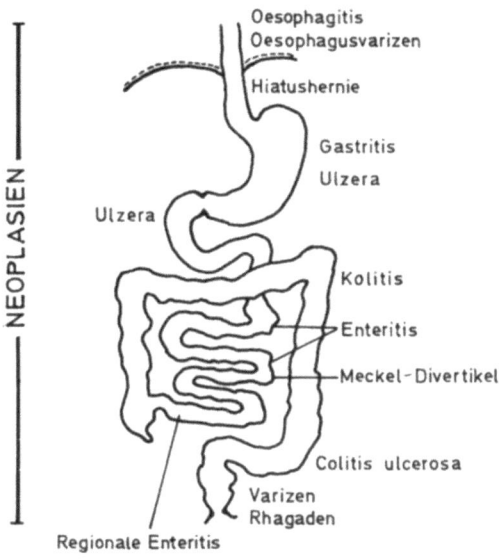

Abb. XI.2. Topographie des Intestinaltraktes mit Angabe der Ursachen und Lokalisation von Blutungen

Die Fluoreszein-Faden-Methode sowie Sondenmethoden sollten hinsichtlich ihrer Aussagekraft nicht überschätzt werden.
Für die Diagnostik des Meckelschen Divertikels wird der Nachweis von ektoper Magenschleimhaut mit Technetium-99 empfohlen, der möglichst mit einem Ganzkörperscan durchgeführt werden sollte.

Erfolgsbilanz. Insgesamt bleiben etwa 40% gastrointestinaler Blutungen auch mit den modernen diagnostischen Verfahren ungeklärt.

2. Leber

In Kombination mit chronischen, aber auch mit akuten Lebererkrankungen sind hämatologische Veränderungen keine Seltenheit. Die Vielfalt und Variabilität der Störungen ist aus den Angaben in Tabelle XI.2 ersichtlich. Betroffen sind neben der Erythropoese nicht selten auch die anderen hämatologischen Systeme.

Pathophysiologische Grundlagen. Die Vorgänge, die zu einer Beeinträchtigung der Hämatopoese bei Leberkrankheiten führen, sind komplex. Die Markdepression bei der Virushepatitis wird vermutlich durch direkte toxische Schädigungen oder durch Immunprozesse verursacht. Im Zu-

Tabelle XI.1. Anämien im Zusammenhang mit gastrointestinalen Erkrankungen (ohne Lebererkrankungen)

Organ	Krankeitsmanifestation	Hämatologische Störung
Oesophagus	Hiatushernie, Varizen	Akute oder chronische Blutungsanämie
Magen	Hämorrhagische Gastritis, Ulkus, Erosionen, Polypen, Tumoren, Schleimhautatrophie mit Achlorhydrie	Akute oder chronische Blutungsanämie, Tumoranämie, Perniziöse Anämie
Duodenum	Ulkus, Polyposis, Tumoren	Blutungsanämie, Tumoranämie
Gallenwege	Steine, Tumoren, heterotope Magenschleimhaut	Blutungsanämie, Tumoranämie
Dünndarm	Enteritis, M. Crohn, Polypen, Volvulus, Invagination, Meckel'sches Divertikel, Peutz-Jeghers-Syndrom, Zöliakie, Kuhmilchallergie, Purpura Schoenlein-Henoch, zystische Pankreas-Fibrose, nekrotisierende Enterokolitis, Sprue, Kwashiorkor, Fettmaldigestion	Blutungsanämie, Eisenmangelanämie, Folsäuremangel (megaloblastäre Anämie), Proteinmangel, Vitamin E-Mangel (Hämolyse), Akanthozytose
Dünndarm und Kolon	Parasiten	Eisenmangelanämie, Vitamin B_{12}- und/oder Folsäuremangel (megaloblastäre Anämie)
Kolon und Rektum	Kolitis, Proktitis, Polyposis, Fissuren, Divertikel, Tumoren, Hämorrhoiden, Fremdkörper	Blutungsanämie, Eisenmangelanämien, Tumoranämie

sammenhang mit der chronisch-aktiven Hepatitis, unter anderem beim Lupus erythematodes, sind wahrscheinlich Antikörper für die Hämolyse verantwortlich.
Einfacher zu erklären sind die Blutbildveränderungen, die bei portaler Hypertension infolge des Hypersplenie-Syndroms auftreten (s. Kapitel V.D). Wenn bei einer chronischen Leberinsuffi-

Tabelle XI.2. Zusammenstellung der wichtigsten Lebererkrankungen, bei denen gehäuft hämatologische Störungen auftreten. Nicht erwähnt sind die bei Beeinträchtigung der Leberfunktion häufigen Gerinnungsstörungen

Erkrankung	Hämatologische Manifestation
Virushepatitis	Hämolytische Anämie, passagere Markdepression, Panmyelopathie
Chronisch-aggressive Hepatitis	Immunhämolytische Anämie
Cholangitis, Cholestase, obstruktive Gelbsucht	Hämolytische Anämie
Chronische Leberinsuffizienz	Blutungsanämie, Megaloblastäre Anämie (Folsäuremangel), „Spur cell"-Syndrom (hämolytische Anämie)
Zieve-Syndrom	Hämolytische Anämie
Portale Hypertension	Hypersplenismus
Lebertumoren	Polyzythämie

zienz gleichzeitig eine Hypoproteinämie mit erhöhtem Plasmavolumen vorliegt, resultiert daraus durch Verdünnung eine „relative Anämie". Nicht selten wird das Ausmaß einer Anämisierung durch Blutungen aus Oesophagusvarizen direkt oder indirekt bestimmt. So kann z. B. die üblicherweise bei chronischen Leberstörungen normochrome, normozytäre bis makrozytäre Anämie in eine hypochrome Anämie übergehen, bei der viele Targetzellen ein typischer Befund sind.
Patienten mit einer schweren hepatozellulären Schädigung (z. B. ausgeprägte Zirrhose) entwickeln in der Regel eine mäßige, kompensierte Hämolyse, die durch das Auftreten von „Spur cells", aber auch von Stomatozyten, charakterisiert ist. Die veränderte Morphologie der Erythrozyten ist die Folge einer vermehrten Inkorporation von Cholesterin in die Erythrozytenmembran, letztlich verursacht durch Störungen des Gallensäurestoffwechsels. Dieser Vorgang wird durch die gleichzeitige Verarmung an Proteinen und Phospholipiden verstärkt, so daß die Erythrozyten ihre normale Deformierbarkeit verlieren und beschleunigt dem Untergang anheimfallen.
Das *Zieve-Syndrom* ist charakterisiert durch die Trias: alkoholische Fettleber, Hämolyse und Hypertriglyceridämie. Die Pathomechanismen der verkürzten Erythrozytenlebenszeit sind nicht vollständig geklärt. Bei etwa 10% der Patienten mit einem *Leberkarzinom* wird die Assoziation mit einer *Polyzythämie* beobachtet. In einem Teil der Fälle kann eine gesteigerte autonome Erythropoetin-Produktion im Tumorgewebe nachgewiesen werden. Hypothetisch ist die Vorstellung einer exzessiven Akkumulation von erythropoetisch wirksamen Hormonen, z. B. von Androgenen oder Erythropoetin, die infolge Leberinsuffizienz nicht metabolisiert werden können.

3. Zystische Pankreasfibrose

Früher oder später stellen sich bei der Mehrzahl der Kinder mit zystischer Fibrose hämatologische Veränderungen ein, die als Sekundärphänomene der Maldigestion oder von Organschädigungen aufzufassen sind.

Ätiologie und Pathogenese. Hauptursache der hämolytischen Anämie bei der Mukoviszidose ist der Vitamin E-Mangel [10], dessen Folgeerscheinungen sowohl durch Diäten mit hochungesättigten Fettsäuren, als auch durch das oft applizierte Eisen noch verstärkt werden können. Als weiterer Faktor in der Anämieentstehung spielt die Zunahme des Plasmavolumens als Folge der Hypoproteinämie eine wichtige Rolle.
Eine hämolytische Anämie und Ödeme können das erste Symptom einer Mukoviszidose sein [10]. Dagegen sind im Zusammenhang mit der in vitro nachweisbaren Beeinträchtigung des Elektrolyttransportes durch die Erythrozytenmembran keine klinischen Folgeerscheinungen beobachtet worden. Besondere Probleme können sich bei Kindern mit Leberzirrhose, portaler Hypertension und Hypersplenismus ergeben, wenn Gerinnungsstörungen und Thrombozytopenien eine direkte Lebensgefahr heraufbeschwören. Bei pulmonaler Insuffizienz ist durchaus eine erhöhte Erythrozytenproduktion bis zur Polyglobulie möglich.

4. Angeborene Herzfehler

Unter den angeborenen Herzfehlern weisen nur jene Formen hämatologische Symptome auf, die mit einer Zyanose einhergehen. Die wichtigsten Symptome sind einerseits die Polyglobulie mit den Folgen der Viskositätserhöhung und des erhöhten Eisenbedarfs. Wenn keine Eisenprophylaxe durchgeführt wird, entwickelt sich mit Sicherheit eine Hypochromie. Charakteristisch ist dabei die über der Altersnorm liegende Hämoglobinkonzentration mit extrem erhöhten Erythrozytenzahlen. Außerdem ist die Polyzythämie in 60% der Fälle mit einer Thrombozytopenie unter 100000/mm³ Blut kombiniert. Ein Mangel an Faktor V, VII und X ist beschrieben worden. Eine erhöhte Blutungsneigung geht jedoch nur zu Lasten der Thrombozytopenie.

5. Nieren

Eine *Anämie* ist ein konstantes Begleitsymptom der chronischen Niereninsuffizienz und wird sehr häufig auch bei akuten Nephropathien beobachtet. Es bestehen keine Beziehungen zwischen der Art der Nierenerkrankung und dem Schweregrad der Anämie.

Anämie und Nierenfunktion. Beginn und Progredienz der Anämisierung sind variabel. Erst mit der vollen Ausprägung einer Urämie ist der Grad der Anämie direkt mit der Einschränkung der Nierenfunktion korreliert: Erniedrigte Hämoglobin- bzw. Hämatokritwerte werden apparent bei Kreatininwerten über 2 mg/100 ml Serum, d.h., wenn die Nierentätigkeit auf 25-30% der Norm eingeschränkt ist. Bei Kreatininkonzentrationen oberhalb von 9 mg/100 ml Serum liegt die Hämoglobinkonzentration des Blutes auf Dauer bei 6 bis 7 g/100 ml Blut. Auch wenn die exkretorische Nierenleistung durch die Dauerdialyse ausreichend ersetzt wird, bleibt die Anämie weitgehend unbeeinflußt. Unabhängig von der Retention harnpflichtiger Substanzen haben Dialysepatienten im Mittel einen Hämatokritwert von 23 Vol.-%, wobei die Einzelwerte zwischen 15 und 35 Vol.-% schwanken können [27].

Ätiologie und Pathogenese
In der Pathogenese der renalen Anämie spielen zahlreiche Faktoren eine Rolle, die nicht alle in ihrer Wertigkeit sicher eingeordnet werden können.
Wahrscheinlich summieren sich sowohl die Folgen der exkretorischen Insuffizienz, d.h. Hämolyse, Knochenmarkineffektivität und Blutverlust, als auch die Folgen der endokrinen Funktionsdefekte in Form der mangelhaften Erythropoetinproduktion. Hinzu kommt als weiterer Faktor ein Eisenmangel, verursacht vor allem durch Blutverluste. Bei einer Analyse der *einzelnen* Faktoren ergeben sich folgende Gesichtspunkte [2, 18]:

1. *Hämolyse.* Die Lebensdauer der Erythrozyten chronisch nierenkranker Menschen ist auf etwa $^1/_2$ bis $^1/_3$ der Norm verkürzt. Hierfür sind in erster Linie mechanische und metabolische Einflüsse des umgebenden urämischen Milieus verantwortlich, wie Kreuztransfusionsexperimente mit Erythrozyten von Urämie-Patienten und Normalpersonen zeigen. Die Erythrozyten selbst weisen eine Reihe von Veränderungen auf, vor allem eine Einschränkung der Membranfunktion, die sich in einer erniedrigten Aktivität der ATPase und folglich einem gestörtem Elektrolyttransport sowie einer zunehmenden Rigidität dokumentieren. Bekannt sind außerdem Störungen im Pentose-Phosphatshunt und eine herabgesetzte Glutathionsstabilität, die eine gesteigerte Empfindlichkeit der Erythrozyten gegenüber oxidativem Streß nach sich ziehen. Die scheinbar lineare Abhängigkeit der Erythrozytenlebenszeit vom Stickstoff-N-Gehalt des Blutes wird vielfach so interpretiert, daß die Akkumulation toxischer Substanzen eine hämolysierende Wirkung ausübt.
Bewiesen ist ein toxischer Effekt auf die Erythrozyten und roten Vorstufen für phenolische Derivate, Guanidine (Methylguanidin) sowie aromatische und aliphatische Amine, die sich in der Spülflüssigkeit nach extrakorporaler Dialyse anreichern. Die mechanischen Einflüsse werden derart wirksam, daß metabolisch defiziente Erythrozyten im Bereich des krankhaft veränderten Mikrogefäßsystems der Niere eine zusätzliche Traumatisierung erfahren. Damit lassen sich die morphologischen Abweichungen der Erythrozyten in Gestalt von Pyknozyten, fragmentierten Zellen und Eierschalenformen erklären. Schließlich findet auch eine vermehrte Sequestration der Erythrozyten in der Milz statt.

2. *Erythropoese.* Ferrokinetische Studien haben ergeben, daß die Erythropoese insuffizient ist und nicht adäquat auf erythropoetische Reize anspricht. Dies läßt sich sowohl aus dem erniedrigten Eisenumsatz als auch aus einer verminderten Eisenutilisation der Proerythroblasten ableiten. Die Zahl der Retikulozyten wie auch der quantitative Anteil roter Vorstufen im Knochenmark kann bei urämischen Patienten normal oder et-

was erniedrigt, aber auch leicht erhöht sein. Auf jeden Fall liegen die quantitativen Daten der erythropoetischen Aktivität unter der Norm, wenn man sie auf den Grad der Anämie bezieht. Daneben scheint auch noch eine verminderte Lebensfähigkeit und Ausreifung der roten Vorstufen vorzuliegen. Ursächlich soll für das relative Versagen der Erythropoese in erster Linie die verminderte Erythropoetinproduktion verantwortlich sein. Dagegen sind die Vorstellungen einer verminderten Sensitivität der roten Vorstufen gegenüber Erythropoetin oder das Wirksamwerden von Erythropoetin-Inhibitoren wohl nicht mehr haltbar [33].

Die Existenz von extrarenalen Erythropoetinbildungsstätten ist nicht bewiesen, wenngleich Beobachtungen an bilateral nephrektomierten Tieren die Möglichkeit nahelegen. In dieser Situation wird eine basale Erythropoese aufrechterhalten, jedoch versagt die kompensatorische Kapazität des Knochenmarkes. Hinsichtlich der Konstanz einer basalen Erythropoese kann als Erklärung ebensogut eine autonome Regulation der Knochenmarkstammzellen angenommen werden.

3. *Blutverluste und Eisenmangel.* Lange Zeit nicht beachtete Ursachen für Blutverluste bei Dialysepatienten sind diagnostische Blutentnahmen und der Verbleib erheblicher Blutmengen im Dialysesystem sowie Hämorrhagien aus dem Gastrointestinaltrakt. Allein der iatrogene Blutverlust addiert sich auf mindestens 2–5 Liter pro Jahr. Die erhöhte Blutungstendenz resultiert weniger aus der relativ geringen Erniedrigung der Thrombozytenzahl, als aus Thrombozytenfunktionsstörungen in Form gestörter Plättchenadhäsivität und -aggregation.

Ein Eisenmangel ist obligat; er entsteht durch eine Eisenabsorptionsstörung, eine unzureichende Eisenzufuhr mit der proteinarmen Nahrung und eine erhöhte Eisenspeicherung im RES. Beim nephrotischen Syndrom ist mit einem Verlust von Transferrin im Urin zu rechnen, so daß die Eisenbindungskapazität erniedrigt und folglich der Eisentransport gestört ist [16].

4. *Pyridoxin und Folsäure.* Diese für die Hämoglobinsynthese benötigten Vitamine gehen mit der Dialyseflüssigkeit verloren; ihr Defizit kommt daher vor allem bei Dauerdialysepatienten als aggravierender Faktor für die Anämisierung in Betracht.

5. *Proteine, Aminosäuren.* Mangelzustände sind nahrungsbedingt und Folge der Dialyse. Ein Defizit an Histidin, einer essentiellen Aminosäure mit stimulierendem Einfluß auf die Erythropoese, soll die Entstehung einer Anämie begünstigen. Allerdings führt die orale Substitution von Histidin nicht zu einer Steigerung der Hämatopoese, auch wenn dessen Plasmakonzentration auf Normalwerte ansteigt [3].

Kompensationsmechanismen der renalen Anämie. Der wichtigste Kompensationsvorgang erfolgt über eine Erniedrigung der O_2-Affinität des Hämoglobins, die durch eine Erhöhung von ATP und 2,3-Diphosphoglycerat (2,3-DPG) ermöglicht wird. Dieser Mechanismus versagt jedoch bei Patienten mit Hypophosphatämie nach intensiven Dialysephasen (sogenanntes Dialyse-Dysäquilibrium-Syndrom) und bei schwerer metabolischer Azidose. Der Bohr-Effekt reicht in dieser Situation als Kompensation nicht aus. Die Erhöhung des Herzzeitvolumens birgt das Risiko einer Überforderung des Herzmuskels in sich, da das Herz ohnehin durch Hypertonie und eventuell auch durch einen arteriovenösen Shunt erheblich belastet ist. Die theoretische Möglichkeit einer adaptiven Steigerung der extrarenalen Erythropoetin-Sekretion ist bisher nicht sicher bewiesen. Zur Abwendung einer Gewebshypoxie ist deshalb häufig eine Substitution mit Erythrozytenkonzentraten erforderlich.

Klinische und hämatologische Symptome. Der Schweregrad der Anämie variiert. Eine hämorrhagische Diathese mit Purpura, sowie gastrointestinalen Blutungen und bei Frauen Metrorrhagien kommen vor. Ein Milztumor ist fakultativ, ebenso klinisch apparente Hämolysezeichen. Der Anämietyp ist im Regelfall normochrom und normozytär, jedoch oft vergesellschaftet mit charakteristischen morphologischen Veränderungen mechanisch alterierter Erythrozyten in Ausstrichpräparaten. Die Leukozyten- und Thrombozytenzahlen sind normal oder entsprechend den Auswirkungen der Grundkrankheit verändert. Das Knochenmark kann bei akutem Nierenversagen hyporegeneratorische Merkmale aufweisen, charakteristischer ist jedoch eine quantitativ und qualitativ normale Erythropoese mit variabler Ineffektivität. Die Besonderheit besteht darin, daß trotz der Anämie eine erythropoetische Proliferation fehlt. Bei Kindern scheint die Anämisierung generell stärker zu sein [25]. Andere hämatologische Parameter mit diagnostischer Relevanz sind erhöhte Konzentrationen für Transferrin und erniedrigte Werte für Folsäure und Eisen, sowie leere Eisenspeicher im Knochenmark.

Therapie. Im Vordergrund der therapeutischen Maßnahmen (Tabelle XI.3) steht die Vermeidung von Blutentnahmen, die sorgfältigen Spülungen des Dialysesystems [20] und die Korrektur von Mangelzuständen an Eisen, Folsäure [19] und Pyridoxin. Dagegen ist die Beeinflußbarkeit der Anämie durch die Dialyse relativ gering. Die exogene Substitution von Erythropoetin ist zwar äußerst wirksam, aus technischen Gründen aber nicht realisierbar. Eine kausale Therapie ist die Nierentransplantation.

Ein signifikanter Anstieg der Blutbildwerte wird auch unter Therapie mit Androgenen beobachtet (200–400 mg Testosteron i. m. 1mal pro Woche über 2–3 Monate). Der Effekt geht nach Absetzen in der Regel rasch wieder zurück. Eine günstige, wenn auch passagere Beeinflussung der Anämie ist durch Gaben von Eisen und Kobalt zu erzielen. Bei vermehrter Milzsequestration ist die Splenektomie indiziert. Wenn die Beschwerden des urämischen Patienten durch Anämie-Symptome verstärkt werden, ist eine Transfusion von Erythrozyten indiziert. Oft benötigen die Patienten zum Wohlbefinden konstant höhere Hämoglobinkonzentrationen (9–11 g/100 ml) als Patienten mit andersartigen chronischen Anämien.

6. Zentralnervensystem

Die Kombination von hämatologischer Erkrankung mit einer Beeinträchtigung der Funktion des Zentralnervensystems (ZNS) im weitesten

Tabelle XI.3. Hauptursachen der renalen Anämie und deren therapeutische Beeinflussung

Ätiologie	Pathophysiologische Auswirkung	Therapieprinzip
Erythropoetinmangel	Insuffizienz der Erythropoese	Nierentransplantation, Erythropoetin-Substitution, Androgene, Kobalt
Humorale Erythropoetin-Inhibitoren	Insuffizienz der Erythropoese	Dialyse, Nierentransplantation
Erythrozytäre Stoffwechseldefekte, Toxische Metaboliten, Mikroangiopathie	Hämolyse	Dialyse, Nierentransplantation
Blutentnahmen, Blutungen, Eisenabsorptionsstörung	Hämoglobinsynthesestörung	Vermeidung iatrogener Blutverluste, Eisensubstitution
Verlust von Pyridoxin und Folsäure bei der Dialyse	Hämoglobinsynthesestörung, Megaloblastäre Anämie	Substitution der fehlenden Vitamine

Tabelle XI.4. Zusammenstellung wichtiger kombinierter hämatologisch-neurologischer Störungen

Hämatologische Störung	ZNS-Störung
Vitamin B_{12}-Mangel	Funikuläre Myelose
Orotacidurie	Mentale Retardierung
Akanthozytose (Abetalipoproteinämie)	Mentale Retardierung, progressive Ataxie
Störungen des Kupferstoffwechsels	a) Menkes-Syndrom b) Wilsonsche Erkrankung
Zinkmangel (durch Leukozytose)	Verlust von Geruchs- und Geschmackssinn
Leukämie	Meningosis leucaemica
Gerinnungsstörungen	Hirnblutungen
Hyperviskositätssyndrom a) M. Waldenström b) Hoher venöser Hämatokrit	Retinablutung, Visusverlust, Ataxie, Paraesthesien, Gehörverlust, Nystagmus Siehe Kapitel II.4.7 und X.A.2
Defekte der Erythrozytenenzyme a) Diaphorase-Mangel mit Defekt der mikrosomalen Cytochrom-b_5-Reduktase	Debilität
b) Triosephosphat-Isomerase-Mangel	Neuromuskuläre Störung
c) 2,3-Diphosphoglycerat-Phosphatase-Mangel	Zerebralschaden, Muskelhypotonie
d) Phosphatglycerat-Kinase-Mangel	Neurologische Störung
Homozygotie für HbS	Infarkte in Gefäßen von Gehirn und Auge

Sinne ist nicht selten. Dabei kann die Ursache für den Defekt an beiden Systemen identisch sein; ebenso gibt es aber auch Beispiele dafür, daß der Schaden am ZNS sekundärer Natur ist. Schließlich muß auch daran gedacht werden, daß die Therapie hämatologischer Erkrankungen, insbesondere die der Leukämien, zu ZNS-Komplikationen führen kann.

Hämatologische Störungen, die primär oder sekundär mit einer ZNS-Beteiligung einhergehen, sind in Tabelle XI.4 aufgeführt.

7. Lunge

Erkrankungen der Lunge sind relativ selten mit hämatologischen Störungen kombiniert. Einerseits ist die idiopathische Lungenhämosiderose zu nennen, die die Ursache für eine hypochrome hyposiderinämische Anämie sein kann. Weiterhin soll die Lunge als Reusensystem erwähnt werden, das bei Transfusionen von Leukozyten und Knochenmark wirksam wird. Schließlich ist an die Häufung von Lungenembolien bei instabilen Hämoglobinvarianten zu erinnern.

8. Endokrines System

Zahlreiche Hormone sind allein oder in ihrem Zusammenwirken essentiell an der Regulation und Aufrechterhaltung der funktionellen Integrität der Erythropoese beteiligt. Sie beeinflussen sowohl die Proliferation der erythropoetischen Vorstufen als auch quantitativ die Hämoglobinsynthese.

Störungen der hormonellen Homöostase manifestieren sich hämatologisch meistens als hypo- oder aregeneratorische Anämien. In erster Linie sind Funktionsausfälle der Hypophyse, der Schilddrüse, der Nebennieren und der Gonaden mit Anämien vergesellschaftet.

Hypothalamus

Über den Einfluß hypothalamischer Hormone auf die Erythropoese existieren nur hypothetische Vorstellungen. Ein Zusammenwirken mit der Hypophyse wird vermutet. Der Angriffspunkt des hypothalamisch-hypophysären Systems ist nicht bekannt. Vermutlich ist sowohl die Erythropoetinsekretion als auch die Erythrozytenproduktion direkt (?) in gewissem Umfang von einer intakten Zwischenhirnfunktion abhängig.

Hypophyse

Hämatologische Veränderungen kommen nur bei der Hypophysenvorderlappeninsuffizienz vor. Hierbei entwickelt sich eine Hypoplasie der Erythropoese im Knochenmark, deren klinisches Erscheinungsbild durch eine normochrome normozytäre Anämie mit Retikulozytopenie charakterisiert ist. Die pathogenetische Grundlage bildet ein Mangel an TSH, ACTH und an Keimdrüsenhormonen, deren Substitution eine vollständige Korrektur von Blutbild- und Knochenmarkbefunden bewirkt.

Auch das Wachstumshormon scheint einen stimulierenden Effekt auf die Erythropoese und auf einige Erythrozytenenzyme zu haben [7, 30]. Ausfallserscheinungen bleiben jedoch hämatologisch ohne Konsequenzen. Andererseits kann aber eine aregeneratorische Anämie durchaus durch TSH-Gaben günstig beeinflußt werden.

Schilddrüse

Da Hypo- und Hyperthyreose keine gegensätzlichen hämatologischen Störungen verursachen, müssen zusätzliche regulative Mechanismen wirksam werden.

Hypothyreose

Die Kombination einer Hypothyreose mit einer Anämie ist seit langem aus klinischen Beobachtungen bei Kretinismus, Myxödem oder nach Thyreoidektomie bekannt.

Pathophysiologie. Die Basis für die Anämisierung bildet der erniedrigte Sauerstoffbedarf des Gewebes bei Mangel an Schilddrüsenhormon. Infolgedessen fehlt ein adäquater Stimulus auf die renale Erythropoetinsekretion und damit eine der wichtigsten Regulationen für die Produktion roter Blutzellen. Ein zusätzlicher Faktor sind Absorptionsstörungen für hämatopoetisch wirksame Substanzen bei einer Hypothyreose [11].

Der Anämie-Typ. Dieser ist in vielen Fällen nicht eindeutig zu differenzieren, da die ursprünglich vorherrschende hyporegeneratorische Anämie sehr häufig durch einen kombinierten Eisen-, Folsäure- und Vitamin B_{12}-Mangelzustand modifiziert wird. In Abhängigkeit vom Ausmaß des jeweiligen Defizits der genannten Substanzen werden drei morphologisch differente Anämieformen bei einer Hypothyreose beobachtet: die normochrome-normozytäre Anämie, die hypochrome-mikrozytäre Anämie und die makrozytäre Anämie. Die Makrozytose darf nicht als ein spezifisches Merkmal der Anämie bei einer Hypothyreose interpretiert werden, weil die entsprechenden Blutbildveränderungen Sekundärphänomene darstellen.

Bei hypothyreoten Kindern findet sich eine erniedrigte Aktivität der Glucose-6-Phosphatdehydrogenase (G-6-PD), wobei nicht ganz klar ist, ob dem Defekt eine pathogenetische Bedeutung zukommt. Die Lebenszeit der Erythrozyten ist nicht verkürzt; auch sonst sind keine hämatologischen Störungen in Abhängigkeit vom G-6-PD-Mangel nachgewiesen worden.

Hyperthyreose

Entgegen theoretischen Erwartungen entwickeln Patienten mit einer Hyperthyreose nur ausnahmsweise eine Polyglobulie, obwohl infolge des hohen O_2-Verbrauchs der Organe ein permanenter Stimulus auf die Erythropoese unter Einschaltung der renalen Erythropoetinproduktion ausgeübt wird. Das Fehlen einer echten Zunahme der Erythrozytenmasse wird aus mehreren Gründen verständlich: Zum einen hat das Schilddrüsenhormon (T_3 und T_4) einen direkten Effekt auf die Steigerung der 2,3-DPG-Synthese, womit sich die Sauerstoffabgabe an das Gewebe verbessert. Gleichzeitig sind der Gastransport bzw. der Gaswechsel in der Körperperipherie durch das erhöhte Herzvolumen und die hohe Perfusionsrate der Organe beschleunigt. Die aus unbekannter Ursache verkürzte Lebensdauer der Erythrozyten wird durch eine gesteigerte Erythropoese kompensiert. Eine Kombination einer Thyreotoxikose mit einem Mangel an Carbonanhydrase und hohen HbF-Werten (fetales Muster) bei Erwachsenen ist verschiedentlich beschrieben worden [24]. Die neonatale Thyreotoxikose kann mit einem Hyperviskositätssyndrom einhergehen [6]. Alle von der Schilddrüsensekretion abhängigen hämatologischen Veränderungen sind nach Korrektur der hormonellen Störungen voll reversibel. Der Normalisierungsprozeß beansprucht allerdings mehrere Monate.

Nebennieren

Eine mäßige normochrome, normozytäre Anämie ist vielfach beim Morbus Addison beschrieben worden. Sie kann durch das üblicherweise eingeschränkte Plasmavolumen leicht übersehen werden. Die pathophysiologischen Grundlagen hierfür sind ebensowenig bekannt wie für die Erythrozytose beim Hyperkortizismus, z.B. im Rahmen des Morbus Cushing.

Gonaden

Die Stimulierbarkeit der Erythropoese durch Androgene unter physiologischen Bedingungen wird häufig in der Pharmakotherapie verschiedener Anämieformen ausgenutzt. Sowohl das Testosteron als auch zahlreiche chemische Abwandlungsprodukte führen zu einer Steigerung der Produktion von Erythropoetin und verbessern seine Wirksamkeit auf die erythropoetischen Zellen im Knochenmark. Dagegen scheinen die Oestrogene eine gewisse Suppression auf die Blutbildung auszuüben. In hoher Dosierung kann man mit Oestrogenen sogar eine Anämie provozieren, deren Entstehungsmodalitäten unbekannt sind.

Diabetes mellitus

Bei der Zuckerkrankheit finden sich Veränderungen sowohl an den Leukozyten als auch an den Erythrozyten.

Granulozyten. Am längsten bekannt ist die Granulozytenvermehrung mit Linksverschiebung bei einer Ketoazidose. In neuerer Zeit sind Granulozytenfunktionsdefekte (s. Kapitel III.4.4), vor allem eine mangelhafte Chemotaxis, als ätiologische Faktoren für eine erhöhte Infektneigung beim Diabetes, sofern eine solche überhaupt besteht, diskutiert worden.

Erythrozytenfunktion. Für die Beziehungen zwischen diabetischer Stoffwechsellage und Erythrozyten ergeben sich folgende Gesetzmäßigkeiten: Fluktuationen der metabolischen Situation beeinflussen in erheblichem Maße die Sauerstoffaffinität des Blutes. Eine entscheidende Funktion im Ablauf der komplexen Regulationen kommt den anorganischen Phosphaten als Phosphorlieferanten für das intraerythrozytäre 2,3-DPG zu. Veränderungen der Phosphatkonzentration kommen bei Diabetikern sowohl durch eine Hämokonzentration bzw. eine Hämodilution, als auch durch einen Phosphatverlust im Urin zustande. Ferner bestehen Störungen der zellulären Phosphataufnahme. Parallel mit den schwankenden Stoffwechselverhältnissen kann das 2,3-DPG normal, erhöht oder erniedrigt sein. Bei länger dauernder Entgleisung droht die Gefahr einer chronischen Gewebshypoxie, die für die Entstehung einer diabetischen Mikroangiopathie eine Bedeutung hat.

Therapeutische Konsequenzen. Eine kritische Beeinträchtigung der Sauerstoffentladungskapazität des Blutes kann bei zu raschem Ausgleich der

Azidose mit Bicarbonat auftreten. Dies wird aus folgenden Gründen verständlich: Bei Werten unterhalb von pH 7,3 ist das intraerythrozytäre 2,3-DPG quantitativ reduziert, verursacht vor allem durch eine pH-abhängige Hemmung der 2,3-DPG-Synthese. Die dadurch zu erwartende Erhöhung der Sauerstoffaffinität wird durch den entgegengesetzten Effekt der erhöhten H-Ionenkonzentration aufgehoben (Bohr-Effekt).

Durch den raschen Ausgleich einer Azidose wird jedoch der Bohr-Effekt zunichte gemacht. Andererseits kann aber auch die hohe O_2-Affinität nicht so rasch durch eine vermehrte 2,3-DPG-Synthese kompensiert werden.

Diese pathophysiologischen Vorgänge sind neben der unter Bicarbonat auftretenden Azidose des Liquors ein wichtiges Argument gegen eine generelle Anwendung von basischen Äquivalenten in der Therapie der diabetischen Ketoazidose [1]. Neuerdings ist bekannt geworden, daß auch bei nicht-azidotischen Diabetikern abhängig von der Stoffwechsellage eine Verminderung von intraerythrozytärem 2,3-DPG auftreten kann [9].

Hämoglobinmuster. Die Analyse des Hämoglobins zeigt beim juvenilen Diabetes mellitus eine charakteristische Abweichung [14]: Die Minorkomponente HbA_{Ic} ist signifikant erhöht; der Normalwert beträgt 4,9 ± 0,7%. Biochemisch handelt es sich beim HbA_{Ic} um ein modifiziertes HbA, bei dem an die C-terminale Aminosäure Valin der β-Kette ein Zuckermolekül gebunden ist. Es wird eine direkte Korrelation zwischen dem Blutglucosespiegel bzw. der Ausgeglichenheit der Stoffwechsellage und der HbA_{Ic}-Konzentration diskutiert. Ob das HbA_{Ic} eine Bedeutung für die Beurteilung der Qualität der Langzeiteinstellung eines Diabetes und künftiger Komplikationen hat, muß geprüft werden. Das gilt auch für die Bedeutung der extrem hohen O_2-Affinität von HbA_{Ic} für die Versorgung der Peripherie mit Sauerstoff. Wahrscheinlich darf dieser Faktor schon aus quantitativen Gründen funktionell nicht überbewertet werden.

9. Defekte des Aminosäurenstoffwechsels

Tyrosinose. Infolge der Leberschädigung kommt es zu einer Gerinnungsstörung mit Hämorrhagien. In der chronischen Phase der Erkrankung ist eine Leukozytopenie typisch, außerdem kann sich eine mäßige Anämie entwickeln.

Kongenitale Hyperammonämie Typ I. Bei dieser Störung wird gelegentlich eine zyklische Neutropenie beobachtet, deren kausale Beziehung zur Grundkrankheit nicht geklärt ist.

Homocystinurie. Der Enzymdefekt (Cystathioninsynthetase-Mangel) erstreckt sich auch auf die Thrombozyten, die charakteristische morphologische Veränderungen im Elektronenmikroskop erkennen lassen. Klinisch korrelieren diese Veränderungen mit einer erhöhten Neigung zu Thromboembolien, die eine häufige Todesursache dieser Erkrankung sind.

Cystathioninurie. Ein inkonstantes Symptom ist eine Vitamin B_6-empfindliche Anämie und eine Thrombozytopenie. Die Anämie läßt sich durch pharmakologische Dosen von Vitamin B_6 normalisieren, während damit kein Thrombozytenanstieg erreicht wird.

Methylmalonacidurie. Wie bei allen Stoffwechseldefekten, können in Phasen mit Ketoazidose rezidivierende Thrombozytopenien und Granulozytopenien auftreten, wobei die Bedeutung der Azidose dafür nicht klar ist (s. Diabetes). In Einzelfällen wird auch eine mäßiggradige, normochrome Anämie beschrieben, als deren Ursache eine Hämsynthesestörung diskutiert wird. Weder die Vitamin B_{12}-abhängigen, noch die unabhängigen Formen haben einen Vitamin B_{12}-Mangel, so daß auch keine makrozytären Blutbildveränderungen zu erwarten sind.

Nicht-ketotische Hyperglycinämie. Eine Neutropenie gilt als ein konstantes Symptom, deren Ausmaß mit der Höhe des Glycinspiegels in direkter Beziehung zu stehen scheint. Weniger konstant wird eine Thrombozytopenie beobachtet.

Glutamat-Stoffwechseldefekte. Defekte im γ-Glutamylzyklus, und zwar der γ-Glutamyl-Cystein-Synthetase-Mangel und der Glutathionsynthetase-Mangel, betreffen vor allem den Erythrozytenstoffwechsel mit dem Ergebnis, daß der Prozentsatz an reduziertem Glutathion auf 5% der Norm absinkt bzw. die Glutathionsynthese nicht funktioniert (Kapitel II.4.4: Enzymdefekte). Die Anhäufung von Intermediärprodukten, wie z. B. Glycin und γ-Glutamyl-Cystein, bringen die Gefahr der Hämolyse mit sich. Bei einem Teil der Patienten besteht eine hämolytische Anämie.

10. Defekte des Kohlenhydratstoffwechsels

Glykogenosen. Bei den Typen mit Splenomegalie kann ein Hypersplenie-Syndrom auftreten (s. Kapitel V.D), dessen klinische Auswirkungen in der Regel gering sind. Bei der Glykogenose Typ I (Glucose-6-Phosphatase-Mangel) besteht eine erhöhte Blutungsneigung, vor allem Nasenbluten. Die Ursache der hämorrhagischen Diathese ist nicht bekannt.

Galaktosämie. Einige der Kinder mit Galaktose-1-Phosphat-Uridyltransferase-Mangel erkranken als Neugeborene an einem Morbus haemolyticus. Auch im späteren Lebensalter können hämolytische Krisen die Symptome der hepatischen Hyperbilirubinämie überlagern. Die pathophysiologische Grundlage der Erythrozytendestruktion bildet die Toxizität von Galaktose-1-Phosphat und Galaktidol, zweier Metaboliten, die sich in großen Mengen im Stoffwechsel anreichern. Die toxische Wirkung beruht wahrscheinlich auf einer Hemmung der Sauerstoffaufnahme in die Erythrozyten, so daß die Stoffwechselfunktionen zum Erliegen kommen.

11. Störungen des Fettstoffwechsels

Abetalipoproteinämie. Die Veränderung des Lipidmusters im Blutplasma hat einen Umbau in der Lipidkomposition der Erythrozytenmembran zu Folge. Das morphologische Korrelat ist die Akanthozytose. Die Fettmalabsorption verursacht in der Regel auch einen Mangel an fettlöslichen Vitaminen, wobei der Vitamin E-Mangel (Kapitel II.4.4 Membrandefekte) für die Lebensdauer der Erythrozyten von Bedeutung sein kann.

Familiärer Cholesterin-Ester-Mangel (LCAT-Mangel). Die hämatologischen Auswirkungen dieses Krankheitsbildes wurden in Kapitel II.4.4 (Membrandefekte) beschrieben.

Familiäre Hyperlipoproteidämien und Lipidspeicherkrankheiten. Sowohl bei den Lipidspeicherkrankheiten als auch bei hochgradigen Hypertriglyceridämien finden sich riesige, mit Fettropfen gefüllte Histiozyten (Schaumzellen) im RES. Bei der juvenilen G_{M1}-Gangliosidose sieht man gelegentlich Vakuolen in den Lymphozyten. Der meist riesengroße Milztumor bei *Morbus Gaucher* verursacht so gut wie immer eine Leukopenie und eine mikrozytäre Anämie. Nach Splenektomie bilden sich alle hämatologischen Symptome zurück. In Einzelfällen wurde auch eine hämolytische Anämie bei Patienten mit Morbus Gaucher beobachtet. Ein abnormes Phospholipidmuster der Erythrozytenmembran ist vereinzelt beschrieben worden, jedoch hat dies keine hämatologischen Auswirkungen. Im Knochenmark, lymphatischen Gewebe und RES sieht man gigantische Speicherzellen, die ursprünglich von Retikulumzellen abstammen und zu Makrophagen umgewandelt wurden. Sie werden allgemein als Gaucher-Zellen bezeichnet. Diese Zellen dürfen nicht mit denjenigen retikulären Speicherzellen verwechselt werden, die gehäuft bei chronischen myeloischen Leukämien im Knochenmark erscheinen und ebenso wie Gaucher-Zellen Glykosyl-Cerebroside enthalten. Die Ursache hierfür ist jedoch kein genetischer Defekt, sondern die pathologisch erhöhte Aktivität der Glucocerebrosidase in den Leukämiezellen und die nicht entsprechend gesteigerte Aktivität der Glucosidase, um die vermehrt anfallenden Cerebroside abzubauen.

In Spätstadien des *Morbus Niemann-Pick* können Speicherzellen die normale Knochenmarkhämatopoese erheblich beeinträchtigen. Das erste Zeichen ist eine mäßige, mikrozytäre Anämie, die manchmal auf eine Eisentherapie reagiert. Die Thrombozytenzahl ist fast immer erniedrigt, während die Leukozytenzahl erhöht sein kann. Sowohl im peripheren Blut als auch im Knochenmark finden sich diskrete Vakuolen in vielen Lymphozyten und Monozyten.

12. Erkrankungen der Haut und des Bindegewebes

Spezifisch-hämatologische Symptome sind in diesem Zusammenhang selten anzutreffen. Praktisch wichtig ist die Abgrenzung der thrombozytopenischen Purpura von Purpuraformen, verursacht durch primäre oder sekundäre Gefäßstörungen. Die Differentialdiagnose umfaßt vor allem folgende Erkrankungen: Vaskulitiden, Vitamin C-Mangel, erbliche Bindegewebsanomalien bei Ehlers-Danlos-Syndrom, Pseudoxanthoma elasticum, Marfan-Syndrom, hereditäre Teleangiektasien und die Fabrysche Krankheit. Eine andere Gruppe von Hautkrankheiten mit Purpura bilden die sogenannten pigmentierten Dermatosen, z. B. die progressive pigmentierte Dermatose Shamberg, die Purpura anularis teleangiectodes Majocchi und die pigmentierte lichenoide Dermatitis Gougerot und Blum. Keine diagnostischen Probleme ergeben sich bei Hautblutungen im Rahmen der senilen Purpura oder beim Cushing-Syndrom. Lokale Hämorrhagien und Hämosiderinablagerungen sind typisch für das hämorrhagische Kaposi-Syndrom, bei dem die Läsionen in der Regel an den unteren Extremitäten ausgeprägt sind.

Bei schweren bakteriellen Infekten mit peripheren Mikroembolien (Sepsis) kann es zu Verwechselungen mit einer thrombozytopenischen Purpura kommen. Bei einigen Hautkrankheiten, insbesondere bei den verschiedenen Formen des Ekzems, sind gehäufte Folsäuremangelzustände beschrieben worden, die jedoch selten zu einer leichten Anämie und praktisch nie zu einer Makrozytose führen [23]. Das Wiskott-Aldrich-Syndrom (Kapitel V.4.6) und das Zinsser-Engman-Cole-Syndrom (Kapitel III.4.1) sind im Zusammenhang mit den Defekten der Abwehr infektiöser Erkrankungen besprochen worden.

13. Mißbildungssyndrome

Triphalangie des 1. Handstrahls, Thrombozytopathie und Innenohrstörung. Es handelt sich um eine sehr seltene, erbliche Mißbildung, bei der in Kombination mit Innenohrschwerhörigkeit und fingerartiger Anlage anstelle des Daumens, eventuell mit Hypoplasie des Unterarmes, schubweise Haut- und Schleimhautblutungen auftreten. Die Thrombozytenzahl ist normal, die Blutungszeit pathologisch verlängert, der Gerinnungsfaktor X mäßig vermindert. Differentialdiagnose: Fanconi-Anämie.

Hypoplastische Anämie bei Daumentriphalangie. Die Dreigliedrigkeit des Daumens kann mit einer Hypoplasie des Thenar und Radius einhergehen. Ab dem Säuglingsalter manifestiert sich eine hyporegeneratorische Anämie mit normochromem normozytärem Blutbild. Das Knochenmark zeigt eine deutlich hypoplastische Erythropoese, die Retikulozytenzahl im Blut ist erniedrigt. Die hämatologischen Veränderungen sprechen gut an auf Kortikosteroide. Verlauf und Prognose quoad vitam werden als günstig beurteilt.
Differentialdiagnose: Blackfan-Diamond-Anämie.

Thrombozytopenie bei Radiusaplasie. Eine Radiusaplasie bei vorhandenem Daumen sowie das normale rote und weiße Blutbild gestatten eine Abgrenzung zur Fanconi-Anämie.

Röteln-Embryofetopathie. Innerhalb des umfangreichen Symptomenkataloges kommen als fakultativ-ergänzende Befunde eine Thrombozytopenie und eine aregeneratorische Anämie vor.

Zur weiteren Information über Mißbildungssyndrome wird die Monographie von Wiedemann et al. [32] empfohlen.

14. Spurenelemente

Die Berücksichtigung von Mangelzuständen oder Stoffwechselanomalien der Spurenelemente gewinnt in der Humanpathologie zunehmend an Bedeutung. Diese Tatsache läßt sich mit einer Ausweitung unserer Kenntnisse auf einem bislang wenig erforschten Gebiet erklären, wozu die Entwicklung und Verfeinerung empfindlicher Nachweismethoden entscheidend beigetragen hat.

Auch muß mit einer Zunahme von Erkrankungen infolge einer Spurenelementverarmung des Organismus gerechnet werden, seitdem die totale parenterale Ernährung und Diäten auf der Basis künstlich zusammengefügter, zum Teil synthetischer Nahrungsbestandteile in der diätetischen Therapie einen festen Platz eingenommen haben.

Zink. Zink ist ein essentieller Bestandteil zahlreicher Metalloenzyme und insofern auch an der Kontrolle der quantitativen Syntheserate dieser Enzyme beteiligt. Innerhalb der Erythrozyten ist Zink als Baustein der Carboanhydrase funktionell aktiv. Es spielt außerdem eine Rolle im Nucleinsäurestoffwechsel, d. h., es ist ein essentieller Wachstumsfaktor. Hämatologische Störungen durch Zinkmangel können in verschiedener Weise manifestieren, wobei die pathophysiologischen Vorgänge noch so gut wie unbekannt sind. Im vorderen Orient ist ein Zinkmangel-Syndrom bekannt, das mit hypogonadalem Zwergwuchs, Anämie und Hepatosplenomegalie einhergeht.

In der Pathogenese dürfte aber auch der Mangel an hämatopoetisch wirksamen Substanzen als Folge einer Malnutrition eine zusätzliche Rolle spielen.

Bei Patienten mit Sichelzellanämie scheint ein sekundärer Zinkmangel gar nicht so selten zu sein, weil die chronische Destruktion der zinkreichen Erythrozyten eine Hyperzinkurie nach sich zieht. Anhand von in vitro-Experimenten läßt sich ein protektiver Effekt des Zink zur Verhütung der Sichelung nachweisen. Bei einigen hämatologischen Störungen finden sich erhöhte Zinkkonzentrationen in den Erythrozyten, gleichzeitig erniedrigte Werte in den Leukozyten. Dies gilt vor allem für die Leukämien. Auf unbekannte Weise wirken die Granulozyten an der Auslösung eines Zinkmangels mit, wenn über eine Stimulation durch Endotoxine oder gewebsspezifische Faktoren der sogenannte LEM (Leukocyte Endogenous Mediator) freigesetzt wird [5]. Kurze Zeit später fällt die Zinkkonzentration im Serum ab. Hierdurch findet der häufig nachzuweisende Zinkmangel bei Infektionen und Entzündungen eine Erklärung. Die Acrodermatitis enteropathica ist eine Zinkmangelkrankheit, die einerseits durch Blutverluste zur Anämie führen kann, andererseits bestehen über die erhöhte Infektanfälligkeit enge Beziehungen zu den Immundefekten [28].

Kupfer

Der *Kupfermangel* ist beim Menkes Kinky-Hair-Syndrom überraschenderweise nicht mit hämatologischen Symptomen vergesellschaftet, obgleich eine Erniedrigung des Kupferspeichers im Organismus üblicherweise eine Anämie (dimorph, megaloblastär, sideroblastisch) und eine Neutropenie verursacht. Trägerprotein für das Kupfer ist das Albumin und vor allem das Coeruloplasmin; letzteres ist ein α_2-Globulin, das auch unter dem Begriff Ferrooxidase bekannt ist. Innerhalb der Erythrozyten ist das Kupfer an das sogenannte Erythrocuprein gebunden. Kupfer ist ein essentieller Cofaktor der Hämsynthese; sein Angriffspunkt sind die Porphyrin-Intermediärstufen und der Glycineinbau. Durch spezifische kupferbindende Substanzen läßt sich die Aktivität der δ-Aminolaevulinsäure-Dehydratase hemmen. Zugleich beeinflußt das Kupferenzym Coeruloplasmin die Freigabe von Eisen aus der Dünndarmschleimhaut und anderen Geweben. In Tierversuchen wurde nach Kupferentzug auch eine verkürzte Erythrozytenlebenszeit beobachtet.

Kasuistische Mitteilungen über Anämien bei Kupfermangel beziehen sich hauptsächlich auf Kinder mit schwerer Unterernährung, Marasmus, Malabsorptionssyndromen, Nephrosen und monatelanger ausschließlich parenteraler Alimentation. Das früheste und konstanteste klinische Symptom einer Hypokuprämie ist die Neutropenie, deren Genese in einem Ausreifungsarrest auf der Stufe der Myelozyten gesehen wird. In welcher Weise das Kupfer in den Reifungsprozeß eingreift, ist jedoch nicht bekannt. Nach Kupfersubstitution (2 bis 3 mg tgl. oral in Form einer 1%igen Kupfersulfatlösung) gilt der Wiederanstieg der Granulozyten im Blut als ein empfindliches Zeichen für den Therapieerfolg.

Morbus Wilson. Hämolytische Krisen sind häufiges Frühsymptom der Störung des Kupferstoffwechsels [4, 13], das den neurologischen Symptomen um Jahre vorausgehen kann. Die hämolytischen Krisen (Ikterus, Anämie, passagerer Aszites, Fieber und Bauchschmerzen) treten nur bei unbehandelten Fällen von Morbus Wilson auf.

Hämolyse. Dieser Mechanismus ist als ein komplexer Vorgang eindeutig auf die Wirkung von Kupfer zurückzuführen. Die Sequenz der Schädigung kann man sich folgendermaßen vorstellen: wenn die Speicherkapazität der Leber überschritten ist, gelangen große Mengen von Kupfer in das Blut. Dort ruft es als Oxidationsmittel erhebliche Schäden an den Proteinen der Membran und des Zellinhaltes hervor (Hämoglobin und Enzyme). Hämoglobin wird zu Methämoglobin umgewandelt und aktivierte Sauerstoffderivate häufen sich in der Zelle an. Die Konzentration des reduzierten Glutathion und die Glutathionstabilität sind vermindert. In der Membran ist vor allem eine Aktivitätsminderung der ATPase nachzuweisen. Zahlreiche glykolytische Enzyme sind gehemmt. Den alten Erythrozyten mit ohnehin erniedrigten Enzymaktivitäten droht am ehesten die Zerstörung; damit läßt sich der schubweise Verlauf der hämolytischen Krisen erklären. Die osmotische Resistenz ist herabgesetzt, die Lebensdauer der Erythrozyten verkürzt, die Autohämolyse erhöht und die Empfindlichkeit gegenüber Heinzkörper-bildenden Substanzen erhöht. Morphologisch findet man im Blutbild außer einer Makrozytose keine Auffälligkeiten.

Die *Diagnose* stützt sich auf die Bestimmung der Kupferausscheidung, des Coeruloplasmins, auf Leberfunktionsteste und den Nachweis des Kayser-Fleischerschen Cornea-Ringes. Neuerdings stehen nuklearmedizinische Methoden zur Verfügung, die auch eine Erfassung der Heterozygoten erlauben. Zum Zeitpunkt hämolytischer Krisen ist das Kupfer im Blut exzessiv vermehrt und erreicht Werte bis maximal 500–1000 µg/100 ml (normal: 217 ± 52 µg/100 ml). Gleichzeitig ist der Kupfergehalt in der Leber und dessen Ausscheidung im Urin stark erhöht.

Die *Therapie* erfolgt mit Penicillamin; darunter bilden sich die hämatologischen Veränderungen völlig zurück.

Selen. Seit die Bedeutung des Selens als Baustein der Glutathion-Peroxidase (GSH-Px) und Superoxiddismutase bekannt ist, wird der Erforschung von Mangelsituationen große Aufmerksamkeit gewidmet [12, 15]. Im Mittelpunkt steht die Frage, inwieweit kongenitale oder erworbene Aktivitätserniedrigungen der GSH-Px überhaupt durch Defekte der Enzymsynthese und nicht durch Selenstoffwechsel-Anomalien bzw. eine unzureichende Verfügbarkeit des Metalls bedingt sind.

Nach länger dauernder inadäquater Selenzufuhr (z. B. Diäten bei Stoffwechselkrankheiten oder Malabsorptionssyndromen) ist die Aktivität der GSH-Px auf 20–25% der Norm erniedrigt. Dies ist vor allem bei Frühgeborenen bedeutungsvoll, deren Erythrozyten ohnehin gegenüber oxidativem Streß besonders gefährdet sind. Klinische Beobachtungen lassen die Möglichkeit offen, ob die Vitamin E-abhängige Anämie der Frühgeborenen nur bei Kindern mit gleichzeitigem Selenmangel auftritt [21].

Magnesium. Ein umschriebenes hämatologisches Krankheitsbild auf der Grundlage eines Magnesiummangels ist nicht bekannt. Als signifikante Begleiterscheinung des chronischen Alkoholismus spielt der Magnesiummangel vielleicht eine Rolle in der Pathogenese der alkoholinduzierten sideroblastischen Anämie. Hierbei ist auch der intraerythrozytäre Megnesiumgehalt erheblich vermindert, und zwar in besonders starkem Maße bei denjenigen Patienten, die ausgeprägte sideroblastische Abnormitäten im Knochenmark entwickeln.

Mangan. Dieses Spurenelement hat einen stabilisierenden Effekt auf den Gerinnungsfaktor VII und trägt dazu bei, daß dieser nicht durch Thrombin zerstört wird. Ein Manganmangel und Gerinnungsstörungen sind bisher nur theoretisch erörtert worden.

Kobalt. Kobalt ist ein essentieller Bestandteil von Vitamin B_{12}. Beobachtungen bei Tieren lassen die Zusammenhänge zwischen Kobaltmangel und Erkrankungen erkennen, die sich hauptsächlich in Form von makrozytären Anämien, Rarefizierung von Haut und Haaren, Hämosiderose und allgemeinen Verfall manifestieren. Außerdem stimuliert Kobalt den Transfer des Eisens vom Plasma in die Leber, wobei der Angriffspunkt möglicherweise zwischen Transferrin und Ferritin liegt [8]. Die Bedeutung einer gesteigerten Hämsynthese in der Leber ist unklar. Der positive Effekt von Kobalt auf die chronische Anämie bei Tumoren, Infektionen und Nierenversagen geht wahrscheinlich über eine Eisenmobilisierung oder aber über eine vermehrte Erythropoetinproduktion.

15. Anämien bei chronischen Erkrankungen

Bei der Mehrzahl chronischer entzündlicher und maligner Erkrankungen besteht als konstantes Begleitsymptom eine Anämie von mittelschwerer Ausprägung.

Ätiologie und Pathogenese. Ursächlich werden vor allem drei Komplexe diskutiert: Die verkürzte Lebensdauer der Erythrozyten, das Ausbleiben einer kompensatorischen Steigerung der erythropoetischen Regeneration im Knochenmark und Störungen im Eisenstoffwechsel. Systematische Untersuchungen zur Evaluation der genannten Parameter in der Pathogenese der Anämie ergeben aus plausiblen Gründen bei den verschiedenen chronischen Krankheiten kein einheitliches Bild.

Hämolyse. Für die gesteigerte Destruktion der Erythrozyten sind multiple extrakorpuskuläre Faktoren verantwortlich. Vor allem spielen toxische Stoffwechselprodukte von Bakterien und Viren und gewebsspezifische Substanzen aus infizierten oder maligne entarteten Geweben eine bedeutende Rolle. Eine andere Vorstellung besteht darin, daß im Rahmen unspezifischer Abwehrprozesse im Verlauf der Grundkrankheit eine Hyperplasie des RES einsetzt, in dessen Mikrozirkulationssystem permanent Erythrozyten sequestiert werden.

Insuffizienz der Erythropoese. Die Hauptursache der Anämieentstehung liegt in der Insuffizienz des Knochenmarkes, auf einen Anämiereiz hin mit einer adäquaten Proliferationssteigerung der Erythropoese zu reagieren. Von den verschiedenen Hypothesen zur Erklärung dieses Phänomens wurde die Bedeutung der unzureichenden Verfügbarkeit von Eisen zweifelsfrei bewiesen. Dagegen ist der Stellenwert eines Erythropoetin-Mangels bzw. einer gestörten Erythropoetin-Sensitivität des Knochenmarkes in der Genese der Anämie umstritten, zumal diese Parameter eine beträchtliche Variabilität bei den verschiedenen Erkrankungen und sogar innerhalb einer identischen Krankheitsgruppe aufweisen.

Störungen im Eisenstoffwechsel. Die mangelhafte Mobilisierbarkeit des Eisens aus seinen Depotformen Ferritin und Hämosiderin, d. h. die erhöhte Eisenspeicherung im RES, ist als charakteristisches Merkmal von Infekten und chronischen Systemerkrankungen schon lange bekannt. Wie der „retikuloendotheliale Block" zustande kommt, konnte bislang nicht geklärt werden. Als Ausdruck der gestörten Reutilisation des Eisens ist das Serumeisen erniedrigt. Aufgrund einer kompetiven Hemmung zwischen dem Eiseneinbau in die Proerythroblasten und der Anlagerung des Eisens an ungesättigtes Transferrin ist die Hämoglobinsynthese zusätzlich beeinträchtigt.

Klinische und hämatologische Symptome. Das klinische Bild wird ganz überwiegend von den Zeichen der Grundkrankheit geprägt, auf die auch die Symptome wie Blässe, Inaktivität und Müdigkeit zurückzuführen sind. Die Anämie wird daher in der Regel erst durch Laboruntersuchungen erkannt. Eine kritische Beeinträchtigung der Sauerstoffentladungskapazität des Blutes droht nur bei schweren pulmonalen Affektionen, Herzinsuffizienz und hohem Fieber.
Mit dem Beginn der Anämisierung ist bald nach Einsetzen der chronischen Krankheit zu rechnen. Innerhalb von etwa vier Wochen erfolgt der Abfall der Hämoglobinkonzentration, die sich auf Werte zwischen 7 und 10 g/100 ml Blut einpendelt.
Im Blutbild besteht meistens eine Hypochromie und Mikrozytose, dementsprechend liegen MCH, MCHC und MCV unterhalb der Norm. Dagegen wird die früher als klassisch beschriebene normochrome, normozytäre Anämie eher selten beobachtet. Die Anzahl der Retikulozyten ist normal bis mäßig erhöht. Hämolysezeichen sind meistens

Tabelle XI.5. Anämieformen im Zusammenhang mit malignen Tumoren

---
Eisenmangelanämie
Mikroangiopathische hämolytische Anämie
Sekundäre Myelosklerose
Aregeneratorische Anämie
Immunhämolytische Anämie
Megaloblastäre Anämie
Sideroblastische Anämie
Nicht klassifizierbare therapierefraktäre Anämie

---

kaum ausgeprägt: die verkürzte Erythrozytenlebenszeit kann aber nach Chrommarkierung eindeutig nachgewiesen werden.
Obligat ist eine Erniedrigung des Serumeisens, die der Anämieentwicklung vorausgeht. Die Transferrinkonzentration ist ebenfalls erniedrigt, so daß ein realitv höherer Anteil an gesättigter Eisenbindungskapazität gemessen wird, als im Verhältnis zum Serumeisen zu erwarten wäre. Im Knochenmark müssen spezifische Veränderungn von uncharakteristischen Befunden abgegrenzt werden. Im Allgemeinen ist der Befund weitgehend normal, die Erythropoese kann etwas hyperplastisch sein. Von diagnostischer Bedeutung ist das Fehlen oder spärliche Vorhandensein von Sideroblasten, während das Speichereisen in den Retikulumzellen vermehrt ist.
Im Zusammenhang mit malignen Tumoren sind außer der unspezifischen „Tumoranämie" zahlreiche andere Manifestationsformen möglich, die zu einer gewissen Klassifizierung auf der Grundlage pathophysiologischer Kriterien Anlaß geben (Tabelle XI.5).

Differentialdiagnose. Folgende Sonderformen einer Anämie sollten differentialdiagnostisch ausgeschlossen werden: Die chronische Blutungsanämie, die renale Anämie, toxische Knochenmarksschädigungen durch Medikamente, Anämien bei metastatischer Infiltration des Knochenmarkes und eine „relative" Anämie bei erhöhtem Plasmavolumen.

Therapie. Nur in Ausnahmesituationen (s. oben) ist eine Erythrozytentransfusion erforderlich. Die Substitution von Eisen (oral oder parenteral) ist nicht nur bei gleichzeitig bestehendem Eisenmangel sinnvoll. Neuerdings ist eine Therapie mit Kobalt als wirksam anerkannt worden (s. dort). Die Anwendung erfolgt als Kobaltchlorid in einer Dosierung von 50–300 mg pro Tag. In Anbetracht der erheblichen Nebenwirkungen (Anorexie, Nausea, Erbrechen, Schilddrüsenhyperplasie, Hypothyreose, Dermatitiden, passagere Ertaubung) sollte die Verordnung von Kobalt jedoch äußerst kritisch erwogen werden.

16. Infiltration des Knochenmarkes

Nur bei exzessiver Besiedlung des Knochenmarkes mit infektiösen Granulomen, Lipidspeicherzellen oder Tumorzellen wird die Hämatopoese so stark eingeschränkt, daß sich eine Panzytopenie entwickelt, wobei alle drei Zellsysteme unterschiedlich stark betroffen sein können.

Besondere Aufmerksamkeit gebührt der extrem schweren Anämie, die bei einem Teil der Patienten mit Tuberkulose beobachtet wird. Die Ursache der Anämie ist hierbei eine leukämoide Reaktion des Knochenmarkes.

Im Zusammenhang mit den entsprechenden Grundkrankheiten sind folgende Befunde verdächtig auf eine Knochenmarkinfiltration: Ausschwemmung von Normoblasten und unreifen granulozytären Vorstufen ins periphere Blut, Poikilozytose mit Tränentropfenformen und basophiler Tüpfelung der Erythrozyten und das Erscheinen bizarrer Thrombozyten (sogenannte leukoerythroblastäre Reaktion). Zur Beurteilung des Knochenmarkes liefert in diesen Fällen die Knochenmarkhistologie umfassendere Informationen als die Zytologie.

17. Chromosomenanomalien

Die bekannteste Anomalie ist das Philadelphia-Chromosom bei der chronischen myeloischen Leukämie. Ferner soll in diesem Zusammenhang noch einmal auf die Leukämiehäufigkeit bei definierten chromosomalen Aberationen, z. B. beim Down-Syndrom hingewiesen werden (Kapitel VII.1). Chromosomenveränderungen multipler Art sind u. a. auch bei der Fanconi-Anämie beschrieben worden. Spezifische Veränderungen in Form einer Persistenz von fetalem und/oder embryonalem Hämoglobin finden sich bei der Trisomie 13–15, aber auch bei multiplen Aberrationen (Übersicht bei [22]). Dagegen scheint die C/D-Translokation den Wechsel in der Synthese von HbF nach HbA zu beschleunigen. Dies trifft auch für das Down-Syndrom zu. Insgesamt läßt sich folgern, daß die Chromosomen der D-Gruppe wichtige Orte für die Kontrolle der Hämoglobinsynthese beherbergen.

B 5 q-Syndrom. Ein einheitliches hämatologisches Syndrom scheint die partielle Deletion des langen Arms von Chromosom Nr. 5 (B 5 q-Chromosom) zu verursachen [29]. Die wesentlichen Symptome sind: Mittelschwere bis schwere, meist makrozytäre Anämie mit leichter Leukopenie, aber normalen oder erhöhten Thrombozytenzahlen. Das Knochenmark zeigt eine Suppression der Erythropoese mit den Zeichen der Dyserythropoese sowie morphologische Veränderungen an den weißen Vorstufen und den Megakariozyten. Die Myeloblasten im Mark können vermehrt sein. Es wird angenommen, daß der Basisdefekt auf der Ebene der Stammzellen liegt. Therapieversuche mit Cortison, Pyridoxin und anabolen Steroiden waren erfolglos. Ein Übergang in eine Leukämie wurde bisher nicht beobachtet.

Literatur

1. Alberti, K. G. M., Darley, J. H., Emerson, P. M., Hockaday, T. D. R.: 2,3 diphosphoglycerate and tissue oxygenation in uncontrolled diabetes mellitus. Lancet **1972 I**, 391.
2. Blumberg, A.: Die renale Anämie. Bern: Huber 1972.
3. Blumenkranz, M. J., Shapiro, D. J., Swedenseid, M. E., Kopple, J. D.: Histidine supplementation for treatment of anaemia of uraemia. Brit. med. J. **1975 II**, 530.
4. Buchanan, G. R.: Acute hemolytic anemia as a presenting manifestation of Wilson disease. J. Pediat. **86**, 245 (1975).
5. Burch, R. E., Sullivan, J. F.: Clinical and nutritional aspects of zinc deficiency and excess. Med. Clin. N. Amer. **60**, 675 (1976).
6. Bussmann, Y., Tillmann, M. L., Pagliara, A. S.: Neonatal thyreotoxicosis associated with the hyperviscosity syndrome. J. Pediat. **90**, 266 (1977).
7. Butenandt, O.: Der Einfluß von humanem Wachstumshormon auf Erythrozytenfermente bei minderwüchsigen Kindern. Mschr. Kinderheilk. **118**, 238 (1970).
8. Cunningham, V. J., De Matteis, F., Stonard, M. D.: The effect of cobalt on the uptake of plasma iron by the liver. Biochem. J. **158**, 105 (1976).
9. Ditzel, J., Standl, E.: Plasma P_i and erythrocyte 2,3-diphosyphoglycerate concentrations of nonacidotic diabetics in various degrees of metabolic control. Clin. Chem. (Letters) **22**, 550 (1976).

10. Dolan, Th. F.: Hemolytic anemia and edema as the initial signs of infants with cystic fibrosis. Clin. Pediat. **15**, 597 (1976).
11. Donati, R. M., Fletcher, J. W., Warnecke, M. A., Gallagher, N. T.: Erythropoiesis in hypothyroidism. Proc. Soc. exp. Biol. (N. Y.) **144**, 78 (1973).
12. Flohé, L.: Die Glutathionperoxidase: Enymologie und biologische Aspekte. Klin. Wschr. **49**, 669 (1971).
13. Furrer, H. V., Tönz, O.: Die hämolytische Krise bei Morbus Wilson. Z. Kinderheilk. **118**, 147 (1974).
14. Gabbay, K. H.: Glycosylated hemoglobin and diabetic control. New Engl. J. Med. **295**, 443 (1976).
15. Ganther, H. E., Hafeman, D. G., Lawrence, R. A., Serfass, R. E., Hoe Kotra, W. G.: Selenium and glutathione peroxidase in health and disease: A review. In Proceedings of a Symposium on Trace Elements and Human Disease. Wayne State University, Juli 10–12, 1974.
16. Hancock, D. E., Onstadt, J. W., Wolf, P. L.: Transferrin loss into the urine with hypochromic, microcytic anemia. Amer. J. clin. Path. **65**, 73 (1976).
17. Hartwig, G., Neidhardt, B., Mörl, M.: Gastrointestinale Blutungen – Hämatologische Aspekte. Medizin **4**, 1605 (1976).
18. Heilmann, E.: Anämie bei terminaler Niereninsuffizienz. Pathogenese und Therapie. Fortschr. Med. **95**, 338 (1977).
19. Heilmann, E., Bönnighoff, E., Korte, H., Tillmann, P., Herwig, H.: Folsäure-Substitution bei Hämodialyse-Patienten. Fortschr. Med. **94**, 2101 (1976).
20. Higgins, M. R., Grace, M., Ulan, R. A., Silverberg, D. S., Bettcher, K. B., Dossetor, J. B.: Anemia in hemodialysis patients. Changing concepts in management. Arch. intern. Med. **137**, 172 (1977).
21. Hoekstra, W. G.: Biochemical function of selenium and its relation to vitamin E. Fed. Proc. **34**, 2083 (1975).
22. Kleihauer, E.: Haemoglobinopathien. In: Humangenetik, Bd. III/3 (Becker, P. E., Ed.) p. 526. Stuttgart: Thieme 1976.
23. Knowles, J. P., Shuster, S., Wells, G. C.: Folic-acid deficiency in patients with skin desease. Lancet **1963 II**, 1138.
24. Lie-Injo, L. E., Hollander, L., Fudenberg, H. H.: Carbonic anhydrase and fetal hemoglobin in thyerotoxicosis. Blood **30**, 442 (1967).
25. Müller-Wiefel, D. E., Schärer, K., Ulmer, H. E., Gilli, G., Stegemann, D.: Verlauf der Anämie bei Kindern mit chronischer Niereninsuffizienz. Mschr. Kinderheilk. **124**, 323 (1976).
26. Posselt, H. G., Strobel, St., Bender, S. W.: Gastrointestinale Blutungen im Kindesalter. Medizin **4**, 1661 (1976).
27. Rosemund, A., Biswanger, U., Straub, P. W.: Oxidative injury to erythrocytes, cell rigidity, and splenic hemolysis in hemodialyzed uremic patients. Ann. intern. Med. **82**, 460 (1975).
28. Seeling, W., Ahnefeld, F. W., Dick, W., Dölp, R., Kilian, J., Leupold, D., Scheible, G.: Die Funktion des Zinks im Organismus – dargestellt am Beispiel der Acrodermatitis enteropathica. Med. Welt (Stuttg.) **28**, 537 (1977).
29. Sokal, G., Michaux, J. L., van den Berghe, H., Codier, A., Rodhain, J., Ferrant, A., Moriau, M., de Bruyere, M., Sonnet, J.: A new hematologic syndrome with a distinct karyotype: The 5q-chromosome. Blood **46**, 519 (1975).
30. Stahnke, N., Blunck, W.: Action of growth hormone on erythropoiesis: Changes in red blood cell enzyme activities in growth-retarded patients with an without growth hormone deficiency. Pediat. Res. **10**, 802 (1976).
31. Taylor, J. C.: Hematologic manifestation of systemic disease. Pediat. Clin. N. Amer. **19**, 1071 (1972).
32. Wiedemann, H. R., Grosse, F. R., Dibbern, H.: Das charakteristische Syndrom. Blickdiagnose von Syndromen. Stuttgart–New York: Schattauer 1976.
33. Zucker, S., Lysik, R. M., Mohammad, G.: Erythropoiesis in chronic renal disease. J. Lab. clin. Med. **88**, 528 (1976).

Sachverzeichnis

A-Antigen
- in Neugeborenenerythrozyten 493

Abdominelle Krisen
- bei paroxysmaler nächtlicher Hämoglobinurie 144
- bei Porphyrien 202f.
- bei Sichelzellenanämie 173

Abetalipoproteinämie 142f., 559
AB-Gamma-Test 508
ABO-Blutgruppensystem 506
ABO-Inkompatibilität 146, 278f., 506f.
-, Diagnostik 507f.
-, Grundlagen 506
-, Immunisierung der Mutter 278f., 506
-, Therapie 509ff.

Abtötung von Mikroorganismen s. Granulozyten
Abtötungsdefekte s. Granulozytenfunktionsdefekte
Abwehrfunktionen, s. Infektabwehr
Acetonämisches Erbrechen, Blutbild bei 222
Acetylcholinesterase in Erythrozytenmembran 56
Acetylcholinesterase-Mangel bei PNH 143
Acetyl-Neuraminsäure und Anti-T-Antikörper 147

Acetylsalizylsäure
- bei disseminierter intravasaler Gerinnung 477f.
- bei hämolytisch-urämischem Syndrom 153
-, Hemmung der Prostaglandin-Endoperoxid-Synthetase 407
- bei Pyruvatkinasemangel 161
- bei Sichelzellenanämie 174, 175
- und Splenektomie 323

Ac-Globulin 443
Achlorhydrie, Anämie bei 551
Achondroplasie und hypoplastische Anämie 69
Achylie und megaloblastäre Anämie 93
Aconitase und Eisen 96
Acrodermatitis enteropathica 561

ACTH
- und Basopenie 234
- und Eosinopenie 234
- und Hämosiderose 118
- und Thymusgröße 310

ACTH-Mangel und Anämie 556
Actin in Erythrozytenmembran 55

Actinomycin D
- bei chronischer ITP 420
- bei Leukämie 349ff.

Actomyosine 410
Adenin- und ATP-Bildung 52
- bei Lesch-Nyhan-Syndrom 89

Adenosinabbau 52

Adenosindeaminase (ADA)
- in Erythrozyten 52
- und Lymphozyten 275

Adenosindeaminase-Mangel und Immundefekte 167, 287

Adenosinnukleotiddiphosphat, s. ADP

Adenosinmonophosphat
- und ATP-Stoffwechsel 52
- der Thrombozytenmembran 405
- in Thrombozyten 410

Adenosinnukleotidtriphosphat, s. ATP

Adenotomie und Immundefekte 282, 293

Adenoviren bei Tumoren 338

Adenylatkinase und ATP-Stoffwechsel 52

Adenylatkinase-Mangel 167

Adenylcyclase der Thrombozytenmembran 405

Aderlaß
- bei Hämochromatose 131
- bei Neugeborenen 522
- bei Polyzythämie 195f., 198
- bei Porphyrie 205
- bei Volumenüberlastung 32

ADP, endogenes, Thrombozyten 406ff.
-, exogenes, Thrombozyten 406ff.
- aus Gefäßendothelzellen 399
- bei Gerinnung 401
- und Glykolyse 50, 51
- bei Pyruvatkinasemangel 159f.

ADP-Freisetzung, Störungen 429
ADP-Pools in Thrombozyten 406
ADP-Speicherungsdefekt der Thrombozyten 429

Adrenalin
- bei benigner Neutropenie 231
- bei Blutstillung 400
- Faktor VIII-Freisetzung 444
- und Granulozytosen 236f.
- und Myelopoese 215
- und Blutbild 222

Adrenalintest, Methode 211
- und Pseudoneutropenien 233

Adriamycin
- bei Leukämie 349ff.
- bei Morbus Hodgkin 387

Adriblastin, kumulative Dosis 363
- bei Leukämie 351, 361f.

Adventitiazellen
- und Monozyten 251
- der Milz 316

Äthanol-Test
- bei disseminierter intravasaler Gerinnung 477
-, s. Gerinnungsteste 439

Afibrinogenämie 466
- bei Neugeborenen 542ff.

Agammaglobulinämie
- und Chemotaxis 240
- infantile geschlechtsgebundene 284
-, - - Differentialdiagnose 290
-, - - Therapie 292ff.
- und Komplementdefekt 332
- und Transferfaktor 284, 295
- und Transcobalaminmangel 87
- und T-Zellendefekt 284

Agarelektrophorese 166
Aggregationshemmer, s. Thrombozyten
Agranulocytosis infantilis hereditaria 223

Agranulozytose 220ff.
-, allergische 232f.
-, angeborene (Kostmann) 223ff.
-, angeborene und Fanconi-Anämie 224
-, angeborene und Leukämie 224
-, angeborene Therapie 225
-, chronische infantile 223
-, Kompensationsmechanismus 254
- bei Knochenmarktransplantation 28
- und Monozyten 254, 263
-, periodische 225f.
- und Reifungsdauer der Myelopoese 212
-, zyklische 225f.

AHG, s. antihämophiles Globulin 453, 461

Akanthozyten 134, 136, 142
- bei Abetalipoproteinämie 142
- bei Fettmangel 156
- bei Leberzirrhose 156, 551f.
- bei Neugeborenen 495

Akanthozytose 559
-, erworbene 142
- bei Niereninsuffizienz 555
- bei Urämie 155

Akrodynie und Polyzythämie 191
Aktinomycin D bei Leukämie 349ff.
Akute Erythroblastopenie s. Erythroblastopenien 72f.

ALA s. a. δ-Aminolävulinsäure 48

ALA-Dehydrase 48
ALA-Synthetase 48, 203
- bei sideroblastischer Anämie 124
Albers-Schönbergsche Erkrankung 24, 518
Albinismus
- bei Chediak-Higashi-Syndrom 241
- bei Hermansky-Pudlak-Syndrom 257
Alder-Anomalie 238 f.
- bei Panmyelopathie 24
- und Schaumzellen 257
Alder-Reilly-Anomalie s. Alder-Anomalie 238
Aldolase
- und Glykolyse 50 f.
- bei aregeneratorischer Anämie 70
-, Mangel 160
- und Erythrozytenmembran 56
Aldosteronproduzierende Tumoren 197
Alexan bei Leukämie 350
ALG s. Antilymphozytenglobulin
Alkalidenaturierung 41
Alkalische Leukozytenphosphatase
- bei chronischen Leukämien 367
- -, Färbung 211
- - bei Osteomyelofibrose 23
Alkalische Phosphatase
- bei Di George-Syndrom 286
- - bei Leukämie 347
- - bei Morbus Hodgkin 384 f.
- - Nachweismethode 3
Alkalistabilität von Hämoglobin F 492
Alkylierende Substanzen
- und Immundefekt 289
- - bei Leukämie 350
- - s. a. Medikamente-Chemikalien-Nebenwirkungen
- - und Neutropenie 227
ALL, s. Leukämie, akute lymphatische 342
Allergene und allergische Reaktion 297 f.
Allergie und lymphozytäre Reaktion 299
Allergische Agranulozytose 232 f.
Allergische Alveolitis und Komplementsystem 333
Allergische Erkrankungen 297 f.
- -, Eosinophilie bei 237
- - und Erythroblastopenie 73
- - und Transfer-Faktor 295
Allergische Reaktion 297 f.
- - auf Transfusionen 31
- - auf Volumenersatzmittel 189
Allergische Reaktionstypen 297
Allopurinol
- bei Leukämie 350, 358
- und Orotacidurie 91
- bei Polycythaemia vera 195
Allotransplantation 26
Alopezie bei Leukämietherapie 350 f.
Alopezie bei Strahlentherapie 354
ALS s. a. ALA 48
ALS-Dehydratase 199
ALS-Synthetase 199

Alveolarmakrophagen 252
- bei Lungenhämosiderose 264
- Stoffwechsel 253
AMCA 449
AMCHA 449
Amegakaryozytäre Thrombozytopenie mit Radiusaplasie 411
Amethopterin, s. Methotrexat
Amine, vasoaktive 331
Aminoazidurie bei Vitamin B_{12}-Malabsorption 86
ε-Aminocapronsäure bei C1-Inhibitor-Mangel 332
-, Wirkung 449
2-Amino-4-hydroxy-pteroinsäure 81
δ-Aminolävulinsäure bei Bleiintoxikation 128
- und Hämsynthese 48, 95, 125
- bei Porphyrien 202 ff.
- und Porphyrinsynthese 199 f.
δ-Aminolävulinsäure-Dehydrogenase und Bleiintoxikation 127
δ-Aminolävulinsäure-Synthese bei Porphyrien 203 f.
Aminosäuren
- Stoffwechseldefekte und hämatologische Störungen 558
Aminosäurensequenz des Hämoglobins 45, 169
AML, s. Leukämie, akute myeloische 343
AMML, s. Leukämie, akute myelomonozytäre 367 f.
Amniozentese
- bei Blutgruppeninkompatibilität 507
- bei Immundefekten 292
AMP, s. Adenosinmonophosphat
Amphotericin B bei Pilzinfektionen 365
- - bei Leukämie 365
- - bei Neutropenien 235
Amyloid bei Morbus Waldenström 308
Amyloidose
- und Bence-Jones-Proteine 307
- und Faktor X-Mangel 468, 470
- und Folsäuremangel 88
- und Leichtkettenkrankheit 308
- bei Morbus Hodgkin 383
- bei Plasmazelldyskrasien 306
Anabolika 17
Anaemia hypochromica sideroblastica hereditaria, s. Anämie sideroblastische 124
- neonatorum 499 ff.
- sideroachrestica hereditaria, s. Anämie sideroblastische 124
Anämien 65 ff.
-, aregeneratorische 68 ff.
-, - akute 71 ff.
-, - ambulante Betreuung 75 f.
-, -, chronische 68 ff.
-, - bei endokrinen Störungen 556 f.
-, -, Differentialdiagnose 75
-, - und Enzymdefekte 167
-, -, erworbene 71
-, - bei hämolytischer Anämie 71

-, - und Hämosiderose 75
-, -, kongenitale 69 f.
-, - bei Mißbildungssyndromen 560
-, - bei Morbus Abt-Letterer-Siwe 261
-, - bei Neugeborenen 502, 519
-, -, passagere 73 f.
-, - bei Röteln 560
-, autoimmunhämolytische 147 ff.
-, - bei Neugeborenen 513 f.
-, -, Splenektomie bei 323
- bei Banti-Syndrom 320
-, chronische aregeneratorische 68 ff.
- bei chronischen Erkrankungen 562 f.
- bei Cystathioninurie 558
- bei Dialyse 553 f.
-, dyserythropoetische 76 ff.
-, -, CDA Typ I 77
-, -, CDA Typ II (HEMPAS) 78 f.
-, -, CDA Typ III 79
-, -, CDA Typ IV 79
-, - bei Neugeborenen 519
- bei Eisenmangel, s. a. Eisenmangelanämien 95 ff.
- und Enzymdefekte s. Erythrozytenenzymdefekte 158 ff.
- bei Erythroblastopenie 72
- Grundlagen 65 ff.
- und Hämoglobindefekte 111 ff., 168 ff.
-, hämolytische 133 ff.
-, - bei Abetalipoproteinämie 142 f.
-, - und aktivierter Sauerstoff 54, 112, 514
-, -, aregeneratorische Krise bei 71 f.
-, - bei ATPase-Mangel 142
-, - bei ATP-Stoffwechselstörung 163
-, - durch chemische Substanzen 155
-, - und Eisenspeicherung 97
-, - bei Elliptozytose 140
-, - bei Glutamatstoffwechseldefekten 558
-, - bei Fehltransfusion 146
-, - bei Galaktosämie 559
-, -, Grundlagen 133 ff.
-, -, H_2O_2-Hämolysetest 156
-, - und Heinzkörperbildung 166, 176 ff., 514
-, - und IgA-Mangel 285
-, - bei Immunthrombozytopenien 421
-, - und Komplementsystem 330, 331, 333
-, -, LCAT-Mangel 143
-, - bei Lebererkrankungen 551 f.
-, - mit erhöhtem Lecithingehalt 143
-, - und Monozyten 256
-, -, mechanisch bedingte 154
-, -, Membrandefekte 135 ff.
-, - bei Morbus Abt-Letterer-Siwe 261
-, - bei Morbus Hodgkin 383
-, - bei Neugeborenen 503 ff.
-, - Neuraminidase-induzierte 148 f.
-, - durch oxidative Schäden 54
-, - bei P-Antigen-Mangel 142

–, – bei PNH 144
–, – durch physikalisch-chemische Faktoren 151 ff.
–, – bei Porphyrie 199 ff.
–, – und sideroblastische Anämien 124, 126
–, – bei Sphärozytose 137 ff.
–, – bei Stomatozytose 140 f.
–, – bei Thalassämien 111
– bei Herzfehlern 101
–, heteroimmunhämolytische 149 ff.
–, –, Immunkomplex-Typ 150 f.
–, –, Penicillintyp 100
–, –, Stibophentyp 150
– und Hypersplenie-Syndrom 318
–, hypochrome 95 ff.
–, – und Atransferrinämie 104
–, – und Eisenmangel 95 ff.
–, – und erhöhtes Serumeisen 111 ff., 123 ff.
–, – bei Frühgeborenen 100, 497
–, – bei Neugeborenen 501 f.
–, – und Thalassämien 111 ff.
– bei Hyperthyreose 557
–, hypoplastische 69 f.
– bei Hypoproteinämie 552
– bei Hypothyreose 556 f.
– und Infektionen 106, 116, 174, 514, 562
–, immunhämolytische 145 ff.
–, –, Krisen bei 71 f.
–, – und Komplementsystem 333
–, – bei Neugeborenen 146, 504 ff.
–, Kompensation, Frühgeborene 498
–, –, Grundlagen 66
–, –, Neugeborene 492
–, kongenitale hypoplastische, s. Blackfan-Diamond Anämie
– bei Kupfermangel 561
– und LCAT-Mangel 143
– bei Lebererkrankungen 551 f.
– bei Leukämie 345 f., 373
– bei Lungenhämosiderose 103
– bei Lymphohistiozytose 262
–, makrozytäre, s. Anämien, megaloblastäre
–, megaloblastäre
– bei Erythroleukämie 91
–, – durch Folsäuremangel 87 ff.
–, –, Grundlagen 80 ff.
–, –, Imerslund-Gräsbeck-Syndrom 86
–, – und Lesch-Nyhan-Syndrom 89
–, – durch Medikamente 90
–, – und Myeloperoxidasemangel 240, 245
–, – und Neoplasien 89, 91
–, – bei Neugeborenen 519 f.
–, – und Neutropenie 233
–, – bei Orotacidurie 91
–, – bei Präleukämie 91
–, –, Pyridoxin-sensible 91
–, –, Pyridoxin-refraktäre 90 f., 240
–, – bei Säuglingen 91 f.
–, –, Therapie 92, 94
–, –, Thiamin-sensible 91
–, – bei Transcobalaminmangel 87
–, – durch Vitamin B_{12}-Mangel 84 ff.

– bei Methylmalonacidurie 558
–, mikroangiopathische 151 ff.
– bei Morbus Abt-Letterer-Siwe 261
– bei Morbus Addison 557
– bei Morbus Gaucher 559
– bei Morbus Hand-Schüller-Christian 260
– bei Morbus Hodgkin 385
– bei Morbus Niemann-Pick 559
– bei Mißbildungssyndromen 560
– bei multiplem Myelom 307
– bei myeloproliferativen Erkrankungen 205
– des Neugeborenen, s. Neugeborenenanämien 499 ff.
– und Nierenfunktion 553
– bei Niereninsuffizienz 553 ff.
– durch Oestrogene 557
– bei Organkrankheiten 550 ff.
– bei Pankreasfibrose 552
–, passagere aregeneratorische 73 ff.
–, perniziöse, s. Anämien, megaloblastäre
–, – und mukokutane Candidiasis 287
–, pseudoaplastische, s. ineffektive Erythropoese 134
– bei Proteinmangel 551 f.
–, refraktäre, normoblastische, s. Anämien sideroblastische 126
–, –, sideroblastische s. Anämien sideroblastische 126
– relative 196, 552
–, sideroachrestische, s. sideroblastische Anämie 123 ff.
–, – bei Bleiintoxikation 127 f.
–, – und Dyserythropoese 76
–, – durch Medikamente 127
–, – und myeloische Leukämie 126
–, – und Porphyrien 205
–, –, Pyridoxin-empfindliche 124 ff.
–, –, Pyridoxin-refraktäre 124 ff.
–, – und Thalassämie-Syndrome 125
– bei Sinushistiozytose 262
– und Streß 67
– bei Thrombozytose 424
– bei Trimethylaminurie 227
– bei TSH-Mangel 556 f.
– bei Tyrosinose 558
– Wachstumshormonmangel 556
– bei Zinkmangel 560 f.
Anaphylaktische Purpura 486 f.
Anaphylaktische Reaktionen
– – bei Gammaglobulintherapie 294
– –, Grundlagen 297
– – bei immunhämolytischer Anämie 151
– – bei Transfusionsreaktion 31
Anaphylaktischer Schock 297
Ancotil bei Pilzinfektionen 365
Androgene
– bei Agranulozytose 235 f.
– bei Panmyelopathie 17, 21 ff.
– bei PNH 144
– bei renaler Anämie 555
– bei sideroblastischer Anämie 126
–, Wirkung auf Hämatopoese 557
– bei zyklischer Neutropenie 226

Angiokeratomatose 489
Angiomatosis retinae 488
Angiome und Polyzythämie 191
Angioneurotisches Ödem 31, 237
Anisozytose, Definition 39
Ann Arbor-Klassifikation, Morbus Hodgkin 384
Anomale Hämoglobine s. Hämoglobindefekte 168 ff.
Alpha-Anomalien 168 ff.
Alpha-Thalassämien 119 ff.
Anorexia nervosa 22, 88, 227
Antazida bei Leukämie 361
Anthranilsäure bei hypoplastischer Anämie 69
Anti-A-Antikörper 506
Antibiotika
– bei hämolytisch-urämischem Syndrom 153
– bei Immundefekten 293
– bei Leukämie 364
– nach Milzextirpation 324
– bei Neutropenien 225, 229, 235
– bei Panmyelopathie 16 f.
– bei Shwachman-Syndrom 227
– bei Sichelzellenanämie 175
Anti-B-Zellen Seren 271
Anti-c-Titer 508
Antichalon 214, 215
α_1-Antichymotrypsin, Normalwerte 446
Anti-D-Immunglobulin 511
– bei Fehltransfusion 146
Anti-DNA-Antikörper
– bei Panmyelopathie 15
– bei immunhämolytischer Anämie 149
Anti-D-Prophylaxe 509
– bei Abort 511
– Dosierung 511
– bei Interruptio 511
Antierythropoetin 6, 10
Antifibrinolytica – bei disseminierter intravasaler Gerinnung 478
– bei Hämophilie 461
Antigene 272, 292
– und Lymphopoese 274
–, erythrozytäre, beim Neugeborenen 504
–, passive Übertragung 146, 504
Antigen-Antikörper-Komplexe
– und Arthus-Reaktion 297
– und Chemotaxis 236
– und Komplementsystem 329
Antigen-Antikörper-Reaktion
– bei allergischer Agranulozytose 232
– bei immunhämolytischen Anämien 145
Antigenerkennung 272
Antigenreiz 269 ff.
Antigenverarbeitung 255
Antihämophiles Globulin 461
– – A 443
– – B 444
– – C 444
Antihämophiler Faktor 454
Antiheparinfaktor 409

Antihistaminika bei Transfusionsreaktionen 31
Anti-I-Antikörper 147 ff.
Anti-i-Spezifität 147
Anti-i-Titer bei dyserythropoetischen Anämien 77, 79
Anti-I-Titer bei dyserythropoetischen Anämien 77 ff.
Antikoagulantien
– bei Thrombozytose 420
–, natürliche, bei Neugeborenen 541
Antikörper 275 ff.
– bei ABO-Inkompatibilität 278, 279, 506
–, antithrombozytäre, s. antithrombozytäre Antikörper 417
– bei aregeneratorischen Anämien 71
– blockierende 277, 504
– gegen Erythrozyten 145 ff., 504 ff.
–, Faktor VIII-assoziierte 454
– gegen Granulozyten 224, 231, 233
–, heterophile 277
–, humorale 275 ff.
– bei immunhämolytischen Anämien 145 ff.
–, inkomplette 277, 504
– bei intrauteriner Infektion 278
– bei ITP 418, 420
– gegen Komplement 147
–, Komplementbindende 277
–, natürliche 278
–, panagglutinierende 149
–, passive Übertragung 146, 504 ff.
– und Lymphopoese 274
– und Plasmazellen 270
– Rh (D) 504
– gegen Thrombozyten 418
– durch Transfusionen 16, 31, 147
– zytotoxische 69, 233, 271, 272
Antikörpermangelsyndrome s. Immundefekte 279 ff.
Antikörperrezeptoren bei Neugeborenen 506
Anti-Ku, Blutgruppeninkompatibilität bei 508
Antilymphozytenglobulin
– und Immundefekte 289, 291
– bei Knochenmarktransplantation 27
– bei Panmyelopathie 9, 18
Antilymphozytenserum, s. Antilymphozytenglobulin 9, 18, 27
Antimetaboliten 350
Antimykotika
– bei Leukämie 365
– bei Neutropenie 235
– bei Panmyelopathie 17
Anti-PJ^{A1}-Antikörper 421
Antiplasmine 447
Antipolymerasen 447
Anti-Rh-Antikörper bei immunhämolytischen Anämien 150
Anti-T-Antikörper und immunhämolytische Anämien 147
Antithrombine 446 f.
Antithrombin III-Heparin-Kofaktor 468
Antithrombin III-Mangel 467

Antithrombin III – Normalwerte 439, 447
Antithrombin VI 431
Antithrombin, Ontogenese 541
Antithrombozytäre Antikörper 416 ff.
Antithrombozytäre Antikörper
– bei Neugeborenen 537
α_1-Antitrypsin, Normalwerte 447
α_1-Antitrypsinmangel 322, 512
Anti-T-Zellen Seren 271
Anulozyten 134
Aplastische Anämie, s. Panmyelopathie 10
Aplastisch-hämolytisches Syndrom s. ineffektive Erythropoese 134
Aplastische Krisen
– – bei Glucosephosphatisomerase-Mangel 162
– – bei hereditärer Elliptozytose 140
– – bei hereditärer Sphärozytose 139
– – bei hereditärer Stomatozytose 141
– – bei instabilen Hämoglobinen 177 f.
– – bei Pyruvatkinase-Mangel 161
– – bei Sichelzellenanämie 174
Apoferritin 64
Aprotinin, Wirkung 448 f.
Arachidonsäure in Thrombozyten 406
Aregeneratorische Anämien, s. Anämien, aregeneratorische 68 ff.
Aregeneratorische Krisen bei hämolytischen Anämien 71 f.
Arthus-Reaktion 297, 330 f.
Arvin 446
Ascorbinsäure, s. Vit. C
– und Eisentherapie 106
– bei Methämoglobinämien 182, 184 f.
– und Methämoglobinwerte 180
Asparaginase, – E. Coli 351
–, Erwinia 351
–, Kreuzallergie 351
– bei Leukämie 349 ff., 357
–, Nebenwirkungen 351 f.
Aspisol, s. Acetylsalizylsäure
Asplenie 320
–, funktionelle 174
Ataxia teleangiectatica 288 ff., 291
Atombombenexplosion, Leukämiegefährdung bei 338 f.
Atopien 295, 297
ATP,
– Grundlagen und Stoffwechsel 50 ff.
– und Defekte der Glykolyse 159 ff.
– in Neugeborenenerythrozyten 406, 493
– bei renaler Anämie 554
ATP-Stabilität in Neugeborenenerythrozyten 493
ATP-Stoffwechselstörungen 163
ATPase
– und Erythrozytenmembran 52, 141
– bei Morbus Wilson 561
ATPase-Mangel 142
Atransferrinämie 104
– bei Eisenintoxikation 109

– und Eiweißverlustsyndrome 104
Auer-Stäbchen 210, 343 f.
Austauschtransfusion 510 ff.
– bei Heinzkörperanämie 516
– mit Heparinblut 30
–, Indikation 510
– bei Methämoglobinämie 182
– bei Neugeborenensepsis 514
– bei Thrombozytopenie des Neugeborenen 537 f.
– bei Verbrauchskoagulopathie 547
– bei Sichelzellenanämie 175
Autoagglutination 308
Autoaggressionskrankheiten 298
Autoantikörper
– bei immunhämolytischen Anämien 147, 151
– bei Immunneutropenien 233
– bei ITP 416, 418 f.
– bei Neugeborenen 513
Autoerythrozytäre Purpura 485 f.
Autohämolysetest 22, 41, 135, 139, 142, 159, 161
Autoimmunerkrankungen 297 f.
– und IgA-Mangel 285
– und Panmyelopathie 9
– und perniziöse Anämie 86
Autoimmunhämolytische Anämien, s. Anämien, autoimmunhämolytische 147 ff.
– – und chronische ITP 419
– – bei Neugeborenen 513 f.
– – von Mutter und Kind 513
Autoimmunneutropenien 233 f.
Autoprothrombin I 444
Autoprothrombin II 444
Autoprothrombin III 444
Autotransplantation von Milzgewebe 321
5-Azacytidin bei Leukämie 350
Azathioprin – bei immunhämolytischer Anämie 149
– bei ITP 420
6-Azauridin bei Leukämie 350
Azlocillin bei Granulozytopenie 364
Azurgranula in Leukämiezellen 344

B5q-Syndrom 564
Bactrim
– bei septischer Granulomatose 244
– bei Pneumozystis-Pneumonie 366
BAL bei Bleiintoxikation 128
Banding-Technik bei Leukämie 339
B-Antigen in Neugeborenenerythrozyten 493
Banti-Syndrom 320
Bantu-Siderose 132
Bartter-Syndrom 191
Basentriplett und genetischer Kode 169
Basopenien 234
Basophile Granulozyten, Normalwerte 213
Basophilenleukämie 373
Basophilien 237 f.
Basophiloblast 215

Bassen-Kornzweig-Syndrom, s. Abetalipoproteinämie 142
B-cell cleaved follicular center cell lymphoma 390
BCG bei Leukämie 355
BCG-Adenitis 301, 355
BCG-Impfung bei Immundefekten 293
BCG-Reaktion bei Immundefekten 282
BCG-Sepsis und Immundefekte 285
BCG-Therapie, Nebenwirkungen 355
BCNU bei Leukämie 362f.
B-DOPA-Schema bei Morbus Hodgkin 387
Bence-Jones-Protein 306ff.
Benzol, Leukämiegefährdung 339
Berliner-Blau-Reaktion und Hämosiderin 64
Bernard-Soulier (Riesenplättchen) Syndrom 427f.
Bestrahlung
– von Blutprodukten 16, 28, 32
–, extrakorporale bei CML 370
Bestrahlung, s. Strahlentherapie
Bestrahlungsverfahren bei Leukämie 353ff.
Betamethason bei Panmyelopathie 17
Betaninurie 106
Betatron 353
Beutler-Test 166
B-Immunoblasten 393
Bilirubin
–, Anstieg nach der Geburt 511f.
–, Ausscheidung bei Neugeborenen 505
–, Blutgehirnschranke 505
–, direktes 512
–, Entstehung 512
–, Enzephalopathie 504f.
– bei gesunden Feten 507
–, indirektes 512
–, Konjugierung bei Neugeborenen 512
– bei Neugeborenenanämien 502
–, Stoffwechsel 512f.
–, Toxizität 504
–, neurotoxische Effekte 509
– im Fruchtwasser 507
Blackfan-Diamond-Anämie 69f.
– bei Neugeborenen 519
Blasten s. Leukämiezellen 342f.
Bleomycin bei Morbus Hodgkin 387
Bleomycin bei Leukämie 349f.
Blei
–, Normalwert im Blut 128
–, Plazentagängigkeit von 127
Bleianämie 127f., 205
Bleiintoxikation 127f.
– und Porphyrinsynthese 155
Bleiverbindungen bei Porphyrie 204
Blind loop Syndrom 550
– und Vitamin B_{12}-Mangel 86
Bloom-Syndrom 338f.
Blut im Stuhl, Nachweisgrenze 550
Blutaustausch, s. Austauschtransfusion

Blutbildung, extramedulläre 6, 9, 22f., 24, 115ff., 369, 503ff.
Blutbildungsperioden, Ontogenese 6, 58f., 219
Blutergelenk 458
Bluterkrankheit, s. Hämophilien 453
Bluterpaß 459
Blutgerinnung, s. Gerinnung 399
Blutgerinnungsfaktoren, s. Gerinnungsfaktoren 437f.
Blutgerinnungszeit, s. Gerinnungszeit 438
Blutgruppe P und Donath-Landsteiner-Antikörper 147
Blutgruppen, seltene, Inkompatibilität 508
Blutgruppenantigene 56
–, Genfrequenzen 504
Blutgruppenfaktoren, seltene 508
Blutgruppeneigenschaften von Neugeborenenerythrozyten 493
Blutgruppeninkompatibilität
– durch Anti-Be 508
– durch Anti-Becker 508
– durch Anti-By 508
– durch Anti-c 508
– durch Anti-C 508
– durch Anti C^a 508
– durch Anti-Co^a 508
– durch Anti-C^w 508
– durch Anti-C^x 508
– durch Anti-D 508
– durch Anti-Di^a 508
– durch Anti-Di^b 508
– durch Anti-e 508
– durch Anti-E 508
– durch Anti-Evans 508
– durch Anti-E^w 508
– durch Anti Fy^a 508
– durch Anti-Hil 508
– durch Anti-Hr^a 508
– durch Anti-Ht 508
– durch Anti-Hut 508
– durch Anti-Jk^a 508
– durch Anti-Jk^b 508
– durch Anti-Js^a 508
– durch Anti-Js^b 508
– durch Anti-K 508
– durch Anti-k 508
– durch Anti-Kp^a 508
– durch Anti-Kp^b 508
– durch Anti-Le^a 508
– durch Anti-Lu^a 508
– durch Anti-Lu^b 508
– durch Anti-Mi^a 508
– durch Anti-Mt^a 508
– durch Anti-Mus 508
– durch Anti-N 508
– durch Anti-N 508
– durch Anti-Rd 508
– durch Anti-Re^a 508
– durch Anti-Rm 508
– durch Anti-s 508
– durch Anti-S 508
– durch Anti-Sm-Bu^a 508
– durch Anti-U 508
– durch Anti-Ven 508

– durch Anti-Vw 508
– durch Anti-Wr^a 508
– durch Anti-Yt^a 508
– durch Anti-Zd 508
–, seltene 508
Blutgruppenkonstellation bei Inkompatibilität 504, 506
Blutkonserven 29ff.
Blutkultur 364
Blutplättchen, s. Thrombozyten 402ff.
Blutprodukte 29ff.
–, Bestrahlung 28, 293
Blutspender 32
Blutstillung, s. a. Gerinnung 399
– und Gefäßsystem 483
–, Reaktionsabläufe 411
Blutstillungsstörungen, gefäßbedingte, s. vaskuläre hamorrhagische Diathesen 483
Bluttransfusion
– bei Neugeborenen 501
–, Indikationen 16, 70, 72, 108, 117, 146, 161, 166, 175f., 178, 182, 190f., 358, 412, 460, 555
–, Komplikationen 31f., 146, 421, 423
–, pränatale 510
–, Risiken 31
– bei Sichelzellenanämie 175
Blutungen
– biochemisch bedingte 483
– bei Bluttransfusionen 32
– und Eisenverlust 102f.
–, gastrointestinale 103
–, –, Diagnostik 550f.
– durch Gefäßerkrankungen 481ff.
– bei Gerinnungsstörungen 452ff.
– bei Leukämie 345f.
–, okkulte 189
– bei Panmyelopathie 14
– bei PNH 144
– bei Polycythaemia vera 195
– bei Thrombozytenerkrankungen 397ff.
– und Thrombozytenverlust 423
– bei Thrombozytose 407
– beim von Willebrand-Jürgens-Syndrom 426f.
Blutungsanämien 188ff.
– bei gastrointestinalen Erkrankungen 551
– bei Neugeborenen 499, 500ff.
– – bei Gerinnungsstörungen 545
Blutungsquelle, Lokalisation 550f.
Blutungsschock bei Neugeborenen 501
Blutungzeit – bei Frühgeborenen 534
–, Methoden 403
– bei Neugeborenen 541
–, pathologische, bei akuter ITP 417
–, –, bei Thrombozytopathien 424
–, –, bei v. Willebrand-Jürgens-Syndrom 425, 427
Blutverlust, akuter 103, 188f.
–, –, Albumineinstrom 189
–, –, Therapie 29
–, chronischer 103, 190f.
–, iatrogener 103, 190, 500, 554
– bei Neugeborenen 500f.

Blutverlust
–, physiologischer, Normalwert 190
Blutverschiebung bei Neugeborenen 500, 502 f.
Blutviskosität 172, 191, 399
Blutvolumen, Bestimmung 42, 193
– bei chronischer Anämie 190
– bei früher Abnabelung 495
– bei kardiovaskulären Erkrankungen 196
– Nomogramm 194, 496
– Normalwerte 193
– Normalwerte bei Neugeborenen 494 ff.
–, Reduktion nach der Geburt 494
– bei später Abnabelung 495
B-Lymphozyten 269 ff.
– bei Morbus Hodgkin 382
– und Komplement 330
– bei Leukämien 342 f.
– und Transcobalaminmangel 87
Bohreffekt 47
– bei Diabetes mellitus 558
– bei HbM-Anomalien 185
– bei renaler Anämie 554
B-Rezeptoren der Neugeborenenerythrozyten 508
Brillantkresylblau, und Heinzkörperbildung 515
Brillantkresylblaufärbung 40
Brill-Symmers-Lymphom 382
Bronze-Baby-Syndrom 510
Brunnenwassermethämoglobinämie 180
Buffy-coat 29, 235
Buhot-Zellen 24
Burkitt-Lymphom 294, 338, 382, 389, 391 f.
–, Therapie 392
Bursa fabricii 269, 274
Busulfan – bei CML 371
– bei Leukämie 350
– bei Polycythaemia vera 195
B-Zellen bei Morbus Bruton 284
–, s. a. B-Lymphozyten 268 ff.
– bei Immundefekten 282 ff.
– bei Haarzell-Leukämie 368
– bei Leukämie 342 f.
– und Makrophagen 254, 255
– bei Non-Hodgkin-Lymphomen 389
–, Normalwerte 269
–, Proliferations- und Differenzierungsstörung 291 f.
B-Zell-Lymphome 391

C (Abkürzung für Komplement 328 ff.)
C1 329
– bei Lupus erythematodes 333
C1q 328 ff.
C1r 328 ff.
C1s 328 ff., 329
C1-Inaktivator 446
C1-Inhibitor-Mangel 331
C2 328 ff.
C2 bei Lupus erythematodes 333

C3 328 ff.
C3-Aktivator 329, 330
C3 bei akuter Glomerulonephritis 333
C3 und Chemotaxis 240
C3 und immunhämolytische Anämie 150
C3-Konvertase 329 f.
C3, Korrelation zum Gestationsalter 527
C3 bei Lupus erythematodes 333
C3 bei Neugeborenen 527
C3, Proaktivator 329
C3 und Taubenzüchterkrankheit 333
C3a 330 f.
C3b 330 f.
C3b-Inaktivator 329 f.
C3c 330
C4 328 ff.
C4 bei Lupus erythematodes 333
C4a 330
C4b 330
C5 328 ff.
C5 und Chemotaxis 240
C5 bei Neugeborenen 527
C5 und Opsonierung 240, 242
C5a 330 f.
C5b 330
C6 328 ff.
C6-Inaktivator 329
C7 328 ff.
C1-Inaktivator 329
C8 328 ff.
C9 328 ff.
Cabotsche Ringe 77, 82, 137
Calcium-ATPase 56 f., 138
– und Pyruvatkinase-Mangel 159
Calcium
– und Gerinnung 408 ff., 440 ff.
–, Thrombozytenaggregation durch 408
cAMP, s. zyklisches AMP 408
Candida albicans – Abtötung durch Granulozyten 216, 218
– – und Myeloperoxidasemangel 245
– Infektionen bei mukokutaner Candidiasis 287
– – bei Leukämie 365
– – bei Panmyelopathie 15
Candida-Hauttest bei T-Zellendefekten 285, 286
Candidiasis, mukokutane 255, 275, 287 ff., 291, 295
Candidin-Test 286
Carboanhydrase-Isoenzyme
– bei CML 367
– in Neugeborenenerythrozyten 493
Carboanhydrase bei Thyreotoxikose 557
β-Carotin bei Porphyrie 199, 201, 203
CDA, s. Anämien, dyserythropretische 76 ff.
Cephaline in Thrombozyten 406
Cephalotin bei Granulozytopenie 364
CFU-C 4
CFU-E 4
CFU-MEG 4

CH_{50} bei Komplementstörungen 328 ff.
Chalone 5, 10, 214 f., 274
Chediak-Higashi-Syndrom 219, 233, 240 ff. 255.
Chediak-Steinbrinck-Anomalie, s. Chediak-Higashi-Syndrom 240
Chelatbildner
– bei CDA 79
– bei aregeneratorischen Anämien 70
– bei Hämochromatose 131
– bei Porphyria cutanea tarda 205
– bei sideroblastischen Anämien 127
– bei Thalassämie 117
Chemikalien und hämolytische Heinzkörperanämie 514 ff.
Chemische Substanzen, Hämolyse durch 155
Chemotaxis
– bei Diabetes mellitus 246, 557
– bei Neugeborenen 527
–, Teste 211
– und Transfer-Faktor 274
– und T-Zellen 27
Chemotaxisdefekte 240 ff., 245
– bei Chediak-Higashi-Syndrom 241
– bei Job's Syndrom 244
– bei Lupus erythematodes 246
– bei Neugeborenen 527
– bei Nierenerkrankungen 246
– bei rheumatoider Arthritis 246
– bei Verbrennungen 246
Chinin-Purpura 420
Chlorambucil – bei Histiozytose X 261
– bei Leukämie 350
– bei Polycythaemia vera 195
– bei Morbus Waldenström 308
Chlorhämin 49
Chloroquin bei Autosensibilisierung durch DNA 486
Cholesterin- und Erythrozytenmembran 55, 142 f.
– bei Lipidspeicherkrankheiten 258
Cholesterylester 259
Cholinesterase in Neugeborenenerythrozyten 493
Christmas-Faktor 444
Christmas-Krankheit, s. Hämophilie B 453
Chrom 51-Markierung der Erythrozyten 41 f., 315
Chromosomen
– bei Blackfan-Diamond-Anämie 69
– beim Bloom-Syndrom 338 f.
– bei Erythroleukämie 371
– bei Fanconi Anämie 19, 338 f.
– und hämatologische Störungen 521, 564
– bei megaloblastären Anämien 82
– bei Leukämie 338 f., 373
– bei Osteomyelofibrose 23
– bei Polycythaemia vera 194
– bei Praeleukämie 375
– und Thrombozytopenie 413 f.
C-Kinin 332
CLL, s. Leukämie, chronische lymphatische

- bei lymphozytärem Lymphom 390
Clottable factor 409
CML, s. Leukämie, chronische myeloische
-, Thrombozytose bei 423
COAP-Schema 362f.
Cabalamin, s. Vitamin B_{12} 80
^{60}Cobalt 353
Coeruloplasmin 106, 561
Cohn-Fraktion I 546
- bei Hämophilie 461
- bei von Willebrand-Jürgens-Syndrom 427
Colchicin, bei Leukämie 349
Colony stimulating factor (CSF) 6, 10, 255
Conjugase und Folsäureabsorption 81
Cooley-Anämie, s. Thalassaemia major 115
Coombs-Test 504ff.
- bei autoimmunhämolytischen Anämien 147f., 150f., 513
- bei Bleiintoxikation 128
- bei isoimmunhämolytischen Anämien 504f.
- bei Morbus Hodgkin 383
- bei mutliplem Myelom 307f.
- bei Neugeborenenanämien 502
- nach Polley 508
- bei Rh-Inkompatibilität 504
- nach Speiser 508
COP-Schema bei Non-Hodgkin-Lymphomen 393
Corrinring 80
Cortison, s. Kortikosteroide
CO-Trimethoprim 81, 89f., 229f.
- bei Pneumozystis-Pneumonie 366
Crasnitin, s. Asparaginase 351
CSF 6
Cumarin 542
Cushing-Schwelle 17
Cushing-Syndrom 197, 222, 350
Cyanat
- bei Sichelzellenanämie 174
- und Sulfhämoglobinämie 182
Cyanmethämoglobin 46, 182
Cyanocobalamin 80
Cyclophosphamid
- bei Burkitt-Lymphom 392
- bei chronischer ITP 420
- bei Hemmkörperhämophilie 463
- bei Histiozytose X 261
- und Knochenmarktransplantation 9
- bei Leukämie 357, 359
- bei Morbus Hodgkin 387f.
- bei multiplem Myelom 308
-, Nebenwirkungen 351
- bei Non-Hodgkin-Lymphomen 393
- bei Polycythaemia vera 195
- bei Purpura Schoenlein-Henoch 487
Cytidinantagonisten 350
Cytochrom b_5-Reduktase 53, 183
Cytochrom C und Eisen 96
Cytochromoxidase und Eisen 96
Cytochrom-System 106
Cytosin-Arabinosid
- bei Erythroleukämie 372

-, intrathekal 364
- bei Leukämie 349ff., 362f.
-, Nebenwirkungen 350f.
- und Synchronisation 348, 364
- bei Varicellen 365
Cyclisches AMP, s. zyklisches AMP

Daumentriphalangie und hämatologische Störungen 560
Daunoblastin
- bei Promyelozytenleukämie 369
- bei Leukämie 351, 357
Daunomycin bei Leukämie 349ff.
Daunorubicin bei Leukämie 351
DDAVP
- bei Hämophilie 462
- bei von Willebrand-Jürgens-Syndrom 462
Dead fetus-Syndrom 546
Decortin, s. Korticosteroide
Defektkoagulopathien, s. Gerinnungsstörungen 453
Degranulierung der Granulozyten 211, 218
Degranulierungsstörungen 240ff., 246
Deletion und defekte Globine 119, 120, 169
5'Deoxyadenosyl-B_{12}-Methylmalonyl-CoA 80
Dermatosen und Blutbildveränderungen 27, 89, 201, 237, 240, 242, 244, 260, 261, 282, 297, 298, 301, 332, 560f.
Desferal, s. Desferrioxamin
Desferrioxamin
- bei CDA 79
- bei Eisenintoxikation 110
- bei sideroblastischen Anämien 125, 127
- bei Thalassaemia major 117
Desferrioxamin-Test bei Hämochromatose 131
Desoxyuridin bei Leukämie 349
Deutsche Arbeitsgemeinschaft für Leukämie-Forschung und -Behandlung im Kindesalter 360
Deutsche Hämophilie Gesellschaft e. V. 459
Dextran 144, 189f.
Diabetes mellitus und hämatologische Veränderungen 19, 88, 118, 130, 132, 222, 226, 238, 240, 246, 287, 557
Dialyse-Dysäquilibrium-Syndrom 554
Dianabol bei Panmyelopathie 17
Diaphorase, s. Methämoglobinreduktase 56, 183
Diaphorasemangel 183
Dibrommannitol bei CML 371
Dicarboxyporphyrin 200
Dicumarol, Vitamin K Mangel bei 469
Diego-System 508
Differential-Agglutination 521
Di George-Syndrom 286, 290
- bei Neugeborenen 531
- und Transferfaktor 295

- und Thymustransplantation 296
Di Guglielmo-Syndrom s. Erythroleukämie 371f.
Dihexosylceramid bei M. Fabry 259
Dihydrofolat-Reduktase 8, 89
Dihydrofolat-Reduktasemangel 84
- bei Neugeborenen 519
Dihydrofolsäure 81
Dihydroxyacetonphosphat 50f., 160
2,3-Dihydroxybenzoesäure (2,3-DHB)
bei Thalassaemia major 117
Dimethyladipimidat und hereditäre Stomatozytose 141
Dimethyltriazeno-imidazol-carboxamid, s. DJTC 389
Dimorphe Anämien 105
Dimorphismus 123, 125f.
2,2-Dinitrochlorbenzol 285f.
1,3-Diphosphoglycerat 50f., 160, 183
2,3-Diphosphoglycerat, s. 2,3-DPG 160
2,3-Diphosphoglyceratmutase 50f., 160
2,3-Diphosphoglyceratmutase-Mangel 163, 167
2,3-Diphosphoglyceratphosphatase 160
Diphyllobothrium latum und Vitamin B_{12}-Mangel 87
Dipyridamol
- bei disseminierter intravasaler Gerinnung 477f.
- bei hämolytisch-urämischem Syndrom 153
-, Wirkung auf Thrombocyten 408
- nach Splenektomie 323
Dipyrrole 176
Disseminierte intravasale Gerinnung 272ff.
- - - bei Neugeborenen 542ff.
Disseminierte intravasale Thrombozyten-Mikrothrombi 545
DNA-Polymerase 349
DNA-Replikationsstörung 82
DNA-Synthese bei Mixed lymphocyte culture 25
DNA-Synthesephase (S) 5
DNA-Synthesestörungen
- bei dyserythropoetischen Anämien 76
- bei megaloblastären Anämien 80ff.
- bei Orotacidurie 91
DNCB-Test 285f.
DNS, s. DNA
Doehle-Körper 210, 221, 239
Donath-Landsteiner-Antikörper 147
Dottersack und Blutbildung 6, 58
Down-Syndrom und hämatologische Veränderungen 197, 240, 338, 373, 489, 492, 489, 521
2,3-DPG 160
- bei Blutverlust 190
- bei Diabetes mellitus 557f.
- bei 2,3-Diphosphoglyceratmutase-Mangel 163
- und Glucosephosphatisomerase-Mangel 162

2,3-DPG
- und Glykolyse 50f.
- und Hämoglobinanomalien 187
- und Hämoglobinfunktion 47, 50, 62f., 66, 170, 187, 190, 492
- bei hereditärer Sphärozytose 137
- und Hexokinase-Mangel 162
- und Höhenanpassung 197
- bei Hyperthyreose 557
- kongenitaler Mangel 197
- bei Methämoglobinämie 183
-, Normalwerte 61
- bei Phosphoglyceratkinase-Mangel 163
- und physiologische Anämie 62
- bei Polyzythämie 192, 195
- bei Pyruvatkinase-Mangel 161
- Regulation bei Frühgeborenen 498
- bei renaler Anämie 554
- und Sauerstoffdissoziationskurve 47
- und Trimenonreduktion 61
2,3-DPG-Bindung des fetalen Hämoglobins 492
2,3-DPG-Mangel
- und hoher ATP-Gehalt 197
- und familiäre Polyzythämie 191, 195
2,3-DPG-Mutasemangel 195, 197
2,3-DPG-Shunt 158
Drabkin-Lösung 186
Drepanozyten 136
DTIC-Therapie bei Morbus Hodgkin 387
Ductus thoracicus 274, 268f., 291
Duffy-System 508
Dyserythropoese 76f., 131, 197
Dyserythropoetische Anämien, s. Anämien, dyserythropoetische 76ff.
- - bei Neugeborenen 520
Dysfibrinogenämie 439, 466
- bei Lebertumoren 469
- bei Neugeborenen 543
Dysgammaglobulinämie 148, 227, 305
-, s. a. Plasmazelldyskrasien
- und Neutropenien 227
- und immunhämolytische Anämie 148
Dysgenesie, retikuläre 288
Dyskeratosis congenita und Neutropenie 227
- - und Panzytopenie 20f.
Dysostosen und Immundefekt 288
Dysphagie und Eisenmangel 96
Dysphagozytose, kongenitale 243
Dysprothrombinämie 465f.

EAC-Rosetten 271
Echinozyten 136
EDTA bei Bleiintoxikation 128
Effektorzellen 270
Ehlers-Danlos-Syndrom 489, 559
Ehrlichsche Aldehydprobe 200
Eierschalenformen der Erythrozyten 134, 136, 553
Eisen 63ff.
- und δ-Aminolävulinsäure-Synthese 96

- Bestimmung 41
- bei chronischen Erkrankungen 563
- bei dyserythropoetischen Anämien 79, 99f.
-, Gesamtbestand des Körpers 63, 98f.
- im Hämoglobin 98
- und Hämsynthese 96
- und Infektion 106
-, letale Dosis 109
-, Normalwert 97
- bei Panmyelopathie 15
- bei Polycythaemia vera 195
-, Porphyrie 204
- und Porphyrine 96
-, Reutilisation 563
Eisenablagerung, s. Hämochromatose
Eisenabsorption 63, 100ff., 104, 114f., 124, 129, 550
Eisenabsorptions-Test 102
Eisenatom im Häm 46
Eisenbedarf
- bei Frühgeborenen 100, 497
-, Normalwerte 98
Eisenbindungskapazität 41, 62ff., 69, 97, 99, 125, 116, 204
- bei Niereninsuffizienz 554
Eisenelimination 117, 125
Eisenerhöhung 69, 114, 116, 121, 125
Eisenexkretion 63
Eisenfärbung 3
Eisengehalt
- des Körpers 63, 98f., 129
- in Nahrungsmitteln 101
Eisengranula 123
Eisenhaushalt 97
Eisenintoxikation 109f.
Eisenmalabsorptionssyndrom 102
Eisenmangel 95ff.
- bei chronischem Blutverlust 190
- bei Hypothyreose 556
- bei idiopathischer Lungenhämosiderose 103
- bei Neugeborenen 501
- bei Niereninsuffizienz 553f.
- bei Polyzythämie 196
- und Thalassämie 115
-, Therapie 107ff., 190, 501
- und Thrombozytopenie 415
- und Thrombozytose 415
- und Vitamin B_{12}-Mangel 85
Eisenmangelanämie 96, 98ff.
- und Erythrozyten-Enzyme 167
- bei Frühgeborenen 100, 497
- bei Neugeborenen 105, 501f.
- und sekundäre Porphyrien 205
- Therapie 107ff.
Eisenmitgift 98
Eisenprophylaxe 109
- bei Frühgeborenen 498f.
- Nebenwirkungen 498
- bei Polyglobulie 101
- bei Säuglingen 62
Eisenreserve 191
Eisenspeicheranämie 124
Eisenspeicherung, s. Hämochromatose
Eisenspeicherung 63f.

- bei Eisenmangel 97
- bei PNH 144
Eisenstoffwechsel 63f.
- und Erythrozytendifferenzierung 43
Eisentherapie, Nebenwirkungen 107f.
Eisentransport 63
Eisentransportstörungen 103f.
Eisenüberladung und Hämochromatose 129
Eisenüberladung und Infekte 106
Eisenüberladung und Thalassämien 112
Eisenumsatz bei Niereninsuffizienz 553
Eisenverlust 49f., 102f., 105
Eisenverwertungsstörungen 104, 127, 123
Elliptozyten 14, 134, 136, 140
Elliptozyten bei Neugeborenen 516
Elliptozytose 140
- und Splenektomie 322
Embden-Meyerhof-Zyklus 50, 167
Endoperoxide, cyclische, in Thrombozyten 406f.
Endothelzellen und Blutgerinnung 399
Endotoxin, Beziehungen und Wirkungen 211, 215, 233, 236, 251, 329ff., 485
Endoxan, s. Cyclophosphamid
Enolase 50, 51, 160
Enzephalomalazie durch Strahlentherapie 355
Enzephalopathie bei Bleiintoxikation 128
Enzymdefekt
- bei idiopatischer Hämochromatose 130
- der Erythrozyten, s. Erythrozytenenzymdefekte 158ff.
- und Folsäuremangel 84, 88f.
- bei Neugeborenen 516
- bei Thrombasthenie 428
- und Vitamin B_{12}-Mangel 84
Enzyme
- der Erythrozyten 50ff.
- der Erythrozytenmembran 56f.
- der Glycolyse 51
- in Neugeborenenerythrozyten 493
- des Pentose-Phosphat-Zyklus 51
- und Schutzwirkungen 54f.
- und Vitamin B_{12} Stoffwechsel 80
Enzymvarianten, s. Erythrozytenenzymdefekte
Eosinopenien 234
Eosinophile 236ff., 286, 288
-, Funktion bei Granulozytendysfunktion 217
- und Histiozytose X 259
-, Normalwerte 213
- und Pelger-Zellen 238
- und Plasminogen 448
-, Vorstufen 215
Eosinophilenleukämie 372f.
Eosinophilie 219, 221, 236f
- bei akuter ITP 417
- bei AMML 368
- bei angeborener Agranulozytose 224

Sachverzeichnis

- bei aregeneratorischer Anämie 71
- bei benigner familiärer Neutropenie 225
-, Differentialdiagnose 373
- bei eosinophilem Granulom 259
- bei Eosinophilenleukämie 372
- bei Lymphomen 373
- bei Melanom 373
- bei Morbus Hodgkin 372 f.
- bei Mycosis fungoides 372
- bei Neutropenie 220
Eosinophiles Granulom 21, 237, 259 f.
Eosinophiloblast 215
Ephynal bei Vitamin-E-Mangel 519
Epistaxis, s. Nasenbluten 103, 138, 426
Epitheloidzellen 252
EB-Virus, s. Epstein-Barr-Virus 338
Epstein-Barr-Virus 338
- und Bluttransfusion 31
- bei Burkitt-Lymphom 392
- bei Leukämie 365
- bei Mononucleose 338
Erythrämie 371
Erythroblasten im Blut
- und hämatologische Störungen 23, 82, 85, 116, 128, 371
- bei Eosinophilenleukämie 372
- bei Neugeborenen 494, 521
- bei Thrombozytopenie 536
Erythroblasten-Mehrkernigkeit 78 f.
Erythroblastopenie (Gasser) 72 f.
- bei Kwashiorkor 73
- bei Malnutrition 73
Erythroblastose 503
- bei ABO-Inkompatibilität 506
- bei Hb Bart's-Hydrops fetalis Syndrom 122
- bei Rh-Inkompatibilität 506
Erythroblastosis fetalis 146, 503 ff.
Erythrocuprein 561
Erythrodontie 203
Erythrogenesis imperfecta, s. Blackfan-Diamond Anämie 69 f.
Erythrogenin 44
Erythrokinetik, Methoden 42
Erythroleukämie 343 ff., 371
- und Atransferrinanämie 104
- und Enzymdefekte 67
- und Dyserythropoese 76
- und HbH 122
- und megaloblastäre Anämie 91
- PAS-Reaktion 211
- Philadelphia-Chromosom 370
- und sideroblastische Anämie 124, 126
-, Typ Di Guglielmo 371
-, Typ Heilmeyer-Schöner 371 f.
Erythron 39
Erythrophagozytose 21
Erythropoese 42 ff.
-, basale 554
- bei Bleiintoxikation 128
- nach Blutverlust 190
- bei chronischen Erkrankungen 563
- bei Eisenmangel 96 f.

- bei endokrinen Erkrankungen 556 ff.
- und Erythropoetin 43
- bei Hämochromatose 132
-, fetale, Reversion 167
- bei hämolytisch-urämischem Syndrom 153
- bei Hypersplenie-Syndrom 232, 319
Erythropoese, hyperplastische, s. Anämien, hämolytische 133 ff.
Erythropoese, hypoplastische, s. Anämien, aregeneratorische 68 ff.
Erythropoese, hypoplastische
- bei Panmyelopathie 7 ff.
- bei Hypoxie 497
- bei immunhämolytischer Anämie 148
-, ineffektive 134 f.
-, - bei Bleiintoxikation 128
-, - bei Dyserythropoese 76
-, - bei Hämochromatose 131
-, - bei instabilen Hämoglobinen 177
-, - bei Niereninsuffizienz 554
-, - bei Präleukämie 375
-, - bei Pyruvatkinasemangel 161
-, - bei sideroblastischen Anämien 123, 125
-, - bei Thalassämien 111 f., 115, 121 f.
Erythropoese Inhibitionsfaktor (EIF) 6, 44, 56, 61
Erythropoese
- intrauterine Entwicklung 58 f.
- bei LCAT-Mangel 143
- bei Leukämie 346
- und Makrophagen 255
-, megaloblastäre 80 ff.
-, - bei CDA 76 ff.
-, - bei Leukämietherapie 353 ff.
-, - bei Orotacidurie 90 f.
Erythropoese, megaloblastäre
-, - bei Präleukämie 375
-, - bei sideroblastischer Anämie 126
- bei Neugeborenen 493
- bei Niereninsuffizienz 553
-, Ontogenese 58 f.
- und physiologische Anämie 62
- in der Postnatalzeit 493
- bei Präleukämie 375
-, Regulation durch Hormone 556 ff.
- bei sideroblastischer Anämie 123, 125
- und Störungen der Stammzellen 68 ff.
- bei Thalassämien 111 f., 115, 121 f.
- bei Trimenonreduktion 60 ff.
Erythropoetin 5, 43 f., 135, 197
- und anomale Hämoglobine 187
- bei Blackfan-Diamond-Anämie 69
- nach Blutverlust 190
- bei chronischen Erkrankungen 563
- in der Fetalentwicklung 497
- bei Frühgeborenen 497
- bei Hepatom 197
- bei Lebertumoren 552
- bei Neugeborenen 497
- bei Nierenerkrankung 196, 197

- bei Niereninsuffizienz 553 f.
-, Normalwerte im Urin 193
- bei Panmyelopathie 10, 15
- bei Polycythaemien 191 ff.
-, Substitution 555
-, Wirkung 5, 42
- bei zerebellaren Hämangiomen 197
Erythropoetinausscheidung nach Aderlaß 193
Erythropoetinbestimmung bei Polyzythämie 192
Erythropoetin-Inhibitoren 554
Erythropoetinproduktion, autonome 191, 193, 195
-, extrarenale 554
- und Kobalt 104, 562
Erythropoetinogen 44
Erythrozyten 35 ff., 491 ff.
-, Erkrankungen 68 ff.
-, fetale 492
- des Feten 492
-, Formen und Formabweichungen 39, 42, 78, 124, 128, 134, 136, 154
-, Hämolyseteste 40 f., 135, 159, 199, 519
- nach der Geburt 493
-, Neubildung nach der Geburt 494
- des Neugeborenen 492
-, Normalwerte 59, 60, 61, 494
Erythrozytenabbau 41, 57
- und Milz 315, 316
Erythrozytenalterung 57 f.
Erythrozyteneinschlüsse 42, 137, 316 f.
Erythrozytenenzyme 50 ff., 57
- bei aregeneratorischen Anämien 69 f.
- bei AMML 368
- bei Diabetes mellitus 167
- bei Eisenmangelanämie 67
- bei Erythroleukämie 372
- bei Hypophosphatämie 167
- bei Hypothyreose 167
- bei Leukämie 341
- bei Präleukämie 375
- bei Urämie 167
Erythrozytenenzymdefekte 158 ff.
-, erworbene 167
- ohne hämatologische Störungen 167
- und Hämolyse durch chemische Substanzen 155
- bei Neugeborenen 516 f.
- bei Panmyelopathie 167
Erythrozytenfragmente 151
Erythrozytenfunktion bei Diabetes mellitus 557
Erythrozytenlebensdauer 43, 133
- bei Hyperthyreose 557
- bei hämolytischen Anämien 133 ff.
- bei Neugeborenen 494 f.
- bei Niereninsuffizienz 553
-, verkürzte 96, 104, 114, 116, 125, 133, 138 f., 141 f., 142, 143, 156, 162, 316, 561
Erythrozytenmasse, Bestimmung 193
- bei kardiovaskulären Erkrankungen 196

Erythrozytenmasse
- bei Neugeborenen 494
- bei Polycythaemia vera 195
Erythrozytenmaße 39, 59, 60, 61
- bei Neugeborenen 494
Erythrozytenmembran 55 ff.
-, Enzyme 56 ff.
-, Funktion 57
- und Hämoglobin 56
-, Lipide 55
- bei Niereninsuffizienz 553
-, Permeabilität
-, - bei Neugeborenen 514
-, Permeabilitätsänderung durch Dimethyladipimidat 141
- und Photooxidation 198
-, Proteine 55 f.
-, Struktur 55, 56
- und zyklisches AMP 56
Erythrozytenmembrandefekte 135 ff.
- durch anomale Hämoglobine 145
- durch biochemische Faktoren 145
- durch Erythrozytenenzymdefekte 145
- durch Lipidstoffwechselstörungen 142 ff.
- bei Neugeborenen 516
- bei verschiedenen Organkrankheiten 155 f., 552 f.
- durch physikalisch-chemische Faktoren 151 ff.
Erythrozytenmorphologie 39
-, Artefakte 134
- bei Blutgruppeninkompatibilität 506
- bei Lebererkrankungen 552
- bei Membrandefekten 134 f.
- bei Neugeborenen 495, 502
Erythrozytenplastizität 39, 57 f., 78, 161, 171, 176, 316, 318
Erythrozytenpräparationen 29 f.
Erythrozytenresistenz 40 f., 159
Erythrozytentransfusionen 30 f.
Erythrozytenuntergang 57 f.
Erythrozytenverformbarkeit s. Erythrozytenplastizität
Erythrozytenvolumen
- Bestimmung 42, 192 f.
-, Normalwerte 193
- bei Polyzythämien 192 f.
Erythrozytzahl
- Bestimmung 40
- während der Fetalentwicklung 495
-, Normalwerte bei Frühgeborenen 495
-, - bei Mangelgeborenen 499
-, - bei Neugeborenen 493 f.
Erythrozytose, s. Hämoglobin-Funktionsstörungen 178 ff.
- bei Morbus Cushing 557
-, s. Polyzythämien 191 ff.
- bei Granulozytosen 236
Estren-Dameshek-Anämie 19
Etiocholanolon
- und Granulozytose 236 f.
- Myelopoese 215
Etiocholanolon-Test 211

- und Pseudoneutropenien 233
Euglobulinlysezeit 438, 440
Eusaprim bei Pneumocystis-Pneumonie 366
Evans blue, Plasmavolumenbestimmung 42, 193
Evans-Syndrom
- bei chronischer ITP 419
- und mikroangiopathisch-hämolytische Anämien 154
Extrakorporaler Kreislauf und Thrombozytopenie 423
Extramedulläre Blutbildung 6, 9, 22 f., 24, 115 ff., 369, 503 ff.

Fab-Fragment 275
Fabry-Krankheit 489, 559
FAD, s. Flavinadenindinucleotid
Faktoren I–XII, s. Gerinnungsfaktoren 399
Familial hemophagocytic reticulosis 262
Fanconi-Anämie 19 f.
- und angeborene Agranulozytose 224
-, Chromosomen 338 f.
-, Differentialdiagnose 75 f., 413
- und Hexokinase-Mangel 161
- und Leukämiegefährdung 338
Favismus und G-6-PD-Mangel 163, 165 f.
Fc-Fragment 275
Fc-Rezeptoren der B-Lymphozyten 271
Fehltransfusion 146 f.
FEIBA 463
Felty-Syndrom und Immunneutropenien 233
Ferrihämoglobin, s. Methämoglobin
Ferritin
- Bestimmung 41
- und Eisenabsorption 63
-, Normalwerte 64
- bei Hämochromatose 131
- bei Thalassaemia minor 144
Ferritinsynthese bei Hämochromatose 129
Ferrochelatase 199
- bei Porphyrie 201, 203
Ferrooxidase 561
Fetaler Erythrozyt 492
Fetomaterne Transfusion 502 f.
- -, Berechnung des Blutverlustes 502 f.
- - und Eisenmangel 98
Fettsäuren-Cyclo-Oxygenase 406
Fettsäuren und oxidative Hämolyse 498, 518
Fibrin 437 ff.
Fibrinablagerungen
- bei hämolytisch-urämischem Syndrom 152
-, intravasale 399
Fibrinbildung 399
Fibrinmonomere, Testung 439
Fibrinogen 437, 442

Fibrinogendefekte 466 ff.
Fibrinogen
- fetales 540 f.
-, Fragmente 450
-, Normalwerte 439
-, Polypeptidketten 442
- bei Risikoschwangerschaften 546
- Spaltprodukte 450
- Strukturdefekte 466 f.
Fibrinogenabbau 450
Fibrinogen-Fibrinspaltprodukte
- bei disseminierter intravasaler Gerinnung 477
-, Normalwerte 439
-, Wirkung am Gefäßsystem 483
- bei zyanotischen Vitien 196
Fibrinogenkonzentration
- bei Atemnotsyndrom 544
- bei Neugeborenen mit Koagulopathien 543 ff.
- bei Promyelozytenleukämie 369
Fibrinolyse 437 ff.
-, Aktivatoren 448 f.
- bei Atemnotsyndrom 544
- bei disseminierter intravasaler Gerinnung 476
- bei Frühgeborenen 544
- bei hämolytisch-urämischem Syndrom 153
- bei Leukämie 347
- bei Neugeborenen 541
- in der Ontogenese 541
- in der Schwangerschaft 546
- synthetische Inhibitoren 449
Fibrinolyse-Aktivatoren bei disseminierter intravasaler Gerinnung 478
Fibrinolysesystem, quantitative Bestimmung 438 ff.
Fibrinopeptid A 442
Fibrinopeptid B 442
Fibrinopeptide 446
Fibrinoplastischer Faktor 409
Fibrinopolymere 446
Fibrinpolymerisation 442
- bei Paraproteinämien 469 f.
Fibrinspaltprodukte, Antipolymerasen 439
Fibrin stabilisierender Faktor in Thrombozyten 409
Fibrinstabilisierung 442, 445
-, Inhibitoren 471
FIGLU 81
FIGLU-Ausscheidung bei megaloblastären Anämien 83
FIGLU-Test 93
FIGLU-Transferase 81
Filtererythrozyten 30
Fitzgerald-Faktor 440, 442, 445
Fitzgerald-Faktor-Mangel 461
Flaujeac-Faktor 440, 445
Flaujeac-Faktor-Mangel 464
Flavinadeninnucleotid
- und Glutathionreductase 53, 167
- und Methämoglobinreductase 53
Fletcher-Faktor 440, 445
Fletcherfaktor-Mangel 464
Fletscher-Huehns-Hypothese 63

5-Fluorcytosin bei Virusinfektionen
- bei Leukämie 365
Fluoreszein-Fadenmethode 551
Fluoreszenz-Talkum-Test 200
5-Fluoruracil bei Leukämie 349f.
Folatcoenzym-Interconversionsdefekte 89
Folatcofaktoren 81ff.
Foligan s. Allopurinol 358
Folinsäure
- und Methotrexat 90
Folsäure 81ff.
-, Bestimmung 42
- bei dyserythropoetischen Anämien 79
- bei sideroblastischen Anämien 126
- bei Hämoglobin H-Krankheit 122
- bei Osteomyelofibrose 23
- bei Pyruvatkinase-Mangel 161
- bei Sichelzellenanämie 175
- bei Fanconi-Anämie 20
- bei kongenitalen hypoplastischen Anämien 69
- bei Thalassaemia major 118
- bei Niereninsuffizienz 554
-, Normalwert 82, 83
-, Prophylaxe bei Frühgeborenen 499
Folsäureabsorption 81
Folsäureabsorptionsdefekt, kongenitaler 89
Folsäureantagonisten 81, 89, 350
Folsäuremalabsorption 88
Folsäuremangel 87ff.
- und Eisenmangel 100
- und FIGLU-Ausscheidung 81, 83
- bei Frühgeborenen 91f., 100
- und Granulozyten 239
- bei Hautkrankheiten 560
- und Hämochromatose 131
- bei Hypothyreose 556
- und Lesch-Nyhan-Syndrom 89
- und Ringsideroblasten 127
- bei Säuglingen 91f.
- und Thrombozytopenie 415
- und Vitamin B_{12}-Mangel 83, 93
Folsäurestoffwechsel 81
Folsäurestoffwechselstörungen 81ff., 87ff.
- und Enzymdefekte 89
- und Neutropenie 230
Folsäuresubstitution 94
Formiminoglutaminsäure, s. FIGLU
Formiminotransferasemangel 91
Format-^{14}C-Oxidation und Granulozytenfunktion 211
Fragmentozyten
- bei hämolytisch-urämischem Syndrom 152f.
- bei Neugeborenen 495
- -, bei Gerinnungsstörungen 545
- bei Niereninsuffizienz 553
Frame shift-Varianten des Hämoglobins 169
Fremdkörpergranulome 264
French-American-British-Co-operative Group 342, 344
Frischblut 29f.

- bei Neugeborenenkoagulopathien 546
Frischbluttransfusion 30, 537
Frischplasma bei Hämophilie 460
Frischplasmagabe bei Komplementdysfunktion 332
Fruchtwasser
- Thromboplastin 544
Fruchtwasserembolie 535, 546
Fruchtwasseruntersuchung 507
Fructoseintoleranz 512
Fructose-6-Phosphat 50f., 160, 162
Fructose-6-Phosphat-Kinase 50f., 160
Frühgeborenen-Anämie 61, 497ff.
-, die sogenannte 497
-, Einflüsse oxidativer Schäden 498
-, Ernährung bei 498
-, Prophylaxe 498
- und Vitamin-E-Mangel 498, 518
Funikuläre Myelose 555
Fusionshämoglobine 111

Gaissböck-Syndrom 191, 197
Galaktidol 559
Galaktoflavin und aregeneratorische Anämie 69
Galaktosämie 512, 518, 559
Galaktose-1-Phosphatdehydrogenasemangel 518
Galaktose-1-phosphat-Uridyl-Transferase-Mangel 167
Galaktosidasen, s. Speicherkrankheiten 258f.
Gammaglobuline
- bei Agranulozytose 235
- bei Dysgammaglobulinämie 227
- bei Leukämie 361ff.
-, monoklonale 306
-, Präparationen 294
- bei zyklischer Neutropenie 226
Gammopathien 305ff.
Ganglioside
- der Erythrozytenmembran 55
- bei Speicherkrankheiten 258
Gardner-Diamond-Purpura 485f.
Gasser-Syndrom 152
Gastrointestinaltrakt und hämatologische Störungen 550ff.
Gaucherkrankheit 258
Gaucher-ähnliche Zellen
- bei AMML 368
- bei dyserythropoetischer Anämie 78
Gefäßfunktion bei Frühgeborenen 534
Gefäßsystem und Blutstillung 481ff.
Gefäßverschlußkrisen bei Sichelzellenanämie 173
Gefäßwand und Blutstillung 399ff.
Geldrollenbildung der Erythrozyten 307f.
Gelenkarthropathie bei Hämophilie 462
Gelenkblutungen bei Hämophilie 457f.
Gelenkergüsse bei Antikörpermangelsyndromen 283
Gemischte Lymphozytenkultur, s. MLC

Gendeletion
- bei Hämoglobindefekten 169
- bei Thalassämie-Syndromen 113, 121
Gentamycin bei Granulozytopenie 229, 364
Geophagie 102, 105, 107
Gerinnselbildungszeit im Thrombelastogramm 404
Gerinnselretraktion 399ff.
Gerinnung 437ff.
- Antithrombine 446
- disseminierte intravasale 472ff.
-, - - bei hämolytisch-urämischem Syndrom 152f.
-, - - bei Leukämie 347, 369
-, - - bei Neugeborenen 542ff.
-, - -, Niereninsuffizienz 475
-, - -, Sanarelli-Shwartzman-Reaktion 474
-, - -, Therapie 477f.
-, - - Thrombozytopenie bei 476
-, Grundlagen 399
-, Enzymkaskade 441
-, Extrinsic-System 399, 437ff.
- Faktor II, V, VII, XIII, Normalwerte 439
-, Faktor I 442
-, Faktor I Mangel 466
-, Faktor II 442
-, Faktor IIa 442
-, Faktor II Mangel 465f.
-, Faktor III 441, 443
-, Faktor IV 441, 443
-, Faktor V 441, 443, 448
-, Faktor V Inhibitoren 471
-, Faktor V Mangel 465
-, Faktor V-Mangel bei Promyelozytenleukämie 368
-, Faktor VI 441, 443
-, Faktor VII 441, 443
-, Faktor VII Mangel 464
-, Faktor VIII 441, 448
-, Faktor VIII-Aktivität 425
-, Faktor VIII-Aktivität, Normalwerte 456
-, Faktor VIII-assoziiertes Antigen 425, 427, 439, 443, 454f., 459
-, Faktor VIII-Hemmkörper 471
-, Faktor VIII-Komplex 453ff.
-, Faktor VIII-Konzentrate 461
-, Faktor VIII-Mangel, s. Hämophilie A
-, Faktor VIII-Molekül, Untereinheiten 425f.
-, Faktor VIII bei v. Willebrand-Jürgens-Syndrom 427
-, Faktor IX 442, 443f.
-, Faktor IX-Antigen 471
-, Faktor IX-Inhibitoren 471
-, Faktor X 441, 444, 446
-, Faktor Xa 442
-, Faktor X-Mangel 465
-, Faktor X bei Triphalangie 560
-, Faktor XI 442, 444
-, Faktor XIa 442
-, Faktor XI, Mangel 463
-, Faktor XII 442, 444

Gerinnung
-, Faktor XII-Mangel 464
-, Faktor XIII 409, 442, 444, 446
-, Faktor XIII-Hemmkörper 472
-, Faktor XIII-Mangel 467
-, Faktor XIII-Mangel bei Neugeborenen 452
- und fibrinolytisches Enzymsystem 438
- und Gewebsthromboplastin 437
-, Grundlagen 440ff., 446
-, Gruppenteste 438
-, Inaktivierung 446
-, intravasale 399
-, -, - spezielle Syndrome 545
-, Intrinsic System 399, 437ff.
- und Komplementsystem 445
-, Komplexbildung 441
-, Kontaktphase 440, 445
-, Nomenklatur 437
-, Physiologie der Neonatalperiode 540
-, Systeme 437ff.
Gerinnungsfaktoren 437ff.
- bei Atemnotsyndrom 544
-, Bestimmung 438ff.
- bei Bluttransfusionen 32
-, Dosierung bei Neugeborenen 547
- bei Leberfunktionsstörungen 468f., 544
- bei Leukämie 347
- bei Neugeborenen 540ff.
-, Normalwerte 438f.
-, Ontogenese 541
-, Präparate 460
- in der Schwangerschaft 546
- und Thrombozyten 402
Gerinnungsfaktorendefekte 466ff.
Gerinnungsfaktormangel
- bei Herzfehlern 553
- bei Neugeborenen 542ff.
- bei Polyzythämie 196
Gerinnungsstörungen
- Grundlagen 452ff.
- bei Asparaginase-Therapie 351f.
- bei Asphyxie 542f.
- bei Atemnotsyndrom 542, 544
- bei Blutgruppeninkompatibilität 542
- durch Endotoxine 544
- bei Eklampsie 546
-, erworbene 468ff.
-, -, bei Neugeborenen 542ff.
- bei hepatozellulären Erkrankungen 468
-, hereditäre 453ff.
-, -, bei Neugeborenen 542
- durch Immuninhibitoren 471
-, immunologisch bedingte 470ff.
- bei kongenitalen Infektionen 542ff.
- bei Leukämie 347
- bei Mehrlingsschwangerschaften 544
- bei Neugeborenen 541ff.
-, screening-Teste 543
- bei Morbus Waldenström 308
- bei Panmyelopathie 14

- bei Paraproteinämien 468f.
- bei Plasmozytom 470
- bei Risikoschwangerschaften 546
- bei Tyrosinose 558
- bei Vitamin K-Mangel 468
- und Volumenersatzmitteln 189
- bei zyanostischen Vitien 196
Gerinnungsteste 438ff.
- bei akuter ITP 417
- bei disseminierter intravasaler Gerinnung 476
- bei Neugeborenen 541
-, Normalwerte 438f.
- beim v. Willebrand-Jürgens-Syndrom 426
Gerinnungszeit, pathologische
- bei akuter ITP 417
-, verlängerte bei Neugeborenen 541
Germinoblastome, Brill-Symmers 382, 390
Germinozytome 390
Gewebsbasophile 14
Gewebsmakrophagen 251, 268
Gewebsmakrophagen A 253
Gewebsmakrophagen B 253
Gewebsthrombokinase, s. Gewebsthromboplastin 442f.
Gewebsthromboplastin 437, 441, 542f., 546
- bei Risikoschwangerschaften 544
Giemsa-Färbung 210
Gigantoblasten bei Vitamin B_{12}-Mangel 85
Gingivahypertrophie bei Leukämie 245
Globindefekte 168f.
Globinstruktur 45f.
Globinsynthese 48
Glucosidase, s. Speicherkrankheiten 258
Glucosaminoglykane bei Mastzellenleukämie 373
Glucose-6-Phosphat (G-6-P) 158, 160, 162, 183
Glucose-6-Phosphat und Glykolyse 50f.
Glucose-6-Phosphat-Dehydrogenase 160
- bei Hypothyreose 557
- und Methämoglobin 164
- und Pentose-Phosphat-Zyklus 51f.
-, Typ A 165
-, Typ B (GdB) 165
-, Varianten 165
-, - bei Neugeborenen 516
Glucose-6-Phosphatdehydrogenase-Mangel 163ff.
- bei Blutspendern 32
- und chemische Substanzen 155
- und Hämoglobinopathien 164
- und Malaria 164
- und Medikamente 165
-, Methämoglobin bei 165, 166
- bei Neugeborenen 516
- und Thalassämie-Syndrome 164
-, Typ Mediterranean 165
-, Redoxfarbstoffe bei 182

Glucosephosphatisomerase 160ff.
-, Enzymvarianten 162
- und Glykolyse 50, 51
Glucosephosphatisomerase-Mangel 162
-, erworbener 167
Glucosestoffwechsel in Neugeborenenerythrozyten 493
Glucosecerebrosidase 559
Glucosidase 559
Glucosylceramid bei Lipidspeicherkrankheiten 258
Glucuronyltransferase 512
β-Glucuronidase 513
Glutamat-Stoffwechseldefekte 558
Glutamat-Formimino-Transferase-Mangel 89
Glutaminsäure
- und Folsäure 81
- und Glutathion 52
γ-1-Glutamylcarboxypeptidase und Folsäureabsorption 81
γ-Glutamyl-Cystein 52f.
γ-Glutamyl-Cystein-Synthetase 52f.
γ-Glutamyl-Cystein-Synthetase-Mangel 166, 558
Glutathion
- im Erythrozytenstoffwechsel 52ff.
- und Glucose-6-Phosphatdehydrogenase 165
- bei Glutamatstoffwechseldefekten 558
- und Methämoglobin 180
- bei Morbus Wilson 561
Glutathion-Mangel der Erythrozyten 166
Glutathionperoxidase 52, 53, 514, 518
- bei Frühgeborenen 498, 518
- und Methämoglobin 180
Glutathionperoxidase
- und Selen 156
- in Neugeborenenerythrozyten 493
Glutathionperoxidase-Mangel 167
- bei Eisenmangel 96
- und septische Granulomatose 240, 243
Glutathionreduktase 52, 160
- bei G-6-PD-Mangel 167
- bei Leukämie 341
Glutathionreduktase-Mangel 166f.
- und infantile Panzytopenie 21
- und Pyruvatkinase-Mangel 21
Glutathionstoffwechsel 52f.
Glutathionstoffwechsel-Störungen 166f.
- und chemische Substanzen 155
Glutathionsynthetase 52
Glutathionsynthetase-Mangel 166, 558
Glyceraldehyd-3-Phosphat im Erythrozytenstoffwechsel 50ff., 159
Glyceraldehyd-3-Phosphatdehydrogenase
- im Erythrozyten 50f., 56, 183
- und Erythrozytenmembran 56
Glyceraldehyd-3-Phosphatdehydrogenase-Mangel 162

Glycerinaldehyd-3-Phosphat 160
Glycerinaldehydphosphatdehydrogenase 160
Glycerin-Lyse-Zeit der Erythrozyten 115
Glykogenosen
-, hämatologische Störungen 559
- und Schaumzellen 257
Glykolipide der Erythrozytenmembran 55
Glykolyse 50f., 158
-, Enzymdefekte 51, 159f.
- und Granulozytenfunktion 218
- in Neugeborenenerythrozyten 493
Glykosphingolipide in Monozyten 257
Glykophorin der Erythrozytenmembran 55
Glykoproteine der Erythrozytenmembran 55
Glykosyl-Cerebroside 559
Glyoxalase in Neugeborenenerythrozyten 493
G_{M1}-Gangliosidose 258, 559
Gnotobiotik 296
Gonadendysfunktion und hämatologische Störungen 20, 69, 105, 130, 132
Good-Syndrom 288, 291, 311
Goodpasture-Syndrom 264, 484
G-Phasen 5
- bei Leukämie 339f.
Graft-versus-Host-Reaktion 26f.
Graft-versus-Host-Reaktion nach Bluttransfusion 293
Graft-versus-Host-Reaktion und Keimfreiheit 296
Granula – der Thrombozyten 405
- der Granulozyten 215, 216
Granulationen, toxische 210, 220, 239
Granulationsanomalien der Granulozyten 210
Granulationsanomalie der Granulozyten
– – bei Alder-Anomalie 239
– – bei Chediak-Higashi-Syndrom 241
Granulocytosis promoting factor 215
Granulomatose, chronische septische, s. progressive septische Granulomatose 243f.
Granulomer 405
Granulopoese s. Myelopoese 212
Granulopoetin 6, 212, 214
Granulopoetische Zellen 215
Granulozyten 207ff.
-, fetale 526
- und Alder-Anomalie 238
- und Doehle-Körper 239
-, Entwicklung im ersten Lebensjahr 526
-, bei Leukämie 341
-, Halbwertzeit 212
-, Hochsegmentierung 238
-, Knochenmarksreserve 212, 236
- bei Leukämie 341
-, morphologische Abweichungen 238f.
-, Normalwerte 212f.

-, Normalwerte bei Frühgeborenen 527
-, Normalwerte bei Neugeborenen 526
-, Spezialfärbungen 210f.
-, toxische Granulation 239
-, Übersegmentierung 238
Granulozyten-Hypersegmentierung bei megaloblastären Anämien 92, 238
Granulozyten-Kernanomalien 238
Granulozyten-Lebenszeit 212
- bei CML 369
- und Neutropenie 230f.
Granulozytenausreifung nach der Geburt 526
Granulozytenbildungsort 212
Granulozytendefekte, s. Granulozytenfunktionsdefekte 220ff., 239ff., 341
Granulozyten-Auswanderung – bei Leukämie 341
Granulozytendysfunktion, s. Granulozytenfunktionsdefekte 220ff., 239ff.
Granulozytenerkrankungen bei Neugeborenen 528
Granulozytenfunktion 216ff.
Granulozytenfunktionsdefekte 220ff., 239ff.
- bei Allgemeinerkrankungen 245
-, angeborene 240ff.
- bei chronischen Nierenerkrankungen 292
- bei Diabetes mellitus 246, 557
- bei Eisenmangel 106
-, Grundlagen 220
- bei Histiozytose 245
- bei Leukämie 341
- bei Neugeborenen 526
- bei Präleukämie 375
- nach Splenektomie 292, 323
- bei Verbrennungen 246
Granulozytengranula 215f.
Granulozytenkonzentrate 29–30
Granulozytenphagozytose 243
Granulozytenpools 211f., 214
Granulozytensubstitution 16, 30f.
- bei Leukämie 358
- bei Neutropenie 235
Granulozytenzählung 210
Granulozytopenie, s. a. Neutropenie 221ff.
Granulozytopenie
- bei Morbus Waldenström 308
- bei Leukämie 364
- und Panmyelopathie 14
Granulozytosen 236f.
- bei Diabetes mellitus 557
- nach Splenektomie 323
Großfolliculäres Lymphoblastom Brill-Symmers 390
GSH 160
- in Neugeborenenerythrozyten 493
GSSG, s. Glutathion 160
Günthersche Erkrankung, s. erythropoetische Porphyrie 200
GvH, s. Graft-versus-Host-Reaktion 26f.

Haarzell-Leukämie 366, 368f.
- bei lymphozytärem Lymphom 390
HBS-Antigen und Panmyelopathie 15
Häm 46ff.
Häm-Abbau 187
Häm-Eisenkomplex 46
- bei HbM Varianten 185
Häm-Häm-Interaktion 47
Hämiglobinreductase, s. Methämoglobinreduktase 180, 183ff.
Haemaccel 189
Hämangiome 196f., 321, 488, 489
Hämangiom-Thrombozytopenie-Syndrom 422
Hämatemesis, idiopathische 484, 536f.
Hämatin 49
Hämatokrit-Bestimmung 40
Hämatokrit, Normalwerte 59, 193
-, - bei Frühgeborenen 495
-, - bei Mangelgeborenen 499
-, - bei Neugeborenen 494
- und Viskosität 67
Hämaturie
- bei hämolytisch-urämischem Syndrom 152
- bei Hämophilie 458, 460
- bei Sichelzellenanämie 173
Hämatopoesestörungen 10ff., 80ff., 89, 196, 255f., 264, 315, 326, 340, 346, 550ff.
- bei Thrombozytopenie 416, 419
Hämochromatose 129ff.
- bei aregeratorischen Anämien 70, 75
- und Digitalistherapie 130
- bei dyserythropoetischen Anämien 78f.
- bei Eisentransportstörung 104
- und Ferritin 64
- bei HbH-Krankheit 121, 122
- bei sideroblastischen Anämien 125
- bei Thalassämien 115ff., 121, 122
Hämodialyse
- und Anämien 553ff.
- und Pseudoneutropenien 233
Hämoglobin 44ff.
Hämoglobin A_1
- bei Hb Bart's-Hydrops-fetalis-Syndrom 122
-, Normalwerte 45
-, - bei Frühgeborenen 497
-, - bei Neugeborenen 492
- in der Ontogenese 48
-, Struktur 45
- bei Thalassaemia major 116
Hämoglobin A_{1c}
- bei Diabetes mellitus 557f.
-, Normalwert 558
Hämoglobin A_2
- bei AMML 367
- bei dyserythropoetischen Anämien 78f.
- bei HbH-Krankheit 121
- bei Hb-Lepore-Anomalie 119
-, Normalwerte 45
-, - bei Neugeborenen 494
- in der Ontogenese 48

Hämoglobin A_2
- bei α-Thalassämien 121
- bei β-Thalassämien 113f.
- bei Thalassaemia major 116
- bei Thalassaemia minor 115
Hämoglobin A_2-Struktur 45
Hämoglobin, adultes, s. Hämoglobin A
Hämoglobin Barts 47, 112f., 119ff.,
- s. a. Hb Bart's
Hämoglobin, Grundlagen 44ff.
Hämoglobin F
- bei aregeneratorischen Anämien 70
- bei CML 367
- bei dyserythropoetischen Anämien 78f.
-, Eigenschaften 492, 514
- bei Erythroleukämie 372
- bei Fanconi Anämie 20
- bei hämolytischen Anämien 115f., 119, 172, 174f., 177
-, hereditäre Persistenz 173
-, intrazelluläre Verteilung 492
-, Normalwerte 45
-, - bei Mangelgeborenen 499
-, - bei Neugeborenen 492, 494
- in der Ontogenese 48, 58
- bei Panmyelopathie 15, 21f.
- Poole 517
- bei Präleukämie 375
- bei Shwachman-Syndrom 226
- bei Sichelzellenanämie 172, 174f.
- bei Sichelzellen-HbC-Krankheit 175
- bei Sichelzellenthalassämie 174
- bei sideroblastischen Anämien 125
-, Struktur 45
-, bei α-Thalassämie 121f.
- bei β-Thalassämie 113, 114, 115f.
- bei Thalassaemia major 116
- bei Thalassaemia minor 115
- bei Thyreotoxikose 557
- Unterscheidung vom HbA 492
-, Varianten 517
Hämoglobin und Glucose-6-Phosphatdehydrogenase-Mangel 165
Hämoglobin Gower 1 45, 122, 48
Hämoglobin Gower 2 45, 48, 122
Hämoglobin
- Haptoglobinkomplex 49
Hämoglobin Portland 45, 48, 120, 122
Hämoglobine, anomale 168ff.
- Hb Agenogie 187
- Hb Baltimore 173
- Hb Bart's 112f., 119f., 122, 171, 517
- Hb Bart's-Hydrops-fetalis-Syndrom 120, 122
- Hb C 145, 170, 173, 175f., 318
- Hb C Harlem 169
- Hb C-Thalassämie 176
- Hb Chesapeake 170
- Hb Constant Spring 119f., 122f., 169, 170, 172
- Hb $δ_4$ 120
- Hb Freiburg 169, 177, 186
- Hb Genova 170

- Hb Grady 170
- HbH 47, 112f., 119f., 171, 371
- - HbH-Innenkörper siehe HbH-Zellen
- - HbH-Krankheit 121f.
- - HbH-Zellen 40, 121, 137
- Hb Hammersmith 170
- Hb Hiroshima 170
- Hb Ibadan 173
- Hb Icaria 120, 123, 170, 172
- Hb Kansas 187
- Hb Köln 177
- Hb Korle Bu 173
- Hb Koya Dora 120, 123, 172
- Hb Lepore 114, 118f., 169f., 173
- HbM 170, 182, 184ff.
- - Boston 185f.
- - Hyde Park 185
- - Iwate 185
- - Milwaukee 185
- - Saskatoon 185f.
- - bei Neugeborenen 185, 517
- Hb Memphis 173
- Hb O-Arab 173
- Hb Philadelphia 173
- Hb Phylli 170
- Hb Portland 45, 48, 120, 122
- Hb Punjab 173
- Hb Richmond 173
- HbS 41, 145, 169f., 173ff., 318
- HbS, s. a. Sichelzellanämie 172ff.
- HbS-C-Krankheit 176
- HbS/β-Thalassämie 172
- Hb Tak 169
- Hb Tochigi 170
- Hb Tübingen 177, 187
- Hb Wayne 170
- Hb Yoshizuka 187
- Hb Zürich 177
Hämoglobine
-, embryonale 58f.
- instabile 145, 176f., 184, 186, 318, 323
Hämoglobinanomalien, s. Hämoglobindefekte 168ff.
- bei Neugeborenen 517
Hämoglobinanalysen 41, 112ff., 168ff., 192
- bei Neugeborenen 517f.
Hämoglobindefekte s. a. Hämoglobine, anomale 168ff.
- mit Aggregationsneigung 170ff.
- mit Funktionsstörungen 184ff.
-, γ-Anomalien 517
- und G-6-PD-Mangel 164
- mit hoher O_2-Affinität 179, 187, 195
- mit Instabilität s. a. Hämoglobine, instabile 171, 176ff.
- und Methämoglobin 184ff.
- bei Neugeborenen 517
- mit niedriger O_2-Affinität 179
- mit Polyglobulie 171, 191, 195
- mit Präzipitationsneigung 170, 176ff.
- und Sauerstofftransport 170f., 178ff.

Hämoglobinelektrophorese 41, 135
Hämoglobinfunktion 44ff., 178f.
Hämoglobinfunktionsstörungen 178f., 192, 195
Hämoglobinkatabolismus 48ff., 133
Hämoglobinkonzentration
-, Bestimmung 40
-, Normalwerte 59ff.
-, Normalwerte im Nabelschnurblut 60
-, - bei Frühgeborenen 495, 497f.
-, - bei Mangelgeborenen 499
-, - bei Neugeborenen 493, 494
-, - in der Ontogenese 59
- und Trimenonreduktion 60, 496
Hämoglobinopathien, s. Hämoglobindefekte 168ff.
Hämoglobinspektrum 46, 186
Hämoglobinstruktur 45
Hämoglobinsynthese 43, 556
- und Erythropoetin 5
- und Porphyrine 198
-, Regulation durch Hormone 556
Hämoglobinsynthesestörungen 95ff.
- und Dyserythropoese 76
- und Eisenmangel 95ff.
- und Hämochromatose-Syndrom 129ff.
- und Hämoglobindefekte 168ff.
-, Klassifizierung 95
- und sideroblastische Anämien 123ff.
- und Thalassämie-Syndrome 111ff.
- und Bleiintoxikation 127ff.
Hämoglobinvarianten, s. a. Hämoglobine, anomale 168ff.
Hämoglobinumschaltung 58f, 521
Hämoglobinurie
- und Eisenverlust 105
- bei Fehltransfusion 146
- bei G-6-PD-Mangel 166
- bei Hämolyse 133
- und Haptoglobin 49
- paroxysmale, nächtliche, s. a. PNH 143f.
Hämokatharese 319
Hämolyse
- nach Bluttransfusion 31
- durch chemische Substanzen 155
- und Eisenmangel 105
- bei Ertrinken 154f.
- bei Fehltransfusion 146
- und Immunglobuline 277
- bei Infektionen 156
- - bei Neugeborenen 514
- intramedulläre 134
- durch Kälte-Autoantikörper 148
- bei Kupferintoxikation 155
- bei Lebererkrankungen 551f.
- bei Marmorknochenkrankheit 24
- mechanische 31, 105
- bei Niereninsuffizienz 155, 553
-, osmotische 57, 141, 154f.
- und Photooxidation 198
- und Toxin 156
- bei Verbrennungen 154

Sachverzeichnis

Häm–Hep 581

– durch Wärme-Autoantikörper 148
Hämolyse-Folgen 133f.
Hämolyseteste 40f., 135, 159, 199, 519
Hämolysine, biphasische 147
Hämolytische Aktivität und Komplement 328, 331ff.
Hämolytische Anämien, s. Anämien, hämolytische 133ff.
Hämolytische Krisen
– bei Erythrozytenmembrandefekten 137ff.
– bei G-6-PD-Mangel 165
– bei hereditärer Elliptozytose 140
– bei hereditärer Sphärozytose 139
– bei hereditärer Stomatozytose 141
– bei Glucosephosphatisomerase-Mangel 162
– bei instabilen Hämoglobinen 177f.
– bei Pyruvatkinase-Mangel 161
– bei Sichelzellanämie 173f.
Hämolytisch-urämisches Syndrom 148, 152ff., 422
– – und Thrombozyten 422
Hämopexin 48
Hämophilie 453, 456ff.
– und Antifibrinolytica 461
–, Pränatale Diagnostik 456
–, soziale und soziologische Situation 459
– und Subhämophilie 457
–, Therapie 460ff.
–, –, Komplikationen 462
–, vaskuläre 425
Hämophilie A 453ff.
– bei Neugeborenen 542f.
Hämophilie A$^+$ 454
Hämophilie A$^-$ 454
Hämophilie B
– und Faktor IX–CRM$^+$ 455
– und Faktor IX-CRM^R 455
– bei Neugeborenen 542f.
– Leyden 455
Hämophiliebehandlungszentren 459
Hämophiliezysten 458
Hämorrhagien
– bei Niereninsuffizienz 554
–, Thrombozytose bei 423
Hämorrhagische Diathese
– s. a. Gerinnungsstörungen 399ff.
– – bei Glykogenose 559
– – bei Lymphohistiozytose 262
– – bei May-Hegglin-Anomalie 239
– – bei Morbus Abt-Letterer-Siwe 261
–, perinatale 541ff.
–, vaskuläre 484ff.
– Teleangiektasie, s. Morbus Osler-Rendu 488
Hämorrhagometrie 403
Hämorrheologie 399
Hämosiderin 62, 64, 104, 106, 129
Hämosiderinurie und Eisenverlust 105
Hämosiderose, s. Hämochromatose 129ff.
Hämostase, s. Gerinnung 399ff.
Hämostase bei Neugeborenen, s. Gerinnung 541

Hämostaseologie 399
Hämsynthese 48
– und Eisen 96
– und Kupfer 561
Hämsynthesestörungen
– bei Porphyrie 200
– bei sideroblastischen Anämien 124
– bei Thalassämie 112
Hämsynthetase
– und Eisen 95f.
– und Porphyrie 201
Hageman-Faktor 440, 444, 464
– und C1-Inhibitor-Mangel 332
Hageman-Faktor-Mangel 464
Haldaneffekt 47
Ham-Test, s. Säure-Serumtest 41, 77ff., 144
Hand-Fuß-Syndrom bei Sichelzellenanämie 173
Haplotypen bei HLA-Typisierung 25
Haptentyp bei immunhämolytischer Anämie 150
Haptenwirkung des Chloramphenicol 12
Hapten-Zellen-Mechanismus bei immunhämolytischen Anämien 150, 151
Haptoglobin 49
Haptoglobin-Bestimmung 42
Haptoglobin
– bei Fehltransfusion 146
– bei hämolytischen Anämien 116, 133
–, Normalwerte 49
Hassalsche Körperchen
– bei Ataxia teleangiectatica 289
– – und Thymus 310
Haut, s. Dermatosen
Hautinfiltrate
– bei angeborener Leukämie 373
– bei Leukämie 344
Hautpigmentierung
– bei dyserythropoetischen Anämien 77
– bei Fanconi-Anämie 19
Hautteste
– bei Immunthrombozytopenie 421
– bei Morbus Hodgkin 382
– und T-Zellendefekte 286
Hauttransplantate bei Immundefekten 286, 292
HbA-Retikulozyten 521
HbA-Zellen
– Beziehungen zum Gestationsalter 492
– bei Down-Syndrom 492
– als Maturitätsindex 492
– Nachweis 41
–, Normalwerte bei Neugeborenen 492, 494
– bei pathologischer Neugeborenenpolyglobulie 521
HbF-Zellen
– im mütterlichen Blut 501, 502f.
–, Nachweis 41
–, Normalwerte bei Neugeborenen 494

Heavy chain 275
Heilmeyer-Schöner-Erythroblastose 371
Heinzkörper
– bei dyserythropoetischen Anämien 78
– bei G-6-PD-Mangel 166
– bei instabilen Hämoglobinen 176f.
– und Milz 316, 320
– bei Milzagenesie 320
–, Morphologie 515
–, bei Neugeborenen 494
– nach Splenektomie 323
Heinzkörperanämie 155, 515
– bei Früh- und Neugeborenen 513ff.
– durch chemische Substanzen 155
– und Hämoglobin F 492
– durch Medikamente 515
– und Methämoglobinanämie 515
– bei Morbus Wilson 561
Heinzkörperempfindlichkeit von Neugeborenenerythrozyten 514
Heinzkörpernachweis 40, 137
Helmzellen 134
Hemmkörper gegen Gerinnungsfaktoren 471
– bei Hämophilie 459
Hemmkörperhämophilie 463
Hempas, s. Anämien, dyserythropoetische 77f.
Heparin
– bei allergischer Thrombozytopenie 422
– bei disseminierter intravasaler Gerinnung 477f.
–, Dosierung bei Neugeborenen 547
– bei hämolytisch-urämischem Syndrom 153
– bei immunhämolytischen Anämien 149
– aus Mastzellen 373
– bei Thrombozytopenie 422f.
Heparinblut 30
Heparinprophylaxe bei Hypothermie 422
Heparintoleranztest 438
– bei Neugeborenen 541
Hepatitis
– bei Antikörpermangelsyndromen 282
– nach Bluttransfusion 31
– und G-6-PD-Mangel 165
– bei Hämophilie 462
– und IgA-Mangel 285
– und immunhämolytische Anämie 148
– und Komplementsystem 333
– bei Leukämie 365
– bei mukokutaner Candidiasis 287
– und Neutropenie 232
– und Panmyelopathie 13
– und Porphyrie 204
– und Thrombozytopenie 414
Hepatolienale Blutbildungsperiode 6, 58
Hepatom
– und Erythropoetin 197

Hepatom
- und Polyzythämie 191, 196f.
Hepatopathie bei Porphyrie 204
Hepatoquick 439
Hepatosplenomegalie
- bei Chediak-Higashi-Syndrom 241
- bei dyserythropoetischen Anämien 77f.
- und Eisenmangelanämie 105
- bei HbH-Krankheit 121
- bei intrauterinen Infektionen 536
- bei Leukämie 344f., 366ff.
- bei Lipidspeicherkrankheiten 258f.
- bei Marmorknochenkrankheit 24
- bei Morbus Abt-Letterer-Siwe 261
- bei Morbus Waldenström 308
- bei Panmyelopathie 14, 23f.
- bei Polycythaemia vera 195
- bei Porphyrie 201
- bei Pyruvatkinase-Mangel 161
- bei Rh-Inkompatibilität 506
- bei septischer Granulomatose 244
- bei Thalassaemia major 116
- bei Wiskott-Aldrich-Syndrom 288
Heptacarboxyporphyrin 200, 204
Hermansky-Pudlak-Syndrom 257, 263
Herpes-Viren bei Tumoren 338
Herpes Zoster bei Leukämie 365
Herzfehler
- und mechanische Hämolyse 151, 154
- und zyklische Thrombozytopenie 415
- und Polyglobulie 100
- und Trimenonreduktion 61
Herzinsuffizienz und hypersegmentierte Granulozyten 238
Herzklappenersatz und Thrombozytopenie 422
Heteroantikörper 149
Hexokinase 50f., 158, 160ff.
Hexokinase-Isoenzyme in Neugeborenenerythrozyten 493
Hexokinase-Mangel 161f.
- und Fanconi-Anämie 20, 161
Hexose-Monophosphat-Shunt 51, 52, 163
- des Granulozyten 218
- des Monozyten 253
- und Prostaglandin E 218
- bei septischer Granulomatose 243
- und Theophyllin 218
Hiob-Syndrom, s. Job's Syndrom 244
Hirnblutung bei Hämophilie 458
- bei ITP 416f.
- bei Neugeborenenkoagulopathien 545f.
- bei Thrombozytopenie 413, 416, 423, 536ff.
Histamin
- und Allergie 297, 330f.
- und Chemotaxis 236, 240
-, Gefäßwirkung 483
- aus Mastzellen 373
- bei Polycythaemia vera 195
Histiozyten 251f., 559
- bei lipochromer Histiozytose 245

- bei Morbus Hodgkin 383
-, Rosettenbildung 271
- bei Lymphohistiozytose 262
Histiozyten-Leukämie 366f.
Histiozyten, Sea-blue 256
Histiozytische Lymphome 391
Histiozytose, lipochrome 245
Histiozytosen, idiopathische 259ff.
Histiozytose X 259ff.
Histokompatibilität 25f.
Histokompatibilitäts-Testung bei Bluttransfusionen 16, 32
Histoplasmose 254, 264, 299, 301
Hitzedenaturierung bei instabilen Hämoglobinen 177
Hitzestabilität von HbF 492
H-Ketten der Immunglobuline 275
HLA-Antigene 25f.
HLA-Antigene bei Knochenmarktransplantation 26, 296
HLA-D und Mixed lymphocyte culture 25
HLA-System
- ontogenetische Entwicklung 277
- der Thrombozyten 405
Hodenrezidiv bei Leukämie 361
Hodgkin-Zellen 383
Höhenanpassung 47, 191, 196, 197
H$_2$O$_2$-Hämolysetest 519
H$_2$O$_2$-Produktion und Granulozytenfunktion 211
Hoesch-Test 200
Homocystein-Methyltransferase 80
Homozystinurie, hämatologische Störungen bei 558
Host-versus-Graft-Reaktion 26
Howell-Jolly-Körper
- und megaloblastäre Veränderungen 82
- und Milz 316
- bei Thalassaemia major 116
Humanalbumin 189
Human-Leukocyte-Antigen, s. HLA-Antigene 25
Hyalomer 406
Hydrocortison, s. Kortikosteroide
Hydrolase, Folsäureabsorption 81
Hydrolasemangel bei Alder-Anomalie 238
Hydrolasen
- in Thrombozyten 405
- und azurophile Granula 216
Hydrops fetalis 506
- Syndrom, s. a. Hb Bart's 112, 119f.
Hydroxyharnstoff bei Leukämie 349
Hyperbilirubinämie, s. a. Ikterus
- bei Blutgruppeninkompatibilität 506ff.
- bei Fehltransfusion 146
- bei Frühgeborenen 509f.
- bei Heinzkörperanämie des Neugeborenen 515
- bei infektiös-toxischen Neugeborenenanämien 514
- bei Neugeborenen 505ff.
- bei Neugeborenensepsis 514
-, Therapie 509ff.

-, physiologische 512
-, pathologische 513
Hypereosinophile Syndrome 237
Hypofibrinogenämie 466
Hyperfibrinolyse-Testung 439
Hypergammaglobulinämie
- Immundefekt mit 284
- bei septischer Granulomatose 244
Hyperglycinämie, hämatologische Störungen bei 233, 535, 558
Hyperimmunglobuline 294, 365
Hyperkoagulabilität
- bei Neugeborenen 541
- bei PNH 144
Hypermenorrhoen bei chronischer ITP 419
Hyperostose infantile, Thrombozytose bei 423f.
Hyperphosphatämie und physiologische Anämie 62
Hyperphosphatasie und Panmyelopathie 22
Hyperplastisches Mark bei Panmyelopathie 9
Hypersegmentierung der Eosinophilen 238
Hypersegmentierung der Granulozyten 92, 97, 230
Hypersiderinämie, s. Eisenerhöhung
Hypersplenie bei Morbus Hodgkin 385
Hypersplenie-Syndrom 318f., 323
- bei aregeneratorischen Anämien 69f.
- bei Chediak-Higashi-Syndrom 242
- und PNH 144
Hypersplenismus 318f.
- bei Lebererkrankungen 552
- und Neutropenie 233
-, Thrombozytopenie bei 422
Hyperthyreose
- und Anämie 557
- und Basopenie 234
- und Vitamin B$_{12}$-Bedarf 87
Hyperurikämie
- bei Leukämie 358
- bei Polycythaemia vera 195
Hyperviskosität bei Neugeborenen 520
Hyperviskositätssyndrom 555, 557
Hypervolämie
- des Neugeborenen 494
- und Sauerstofftransport 191
Hyperzelluläres Mark und Panzytopenie 2
Hypochromie der Erythrozyten 95, 100f.
- bei Herzfehlern 100f., 553
- physiologische 62
- bei Polyzythämie 196
Hypogammaglobulinämie, s. Antikörpermangelsyndrome 281ff.
Hypogammaglobulinämie
- s. Immundefekte, humorale 281ff.
- und immunhämolytische Anämie 148
- bei Eisenmangel 106
- bei aregeneratorischer Anämie 69

Sachverzeichnis

–, transitorische 283f., 290, 295
Hypoplastisches Mark bei Panmyelopathie 9
Hypoproaccelerinämie 465
Hypoprokonvertinämie 464
Hypoprothrombinämie 465f.
Hypophysenvorderlappeninsuffizienz, hämatologische Störungen bei 311, 197, 556
Hypothalamisches Syndrom bei Leukämie 344
Hypothyreose, hämatologische Störungen bei 118, 130, 132, 167, 286f., 556f.

I–Antigen, s. a. Anti-I-Antikörper
– bei aregeneratorischen Anämien 69f.
– bei dyserythropoetischen Anämien 77ff.
– bei immunhämolytischen Anämien 147ff.
– in Neugeborenenerythrozyten 493
– bei dyserythropoetischen Anämien 77ff.
Idiopathische Thrombozytopenie, s. a. ITP 416ff.
– –, akute 416ff.
– –, chronische 418ff.
– – und immunhämolytische Anämien 419
– – bei Lupus erythematodes 419
– – bei Morbus Hodgkin 419
– – bei Neugeborenen 418, 535, 537ff.
– – postinfektiöse 416ff.
– –, Therapie 420
Ifosfamid bei Leukämie 349
IgA 275f., 294
– bei Frühgeborenen 278f.
– bei geschlechtsgebundener Thrombozytopenie 413
– bei Leukämie 347
– bei Neugeborenen 278f.
–, Normalwerte 276, 279
– bei Wiskott-Aldrich-Syndrom 288
–, aggregiertes 329, 331
–, sekretorisches 275f., 283
IgA-Antikörper 295
IgA-Mangel 240, 284, 290, 295
– und Neutropenie 227
IgA-Monomere 276
IgA-Substitution 295
IgD 275f.
IgE 275
– und Chemotaxisdefekte 242
– beim Neugeborenen 278
IgE-Antikörper 297
IgG 276, 283
– bei Frühgeborenen 278f.
– bei Leukämie 347
–, Normalwerte 276, 279
IgG-Mangel 284
– bei Neugeborenen 277f.
– bei Wiskott-Aldrich-Syndrom 288
IgG-Antikörper 276, 294, 297

– bei Frühgeborenen 528
IgM 275f., 290
– bei Frühgeborenen 279
– bei intrauterinen Infektionen 278, 536
– bei Neugeborenen 277
–, Normalwerte 276, 279
– bei pathologischer Neugeborenenpolyglobulie 521
– nach Splenektomie 292, 324
– bei Wiskott-Aldrich-Syndrom 288
IgM-Antikörper
– bei Neugeborenen 530
– und Sepsis 276
IgM-Dysfunktion 284
IgM-Mangel 280, 285
– bei Neugeborenen 528
IgM-Paraproteine 307
IgM-Vermehrung 284
Ikterus
– s. Anämien, hämolytische
– bei Graft-versus-Host-Reaktion 27
– gravis 508, 512
– bei dyserythropoetischen Anämien 77
– bei Hämolyse 133ff.
– bei intrauterinen Infektionen 536
– des Neugeborenen, hämatogener 512
–, –, hepatogener 512
– bei Panmyelopathie 14
– praecox 508
Imerslund-Gräsbeck-Syndrom 86
Immergrün bei Leukämie 350
Immunadhärens 330
Immunantwort 268
Immundefekt
–, geschlechtsgebundener 280, 284, 294
– mit Hypergammaglobulinämie 284
– mit Normogammaglobulinämie 284
–, schwerer kombinierter 246, 280, 287f., 290, 295f., 311, 332
– mit Thymom 288, 291, 311
Immundefekte
–, angeborene 280ff.
– und Bluttransfusionen 243
– und BCG-Impfung 285
–, Differentialdiagnose 289ff.
– erworbene 289ff.
–, Grundlagen 279ff.
– und Graft-versus-Host-Reaktion 27
– und Host-versus-Graft-Reaktion 26
–, humorale 279, 294
– humorale und Opsonisierung 240
–, –, Therapie 294f.
– und Impfungen 293
– und Isolation 292
–, kombinierte 280, 285ff.
–, –, Therapie 295
–, physiologische 281
–, primäre, s. angeborene Immundefekte 280
–, sekundäre 282, 286, 289ff.
– und Splenektomie 293
–, Therapie 292ff.
– und Transcobalaminmangel 87

– bei Zinkmangel 561
–, zelluläre 279f., 286, 296
–, –, bei Morbus Hodgkin 382
–, –, Therapie 295f.
Immunelektrophorese 306
Immunfluoreszenzmethoden 271
Immunglobuline 275ff.
–, aggregierte 330
– bei AMML 368
– bei Enteropathie 289
– des Feten 277f.
– bei Frühgeborenen 278f.
– nach der Geburt 530
– bei Granulozytenfunktionsstörung 220
– bei kombinierten Imundefekten 287ff.
– bei Leukämie 343, 347
– bei Morbus Hodgkin 385
– bei Neutropenie 220, 225
– bei Nezelof-Syndrom 287
–, Normalwerte 278, 279
–, Ontogenese 277
– bei Plasmazelldyskrasien 306
–, Plazentagängigkeit 275
– bei Sinushistiozytose 262
– der Thrombozytenmembran 405
– bei Wiskott-Aldrich-Syndrom 288
Immunglobulinmangel, s. IgA-, IgG-, IgM-Mangel
Immunhämolytische Anämien, s. Anämien, immunhämolytische 145ff.
Immuninhibitoren bei Immunkoagulopathien 471
Immunglobulinmangel 289f.
– bei Allgemeinerkrankungen 289, 291
–, selektiver 284f.
Immunität 298f., 270, 272, 287ff., 298f.
–, humorale, bei Neugeborenen 530
– und Makrophagen 255
–, ontogenetische Entwicklung 277f.
– bei Morbus Hodgkin 292, 384
Immunkoagulopathien, s. a. Gerinnungsstörungen 452, 470ff.
Immunkoagulopathie bei Hemmkörperhämophilie 463
– bei Lupus Erythematodes 472
Immunkomplexe
– und Chemotaxisdefekte 246
– und immunhämolytische Anämie 150
Immunkomplexreaktionen 297
Immunität, Stimulation 246
Immunmangel, s. Immundefekte 281ff.
Immunologische Toleranz 274, 276f.
Immunozytome 390
Immunneutropenien 233
– bei Neugeborenen 528
Immunoblasten 273
Immunreaktionen, allergische 297f.
– und Autoaggression 298
Immunreaktionstypen 297
Immunsuppressive Therapie
– bei immunhämolytischen Anämien 149

Immunsuppressive Therapie
- bei aregeneratorischen Anämien 70f.
- -, bei ITP 417, 420
- - bei Knochenmarktransplantation 27
- - bei Panmyelopathie 18, 27
Immunsystem
-, Entwicklung 269f.
- bei ITP 418
- nach Knochenmarktransplantation 28
- bei Morbus Hodgkin 384
- bei Neugeborenen 530
-, Schema nach Lennert 389
-, zelluläres und Thymus 310
Immunthrombozytopenien
-, s. a. Thrombozytopenie, immunologisch bedingte 415
- nach Bluttransfusion 412, 421f.
- bei Neugeborenen 535, 537ff.
- bei Hämophilie 459
- bei Immundefekten 293
Imurek bei chronischer ITP 420
Infantile Pyknozytose 2f., 516, 519
Infektabwehr, granulozytäre
-, bei Leukämie 341
- und Milz 315
Infektanämie 104
Infektiöse Mononukleose 263
Infektiös-toxische hämolytische Anämien bei Neugeborenen 514
Inkubationshämolyse 41
Innenkörper, s. Heinzkörper 58, 112f., 121, 176
Innenkörperanämie, s. Heinzkörperanämie 170, 176, 186
Inspissated bile-Syndrom 512
Inter-α-Trypsin-Inhibitor 447
Interferon und Transfer-Faktor 274
Intrinsic-Faktor 80, 86, 93
Intrinsic-Faktor-Mangel 86
Intrinsic-Faktor-Vitamin B_{12}-Komplex, Zerstörung durch Darmbakterien 550
Ionisierende Strahlen
-, Leukämiegefährdung bei 338
- - und Panmyelopathie 11
- - und Immundefekt 289, 291
Isoagglutinine 278f.
- und Fehltransfusion 146
- bei Neugeborenen 278
Isoantikörper bei Immunneutropenien 233
Isoimmunhämolytische Anämien 145ff.
- - bei ABO-Inkompatibilität 506ff.
- - durch Anti-c 508
- - durch Anti-E 508f.
- - durch Anti K (Kell) 509
- - bei Neugeborenen 504ff.
- - bei Rh-Inkompatibilität 504ff.
- -, Therapie 509ff.
Isoimmun-Thombozyteninkompatibilität 535, 537, 538
Isokoproporphyrine 200
Isotransplantation 26

ITP, s. Idiopathische Thrombozytopenische Purpura 416ff.
ITP
-, mütterliche 537
- bei Neugeborenen 537
Ivemark-Syndrom 320
Ixoten bei Leukämie 350

^{121}J-Albumin Methode 42, 193
^{125}J-Fab-IgG Bindung an Thrombozyten 419
Job-Syndrom 240, 244
Jod und Myeloperoxidase 218
5-Joddesoxyuridin bei Varizellen 365
Jodierung und Granulozytenfunktion 211
Joining chain 275
Jolly-Körperchen, s. Howell-Jolly-Körperchen 137, 320, 323
Jugendliche Granulozyten 212, 215

Kälteagglutinine
- bei aregeneratorischen Anämien 71
- plättchenspezifische 419
Kälteantikörper bei immunhämolytischen Anämien 145, 147f., 333
Kahler'sche Krankheit, s. multiples Myelom 307
Kala-Azar 232, 322
Kalium in Erythrozyten 57
Kallikrein 329, 332, 442, 444f.
Kapillarendothel bei Hämostase 482
Kapillarresistenz 453
- bei Thrombozytopenie 411
Kaposi-Syndrom, hämatologische Störungen bei 560
Kardiotoxizität der Zytostatika 351
Kasabach-Merrit-Syndrom 154
- bei Neugeborenen 543
- und Verbrauchsthrombozytopenie 422
Katalase 54, 96, 180, 514
- und Bakterienabtötung 243
- in Neugeborenenerythrozyten 493
Katalase-Mangel 167
Katalysin bei Methämoglobinämie 182, 184
Katecholamine bei Koagulopathie 543
Kathepsin in Thrombozyten 405
Kationenpumpe, Erythrozytenmembran 57, 137
Kationentransport, Neugeborenenerythrozyten 493
Keimfreiheit bei Immundefekten 274, 296
Keimzentren 251, 269f., 314
Kell-System 508f.
Kephalhämatom 500, 503, 538, 545
Kernantikörper bei immunhämolytischer Anämie 149
Kernatypien bei dyserythropoetischen Anämien 77
Kernchromatin von Leukämiezellen 342
Kernikterus 166, 505

Kidd-System 508
Kiel-Klassifikation der Non-Hodgkin-Lymphome 382, 390f.
Killerlymphozyten 271
Kinine und Komplementsystem 331
Kininogen 442
Kinin-System, Gerinnung 442
Klinefelter-Syndrom, Leukämiegefährdung bei 339
Klippel-Trenauney-Syndrom 488
Kniegelenksarthropathie bei Hämophilie 457f.
Knochenmark
-, Grundlagen 1ff.
- bei Leukämie 346
-, Lymphozyten in 270
- bei Morbus Hodgkin 384f.
-, Ontogenese 6f.
- bei Präleukämie 374
- und Proliferationsspeicher 5
- und Reifungsspeicher 5
-, Stammzellen 4ff.
-, - und Transplantation 25ff., 296
Knochenmarkaplasie und Methotrexat 89
Knochenmarkbiopsie 3
Knochenmarkchimären 25
Knochenmarkdepression durch Zytostatika 350
Knochenmarkerkrankungen 10ff.
Knochenmarkfibrose
- durch Mylaran 351
- bei Osteomyelofibrose 23
- bei Panmyelopathie 22
Knochenmarkhistologie 3, 14f.
Knochenmarkinfiltration 564
Knochenmarkinsuffizienz, s. Panmyelopathie 7ff.
Knochenmarkmatrix 5
Knochenmarkpunktion 3
Knochenmarkschädigung, s. Panmyelopathie
Knochenmarkstroma 5
- bei Panmyelopathie 14
Knochenmarktransplantation 25ff.
-, Abstoßung 26f., 28, 255, 267, 274, 297
- bei Agranulozytose 225
- bei aregeneratorischen Anämien 70
- bei Dysgammaglobulinämie 227
- und HLA-Antigene 26
- bei Immundefekten 296
-, Komplikationen 28
- bei Leukämie 355f.
- bei Panmyelopathie 18f.
- bei Zwillingen 26
Knochenschmerzen
- bei eosinophilem Granulom 259
- bei gesteigerter Myelopoese 219
- bei Leukämie 345
Knochenstanze
- bei Leukämie 346
- bei Panmyelopathie 3
Knochenzysten bei Hämophilie 458
Knorpel-Haar-Hypoplasie und kombinierte Immundefekte 288
Knorpel-Haar-Dysplasie mit Panmyelopathie 22

Koagulopathien, s. Gerinnungsstörungen 452 ff.
- bei Hämochromatose 130
- bei Neugeborenen 541 ff.
Kobalt
- und Erythropoetinproduktion 104, 197
- und hämatologische Veränderungen 562
-, Nebenwirkungen 562, 564
- bei renaler Anämie 555
- und Vitamin B_{12} 80
Kobalttherapie 104, 563
Kohlenmonoxidhämoglobin 133, 179, 187 f.
Kokardenpurpura Seidlmayer 484, 487
Kollagenase und spezifische Granula 216
Kollagenosen
- und immunhämolytische Anämien 148
- mit Eosinophilie 372
- und Gerinnungsstörungen 471
- und IgA-Mangel 285
- und Immunkoagulopathien 471
- und Immunreaktion 297
Koller-Test 469
Komplement 328 ff.
- bei Neugeborenen 527
- und PNH 143
Komplement-Aktivierung 331
- und Arthusreaktion 297
- bei isoimmunhämolytischen Anämien 146
Komplementbindung und Antikörper 277
Komplementdefekte 331 f.
- und Granulozytenfunktion 240, 242
Komplementkomponenten-Metabolismus 328
Komplementmangel bei Neugeborenen 332
Komplementrezeptoren der B-Lymphozyten 271
Komplementsystem 327 ff.
-, alternativer Weg 329 ff.
- der Gerinnung 442
- und Granulozytenfunktion 217 f.
- klassischer Weg 329 ff.
- bei Leukämie 347
Konakion 469
Konditionierung für Knochenmarktransplantation 26
Konduktorinnen
- bei Hämophilie 455 f.
- bei septischer Granulomatose 243
Kongenitale Leukämie s. Leukämie, angeborene 373, 535
Konservenblut, s. Blutkonserven 29 ff.
Konstitutionelle Thrombozytopathie 425
Koproporphyrie 201, 203
Koproporphyrin 48, 124, 198, 200, 204 f.
Koproporphyrinisomere 200
Koproporphyrinogene 199

Koproporphyrinogen-Oxidase 199, 201, 203
Koproporphyrin-Oxidasemangel 124
Kortikosteroide
- bei Agranulozytose 225, 234 ff.
- bei akuter ITP 418
- bei aregeneratorischer Anämie 70 f.
- bei benigner Neutropenie 231
- bei disseminierter intravasaler Gerinnung 478
- bei Fehltransfusion 146
- und Fibrinolyse 449
- bei hämolytisch-urämischem Syndrom 153
- bei Hämophilie 460 ff.
- bei Histiozytose X 261
- bei IgA-Mangel 227, 285
- und Immundefekte 289
- bei immunhämolytischen Anämien 149
- bei ITP 420
- und Lymphozyten 274
- bei Marmorknochenkrankheit 24
- und Myelopathie 215, 236 f.
- bei Leukämie 349 ff.
-, Nebenwirkungen 17, 350
- bei Orotacidurie 91
- bei Osteomyelofibrose 23
- bei Panmyelopathie 17, 21 f.
- bei PNH 144
- bei Porphyrie 204
- bei Präleukämie 13
- bei Purpura Schoenlein-Henoch 467
- bei Purpura pigmentosa progressiva 487
- und Thymus 310
- bei Transfusionsreaktion 31
- und Transplantatabstoßung 274
- und zelluläre Immunität 274
Kretinismus, hämatologische Störungen bei 556
Kreuzallergie bei Agranulozytose 235
Krisen aplastische, s. Aplastische Krisen
Krisen hämolytische, s. hämolytische Krisen
Kristallzellen bei Hämoglobin-C-Krankheit 176
Kryoglobulinämie 470
Kryoglobuline bei Morbus Waldenström 308
Kryopräzipitate bei Hämophilie 461
Kryptantigene T 147 f.
Kryptenzyme der Erythrozytenmembran 56
Kugelzellen, s. a. Sphärozyten 134 ff., 137 ff.
Kugelzellen
- bei immunhämolytischen Anämie 148
- bei Neugeborenen 494, 516
Kupfer, Normalwerte 561
Kupferintoxikation 155
Kupfermangel
- und Eisenmangelanämie 105 f.
- und Neutropenie 233
Kupfersubstitution, Dosis 561
Kupffersche Sternzellen 251 f., 274

Kwashiorkor
- und Erythroblastopenie 73
- und Folsäuremangel 85
- und hämatologische Störungen 551
- und Riesenerythroblasten 73
- und Vitamin B_{12}-Mangel 85
K-Zellen, s. Killerlymphozyten 271

Lactat 50 f., 160, 183
Lactatdehydrogenase 50 f., 134, 160
Lactatdehydrogenase-Mangel 167
Lactoferrin 64, 106, 216
Lactosylceramid 258
Lactosyl-Ceramidose 258
Laki-Lorand-Faktor 444
Laminar air flow 235, 364
Lanvis bei Leukämie 350
Landkartenschädel bei Morbus Hand-Schüller-Christian 260
Latex-Partikel, Opsonierung 242
Lazy-Leukocyte-Syndrom 240, 242
LCAT-Mangel 142 f., 559
Lebererkrankungen und hämatologische Störungen 130 f., 156, 244, 322, 422, 431, 468, 544, 551 f.
Leberschäden
- durch Androgene 17
- durch Methotrexat 350
- durch Puri-Nethol 350
- durch Zytostatika 350 f.
Lebertumoren und Dysfibrinogenämie 469
Leberzirrhose
- und hämatologische Störungen 156, 350, 552
- bei Hämochromatose 130
- und Chemotaxis 240
- und Komplementsystem 333
- und Monozytose 263
- und Syndrom der blauen Pigmakrophagen 257
- und Thrombozytose 424
Lecithin-Cholesterol-Akyltransferase 142
Lecithin in Erythrozyten 142 f.
Leicht-Ketten-Krankheit 307 f.
Leptomeningosis haemorrhagica interna 488
Lesch-Nyhan-Syndrom 89, 167
Leukämie 355 ff.
-, akute 341 ff.
-, -, Ätiologie 337 f.
-, - und Chromosomen 338 f.
-, -, Differentialdiagnose 347
-, - und Gerinnung bei 347
-, -, Häufigkeit 337
-, -, Häufigkeit von Symptomen 344 f.
-, -, Induktionstherapie 359
-, -, Klassifizierung 342
-, -, Knochenmark 346
-, -, Laborbefunde 346 f.
Leukämie, akute lymphatische, s. a. ALL 342 ff.
-, - -, B-Zellen-Typ 343
-, - -, COAP-Schema 362 f.
-, - -, Erhaltungstherapie 359 f.

Leukämie, akute lymphatische
-, - -, Gonadeninfiltrate 346
-, - -, intrathekale Therapie 350
-, - -, Klassifizierung 342 ff.
-, - -, Morphologie 342
-, - - und Myeloperoxidase-Färbung 210
-, - -, Oberflächenmacker 342 f.
-, - -, O-Zellen-Typ 343
-, - -, Pinkel-Schema 357 ff., 359
-, - -, Prognose 348
-, - -, Reinduktion 362
-, - -, Rezidivtherapie 361 f.
-, - -, Riehm-Protokoll 360
-, - -, Risiken der Therapie 348 ff.
-, - -, Risikofaktoren 359
-, - -, Subtypen L$_1$-L$_3$ 342
-, - -, Symptome 343 ff.
-, - - Therapieschemata 357, 359 f.
-, - -, T-Zellen Typ 343
-, - - ZNS-Komplikationen 361, 363 f.
-, - -, ZNS-Komplikationen, Therapie 363 f.
Leukämie, akute myeloische 343 ff.
-, - -, angeborene 373
-, - - und azurophile Granula 216
-, - - und Enzymdefekte 167
-, - -, Kortikoidtherapie 349
-, - -, Morphologie 344
-, - -, myelomonozytärer Typ 367
-, - - Myeloperoxidase-Färbung 210
-, - - Polycythaemia vera 195
-, - -, RAGAB-Schema 362
-, - -, Risiken der Therapie 348 ff.
-, - - und sideroblastische Anämien 126
-, - -, Subtypen 343
-, - -, Symptome 343 ff.
-, - -, Synchronisation 364
-, - -, Therapie 362 ff.
Leukämie, akute myelomonozytäre 366 f.
Leukämie, akute
- neurologische Symptome 344 ff.
-, -, Organmanifestationen 344 f.
-, -, und Panmyelopathie 13
-, -, Pathophysiologie 340
-, -, und Pilzinfektionen 365
-, -, Symptome 343 ff.
-, -, Teilremission 359
-, -, psychologische Betreuung 356 f.
-, -, Remission 340 f., 359
-, -, Rezidiv 340, 342, 359
-, -, Strahlentherapie 353 ff.
-, -, Sudanschwarz B-Färbung 211
-, -, Therapie 348 ff.
-, -, - bei besonderen Verlaufsformen 361 f.
-, -, unbehandelte 340
-, -, undifferenzierte, s. a. ALL 342 ff.
-, -, unreifzellige, s. a. ALL 342 ff.
-, -, Verlauf 341 ff.
-, -, und Virusinfektionen 365
-, -, Vollremission 359
Leukämie
-, aleukämische und Neutropenie 230

-, angeborene 373 f.
-, Antimykotikatherapie 365
- und B-Zelldifferenzierung 242
Leukämie, chronische lymphatische 343
-, - - und Immundefekt 291
Leukämie, chronische myeloische 367 ff.
-, - -, adulter Typ 367 ff.
-, - - und alkalische Phosphatase-Färbung 211
-, - -, Differentialdiagnose 370
-, - - und Granulozytose 236
-, - -, juveniler Typ 367, 369 f.
-, - - und Lipidspeicherung 256
-, - - und Monozyten-Markophagen-System 264
-, - - und Polycythaemia vera 195
-, - - und Syndrom der blauen Pigmentmakrophagen 257
-, - -, Therapie 370 f.
Leukämie
- und Diabetes insipidus 344
- durch exogene Faktoren 339
- und Eosinophilie 237
- und Faktor X Mangel 468, 470
-, familiäre Häufung 339
- und Fanconi-Anämie 19
-, Formen 338
- und genetische Faktoren 338
-, Geschlechtsverteilung 337
- und Granulozytenfunktion 240
- und Granulozytsubstitution 235
-, Häufigkeit 337 f.
- bei Immundefekten 280
- und immunhämolytische Anämie 148
-, Immunotherapie 355
- und Impfungen 366
- und Infektionen 292, 364
- und Knochenmarktransplantation 355 f.
- und Lamina air flow 364
- bei lymphoblastischem Lymphom 392
-, M1-M6-Subtypen 343 f.
-, monozytäre, s. Monozytenleukämie
- und Monozyten-Makrophagen-System 255 f.
-, myeloblastische mit Reifezeichen 344
-, myeloblastische ohne Reifezeichen 344
-, myeloische und sideroblastische Anämie 124, 126
-, myelomonozytäre 343, 366 ff.
-, - und Fanconi-Anämie 20
- und neoplastische Entartungen 348
- bei Osteomyelofibrose 23
- und Pseudopelger-Zellen 238
- und Reverse Transcriptase 337
-, Risikofaktoren, Therapie 360 f.
-, Röntgenbefunde 347
-, Schädelbestrahlung 359
-, seltene Formen 366
-, smouldering 167
-, Strahlentherapie 354

-, Therapieprinzipien 348 ff.
-, tierische 337
-, Todesursachen 348
- und Transfusionen 358
-, Virusätiologie 337 f.
-, Zytostatika 348 ff.
Leukämie-Inzidenz 338 f.
Leukämiezellen
- Charakteristika 342 f.
- Generationszyklus 340
- Kinetik 339
- bei Präleukämie 374
- RNA 337 f.
- Synchronisation 348 f.
Leukapherese
- bei CML 370
Leukämogene Substanzen 339
Leukämische Blasten siehe Leukämiezellen 342 f.
Leukämoid, eosinophiles 237
Leukämische Reaktionen 236, 370
Leukämische Transformation
- bei malignem Lymphom 393
Leukenzephalopathie
- subacute 350
Leukeran
- bei Histiozytose X 261
- bei Leukämie 351
Leukoagglutinine 231, 233
Leukocytosis inducing factor (LIF) 6, 215
Leukokinin und Milz 317
Leukokininmangel 243
Leukozypenie s. a. Lymphopenie s. a. Neutropenie
Leukozytopenie
- und Banti-Syndrom 320
- bei Chediak-Higashi-Syndrom 241 f.
- bei Hypersplenie-Syndrom 318
- bei Leukämie 346
- bei Lymphohistiozytose 262
- bei May-Hegglin-Anomalie 239
- und megaloblastäre Anämie 81 f.
- bei Morbus Gaucher 559
- bei multiplem Myelom 307
- bei Neugeborenen-ITP 539
- bei PNH 144
Leukotoxin
- in Thrombozyten 410
Leukotoxine und Neutropenie 231
Leukovorin s. Folinsäure
Leukozyten
- bei Blutstillung 401
- nach Blutverlust 190
- bei Glucosephosphatisomerase-Mangel 162
- bei G-6-PD-Mangel 164
- Normalwerte 213
- - bei Neugeborenen 494, 526
- bei Phosphoglyceratkinase-Mangel 163
- bei Triosephosphatisomerase-Mangel 162
Leukozytenphosphatase, alkalische bei Polycythaemia vera 195
Leukozytenzahl

- bei AMML 368
- bei CML 370
- bei leukämoiden Reaktionen 370
- bei Osteomyelosklerose 370
- Bestimmung 210

Leukozytose
s. a. Granulozytose
s. a. Lymphozytose
- bei Chediak-Higashi-Syndrom 241
- bei Eosinophilenleukämie 372
- bei hämolytisch-urämischem Syndrom 153
- bei Job's Syndrom 244
- bei körperlichen Anstrengungen 212
- bei Leukämie 346
- bei Morbus Abt-Letterer-Siwe 261
- bei Morbus Niemann-Pick 559
- bei Polycythaemia vera 194, 195
- bei septischer Granulomatose 244
- bei Sinushistiozytose 262

Lewis-System 508

LE-Zellen
- bei Neugeborenen 513

Lichtdermatosen
- bei Porphyrien 201 ff.

Life Island 235
Light chain 275
Liley-Zoneneinteilung 507
Linksverschiebung 212
- und Granulozytenfunktion 217, 220, 240
- und Granulzytosen 236
- bei Ketoazidose 557
- bei Neutropenie 231
- und Pelger-Huët-Anomalie 238
- bei Rh-Inkompatibilität 506
- bei Sepsis 514

Lipide
- der Erythrozytenmembran 55
Lipidosen 257 ff.
Lipidperoxidation der Erythrozytenmembran
- - bei Frühgeborenen 498
- - bei Hämochromatose 155
- - bei Thalassämien 112
- - bei Vitamin E-Mangel 54 f., 155, 518 f.
Lipidspeicherkrankheiten 256 ff., 559
Lipidstoffwechselstörungen und Erythrozyten-Membrandefekte 142 f.
Lipochrome Histiozytose 240, 245
L-Ketten der Immunglobuline 275
L_1-L_3-Leukämietypen 342
Löffler's Endokarditis 237, 372
Löslichkeits-Test bei HbS 41, 174
Longasteril 189
Louis-Bar-Syndrom 288
- und Vasopathie 489
Louitit-Anämie 148
Lues und hämatologische Störungen 31, 254, 263 f., 319, 536
Lungenerkrankungen
- und hämatologische Störungen 146, 173, 177, 191, 196, 245, 260 f., 282, 351
Lungenhämosiderose

- idiopathische 97, 103 f., 264, 484, 556
Lupus-Antikoagulans 472
Lupus erythematodes 298, 513, 535, 537
- und Chemotaxis 240, 245 f.
- und immunhämolytische Anämien 148
- und Immunkoagulopathie 472
- und Immunneutropenien 233
- und ITP 419
- und Komplementsystem 332 f.
- und Opsonisierung 240, 246
- und Phagozytose 240
- und thrombotisch-thrombozytopenische Purpura 154
- und Transfer-Faktor 295 f.
Lutheran-System 508
Lymphadenitis bei septischer Granulomatose 244
Lymphadenopathie
- bei Morbus Abt-Letterer-Siwe 261
- bei Chediak-Higashi-Syndrom 241
- bei Morbus Hand-Schüller-Christian 260
- bei Lymphohistiozytose 262
- bei Morbus Waldenström 308
Lymphatische Organe 274
- Reaktion 299
- System s. a. Lymphopoese
- -, ontogenetische Entwicklung 276 ff.
- -, Pathologie 279 ff.
- -, Regulation 274
- - und Stammzellendefekte 287 ff.
Lymphoblasten 273
- und PAS-Reaktion 211
Lymphoblastenleukämie 342 ff., 390
Lymphoblastische Lymphome
- Burkitt-Typ
- - convoluted 390
- - - saure Phosphatase Typ 390
Lymphoepitheliales Gewebe 268
Lymphogranulomatose
- s. Morbus Hodgkin 382 ff.
Lymphohistiozytose 262 f.
Lymphoide Retikulose 390
Lymphokine 270 ff.
- und Komplementsystem 331
- bei Mutter und Fetus 278
Lymphknoten
- bei Antikörpermangelsyndrom 282
- Keimzentren der 269
- bei Leukämie 344 f.
- und T-Zellen 270
Lymphknotenbiopsie 302
- bei Morbus Hodgkin 384
- bei Non-Hodgkin-Lymphomen 391
Lymphknotenpunktion 302
Lymphknotenregister
- zentrales 382
Lymphknotenrinde 268
Lymphknotenvergrößerung 300 ff.
Lymphoblastenstimulation 270
Lymphoma, malignum s. malignant Lymphoma
Lymphom

- lymphoblastisches vom convoluted type 392
- malignes
- -, - und leukämische Transformation 393
- -, - bei Chediak-Higashi-Syndrom 242
Lymphome
- und immunhämolytische Anämien 148
- B-Zell 391
- Burkitt-Typ 390
- histozytische 391
- immunoblastische 393
- Kiel-Klassifikation 382, 390
- lymphoblastische 389
- -, - s. Burkitt-Lymphom und Lymphom vom Burkitt-Typ 392
- -, - saure Phosphatase Typ 390
- lymphoplasmozytäre 390
- lymphozytäre 390
- maligne 381 ff.
- -, - und B-Zelldifferenzierung 292
- -, - und Infektanfälligkeit 292
- -, - lymphoblastische 361
- -, - - T-Zellen Typ 343
- -, - nicht Hodgkin s. Non-Hodgkin-Lymphome 389 ff.
- -, - Nomenklaturen 382
- -, - und Thrombozytopenie 415, 423
- und Monozytose 263
- nicht klassifizierbare 391
- O-Zelle 391
- tierische 337
- T-Zell 391
- zentroblastische 390
- zentrozytische 390
- zentrozytäre 390
Lymphopenie
- bei Morbus Abt-Letterer-Siwe 261
- , episodische 286 f.
- und Immundefekte 285, 286 f.
- bei Morbus Hodgkin 382
- bei Verbrennungen 284
- bei Wiskott-Aldrich-Syndrom 288
Lymphoplasmozytäre Lymphome 390
Lymphopoese s. a. lymphatisches System 268, 274
- Erkrankungen 281 ff.
- Hyperplasie 298
- und Milz 315
- bei Panmyelopathie 10
Lymphoretikuläre Tumoren bei Immundefekten 280
Lymphosarkom 382
- lymphozytisches 390
- s. Non-Hodgkin-Lymphome 389 ff.
- des Thymus 311
Lymphotoxine 270 ff., 286
- Bildung bei Leukämie 341
- Freisetzung bei Neugeborenen 530
- und Transfer-Faktor 274
Lymphozytäre Lymphome 390
Lymphozytäre Reaktion 298 f.
Lymphozyten 265 ff.
- und Adenosin-Deaminase 275
- bei Ataxia teleangiectatica 289

Lymphozyten
- und Doehle-Körper 239
- Entwicklung im ersten Lebensjahr 526
- fetale 530
- und Graft-versus-Host-Reaktion 27
- in Knochenmark 270
- bei Leukämie 340 f.
- Morphologie 273
- Normalwerte 213, 268
- - bei Neugeborenen 526, 528
- Oberflächeneigenschaften 271
- bei Panmyelopathie 14
- ontogenetische Entwicklung 277
- Regulation 274
- Rezirkulation 268
- Spontanproliferation bei Leukämie 341
- Vakuolen bei Gangliosidose 559
- Vakuolen bei Morbus Niemann-Pick 559
Lymphozytenerkrankungen und Monozyten-Makrophagen-System 263
Lymphozytenfunktion 268 ff.
- und Eisenmangel 106
Lymphozytenkultur s. Mixed lymphozyte culture
Lymphozytenlebenszeit 268 f.
Lymphozytenpool 268
Lymphozytenproliferation und Folsäureantagonisten 189
- Kinetik 273
Lymphozytentransformation
- bei chronischer ITP 418
- und T-Zelldefekte 286
Lymphozytentpyen 269 ff.
Lymphozytenuntergang 274
Lymphozytenzirkulation 269
Lymphozytisches Lymphosarkom 390
Lymphozytoide Reaktion 299
Lymphozytose
- altersabhängige 347
- bei Infektionen 299
Lyon-Hypothese 163 f., 243
Lyovac-Cosmogen
- bei Leukämie 350
Lysolecithin bei LCAT-Mangel 143
Lysosomale Enzyme und Komplementsystem 331
Lysosomen
-, anomale bei Leukämie 346
- bei Chediak-Higashi-Syndrom 241
- bei Hämochromatose 130
- bei Alder-Anomalie 238 f.
Lysozym Granula 216
- bei Monozytenleukämie 367
- bei Neutropenie 230 f.

M_1-M_6-Subtypen der Leukämie 343 f.
Macrodex 89
M-Gradient 306
Magnesium
- und Gerinnung 409 f.
- und hämatologische Veränderungen 521, 562
- und Na-, K-ATPase 57

M-Komponente 306
Makroglobulinämie s. Morbus Waldenström 308, 390
- und Gerinnung 470
$α_2$-Makroglobuline, Normalwerte 447
Makrophagen, s. a. Monozyten 251, 253 ff.
- bei Burkitt-Lymphom 392
- und Immunsystem 272
- in der Milz 253
- bei Morbus Gaucher 559
- bei Verbrennungen 289
Makrophagenfunktion 253 ff.
- bei Neugeborenen 530
Makrophagenhemmung 271
Makrophagen-Immobilisations-Faktor (MIF) 274
Makrophagen-inhibierender Faktor 270
- - und T-Zelldefekte 286
Makrozytose
- der fetalen Erythrozyten 492
- bei megaloblastären Anämien 82, 85, 93
- des Neugeborenen 495
Makrozytäre Anämien, s. Anämien, megaloblastäre
Malabsorption und Immundefekte 282, 285
Malabsorptionssyndrom
- bei Schwer-Ketten-Krankheit 308
- und Eisenmangel 101 f.
Malaria
- nach Bluttransfusion 31
- und G-6-PD-Mangel 164
- und hämolytische Anämie 156
- und Monozytose 263 f.
- und Sichelzellenanämie 172
- und Splenomegalie 322
- und Thrombozytopenie 414, 422
Maligne Entartung, Theorien 339
Mangelgeborene, Normalwerte des Blutbildes 499
Mangelgeborene, Trimenonreduktion 61
Mangan und hämatologische Störungen 562
M-Phase bei Leukämie 340
M-Protein 306
Marfan-Syndrom und hämatologische Störungen 489, 559
Marginaler Pool, Granulozyten 211
Marmorknochenkrankheit und hämatologische Störungen 24, 518
Marschhämoglobinurie 151
Masern und hämatologische Störungen 13, 148, 152, 232, 240, 285, 365, 414
Masern-Hyperimmunglobulin 294
Mastozytose 373
Mastzellen, s. Gewebsbasophile
- bei Morbus Waldenström 308
Mastzellendegranulierung und IgE 277
Mastzellenhyperplasie bei Immundefekten 287
Mastzellenleukämie 373

Mastzellenerkrankung 238
Materno-fetale Transfusion 492, 521
Matrix des Knochenmarkes, s. Knochenmarkmatrix 5
May Grünwald-Färbung 210
May-Hegglin-Anomalie 239, 413, 535
MCD, Normalwerte bei Neugeborenen 494
MCH, Normalwerte
- intrauterin 59
-, - bei Mangelgeborenen 499
-, - bei Neugeborenen 494
MCHC, Normalwerte
- bei Mangelgeborenen 499
-, - bei Neugeborenen 494
-, Normalwerte intrauterin 59
MCV
- während der Fetalentwicklung 59, 495
-, Normalwerte bei Frühgeborenen 495
-, Normalwerte bei Neugeborenen 494
Mechanische Hämolyse
- und Anämien 154
- - bei Bluttransfusion 31
Mechanische Resistenz-Bestimmung 41
- - bei Abetalipoproteinämie 142
- - des fetalen Erythrozyten 492
- - bei Leukämie 341
- - bei Pyruvatkinase-Mangel 161
Mediastinaltumor
- bei ALL 343
- bei Leukämie, Therapie 361
- bei lymphoblastischem Lymphom 392
Medikamente, s. Medikamente und Chemikalien, Nebenwirkungen
- und Granulozyten 232, 234, 237, 240
- und aregeneratorische Anämie 71
- und G-6-PD-Mangel 165
- bei Hämophilie 460
- und Heinzkörperanämie 514 f.
- und immunhämolytische Anämien 148
- und Porphyrie 203 ff., 205
- und megaloblastäre Anämien 88 f.
- und Methämoglobinämie 181
Medikamente – Nebenwirkungen (Tabellen)
-, -, Akute intermittierende Porphyrie (Tab. II, 70) 204
-, -, Folsäurestoffwechsel (Tab. II, 20) 89
-, -, Folsäure- und Vitamin B_{12}-Stoffwechsel (Tab. II, 22) 90
-, -, Glukose-6-Phosphatdehydrogenase Mangel (Tab. II, 55) 177
-, -, Granulozytenfunktionsdefekt (Tab. III, 26) 240
-, - Hämolytische Anämien (Tab. II, 48b) 155
-, -, Hämolytische Anämien bei Neugeborenen (Tab. X, 15) 515
-, -, Heinzkörperbildung (Tab. X, 15) 515

Sachverzeichnis Medikamente

–, –, Instabile Hämoglobine (Tab. II, 55) 177
–, –, Knochenmark (Tab. I, 5) 12
–, –, Methämoglobinbildung (Tab. II, 59) 181
–, –, Neutropenie, hyporegeneratorische (Tab. III, 14–17) 227, 228
–, –, Neutropenie, ineffektive Produktion (Tab. III, 19) 230
–, –, Neutrophilie (Tab. III, 23) 237
–, –, Sideroblastische Anämien (Tab. II, 40) 124
–, –, Thrombozytopenien (Tab. IX, A 7) 415
–, –, Thrombozytopenien (Tab. IX A 9) 422
–, –, Volumenersatzmittel (Tab. II, 62) 189
Medikamente – Chemikalien – Nebenwirkungen
–, Acetanilid
–, – bei G-6-PD-Mangel 177
–, – und hämolytische Anämie 155
–, – und Heinzkörperbildung 515
–, – bei instabilen Hämoblobinen 177
–, – und Methämoglobinämie 181
–, Acetazolamid
–, – und Neutropenie 229
–, – und Panmyelopathie 12
–, – und Thrombozytopenie 415 422
–, Acetophenetidin und Heinzkörperbildung 515
–, Acetylcholin und Neutrophilie 237
–, Acetylsalizylsäure
–, – und Porphyrie 204
–, – und G-6-PD-Mangel 165
–, – und -Heinzkörperbildung 515
–, – und Panmyelopathie 12
–, – bei Pyruvatkinase-Mangel 161
–, – und Thrombozytenaggregation 420, 429
–, – und Thrombozytopathie 431
–, Acidum mefenamicum und immunhämolytische Anämie 151
–, Adrenalin
–, – und Basopenie 234
–, – und Eosinopenie 234
–, – und Granulozytose 236f.
–, Adriamycin, Kardiotoxizität 351
–, Äthylenglykol und Neutrophilie 237
–, Aldesulfon und Heinzkörperbildung 515
–, Alexan, s. Cytosin Arabinosid 350f.
–, Alkohol
–, – und Chemotaxis 240
–, – und Hämochromatose 131
–, – und megaloblastäre Anämie 90
–, – bei Porphyrien 204
–, – und sideroblastische Anämie 127
–, – und Thrombozytopenie 414f.
–, – und Folsäuremangel 88
–, Alkylierende Substanzen 350
–, – – und Immundefekte 289
–, – – Neutropenie 227
–, Allopurinol und Neutropenie 229

–, Allylisopropylacetylharnstoff und Thrombozytopenie 415
–, Alphamethyldopa und hämolytische Anämien 155
–, Amethopterin, s. Methotrexat
–, Amidopyrin, s. Pyramidon
–, Aminophenazon, s. Pyramidon
–, Aminophyllin und Thrombozytenaggregation 408
–, p-Aminosalicylsäure und Heinzkörperbildung 515
–, 2-Amino-5-sulfanilthiazol
– bei G-6-PD-Mangel 177
–, – bei instabilen Hämoglobinen 177
–, Ampicillin und Neutropenie 229
–, Amphotericin B und Neutropenie 229
–, Amylnitrit und Methämoglobinämie 181
–, Anaesthesin und Methämoglobinämie 181
–, Anastil und Methämoglobinämie 181
–, Androgene 17
–, – und Polyzythämie 197
–, Anilin
–, – und Heinzkörperbildung 177, 515
–, – und Methämoglobinämie 180f.
–, Antibiotika 12, 127, 150, 155, 165, 177, 203, 229, 240, 339, 415, 422, 515
–, Antidiabetica 12, 150, 204, 415, 422, 449, 535
–, – und Fibrinolyse 449
–, – bei Porphyrie 204
–, Antikoagulantien bei Porphyrie 204
–, Antimetaboliten 350
–, Arsen
–, – bei G-6-PD-Mangel 177
–, – bei Porphyrien 204
–, – und Neutropenie 229
–, – und Thrombozytopenie 415, 422
–, – bei instabilen Hämoglobinen 177
–, Asparaginase
–, – und Fibrinogenerniedrigung 469
–, – Hypoglykämie 351f., 358
–, – megaloblastäre Anämien 90
–, Aspirin, s. Acetylsalizylsäure
–, Atebrin
–, – und Panmyelopathie 12
–, – und Heinzkörperbildung 515
–, Atosil und Neutropenie 229
–, Azaserin und Neutropenie 229
–, 5-Azacytidin 350
–, Azathioprin
–, – und megaloblastäre Anämie 90
–, – und Neutropenie 229
–, 6-Azauridin und megaloblastäre Anämie 90
–, 6-Azauridin und Orotazidurie 91
–, Azulfidine
–, – und Heinzkörperbildung 515
–, – und megaloblastäre Anämie 90
–, – und Methämoglobinämie 181
–, Bactrim, s. Co-Trimethoprin
–, Barbiturate
–, – bei Porphyrien 203 ff.

–, – und megaloblastäre Anämien 89f.
–, – und Thrombozytopenie 415, 422
–, BCG 355
–, Benzokain und Methämoglobinämie 181
–, Benzol
–, – und Heinzkörperbildung 515
–, – und Neutropenie 229
–, Bienengift
–, – bei G-6-PD-Mangel 177
–, – bei instabilen Hämoglobinen 177
–, Bismutum subnitricum und Methämoglobinämie 181
–, Blei
–, – Anämie 127f., 205
–, – bei G-6-PD-Mangel 177
–, – und hämolytische Anämien 155
–, – bei instabilen Hämoglobinen 177
–, – und Porphyrien 204
–, – und Protoporphyrie 128
–, – und Porphyrinsynthese 155
–, Busulfan und Neutropenie 227
–, Butazolidin
–, – und Agranulozytose 232
–, – und Neutropenie 229
–, – und Panmyelopathie 12
–, Carbamazepin und Thrombozytopenie 415
–, Carbimazol
–, – und Neutropenie 229
–, – und Panmyelopathie 12
–, Carbutamid und Panmyelopathie 12
–, Carotin und Neutropenie 233
–, Cephaloridin und Neutropenie 229
–, Cephalosporine
–, – und hämolytische Anämie 155
–, – und immunhämolytische Anämie 150 f.
–, Chemikalien und Heinzkörperbildung 514ff.
–, Chinin
–, – und Heinzkörperbildung 515
–, – und immunhämolytische Anämie 150
–, – und Neutropenie 229
–, –, Purpura 420
–, –, Thrombozytopenie 415, 422
–, Chlorambucil und Neutropenie 227
–, Chloramphenicol
–, – und G-6-PD-Mangel 165, 177
–, – und hämolytische Anämien 155
–, – als Hapten 12
–, – und Heinzkörperbildung 515
–, – bei instabilen Hämoglobinen 177
–, – und Leukämiegefährdung 339
–, – und Neutropenie 229
–, – und Panmyelopathie 12f.
–, – und Proteinsynthese 12
–, – und sideroblastische Anämie 127
–, – und Thrombozytopenie 415, 422
–, Chlorat und Heinzkörperbildung 515
–, Chlordiazepam bei Porphyrie 204
–, Chlordiazepoxid und Panmyelopathie 12
–, Chlorochin und Heinzkörperbildung 515

Medikamente
–, Chloroform bei Porphyrie 204
–, Chloroquin und G-6-PD-Mangel 165
–, Chlorpromazin
–, – und immunhämolytische Anämien 150f.
–, – und Neutropenie 229
–, – und Panmyelopathie 12
–, – und Thrombozytopenie 415, 422
–, Chlorothiazide
–, – und Neutropenie 229
–, – und Thrombozytopenie 415, 422
–, Chlortride und Neutropenie 229
–, Citrullamon und Folsäuremangel 89
–, Colchicin und Degranulierung 240
–, Colchicin
–, – und Neutropenie 227
–, – und Panmyelopathie 12
–, Contergan und Neutropenie 229
–, Co-Trimethoprim 81, 89f., 229f.
–, Corticosteroide s. Kortikosteroide
–, Crasnitin, s. Asparaginase
–, Cycloserin
–, – und Folsäuremangel 89f.
–, – und sideroblastische Anämie 127
–, Cyclophosphamid
–, – und Doehle-Körper 239
–, –, Nebenwirkungen 351
–, – und Neutropenie 227
–, Cytosin Arabinosid 350f.
–, – und Granulozyten-Makroformen 239
–, – bei megaloblastären Anämien 90
–, – und Neutropenie 229, 230
–, Dactinomycin und Neutropenie 227
–, Dapsone und hämolytische Anämien 155
–, Daraprim
–, – und Neutropenie 229, 230
–, – und Panmyelopathie 12
–, Daunomycin, Kardiotoxizität 351
–, DDT und Neutropenie 229
–, Desimipramin und Neutropenie 229
–, Dextrane 189f.
–, Diabetoral und Panmyelopathie 12
–, Diamox
–, – und Neutropenie 229
–, – und Panmyelopathie 12
–, – und Thrombozytopenie 415
–, Diazepam und Neutropenie 229
–, Diazon und Heinzkörperbildung 515
–, Diazoxid und Thrombozytopenie 415
–, Dibenzazepinverbindung und Neutropenie 229
–, Digitoxin und Thrombozytopenie 422
–, Dimercaprol (BAL) und Heinzkörperbildung 515
–, Dinitroglykol und Heinzkörperbildung 515
–, Dinitrophenol und Neutropenie 229
–, Dinitrophenol und Thrombozytopenie 415, 422
–, Diphenylhydantoin

–, – und megaloblastäre Anämie 89f.
–, – und Neutropenie 230
–, – und Panmyelopathie 12
–, – und Porphyrien 205
–, Diphenylsulfon
–, – bei G-6-PD-Mangel 177
–, – bei instabilen Hämoglobinen 177
–, Dipyridamol und Thrombozytenaggregation 408
–, Doriden und Folsäuremangel 89
–, Eisen 109ff., 129ff.
–, Endoxan, s. Cyclophosphamid
–, Epanutin und Folsäuremangel 89
–, Epinephrin und Thrombozytose 423f.
–, Ergotamin
–, – bei Porphyrie 204
–, –, Thrombozytopenie 422
–, Esidrix und Neutropenie 229
–, Ethosuximid und Neutropenie 229
–, Eusaprim, s. Co-Trimethoprim
–, Favabohnen und G-6-PD-Mangel 165
–, Favistan und Neutropenie 229
–, 5-Fluorcytosin 365
–, 5-Fluorodeoxyuridin und Neutropenie 229
–, 5-Fluoruracil
–, – und megaloblastäre Anämie 90
–, – und Neutropenie 229
–, Foligan und Neutropenie 229
–, Folsäureantagonisten 81, 89, 230, 350
–, Furadantin
–, – und Heinzkörperbildung 515
–, – und Methämoglobinämie 181
–, Furazin und Heinzkörperbildung 515
–, Furazolidon
–, – bei G-6-PD-Mangel 177
–, – bei instabilen Hämoglobinen 177
–, Fusidin und immunhämolytische Anämie 150
–, Gantrisin
–, – und Heinzkörperbildung 515
–, – und Panmyelopathie 12
–, – und Thrombozytopenie 415
–, Gelifundol 189
–, Glutethimid und Folsäuremangel 89
–, Gold und Agranulozytose 232
–, – und Neutropenie 229
–, – und Thrombozytopenie 415, 422
–, Griseofulvin
–, – und Porphyrien 204ff.
–, – und Neutropenie 229
–, Guajakol und Methämoglobinämie 181
–, Guanidine und Erythrozyten 553
–, Haemaccel 189
–, Hexachlorbenzol
–, – und Porphyrie 204
–, – und Eosinopenie 234
–, – und Neutrophilie 237
–, Hydantoine
–, – bei Porphyrie 204
–, – und immunhämolytische Anämie 151

–, Hydroxyharnstoff und Granulozyten 239
–, Hydroxylamin und Heinzkörperbildung 515
–, Hydroxyharnstoff
–, – und megaloblastäre Anämie 90
–, – und Neutropenie 229
–, Hygroton und Neutropenie 229
–, Imipramin und Neutropenie 229
–, Imurel und Neutropenie 229
–, Indometacin
–, – und Prostaglandine 407
–, – und Neutropenie 229
–, – und Thrombozytopenie 422
–, – und Thrombozytopathie 431
–, INH, s. Isoniazid
–, Insektengift
–, – bei G-6-PD-Mangel 177
–, – bei instabilen Hämoglobinen 177
–, Insektizide und immunhämolytische Anämie 150
–, Insulin und immunhämolytische Anämie 150
–, Isoniazid
–, – Fibrinstabilisierung 471
–, – und Folsäure 89
–, – und immunhämolytische Anämien 150
–, – und sideroblastische Anämien 127
–, – und Thrombozytopenie 422
–, Isoprenalin und Thrombozytenaggregation 408
–, Ituran und Neutropenie 229
–, 5-Joddesoxyuridin und Neutropenie 229
–, Kaliumchlorat
–, – und G-6-PD-Mangel 177
–, – bei instabilen Hämoglobinen 177
–, – und Methämoglobinämie 181
–, – und Neutrophilie 237
–, Kaliumjodid und Thrombozytopenie 415
–, Kaliumperchlorat
–, – und Panmyelopathie 12
–, – und Thrombozytopenie 422
–, Katalysin
–, – und Methämoglobin 184
–, – und Heinzkörper 182
–, Kobalt 562, 564
–, Konakion, s. Vitamin K
–, Kontrazeptiva und Folsäuremangel 89
–, Kortikosteroide 17, 350
–, Kupfer und hämolytische Anämien 155
–, Lasix 153
–, Lederkyn und Knochenmarkschäden 12
–, Leukomycin, s. Chloramphenicol 229
–, Levodopa und immunhämolytische Anämien 151
–, Librium
–, – und Panmyelopathie 12
–, – bei Porphyrie 204
–, Lidocain und Methämoglobinämie 181

–, Lincomycin und Neutropenie 229
–, Liskantin und Folsäuremangel 89
–, Litalir und Neutropenie 229
–, Longasteril 189
–, Luminal
–, – und Folsäuremangel 89
–, – und Neutropenie 229
–, Macrodex 89
–, Madribon und Panmyelopathie 12
–, Mangan 562
–, Megaphen
–, – und Neutropenie 229
–, – und Panmyelopathie 12
–, – bei Porphyrie 204
–, Menadion, s. Vitamin K 515
–, Mepacrin, s. Atebrin
–, Mepazin und Panmyelopathie 12
–, Mephenytoin und Panmyelopathie 12
–, Meprobamat
–, – und Panmyelopathie 12
–, – und Porphyrie 204 f.
–, – und Thrombozytopenie 415, 422
–, 6-Mercaptopurin
–, – und Granulozyten 239
–, – und megaloblastäre Anämie 90
–, – und Neutropenie 229
–, Mesantoin und Panmyelopathie 12
–, Mestranol und Folsäuremangel 89
–, Methicillin und Neutropenie 229
–, Methimazol und Neutropenie 229
–, Methrotrexat 89, 350
–, – und allergische Pneumonie 345
–, – und Granulozyten 239
–, – und Leberschäden 350
–, – und Neutropenie 229 f.
–, Methyldopa
–, – und antinukleäre Faktoren 151
–, – und Thrombozytopenie 422
–, –, immunhämolytische Anämien 148, 151
–, Methylenblau
–, – und Heinzkörperbildung 182, 515 f.
–, – und Methämoglobinbildung 182, 515
–, Methylgrün und Heinzkörperbildung 515
–, Miltaun
–, – und Panmyelopathie 12
–, – bei Porphyrie 204
–, Mitosehemmer und Neutropenie 227 f., 349 f.
–, Mutterkornalkaloide und Thrombozytopenie 415
–, Mylepsin
–, – und Neutropenie 230
–, – und Folsäuremangel 89
–, – und Panmyelopathie 12
–, N-Acetylsulfanilamid
–, – bei G-6-PD-Mangel 177
–, – und Heinzkörperbildung 515
–, – bei instabilen Hämoglobinen 177
–, Nadisan und Panmyeolopathie 12
–, Nafcillin und Neutropenie 229
–, Nalidixinsäure
–, – bei Porphyrie 203
–, – und Heinzkörperbildung 515

–, Naphthalin
–, – bei G-6-PD-Mangel 177
–, – und Heinzkörperbildung 515
–, – und hämolytische Anämien 155
–, – bei instabilen Hämoglobinen 177
–, – und Methämoglobinämie 181
–, β-Naphthol und Heinzkörperbildung 515
–, Natriumchlorat
–, – bei G-6-PD-Mangel 177
–, – bei instabilen Hämoglobinen 177
–, Navidrex und Neutropenie 229
–, neo-morphazole und Neutropenie 229
–, Neoteben und Folsäuremangel 89
–, Neo-Thyreostat
–, – und Neutropenie 229
–, – und Panmyelopathie 12
–, Nitrat
–, – und Heinzkörperbildung 515
–, – und Methämoglobinämie 180
–, Nitrobenzol
–, – und G-6-PD-Mangel 177
–, – bei instabilen Hämoglobinen 177
–, – und Methämoglobinämie 181
–, Nitroglycerin und Methämoglobinämie 181
–, Nitrofuradantin
–, – und Neutropenie 229
–, – und G-6-PD-Mangel 165, 177
–, – und hämolytische Anämien 155
–, – und Heinzkörperbildung 515
–, – bei instabilen Hämoglobinen 177
–, – und Methämoglobinämie 181
–, Nitrofurat und Heinzkörperbildung 515
–, Nitrofurazon
–, – bei G-6-PD-Mangel 177
–, – bei instabilen Hämoglobinen 177
–, Nogram und Heinzkörperbildung 515
–, Noradrenalin und Neutrophilie 237
–, Novalgin bei Porphyrie 204
–, Novocamid und Neutropenie 229
–, Oestrogene
–, – und Basopenie 234
–, –, Einfluß auf Erythropoese 557
–, – bei Porphyrie 204 f.
–, – und Thrombozytopenie 415, 422
–, Pacatal und Panmyelopathie 12
–, Pamachin und Heinzkörperbildung 515
–, Pamaquin
–, – und Neutropenie 229
–, – und Methämoglobinämie 181
–, Papaverin und Thrombozytenaggregation 408
–, Paraaminosalicylsäure und Thrombozytopenie 415
–, Paradione und Neutropenie 230
–, Paraxin, s. Chloramphenicol 229 f.
–, Penicillamin
–, – und Neutropenie 229
–, – und Thrombozytopenie 422
–, Penicillin
–, – und hämolytische Anämien 150 f., 155

–, – und Panmyelopathie 12
–, – und Thrombozytopenie 422
–, Pentachin und Heinzkörperbildung 515
–, Pentamidine und Folsäuremangel 90
–, Pentaquine-Phosphat
–, – bei G-6-PD-Mangel 177
–, – bei instabilen Hämoglobinen 177
–, Peptone und Neutrophilie 237
–, Pethidin bei Porphyrie 204
–, Phenacetin
–, – bei G-6-PD-Mangel 177
–, – und hämolytische Anämien 150, 155
–, – und Heinzkörperbildung 515
–, – bei instabilen Hämoglobinen 177
–, – und Panmyelopathie 12
–, – und Methämoglobinämie 181
–, Phenaemal und Folsäuremangel 89
–, Phenazon und Heinzkörperbildung 515
–, Phenergan und Neutropenie 229
–, Phenhydon und Folsäuremangel 89
–, Phenindion
–, – und Neutropenie 229
–, – und Thrombozytopenie 422
–, Phenobarbital
–, – und Folsäuremangel 89
–, – und Neutropenie 229
–, Phenol und Heinzkörperbildung 515
–, Phenothiazin
–, – und hämolytische Anämien 155
–, – und G-6-PD-Mangel 177
–, – bei instabilen Hämoglobinen 177
–, – und Neutropenie 229
–, Phenylbutazon
–, – und Agranulozytose 229, 232
–, – bei Porphyrie 204
–, – und Leukämiegefährdung 339
–, – und Panmyelopathie 12
–, – und Thrombozytopenie 422
–, – und Thrombozytopathie 431
–, Phenylhydrazin
–, – bei G-6-PD-Mangel 177
–, – bei instabilen Hämoglobinen 177
–, – und hämolytische Anämien 155
–, Phosphorverbindungen bei Porphyrie 204
–, Plasmochin und Neutropenie 229
–, Plimasin und Neutropenie 229
–, Pribocain und Methämoglobinämie 181
–, Primachin und Heinzkörperbildung 515
–, Primaquin
–, – und G-6-PD-Mangel 165, 177
–, – und hämolytische Anämien 155
–, – bei instabilen Hämoglobinen 177
–, – Methämoglobinämie 181
–, – und Neutropenie 229
–, Primidon
–, – und Folsäuremangel 89
–, – und megaloblastäre Anämie 90
–, – und Neutropenie 230
–, – und Panmyelopathie 12

Medikamente
-, Procain bei Porphyrie 204
-, Procainamid und Neutropenie 229
-, Procarbazin und Neutropenie 227
-, Progesteron
-, - bei Porphyrie 204
-, - und Basopenie 234
-, Promazin und Neutropenie 229
-, Pronestyl und Neutropenie 229
-, Propycil und Neutropenie 229
-, Puri-Nethol
-, - und Leberschaden 350
-, - und Neutropenie 229
-, Pyramidon
-, - und Agranulozytose 232
-, - und hämolytische Anämie 155
-, - und immunhämolytische Anämie 150
-, - und Heinzkörperbildung 515
-, - und Neutropenie 229
-, - bei Porphyrie 204
-, - und Panmyelopathie 12
-, - und Thrombozytopenie 422
-, Pyrazinamid und sideroblastische Anämie 127
-, Pyrazolonderivate bei Porphyrie 204
-, Pyribenzamin und Neutropenie 229
-, Pyrimethamin
-, - und Folsäure 89f.
-, - und Neutropenie 229f.
-, - und Panmyeolopathie 12
-, Pyrimidine und Porphyrine 199
-, Pyrimidinantagonisten und Neutropenie 228, 233
-, Quecksilber
-, - bei Porphyrie 204
-, - und Thrombozytopenie 415, 422
-, Quinacrin und Panmyelopathie 12
-, Quinidine und immunhämolytische Anämie 150
-, Quinocid
-, - bei G-6-PD-Mangel 177
-, - bei instabilen Hämoglobinen 177
-, Rastinon und Panmyelopathie 12
-, Refobacin und Neutropenie 229
-, Resorcin
-, - bei G-6-PD-Mangel 177
-, - bei instabilen Hämoglobinen 177
-, - und Methämoglobinämie 181
-, Rheomacrodex 189
-, Rifampicin und immunhämolytische Anämie 150
-, Rimifon und Folsäuremangel 89
-, Ristozetin
-, - und Thrombozytenfunktion 403, 426f., 430, 443, 459
-, - und Thrombozytopenie 415, 422
-, Salazosulfapyridin und Heinzkörperbildung 515
-, Salicylamid und Panmyelopathie 12
-, Salizell und Panmyelopathie 12
-, Salicylate und Thrombozytopenie 422
-, Salicylazosulfapyridin
-, - bei G-6-PD-Mangel 177
-, - bei instabilen Hämoglobinen 177

-, Saluretika und Neutropenie 229
-, Schlangengifte
-, - und akute Hämolyse 156
-, - und Gerinnung 446
-, - und G-6-PD-Mangel 177
-, - bei instabilen Hämoglobinen 177
-, Sedormid
-, - und Thrombozytopenie 415
-, -, Purpura 420
-, Serotonin und Neutrophilie 237
-, Stibophen und hämolytische Anämie 150, 155
-, Stickstoff-Lost und Neutropenie 227
-, Streptomycin
-, - und Heinzkörperbildung 515
-, - und Neutropenie 229
-, - und Panmyelopathie 12
-, - und Thrombozytopenie 415, 422
-, Sulfacetamid und Heinzkörperbildung 515
-, Sulfadiazin
-, - und Granulozytenfunktion 219
-, - und Neutropenie 229
-, - und Thrombozytopenie 415
-, Sulfadimethoxin und Panmyelopathie 12
-, Sulfadisoxazol und Granulozytenfunktion 219
-, Sulfafurazol und Heinzkörperbildung 515
-, Sulfamethazin und Thrombozytopenie 415
-, Sulfamethoxazol und Folsäuremangel 89
-, Sulfamethoxypyridazin
-, - und G-6-PD-Mangel 177
-, - bei instabilen Hämoglobinen 177
-, - und Panmyelopathie 12
-, Sulfamethoxypyridin und Thrombozytopenie 415
-, Sulfanilamid
-, - und G-6-PD-Mangel 177
-, - und Heinzkörperbildung 515
-, - bei instabilen Hämoglobinen 177
-, Sulfapyridin
-, - und Agranulozytose 232
-, - und G-6-PD-Mangel 177
-, - und Neutropenie 229
-, - bei instabilen Hämoglobinen 177
-, - und Heinzkörperbildung 515
-, Sulfathiazol
-, - und Neutropenie 229
-, - und Panmyelopathie 12
-, Sulfisoxazol
-, - und Panmyelopathie 12
-, - und Thrombozytopenie 415
-, Sulfonamide
-, - und G-6-PD-Mangel 165
-, - bei Porphyrie 204
-, - und Granulozytenfunktion 219
-, - und hämolytische Anämien 150, 155
-, - und Methämoglobinämie 181
-, - und Myeloperoxidasesystem 219
-, - und Neutropenie 229
-, - und Panmyelopathie 12

-, - und Porphyrie 205
-, - und Thrombozytopenie 422
-, Sulfonylharnstoffderivate und immunhämolytische Anämie 150
-, Superoxid und Erythrozyt 54
-, Suxinutin und Neutropenie 229
-, Synkavit, s. Vitamin K
-, Terpentin und Neutrophilie 237
-, Tetracycline
-, - und immunhämolytische Anämie 150
-, - und Phagozytose 240
-, - und Panmyelopathie 12
-, - bei Porphyrie 203
-, - und Thrombozytopenie 415, 422
-, Thalidomid und Neutropenie 229
-, Theophyllin
-, - und Glucose-Oxidation 218
-, - und Granulozytenfunktion 218
-, - und Thrombozytenaggregation 408
-, Thiacetazon und Panmyelopathie 12
-, Thiamphenicol und Panmyelopathie 12
-, Thiazide
-, - und Neutropenie 229
-, - und Thrombozytopenie 414
-, Thiazosulfon und Heinzkörperbildung 515
-, Thioglycolsäure und Neutropenie 229
-, Thioguanin
-, - und megaloblastäre Anämien 90
-, - und Neutropenie 229
-, Thioharnstoff und Thrombozytopenie 415
-, Thionin und Heinzkörperbildung 184, 515f.
-, Thiosemicarbazon und Panmyelopathie 12
-, Thiourazil
-, - und Thrombozytopenie 422
-, - und Neutropenie 229
-, Thyreostat und Neutropenie 229
-, Tofranil und Neutropenie 229
-, Tolbutamid
-, - und immunhämolytische Anämie 150
-, - und Neugeborenen-Thrombozytopenie 535
-, - und Panmyelopathie 12
-, - und Thrombozytopenie 415, 422, 535
-, Toluidin und Heinzkörperbildung 515
-, Triamteren und megaloblastäre Anämien 90
-, Tridione
-, - und Neutropenie 229f.
-, - und Panmyelopathie 12
-, Trimethadion
-, - und Neutropenie 229f.
-, - und Panmyelopathie 12
-, Trinitrotoluol und Heinzkörperbildung 515
-, Tripelennamin, s. Plimasin
-, Tuberkulostatika 89, 127, 150, 415, 422

–, Vinblastin und Neutropenie 227
–, Vincristin 350
–, – und Neutropenie 227
–, – und Thrombozytose 423
–, Vitamin K$_3$ und Heinzkörperbildung 515
–, Vitamin K-Analoge und Methämoglobinämie 181
–, Wismut und Thrombozytopenie 415, 422
–, Zentropil
–, – und Folsäuremangel 89
–, – und Neutropenie 230
–, – und Panmyelopathie 12
–, Zyloric und Neutropenie 229
Medulläre Blutbildungsperiode 58
Megakaryoblast 402
Megakaryopoese 402 ff.
–, Aplasie bei Neugeborenen 539
–, Hemmung durch Viren 414
– bei ITP 416 ff., 421
– bei Thrombozytose 423
Megakaryozyten
–, Grundlagen 402
–, Ausreifungshemmung bei Neugeborenen 539
– bei hämolytisch-urämischem Syndrom 153
– bei akuter ITP 416 ff.
– bei Leukämie 341, 346
– bei Neugeborenen mit ITP 537 ff.
–, ontogenetische Entwicklung 534
– bei Wiskott-Aldrich-Syndrom 288
Megaloblastäre Veränderungen 80 ff.
Megaloblasten
– in der Ontogenese 6, 58
– und Folsäureantagonisten 81
– bei Präleukämie 375
– bei Vitamin B$_{12}$-Mangel 85
Megaloblastenanämie, kongenitale des Neugeborenen 519 f.
Megathrombozyten 404
– bei akuter ITP 417
Melaena 484, 500, 536 f., 545
Melanom 295, 372
Melanosomen bei Chediak-Higashi-Syndrom 241
Melanose bei Hämochromatose 130
Melphelan bei multiplem Myelom 308
Membran, s. a. Erythrozytenmembran 55 ff.
Membran-ATPase
– und ATP-Stoffwechsel 52
– bei hereditärer Elliptozytose 140
– bei hereditärer Sphärozytose 138
– bei hereditärer Stomatozytose 141
– in Neugeborenenerythrozyten 493
– bei Niereninsuffizienz 553
– bei Phosphoglyceratkinase-Mangel 163
– bei Pyruvatkinase-Mangel 159
– bei Urämie 156
–, Membrandefekte, s. a. Erythrozytenmembrandefekte
Membran-Fettsäuren von Neugeborenenerythrozyten 493
Membran-Hämoglobin 56, 58

– von Neugeborenenerythrozyten 493
Membran-Lipide von Neugeborenenerythrozyten 493
Membranproteine bei hereditärer Stomatozytose 141
Meningokokkensepsis und hämatologische Störungen 285, 332, 422, 485
Meningosis leukaemica 344, 346 f., 361
– s. Methotrexatnebenwirkung 350
– bei Non-Hodgkin-Lymphomen 391
–, PAS-Färbung bei 347
–, Prophylaxe 348 ff.
–, Therapie 350, 353 f., 357, 361, 363
Menkes-Syndrom 555, 561
Menorrhagien bei chronischer ITP 419
Menstrualblut, Verflüssigung 449
Menstruation und Eisenmangel 103
Menstruationszyklus und Granulozytenwerte 212
6-Mercaptopurin bei Leukämie 350, 357, 362 f.
– bei Non-Hodgkin-Lymphomen 393
Mesenchymale Blutbildungsperiode 6, 58
Mesobilifuscinurie 170, 176 f., 186
Metamyelozyten 214 f.
Methämalbumin 49
– bei Morbus hämolyticus Neonatorum 515
Methämalbuminämie
– bei Fehltransfusion 146
– bei G-6-PD-Mangel 166
– bei Verbrennungen 154
Methämoglobin 46, 53 f., 179 ff.
– und Ascorbinsäure 180
– und Glucose-6-Phosphatdehydrogenase 164, 166
– und Glutathionperoxidase 110
–, Normalwerte 179 f.
–, – bei Neugeborenen 494
Methämoglobinämie 179 ff.
– und Ascorbinsäure 182
– und HbM-Anomalien 185 ff.
–, enzymopenische 179, 181 ff.
– bei Hämoglobindefekten 176 f., 185 ff.
– und Heinzkörperbildung 515
– bei Neugeborenen 515
– und Polyzythämie 191
– und Sulfhämoglobinämie 181
–, Therapie 182, 184
–, toxische 179 f.
–, Typ Townes-Lovell-Morrison 184
–, Typ Gibson 183
Methämoglobinbestimmung 41
Methämoglobinbildner 181
Methämoglobinbildung und Hämoglobin F 492
Methämoglobinreduktase
– und G-6-PD-Mangel 166
–, NADH-abhängige 53 f., 183
–, NADPH-abhängige 54
– in Neugeborenenerythrozyten 53, 493
Methämoglobinreduktase-Mangel 184
Methämoglobinreduktion

–, enzymatische 53 f., 180, 183
– durch Redoxfarbstoffe 182
Methämoglobinspektrum 41, 45, 186
– bei instabilen Hämoglobinvarianten 186
– bei HbM-Anomalien 180
Methenyltetrahydrofolat-Cyclohydrolase-Mangel 89
Methionin
– und Folsäure 81
–, und Porphyrine 199
– und Vitamin B$_{12}$ 80
Methionin-Synthetase 80, 83
Methotrexat
–, s. a. Medikamente – Chemikalien – Nebenwirkungen
– bei Burkitt-Lymphom 392
– und Graft-versus-Host-Reaktion 27
– bei Knochenmarktransplantation 27
– bei Leukämie 349 ff., 357, 359, 362 f.
–, Nebenwirkung 89, 350
– bei Non-Hodgkin-Lymphomen 393
–, Wirkung 81, 89
Methylcobalamin 80
α-Methyl-Cyclohexansäure, Wirkung 449
Methylenblau bei Methämoglobinämie 182, 184
Methylenblau-Reduktions-Test 166
5-Methylentetrahydrofolat-Homocystein-Methyltransferase-Mangel 89
Methylentetrahydrofolat-Reduktase-Mangel 89
Methylfolat-Trap-Hypothese 83
Methylhydrazin bei Morbus Hodgkin 387 f.
Methylmalonacidurie
– und hämatologische Störungen 535, 558
– und Vitamin B$_{12}$-Mangel 80, 86
Methylmalonyl-CoA-Mutase 80
5-Methyltetrahydrofolsäure 80 f., 83
Methylviolettfärbung 40
Michaelis-Menten-Konstante 159
Mikroangiopathie bei Neugeborenensepsis 514
Mikroangiopathische hämolytische Anämien 151, 152 ff.
– – – und thrombotisch-thrombozytopenische Purpura 154
Mikrolymphoblastenleukämie 355
Mikromegakaryozyten bei Präleukämie 375
Mikroökologie des Knochenmarkes 5, 9
Mikrosphärozyten 138
– bei thermischer Schädigung 154
– bei Hämoglobin C-Krankheit 176
Mikrothromben bei Atemnotsyndrom 544 f.
Mikulicz-Syndrom 345
Milz 313 ff.
– und Alterung der Erythrozyten 58
– bei Antikörpermangelsyndromen 282
– und B-Lymphozyten 270

Milz
- und Erythrozyteneinschlüsse 316f.
- und extramedulläre Blutbildung 320
- und Granulozytenfunktion 314
- bei hämolytischen Anämien 133
- bei Leukämie 344f.
- und Lymphozytenbildung 268
- und Untergang der Erythrozyten 57
Milzbestrahlung bei Osteomyelofibrose 23
Milzerkrankungen 318ff.
Milzexstirpation, s. Splenektomie 161
Milzfaktoren 320
Milzhämangiome und Verbrauchsthrombozytopenie 422
Milzhypoplasie 320
Milzkrisen bei Sichelzellenanämie 173
Milzpool für Thrombozyten 404
Milzpunktion 314f.
Milzruptur 321
- bei Neugeborenen 500, 503
- und Splenosis 321
Milzszintigramm 315, 320
Milzszintigramm bei Morbus Hodgkin 384
Milzvenenstenose 315, 319
Minderwuchs und hämatologische Störungen 19f., 77, 106, 115, 184, 260, 282
Mißbildungssyndrome 560
Mitogener Faktor und T-Zelldefekte 286
Mitomycin bei Leukämie 349
Mitosehemmer
- bei Leukämie 350
- und Neutropenie 227
Mixed lymphocyte culture (MLC) 25f., 277, 286, 292
MNSs-System 508
Monoaminooxidase 106
Monoblasten 251ff.
- bei Monozytenleukämie 366
- und PAS-Reaktion 211
Mononukleose, infektiöse 299f., 347
-, - und hämolytische Anämien 71f., 148
-, - und Neutropenie 232
-, - und Thrombozytopenie 414
Monopoese 251
Monopyrrole und Hämsynthese 48
Monozyten 249ff.
-, s. a. Makrophagen 255
- bei Agranulozytose 254
- und Doehle-Körper 239
-, Entwicklung im ersten Lebensjahr 526
-, Funktion 217, 253
- bei Haarzell-Leukämie 368
-, Normalwerte 213, 251, 263
-, - bei Neugeborenen 526
- bei Präleukämie 374
- bei septischer Granulomatose 254
-, Rosettenbildung 271
-, Vakuolen bei Morbus Niemann-Pick 559
- bei zyklischer Neutropenie 225
-, zytochemische Reaktion 210, 211

Monozyten-Leukämie 343f.
- (Typ Schilling), akute 366f.
Monozyten-Makrophagen-System 249ff.
-, Erkrankungen 255ff.
-, Funktion 253ff.
-, Leukämie 366f.
- und Panmyelopathie 14
Monozytopenie 263
Monozytose 219, 263
- bei Agranulozytose 224
- bei Neugeborenen 263
- bei Neutropenie 219f., 225ff., 231f.
MOPP-Chemotherapie 387f.
Morbus Abt-Letterer-Siwe 259, 261f.
Morbus Addison
-, Blutbild 222
- und mukokutane Candidiasis 287
Morbus Boeck 291f., 322, 423
Morbus Brill-Symmers 390
Morbus Bruton 284
Morbus Crohn und hämatologische Störungen 291, 423, 551
Morbus Cushing und hämatologische Störungen 557
Morbus Davis 489
Morbus Down und hämatologische Veränderungen 197, 240, 338, 373, 489, 492, 489, 521
Morbus Fabry 259
Morbus Gaucher 256, 559
- und Hypersplenie-Syndrom 319
- und Lymphknotenvergrößerung 300
- und Panmyelopathie 24
- und Gaucherzellen 256
Morbus Hand-Schüller-Christian 259ff.
Morbus haemolyticus neonatorum 503ff.
Morbus haemorrhagicus maculosus 418
Morbus Hippel-Lindau 488
Morbus Hirschsprung und Immunglobulinmangel 291
Morbus Hirschsprung und Shwachman-Syndrom 226
Morbus Hodgkin 382ff.
- und Hypersplenie-Syndrom 319
- und Immundefekte 291f.
-, Klassifizierung 383
-, Stadieneinteilung 384ff.
-, Therapie 386ff.
- und Thrombozytose 423
Morbus Kostmann 223
Morbus Krabbe und Monozyten 257
Morbus Möller-Barlow 484f.
Morbus Niemann-Pick 256, 559
-, Lymphknotenvergrößerung bei 300
- und Panmyelopathie 24
Morbus Pfeiffer, s. Mononukleose 299f.
Morbus Still 300, 319, 322
Morbus Tay-Sachs 257, 299
Morbus Waldenström 308, 555
Morbus Werlhof, s. ITP 418ff.
Morbus Whipple 88
Morbus Wilson 555, 561

Morbus Wolman 259
Moschkowitz-Syndrom 154
Motulksy-Test 166
Mukokutane Candidiasis 280, 287
Mukopolysaccharide bei Alder-Anomalie 238f.
Mukopolysaccharide bei Lipidspeicherkrankheiten 257f.
Mukopolysaccharide der Thrombozyten 405
Mukoviszidose und hämatologische Störungen 87, 102, 322, 512, 518, 552
- und Shwachman-Syndrom 226
Muramidase
- und Granulozyten 211, 216
- bei Monozytenleukämie 367
Mustard, s. Cyclophosphamid
Mycoplasma-Pneumonie bei Leukämie 365
Myeloblast 211f., 214f.
Myeloblastenschub
- bei Eosinophilenleukämie 372
- bei Leukämie, Therapie 371
Myelobromol bei Leukämie 371
Myelofibrose
-, Differentialdiagnose 370
- bei Polycythaemia vera 195
- und sideroblastische Anämie 124, 126
Myelogramm 8
Myelom multiples 307f.
- und B-Zellen 292
- und sideroblastische Anämie 124, 126
Myelomonozytäre Leukämie 344
Myeloperoxydase
- in Granulozyten 210, 215f., 218
- in Leukämiezellen 344
Myeloperoxidase-Mangel 218, 240, 245, 256
Myelopoese
-, Grundlagen 212ff.
- bei Agranulozytose 223, 232
- bei Granulozytenfunktionsstörung 219
- und immunhämolytische Anämien 148
- bei ITP 417
- und Makrophagen 255
-, megaloblastäre 82
- bei Leukämie 346
-, Ontogenese 219
- bei retikulärer Dysgenesie 288
Myeloproliferative Syndrome
-, s. seltene Leukämieformen 366ff.
-, - und Osteomyelofibrose 22
-, - und Polycythaemia vera 193
-, - und Thrombozytopathie 331
-, - und Thrombozytose 424
Myelose
-, akute, s. Leukämie, akute myeloische 343
-, chronische, s. Leukämie, chronische myeloische 195, 369ff.
Myelosuppression durch Zytostatika 349ff.

Myelozyten 212, 214f.
–, Normalwerte 213
Myleran
– bei CML 371
– bei Leukämie 350f.
– bei Osteomyelofibrose 23
Myoglobin 63, 96

Nabelschnurblutungen 467, 500, 536
Nabelschnurhämatom 500
NAD 52, 183
NAD-Kinase 52
NADH 52, 183
NADH-abhängige Methämoglobinreduktase 184
NADH-Oxidase und Granulozytenfunktion 218
NADH-Oxidase-Mangel bei septischer Granulomatose 240, 243
NADP 51f., 160
NADPH 51f., 160
– und Glucose-6-Phosphatdehydrogenase 165
Naegeli-Typ der akuten Monozytenleukämie 367f.
Naphthol-AS-Azetat-Esterase
–, Färbung 3, 343
–, NaF- hemmbare 343f.
Nasenbluten
– bei chronischer ITP 419
– bei Glykogenose 559
– bei Hämophilie 457, 460
– bei Vasopathien 483ff.
Nasopharynx-Karzinom 295, 338
National Institute of Health (NIH) Bethesda 362
Natrium in Erythrozyten 75
Natrium-Kalium-ATPase der Erythrozytenmembran 57
Natrium-Kalium-Pumpe 56f.
– bei Stomatozytose 141
Natulan bei Morbus Hodgkin 387f.
NBT-Index 211
NBT-Test 211, 218, 242ff.
– bei Frühgeborenen 528
– bei Neugeborenen 528
Nebenmilz 315, 321
Neonatale Leukämie 373
Neoplasien und Atransferinämie 104
– bei benigner monoklonaler Gammopathie 307
– bei Leukämie 348
– bei Immundefekten 280
Nephrotisches Syndrom und hämatologische Störungen 104, 240, 246, 291, 298, 554
Neugeborenen-Anämien 499ff.
–, Differentialdiagnose 502
– bei Infektionen 536
Neugeborenenerythrozyten 492
–, protektive Mechanismen 514f.
Neugeborenenikterus 512ff.
– bei G-6-PD-Mangel 166
Neugeborenenpolyglobulie
–, physiologische 493
–, pathologische 520ff.

Neuraminidase 318
– und Anti-T-Antikörper 147
Neurologische Störungen, s. Zentralnervensystem und ZNS 555
Neutronen-Bestrahlung 353
Neutropenie, s. a. Agranulozytose
– durch ineffektive Produktion 230
– bei Kupfermangel 561
– maligne, s. allergische Agranulozytose 232
–, – familiäre 225
– durch Medikamente 227f.
– und Monozytose 263
– und Monozyten-Makrophagen-System 256
– bei Morbus Hand-Schüller-Christian 260
– bei Pankreasinsuffizienz 226
– vom Pyramidontyp 232
– bei sideroblastischen Anämien 126
– bei Splenomegalie 231
– bei Thymomen 227
– mit verkürzter Granulozytenlebenszeit 230
– durch verminderte Granulozytenproduktion 223
–, zyklische 225f.
–, zyklische bei kongenitaler Hyperammonämie Typ I 558
– durch Zytostatika 227f.
Neutropenien 221ff.
–, kombinierte Formen 233
–, Therapie 234ff.
–, unklassifizierbare 233
Neutrophil releasing factor (NRF) 215
Neutrophilie 236ff.
Nezelof-Syndrom 287, 290
Nicotinamid-Adenindinucleotid. s. NAD
–, reduziertes, s. NADH
Nicotinamid-Adenin-Dinucleotidasen und Membran 56
Nicotinadenindinucleotid und Granulozytenfunktion 218
Nicotinamid-Adenindinukleotidphosphat, s. NADP
–, reduziertes, s. NADPH
Nilblausulfat und Heinzkörperbildung 515
Nierenerkrankungen und Anämie, s. a. renale Anämie 553f.
Nierenerkrankungen
– und Chemotaxis 240, 246
– und Erythrozytenmembrandefekte 155f.
– und Infektanfälligkeit 292
Nierenerkrankungen, s. a. nephrotisches Syndrom
– und Polycythämie 191, 197
– und Sichelzellenanämie 173
Niereninsuffizienz
– bei disseminierter intravasaler Gerinnung 475
– bei hämolytisch-urämischem Syndrom 153
Nierenmißbildungen bei Fanconi-Anämie 20

Nierentransplantation
– bei renaler Anämie 555
– bei hämolytisch-urämischem Syndrom 154
– und Osteomyelofibrose 24
– und Polyzythämie 191
Nierentumoren und Polycythämie 191, 196
Nierenvenenthrombose bei Neugeborenen 542
– und Verbrauchsthrombozytopenie 422
Nierenzysten und Erythropoetinproduktion 196
– und Polyzythämie 191, 195, 197
Nitroblautetrazolium und Glucose-6-Phosphatdehydrogenase 166
Nitroblautetrazoliumtest, s. NBT-Test 211
Normalwerte
–, ABO-System, Genfrequenz 504
–, δ-Aminolävulinsäure 200
–, α-Antichymotrypsin 446
–, Antithrombin III 439, 447
–, α1-Antitrypsin 447
–, Basophile im Knochenmark 8, 215
–, Basophile Granulozyten 213
–, Bilirubinoide im Fruchtwasser 507
–, Blei im Blut 128
–, – im Urin 128
–, Blutbild bei Frühgeborenen 495
–, – bei Mangelgeborenen 499
–, – bei Neugeborenen 494
–, Blutgerinnungsfaktoren, s. Gerinnungsfaktoren
–, intestinaler Blutverlust 102
–, Blutvolumen 193f., 496
–, – bei Neugeborenen 494ff.
–, B-Zellen 269, 274
–, C1-Inaktivator 447
–, Dicarboxyporphyrin 200
–, 2.3-DPG 61
–, Eisen 63, 98ff., 102f., 129
–, – im Serum 97, 99f.
–, Eisenabsorption 100
–, Eisenausscheidung 131
–, Eisenbindungskapazität 63, 97, 99
–, Eisenbedarf 98ff.
–, Eisenverlust 63, 102
–, Eosinophile Granulozyten 213
–, – im Knochenmark 8
–, Erythroblasten
–, im Knochenmark 8
–, – im Blut bei Neugeborenen 494
–, Erythroblastenreifung 43
–, Erythropoese 8, 59
–, – bei Neugeborenen 493
–, Erythropoetinausscheidung 193
–, Erythrozytenlebenszeit 43, 133
–, – bei Neugeborenen 133
–, Erythrozytenmembranlipide 55
–, Erythrozytenmasse 193
–, Erythrozytenmaße 39
–, – bei Frühgeborenen 59, 495
–, – bei Mangelgeborenen 499
–, – bei Neugeborenen 494, 499
–, Erythrozytenmembranproteine 55

Normalwerte
–, Erythrozytenvolumen 39, 139
–, Erythrozytenzahl bei Frühgeborenen 59, 495
–, – bei Mangelgeborenen 499
–, – bei Neugeborenen 493 f.
–, – bei Säuglingen 60, 494
–, Ferritin 64
–, Fibrinogen 439, 442, 541
–, – bei Frühgeborenen 541
–, – bei Neugeborenen 541
–, Fibrinogen/Fibrin-Spaltprodukte 439
–, Fibrinolyse bei Frühgeborenen 541
–, Folsäure 82 f.
–, Gerinnselretraktionszeit 410
–, Gerinnungsfaktor VIII 444, 456, 541
–, – bei Frühgeborenen 541
–, – bei Konduktorinnen 456
–, – bei Neugeborenen 541
–, – assoziiertes Antigen 439
–, Gerinnungsfaktor IX 444
–, – bei Konduktorinnen 456
–, Gerinnungsfaktor X 541
–, – bei Frühgeborenen 541
–, – bei Neugeborenen 541
–, Gerinnungsfaktor XI 541
–, – bei Frühgeborenen 541
–, – bei Neugeborenen 541
–, Gerinnungsfaktoren II, V, VII, XIII 438 f.
–, – bei Neugeborenen 541
–, – bei Frühgeborenen 541
–, Gerinnungsteste 438
–, Granulopoese im Knochenmark 8
–, Granulozyten 212 f.
–, Granulozytenreifung 212
–, Granulozyten im Knochenmark 8
–, Granulozyten bei Neugeborenen 526 f.
–, – bei Säuglingen 526
–, Granulozytenlebenszeit 212
–, Granulozytenproduktion 212
–, Hämatokrit 193
–, – bei Frühgeborenen 59, 495
–, – bei Mangelgeborenen 499
–, – bei Neugeborenen 494
–, – bei Säuglingen 494
–, Hämoglobin A 45
–, Hämoglobin A_1 45, 58
–, Hämoglobin A_{IC} 558
–, Hämoglobin A_2 45, 58
–, – bei Neugeborenen 494
–, Hämoglobin F 45, 58
–, – bei Neugeborenen 492, 494
–, Hämoglobin Gower 1 45
–, Hämoglobin Gower 2 45
–, Hämoglobin Portland 45
–, Hämoglobinkonzentration
– bei Frühgeborenen 60, 495, 497 f.
–, – und Gestationsalter 60
–, – bei Mangelgeborenen 499
–, – im Nabelschnurblut 60
–, – bei Neugeborenen 60, 493 f.
–, – und Trimenonreduktion 60, 494
–, Haptoglobin 49

–, HbA-Zellen bei Neugeborenen 492, 494
–, HbF-Zellen bei Neugeborenen 494
–, Heinzkörper bei Neugeborenen 494
–, Heparintoleranztest 438
–, Hepatoquick 439
–, Heptacarboxyporphyrin 200
–, Immunglobuline 276, 278 f.
–, – bei Frühgeborenen 279
–, Inter-α-Trypsin-Inhibitor 447
–, Isokoproporphyrine 200
–, Jugendliche Granulozyten 215
–, Knochenmark 7 f.
–, Körpereisen 63, 98 f., 129
–, Kohlenmonoxidhämoglobin 133
–, Komplementsystem 329
–, Koproporphyrine 200
–, Kupfer 562
–, Leukozyten 213, 268
–, – bei Neugeborenen 494, 526
–, – bei Säuglingen 526
–, Lymphozyten 8, 213, 268 f. 273
–, – bei Neugeborenen 526, 528
–, – bei Säuglingen 526
–, Lymphozytenlebenszeit 269, 273 f.
–, α2-Makroglobuline 447
–, MCD, MCH, MCHC, MCV siehe Erythrozytenmaße
–, Megakaryozyten 8, 534
–, Methämoglobin 179 f.
–, – bei Neugeborenen 180, 494
–, Monozyten 8, 213, 251, 253, 263
–, – bei Neugeborenen 526
–, – bei Säuglingen 526
–, Myelopoese 8
–, Myelozyten 8, 213, 215
–, Neutrophile Granulozyten 8, 213
–, Orotsäureausscheidung 91
–, Partialthromboplastinzeit 439
–, Pentacarboxporphyrin 200
–, Plasmavolumen 193
–, – bei Neugeborenen 495
–, Plasmazellen 8, 273
–, Plasmazellenlebenszeit 273
–, Plasminogen 439, 448
–, – bei Frühgeborenen 544
–, Porphobilinogen 200
–, Porphyrine 200
–, Prophyrinvorstufen 200
–, Promyelozyten 8
–, Prothrombin 443, 541
–, – bei Frühgeborenen 541
–, – bei Neugeborenen 541
–, Prothrombinverbrauchstest 438
–, Protoporphyrin 200
–, Quick-Wert 438
–, Rekalzifizierungszeit 438
–, Reptilasezeit 439
–, Retikulozytenreifung 43
–, Retikulozyten bei Feten 59
–, – bei Frühgeborenen 495
–, – bei Mangelgeborenen 499
–, – bei Neugeborenen 494, 499
–, – bei Säuglingen 60, 494
–, Segmentkernige Granulozyten 238
–, Sideroblasten 123
–, Speichereisen 99

–, Thrombinkoagulasezeit 439
–, Thrombinzeit 439
–, Thrombophlastinzeit 438
–, Thrombo-Test 439
–, Thrombozyten 402
–, – bei Frühgeborenen 534
–, – bei Neugeborenen 494, 534
–, Thrombozytenfunktion 403, 407 ff.
–, Thrombozytenlebenszeit 402
–, Thrombozytenmaße 404
–, Thrombozytenproduktion 402
–, Transferrin 63, 97, 103
–, Transporteisen 99
–, Tricarboxyporphyrin 200
–, T-Zellen 269, 273 f., 317
–, Uroporphyrin 200
–, Vitamin B_{12} 82 f.
–, Vitamin E 518 f.
Normoblasten, s. Erythroblasten
Normotest 439
Non-Hodgkin-Lymphome, s. a, Lymphome, maligne 382, 389 ff.
–, Stadieneinteilung 391 f.
–, Therapie 393
Nosokomiale Anämie 190
Nukleolen bei Leukämiezellen 342 f.
Nullzellen der Lymphozyten 270 f.
Nystatin bei akuten Neutropenien 235
– bei Leukämie 365

Oberflächeneigenschaften
– der Erythrozyten 55 ff.
– der Lymphozyten 271
Oberflächenmarker bei Leukämie 342 f.
Oberflächenmarker der Lymphozyten 271
Oesophagus-Varizen und Blutverlust 103, 189
O-Lymphozyten bei Leukämien 342 f.
Ondena bei Leukämie 351
Onkogen-Theorie 339
Onkologie 382
Onkorna-Viren 337 f.
Ontogenetische Entwicklung
– – der Erythropoese 58 ff.
– – der Hämoglobinsynthese 48
– – des Knochenmarkes 6 f.
– – des lymphatischen Systems 277
– – des Monozyten-Makrophagen-System 255
Operatorgene und Hämoglobinsynthese 48
Opsonisierung 217 f.
– bei Frühgeborenen 528
– und Immunglobuline 277
– und Milz 314
– bei Neugeborenen 527
– Störungen 240, 242, 246
Ornithin-Transcarbamylase-Mangel bei Orotacidurie 91
Orotacidurie 90 f.
Orotidyldecarboxylasemangel 92
Orotidylphorphorylasemangel 91
Orotsäureausscheidung 91
Osmotische Resistenz 40

Sachverzeichnis Osm–Phi 597

– – bei Abetalipoproteinämie 142
– – der fetalen Erythrozyten 492
– – bei Glucosephosphatisomerase-
  Mangel 162
– – bei hereditärer Elliptozytose 140
– – bei hereditärer Sphärozytose 139
– – bei hereditärer Stomatozytose 141
– – bei immunhämolytischen Anämien 148
– – bei Leukämie 341
– – bei Morbus Wilson 561
– – bei Neugeborenen 516
– – bei Phosphofructokinase-
  Mangel 162
– – bei Pyruvatkinase-Mangel 161
– – bei Thalassaemia minor 114
Osteomyelofibrose 22 ff.
– bei Haarzell-Leukämie 368
–, Differentialdiagnose 370
– und Leukämie 338
– und Monozyten-Makrophagen-System 255 f.
– und Niereninsuffizienz 23
Onkovin, s. Vincristin 362
Ouabain-Bindungsstelle, Erythrozytenmembran 56
Ovalozyten, s. a. Elliptozyten 134, 136
Ovalozytose, s. Elliptozytose 140
Oxygenase-Defekt bei Thrombozytopathien 429
Oxyhämoglobin Spektrum 46
Oxymetholon
– bei Agranulozytose 235
– bei Fanconi Anämie 20
– bei Neutropenien 236
– und Panmyelopathie 17
– bei Sichelzellenanämie 175
– bei sideroblastischen Anämien 126
O-Zell-Lymphome 391
O-Zellen bei ALL 343

P-Antigen 142
P-Antigen-Mangel 142
P-Blutgruppensystem 142
Pagophagie 107
PAMBA 449
Pankreaserkrankungen und Vitamin
  B_{12}-Mangel 87, 93
Pankreas-Fibrose 102, 551 f.
Pankreasinsuffizienz
– und Neutropenie 226
– und Panmyelopathie 22
Panmyelopathie 7 ff.
–, Ätiologie 9
–, und Alder-Anomalie 238
–, amegakaryozytärer Typ 21
– und Chalone 10
– durch Chloramphenicol 12 f.
– durch Chemikalien 11
–, Differentialdiagnose 20
– und Dyskeratosis congenita 20
– und Erythropoetin 10, 15
– und extramedulläre Blutbildung 9
– und fetales Hämoglobin 15

– und Glutathionreductase-Mangel 21
– und Hämosiderose 17
–, Häufigkeit 10 f.
– nach Hepatitis 13
– und Immunmangel 288
–, klinische Symptome 13 ff.
– und Knochenmarktransplantation 25 ff.
– durch Medikamente 11 f.
–, und Monozyten-Makrophagen-
  System 255 f.
– und mukokutane Candidiasis 287
– nach Neutropenie 231
– bei PNH 144
–, Therapie 16 ff.
–, Typ Estren-Dameshek 19
–, Typ Fanconi 19 f.
–, Untersuchungsprogramm 15
Panmyelophthise, s. Panmyelopathie 7 ff.
Panzytopenie, s. a. Panmyelopathie 7 ff.
– bei Chediak-Higashi-Syndrom 242
–, Differentialdiagnose 24 f.
– und Dyserythropoese 76
– bei Hypersplenie-Syndrom 319
– bei Morbus Hodgkin 385
– nach Neutropenie 230
– und Shwachman-Syndrom 226
Pappenheim-Färbung 3, 210
Paragranulom von Jackson und
  Parker 383
Parahämophilie 465
Parakoagulation 446
Paraleukoblastisches Lymphom 389
Paraproteine 305 ff.
– bei Leukämie 347
Paraproteinämien und Gerinnungsstörungen 468 f.
Paroxysmale nächtliche Hämoglobinurie
  s. a. PNH 143 f.
– – – und alkalische Phosphatase-Färbung 211
– – – und aregeneratorische
  Krise 71 f.
– – – und Eisenmangel 105
– – – und Eisenspeicherung 97
– – – und Leukämiegefährdung 338
– – – und Phagozytose 240
– – – und Thrombozytopenie 415
Partialthromboplastinzeit 438 ff.
– bei akuter ITP 417
PAS-Färbung, s. a. Perjodsäure-Schiff-
  Färbung 3
– bei Erythroleukämie 371
– und immunhämolytische
  Anämie 150
– bei Leukämie 343 f.
– bei megaloblastärer Anämie 90
– bei Meningosis 347
– bei Osteomyelofibrose 23
Pelger-Hüet-Anomalie 219,
  238
Pelger-Zellen 238
Peliosis rheumatica 486 f.
Penicillinprophylaxe nach Splenektomie 140, 324

Penicillin-Typ der immunhämolytischen
  Anämie 150
Pentacarboxyporphyrin 200
Pentamidine
– bei Leukämie 361
– bei Pneumocystis-Pneumonie 366
Pentosephosphatepimerase 160
Pentosephosphatisomerase 160
Pentose-Phosphat-Shunt
–, Enzymdefekte 163 ff.
– bei Niereninsuffizienz 553
Pentosephosphat-Zyklus 22, 51 f., 54,
  158 ff.
Peutz-Jegher's Syndrom 551
Periarteriitis nodosa 298, 372
Periodic-Acid-Schiff-Reaktion, s. PAS-
  Reaktion 211
Peritonealmakrophagen 252
Perjodsäure-Schiff-Reaktion (PAS)
  s. PAS-Färbung 3, 346
Permeabilität von Neugeborenenery-
  throzyten 493
Permeabilitätsstörungen der Erythrozy-
  ten und Membrandefekte 137 ff.,
  141 ff.
Perniciöse Anämie, s. Anämien, megalo-
  blastäre 84 ff.
Peroxidasefärbung 3, 343 f.
Peroxide
– und Granulozyten 211, 243
– und Hämolyse 52, 54, 111 f., 165,
  176, 514 f., 518
Persantin, s. Dipyridamol
Petechien
– Blutgefäßsystem 482
– bei chronischer ITP 419
– bei Rumpel-Leede 403
– bei Skorbut 484
– bei Thrombozytopenie 411 ff.
Peyersche Plaques und Lymphopoese 268
Pfeiffersches Drüsenfieber, s. Mononucleose, infektiöse 263
PHA, s. Phytohämagglutinin
Ph^1-Chromosom, s. Philadelphia-Chromosom 369 f.
Phagocytin und Granula 216
Phagosom 216
Phagozytose 216 ff.
– und Eisenmangel 106
– bei Immunneutropenien 233
– bei Leukämie 341
– und Milz 314
– durch Monozyten 253, 256
– bei Neugeborenen 528
– von Thrombozyten bei ITP 418
Phagozytose-Index 211, 242
Phagozytose-Störungen 240, 243, 246,
  332
Phagozytose-Vakuole 218
Phenobarbitaltherapie bei Neugeborenen-Hyperbilirubinämie 510
Phenylbutazon, Trombozytaggrega-
  tionshemmung 407
Philadelphia-Chromosom 339
– bei AMML 367
– bei Basophilenleukämie 373

Philadelphia-Chromosom
- bei CML 370
- bei Leukämie 367, 369f.
- bei Präleukämie 375
Phlebotomie, s. Aderlaß 195
6-Phosphatgluconat und Pentose-Phosphat-Zyklus 51f.
6-Phosphat-Gluconatdehydrogenase 160
6-Phosphatgluconatdehydrogenase-Mangel 166
Phosphatidyläthanolamin 55
- in Thrombozyten 406
Phosphatidylcholin 55
- bei hämolytischer Anämie mit erhöhtem Lecithingehalt 143
Phosphatidylinositol 55
Phosphatidylserin 55
- in Thrombozyten 406
Phosphoenolpyruvat 50f., 159f.
Phosphofructokinase 50f., 158
- bei aregeneratorischen Anämien 70
- in Neugeborenenerythrozyten 162
Phosphofructokinase-Mangel 162, 167
Phosphogluconatdehydrogenase, s. Pentose-Phosphat-Zyklus 51f.
2-Phosphoglycerat 50f., 160
3-Phosphoglycerat 50f., 160
Phosphoglyceratdehydrogenase-Mangel 163
Phosphoglyceratkinase 50f., 56, 160, 163f.
Phosphoglyceratkinase-Mangel 163
Phosphoglyceratmutase 50f., 160
Phosphoglyceride in Monozyten 257
Phospholipase A in Thrombozyten 407
Phospholipase C und Hämolyse 156
Phospholipide
- der Erythrozytenmembran 54
- und Gerinnung 440
Phosphoribomutase 52
Phosphoribosylphosphat 52
Phosphoribosyltransferase und ATP-Bildung 52
Phosphosphingolipide in Monozyten 257
Photodermatose bei Porphyrie 200, 203f.
Photohämolyse bei Porphyrie 199, 201, 203
Phototherapie
- bei Neugeborenen-Hyperbilirubinämie 509f.
- Nebenwirkungen 201, 510
Physiogel 189
Phytohämagglutininstimulation
- von T-Zellen 270, 274
- bei Morbus Hodgkin 382
- und T-Zellendefekte 286
- bei chronischen Nierenerkrankungen 292
Phytomenadion 469
Pica 102, 107
Pickwick-Syndrom 191, 196
Pigmentanomalien bei Fanconi Anämie 20

Pigmentierung bei lipochromer Histiozytose 245
Pigment-Makrophagen, blaue 256f.
Pilzinfektionen
- und Knochenmarktransplantation 28
- bei Leukämie 365
- bei septischer Granulomatose 244
- bei T-Zellendefekten 285
Pinkel-Schema
- bei Leukämie 357ff.
- bei Non-Hodgkin-Lymphomen 393
Pinozytose 49, 482
PIVKA 443
PJ^{A1}-Antigen 421
Plättchenagglutinin bei akuter ITP 417
Plättchenaggregat 399, 401
Plättchenaggregation, s. Thrombozytenaggregation 407
Plättchendemarkationsmembranen 402
Plättchenfaktor 2 409
- bei ITP 417
Plättchenfaktor 3 405f., 442
Plättchenfaktor 3-Freisetzung 430
Plättchenfaktoren (4, 5, 7, 9) 409f.
Plättcheninkompatibilität 537
Plättchenklebrigkeit 408
Plättchenpfropf 401, 410
Plättchenthrombus 399
Plasmagel 189
Plasmakonzentrate bei Hämophilie 461, 546
Plasmalipide bei Abetalipoproteinämie 142
Plasmapherese
- bei Hemmkörperhämophilie 463
- bei Paraproteinämie 470
Plasmatil 189
Plasmatisches Gerinnungs- und Fibrinolysesystem, s. Gerinnung 435ff.
- - bei Neugeborenen 540
Plasmatransglutaminase 444
Plasmaviskosität bei Morbus Waldenström 308
Plasmavolumen
- Bestimmung 42, 193
- bei chronischer Anämie 190
- bei kardiovaskulären Erkrankungen 196
- bei Morbus Addison 557
- bei Neugeborenen 495
-, Normalwerte 193
- bei Polyzythämie 192
Plasmazelldyskrasien 305ff.
-, klonale Proliferation 306
Plasmazellen
- bei Ataxia teleangiectatica 289
- und Differenzierung von B-Zellen 273
- vor der Geburt 277
- und Immundefekte 285, 287
-, Lebenszeit 270, 273
- bei Morbus-Hand-Schüller-Christian 261
- bei Panmyelopathien 13f.
-, saure Phosphatase-Färbung 211

- bei transitorischer Hypogammaglobulinasen 284
- beim Wiskott-Aldrich-Syndrom 288
- bei multiplem Myelom 307
Plasmazelleukämie 373
- und multiples Myelom 307
Plasmazelluläre Reaktion 299, 373
Plasmazellvermehrung
- bei Granulozytenfunktionsstörung 220
- bei Neutropenie 220
Plasmin 437, 445, 448ff.
- und Komplementsystem 329, 332
- und Granulozytenfunktion 217f.
Plasminogen 437, 445, 448ff.
- bei Atemnotsyndrom 544
- bei Neugeborenen 541
-, Normalwerte 439, 448
Plasminogenaktivator 442
Plasminogen-Aktivator in der Schwangerschaft 546
Plasminogenproaktivator 442
Plasmoblasten 273
Plasmodium falciparum und Sichelzellenanämie 172
Plasmozytom, s. multiples Myelom 307
- und Chemotaxis 240
- und Gerinnungsstörung 470
Plazenta
- Antigenpassage 504
-, Antikörperpassage 504, 506, 513
-, Antikörpertransfer bei ITP 418
-, Erythrozytenpassage 504f.
-, Gewebethromboplastin 441
-, IgG-Transfer 527f., 530
-, Passage antithrombobytärer Antikörper 537
Plazenta-Störungen und Neugeborenenanämie 500, 535, 542
Plazentalösung, vorzeitige und Gerinnungsstörungen 542, 544, 546
Plazenta praevia, Gerinnungsstörungen bei 544
Plazentathromboplastin 543
Plazentare Dysfunktion 521
Plazentare Hypertransfusion 520
Plazentare Transfusion 494
- - und Eisenmangel 98
Plastizität der Erythrozyten 39, 57f.
Plenastril bei Panmyelopathie 17
Plethora, s. Polyglobulie 197
- bei Neugeborenen 521
Pleuramakrophagen 252
Plummer-Winson-Syndrom 96
Pluripotente Stammzellen, s. undeterminierte Stammzellen 4
Pneumocystis carinii-Pneumonie
- bei Immundefekten 285
- bei Knochenmarktransplantation 28
- bei Leukämie 366
Pneumonie
- allergische durch Methotrexat 345
-, primär atypische und immunhämolytische Anämien 148
PNH, s. Paroxysmale nächtliche Hämoglobinurie 143f.
Polaczek-Diagramm 510

Poland-Syndrom und Leukämiegefährdung 339
Pocken und Neutropenie 232
Poikilozytose 42
Polyglobulie 67f.
- und Erythropoetinausscheidung 193
- und Granulozytose 236
- und Hämoglobinanomalien 170f., 177, 179
- bei Herzfehlern 552
-, hypervolämische 191
- und Hypochromie 100f.
- bei Lebertumoren 552
- bei Mangelgeborenen 499
- bei Methämoglobinämie 183
- bei Pankreasfibrose 552
-, pathologische bei Neugeborenen 520ff.
-, physiologische bei Neugeborenen 493
- und Polyzythämie 67
Polypeptidketten
- des Hämoglobins 45
- der Immunglobuline 275
Polychromasie 42, 133
Polycythaemia rubra, s. benigne familiäre Polyzythämie 195
Polycythaemia vera 191, 193ff.
- und alkalische Phosphatase-Färbung 211
- und Monozyten-Makrophagen-System 255f.
- und Monozytose 263
- und Philadelphia-Chromosom 370
- und sideroblastische Anämie 124, 126
- und Thrombozytose 423
Polyzythämie, s. a. Polyglobulie 191ff.
- bei Down-Syndrom 197
- und Hämoglobinvarianten mit hoher O_2-Affinität 197
- durch Hypoxie 191, 196f.
- und Polyglobulie 67
-, benigne familiäre 195f.
-, neurogene 197
-, primäre 193ff.
-, relative 191, 197f.
-, sekundäre 191f., 196
Porphobilinogen 199f.
Porphobilinogen
- und Hämsynthese 48
- bei Koproporphyrie 203
- bei akuter intermittierender Porphyrie 204
Porphyria congenita erythropoetica, s. erythropoetische Porphyrie 200
Porphyria cutanea tarda 201, 204f.
Porphyria variegata 201, 205
Porphyrie
- akute intermittierende 201, 203f.
-, erythrohepatische 200ff.
-, erythropoetische und Dyserythropoese 76
-, hepatische 200
-, kongenitale erythropoetische 201f.
Porphyrien 199ff.
-, sekundäre 205

Porphyrin
- bei Bleiintoxikation 127f.
- bei aregeneratorischen Anämien 124
Porphyrine 198ff.
- bei Präleukämie 375
Porphyrinstoffwechsel 198f.
- bei sideroblastischen Anämien 127
Porphyrinstoffwechselstörungen 198ff.
Porphyrinsynthese
- und Bleiintoxikation 155
- und Eisen 96
Porphyrobilinogen 202
Postinfektiöse Thrombozytopenie, s. idiopathische Thrombozytopenie 416ff.
Postmitotische Ruhephase 5
Postsplenektomie-Syndrom 323
PPSB, s. Prothrombin Proconvertin-Stuart Faktor 461
-, Dosierung bei Neugeborenen 546
Präbetalipoprotein 142
Präkallikrein 442, 445
Präleukämie 374
- und Dyserythropoese 76
- und Kortikosteroide 13
- und megaloblastäre Anämie 91
- und Monozyten-Makrophagen-System 255f.
- und Monozytose 263
- und Neutropenie 230
- und Panmyelopathie 13
-, Philadelphia-Chromosom bei 370
-, Therapie 375
Prämitotische Ruhephase (G_2) 5
Pränatale Bluttransfusion 510
Pränatale Diagnostik der Thalassämie 118
Prednison, s. a. Kortikosteroide
- bei chronischer ITP 420
- bei Hämophilie 460, 461f.
- bei Leukämie 349ff., 357, 359, 362f.
- bei Non-Hodgkin-Lymphomen 393
- bei Panmyelopathie 17
Prednisolon bei Morbus Hodgkin 387f.
Prednisolon-Test 211, 233
Prethrombin 442
Price-Jones-Kurve 40
Primaquin-sensitive hämolytische Anämie, s. G-G-PD-Mangel 163
Private-Antigene 508
Primobolan bei Panmyelopathie 17
Proaccelerin 443
Procarbazin bei Morbus Hodgkin 387f.
Proconvertin 443
Produktionskoagulopathie, s. Gerinnungsstörungen 452
- bei Neugeborenen 542ff.
Proerythropoetin, s. a. Erythrogenin 44
Progressive septische Granulomatose 243f.
- - -, Histologie 244

- - -, Monozyten-Makrophagen-System 254f.
- - - und Syndrom der blauen Pigmentmakrophagen 257
Proliferationspool der Myelopoese 214
Proliferationsspeicher
- der Erythropoese 413
- des Knochenmarks 5
Promonozyt 251f., 253
- bei Monozytenleukämie 366
Promyelozyt 212, 214f.
Promyelozyten-Leukämie 344, 369
Promyelozytenmark bei Panzytopathie 21
Properdin 329ff.
- und Granulozytenfunktion 217f.
- und PNH 143
Propionsäure 80
Prostaglandin E und Granulozytenfunktion 218
Prostaglandin-Endoperoxid, Synthetase 406
Prostaglandin-Thromboxan-System in Thrombozyten 406
Prostaglandin, Wirkung am Gefäßsystem 483
Protaminhydrochlorid bei Austauschtransfusion 510
Protaminsulfat bei hämolytisch-urämischem Syndrom 153
Protaminsulfat-Test bei disseminierter intravasaler Gerinnung 477
Proteasen und Granulozytenfunktion 217f.
Proteaseinhibitoren bei Neugeborenen 541
Proteine der Erythrozytenmembran 55f.
Proteinkinase bei hereditärer Sphärozytose 138
Proteinurie
- bei Vitamin B_{12} Malabsorption 86
- bei LCAT-Mangel 143
- bei Plasmazelldyskrasien 307f.
Proteinverlust und sekundärer Immundefekt 291
Proteinverlustsyndrom und Leicht-Ketten-Krankheit 308
Prothrombin 437, 442f.
-, Normalwerte 443
Prothrombinaktivierung
-, autokatalytische 441
- durch Plättchenfaktor 410
Prothrombinase 441
Prothrombinkomplex-Präparate 463
Prothrombin-Thrombin-Aktivierung 441
Prothrombinverbrauchstest 438
Prothymozytenlymphom 391f.
Provirus-Theorie 339
Protophorphyrie, erythropoetische, s. erythrohepatische Protoporphyrie 203
Protoporphyrin 198, 200f.
- bei Bleiintoxikation 128
- und Hämsynthese 48

Protoporphyrin
- bei sideroblastischen Anämien 124
Protoporphyrinausscheidung im Stuhl 203, 205
Protoporphyrinogen 199
Protoporphyrinogen-Oxidase 199
Protoporphyrinring 46
Pseudohämophilie, vaskuläre 425
Pseudoneutropenien 233
Pseudopelger-Zellen 238
- bei Präleukämie 375
- bei sideroblastischen Anämien 126
Pseudopolyzythämie 197
Pseudosicheln 134, 136
Pseudothrombozytopenie 419
Pseudotumoren bei Hämophilie 458
Pseudoxanthoma elasticum 559
PTA-Faktor 444
PTA-Mangel 464
Pteroylheptaglutaminsäure 81
-, s. a. Folsäure 81
Punctio sicca bei Leukämie 346
Pure red cell anemia, s. aregeneratorische Anämien
Pure red cell aplasia, s. aregeneratorische Anämien
Purin-Antagonisten
- bei Leukämie 349 ff.
- und Neutropenie 228, 233
Puri-Nethol
- bei Leukämie 350, 359
- bei Non-Hodgkin-Lymphomen 393
Purinnucleotide in Erythrozyten 52
Purinsynthese 81
Purpura abdominalis 486 f.
Purpura
-, allergische 484, 486 f.
- durch Autosensibilisierung 484 ff.
-, anaphylaktische 486
-, anaphylaktoide und C 2-Erniedrigung 332
-, anaphylaktoide und Erythroblastopenie 73
- anularis teleangiectodes Majocchi 484, 560
- durch Chinin 420
- bei Dysproteinämien 484
- fulminans 484, 487
- - und mikroangiopathische hämolytische Anämien 154
- Gardner-Diamond 484 f.
- Gougerot-Blum 484
- haemorrhagica 418
- haemorrhagica nodularis 489
- Hutchinson-Crocker 484
- bei Hauterkrankungen 559 f.
- hyperglobulinaemica und Gerinnungsstörung 470
-, idiopathische thrombozytopenische, s. ITP 416 ff.
-, - - Monozyten-Makrophagen-System 264
- bei Infektionen 484 f.
-, Kokardenpurpura Seidlmayer 484, 487
-, mechanische 484
- bei Meningokokkensepsis 485

- bei Nebennierenüberfunktion 484 f., 560
-, orthostatische 484
- pigmentosa progressiva 484, 487
-, psychogene 485 f.
- rheumatica 486 f.
- Schamberg 484
- Schoenlein-Henoch 484, 486 f., 551
- durch Sedormid 420
- senilis 560
- simplex hereditaria 489
- bei Skorbut 484 f.
-, thrombotisch-thrombozytopenische 154
Pyknozytose, infantile 516, 519
Pyknozyten bei Niereninsuffizienz 553
Pyridinkinase-Mangel, partieller 167
Pyridinnucleotide 52
Pyridoxal-5-phosphat und sideroblastische Anämie 124
Pyridoxin, s. Vitamin B_6
Pyridoxin
- bei CDA 79
- bei Niereninsuffizienz 554
- bei sideroblastischen Anämien 124 ff.
Pyridoxinantagonisten und sideroblastische Anämie 127
Pyridoxin - empfindliche Anämie 124 ff.
Pyridoxin-refraktäre Anämien 124 ff.
Pyrimethamin, Wirkung 81
Pyrimidinantagonisten bei Leukämie 350
Pyrimidinstoffwechselstörung bei Orotacidurie 90
Pyrrolring 46, 198
Pyruvat 50 f., 159 f., 183
Pyruvatkinase 50 f., 56, 160
- bei Leukämie 341
-, membrangebundene 161
Pyruvatkinasemangel 159 ff.
-, erworbener 167
- und Erythrozytenabbau 318
- und Erythrozytenmembran 145
- und Glutathionreductase-Mangel 21
- und infantile Panzytopenie 21
- bei Neugeborenen 161, 516
- und Panmyelopathie 21

Quick-Wert 438
- bei Atemnotsyndrom 544

Radiale Immunodiffusion 328
Radiomimetika
- bei Leukämie 350
- und Neutropenie 227
- und Immundefekt 289
Radiophosphor
- bei Polycythaemia vera 195
- bei Fanconi-Anämie 20
- bei kongenitaler Thrombozytopenie 411 f.
RAGAB-Schema
- bei Leukämie-Rezidiv 362

- bei Erythroleukämie 372
Random Mobility der Granulozyten 211, 242
Rapoport-Luebering-Shunt und Glykolyse 50
Rappaport-Klassifizierung der Non-Hodgkin-Lymphome 390
Reagin, s. IgE 276 f.
Rebuck-Hautfenster 211
- bei Chediak-Higashi-Syndrom 241
- und Monozyten 254
- bei Neugeborenen 527
Redoxfarbstoffe
- und G-6-PD-Mangel 166, 182
- und Methämoglobinämie 182, 185
- und Methämoglobinreduktase-Mangel 184
- und Methämoglobinreduktion 54, 182
Reed-Sternbergsche Riesenzellen 382 f.
Reizformen der Lymphozyten 274, 298 f.
Rekalzifizierungszeit (Howell) 438
- bei Neugeborenen 541
Renale Anämie 553 ff.
- und Osteomyelofibrose 24
Renin-Angiotensin und Erythropoetin 44
Repair-Mechanismen bei Strahlentherapie 553 f.
Reptilase 446
Reptilasezeit 439
Resistenz
-, mechanische, s. mechanische Resistenz
-, osmotische, s. osmotische Resistenz
Restprothrombin in Serum 438
Retikuläre Dysgenesie 256, 280, 531
Retikuloendotheliales System 251
Retikuloendotheliosen, s. Histiozytose X 259
Retikuloendotheliose, leukämische 368
Retikulohistiozytäres System 251
Retikulosarkom 382, 390
Retikulose, lymphoide 390
Retikulozyten
-, Eigenschaften 42
-, Enzymaktivität 159, 161 f.
-, Färbung 42
- bei hämolytischen Anämien 133 ff.
- bei Neugeborenen-Anämien 502
- bei Niereninsuffizienz 553
-, Normalwerte 43
-, - bei Feten 59
-, - bei Frühgeborenen 495
-, - bei Mangelgeborenen 499
-, - bei Neugeborenen 494
- bei Panmelopathie 14
- bei Pyruvatkinasemangel 159 f.
- bei zyklischer Neutropenie 225
Retikulozytenzählung 40
Retroplazentarblut und HbF-Zellen 544
Reverse Transcriptase 337, 375
Rezidivtherapie bei ALL 362

Rezirkulation der Lymphozyten 269
Rh, Antikörper 504
Rh-Antikörpertiter während der Schwangerschaft 507
Rh-Blutgruppensystem 504 ff.
Rh-Blutgruppensystem, Sensibilisierungsvorgang 146, 504 f.
Rh-Inkompatibilität 504 ff.
– und Anti-D-Prophylaxe 509
–, pränatale Bluttransfusion 510
–, Therapie 509 ff.
Rh-Unverträglichkeit bei AB0-Unverträglichkeit 506 f.
Rhesus-Inkompatibilität, s. Rh-Inkompatibilität
Rhesus-Sensibilisierung durch Fehltransfusion 146
Rheologie der Erythrozyten 57
– bei pathologischer Neugeborenenpolyglobulie 520
– s. a. Plastizität der Erythrozyten
Rh-Null-Anämie 141 f.
Rheumatische Erkrankungen und hämatologische Störungen 124, 126, 148, 154, 233, 237, 240, 245 f., 285, 333
RHS, s. retikulohistiozytäres System 251
Riboflavin bei infantiler Panzytopenie 21
Riboflavinmangel
– und aregeneratorische Anämie 69
– und Glutathionreduktase 167
Ribonucleinsäurebasen und genetischer Code 169
Ribose-1-Phosphat und Adeninabbau 52
Ribose-5-Phosphat 51 f., 160
– und Pentose-Phosphat-Zyklus 51 f.
Riesenerythroblasten
– bei Erythroblastopenie 73
– bei Kwashiorkor 73
Riesengranula bei Chediak-Higashi-Syndrom 241
Riesengranulozyten bei Panmyelopathie 21
Riesenhämangiom
– und mikroangiopathische hämolytische Anämien 154
– und Neugeborenenkoagulopathie 535, 542
Riesenplättchen-Syndrom 427 ff.
Riesenstabkernige
– bei Eisenmangel 97
– bei Folsäuremangel 81
– bei Vitamin B_{12}-Mangel 85
Riesenthrombozyten
– bei akuter ITP 417
– bei Bernard-Soulier-Syndrom 427
– bei May-Hegglin-Anomalie 239
Riesenzellen
– bei Erythroleukämie 371
– im Fremdkörpergranulom 264
– bei Neutropenie 230
– und Monozyten 252
–, Reed-Sternberg 383
Ringsideroblasten
– bei Bleiintoxikation 128

– bei Osteomyelofibrose 23
– bei Präleukämie 375
– bei sideroblastischen Anämien 123 ff.
RNA-Synthesestörung 81 f.
– bei Orotacidurie 91
Röntgenstrahlen, konventionelle 353
Rosenthal-Faktor 444
Rosenthal-Faktor-Mangel 464
Rosettenbildung
– der Lymphozyten 271
– und T-Zellendefekt 286
Rumpel-Leede 403, 482
Rye-Konferenz, Morbus Hodgkin 383 f.

Säure-Serum-Test 41
– bei dyserythropoetischen Anämien 77 ff.
– bei PNH 144
Säurestabilität von HbF 492
Sahli-Methode 40
Sanarelli-Shwartzman-Reaktion bei disseminierter intravasaler Gerinnung 474
Sarkoidose
– und Lymphknotenschwellungen 301
– und Monozytose 263
Sarkom, immunoblastisches 391
Sarkome
– tierische 337
– und Transfer-Faktor 295
Saubohnen und G-6-PD-Mangel 165
Sauerstoff und Sichelzellenbildung 172
Sauerstoffaffinität
–, Bestimmung 41
– bei Diabetes mellitus 557 f.
– des fetalen Hämoglobins 492
– und Hämoglobinfunktionsstörungen 178 f., 187
– des Hämoglobins 41, 47, 178 f.
– von Hämoglobin A_{lc} 558
– von HbM-Varianten 185
– von instabilen Hämoglobinen 176
– bei Ketoazidose 558
– bei Methämoglobinämie 183
–, Normalwerte 61
– bei renaler Anämie 554
– bei Trimenonreduktion 61
Sauerstoffbedarf
– bei Frühgeborenen im ersten Trimenon 498
– bei Hypothyreose 556
Sauerstoffderivate, s. a. Peroxide
– und Heinzkörperbildung 514
Sauerstoffdissoziationskurve
– und Anämie 62
– und 2.3-DPG 47
– und 2.3-DPG-Mangel 197
– von Hämoglobin 47
– bei hereditärer Sphärozytose 137
– bei Höhenanpassung 197
– und Kohlenmonoxid 187
– bei Polyzythämie 197
Sauerstoffpartialdruck
– und Hämoglobin 47

– und Erythropoese 5
Sauerstofftransport 47, 61 f.
– von anomalen Hämoglobinen 170
– bei Frühgeborenen 497
– und Hämatokrit 191
– und Hypervolämie 191
–, Störungen 178 f.
Sauerstoffverbrauch
– und Granulozytenfunktion 211, 243
– bei Hyperthyreose 557
Sauerstoffversorgung des Feten 47 f.
Saugglockentest 403, 482
Saure Phosphatase
– –, Isoenzym 5 369
– – im Knochenmark 3
– – bei lymphoblastischem Lymphom 392
Saure Phosphatase-Färbung 211
– bei ALL 343
Schädelbestrahlung
– bei ALL 353 ff.
– bei Non-Hodgkin-Lymphomen 393
Schaumzellen 256 ff., 559
– bei Histiozytose X 259
– bei Morbus Gaucher 256, 559
– bei LCAT-Mangel 143
– und Lipidspeicherkrankheiten 257
Schicktest 283
Schilddrüsenerkrankungen und Anämie 556
Schießscheibenzellen, s. a. Targetzellen 134, 136
Schilddrüsenhormone
– und Basopenie 234
– und Myeloperoxidase 218
– und Neutrophilie 237
Schilling-Test 42, 86, 93
Schistozyten 134, 136
– bei hämolytisch-urämischem Syndrom 152
– bei mechanisch bedingten hämolytischen Anämien 154
– bei mikroangiopathischen hämolytischen Anämien 151 f.
– bei Verbrennungen 154
Schlangengifte, s. Medikamente – Chemikalien – Nebenwirkungen 156, 177, 446
Schock
– und Eosinopenie 234
– bei Fehltransfusion 146
– bei Immunthrombozytopenien 421
–, irreversibler 188
– bei Neugeborenenanämie 536
– bei Neugeborenengerinnungsstörungen 542 f.
Schoenlein-Henoch-Purpura 486 f.
Schreileukozytose 212
Schultzsche Agranulozytose, s. allergische Agranulozytose 232
Schwerkettenkrankheit 307 f.
Secretory piece 276
Sedormid-Purpura 420
Segmentkernige Granulozyten 214 f., 238
Selbstsplenektomie bei Sichelzellenanämie 173

Selen 156, 562
Selenmangel 518
- bei Frühgeborenen 498, 518
Sepsis
- und hämatologische Störungen 17, 29, 154, 232f., 238, 242, 296, 321f.
- bei Neugeborenen und hämatologische Störungen 514, 535f., 542ff.
Serin-Esterase und Komplementsystem 329f.
Serotonin
- Gefäßwirkung 483
- in Thrombozyten 406, 410
Serinproteasen und Gerinnungssystem 441
Serumenzyme bei Leukämie 347
Serumkrankheit
- und Antilymphozytenglobulin 18
- und Eosinophilie 237
- und Immunreaktion 297
Serum-Lysozym 211
Shwachman-Syndrom 226
Sialinsäure und Erythrozytenmembran 56, 78, 318
Sichelbildung der Erythrozyten 172
Sichelzellen-Heterozygotie 175
Sichelzellen-HbC-Krankheit 175
Sichelzellen 134, 136
- und Infarkte 39
-, Plastizität 39
Sichelzellenanämie 172ff.
- und aregeneratorische Krise 71f.
- und Asplenie 320
- und Hyperzinkurie 561
- Krisen 173f.
- und Opsonisierung 240, 242
- und Thalassämie 174f.
Sideroblasten
- Bestimmung 40
-, Eigenschaften 123
-, Normalwerte 123
- bei sideroblastischen Anämien 126
- bei Thalassämie 114, 125
Siderozyten
-, Bestimmung 40
- nach Splenektomie 323
Singlet Oxygen, s. Peroxide
Sinushistiozytose 300
- mit massiver Lymphadenopathie 262
Sjögren-Syndrom und thrombotisch-thrombozytopenische Purpura 154
Skelettanomalien
- bei Adenosin-Deaminase-Mangel 288
- bei Fanconi Anämie 20
- bei aregeneratorischen Anämien 69, 560
- bei Thrombozytopenie und Radiusaplasie 412
- bei Shwachman-Syndrom 226
Skelettveränderungen
- bei HbH-Krankheit 121
- bei Morbus Hand-Schüller-Christian 260
- bei Hämophilie 458
- bei hereditärer Sphärozytose 138

- bei multiplem Myelom 307
- bei Osteomyelofibrose 23
- bei Thalassämie 115f., 119
Sklerodermie
- und Folsäuremangel 88
- und immunhämolytische Anämien 148
Skorbut 484f.
Slow Virus Infektion und Immundefekt 29
Somnolenz-Syndrom 354f.
Spätabnabelung, hämatologische Konsequenzen 520
Spätantikörper 277
Spättyp-Reaktion, immunologische 272
Spaltprodukte des Komplements 329
Spectrine in der Erythrozytenmembran 55
Speichereisen bei Atransferrinämie 104
Speichereisen, s. Eisenspeicherung 63f.
Speicherfunktion der Milz 315
Speicherkrankheiten 256ff.
- und Panmyelopathie 24
- und Splenomegalie 322
Speicherzellen
- bei Morbus Gaucher 559
- bei Morbus Niemann Pick 559
- bei myeloischen Leukämien 559
Spektralanalyse von Hämoglobin 41, 46
Sphärozyten, s. a. Kugelzellen 134ff.
- und Enzymdefekte 158
- bei hämolytisch-urämischem Syndrom 152
- bei mechanisch bedingten hämolytischen Anämien 154
- bei mikroangiopathischen hämolytischen Anämien 151
-, Plastizität 39
- bei Rh-Null-Anämie 142
- bei Verbrennungen 154
- bei Verschlußikterus 156
Sphärozytose, hereditäre 137ff.
-, - bei Neugeborenen 516
Sphärozyt-Stomatozyt-Transformation 136
S-Phase
- und Erythropoetin 44
- bei Leukämie 340
Sphingolipide der Erythrozytenmembran 55
Sphingomyelin
- und Alder-Anomalie 239
- der Erythrozytenmembran 55
- bei Abetalipoproteinämie 142
- in Monozyten 258
- bei LCAT-Mangel 143
Sphingomyelinase bei Speicherkrankheiten 258
Splenektomie 321f.
- bei akuter ITP 418
- bei angeborener Agranulozytose 225
- bei aregeneratorischen Anämien 70

- bei chronischer ITP 420
- bei CML 370
- bei dyserythropoetischen Anämien s. CDA 79
- bei Dysgammaglobulinämie mit Neutropenie 227
- bei Glucosephosphatisomerase-Mangel 162
- und Granulozytenfunktion 292
- bei hereditärer Elliptozytose 140
- bei hereditärer Sphärozytose 139
- bei hereditärer Stomatozytose 141
- bei Hexokinase-Mangel 162
- bei immunhämolytischen Anämien 149
- und Infektionsgefährdung 292, 323f.
- und Infektionsprophylaxe 324
- bei instabilen Hämoglobinen 176, 178
- bei Hypersplenie-Syndrom 319
- bei Immundefekten 293
- bei ITP 420
- bei Marmorknochenkrankheit 24
- und Mesobilifuscinurie 177
- bei Milzruptur 321
- bei Morbus Hodgkin 385
- bei Neutropenie 225, 235
- bei Osteomyelofibrose 23
- bei Panmyelopathie 17
- bei PNH 144
- bei Präleukämie 375
- bei Pyruvatkinase-Mangel 161
- bei renaler Anämie 553f.
- und Splenosis 321
- bei Thalassaemia intermedia 119
- bei Thalassaemia major 118
-, Thrombozytose nach 423
- und Tuftsinpeptid-Mangel 243
- bei zyklischer Neutropenie 226
Splenomegalie
- und Anämie 317
- und Antikörper 320
- bei ATPase-Mangel 142
- und Blutvolumen 317f.
- bei chronischer ITP 419
- Erkrankungen mit 321f.
- bei Hämoglobin C-Krankheit 176
- bei Hb Constant Spring 122
- bei hämolytischer Anämie 321
- bei Morbus Hand-Schüller-Christian 260
- bei hereditärer Elliptozytose 140
- bei hereditärer Sphärozytose 138
- bei hereditärer Stomatozytose 141
- bei instabilen Hämoglobinen 177
- bei Leukämie 346f.
- bei lipochromer Histiozytose 245
-, mechanisch bedingte 319, 321
- und Neutropenie 225, 231
- bei Osteomyelofibrose 23
- bei Polycythaemia vera 194f.
- bei Shwachman-Syndrom 226
- bei Speicherkrankheiten 322
- bei Syndrom der blauen Pigmentmakrophagen 257
- bei Thalassämie 115, 119, 121

Splenogene Markhemmung 320
Splenomanometrie 314f.
Splenoportogramm 314f.
Splenoportale Verschluß-Syndrome 319
Splenosis 321
Spontanhämolyse, s. a. Autohämolysetest 41
– der fetalen Erythrozyten 492
Spontanoxidation von Hämoglobinen, s. a. Methämoglobin 184, 186f.
Spot-Test 166
Spurenelemente 560f.
Spur cells 136
Spur cell-Syndrom 552
Stabkernige Granulozyten 212, 214f., 217
– – bei Neugeborenensepsis 514
Stabzellen bei Hämoglobin C-Krankheit 176
Stadieneinteilung, Non-Hodgkin-Lymphome 391f.
Stärkegelelektrophorese 166
Staging bei Morbus Hodgkin 384ff.
Stammzellen
– bei CML 369
– der Erythropoese 4, 43, 68ff.
–, lymphatische 267, 269, 271, 273
–, –, Defekte 280, 287
– im Knochenmark 4ff.
–, somatische Mutation 340
– der Monopoese 252
– der Myelopoese 212, 214
–, myelopoetische bei angeborener Agranulozytose 223
–, pluripotente bei Polycythaemia vera 194
Stammzellenschädigung bei Panmyelopathie 9
Stammzellenspeicher 5
Stammzellentransfusion, siehe Knochenmarktransplantation 25ff.
Stammzell-Leukämie 342
– und PAS-Reaktion 211
Staphylokoagulase 446
Stechapfelformen der Erythrozyten 134, 136
Steinbrinck-Chediak-Granulationsanomalie siehe Chediak Higashi-Syndrom 240
Sternhimmelbild beim Burkitt-Lymphom 392
Stibophentyp der immunhämolytischen Anämie 150
Stomatozyten 134, 136
– bei Lebererkrankungen 552
– bei Rh-Null-Anämie 142
Stomatozytose, hereditäre 140f.
–, – bei Neugeborenen 516
Stop-Codon 111
Storage pool disease 429
Strahlentherapie
– bei Burkitt-Lymphom 392
– bei CML 371
– bei Histiozytose X 261
– bei Hodenrezidiv der Leukämie 361
– bei Leukämie 354, 357

–, Methoden 353
– bei Morbus Hodgkin 386f.
–, Nebenwirkungen 354
– bei Non-Hodgkin-Lymphomen 393
– und Somnolenzsyndrom 354f.
– und Toleranzgrenze 354
Streptokinase
–, Dosierung bei Neugeborenen 547
– bei disseminierter intravasaler Gerinnung 477f.
– bei Purpura fulminans 487
– bei hämolytisch-urämischem Syndrom 153
Streptokinase, Wirkung 448f.
Streptokinase-Test und T-Zelldefekte 286
Streß
– und hämatologische Veränderungen 67, 190f., 197, 222, 236
– und Thymusgröße 310
Strukturgen und Hämoglobinsynthese 48
Stuart-Power-Faktor, s. Gerinnungs-Faktor X 465
–, Mangel 465
Sturge-Weber-Syndrom 488f.
Subhämophilie 457
Succinyl-CoA 48, 80, 199
Succinatdehydrogenase und Eisen 96
Sudan B-Färbung 343f.
Sudanschwarz B-Färbung bei Leukämie 211
Sulfhämoglobin
–, Bestimmung 41
–, Spektrum 182
Sulfhämoglobinämie 179, 182f.
Superoxid, s. a. Peroxide
Superoxiddismutase 54, 514
– und Methämoglobin 180
– bei Thalassämien 112
Suppressorlymphozyten und Panmyelopathie 9, 13
Suppressorzellen und T-Zellen 270
Swiss-Type-Agammaglobulinemia 287
Synchronisation von Leukämiezellen 348f.
Syndrom der blauen Pigmentmakrophagen 257

Tangiersche Erkrankung 257
Targetzellen 134, 136
– bei Hämoglobin C-Krankheit 176
– bei LCAT-Mangel 143
– bei Lebererkrankungen 552
– bei Milzagenesie 320
– bei Neugeborenen 495
– bei Sichelzellenanämie 174
– nach Splenektomie 323
– bei Verschlußikterus 156
TEBK, s. Eisenbindungskapazität
Teilremission bei Leukämie 359
Teleangiectasia hereditaria haemorrhagica 488
Teleangiektasien
– und Immunmangel 288f.
– bei Morbus Fabry 259

– bei Morbus Osler-Rendu 488
Telekobalt 354
Tetracycline bei Zytomegalie 365
Tetrahydrofolsäure 81, 83
Tetrapyrrole 48, 198
Tetrapyrrol-Varianten 198
α-Thalassaemia minima 119f.
α-Thalassaemia minor 120f.
Thalassaemia intermedia 118f.
Thalassaemia major 115f.
– und aregeneratorische Krise 71f.
–, Therapie 116ff.
Thalassaemia minima 114
Thalassaemia minor 114f.
α-Thalassämie 119ff.
– und Hb Bart's Hydrops fetalis Syndrom 122
– und Hb Constant Spring 122f.
– und HbH-Krankheit 121f.
β-Thalassämie 113ff.
–, heterozygote, s. Thalassaemia minor 114f., 120f.
–, homozygote, s. Thalassaemia major 115ff.
Thalassämien
–, Diagnostik 113
– doppelte Heterozygotie 173
– und G-6-PD-Mangel 164
–, Grundlagen 111ff.
– und hereditäre Sphärozytose 139
– und Lipidspeicherung 256
–, Molekularpathologie 113
– und Sichelzellenanämie 175
–, Therapie 115ff., 119, 122f.
– und Vitamin-E-Mangel 156
βδ-Thalassämie, s. F-Thalassämie 114f.
δ-Thalassämie 118
γ-Thalassämie 517
γβ-Thalassämie 517
F-Thalassämie 114f.
Thalassämie-Syndrome 111ff.
– und Dyserythropoese 76
– und sideroblastische Anämie 125
– bei Neugeborenen 517
Thalidomid und Thrombozytopenie mit Radiusaplasie 413
Thermoplast-Hülse 462
Thioguanin
– bei Erythroleukämie 372
– bei Leukämie 350, 362f.
Thionin bei Methämoglobinämie 182
Thrombasthenie Glanzmann-Naegeli 427ff.
– – bei Neugeborenen 535
Thrombelastogramm
– bei akuter ITP 417
–, Bestimmungsmethode 404
– bei Neugeborenen 541
– und Thrombuselastizität 404
Thrombelastographie nach Hartert 438
Thrombin 437, 442f.
Thrombinakzelerator 409
Thrombinbildung 399
Thrombinkoagulasezeit 439
Thrombinzeit 438ff.

Thrombinzeit
- bei akuter ITP 417
- bei Neugeborenen 541
Thromboembolien
- bei Faktor V-Mangel 465
- bei Homozystinurie 558
- bei PNH 144
- bei Polycythaemia vera 195
- bei Thrombozytose 424
Thrombokinase aus Rinderhirn 455
Thrombolyse 449f.
Thrombophilie bei Antithrombin III-Mangel 468, 470f.
Thromboplastin aus Fruchtwasser 544
Thromboplastinzeit 438 ff.
- bei akuter ITP 417
- bei Neugeborenen 541
Thrombopoese, s. a. Thrombozytopoese
- bei immunhämolytischer Anämie 148
- und megaloblastäre Veränderungen 82
Thrombopoetin 404
Thrombopoetinmangel bei familiärer Thrombozytopenie 414
Thrombopoetin
- bei ITP 416
- bei Panmyelopathie 6, 10
- bei Thrombozytose 423
Thrombosen der großen Gefäße bei Neugeborenen 545
- bei PNH 144
Thrombosegefahr nach Splenektomie 323
Thrombosthenin 399, 405 f., 409
Thrombo-Test (Owren) 439
Thrombotest bei Neugeborenen 541
Thrombotisch-thrombozytopenische Purpura 154, 535
- - - und Verbrauchsthrombozytopenie 422
Thromboxan A 406
-, Gefäßwirkung 483
Thrombozytämie 403, 423 ff.
Thrombozyten 402 ff., 534 ff.
-, ADP 406, 408
-, ADP-Speicherungsdefekt 429
-, Aktomyosin-Konzentration bei Thrombasthenie 428
-, Antigenlokalisation 405
-, Arachidonsäure 406
- ATP 406, 410
- bei Bernard-Soulier-Syndrom 428
-, Cephaline 406
-, Endoperoxide 406
-, Erkrankungen 411 ff., 534 ff.
-, Faktor XIII 444
-, fetale 534
-, Formveränderungen 404 f., 408 f.
-, Freisetzungsreaktionen 409
- und Gerinnselretraktion 410
- bei Glucosephosphatisomerase-Mangel 162
-, Granulomer 405
-, Hyalomer 406
- bei Homozystinurie 558

- und Komplementbindung 330
- bei Leukämie 341
- und Leukotaxin 410
-, Lipide 406
- bei mikroangiopathischen hämolytischen Anämien 152
- und Milz 317
-, Milzpool 454
-, Normalwerte 402
-, - bei Frühgeborenen 534
-, - bei Neugeborenen 494, 534
-, ontogenetische Entwicklung 534
-, Proliferationsfaktor 410
-, Prostacyklin 407
-, Prostaglandin-Thromboxan-System 406
-, Pseudopodien 404
-, Riesenformen 403
-, storage pool disease 429
-, Tagesproduktion 402
- bei Thalassaemia major 116
-, viskose Metamorphose 399, 401
-, zyclisches AMP in 407 f.
- und zyclische Endoperoxide 407
Thrombozytenabbauorte 315, 404, 420
Trombozytenadhäsion 399 ff., 407 f., 443
- bei Hämophilie 459
-, Defekte 427 f.
-, Testung 403
Thrombozytenaggregation 408 f.
-, Defekte 428 ff.
- bei Frühgeborenen 534
- durch Kollagen 408 f., 411, 429
- bei Neugeborenen 534
- durch Ristozetin 403, 426 f., 430, 443
- bei Hämophilie 459
- durch Steroide 349
- mit Thrombin 403
-, Testung 403
Thrombozytenaggregationshemmer 537
- bei disseminierter intravasaler Gerinnung 478
- bei Thrombozytose 420
- nach Splenektomie 323
Thrombozytenaggregationsstörung durch Aspirin 429
Thrombozytenantikörper, Bestimmungsmethode 404
Thrombozytenausbreitung 403, 409
- bei Frühgeborenen 534
- bei Neugeborenen 534
Thrombozytendefekte bei Wiskott-
- Aldrich-Syndrom 288
Thrombozytendicke 404
Thrombozytendurchmesser 404
Thrombozytendysfunktion
- bei Hermansky-Pudlak-Syndrom 257
- bei Trimethylaminurie 227
Thrombozyteneigenschaften 402 ff.
Thrombozytenfaktoren, s. Plättchenfaktoren 409
Thrombozytenfunktion 407 ff.

- bei akuter ITP 417
- bei Leukämie 341
-, Normalwerte 403, 407 ff.
- bei Neugeborenen 534
-, Teste 403
Thrombozytenfunktionsdefekte s. Thrombozytopathien 424
- bei Neugeborenen 534 f.
Thrombozytengranula 406
Thrombozyteninkompatibilität 537
Thrombozytenklebrigkeit 408
Thrombozytenkontraktilität mit Thrombosthenin 403
Thrombozytenkontraktion 409
Thrombozytenkonzentrate 29 f.
Thrombozytenlebenszeit 402 f.
-, Bestimmung 404
- bei ITP 417, 419
Thrombozytenmembran 405
-, Defekte 428
-, Enzyme 405
Thrombozyten-Mikrothrombi, disseminierte intravasale 545
Thrombozytenmorphologie 403 ff.
Thrombozytenproduktion 402, 404
Thrombozytenproduktionsstörungen 411 f.
Thrombozytenreifung 402
Thrombozytenretraktion
- bei Frühgeborenen 534
Thrombozytensequestration, gesteigerte 422
- in der Milz 404
Thrombozytenstoffwechsel 406 f.
Thrombozytenstruktur 404 ff.
Thrombozyten
- Teste 402 ff.
Thrombozytentransfusion
- bei akuter ITP 418
-, Dosierung 30
- bei chronischer ITP 420
- bei Leukämie 358
- bei Panmyelopathie 16
- bei disseminierter intravasaler Gerinnung 477
Thrombozytenverbrauch, erhöhter 412
- bei disseminierter intravasaler Gerinnung 423
Thrombozytenverklumpung 422
Thrombozytenverteilungsstörungen 422
Thrombozytenverlust 423
Thrombozytenvolumen 404
Thrombozytenzahl
- bei ITP 417 ff.
- bei instabilen Hämoglobinen 177
- bei Thrombozytose 424
Thrombozytenzählung 403
Thrombozytolyse 420
Thrombozytopathien 424 ff.
- bei Afibrinogenämie 430
- bei Chediak-Higashi-Syndrom 430
-, Defekte der Adhäsion 425
-, Defekte der Aggregation 429 f.
-, Defekte der Freisetzungsreaktionen 429 f.
- durch Dextrane 432

- bei Down-Syndrom 430
- bei Ehlers-Danlos-Syndrom 430
- bei Glykogenosen 430
- bei Hermansky-Pudlak-Syndrom 430
- und Innenohrstörung 560
- bei Lebererkrankungen 431
- bei May-Hegglin-Anomalie 430
- durch Medikamente 431
- bei Mißbildungen 560
- bei myeloproliferativen Erkrankungen 431
- bei Neugeborenen 535
- bei Niereninsuffizienz 554
- bei Osteogenesis imperfecta 430
- bei verschiedenen Blutkrankheiten 431
- bei Vitamin E-Mangel 431
- bei v. Willebrand-Jürgens-Syndrom 425ff.
Thrombozytopenie 403, 411ff.
- bei Morbus Abt-Letterer-Siwe 261
-, akute postinfektiöse, s. a. ITP 412, 416ff.
-, allergische 412, 421
-, amegakaryozytäre mit kongenitalen Malformationen 412
-, anaphylaktische 421
- durch Bakterien 414
- bei Banti-Syndrom 320
- bei Bluttransfusionen 32
- und Blutungszeit 403
- bei Chediak-Higashi-Syndrom 242
-, chronisch idiopathische s. a. ITP, chronische 412ff.
-, chronisch idiopathische und Splenektomie 323
-, chronische und Eisenmangel 103
- bei Cysthathioninurie 558
- bei disseminierter intravasaler Gerinnung 476
- bei Eklampsie 546
- bei Erythroleukämie 371
-, essentielle 418
- bei extrakorporalem Kreislauf 423
- bei Evans-Syndrom 419
- bei Fanconi-Anämie 535
- durch Folsäuremangel 415
-, geschlechtsgebundene 412
- bei hämolytisch-urämischem Syndrom 153
- bei Hepatitis 414
-, hereditäre 411ff.
- bei Herzfehlern 196, 552
- bei Hyperglycinämie 558
- bei Hypersplenie-Syndrom 318, 412, 422
- bei Hypothermie 412, 422
-, idiopathische, s. idiopathische Thrombozytopenie 416ff.
-, - und Lipidspeicherung 256
-, - und Syndrom der blauen Pigmentmakrophagen 257
-, immunologisch bedingte, s. Immunthrombozytopenien 415ff.
- bei infektiös-toxischen Anämien des Neugeborenen 514

-, isolierte kongenitale hypoplastische 535
- und Kapillarresistenz 411
- bei kongenitalen Infektionen 536
-, kongenitale hypoplastische oder amegakaryozytäre mit Radiusaplasie 411ff., 535
-, - - mit Mikrozephalie 535
-, Laborbefunde bei 411
- bei Leukämie 346
- durch Medikamente, siehe auch Medikamente – Chemikalien – Nebenwirkungen 414f., 420, 422
- bei May-Hegglin-Anomalie 239
- durch Medikamente bei Neugeborenen 535, 537
- bei Neugeborenen mit mütterlicher ITP 537
- bei Morbus Hand-Schüller-Christian 260
- bei Morbus Niemann-Pick 559
- bei multiplem Myelom 307
- bei Neugeborenen 535ff.
- bei Niereninsuffizienz 554
- bei Panmyelopathie 14
- bei pathologischer Neugeborenenpolyglobulie 521
- bei perinataler idiopathischer Hämochromatose 131
- bei PNH 144, 415
-, postinfektiöse, s. a. ITP 416ff.
- bei Präleukämie 374
- mit Radiusaplasie 412f., 560
- bei Rh-Inkompatibilität 537
- bei Röteln-Embryopathie 560
- bei Shwachman-Syndrom 226
- bei sideroblastischen Anämien 126
- durch Strahlen 415
- beim Syndrom der blauen Pigmentmakrophagen 257
- bei Thrombopoetinmangel 412, 414
-, toxische 422
- bei Trisomie D_1 535
- bei Trisomie E 535
- durch Verbrauch, s. Verbrauchsthrombozytopenie 422
- durch Virusinfekte 414
- bei Virusinfektionen der Neugeborenen 514, 535f.
- durch Vitamin B_{12}-Mangel 415
- bei Wiskott-Aldrich-Syndrom 288
-, zyklische 412, 415f.
Thrombozytopoese 402ff.
Thrombozytose 403, 423ff.
- bei CML 370f., 423
- bei Eisenmangel 415, 424
- bei Granulozytosen 236
- bei infantiler Hyperostose 424
- bei myeloproliferativen Erkrankungen 370f., 423.
- bei Polycythaemia vera 194, 195
- nach Splenektomie 323, 423, 454
- und Thrombosegefahr 420
- bei Vitamin E-Mangel 519
Thrombusbildung 399
Thrombusrekanalisierung 401
Thymektomie

- bei aregeneratorischen Anämien 71
- bei Dysgammaglobulinämie und Neutropenie 227
- und STH-Produktion 311
Thymidilat 81ff.
Thymidin 311
- bei Leukämie 349
- und Mixed lymphocyte culture 25
Thymidin-Kinase 349
Thymom 311
- und aregeneratorische Anämie 69, 71
- und Eosinophilie 288
- und Immundefekt 311
- und Immunmangel 288
- und mukokutane Candidiasis 287
- und Neutropenie 227
Thymopoetine 311
Thymosin 311
Thymosintherapie 296
Thymosterin 296
Thymus 309ff.
- bei Ataxia teleangiectatica 284
Thymus-Bestrahlung 311
- und Immundefekt 282, 285, 287
Thymus
- bei Morbus Bruton 284
-, Ontogenese 277, 310
- und lymphatisches System 274
- und T-Zellen 270
- bei Wiskott-Aldrich-Syndrom 288
-, Transplantation 296
-, maligne Tumoren 311
Thymusabhängige Lymphozyten siehe T-Zellen
Thymusfaktoren
- und kongenitale hypoplastische Anämie 69
- bei Mutter und Fetus 278
-, Therapie 296
Thymushormone 296, 311
Thymushyperplasie und kongenitale hypoplastische Anämie 69
Thymushypoplasie, s. Di George-Syndrom 286
Thyreotoxikose und hämatologische Störungen 124, 126, 535, 557
T-Lymphozyten 269ff., 273f.
- bei Leukämien 342f.
- bei Mutter und Fetus 278
- ontogenetische Entwicklung 277
α-Tocopherol, s. a. Vitamin E 514, 518f.
Tonsillektomie und Immundefekte 282, 293
Tonsillen bei Antikörpermangelsyndromen 282f.
- und Lymphozytenbildung 268
Topostasin bei Hämophilie 460
Toxicyclin bei zyklischer Neutropenie 226
Toxische Granulation 221, 239
Toxische hämolytische Anämien 156
- - - bei Neugeborenen 514
Toxische Thrombozytopenie 422
Toxoplasmose
- nach Bluttransfusion 31

Toxoplasmose
- und hämatologische Störungen bei Neugeborenen 156, 237, 514, 535f.
Tränentropfenzellen 134
Tranquilizer und Porphyrie 203
Transaldolase 51f., 160
Transcobalamine 81, 86
Transcobalamin II-Mangel 93
Transcobalamin-Mangel
- und Immundefekt 87
- bei Neugeborenen 519
- und Vitamin B_{12}-Mangel 87
Transferfaktor 272, 274, 295
- und Interferon 274
Transferrin
- bei Atransferrinämie 104
-, Bestimmung 41
- und Eisenmangel 97
- und Eisentransport 63
- und Infektabwehr 106
-, Normalwerte 97, 103
-, Eigenschaften 63, 104
Transferrinsättigung, Normalwert 97
Transferrinverlust, bei nephrotischem Syndrom 554
Transfusion, s. a. Bluttransfusion
Transfusionsreaktion 31
- bei immunhämolytischen Anämien 146, 149
- und Komplementsystem 330f.
Transitional cell, s. Monozyt 251
Transitorische Hypogammaglobulinämie 530
Transketolase 521
Transplantation, s. a. Knochenmarktransplantation 18f., 25ff., 296
- bei Immundefekten 296
- bei Panmyelopathie 25ff.
- unter keimfreien Bedingungen 296
Transplantatabstoßung 26f., 28, 255, 267, 274, 297
Trasylol, Wirkung 448f.
Tricarboxyporphyrin 200
Triglyceride bei Speicherkrankheiten 259
Trihexosylceramid bei Speicherkrankheiten 259
Trimenonreduktion 60ff.
-, adaptive Mechanismen 497
-, Differenzen Neu- und Frühgeborene 498
- bei Frühgeborenen 496ff.
- bei Mangelgeborenen 61
- bei Neugeborenen 60, 495f.
Trimethylaminurie und Neutropenie 227
Triosephosphatisomerase 50, 160
Triosephosphatisomerase-Mangel 162
Tropokollagen 399
Tuberkulin und T-Zellen-Stimulation 270
Tuberkulinallergie 270
Tuberkulinreaktion 270, 282, 286
Tuftsin-Mangel 240
Tuftsinpeptid 243
- und Milz 217f., 317, 320, 343
Tumoranämie 104, 551, 562f.

Tumoren
- und Chemotaxis 240
- und Eisenverwertungsstörung 104
-, familiäre Häufung 339
- und Herpes Viren 338
- und Polyzythämie 191
- durch Transferfaktor 296
-, lymphoretikuläre bei Wiskott-Aldrich-Syndrom 288
-, maligne und immunhämolytische Anämien 148
Tumorentstehung, Virusätiologie 338
Tumormetastasierung und Thrombozytopenie 415
T-Zellen
- bei ALL 343
-, Altersabhängigkeit 267f.
- bei Di- George-Syndrom 286
- bei retikulärer Dysgenesie 288
- bei schwerem kombiniertem Immundefekt 287
- bei Früh- und Neugeborenen 530
- bei Leukämie 342f.
- und Makrophagen 254f.
- bei Morbus Bruton 284
- bei Morbus Hodgkin 382
- bei Non-Hodgkin-Lymphomen 389
-, Normalwerte 269
T-Zellendefekte 286ff.
T-Zell-Lymphome 391

Übergangszellen 7
Überschußhämoglobine 171
Übertransfusion bei Neugeborenen 197
Uferzellen 482
Uhrglasnägel bei Polyzythämie 196
Urämie
- und Anämie 552
- und Erythrozytenenzyme 167
- bei hämolytisch-urämischem Syndrom 152f.
- und Infektanfälligkeit 292
- und Membranschäden der Erythrozyten 155
- und mikroangiopathische hämolytische Anämie 152
- und Phagozytose 240
- und sideroblastische Anämien 124, 126
- und Thrompozytopenie 152
Uridin bei Orotacidurie 91
Uridindiphosphorglucuronsäure 512
Uridin-5-phosphat bei Orotacidurie 91
Urobilin 512f.
- bei Porphyrie 204
Urobilinogen bei Porphyrie 204
Uroporphyrobilinogen 202
Urokinase, Wirkung 448f.
Uroporphyrie, erythropoetische, s. Porphyrie, erythropoetische 198, 200
Uroporphyrin 198f., 200, 204
Uroporphyrinogen und Hämsynthese 48
Uroporphyrinogen-Decarboxylase 199, 201, 204

Uroporphyrinogen I 199, 201
Uroporphyrinogen I-Synthetase 199, 201, 204
Uroporphyrinogen-III-Cosynthetase 199, 201, 204
Urtikaria
- und Eosinophilie 237
- bei Fehltransfusion 146
- bei Mastzellenleukämie 373
- als Transfusionsreaktion 31

Vakuolen in Leukämiezellen 342f.
Varidase 286
Varizellen
- bei Immundefekten 285
- bei Leukämie 365ff.
- und Panmyelopathie 13
Varizellen-Hyperimmunglobulin 294, 365
Vaskuläre Hämophilie 425
- Pseudohämophilie 452
Vaskulitis 486f.
- und Eosinophilie 237
- bei Antikörpermangelsyndromen 282
- und IgA-Mangel 285
- und immunhämolytische Anämien 148
- und Immunreaktion 297
Vasopathien, s. hämorrhagische Diathesen, vaskuläre 484
Vasopressin und Faktor VIII-Freisetzung 444
Velbe
- bei Leukämie 350
- bei Morbus Hodgkin 387f.
Verbrauchskoagulopathie 452, 472ff.
- s. Gerinnung disseminierte intravasale 472ff.
- bei Fehltransfusion 146
- bei hämolytisch-urämischem Syndrom 153
- bei Neugeborenen 542ff.
-, -, Therapie 547
- bei Risikoschwangerschaft 546
- und Transfusionsreaktion 31, 32
Verbrauchsthrombozytopenie 422
Verbrennungen
- und Granulozyten 222, 233, 239ff., 246, 289
- und Hämolyse 154
- und Immunglobulinverlust 289, 291
- und Polyzythämie 191
- und Verbrauchsthrombozytopenien 422
Verdünnungsanämie 318
Verformbarkeit der Erythrozyten 39
- der fetalen Erythrozyten 492
Vinblastin
- bei Histiozytose X 261
- bei Leukämie 349f.
Vinca rosea Alkaloide bei Leukämie 350
Vincristin
- bei chronischer ITP 420
- bei Leukämie 349ff., 357, 359, 362f.

–, Nebenwirkungen 350
– bei Non-Hodgkin-Lymphomen 393
Viren, maskierte Formen 338
Virusätiologie
– des Morbus Hodgkin 382
– der Leukämien 337f.
Virusinfektionen
– bei Immundefekten 276, 282, 285
– und hämolytische Anämien 148, 152
– und Knochenmarktransplantation 28
– bei mukokutaner Candidiasis 287
– und Neugeborenen-Koagulopathien 542ff.
– bei Leukämie 365
– und Panmyelopathie 13
Virusneutralisation
– durch Immunglobuline 277
– und Komplementsystem 331
Virus-RNA bei Leukämie 337
Visköse Metamorphose 399
Viskosität des Blutes 67
Vitamin B_1-Therapie bei HbH-Krankheit 122
Vitamin B_2, s. a. auch Riboflavin
Vitamin B_2-Mangel 84
Vitamin B_6
– und Eisentherapie 108
– und Hämsynthese 48
Vitamin B_6-Mangel und Porphyrinsynthese 199, 205
Vitamin B_6-Therapie
– bei Agranulozytose 225
– bei HbH-Krankheit 122
– bei Osteomyelofibrose 23
– bei sideroblastischen Anämien 124
– bei Thalassaemia major 118
– bei Thalassaemia minor 115
Vitamin B_{12}
–, Absorption 81, 550
– bei aregeneratorischen Anämien 69
–, Bestimmung 42
– bei chronischen Leukämien 367
– und Enzyme 80
– bei Erythroleukämie 372
– bei Fanconi-Anämie 20
– bei Polycythaemia vera 195
– und Folsäure-refraktäre Anämie 90f.
–, Malabsorption 86
Vitamin B_{12}-Mangel 82ff.
– und Dyserythropoese 76
– und Folsäure-Mangel 83, 93
– bei Frühgeborenen 91f.
– und Granulozyten-Makroformen 239
– bei Hypothyreose 556
– und Neutropenie 230
– bei Säuglingen 91f.
– und Thrombozytopenie 84f., 415
– bei Leukämie 347
–, Normalwerte 82f.
–, Therapie 94
–, – bei dyserythropoetischen Anämien 79
– nach Erythrozytenverlust 190

– bei Osteomyelofibrose 23
– bei Thalassaemia major 118
Vitamin B_{12}-Stoffwechsel 80f.
Vitamin-B_{12}-Stoffwechselstörungen 81ff.
Vitamin-B_{12}-Malabsorption 86
Vitamin C und Methämoglobinämie 184
Vitamin C-Avitaminose 484f.
Vitamin-C-Mangel 559
– und Eisenverwertungsstörungen 104
– und megaloblastäre Anämie 92
Vitamin C-Therapie
– bei Chediak-Higashi-Syndrom 242
– bei Thalassaemia major 117
Vitamin E 54, 498, 518
–, Hemmung der Phospholipase A 407
–, Normalwerte 519
–, Prophylaxe bei Frühgeborenen 499
– und Selen 156
Vitamin E-Speicher 518
– bei Abetalipoproteinämie 518, 559
Vitamin-E-Mangel 155f., 498
– und Eisen 498, 519
– bei Fettmalabsorption 518
– und hämolytische Frühgeborenenanämie 518
– und Membranschäden der Erythrozyten 156
– bei Pankreasfibrose 518, 552
– und Thalassämien 112
–, Therapie 519
– und Thrombozytopathie 431
Vitamin E-Therapie
– bei Abetalipoproteinämie 142
– bei Thalassämia major 118
Vitamin K_2 469
Vitamin K, abhängige Gerinnungsfaktoren 540
Vitamin K-Analoge 469
Vitamin K
– und Faktor VII-Synthese 443
–, Faktor IX-Synthese 444
– und Prothrombinsynthese 442f.
Vitamin K-Mangel
– durch Antikonvulsiva 544
– bei Gallengangsverschluß 469
– und Gerinnungsstörungen 468
– bei Laxantienabusus 542, 544f.
– bei Leberfunktionsstörungen 543f.
– bei Neugeborenen 542ff.
–, Ursachen 469
Vitamin K-Prophylaxe 546
Vitalfarbstoffärbungen 40
Vollblut
– bei Transfusionen 29
– und Volumenverlust 189f.
Vollremission bei Leukämie 359
Volumenersatz nach akutem Blutverlust 189
Volumenersatzmittel 189
Volumenbelastung 28, 32, 66
Volumenverlust
– und Schock 188
–, Therapie 189

Wachstumshormon
– und hämatologische Störungen 556
– und Lymphozyten 274
Wärmeantikörper
– bei aregeneratorischen Anämien 71
– und Komplementsystem 333
Wärme – Autoantikörper 147f., 151
Wasserintoxikation 155
Wasserstoffsuperoxid, s. Peroxide
Waterhouse-Friderichsen-Syndrom 478
Watson-Schwartz-Test 200, 202, 204
Wegener'sche Granulomatose, Thrombozytose bei 423
Wollman'sche Krankheit 259
v. Willebrand-Faktor 408, 425
–, Aktivität 453f.
v. Willebrand-Jürgens-Syndrom 425ff.
–, DDAVP-Therapie 462
– bei Neugeborenen 543
–, Varianten 426
Williams-Faktor 440
Williamsfaktormangel 464
Windelstempel-Methämoglobinämie 180
Wiskott-Aldrich-Syndrom 280, 288, 291, 413, 535
– und Transfer-Faktor 295
Wright-Färbung 210

Xanthinoxidase und Eisen 96, 104
Xanthinoxidasehemmer 358
X-Porphyrine 200
Xylulose-5-Phosphat 160

Zellkinetik, leukämischer Blasten 340
Zellklon 306
Zellmembran, s. Erythrozyten-Membran 55f.
– von Neugeborenenerythrozyten 493
Zelluläre Immunität, s. Immunität, zelluläre 272
– – bei Neugeborenen 530
Zelluloseacetat-Elektrophorese 166
Zellweger-Syndrom und Hämochromatose 130
Zellzyklus und Zytostatikawirkung 349
Zellzyklusphase, Empfindlichkeit gegenüber Strahlen 353
Zentralnervensystem und hämatologische Störungen 83ff., 142, 154, 555f.
Zentroblast 391
Zentroblastische Lymphome 390
Zentrocytische Lymphome 390
Zentrozyt 391
Zentrozytäre Lymphome 390
Ziegenmilch und Folsäure 81
Ziegenmilchanämie 88
Zieve-Syndrom 552
Zink und hämatologische Störungen 204, 560f.
Zinkkonzentration bei Leukämie 561

Zinkmangel 555, 560
- und Eisenmangelanämie 105
- bei Sichelzellenanämie 560
Zinkurie bei Sichelzellenanämie 561
Zinkverbindungen bei Porphyrie 204
Zinsser-Engman-Cole-Syndrom, s. a.
  Dyskeratosis congenita 20, 227
Zöliakie
- und hämatologische Störungen 101f., 551
- und Abetalipoproteinämie 142
- und Eisenmangel 101f.
- und Folsäuremangel 88
- und Immunglobulinmangel 289
- und Milzagenesie 320
- und Vitamin B_{12}-Mangel 86
Zoster-Immunglobulin bei Leukämie 365
ZNS-Beteiligung bei CML 370
ZNS-Bestrahlung 359
ZNS-Komplikationen
- bei Hämophilie 458
- bei lymphoblastischem Lymphom 392
ZNS-Krisen bei Sichelzellenanämie 173
ZNS-Leukämie 344, 346f., 361

ZNS-Prophylaxe
- bei ALL 350, 353f., 357, 361
- bei AML 363f.
ZNS-Symptome bei Leukämie 344
ZNS-Tumoren bei Immundefekten 280
Zucker-Wasser-Test bei PNH 144
Zw-Antigen 421
Zwilling-zu-Zwilling-Transfusion 503
- -, Eisenmangel bei 98
Zyanose 179, 181, 187
- bei Hb-Anomalien mit erniedrigter O_2-Affinität 187
- bei HbM-Varianten 185
- bei Methämoglobinämien 181, 184, 187
- bei Sulfhämoglobinämie 182
Zyklische Neutropenie, s. Neutropenie, zyklische
- Thrombozytopenie 415
Zyklisches AMP bei Chediak-Higashi-Syndrom 241f.
- AMP und Erythrozytenmembran 56
- AMP in Thrombozyten 407
Zyloric, s. Allopurinol 195
- bei Leukämie 358
Zymogen 442f.

Zytochemische Färbungen 3
Zytochemische Reaktionen bei Leukämie 343f., 346
Zytochemischer Test, G-6-PD-Mangel 166
Zytologie von Leukämiezellen 342
Zytomegalie
- bei Neugeborenen 514, 535f.
- und Bluttransfusion 31
- bei Immundefekten 285
- und Knochenmarktransplantation 28
- bei Leukämie 365
- und Splenomegalie 322
Zytostatika
- bei Leukämie 348ff.
- und Dyserythropoese 76
- und Kardiotoxizität 351
-, Nebenwirkungen 349ff.
- bei Polycythaemia vera 195
- und Immundefekte 289
Zytotoxische Reaktionen 297
- - und Komplementsystem 331
- - und T-Zellen 271
Zytotoxische Substanzen und Neutropenie 227
Zytozentrifuge 347

H. Begemann, J. Rastetter
Atlas der klinischen Hämatologie
Begründet von L. Heilmeyer, H. Begemann
Mit einem Beitrag über die Feinstruktur der Blutzellen und ihrer Vorläufer von D. Huhn und einem Anhang über tropische Krankheiten von W. Mohr.
3., völlig neubearbeitete Auflage.
1978. 239 Abbildungen, davon 209 farbig.
Etwa 300 Seiten.
Gebunden DM 298,–; US $ 149.00
ISBN 3-540-08702-8

M. Bessis
Blood Smears Reinterpreted
Translated from the French by G. Brecher.
1977. 342 figures some in color. XV, 270 pages
Cloth DM 96,–; US $ 48.00
ISBN 3-540-07206-3

M. Bessis
Corpuscles
Atlas of Red Blood Cell Shapes
1974. 121 figures, 147 pages
Cloth DM 96,–; US $ 48.00
ISBN 3-540-06375-7
Distribution rights for Japan: Maruzen Co. Ltd., Tokyo

H. Felix, G. Haemmerli, P. Sträuli
Dynamic Morphology of Leukemia Cells
A Comparative Study by Scanning Electron Microscopy and Microcinematography
1978. 111 figures. XIII, 191 pages
Cloth DM 98,–; US $ 49.00
ISBN 3-540-08495-9

Hemopoietic Dysplasias
(Preleukemic States)
Proceedings of a Symposium, held October 11-13, 1974 at the Institute of Cell Pathology, Hôpital de Bicêtre, Paris, France
Editors: M. Bessis, G. Brecher
1977. 94 figures, 52 tables. 359 pages
DM 48,–; US $ 24.00
ISBN 3-540-07597-6

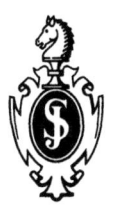

**Springer-Verlag
Berlin Heidelberg NewYork**

Immunological Diagnosis of Leukemias and Lymphomas
International Symposium of the Institut für Hämatologie, GSF, October 28-30, 1976
Neuherberg/Munich
Editors: S. Thierfelder; H. Rodt; E. Thiel
1977. 98 figures, 2 in color, 101 tables.
X, 387 pages
DM 78,–; US $ 39.00
Reduced price for subscribers to „Blut".
DM 62,40; US $ 31.20
(Hämatologie und Bluttransfusion, Band 20)
ISBN 3-540-08216-6

Lymphozyt und klinische Immunologie
Physiologie Pathologie Therapie.
Herausgeber: H. Theml, H. Begemann
1975. 47 Abbildungen, 26 Tabellen.
XII, 220 Seiten
DM 48,–; US $ 24.00
ISBN 3-540-07372-8

D. Metcalf
Hemopoietic Colonies
In Vitro Cloning of Normal and Leukemic Cells
1977. 54 figures, 28 tables. IV, 227 pages
(Recent Results in Cancer Research, vol. 61)
Cloth DM 68,–; US $ 34.00
ISBN 3-540-08232-8

M. R. Parwaresch
The Human Blood Basophil
Morphology, Origin, Kinetics, Function and Pathology. With a Foreword by K. Lennert.
1976. 58 figures, some in color.
XI, 235 pages
Cloth DM 97,–; US $ 48.50
ISBN 3-540-07649-2

A. Polliack
Normal, Transformed and Leukemic Leukocytes
A Scanning Electron Microscopy Atlas
1977. 236 figures. IX, 140 pages
Cloth DM 86,–; US $ 43.00
ISBN 3-540-08376-6

S. S. Sanbar
Risikofaktor Hyperlipidämie
Übersetzt und bearbeitet von P. Schwandt.
1972. 21 Abbildungen. VIII, 112 Seiten
DM 16,80; US $ 8.40
ISBN 3-540-05610-6

Preisänderungen vorbehalten

Handbuch der inneren Medizin

2. Band
Blut und Blutkrankheiten
(7 Teile)
5. völlig neubearbeitete und erweiterte Auflage

Teil 1
Allgemeine Hämatologie und Physiopathologie des erythrocytären Systems
Herausgeber: L. Heilmeyer
1968. 254 zum Teil farbige Abbildungen. XVIII, 786 Seiten
Gebunden DM 290,–; US $ 145.00
Subskriptionspreis: Gebunden DM 232,–; US $ 116.00
ISBN 3-540-04151-6

Teil 2
Klinik des erythrocytären Systems
Herausgeber: L. Heilmeyer
1970. 302 zum Teil farbige Abbildungen. XVI, 1082 Seiten
Gebunden DM 320,–; US $ 160.00
Subskriptionspreis: Gebunden DM 256,–; US $ 128.00
ISBN 3-540-04849-9

Teil 3
Leukocytäres und retikuläres System I
Herausgeber: H. Begemann
1976. 124 zum Teil farbige Abbildungen, 50 Tabellen. XI, 503 Seiten
Gebunden DM 340,–; US $ 170.00
Subskriptionspreis: Gebunden DM 272,–; US $ 136.00
ISBN 3-540-07748 0

Teil 4
Leukocytäres und retikuläres System II
Herausgeber: H. Begemann
1974. 100 zum Teil farbige Abbildungen und 1 Anhang mit 11 Farbtafeln. XIV, 486 Seiten
Gebunden DM 268,–; US $ 134.00
Subskriptionspreis: Gebunden DM 214,40; US $ 107.20
ISBN 3-540-06355-2

Teil 5
Krankheiten des lymphocytären Systems
Herausgeber: H. Begemann
1974. 83 zum Teil farbige Abbildungen. XI, 467 Seiten
Gebunden DM 248,–; US $ 124.00
Subskriptionspreis: Gebunden DM 198,–; US $ 99.20
ISBN 3-540-06254-8

Teil 6
Leukämien und verwandte Krankheitsbilder
Herausgeber: H. Begemann
Bearbeitet von K. Bremer, G. Brittinger, G. Cohnen, D.K. Hossfeld, D. Huhn, E. König, J.P. Obrecht, J. Rastetter, H.J. Seidel, H. Stein, H. Theml
1978. 130 zum Teil farbige Abbildungen. Etwa 1020 Seiten
Gebunden DM 590,–; US $ 295.00
Vorbestellpreis/Subskriptionspreis: Gebunden DM 472,–; US $ 236.00
ISBN 3-540-07749-9

Teil 7
Blutgerinnung und hämorrhagische Diathesen
In Vorbereitung

Subskriptionspreise gelten bei Verpflichtung zur Abnahme der gesamten Teilbände bis zum Erscheinen des gesamten Bandes, bzw. bei Abnahme des gesamten Handbuches.

Preisänderungen vorbehalten

Springer-Verlag
Berlin
Heidelberg
New York

MIX
Papier aus verantwortungsvollen Quellen
Paper from responsible sources
FSC® C105338

If you have any concerns about our products,
you can contact us on
ProductSafety@springernature.com

In case Publisher is established outside the EU,
the EU authorized representative is:
**Springer Nature Customer Service Center GmbH
Europaplatz 3, 69115 Heidelberg, Germany**

Printed by Libri Plureos GmbH
in Hamburg, Germany